现代调剂学

Modern Dispensing Pharmacy

主　编　张晓乐

副主编　段京莉　王育琴　胡　欣

主　审　袁锁中　翟所迪

编　委　(以姓氏拼音排序)

蔡卫民　复旦大学药学院
常　明　中日友好医院
崔一民　北京大学第一医院
段京莉　北京大学第三医院
郭代红　中国人民解放军总医院
胡　欣　北京医院
胡永芳　北京大学第三医院
菅凌燕　中国医科大学附属盛京医院
李玉珍　北京大学人民医院
梅　丹　北京协和医院
屈　建　安徽省立医院
孙路路　北京世纪坛医院
王育琴　首都医科大学宣武医院
吴久鸿　中国人民解放军第306医院
夏文斌　北京市垂杨柳医院
徐　翔　浙江大学医学院附属第二医院
杨丽英　清华大学医院
杨毅恒　北京大学第三医院
张　峻　昆明医学院第一附属医院
张翠莲　北京协和医院
张晓乐　北京大学第三医院
赵荣生　北京大学第三医院
赵志刚　首都医科大学附属北京天坛医院
甄建存　北京积水潭医院
朱　珠　北京协和医院

北京大学医学出版社

XIANDAI TIAOJIXUE

图书在版编目（CIP）数据

现代调剂学/张晓乐主编．—北京：
北京大学医学出版社，2011.9
ISBN 978-7-5659-0166-9

Ⅰ．①现…　Ⅱ．①张…　Ⅲ．①调剂学　Ⅳ．①R942

中国版本图书馆 CIP 数据核字（2011）第 070898 号

现代调剂学

主　　编：张晓乐
出版发行：北京大学医学出版社（电话：010-82802230）
地　　址：（100191）北京市海淀区学院路 38 号 北京大学医学部院内
网　　址：http：//www. pumpress. com. cn
E - mail：booksale@bjmu. edu. cn
印　　刷：北京画中画印刷有限公司
经　　销：新华书店
责任编辑：许立　　**责任校对**：金彤文　　**责任印制**：张京生
开　　本：889mm×1194mm　1/16　　**印张**：35.5　　**字数**：1035 千字
版　　次：2011 年 9 月第 1 版　2011 年 9 月第 1 次印刷　　**印数**：1 - 3000 册
书　　号：ISBN 978-7-5659-0166-9
定　　价：128.00 元

参加编写人员

（以姓氏拼音排序）

蔡卫民　复旦大学药学院
常　明　中日友好医院
陈　沈　中国医科大学附属盛京医院
崔一民　北京大学第一医院
段京莉　北京大学第三医院
郭代红　中国人民解放军总医院
韩　婧　北京大学第一医院
胡　欣　北京医院
胡永芳　北京大学第三医院
菅凌燕　中国医科大学附属盛京医院
李　靖　北京大学第三医院
李玉珍　北京大学人民医院
栗　芳　北京世纪坛医院
刘皈阳　中国人民解放军第304医院
娄友群　首都医科大学附属北京天坛医院
马英玫　北京大学第一医院
梅　丹　北京协和医院
孟　丽　首都医科大学宣武医院
屈　建　安徽省立医院
史　宁　中国人民解放军第306医院
孙丽丽　北京和睦家医院
孙路路　北京世纪坛医院
王育琴　首都医科大学宣武医院
闻满华　首都医科大学宣武医院
吴久鸿　中国人民解放军第306医院
夏文斌　北京市垂杨柳医院
徐　翔　浙江大学医学院附属第二医院
杨　丽　北京大学第三医院
杨丽英　清华大学医院
杨　晓　北京协和医院
杨毅恒　北京大学第三医院
张　波　北京协和医院
张　峻　昆明医学院第一附属医院
张翠莲　北京协和医院
张海英　北京大学人民医院
张乃文　首都医科大学宣武医院
张文悦　北京大学第三医院
张晓乐　北京大学第三医院
张亚同　北京医院
赵荣生　北京大学第三医院
赵志刚　首都医科大学附属北京天坛医院
甄建存　北京积水潭医院
周　欣　北京大学第三医院
周　颖　北京大学第一医院
朱　珠　北京协和医院

调剂乃药师执业之本

李大魁

中国药学会
副理事长
中国药学会医院药学专业委员会
主任委员

在药品使用环节中，调剂学是一门重要的实践性很强的学问。经历了长期空白，首部《调剂学》专著出版，填补了这一领域的缺项，是医院药学界的一件大事，值得庆贺和鼓励！

汤光

中国药学会医院药学专业委员会
名誉主任委员

无论在医院药房或社会药店，调剂工作都是十分重要的专业技术工作，《现代调剂学》的出版将对药品调剂质量的提高，促进药物的合理使用发挥积极的作用。

祝贺《现代调剂学》出版！

吴永佩

中国医院协会药事管理专业委员会
名誉主任委员

颜青

主任委员

序

调剂学（Dispensing Pharmacy）是一门传统而又年轻的学科，它的起源和发展经历了漫长的探索和实践过程。实际上，调剂学是伴随着药学尤其是药剂学及药物临床应用手段的发展而发展起来的，自从有了药学科学就有了调剂学。

调剂学是涉及诸多药学学科和相关技术学科、人文学科，涉及药品调配技术和临床应用技术的综合性、应用性学科。其研究涉及的领域甚广，是近年来发展十分迅速的重要药学分支学科。进入21世纪以后，在我国经济和社会持续、健康发展的推动下，随着医疗卫生体制改革的的深入，为了满足安全、有效与经济的临床药物治疗的要求，全社会对合理用药高度重视，推动了调剂学的健康发展，调剂业务领域不断扩大。广大药师在实践中积累了丰富的经验，产生了一些新的学术观念。调剂工作的重要性正被重新认识和定位，调剂学和调剂工作面临着前所未有的发展机遇，有着极为广阔的发展和研究空间。

我国20世纪50年代曾出现不少调剂学专著和译著，如陆士尤著《实用调剂学要览》（1950年上海商务印书馆出版）；何茂芝编著的《调剂学》（1954年人民卫生出版社出版）；顾德声、谢星辉编撰《实用调剂学》（1954年上海广协书局出版）；П. Э. 劳捷茨维格（前苏联）著《调剂学》王鸿辰等译（1956年人民卫生出版社出版）；Г. Я. 科冈（前苏联）著《调剂学》何茂芝等译，（1956年人民卫生出版社出版），等等。但20世纪60年代以后，除《中药调剂学一修订版》（谭德福主编，中国中医药出版社，2005年）和《药品调剂技术》（韦超主编，中国医药科技出版社，2006年）外，我国再无此类图书出版。我国在该领域的研究也未能跟上国际上调剂学和治疗医学（Therapeutic Medicine）的飞速发展。而美、日等国涉及调剂学的专著、教科书、手册等则琳琅满目，种类繁多。这种情况与我国调剂学的学科位置、调剂工作的重要性以及临床医学对调剂工作的需求极不相称。我国目前有四十余万药师，其中约80%工作在各级医疗机构，这些药师又有80%在从事药品调剂工作。几十万药师在调剂工作实践中积累了丰富的经验，创造了先进的理论，但却没有一部书籍加以总结和记载。我国每年还有两万余大、中专毕业生进入医院药房和社会药房从事调剂工作，也缺乏一部指导他们迅速掌握工作知识和技能的书籍，以求跟上突飞猛进的分子生物技术、高分子与释药技术、治疗医学和循证医学的发展。本书的出版不但填补了这一领域的空白，同时对促进调剂工作的进步，推动我国药学和临床治疗学事业的发展也具有重要的意义。

祝贺《现代调剂学》出版！

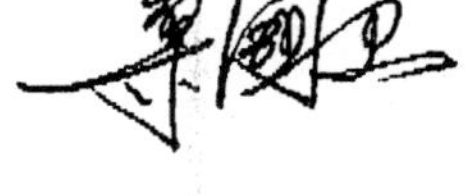

全国人大常委会副委员长
中国药学会理事长
中国工程院院士

前言

编纂《现代调剂学》的想法，始于2007年参加日本医院药学年会。当时参会之余，流连在会场外的书籍展台之间。发现日本涉及调剂学和调剂业务的书籍比比皆是，琳琅满目。而我国有那么多的药师，那么丰富又不断发展前进的调剂业务，却几乎没有一本调剂方面的专业书籍。感叹之余，一种责任感和创作的冲动油然而生。

今天，《现代调剂学》即将完成，掩卷搁笔，沉思良久。回忆起本书编著启动会召开之日，恰值我国汶川发生7.8级地震之时。编委们走出会议室大门，方知地震刚刚发生。如今，三年过去，地震的废墟上，人民建起了更加美丽宜居的城市，而2008年5月12日下午启动的《现代调剂学》也完成了清样的审校，即将面世。

调剂是药师的核心业务，是药师必须掌握的本领，而真正掌握好这门业务，做一名称职的好药师，却又是十分不易的。药师需要掌握坚实的药学基础知识，也需要学习基本的医学诊断学和药物治疗学知识，药师每天都要与患者打交道，要管理药品，还要掌握一些人文学科的知识和本领，如心理学、管理学以及高效沟通的技巧等。正因为药师的业务素质要求很高，工作领域涉及如此广泛，因此，写好调剂学，作者深感力不从心。好在本书的编著者是一个团队，此之不及，彼之所长，大家取长补短，相互帮扶，多少弥补了个人知识与能力的欠缺。

由于调剂学近年来发展十分迅速，传统与现代交织，理论与实践汇聚，所以，知识与内容的取舍颇费思忖。在综合考虑的基础上，本书内容的编排采用上、中、下三部分的结构。上篇涉及了调剂学的基础知识，主要讲述调剂学的定义、范畴、调剂学与其他相关药学学科的关系，以及药品、药师、国家医疗卫生保障体系、与调剂相关的法律法规等。中篇基本涵盖了调剂学的全部业务领域，主要阐述调剂学的理论与实践、调剂业务和技术。现代调剂学的最新进展，如静脉药物集中调配技术、调剂的信息化和智能化、用药咨询与患者教育、调剂学研究与教学等，在中篇也进行了详细论述。下篇主要是调剂业务涉及的服务与管理方面的内容。包括调剂服务、药品的供应与管理、调剂安全与差错管理以及调剂的绩效管理等。在最后一章“调剂学展望”中，作者分析了现代科学技术和现代管理理论对调剂学发展的影响；同时，因为医疗体制改革对调剂业务的影响极大，作者尝试对此进行了论述。

鉴于作者学识的限制以及我国长期以来没有相关书籍出版，本书无论内容还是文字定有很多不足甚至错误，恳请广大读者指正。

目录

上篇 调剂学基础

中篇　调剂学技术

下篇 调剂服务与管理

上篇

调剂学基础

绪　论　1

近二十年来，尤其是进入 21 世纪以后，医药科学的发展极为迅速，正日新月异地改变着人类的健康状况，提高着人类的生活质量。一些医药科学领域内新兴学科和边缘学科的出现和发展十分引人注目，如医院药学、临床药学、药物经济学、循证医学等。与此同时，一些传统学科也在不断发展进步，现代科学技术给这些传统学科注入了新的内容，增添了新的活力。在这其中，调剂学（Dispensing Pharmacy）就是一门涵盖领域甚广，近年来发展十分迅速的药学分支学科。调剂学在医疗卫生事业中的任务是研究和指导药品的正确合理使用，其目的是为患者提供安全、高效的药学服务。即：通过审核、调配处方及发药，为患者提供安全、有效及经济的药品；按照医生用药意图解说药物合理应用的方法及相关知识；回答患者咨询，开展患者教育，为患者提供相关药学服务；科学地管理药品；社会药房的调剂工作还要担负配售卫生用具、医疗器械等任务。

调剂学由于研究领域广泛，并与管理学和很多药学相关分支学科交叉、融合，研究调剂学和调剂工作的文献往往分布在医院药学、药事管理学、临床药学和药物经济学等专业领域中。一般而言，调剂学有狭义和广义之分，狭义的调剂学一般系指依据医师的处方或医嘱，调配药品（fill a prescription），或制成外观适宜、方便投药，能发挥预期疗效的剂型发给患者，并进行用药交代，回答患者咨询的服务过程。研究此种技术和服务的学问称为调剂学。而广义的调剂学涉及联系上述技术和服务的诸多学科，如药剂学、临床药理学、临床药学、医学伦理学、信息技术以及药事管理、服务管理等，是涉及药学诸学科和相关人文学科的综合性、应用性学科。

1.1　调剂学的历史与现状

调剂学是一门古老而又年轻的学科，它的起源和发展经历了漫长的探索和实践过程。实际上，调剂学是伴随着药学的发展而发展的，有了药学就有了调剂学。只不过在药学发展的历史长河中，调剂学从近现代才逐渐独立出来成为一门专门的学科。

1.1.1　调剂学的起源和发展

据《战国策》记载，远在夏禹时期，我们的祖先就已发明了酿酒技术。商代的伊尹将烹调技术运用到中药调剂，用中药材加水煎煮配制了汤液。汤液的创新，标志着方剂的诞生，成为我国最早的中药制剂。到了周代，宫廷医生已有明确的分工，据《周礼・天官》载，“医师”“掌医之政令，聚毒药以供医事”，为众医之长，医师之下设有“府”职，掌司药物。这是中国医药史上有关专职药物调剂的最早记载。

我国史料最早的方剂书《五十二病方》载方 300 余首，包括丸、散、汤等剂型，标志中药调剂实践已具雏形。而春秋战国时期的《黄帝内经》更是全面总结了中药调剂的基本理论和操作技术；秦统一六国后，朝廷设置药丞、主方、主药等职位，管理皇帝的药品和配方，自此医事管理和药事管理开始有了较明确的区分。至后汉时期出现了我国第一部总结药物作用基本规律的药学专著——《神农本草经》，这是我国现存最早的药物学专著，书中收录365种药物，具体介绍了药物的采收、配伍及加工调制方法，药物质量和真伪的鉴识，以及用法、服法等调剂知识。稍后，东汉张仲景所著的《伤寒杂病论》记载了丰富的调剂内容，强调药物调剂必须遵循一定法度，不可违背药性，对后世有极大影响。而同代名医华佗既行医又售药，他首创了著名的麻醉用药“麻沸散”，在我国古典文学名著《三国演义》中有生动记述。晋代葛洪编著的《肘后备急方》，收载方剂数十种，在配方、调制方法上又有新的发展。

到了唐代，经济和社会空前繁荣，到达了一个鼎盛时期。公元657年，政府出面组织苏敬、李静等22人编修《新修本草》（又称唐本草），3年后完成。《新修本草》共54卷，载药844种，介绍和规范了药物的性味、产地、功效和禁忌，补充了古书未收载的药品，修订了内容有错的记载，是我国古代一部重要的药学专著，也是世界上最早由国家颁行的药典，比1942年欧洲纽伦堡药典早880多年。孙思邈在其所著《备急千金要方》中，将大量处方调剂知识如用药、服药、藏药等记录其中，并具体介绍了许多调剂工具，很有现实意义。

宋代的医药学有较大的发展，这与王安石的变法、沈括的科学实践和医药学家唐慎策的卓越贡献分不开。这一时期的医药学著述较多，如《开宝本草》、《嘉祐本草》、《图经本草》以及《证类本草》和《太平惠民和剂局方》等。出现了我国乃至世界第一家官办的商业性药房—“太医局卖药所”，从事药材的储备、调制和销售，不但有中药饮片，还有丸、散、膏、丹等成药剂型。此后“太医局卖药所”改称“惠民药局”，并不断发展起来，一些私家药铺也遍及各地。公元1107－1110年间，陈师文、裴宗元编成《和局药方》一书，成为和济局的制剂规范。后几经修补，至1151年经许洪校订后定名为《太平惠民和济局方》，颁行全国，成为世界上最早的国家药局方之一。

元代仍沿用“惠民药局”，同时十分重视药品管理，一再命令禁止销售毒剧药品，如乌头、附子、巴豆、砒霜、大戟、芫花、藜芦、甘遂和堕胎药等，成为中药调剂至今仍需重视的原则。

明代是我国医药事业发展的重要历史时期。明始祖朱元璋曾说过，“三皇继天立极，开万世教化之源，洎于药师可乎?”意思是说三皇以来都离不开药师，故于1369年建御药房，设药典局和相应的官职。由于政府重视药学的发展，出现了李时珍、刘方泰等著名的药学家。《本草纲目》是伟大医药学家李时珍穷尽毕生精力，行程万里实地考察，亲身实践，广搜博采，参阅800多种书籍，历时27年完成的一部巨著，对后来药学的发展有极大的影响。全书载药1892种，附方11096首，附图1109幅，分为52卷16部62类，全书约200余万字。采用正名为“纲”，附释为“目”的方式，“以纲带目，纲举目张”，故书名为《本草纲目》。书中详细论述了药物的性能、功用、炮制、调配等方法内容，对药物的分类综合了16世纪前植物学、动物学和矿物学的知识，在集历代本草大成的基础上又有发展。采取了“析族分类”的科学方法，先将药物分为植物药、动物药和矿物药，在药物排列中多有符合自然演化分类区系之处，这在当时是世界上最先进的药物分类法。《本草纲目》在医药科技史上的辉煌成就远远超出了本草学的范畴，故该书从1596年一出版就受到医药学界的高度重视，不仅风行国内，并从17世纪初开始在国外广泛传播，已有多种文字的译本，成为世界科学史上有名的文献。

清朝末年，我国出现资本主义的萌芽，私人开办的药店已很兴盛，出现了北京的“同仁堂”、“万锦堂”等著名药店，医药行业呈现蓬勃发展的繁荣景象，同时西医药开始进入中国。1832年英商在广州开设怡和洋行，经营进口西药。1843年又在上海开设怡和洋行，成为上海成立最早的兼营西药进口业务的商行。其后开设的英商兆丰洋行、法商永兴洋行、美商晋隆洋行、德商禅臣洋行等，均属西药行（drugstore，主要指经营出售西药的批发商行）。19世纪40年代，外商开始在我国的一些通商口岸设立西药房。如1841年英国医生屈臣（A. S. Watson）在香港开设屈臣氏药房，1850年该药房在广州设立分店。其后相继开业的如上海英商老德记药房（1853）、德商科发药房（1866）、法商良济药房（1887）等。1882年旅美归侨罗开泰在广州创立泰安大药房，为国人最早开设的西药房。1888年顾松泉集资开设中西大药房于上海，为上海开设的第一家华商药房。此后，上海、广州、天津等地陆续有华商西药房开设。这些外商和华商西药房，除经营进口西药外，还都自制一些家用小成药，有的并设有专门的制药车间。与此同时，西方各国大量派遣传教士和医生来我国，先后在澳门、广州等地开设诊所、医院，出售西药，以西医药理论为基础的西医学开始进入中国。这些医院初期大多以传教和教会医院的形式开办，如 1835 年 11 月，美国传教士伯驾（Dr. Parker）在广州开办了中国最早的西医院（即后来的博济医院，现在的中山大学附属第二医院）。这些医院按人体功能和疾病分科设置，同时开设有西药房，备有从各国进口的化学药品。西药房也能简单调配一些化学药物的临时制剂，如酊剂、酯剂、软膏、合剂、溶液剂等，从此开始了国内西药调剂的工作模式。

我国传统的调剂学是研究方剂的调配、服用等有关技术和理论的科学。内容包括：处方的组成、药物的调剂、配伍、相互作用、剂型、剂量、主治及功效等的研究，传统调剂学是药剂学的重要组成部分。但我国从古代开始，医生和药师的职业基本上是不区分的，个体中医坐堂诊病，接着便调剂药品，配发处方。这个传统一直延续到近代。进入 20 世纪，由于工业化和城市医院的发展，大量西药制剂进入临床，西医药学的引入使传统调剂工作发生了极大的变化，药师的职业逐渐独立出来，医药开始分业。新中国成立后，整顿规范了各级医疗机构，医师和药师执业领域的划分更加明确。调剂学由简单的方剂调配、制备逐渐转向关注药物的使用方法和技术，研究给药方法、药物配伍和相互作用等。尽管如此，直到 20 世纪末，调剂学虽然转向了以研究药物使用为目标的方向，但基本还是以药物为中心，医院药房的工作也基本停留在调剂药品、配发处方的保障供应型范围内。

1.1.2 调剂学的现状

2002 年，卫生部颁发了《医疗机构药事管理暂行规定》，计 11 章 45 条，全面而科学地规范了医疗机构药事管理工作，对保证临床用药安全、有效、经济，推动医院药学发展，保障人民身体健康发挥了重要作用。《医疗机构药事管理暂行规定》单设一章，专述调剂管理，特别提出要逐步建立临床药师制，门诊药房要实行大窗口或柜台式发药，住院药房要由药学专业技术人员为患者单剂量配发药品，并提倡建立全肠道外营养和肿瘤化疗药物等静脉液体调配中心，实行集中调配和供应。这些理念和规定有力地推动了医院药学和调剂工作的发展。2011 年，卫生部、国家中医药管理局和总后勤部卫生部重新修订颁布了《医疗机构药事管理规定》（删除“暂行”二字），进一步加强了医疗机构药学工作特别是调剂工作的管理。

2004 年 9 月，卫生部颁布实施了《处方管理办法》（试行），旨在加强处方开具、调剂、使用、保存的规范化管理，提高处方质量，促进合理用药，保障患者用药安全。在这之后，根据国内医疗卫生领域新出现的一系列问题，卫生部及时修订了《处方管理办法》（试行），并于 2007 年 5 月施行。新的《处方管理办法》明确规定了医师和药师在合理用药中的职责和法律地位，进一步强化了药师在临床药物治疗中的执业行为，同时首次制定了“罚则”，对医疗机构和医师、药师的违规行为提出了处罚规定。新的《处方管理办法》还针对临床用药品种混乱的问题制定了“一品两规”等具体政策，具有很强的操作性，对规范临床用药，纠正医疗领域的不正之风发挥了重要作用。与此同时，针对国内抗菌药物不合理使用的严峻现实，卫生部于 2004 年 10 月发布了《抗菌药物临床应用指导原则》，并通过建立全国范围内的“抗菌药物合理使用监测网”和人员培训等一系列措施规范临床用药行为，减少细菌耐药，促进临床抗菌药物的合理使用。

各地医疗机构在上述国家制度、政策和法规的支持下，进行了不懈的努力，调剂工作取得了一定的进步。但由于起点较低，又受到传统重医轻药思想和调剂服务模式的影响，目前我国医院药学和医院调剂工作的发展仍很不平衡，其基本工作模式和发展状态可以分为以下 3 个层次或类型：

（1）单纯供应服务型：许多基层医院的药房，它们的主要工作任务还是仅限于药品的采购供应和药房的简单调剂。由于思维的惰性和传统思想的影响，医生、患者乃至药师本身对药师的专业地位认识不够，药师大多忙于领药、调配、发药等日常事物性工作，没有体现药学技术人员知识的价值。同时由于药学教育体制的原因，药师普遍缺乏临床医学知识和药物治疗学知识，面对医生和患者时知识和技能有限，自信心不足，很少开展面向患者的临床药学服务。

（2）知识与技术服务型：我国许多地（市）和某些县级医院的药学部门，人员编制和高素质药学人员相对较多，技术力量较强，具有一定教学科研条件。除了传统的药房调剂工作以外，设有临床药学室，配备了一定的仪器设备和专（兼）职临床药师，能够按规定进行处方分析和抗菌药物使用监测，为患者提供合理用药咨询、出版药讯。有条件的还能够进行治疗药物监测（TDM），参与治疗药物监护工作。这些药学部门拓展了传统调剂工作的范围，并与临床药学工作结合，越来越多地通过知识与技术为临床和患者服务，药师的价值逐渐得到体现。

（3）知识与技术服务和科研教学型：少数高等医学院校附属医院和中心城市大型医疗机构的药学部门，规模较大，师资、技术力量雄厚，仪器设备较为齐全，配备了一定数量的临床药师和专（兼）职科研人员，承担了一定的科研教学任务。这些单位虽然仍需占用相当人力做药品调剂工作，但其工作的内容与实质已明显开始转型。调剂工作改为大窗口或柜台式零距离服务模式，强调以患者为中心，注重人文服务，采用计算机信息系统进行处方审核和监测，注重合理用药。门诊用药咨询、出院带药指导、参与临床查房和病例会诊等已成为日常调剂和临床药学工作的一部分。由于这些医疗机构的药学部门承担了一定的科研教学任务，以项目带发展、以教学带发展，从而促进了学科建设，体现了药学部门的整体优势，在整个医疗工作中发挥着越来越重要的作用。

在我国调剂学和调剂工作不断深入发展的基础上，北京、上海、广州等地的一些医疗机构和社会药房已开始追赶国际先进水平。一些现代化调剂设备开始装备医院药房和社会药房，如住院药房的自动摆药系统和门诊药房的整盒发药系统，这些设备的使用极大地提高了调剂工作的质量和效率，解放了药师“手和脚”，同时促使药师更多地用“心和脑”去为患者服务。同时，现代信息识别技术（如条码技术和射频技术）和物流技术也改变着医院药品供应系统。还有一些医疗机构药学部门充分利用现代传播手段，开设了自己的网站，开展面向社会公众的网络药学服务。同时，涉及调剂学和调剂服务的研究也日渐繁荣。近十年来，国内药学及相关学术期刊共发表500余篇涉及调剂学和调剂工作的论文。

1.2 调剂学与其他药学相关学科的关系

1.2.1 调剂学与药剂学

虽然药物制剂的出现已有几千年的历史，但直至1847年德国药师莫尔（Mohr）出版了第一本药剂学专著《药剂工艺学》之后，药剂学（pharmaceutics）才成为药学的重要分支学科。现代药剂学是以化学、物理化学、数学、材料科学、机械科学、医药科学和生物科学等为基础，研究药物剂型的设计、制造和使用的综合性应用技术学科。其基本任务是为了研制一定时间内用最小的药物剂量提供最大的疗效、最小的不良反应和最为适宜的给药系统，为满足疾病治疗的需要提供质量优良的药物制剂。而调剂学的研究范畴是药师如何调配和处置药品，故研究药品的剂型及其制造方法的科学——药剂学就成为与调剂学关系最为密切的一门学科。

药剂学是调剂学的基础。在工业革命之前，药剂学尚未形成一门独立的学科，那时的药物制剂大多是在医生的诊所、药店或个体作坊中制备并调配完成的，故药剂、调剂几乎不加区分。即使是在药剂学成为一门独立的学科以后，在相当长的历史时间内调剂学和药剂学相互交叉、融合，难以划分。20世纪50年代之后，世界出现了一个相对稳定的和平环境，科学技术飞速发展。一些基础科学以及电子、生命、材料和信息等科学领域中的发现和创造，推动药剂学进入了一个快速发展的轨道。在药剂学的发展进程中，研究领域的拓展和相关学科的介入使药剂学形成了多个分支学科，如：工业药剂学、物理药剂学、生物药剂学、药动学和药用高分子材料学等。与此同时，医院药学和临床药学的兴起也使调剂学从一般的制备与调配药品向研究药品的科学使用方向发展，与药剂学渐行渐远，形成了一门以药剂学为基础的、独立的药学分支学科。

1.2.2 调剂学与医院药学

医院药学（ hospital pharmacy）是以患者和临床医师为服务对象，涉及医院药品供应、调剂、制剂、药品检验、药事管理及临床药学等内容。它的工作和研究领域包括药事管理、药品调剂、医院制剂、临床药学、药品检验与质量控制、药物信息、药学科研与教学以及药学人才的培养等。医院药学涵盖了所有医疗机构内进行的药学相关活动，是在医院特定环境下的药学科学工作。当代医院药学的迅速崛起，对于临床安全、有效、经济地使用药物，避免药源性疾病和事故，进一步提高医院的医疗质量，保证人民的身心健康具有重大意义。

医院药学工作是医疗工作的重要组成部分。在我国，约有 80％的药品是通过医院调剂部门用于临床医疗的。因此，药品调剂成为医院药学最为基础性的工作，调剂队伍的素质、专业水平、道德风貌以及医院调剂部门的工作质量，对广大人民群众的用药安全和健康水平的提高，有着直接和重要的影响。

正如前述，调剂学是研究正确的调配药品和指导药品合理使用的科学，其目的是为患者提供安全、高效的药学服务，因此，调剂学自然成为医院药学的组成部分，调剂学的研究和发展成为医院药学最为关注的领域。

1.2.3 调剂学与临床药学

临床药学（clinical pharmacy）是以临床医学和药学为基础，以患者利益为中心，以保障患者临床用药安全、有效、经济为主要研究内容的应用科学。医学和药学的紧密结合和强烈的临床实践性是它的两大特点。

第二次世界大战后的二三十年间，美国的新药研发出现了爆炸性的成果，上市新药数不胜数。这么多种药物迅速在临床上应用后，由于择药不当、使用不妥，很多病人花费了大笔医药费用，疗效却不佳，也有很多病人用药后出现致残、致死的药物不良反应。逐渐社会上出现了一些期望，希望有一批人才既掌握丰富的药学知识，又有一些临床医学基础，能协助医师正确选择药物品种、制订给药方案、监控药物疗效，以保证病人用药安全有效。为了达到这个目的，20 世纪 60 年代，美国加州大学 UCSF 首先建立了临床药学这门学科。由于临床药师们工作成绩出色，得到大家认可，临床药学从此逐渐发展起来。美国和澳大利亚等发达国家的临床药学工作经过 40 余年的发展，从药学教育到临床药学服务已经形成较为完整的体系，受到临床医生、护士和患者的欢迎，临床药学工作和临床药师职业也得到社会的普遍认可。随后出现的 Pharmaceutical Care（药学服务）在原有基础上扩展为以患者为中心的全方位药学服务，旨在推进合理用药，提高公众的健康水平和生活质量，降低国家卫生资源的消耗。

我国提出临床药学的概念已经有 30 余年历史。20 世纪 70 年代末，国内药学界著名专家和前辈积极倡导临床药学，但由于缺乏高等教育和相关政策法规的支持，缺乏人才和正确的临床药学导向，我国临床药学工作一直进展缓慢，各地的发展情况也很不平衡。进入 21 世纪后，由于国家经济、社会的发展和公众健康水平的提高，安全用药、合理用药问题前所未有地受到国家和全社会的关注。在这样一个大背景下，临床药学教育逐渐步入正轨，临床药师体制开始建立，医院药学工作者不断探索实践，找出适合中国特色的临床药学工作模式，我国的临床药学开始进入一个健康、快速的发展时期。

调剂工作是医院药剂科最重要的业务工作之一，调剂学在医疗卫生事业中的任务是研究正确的调配药品，指导药品的合理使用以及有效地管理药品，所以调剂学是临床药学的基础。临床药学的工作和研究内容应紧密结合调剂业务的开展，促进调剂工作不断进步。

1.2.4 调剂学与社会药学

社会药学（social pharmacy）是从社会学的角度和方法研究药物使用过程的药学分支学科。我们知道，药品是一种特殊商品。药品在与人体的相互作用过程中表现出其自然属性，而作为商品，药品投放社会后在与社会相互作用的过程中又表现出其社会属性。药品的社会属性与法律、道德、经济、文化、国家医疗卫生政策和资源配置等密切相关。药品只有既具备合格的自然属性又具备良好的社会属性才是真正合格的药品，患者才可以在需要的时候和需要的地点得到它，用正确的方法、合适的剂量加以利用，才能达到预防、治疗、诊断疾病的目的。同样，药物由于非正确的使用或误用、滥用等引起药物不良反应和耐药性、抗药性、依赖性等后果，不仅影响个人健康和幸福，也影响社会和国家的稳定。为了防止和减少这些不良后果，必须有国家的立法、行政管理、监督和惩罚等强有力的干预措施，必须有全社会的宣传教育、关心和爱护。社会药学通过开展深入的学术研究，为社会宣传教育和国家干预提供理论依据和科学方法，是综合应用社会学、行为学、管理学以及基础与临床医药学、生物科学等学科的最新知识以保障、改善患者药物治疗的科学。

现代药学科学主要分为两个领域：一是以药物为导向，以研究和生产药物为目标的药学，主要以化学、生物学、医学和工程技术等自然科学为基础。它的主要任务是研究、发明和生产为疾病预防、治疗和检查诊断所需要的安全、有效、经济的药物，如药物化学、药剂学、制药工程学等。二是以患者和社会为导向，以研究药物的适当提供和合理使用为目标的药学。这些学科除了以药学、临床医学为基础外，众多社会科学，如法学、管理学、经济学、伦理学等也是其重要的学科基础。它的任务是研究药物的使用，监督和组织协调药物、患者和社会之间的关系。从以上的划分中，调剂学与医院药学、临床药学和社会药学显然都属于以患者和社会为导向的药学。

综上所述，调剂学与医院药学、临床药学和社会药学有非常紧密的联系。在其研究的范畴内，不但涉及药学和临床医学，也涉及服务、管理和流程。与医院药学的发展历程一样，传统调剂学以物为中心，更多地关注处方和药品，其工作和研究的内容较少涉及人。随着医院药学特别是临床药学的发展，调剂学已越来越多地引入人文和管理的理念，使医院调剂工作不断有所发展，业务领域不断扩大，其地位和重要性正被重新认识和定位。而自动化以及计算机和信息技术的发展更为调剂学插上了翅膀，药师逐渐从简单的手工调剂工作解放出来，调剂工作的内涵更多地体现在药师的智力活动中。

现代调剂学已发展成一门以患者为中心、以处方（或医嘱）为导向，以药学诸学科和相关人文科学为基础的综合性、应用性学科。

1.3 调剂学在药学学科中的作用和地位

据统计截至 2005 年，我国有 48 万药师（其中执业药师 12 万），医院药师占 80%。在这将近 50 万药师中，约有 80%从事调剂工作。

调剂工作是医院药学的重要内容之一。调剂工作的基本任务是根据医师处方或医嘱，严格按照调配操作规程，仔细审查处方，及时、准确地调配和分发药品。几十年来，调剂学和调剂工作虽然有了长足的发展和进步，但无论是医院药房还是社会药房，调剂工作基本上还是拘泥于这样一种工作思路和模式，将自己局限在小窗口或玻璃窗后，完成简单的处方调配任务。进入 21 世纪，随着国家经济的发展和国民生活质量的提高，人们更加关注自己的健康水平，关注药品质量和用药安全。与此同时，由于国家经济和社会都处于一个快速发展和转型的时期，在医药生产和流通领域不可避免地出现了一些问题，严重地影响了用药安全，甚至出现了用药导致患者死亡的事件。药品质量和用药安全前所未有地受到国家和全社会的关注。而在我国改革开放的过程中，医疗卫生体制的改革一直在不断的探索中缓慢前行，尚未建立起覆盖全民的、基本的、合理的医疗卫生保障体系，这与国民对医疗卫生保障需求的不断提高形成极大的反差。在这样一种形势下，医疗卫生工作承受了巨大的压力，作为医疗卫生工作重要组成部分的调剂工作也遇到了很大的困难。WHO（1997）指出，从推动合理用药的政治模式来看，药品不仅是防治疾病的物质和具有内在价值的可上市成果，也是实现政府愿望的工具。合理用药问题已从单纯的技术问题演变成为具有一定政治内涵的问题。基于这样一种认识，药品质量和用药安全的问题受到国家和全社会的重视，这给调剂学和调剂工作带来了前进的动力和发展的机遇。

从国际上来看，世界卫生组织（WHO）和国际药学联合会（FIP）一直非常关注用药安全和药师的作用，分别于 1988 和 1993 年两次召开“药师在医疗保健中的作用”国际研讨会，研究药师的责任和各国不合理应用卫生资源的现状，提出了“药学服务”（Pharmaceutical Care，PC）的理念。认为药师已不再只是药品的供应和调剂者，无论在医院药房或社会药房，药师都是医疗卫生保健队伍中的一员。根据这样一种理念，1992年国际药学联合会（FIP）起草了《优良药房工作规范》（Good Pharmacy Practice，GPP），并于第二年FIP东京世界药学大会上得到确认。20世纪90年代后，各国相继制定了GPP，临床药学服务已越来越被人们理解和接受，药师的服务理念和技能也不断提升。FIP对中国的GPP一直给予关注，中国药学会医院药学专业委员会（CPAHP）认为如何规范药师、药房在执业中的态度、行为、承诺、关怀、伦理、责任、技能、职责和知识、工作规程等，对促进药学服务，推动药房的发展已越来越重要。药房，尤其是医疗机构的药剂科（部），是保证患者和大众用药安全的重要环节。药房及其药师不仅在保证药品供应，确保药品质量方面应该发挥重要作用，而且现代医疗模式要求药师应坚持以患者为中心，开展以科学、合理用药为核心的临床药学工作。药师不仅仅是药品的提供者，还应该为患者提供直接的、负责任的药学技术服务，提高医疗质量和患者的生活质量。2004年，CPAHP组织国内专家依据国家有关法规政策起草制订我国的GPP，并于2005年颁布实施。我国的GPP参考、借鉴了国外的成果，也充分反映了本国的实践和经验，不但对传统的医院药房调剂工作模式和内容提出了更高标准，强调处方调配要充分保证用药安全、方便患者，同时对新的服务内容提出了基本要求，强调临床药学服务对保证用药安全的重要性，鼓励探索创新，提倡因地制宜地开展临床药学服务工作。与此同时，由中国非处方药物协会制定的、旨在规范社会药房的《优良药房工作规范》（试行）也于2003年颁布试行。

各地医疗机构在上述国家制度、政策和法规的支持下，进行了不懈的努力，调剂工作取得了一定的进步。但由于起点较低，又受到传统重医轻药思想和调剂服务模式的影响，目前我国医院药学和医院调剂工作的发展仍很不平衡。在社会药房中，虽然少数发达地区的少数药店开展了一些药学服务工作，但基本还是停留在调配、供应型的模式上。少数高等医学院校附属医院和中心城市大型医疗机构的药学部门，虽然仍需占用相当人力做药品调剂工作，但其工作的内容与实质已明显开始转型。调剂工作改为大窗口或柜台式零距离服务模式，强调以患者为中心，强调人文服务，采用计算机信息系统进行处方审核和监测，注重合理用药。门诊用药咨询、出院带药指导、参与临床查房和病例会诊等已成为日常调剂和临床药学工作的一部分，体现了药学部门的整体优势，在整个医疗工作中发挥着越来越重要的作用。

在我国经济和社会持续、健康发展的推动下，在医疗卫生体制改革的大潮流中，调剂学不断有所发展，调剂业务领域不断扩大，也因此产生了一些新的学术观念，其地位和重要性将被重新认识和定位。调剂学和调剂工作正面临着前所未有的发展机遇，有着极为广阔的发展空间。

张晓乐

参考文献

[1] 中国社会科学院语言研究所词典编辑室. 现代汉语词典. 5版. 北京：外语教学与研究出版社，2005.

[2] 谭德福. 中药调剂学. 2版. 北京：中国中医药出版社，2003.

[3] 郑明新，高绪文. 医院药学. 北京：人民卫生出版社，1997：19.

[4] 嵇汝运，张天禄. 药学大辞典. 上海：上海科学技术出版社，2006：921.

[5] 张晓乐，翟所迪，赵荣生. 用创新思维开展具有中国特色的临床药学工作. 中国药学杂志，2006，19.

[6] 陆瑜，陈振飞. 药品的社会学特性及其使用价值和价值. 解放军药学学报，2006，8（9）：200－202.

医院药学部（科）、医院药房与社会药房

2

从调剂学的定义可知，调剂系指依据医师的处方或医嘱，调配药品并进行用药交代，回答患者咨询的服务过程。因此，研究调剂学必须对医疗机构、医院药房和社会药房的性质、作用、特点和现状有所了解。根据统计调查，我国现阶段80%左右的药品是通过医院药房售出的，社会药房只占整个药品零售市场的小部分。而在国外，尤其是西方发达国家，这个比例刚好颠倒过来，这种情况与各国的医疗保障体制有关。我国目前正在推进覆盖全民的医疗卫生保障制度，但医疗资源配置尚不平衡，农村和城市社区的医疗服务水平较低，因而人们有病往往选择去大医院就诊。另外，我国从 20 世纪 50 年代开始实施的"以药补医"政策使得医院的药品收入成为维持医院运营和发展的重要收入来源。随着《关于深化医药卫生体制改革的意见》和《2009～2011 年深化医药卫生体制改革实施方案》的实施，上述状况将逐渐得到改变。

2.1 概　述

医疗机构是指依据国家卫生部《医疗机构管理条例》和《医疗机构管理条例实施细则》的规定，经登记取得《医疗机构执业许可证》的机构。医院是医疗机构最主要的一种类型。医疗机构是以救死扶伤，防病治病，为公民健康服务为宗旨，从事疾病诊断、治疗活动的机构或部门。我国将医疗机构分为以下 12 大类：

- 综合医院、中医医院、中西医结合医院、民族医医院、专科医院、康复医院。
- 妇幼保健院。
- 中心卫生院、乡(镇)卫生院、街道卫生院。
- 疗养院。
- 综合门诊部、专科门诊部、中医门诊部、中西医结合门诊部、民族医门诊部。
- 诊所、中医诊所、民族医诊所、卫生所、医务室、卫生保健所、卫生站。
- 村卫生室（所）。
- 急救中心、急救站。
- 临床检验中心。
- 专科疾病防治院、专科疾病防治所、专科疾病防治站。
- 护理院、护理站。
- 其他诊疗机构。

以上医疗机构除临床检验中心外都设有药学部（科）和（或）药房，药学部（科）和医院药房是医疗机构开办所必须设置的医技科室之一。医院药学部（科）和医院药房不仅承担着药品供应、配送和调剂的任务，它同时也是医院药事管理的职能部门和提供药学服务的技术科室。

社会药房是药品零售企业，尽管面临异常激烈的市场竞争，但发展前景广阔。随着我国人口增长和加速老龄化，药品的绝对需求量扩大；同时农村市场以及自我药疗等已成为中国药品零售市场高速发展的驱动力。随着药品分类管理制度和医疗保险制度的推行，将有更多的人把到社会药房购药作为首选。

2.2 医院药学部（科）在医院中的位置和作用

医院药学是药学与临床医学以及社会学、法学、经济学、管理学等科学相互交叉、渗透形成的药学分支学科，是研究医院的药品供应、药物使用技术和药事管理的一门科学，具有极强的综合性和实用性。医院药学工作是以临床医师和患者为服务对象，以治疗效果和患者满意度为质量标准，以供应药物和参与临床安全、有效、经济的药物治疗为职责，与医院临床医疗紧密相关的、在医院特定环境下的药学技术工作。医院药学工作既是技术工作，也是管理工作，它包括了对人、财、物和技术、业务的管理。医院药学部门一方面有对自身的管理，另一方面也担负着对整个医院的药学工作的管理，它通过行使其管理职能，贯彻、监督、检查相关药事法规在医院中的执行，已经成为医院整个医疗工作的一个重要平台。医院药学部（科）的工作领域包括药事管理、药品供应、药品调剂、医院制剂、临床药学、药品质控、药物信息、药学科研与教学以及学科建设等，现代医院药学将在医院的医疗工作中发挥重要作用。

2.2.1 医院药学部（科）的设置

医院药学部（科）是医院的重要组成部分，是医院重要的平台科室，担负着药品保障供应、以临床药学为核心的药学服务和科研教学等重要任务，也是药事管理的职能部门，在医院医、药、护、技四大体系中占有重要地位。

回顾新中国成立以来我国医院药学发展历程，医院药学部（科）的设置和业务领域大体经历了3个阶段：第一是药房、药局的阶段。这是20世纪五六十年代在经济基础薄弱的背景下，以简单调剂为主要工作的阶段。其特点是医院药房的规模小，药物品种少且以西药调剂为主，业务单一。在第二个阶段，中草药的调剂业务逐渐增多，医院制剂也因短缺经济的需求应运而生。随着国家公共卫生事业的发展，药物使用的规模日益扩大，药物供应和调剂工作任务不断增加，药房发展为药剂科，并逐渐有了调剂部门、制剂部门、药库、药检室等，成为适应当时历史条件的有效的组织形式。但此后十余年间，医院药学不可避免地陷入了徘徊与停滞。在20世纪70至80年代之间，国内临床药学的先行者开始倡导和开展临床药学工作，医院药学逐渐进入了发展的第三阶段，即临床药学和药学服务的阶段。临床药学的核心内容是正确、合理地使用药品，通过临床药学的倡导和实践，医院药学开始从简单的药品供应工作中摆脱出来，逐渐向以知识与技术服务为主的药学服务模式转变。20世纪的最后10年，生物技术、信息技术等自然科学的进步，管理科学等社会科学的发展，促进了对人类生活质量的关心和对医疗健康事业的重新思考，医学模式从生物医学向生物-心理-社会医学模式转化，团队医疗、全程化药学服务、全方位药学服务、慢性疾病管理等一些新的观念逐渐在人们的头脑中形成，同时也预示着新的医院药学的变革和发展方向。药师与医师一道查房，协助实现合理用药；进行治疗药物监测，为个体化给药方案提供依据；监测、报告不良反应，指导医护人员安全用药；开展药动学、药效学、生物利用度和药物相互作用研究等。这些工作已经成为药师工作的重要组成部分，使药师更深入地参与到药物治疗工作中去。新的工作内容要求与之相适应的工作模式与组织形式。医院药学的发展历程，既反映了对药师职能和义务的观念的变迁，也反映了医院药学的社会角色和工作模式的演变。与之相对应的是医院药学部（科）的机构设置和业务领域的不断演进。

在目前我国二级以上的医疗机构中，绝大多数医院设置了药剂（学）科。但20世纪90年代初以来，由于国内、外医院药学工作突飞猛进地发展，从原来的单一供应服务型模式中摆脱出来，逐渐向科技服务和管理服务型转变，医院药学的工作重心向临床转移，医院药学工作的基本指导思想，也从“以药品为中心”逐渐向“以患者为中心”的理念转化。原来药剂（学）科的组织模式和机构设置已经越来越不适应服务模式的变革和工作任务的多样化。在大型综合型医院里设置药学部的呼声渐起，在20世纪的最后几年里，不少医院在踯躅彷徨之后开始了实践。这其中有的缺乏深刻思考和逐步探索，仅仅改个名字，摇身一变就成了药学部；也有的经过深思熟虑，逐步变革，从组织结构、组织职能、运行机制等多角度进行认真研究和实践，取得了脱胎换骨的变化。医院的药学部门由过去的药剂（学）科逐渐发展成为由若干子科室组成的药学部，形成了一种四层管理的体制。具有药事管理、药品供应、药品调剂、医院制剂、临床药学、药学信息等多项职能，能够满足用当代高水平药物治疗和服务临床、服务患者的需要，更加适应现代医院药学发展的要求。2006 年一项关于医疗机构药学部（科）知识管理状况的调查显示，55 家医疗机构中（三级甲等医院 46 家，三级医院 5 家，二级医院 4 家），药学部门组织结构为四层的（员工、班组长、科主任、部主任）占 27.27%，3 层的（员工、班组长、科主任）占 65.45%，2 层的（员工、科主任）仅占 7.27%。这说明目前我国医疗机构药学部门的机构设置仍以药剂（学）科为主，但正处于逐步向药学部转化过渡的过程中。

医院药学部门在医院组织结构中的位置见图 2.1。

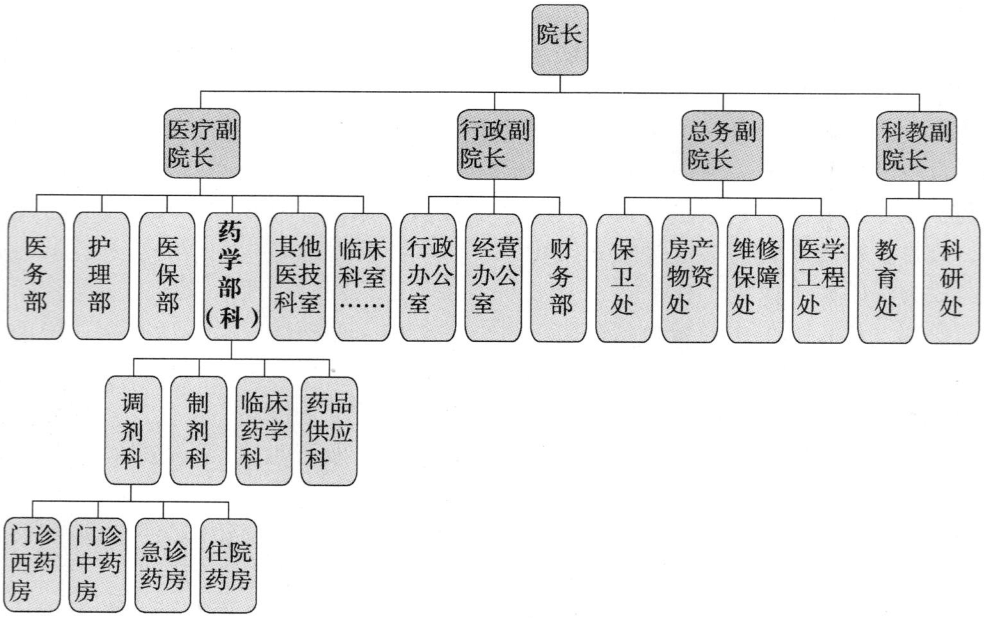

图 2.1 医院药学部门在医院组织结构中的位置示意图

2.2.2 医院药学部（科）的业务领域

综上所述，医院药学部（科）是涉及药品供应、药事管理和药学服务的重要医疗技术科室和药事职能管理部门，其主要任务就是根据国家和医院药事管理的法律法规，充分运用现代医药科技手段和现代化的管理方法，最大限度地提供医疗、教学、科研所需要的各种药品和技术信息，为患者和临床提供优质的药学服务。其主要业务领域有：

2.2.2.1 **药品供应与药品管理** 药品供应与药品管理是药学部（科）的传统工作，对保障患者用药和医院运营具有重要意义。当前，在新医改政策推动下，此项工作正面临着剧烈的变革。药品招标采购、电子商务和现代物流技术也对此项工作产生了深刻的影响，这些都需要医院和药学部（科）的管理者积极地面对。

2.2.2.2 **药事管理** 其主要任务是根据国家及各政府管理部门有关医院药事管理的法律规定，制订本院药事管理的规章制度，规范药事行为，对医院药物使用的各环节进行科学管理，使医院药学工作符合国家法律法规，制度化、规范化、标准化，确保医院药学工作的质量。

2.2.2.3 **调剂工作** 调剂工作是医院药学的传统工作，也是药学部（科）重要的工作内容之一。药房调剂系根据医师处方或医嘱，及时、准确地调配和分发药品。临床药学的开展赋予了调剂工作新的内涵，逐步将以物（药品）为本转变为以人为本，强调在调配发药过程中给予患者人文关怀，将简单调配供应型的工作模式转变为知识和技术服务、人文关怀型的模式。

2.2.2.4　**制剂工作**　医院制剂是医院药学不可或缺的组成部分，它“拾遗补缺”，满足了临床特色药物治疗的需要，同时也是医药科研的重要基地。但由于我国医药工业的蓬勃发展，越来越多的医院制剂已有商品制剂替代，以及国家对医院制剂的管控日益严格，绝大多数医疗机构的制剂品种在减少，规模在萎缩。

2.2.2.5　**临床药学工作**　临床药学是医院药学工作的核心，是医院药学工作最为活跃、最为重要的组成部分。其主要任务包括：

（1）参与临床合理用药：协助临床制订药物治疗方案，监护患者用药情况，及时提出改进措施，指导安全、合理用药，提高药物治疗水平。同时协助临床医师做好新药的试用、观察及疗效评价，记录整理药物治疗的各种资料；提出遴选和淘汰药物的品种；在临床药物治疗实践中发现问题，提出研究课题。

（2）治疗药物监测（TDM）：此项工作的目的是在取得最佳治疗效果的同时，尽量减少药物治疗带来的风险。因此，应该对治疗窗窄、血液中药物浓度与治疗效应和不良反应关联性大的药物进行血药浓度监测，制订最佳给药方案，从而提高药物疗效，避免或减少不良反应的发生。

（3）药物不良反应监测与报告：临床药师须协调并主管此项工作，监测医院的药物不良反应病例，汇集、上报不良反应报告，并进行因果关系的分析和评价。

（4）药学信息与咨询服务：合理的药物治疗必须掌握大量的和最新的药物信息，因此，搜集国内外药物信息资料，搜集药品生产、供应、使用以及疗效、不良反应、配伍与相互作用、用法、用量等信息资料，及时向临床介绍并推荐新药，也是临床药学工作的一项重要内容。同时还应通过各种途径，为临床和患者提供用药咨询服务，进行药物知识的科普宣传，增强全民的合理用药意识。

（5）药物相互作用和配伍研究：药物相互作用和配伍的研究是药学部（科）一项较为传统和开展较为广泛的工作，随着临床药学工作的开展，目前此项工作已从药物体外理化配伍和相互作用的研究逐渐进入人体内，包括药物的药动学、药效学相互作用的研究等。这些研究结果对指导临床合理用药具有重要意义。

（6）循证医学和循证药学研究：循证医学和循证药学是当代临床医药学的最新发展，通过科学的方法获得可靠的证据，评价一项治疗措施的有效性和最终结果，日益成为临床公认的评价方法和标准。临床药师要充分掌握这种科学的研究方法，对药物使用的合理性、药物治疗的有效性以及药物的安全性进行再评价，并与临床医师分享研究结果，以提高临床药物治疗水平。

（7）其他工作：除了上述工作以外，根据各医疗机构的情况，临床药师还要参加更加广泛的医疗工作和研究工作。如静脉药物调配中心的药师参与临床营养支持的治疗和研究；临床药师根据临床药物治疗的特殊需要进行新制剂、新剂型的研究和开发；临床药师参与新药临床研究机构中新药的临床观察，进行药动学和生物药剂学的研究；临床药师参与药事管理，协助医院制订促进临床合理用药的制度、规范等。

2.2.2.6　**科研与教学工作**　二级以上医疗机构尤其是医学院校附属医院的医院药学部（科）还承担着科研与教学工作。生机勃勃和卓有成效的科研与教学工作是学科发展的动力和源泉，可以影响和促进医院药学整体工作的开展和进步。《医疗机构药事管理规定》第三十六条要求：结合临床药物治疗实践，进行药学临床应用研究；开展药物利用评价和药物临床应用研究；参与新药临床试验和新药上市后安全性与有效性监测。医疗机构药学研究工作的主要内容是：

（1）开展临床药学和临床药理研究，围绕合理用药进行药效学、药动学、生物利用度以及药物安全性等研究。

（2）开展化学药品和中成药新制剂、新剂型的研究；不断提高医疗机构药学技术水平。

（3）运用循证医学和药物经济学的理论与方法，研究药物资源利用状况，对药品利用情况进行综合评估，合理使用卫生资源。

（4）开展医疗机构药事管理规范化、标准化的研究，完善各项管理制度，不断提高药事管理水平。

（5）优化流程、提高绩效，改善药学服务质量，提高患者满意度的研究。

教学工作也是医院药学部（科）的重要工作领域。授课和带教实习不但是医院药师培养药学人才的一项本职工作。同时，“教学相长”，通过教学也能提高带教人员的知识水平和教学能力，大大促进医院药学各项工作的开展，提高学科发展水平。

2.2.3 医院药学部（科）与医院药房（社区药房）

我国卫生部制定的《医疗机构药事管理规定》指出“医疗机构应当根据本机构功能、任务、规模设置相应的药学部门。”根据上述要求，药学部（科）按照本医疗机构需要，下设若干药房，统称“调剂部门”。

医院药房是医院药品供应工作的终端。药房直接面对患者，根据医师处方或医嘱调配药品并发放交付患者，同时通过发药交代和用药咨询、科普宣教等药学服务，指导患者正确合理地使用药物。依据服务对象的不同，医院药房分为门诊药房（包括急诊药房）和住院药房，前者主要为门诊和急诊患者提供服务，而后者的服务对象主要是住院患者。一些大型医疗机构的药学部门根据临床需要还设有儿科药房、传染科药房和皮科药房等专科药房。中医药学是我国的传统医学，绝大多数医疗机构都设有中药房，以满足中医科患者的治疗用药需求。

根据我国医疗机构的现状，我国还有大量城镇社区医院和农村乡镇卫生所等初级医疗机构，这些医疗机构承担着社区和农村居民的医疗卫生保健任务。城镇社区医院和农村乡镇卫生所机构设置简单，下设的药房（以下简称社区药房）条件一般比较简陋，任务较为单一，药物的品种也较少，主要承担着药品供应和处方调配的工作。目前我国社区药房的工作人员中具有药师职称的药学专业技术人员所占比例较低，甚至还有很多非医、非药学背景的人员在从事处方调配和药品管理的工作，使得合理用药缺乏基本的人员保障，也直接威胁着患者的用药安全。社区药房贴近社区居民，在新医改和新型医学模式的促进下，应该转变服务观念，开展为社区居民所需的药学服务，如合理用药科普知识的宣教、慢性病的长期用药管理、帮助居民整理家庭小药箱等。

2.2.4 医院药房的调剂业务

调剂工作是药学部（科）的常规工作，是整个医院药学工作中最基础、最重要的组成部分。调剂工作也是整个医疗环节中的最后一环，是保证患者得到安全、有效、经济的药物治疗的重要技术工作。由于调剂工作是依据医师处方或医嘱将药品直接交付患者使用，所以它具有很强的技术性、很大的责任性和风险性。调剂工作必须在具备以下3个基本条件的情况下才能正常进行：

2.2.4.1 **合格的药学专业技术人员** 根据我国2007年5月实施的《处方管理办法》的规定，“取得药学专业技术职务任职资格的人员方可从事处方调剂工作，…药师以上专业技术职务任职资格的人员负责处方审核、评估、核对、发药以及安全用药指导；药士从事处方调配工作。”

2.2.4.2 **合格的房屋、设施等硬件条件** 为保障药品调剂工作的有序、安全，药房必须具有与调剂工作量相当的房屋面积，并具备相应的设施条件。

2.2.4.3 **严格的法律、法规和制度等软件条件** 调剂工作是具有很大风险性的医疗技术工作，涉及患者的用药安全和疾病的康复，因此必须有完善、严谨的法律、法规和制度保障。除了《药品管理法》这部国家大法以外，卫生部颁布的《处方管理办法》、《医疗机构药事管理规定》、《抗菌药物临床应用指导原则》等都是调剂工作必须遵循的行业法规和技术法规。同时，行业学术组织如中国药学会医院药学专业委员会（CPAHP）制定的《优良药房工作规范》和医疗机构内部的制度和操作规程等，也都是调剂工作有序进行必不可少的重要保证。

调剂业务在传统意义上是“以药为中心”的药品调配、分发、供应工作，药学部（科）有60%以上的人员和技术力量投入调剂工作。近年来，医院调剂工作不断有所发展，业务领域不断扩大，其地位和重要性正被重新认识和定位。“以药为中心”工作模式正逐渐向“以人为中心”转移。近年来，各地开展了多种多样卓有成效的工作，调剂业务不断有创新和发展，这些在以下的章节中将会详细阐述。

2.3　社会药房

社会药房是指将购进的药品直接销售给消费者的药品经营企业。社会药房是药品零售企业，也就是老百姓常说的药店。近年来，随着我国医疗保健体系和医疗保险制度的不断完善，特别是“小病到药店，大病到医院”已成为很多患者新的选择，社会药房发展非常迅速。截至到2008年年末，我国药店总数（包括连锁门店和单体药店）为365 578家，平均每3633人就拥有一家药店，而2009年上半年，药店数量刷新为378 600万家。数量多、分布广的药店为大众提供了非常便利的购药条件。

2.3.1　国内社会药房

1949年以前，我国的药品零售机构一般称为药房，规模较小，多为私营。新中国成立初期，社会药房通过各种方式被收归国有，形成国营为主的医药商业系统。在计划经济时代，根据国家的经济政策，统筹安排全国城乡医药市场，以计划生产、计划调拨方式垄断了医药工业的销售，药品零售成为隶属医药公司存在的一小部分业务，无法以独立的经济形态出现。改革开放后，医药工业参与市场竞争，打破了计划经济体系的商业模式，社会药房得以发展。

目前，社会药房的工作已从单一的医药流通的终端，成为医疗保健体系的重要组成部分。社会的迅速发展，对社会药房的工作提出了更高的要求，社会药房不仅是销售药品的场所，还要直接向广大患者或消费者提供药学服务，对大众用药安全负责。2003年，中国非处方药物协会发布了《优良药房工作规范（试行）》，通过规范社会药房服务准则和从业人员的责任，保障人民用药安全有效便利，促进实现我国医疗资源的充分利用，提高社会药房的竞争能力和经营水平，引导行业正当竞争。《优良药房工作规范》指出：社会药房是医疗保健体系中为大众提供服务的最终环节，社会药房的从业人员，特别是药学技术人员是医疗保健体系中重要的工作人员，其首要责任是确保患者或消费者获得高质量的药学服务。药学服务是提供与药品使用相关的各种服务的一种现代化药房工作模式，是以患者或消费者的健康为中心所展开的各项活动和服务，目的是保证药品使用的安全有效，从而促进患者或消费者健康水平和生活质量的提高。

2.3.1.1　*社会药房的分类*　社会药房有不同的分类方法，因此形成了不同类型的药房。目前社会药房常见的分类有：按照经营形式可分为单体社会药房（独立社会药房）和连锁社会药房；按照医保制度可分为定点零售社会药房（定点零售药店）和非定点零售社会药房（非定点零售药店）等。

2.3.1.2　*社会药房的开办条件*　社会药房符合条件取得《药品经营企业许可证》、《营业执照》后，才能遵照依法批准的经营方式和经营范围从事经营活动，在营业店堂的显著位置，应悬挂药品经营企业许可证、营业执照以及与执业人员要求相符的执业证明。要具备与经营规模相适应的营业场所和药品仓库，并且环境整洁、无污染物。企业的营业场所、仓库、办公生活等区域应分开。需配备便于药品陈列展示的设备；特殊管理药品的保管设备；符合药品特性要求的常温、阴凉和冷藏保管的设施和设备；必要的药品检验、验收、养护的设备；检验和调节温、湿度的设备；保持药品与地面之间有一定距离的设备；药品防尘、防潮、防污染和防虫、防鼠、防霉变等设备；经营中药饮片所需的调配处方和临方炮制的设备。

2.3.1.3　*社会药房遵守的法律法规*　社会药房须遵守的法律、法规及行业规范有：《中华人民共和国药品管理法》、《中华人民共和国药品管理法实施条例》，国家食品药品监督管理局制定的《药品经营许可证管理办法》、《药品流通监督管理办法》、《药品经营质量管理规范》、《处方药与非处方药流通管理暂行规定》（试行）等。

在社会药房严格执行国家相关法律、法规和规范的基础上，还要遵守行业自律性规范。如由中国非处方药物协会发布的行业自律性规范《优良药房工作规范（试行）》。

2.3.1.4　*社会药房的人员要求*　国家食品药品监督管理局制定的《药品经营质量管理规范》要求：药品零售中处方审核人员应是执业药

师或具有药师以上（含药师和中药师）的专业技术职称的人员。企业的质量管理和药品检验人员应具有药学或相关专业的学历，或者具有药学专业的技术职称。企业从事质量管理、检验、验收、保管、养护、营业等工作的人员应经过专业培训，考核合格后持证上岗。国家有就业准入规定的岗位，工作人员需通过职业技能鉴定并取得职业资格证书后方可上岗。

国家食品药品监督管理局制定的《处方药与非处方药流通管理暂行规定》（试行）第九条规定：销售处方药和甲类非处方药的零售药店必须配备驻店执业药师或药师以上药学技术人员；执业药师应佩戴标明其姓名、技术职称等内容的胸卡；执业药师证书应悬挂在醒目、易见的地方。

中国非处方药物协会发布《优良药房工作规范（试行）》对社会药房人员的要求：社会药房从业人员的思想道德和文化水平必须符合GSP的要求，在此基础上，按功能将主要从业人员划分为4个等级，即店员、助理药师、药师、执业药师。

（1）店员：须具备高中以上学历，必须取得国家相关部门的上岗资格证书。药房根据实际情况可将店员分为初、中、高三级或初、高两级。由中国非处方药物协会组织的药店店员资质考试（GPC）培训，可作为店员从业和晋级的重要依据之一。店员要能完成一般的销售任务和日常业务，并在更高级别的药学技术人员的指导下，为患者或消费者提供有关的药学服务。

（2）助理药师：是经过国家有关部门考试合格确定的、取得助理药师专业技术职务证书的药学技术人员。其工作职责包括，在与患者或消费者有效沟通的基础上，能够了解患者或消费者的用药需求，准确提供非处方药，在执业药师指导下，进行处方药的验方和销售工作，并做好处方、药物过敏反应、药物不良反应的记录工作。为患者及消费者提供自我药疗和保健指导，单独或指导店员为患者或消费者提供合适的药学服务。

（3）药师：是经过国家有关部门考试合格确定的、取得药师专业技术职务证书的药学技术人员。其工作职责除包括助理药师职责外，还应该能够制订和审核售药标签、药历和药品促销资料；独立审查和调配处方；参加或指导助理药师做好患者的随访和信息反馈分析工作；协助执业药师做好各项药房管理工作。

（4）执业药师：是经全国统一考试合格、取得《执业药师资格证书》并经注册登记、在社会药房执业的药学技术人员。执业药师负责处方的审核及监督调配，提供用药咨询与信息，指导合理用药，开展治疗药物的监测及药品疗效的评价等临床药学工作。社会药房助理药师、药师和执业药师必须定期参加继续教育的学习。

2.3.2 国外社会药房

2.3.2.1 **德国社会药房**：德国实行“医药分离”的制度。患者看病一般找家庭医生或私人诊所，凭医师开具的处方只有到社会药房才能买到药品。德国社会药房数量极多，据德国政府的统计资料：截至2009年底，全德国共有21 548个社会药房，平均3800位居民拥有一个药房，社会药房随处可见，取药非常方便。2004年以前，德国政府规定：一个药师只能开设一个社会药房，因此德国无连锁药房之说。从2004年1月1日起，政府允许一名药师最多开设3个社会药房，截至2009年，德国共有3224个连锁社会药房。

德国社会药房的药学人员有3类：药剂师（Apotheker）、药学技术人员（Pharmazeutische technische Angestellte. 简称PTA）、药品采购保管人员（Pharmazeutische kaufmannische Angestellte. 简称PKA）。其中药剂师负责药品调剂、制剂、药检、咨询及指导、监督和管理工作；药学技术人员不能单独从事调剂、制剂和药检工作，这些工作必须在药剂师的监督下才能进行；药品采购保管人员只能担任药品的采购、保管及其他非专业性工作。

社会药房除了销售药品以外，还包括一些日用品、化妆品、妇女用品、小型医疗器械、各种糖果等。这些货物顾客可以像在超市购物一样，自己自由选择。

德国对药品陈列也有要求，处方药要放在患者既不能直接看到，也不能直接拿到的药柜内，非处方药按用药功能排列，放在患者能直接看到，但不能自己拿到的药架上。

德国处方均为统一格式，国家（政府）医疗保险公司报销所用的处方为法定处方，因处方颜色与玫瑰颜色相近，所以也有“玫瑰处方”（Rosenrezept）之称。私人医疗保险公司所用处方多为白色、蓝色或绿色等颜色。药师在处方调配时，除了向患者做发药交代等药学服务，同时还将患者的个人资料及用药情况在计算机保存备用。

2.3.2.2　**美国社会药房**：美国也是一个医药分开的国家，与德国一样，医院一般只设住院药房不设门诊药房，门诊患者凭医生开具的处方到社会药房取药。所不同的是美国的连锁药店发展迅速，而且规模大、分店多。美国连锁药店公司（指拥有4家以上药店的企业）出现在20世纪初。相对于独立药店而言，连锁药店比独立药店的优势明显很多，最大的优势是进货大，可以从供应商那里得到更优惠价格，再以较低的价格向顾客销售，从而能够比独立药店招揽到更多的生意。

社会药房大多数设在超市中的某个区域中，配有书报杂志、防病用药介绍等宣传资料，此外还有电话、自动测血压计及饮水等设备。在美国，患者可在超市自行购买非处方药，而处方药必须在社会药房由药师审核后购买。

2.4　药店药师与医院药师的调剂特征

广义地讲，药师是指受过高等药学专业教育，从事药学专业技术工作的人。根据所学专业药师可分为：西药师、中药师、临床药师；根据职称不同药师可分为：药师、主管药师、副主任药师、主任药师；根据从业不同药师又可分为：医院药师、药店药师等。

2.4.1　药店药师的调剂特征

药品调剂工作是社会药店在药品销售过程中的重要工作，它以调剂处方药或销售非处方药为主要内容。由于社会药店和医院药房监管模式、经营模式、服务的患者不同，因此具有与医院药房药品调剂方式不同的特点。

2.4.1.1　**非处方药调剂的优势**　甲类非处方药、乙类非处方药可不凭医师处方销售、购买和使用，但患者可以要求在执业药师或药师的指导下进行购买和使用。执业药师或药师应对患者选购非处方药提供用药指导或提出寻求医师治疗的建议。与处方药相比，非处方药调剂具有以下优势。

（1）患者可节约时间：患者在社会药房购买非处方药，可以省去患者在医院挂号、就诊、划价、交费、取药等诸多繁琐费时的麻烦，为患者节约了时间和精力。

（2）患者购药有自主权：患者在社会药房购买非处方药时，可以根据病情、用药常识以及用药习惯自己选择药品，可以不受医师、药师的制约和影响，有绝对的自主权。

（3）药师可为患者推荐药品：药师可根据不同的患者及不同的病情，从患者的用药安全出发，在不违反国家相关法律法规的情况下向患者推荐药品，因病施药，并提供同类药品中不同品种的各自特点和功效，提出购买某种药品的建议，最终让患者根据情况购买推荐的药品。

（4）药师可直接提供用药指导：由于很多患者缺乏合理用药的基本知识，有的患者使用非处方药时，不注意药物的相互作用、禁忌证等，有的患者不严格按照药品说明书规定的用药剂量和用药次数，有的患者不能对症用药，从而造成一定危害。药师在患者购买非处方药的同时，可提供面对面的用药指导，正确宣传药品的功效、用法用量、禁忌证、药物的相互作用及注意事项，指导患者合理用药。

2.4.1.2　**非处方药调剂的管理**　非处方药调剂是社会药房中药品调剂的一部分，在药品调剂工作中占有非常重要的地位，具有医院药房不可替代的优势或特点。《药品经营质量管理规范》规定：在零售店堂内处方药与非处方药应分柜摆放，目前社会药房的处方药与非处方药实行分类摆放、分类销售，因此两者的“界限分明”。

具有《药品经营企业许可证》的社会药房方可销售甲类非处方药。销售甲类非处方药的社会药房必须配备驻店执业药师或药师以上药学技术人员。《药品经营企业许可证》和执业药师证书应悬挂在醒目、易见的地方。执业药师应佩戴标明其姓名、技术职称等内容的胸卡。

经省级药品监督管理部门或其授权的药品监督管理部门批准的其他商业企业，可以零售乙类非处方药。零售乙类非处方药的商业企业，必须配备专职的具有高中以上文化程度，经专业培训后，由省级药品监督管理部门或其授权的药品监督管理部门考核合格并取得上岗证的人员。

2.4.1.3 **处方药调剂** 国家法律法规对社会药店调剂处方药与医院药房是一样的。《处方管理办法》规定：药师应当凭医师处方调剂处方药品，非经医师处方不得调剂。

国家药品监督管理局发布的《执业药师资格制度暂行规定》中，要求执业药师负责处方的审核及监督调配，提供用药咨询与信息，指导合理用药，开展治疗药物的监测及药品疗效的评价等临床药学工作。

《麻醉药品和精神药品管理条例》规定：第二类精神药品零售企业应当凭执业医师出具的处方，按规定剂量销售第二类精神药品，并将处方保存2年备查；禁止超剂量或者无处方销售第二类精神药品；不得向未成年人销售第二类精神药品。

处方药不得采用开架自选销售方式，也不得采用有奖销售、附赠药品或礼品销售等销售方式，暂不允许采用网上销售方式。

2.4.2 医院药师的调剂特征

我国的法律法规对医疗机构药学部（科）的药师及其调剂有更多的要求，由此决定了医院药师的调剂特征。目前，医疗机构的药品销售占我国药品总销售的80%以上，这其中包括处方药也包括非处方药。除了建有零售药店的医疗机构外，非处方药在医疗机构一般也需医师开具处方。

由于医疗机构的诊疗需求，药学部（科）一般都设有门诊药房、急诊药房、住院药房和中药房及其他专科药房，药师的业务领域广泛，调剂技术复杂。医疗机构药事管理委员会、药学部（科）的药库、质量控制部门、临床药学部门、制剂室等，为调剂部门提供技术支持和管理。门诊药房一般都设有患者咨询窗口或咨询室，有资深药师提供合理用药咨询服务。大型医疗机构的调剂部门除日常调剂工作外，还要承担教学和科研任务。这些与社会药店有很大的不同。

（1）法律法规对医院药师的要求：《药品管理法》、《处方管理办法》和《医疗机构药事管理规定》规定，取得药学专业技术职务任职资格的人员方可从事处方调剂工作；药师在执业的医疗机构取得处方调剂资格；药师签名或者专用签章式样应当在本机构留样备查；具有药师以上专业技术职务任职资格的人员负责处方审核、评估、核对、发药以及安全用药指导；药师应当凭医师处方调剂处方药品，非经医师处方不得调剂。

（2）法律法规对调剂业务的要求：《药品管理法》、《处方管理办法》、《医疗机构药事管理规定》和《优良药房工作规范》均对医院药师的调剂行为和调剂业务做出了明确而具体的规定，详见各章。

张晓乐　杨丽英

参考文献

[1] 郑明新．医院药学的概念．郑明新，高绪文．现代医院药学．北京：人民卫生出版社，1997：4－6.

[2] 李焕德、程泽能．临床药学．北京：人民卫生出版社，2003：5－6.

[3] 贺承山．药事管理与法规．北京：北京科学技术出版社，2005.

[4] 包锡生．我国药房简史．中国医院药学杂志．1983，3（6）：39－40.

[5] 李大魁，袁锁中，汤光．优良药房管理规范（2005版）．中国医院药学杂志．1926，26（5）：503－506.

[6] 赵汝民．医院药房与社会药店的对比分析．广东药学．2001，11（2）．52－53.

[7] 张玲娜．门店数逾37万规模近1500亿．医药经济报，2009，12．C01版.

[8] 杨晓荣．国内外社会药房的历史与现状．中国药房．1996，7（1）：20－22.

[9] ABDA. Bundesvereiningung Deutscher Apotheker Verbände. http://www.abdaonline.org

[10] 杨丽英．德国的社会药房管理．中国医院药学杂志，2006，26（10）：1290－1292.

3 国家医疗卫生保障制度

医疗保障作为社会保障制度的重要组成部分，是保障社会成员健康、保障劳动力资源，从而促进经济发展的重要社会制度。一个国家实行何种医疗保障制度，主要取决于国家社会经济制度、经济文化发展水平、卫生组织和卫生服务的历史传统等诸多因素。各国医疗保障制度不同，具体做法相当复杂。同时，国家医疗保障制度对调剂工作也有着深刻的影响，医疗保障覆盖人群宽与窄、医疗保障程度深与浅，都会使调剂模式与调剂行为发生着变化。本章拟探讨国内外医疗保障制度与“医药分开”的有关问题，以便我们能理清我国医疗保障制度的脉络，客观地分析现状，更加理性地思考未来。

3.1 概　述

关于医疗保障制度的定义有多种表述，一般是指：某种组织（如政府、社团或保险组织）如何筹集医疗资金、支付医疗费用、规定就医办法，为居民提供医疗服务的一整套章程、规则、办法的总和。其核心内容是医疗资金的筹集方式、医疗费用的支付方式、医疗服务的供给体制等内容。

德国是世界上最早产生医疗保险组织的国家。20 世纪 40 年代至 50 年代，世界各国的医疗保障制度纷纷建立。这些制度的建立，都是在本国政府参与下完成的。至 20 世纪 70 年代，在一些西方国家，医疗保险在居民中的覆盖率分别为：德国 90%、日本 95%、法国 98%、意大利 91%、荷兰 76%、奥地利 92%、瑞士 89%。在一些经济比较落后的拉美和亚洲国家，医疗保险制度也有一定的发展。

我国现行医疗保障制度是在新中国成立后逐步建立起来的，它曾对保障人民身体健康、促进经济发展起到积极作用。目前，适应社会主义市场经济体制的医疗保障体系框架已初步建立，城镇职工基本医疗保险、城镇居民基本医疗保险、新型农村合作医疗和城乡医疗救助，从制度上实现对城乡居民的全面覆盖。建立覆盖城乡居民的基本医疗卫生制度，实现人人享有基本医疗卫生服务，是党的十七大提出的新一轮医疗卫生、医疗保障及医药生产流通等相关领域改革的总体目标。一个能够有效满足现实需要的中国特色社会医疗保障体系，应具备以下 7 项基本特征：全覆盖、保基本、多补充、重救助、管理型、社会化、一体化。

国家基本药物制度和药品供应保障体系的建立，弱化医院与药品的经济联系，改变调剂学的范围，服务不再局限于提供药品，而健康指导等都将成为服务的内涵。促进药房工作由单纯供应型向技术服务型转变，这不仅要求药师从事调剂、药品管理、提供药品，更重要的是应用其专业优势，以患者为中心，从事药学服务，以确保所服务患者用药的安全性、有效性、经济性及适当性。

3.2 国外的医疗保障制度

各国医疗保障制度既有共性，又有特性。目前，我国学者通常按医疗经费的筹集方式将医疗保障制度分为四种类型：以英国为代表国家（政府）卫生服务模式、以德国为代表社会医疗保险模式、以美国为代表商业医疗保险模式，及以新加坡为代表个人储蓄模式。为解决面临困难，各国都进行有益探索，推出各种各样措施和对策。这对我国正在进行的医疗体制改革，将起到一个参考和借鉴作用。

3.2.1 医疗保障制度模式比较

3.2.1.1 **国家卫生服务模式** 英国实施国家（政府）卫生服务模式，又称国民卫生保健制度（NHS），是指政府直接举办医疗保险事业，通过税收形式筹措医疗保险基金，采取预算拨款给国立医疗机构形式，向本国居民直接提供免费（或低收费）医疗服务。该模式的主要特征是：①医疗保险基金绝大部分来源于税收（包括一般税和特殊税）；②政府卫生部门直接参与医疗服务机构建设，医院建设与日常运行经费往往通过预算下拨给政府主办医疗机构；③医疗服务覆盖面一般是国家全体公民，体现社会分配公平性与福利性；④医疗卫生资源配置、医疗服务价格等几乎不利用市场机制调节功能。人群医疗需求往往受到一定程度限制。其优点是：医疗费用增长得到政府控制，有利于初级卫生保健实施和实行有计划疾病预防措施，同时也体现一定的平等原则。缺点是：医疗机构运行缺乏活力，服务效率低，医疗服务供需矛盾突出。

采取同样制度的还有中国香港、中国台湾、加拿大、西班牙、新西兰、北欧等国家和地区。在英国，只有两种费用需要自己埋单：门诊处方、牙科门诊费等，约占医疗费3%；享受较高档次服务，如单间病房、套间病房等，占医疗费10%～15%。

从20世纪90年代起，英国持续不断地进行医疗保险体制改革。改革逐步导入市场机制，推行“管”与“办”分离政策。希望通过“发展合作，鼓励竞争”、在“自上而下的，没有丝毫变通余地的指挥和控制”与因“任由公众免费享用而经常处于无序和供应不足状态的医保基金”之间探索出一条新路。

3.2.1.2 **社会医疗保险模式** 德国实施社会医疗保险模式，即由国家通过立法强制实施一种医疗保障制度。该模式的主要特征是：①资金统筹，互助共济，现收现付，实质是个人收入再分配或个人所得横向转移；②社会医疗保险基金主要源于雇主和雇员，按单位工资总额和个人收入一定比例筹措，政府酌情给予补贴，因而又称作“法定医疗保险”；③社会医疗保险基金管理基本原则“以支定收，以收定付”，力求当年收支平衡，一般没有积累；④社会医疗保险对受保人医疗保障为两种方式：直接提供医疗服务；患者垫付医疗费后社会医疗保险机构补偿；⑤社会医疗保险机构对患者医疗费补偿分为：“起付点”、报销比例（即“共保险”）、最高偿付限额（即“封顶”）；⑥社会医疗保险机构对医疗服务供给者付费方式，是调节医疗服务供方行为，控制医疗费用支出水平的关键。其优点是：互助共济、费用共担，个人投保经费在投保人之间横向转移；建立契约关系，促使医院提供优质服务，对控制供方垄断行为有效。缺点是：“以支定收，以收定付”对医疗服务供给与需求双方一般缺少有力度的制约措施，基金收与支循环上升；基金没有积累，年轻人与健康者社会负担相对加重。

此种模式不仅德国采用，日本、加拿大、瑞典、法国等国也极其相似。

德国模式必然要求政府的强力介入。与英国模式的主要不同：一是医院运营和医生从业模式以民间为主，但以行业组织管理，保证医生和医院合格与规范，所有医疗保险机构不隶属于政府某一部门；二是政府将医疗服务作为确保项目提供给全体公民。

社会医疗保险是政府主导的医疗保险，与商业医疗保险相比具有对象普遍性、实施强制性、更强的互济性、保障水平的基本性和政府的保证性特点。

3.2.1.3 **商业性医疗保险模式** 美国代表商业医疗保险模式，与法定社会医疗保险相对应，它按市场法则自由经营，医疗保险作为一种商品在市场上自愿买卖，故也称自愿保险。该模式的主要特征是：①社会人群通过自愿入保，共同分担意外事故造成的经济损失；②由保险人与被保险人签订合同，缔结契约关系，双方履行权利与义务；③医疗保险作为一种特殊商品，根据社会不同需求产生不同险种开展业务，其供求关系由市场调节。其优点是：自由、灵活、多样化，适应社会多层次需求。缺点是：医疗服务供需双方间一般处于不对等地位，供方可利用技术优势诱导需求，刺激消费，因而医疗服务供求联系完全由市场调节，往往出现“市场失灵”，导致医疗消费膨胀，社会医疗总费用失控。

美国医疗保障制度是一个多元化体系，由政府保障计划和私人保险计划组成，其中政府保障计划约覆盖25%的人群，主要是老年人和贫困人口。美国商业保险占医疗保险主导地位，私人保险计划覆盖60%的人群，参加1800个不同医疗保险组织。在美国，雇员及家属医疗保障以商业保险为主，辅以个人现金自付；退休人员医疗保障则是以社会保险为主，辅以个人现金自付（图3－1）。

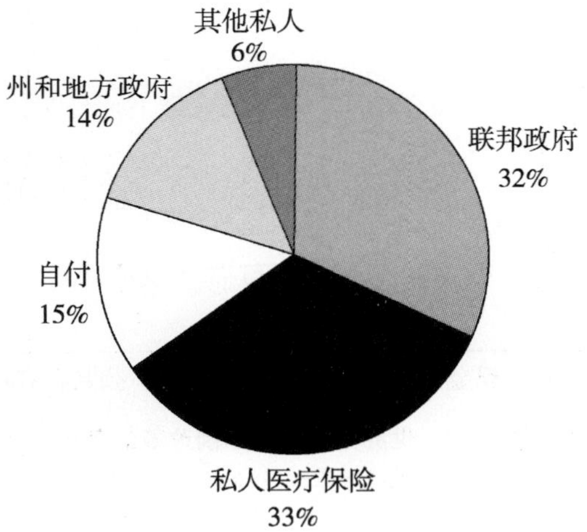

图3－1　钱从哪里来

美国医疗卫生系统主要由医疗服务机构、医疗保险组织、医疗保险参加者组成。60%以上医疗服务费用开支由居民直接支付，政府仅为特殊人群（退伍军人、老年人、残疾人、低收入者等）提供医疗费用补助。从20世纪70年代美国兴起“管理式医疗”这种新型医疗保险计划，由医疗保险组织为患者指定医生和医院。患者按规定程序找指定医疗服务提供者治病时，可享受优惠。每个患者每次看病的费用设有上限，患者获得额外服务将从有限额度中扣除（图3－2）。

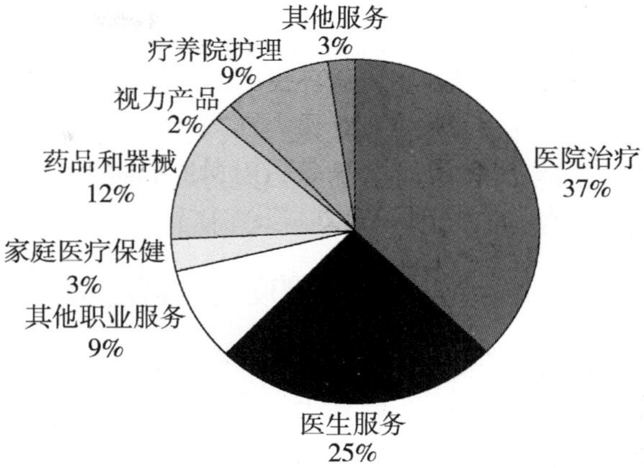

图3－2　钱怎么用

从本质上说，“管理型医疗”是一种集医疗服务提供和经费管理为一体医疗模式，特点是保险组织直接参与医疗服务机构管理，在美国这种医疗体系中，“管理型医疗”发挥一定的协调作用。总之，商业保险的好处是政府承担有限责任，而由于商业保险具有强烈的赢利动机，造成医疗费用昂贵，人均卫生费用过高等。

3.2.1.4　**储蓄医疗保险模式**　新加坡代表储蓄保险模式，是指由国家立法强制规定国民到指定机构开设个人账户，以保障国民生病时获得补偿的一种社会保障形式。该模式的主要特征是：①筹集医疗保险基金，既不是强制性纳税，也不是强制性缴纳保费或自愿购买医疗保险，而是根据法律规定，强制性储蓄医疗保险基金；②政府保险、社会保险、商业保险模式都是“横向”筹资，通过参保人群统筹共济分担疾病风险。而储蓄医疗保险以家庭为单位“纵向”筹资，储存一定数额基金，延续使用，缓解疾病风险。“横向”筹资模式一般为现收现付制，没有积累，而“纵向”筹资可逐步积累，具有独特优势。其优点是：以储蓄为基础医疗保险模式有利于提高个人责任感，激励人们审慎利用医疗服务，尽可能减少浪费；以储蓄为基础体制能更好地解决老龄人口医疗保健需要筹资问题。缺点是：互济性弱，且资金价值受金融市场影响大，因此，新加坡也试图通过增加政府投入增强筹资公平性。

新加坡模式和英国、德国、美国迥然不同。马来西亚、印度尼西亚等发展中国家也采用这种模式。我国现阶段医疗保险制度改革采用个人账户和社会统筹账户，正是参照新加坡医疗保险制度的做法。

新加坡医疗制度改革一直较平稳，而且也取得良好成效，成为其他国家仿效对象。保健储蓄、健保双全、保健基金三位一体的保险制度组成一个“安全网”，保证新加坡医疗服务公平性和可及性。截至目前，在医疗保险方面，新加坡是全世界最有效率的国家。

3.2.2 国外医疗保障制度的发展趋势

医疗保险的发展趋势可从两个方面理解。首先从医疗保险发展进程上，即从纵向发展上理解。比如：医疗保险在经济发达国家先行建立，然后才在发展中国家实施，显现出一个梯次渐进的发展形势；其次从带有共性的规律，即从横向相同上去理解。

费用控制机制的发展趋势表现为：①从侧重需方控制向侧重供方控制发展；②从数量性控制向结构性控制发展；③从限制性控制向诱导性控制发展；④从可控与被控的关系向共同控制的协同关系发展；⑤从三角关系向双边关系发展。

偿付机制的发展趋势表现为：①支付方式从后付制向预付制发展；②支付标准从自由定价向政府控制价格或统一价格发展；③支付模式从全部支付向部分自付制发展；④支付体制由分散独立向集中统一发展。医疗保险模式向高级形式发展表现为：①由低级形式向高级形式发展；②在规划导向型医疗保险中引入竞争机制；③市场导向型医疗保险向“管理下的竞争”模式发展；④社会医疗保险模式已成为当今世界医疗保险的主流；⑤社会统筹与个人账户相结合的尝试。

在医疗卫生筹资方面强调公共和公平，在医疗卫生供给方面强调竞争和效率，这样的体制将公平和效率、社会和市场、集中和竞争有机地结合起来。公共/社会有利于解决看病贵问题，而竞争/市场有利于解决看病难问题。即市场化可以提高效率，优化资源配置，但是公平性却难以保证；相反，政府主导可确保医疗公平，但是效率却难以提高，浪费也不可避免。因此，过分强调政府主导或市场主导，都不是解决医改问题的根本办法。两者之间应该存在一定分工与协调，在某些方面如公共卫生、基本医疗应以政府主导；而另一些方面如非基本医疗则由市场主导，辅之以政府监管更为合理。

从世界各国医疗卫生体制改革经验来看，兼顾筹资公平和医疗服务效率代表一种发展趋势。英国医改，引入更多竞争性因素，提高医疗服务效率和质量；美国医改，旨在扩大医疗保险覆盖人群和提高服务质量；德国医改，突出筹资公平性，增加不同保险基金间风险分担。尽管还没有哪个国家医疗卫生体制已达到尽善尽美，尽管由于各种因素不断变化，也许永远也达不到完美境界，但是相对理想的模式和努力方向已是清晰可辨（图 3-3）。

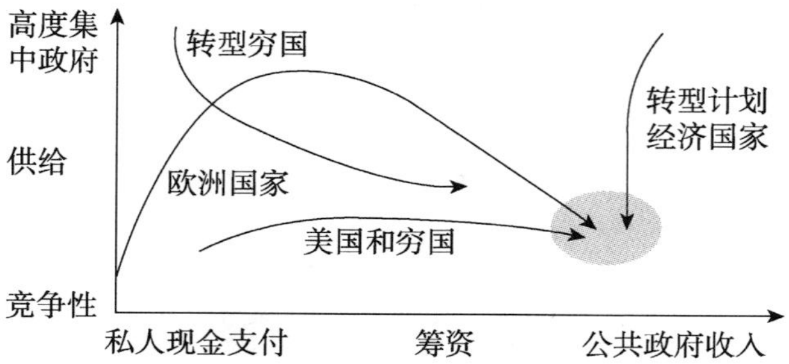

图 3-3 世界医疗卫生体制改革的潮流

（资料来源：Dor Chemi Chovsky，2006）

3.3 我国的医疗保障制度

我国逐步建立具有中国特色的社会保障制度，形成包括社会保险、社会救助、社会福利、优抚安置等制度的较为全面的保障体系。现行医疗保险制度包括基本医疗保险体系（包括城镇职工基本医疗保险、城镇居民基本医疗保险、新型农村合作医疗）、城乡医疗救助体系和补充医疗保障体系三个层次，其中基本医疗保险体系发挥着核心作用。中国特色的医疗保障体系主要包括：城镇职工基本医疗保险、城镇居民基本医疗保险、新型农村合作医疗制度、企业补充医疗保险、国家公务员医疗补助、职工大额医疗费用补助、商业医疗保险及社会医疗救助等。作为医疗保障在制度层面上，我国目前已实现了基本全覆盖，而人群的全覆盖还有待时日（图 3-4）。

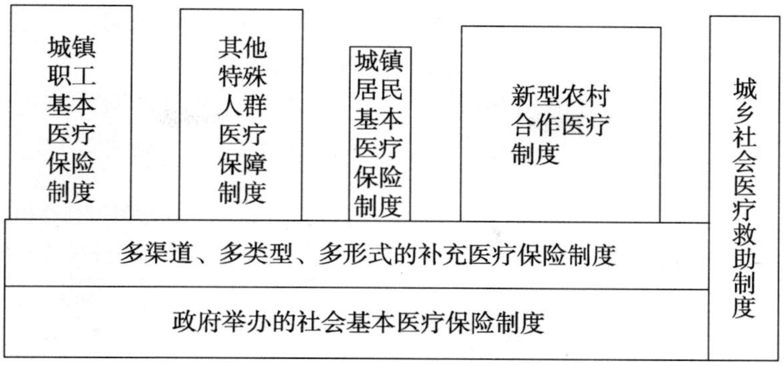

图 3－4 覆盖我国城乡居民的基本医疗保障制度体系

3.3.1 我国城市职工医疗保障制度

3.3.1.1 **城镇职工基本医疗保险制度** 城镇职工基本医疗保险制度是我国医疗保障体系的基础。建立“社会统筹医疗与个人医疗账户”相结合的社会医保制度；形成以国务院 1998 年 44 号文件《关于建立城镇职工医疗保险制度的决定》为核心的，包括医保政策、管理、多层次医保制度和医药卫生体制配套改革 4 大政策制度；形成国家确定基本政策，各省（自治区）直辖市进行规划与组织，统筹地区实施操作等 3 个层面；覆盖范围不断扩大，实现制度的平稳运行，医保基金收支总体平衡（表 3－1）。

表 3－1 我国城镇职工基本医疗保险发展概况

年份	参保职工人数（万人）	其中：退休人员人数（万人）	基金收入（亿元）	基金支出（亿元）
1998	1508.7	369	19.5	15.6
1999	1509.4	555.9	24.5	16.5
2000	2826.8	724.2	170.0	124.5
2001	5470.7	1815.2	383.6	244.1
2002	6925.8	2475.4	607.8	409.4
2003	7975.0	2927.0	890.0	654
2004*	9045.0	3359.0	1141.0	862.0
2005*	10020.0	3761.0	1405.0	1079.0
2006*	15732.0	4152.0	1747.0	1277.0
2007*（1～6 月）	22051.0		970.0	701

数据来源：根据各年度《劳动和社会保障事业发展统计公报》和《中国劳动统计年鉴》有关资料整理汇总

* 2004 年和 2005 年数据来源于 2004 年、2005 年度《劳动和社会保障事业发展统计公报》

* 2006 年度《劳动和社会保障事业发展统计公报》

* 2007 年数据来源于：劳动保障部社会保险事业管理中心：《近年来我国社会保险基本情况》（2007－11－29）

http://www.cnss.cn/xwzx/jdxw/200711/t20071129_167939.html.

3.3.1.2 **城镇居民基本医疗保险** 城镇居民基本医疗保险是一项惠民工程，也是我国医疗保障体系的主体形式和基础。2006 年以来，我国在经济高速发展的基础上，累积雄厚的财政实力，并多渠道筹集资金。2007 年 7 月 10 日国务院颁发《关于开展城镇居民基本医疗保险试点的指导意见》（国发［2007］20 号）。到“十一五”末期，覆盖我国城乡居民的基本医疗保障制度体系将基本形成。

3.3.1.3 **其他特殊人群医疗保障制度** 其他特殊人群医疗保险制度包括：一些地区针对不同人群设立的保障制度形式，如灵活就业人员大病医疗保险、农民工大病医疗保险、失地农民医疗保险等，主要由用人单位或个人缴费参保；离休人员医疗保障，资金主要由其所在单位和政府共同负担；高等院校教职工和大学生的公费医疗，由各级政府财政进行适当补助。

3.3.2 我国农村合作医疗制度

我国农村医疗保障制度主要指合作医疗制度。我国农村的合作医疗制度产生于20世纪50年代中期，之后经历发展、解体、恢复和创新的历程。

3.3.2.1 **合作医疗制度的产生与发展** 合作医疗制度是20世纪50年代，在合作化运动的基础上，由我国农民自发形成，政府推广实施的一种初级医疗保障制度。农村合作医疗制度的建立，促进我国农村人口医疗服务的可及性和可得性，在满足广大农民医疗服务需要、保障农民健康和农村生产方面做出不可磨灭的贡献。农村合作医疗制度同农村三级卫生网、赤脚卫生队伍一起被称为农村卫生的“三大支柱”，受到世界卫生组织和很多发展中国家的推崇，世界银行给予高度评价，称之为“促进了中国卫生状况的显著改善和居民期望寿命的显著增加”。

3.3.2.2 **合作医疗的解体和恢复** 20世纪80年代后，随着农村联产承包责任制改革的实施，集体经济对合作医疗的支撑作用逐渐丧失，合作医疗资金筹集面临困难。进入20世纪90年代，中央明确提出在农村要稳步推行合作医疗制度，合作医疗又进入一个恢复和发展的时期。

3.3.2.3 **新型合作医疗制度的建立和完善** 2002年10月，在总结以往合作医疗经验的基础上，结合中国农村的实际情况，中共中央、国务院专门下发《关于进一步加强农村卫生工作的决定》。2009年全国新农合筹资总金额944.35亿元，共有7.59亿人次参合农民受益。参合农民人均筹资标准提高到100元，使农民受益不断增加，有效地减轻农民疾病的经济负担，但仍存在筹资水平较低、具体的补偿方案和制度措施不尽规范完善、农村医疗卫生服务能力仍较薄弱、医疗机构服务不规范、不合理用药现象仍较严重。

农村新型合作医疗的基本特点：①政府引导，农民自愿参加；②因地制宜，多种形式；③以大病统筹为主要形式，重点解决农民大病、重病的医药补偿；④以县为单位进行筹资和管理；⑤强化政府在农民医疗保障中的责任；⑥健全合作医疗管理机构；⑦建立有效的管理体制和社会监督机制。

农村新型合作医疗制度与城镇职工基本医疗保险制度的比较见表3-2。

表3-2 农村新型合作医疗制度与城镇职工基本医疗保险制度的比较

	城镇职工基本医疗保险	农村合作医疗
基金筹集	社会筹集	社区筹集
强制性	强制参加	自愿参加
风险共担范围	城市范围	县区范围
资金来源	政府、企业、个人	个人、集体、政府
管理	劳动和社会保障部门	卫生主管部门
政府角色	筹划经营	组织、引导、资助

3.3.3 我国多层次医疗保障体系的构建

城镇职工基本医疗保险和农村新型合作医疗制度，是我国多层次医疗保障体系的基本组成部分，它和企业补充医疗保险、国家公务员医疗补助、职工大额医疗费用补助、商业医疗保险及社会医疗救助等共同构成一个多层次的社会医疗保障体系。

3.3.3.1 **建立多层次医疗保障体系的必要性** 目前，我国对城镇居民实施的基本医疗保障制度是基本医疗保险制度；对农村居民实施的基本医疗保障制度是合作医疗制度。基本医疗保险是“低起点”起步，只能满足参保人员的基本医疗需求，而合作医疗制度则只是一种最初级的保障形式，保障程度较低。在这种情况下，城乡居民超越基本医疗保险或合作医疗范围以外的医疗服务需求，有必要通过建立其他多层次的保障形式来予以补充。

3.3.3.2 **多层次医疗保障体系的形式** 多层次医疗保障体系的形式包括：职工大额医疗费用补助、国家公务员医疗补助、企业补充医疗保险、商业医疗保险及社会医疗救助等。目前，我国的医疗保障体系仍面临着许多问题和困难，如：基本医疗保障的覆盖面有限，对弱势群体保障程度不高；保障基金来源渠道狭窄，社会保障基金管理不规范，基金的保值、增值机制尚未建立等。所以，进一步发展和完善我国的医疗保障体系，仍是我国今后在社会医疗保障方面非常重要的任务，还需经长期、艰苦的努力和探索。

3.4 医药分开的概念和意义

“医药分开”正式写入十七大报告，表明医药分开将成为一种不可抗逆的改革趋势。但是，医药分开在我国并无先例，如何理解“医药分开”的内涵？医与药究竟该怎么分、分给谁、分到多大程度？政府财力如何投入医疗事业？社区卫生服务机构“零差率”售药能否行得通？带着这些问题，让我们来了解一下国内外有关情况。

3.4.1 医药分开溯源

“医药分开”亦称“医药分业”。“医药分业”涉及两层含义，一是医学与药学在专业上分工，这种医药分业各国类似；二是医生诊疗与药品销售在经济活动上分离，各个国家、地区情况则有很大不同。西方国家提出医药分业与其医疗服务性质和结构有关，多是为了规范医师和药师的执业行为，明确各自的职业范围和职责，特别是针对可能有不规范执业行为的诊所和个体行医者。因此，各国相继制定《医师法》和《药师法》，明确规定医师和药师各自的专业范围和职责，规范医师和药师执业行为，要求凡设置药房的医疗机构必须配备注册药师，否则不能设立药房和调剂配发药品。还规定诊所除允许配备少数急救药品外不能设药房，个体行医者不能自行调剂配发药品。

从西方国家医疗服务体系的演化来看，大多数国家传统上是医生和医院服务相分离的，患者在社区经过通科医生（全科医生或家庭医生）诊治后，持医生所开的处方到零售药房配药，由药师给予用药指导。多数医疗机构只设住院药房，服务于住院患者；由于接诊的门诊或急诊患者较少，医生处方后仍可由患者到社会药房外配药，不会对患者造成过多不便，有时为方便患者配药，医院也有提供药房服务设施。对于这些国家来说，医疗机构与药品营销之间的经济利益联系历来就不存在，医生收入与药品处方间的经济利益联系也由于医疗保险等外部约束以及较高的医生收入而未成为社会关注焦点，其要解决的问题在于如何加强医药之间的专业沟通与联系，以提高与用药相关的医疗质量。

3.4.2 国际医药分开的现状

3.4.2.1 **美国** 每家医院均设有药剂部，下设住院药房，收入归医院所有；多数大医院和部分中、小医院不设门诊药房。纵观美国医疗卫生市场演变史，从1951年“医药分业”到20世纪70年代健康维护组织（Health maintenance organigation，HMOs）发展，再到80年代药品利益管理机构（Pharmacy Benefit Management，PBM）出现，均反映出其试图不断均衡医疗卫生市场主体力量，即通过专业分工，均衡医患信息，建立促进合理用药有效市场均衡机制。HMOs更多地体现在医疗服务使用和管理及成本控制等方面专业优势，如严格药品使用审核，对医师医疗行为监管与分析等。而PBM服务则进一步将HMOs在药品管理方面职能独立出来，并拓展在药品管理、医疗质量管理及临床诊断管理等方面专业优势。其次，“医药分业”将处方药调配从医疗服务中分离出来，部分改变医师在诊疗过程中信息优势。

3.4.2.2 **德国** 德国是一个传统“医药分业”国家。目前，德国实行医院与诊所两级分诊制度，医生看病与药店售药严格分开。医院只接受住院和急诊患者，门诊患者到诊所就医。患者凭医疗保险卡到医院或诊所看病，持医生处方到药店取药，除医疗保险合同规定应由患者自付费用外，患者、医生及药店不发生直接金钱往来。医院医生由医院支付工资，诊所医生报酬按接诊患者量及医生联合会与法定医疗保险公司商定标准，由保险基金支付，医生处方不收费；除少数医院拥有住院药房外，大多数医院没有药房，医院药房药品只供住院患者使用，不得对外销售，药品费用包含在住院患者日床位费中，不单独计价；诊所医生只能看病和开处方，不能销售药品，医生开处方使用药品商品名。

3.4.2.3 **瑞典** 瑞典系福利型国家，为节省医疗费用开支、搞好社会福利事业，于20世纪60年代中期成立药房公司，实行类似连锁店模式经销药品。全国医院药房均归药房公司统一管理、供药及经营，统一与药品厂商谈判签订供药协议，其药价压得较低，折扣让利较高。其医院无药剂部，因此医院药学功能均已取消，实际已无医院药学学科，但药房公司对所属各药房药品咨询工作仍很重视。应该说，瑞典实行较彻底“医药分业”。

3.4.2.4 **日本** 日本医院的药剂部管理也与我国相似，但同等规模的医院门诊量少2～3倍。近年来，日本也提倡发展社区卫生事业，引导患者到社区诊所就诊，一般凭处方在药店取药。在医院门诊就诊患者可在医院药房或药店取药，但多数患者仍在医院药房取药。目前，日本采取一种渐进策略，希望逐步将药品调配从医疗服务中分离出来。到2002年4月，“医药分业”率已达48.3%。医疗保险药品全部实行政府定价，厚生省连续下调药品价格，逐年缩小药品进销差价。从药品支出看，取得较为显著的效果，药品费用在卫生总费用中的比例从1991年的22.9%下降到2000年的15.9%，实际人均药品费用年均增长率从1984～1995年的4.2%下降到1995～2000年的2.5%。

3.4.2.5 **韩国** 由于医疗服务体制的相似性，只有东亚国家和地区才会推行医药分业。韩国是第一个强制推行医药分业的国家。韩国医药分开立法努力始于1963年，1997年卫生保健改革全国委员会提出一个分开模式，采取渐进方法用6年时间从1999—2005年来完成，医药分开共酝酿30多年，到2000年1月正式实施，政府强制关闭综合性医院和大学附属医院门诊药房，试图彻底切断医药间利益联系。医生由于利益受损，进行较大规模罢工，罢工断断续续长达10个月之久，造成非常严重后果。

韩国医疗改革结果是医生与药品经营机构受益，而患者与政府吃亏，出现一系列扭曲现象：①医师与药师基于共同的经济目的形成利益共谋，未能实现处方交叉审核，药品不合理使用也未得到有效控制。②由于品牌药品处方不允许被通用药品替代，医药企业对医师的不正当营销手段未被阻断，回扣、大处方等现象依然存在。③药品费用不降反升，并新增处方费和药品调剂费，使患者自付比例提高，全民健康保险出现赤字。

3.4.3 我国的医药分开

3.4.3.1 ***我国医药分开的历程*** 我国的医药分开已是喊了多年的口号，在我国医改历经的三十年，每次都竭力缓解老百姓“看病难、看病贵”的问题，然而每次结果是人民都不尽满意，甚至出现药价“越改越高”，曾经为我国医院生存而实行的“以药养医”体制若不能废除，实行“医药分业”，那么医改最终将变得异常艰难甚至搁浅。

2000年，国务院体改办等八部委发布《关于城镇医药卫生体制改革的指导意则》（国办发［2000］16号），首次正式提出“医药分业”的改革思路：“要在逐步规范财政补助方式和调整医疗服务价格的基础上，把医院的门诊药房改为药品零售企业，独立核算、照章纳税”。

2002年4月，国家计委等九部委联合下发《关于完善“三项改革”试点工作的指导意见》，选定青岛、西宁、柳州作为城镇职工基本医疗保险制度、医疗卫生体制和药品生产流通体制三项改革的试点城市。

次年，财政部等颁布配套文件《关于门诊药房脱离试点医院补偿办法的意见》（财社［2003］10号），就试点医院门诊药房脱离医院后医疗服务成本的补偿渠道和补偿标准做出具体规定，希冀以此规范和推进改革进程。

从2002年4月起，青海省15家医院试行门诊药房分离，在药品集中招标采购等措施的配合下，截至2003年年底各医院药品收入比例从70%下降到49%以下。但是，政府补偿资金没有到位，医院经营陷入困难，在很大程度上影响试点医院的积极性。此外，还存在医院历史债务无法清偿、剥离人员利益保障难解决等现实问题，小范围试点后药品价格下降不明显、患者就医不方便，致使试点十分困难。由于未能从源头上解决医疗机构合理补偿和药品合理定价问题，三地试点基本失败。

3.4.3.2 ***几种医药分开的模式*** 20世纪90年代初，我国开始探讨医药分开的理论，1997年试行医药分开的改革，主要采用以下四种改革模式。

（1）药房托管模式：医院药房托管是指医院药房实行企业化托管经营，即医院所有者通过契约形式，在保持药房法人地位、产权、人事关系三不变前提下，将医院药房交由具有较强经营管理能力，并能够承担相应经营风险法人去有偿经营，明晰医院药房所有者、经营者权利关系，保证医院药房财产保值增值并创造社会和经济效益的一种经营活动。托管方派出管理团队进入医院药房实施托管，即药品采购、验收入库、与供应商结算等，均由托管方完成。其特点是药房所有权与经营权相分离，医疗机构不再过问药房经营细节，只分享企业利润。

由于这一模式既不同于传统医院药房模式，也不同于彻底医药分离模式，可谓是一条“中间道路”。其中动作最大的是南京医药推行的药房托管。正因为药房托管不是彻底“一刀切”，所以措施可能要温和、平缓得多，改革阻力较小，医药相互促进，在一定程度上起过渡作用，医院可能更容易接受。

这种模式带给医院、经营和生产企业、患者的利益表现为三个方面：一是医院层面。①增加医院效益；②降低药品费用总体水平，遏制商业贿赂行为；③优化药剂科工作内容；二是药品经营和生产企业层面。如果能良性循环，可使药品生产企业有一个稳定市场，省去大笔“公关”、广告费用；减少流通环节，降低销售成本，规范市场秩序；一些缺乏实力企业也将逐步被淘汰；三是患者层面。流通环节减少，药品进价降低，患者享受平价药房价格或低于同等医院药品价格。

存在的问题是：①医疗机构与药品购销利益纽带依然存在，对降价作用有限；②药品流通局部形成垄断，出现供货不及时、药品质量不过关等不规范行为；③托管操作仍需改进和完善；④进一步推广药房托管难度大。

（2）改建模式：“改建模式”即医疗机构所拥有药房从医疗体系中独立出来，以药品零售商角色参与市场竞争。其特点是医药分开核算、分别管理，但医疗机构仍拥有药房所有权和经营权。改建又分为“自主改建”与“合作改建”两种类型。

改建模式主要优点是改革阻力小，医药相互促进，由于药房产权性质、人事关系及药房人员工资不变，职工心理负担不大，抵触情绪较小。株洲市从2002年底将8家医院门诊药房改建成药店，主要采取两种经营管理方式，一是与医药公司联办药店，所有权归医院，医药公司拥有经营权，共同管理；二是医疗机构独立经营药店，自负盈亏。优点是可变，医院市场竞争力大大增强，医疗业务得到进一步发展。同时，可部分遏制收受回扣和开单提成等现象。

存在的问题是：①未切断医药经济联系，药品降价幅度有限；②没打破医疗机构的垄断，药品采购中不正之风和不规范处方行为难以避免；③增加药房成本。

（3）剥离模式：“剥离模式”即医疗机构采取出售、招标、重组等方式将药房分离出去，使之成为自负盈亏独立法人，自主经营，照章纳税，与社会药店展开公平竞争。其特点是完全取消医疗机构对药房所有权与经营权，药房与医疗机构在经济利益上完全分离。该模式弥补前两个模式最大缺陷，打破医疗机构对药品消费垄断，切断医药间经济利益联系，具有明显改革效果。

试点成效表现为：①有利于规范医师处方行为，可完全切断医师与直接药品提供者在经济利益上联系；②有利于规范药品流通市场，使药品经营企业把注意力集中到规范管理和降低物流成本上去。2000年7月，四川大学华西医院药房分离转归一家股份制公司管理，领取独立营业执照，并更名为“利康药房”，不再与华西医院存在任何行政隶属关系，做到完全的“医药分家”。但后来事实证明，这种模式不具有可推广性。

存在的问题是：①对医疗机构补偿困难；②改革难度较大；③药物治疗保障程度可能降低。

（4）收支两条线管理模式：所谓医药分开核算就是政府财政直接对药品收支进行核算并负盈负亏；所谓医药分别管理，就是要将药品由原来医院直接管理收归政府管理。2000年3月，国务院体改办等八部委联合出台《关于城镇医药卫生体制改革的指导意见》，明确医药“分开核算、分别管理、统一上交、合理返还”十六字方针，即要求医疗机构医疗收支和药品收支分开核算、分别管理，将药品纯收入即药品收支结余，上交卫生行政部门，统一缴存财政社会保障基金专户，经考核后统筹安排，再合理返还给医疗机构。收支结余上缴额度由卫生行政部门根据医疗机构上报年度会计报表核定。

以政府主导和控制的“上海医改”，长宁区侧重“完善医保管理、深化社区卫生服务中心运行机制”试点，松江区则重点实施医疗卫生综合改革。

实行收支两条线后，全面预算管理与保证公共卫生服务财政投入体现政府职能，扭转社区卫生服务中心趋利行为，人员收入分配不再以经济指标为导向，医疗机构只有通过加强成本控制才能获得预算结余，根本改变个人报酬与业务收入挂钩机制，不仅医保费用得到控制，医疗机构支出减少，药品收入由第一位变成第三位，财政补助由第三位升为第一位，从机制上阻断医疗行为趋利倾向。该方案目前仍适用于社区卫生服务中心。

存在的问题是：①工作效率可能降低；②卫生行政部门需要进一步明确职能；③医保机构很难建立目标人群医疗服务利用与社区卫生服务中心收入间良性激励机制。

此外，我国医改还有宿迁“市场化改革”、无锡“管办分离”、上海“三医联动”、北京“社区医改”、武汉“北湖模式”、芜湖“药管中心模式”、重庆“惠民行动”、云南“宣武模式”及菏泽医改等模式的探讨（表 3-3，图 3-5）。

表 3-3　不同实践模式的比较

	医药分开	药房托管	医疗机构收支两条线
改革出发点	切断医药利益联系	防腐、惠民、增效	三项改革必要组成
作用环节	医疗机构及其药房的经济利益	医药代表对医生不正当的营销行为	公立医疗机构补偿方式和内部分配机制
作用机制	医疗机构/医生收入与处方无直接经济联系，激励机制改变	医药企业利润空间压缩，没有对医生营销的动力和实力	医疗机构/医生收入与服务量无直接经济联系，激励机制改变
预期效果	切断医药之间的不正当利益纽带	切断医药代表与医生的不正当联系	消除医疗服务过度提供的趋利动因
主导部门	卫生部门	纪委监察、卫生部门	卫生、财政、医保
操作特点	定额房租形式补偿医院，医疗机构不参与药房利润分配，院内处方可外配	单个医药企业负责全院药品供应，管理权仍归属医院，药品销售收入按约定比例返还医院，医疗机构必须直接向群众让利	医疗机构收入全额上缴管理部门，按绩效考核补偿支出，预算结余可留用
利益焦点	房租金额	药品销售返还比	医疗机构可分配总额
技术难点或障碍	通用名处方 医疗机构是否有足够空间用于出租	药品采购目录	绩效考核指标
实施效果	医疗机构获得稳定补偿，药品降价、处方外配提高患者可及性和可选择性	纠正行业不正之风，群众得益于医疗机构让利，客观上推动药品流通领域竞争	尚待实践检验

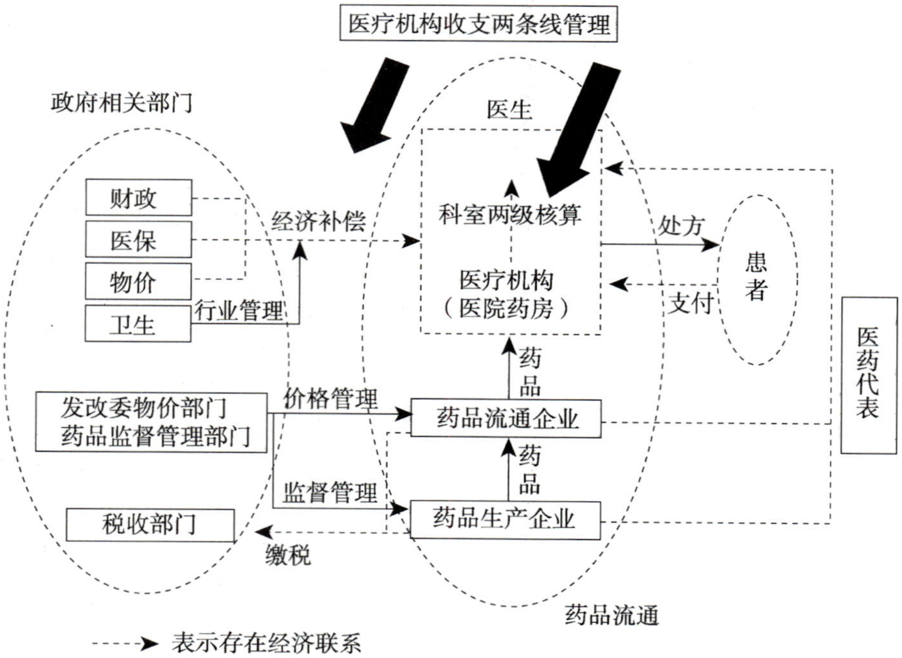

图 3-5　不同试点模式作用环节示意图

3.4.3.3　我国台湾和香港地区的医药分开

中国台湾在其药事法第102条规定“具有调配权的医师应根据其为治疗所开具的处方调剂药品”，在1993年药事法修正案中明确规定全民健康保险法实施两年后，医生调配药品被严格限定在医疗急救或没有药师的情况下才能进行。1997年3月，台北市和高雄市首先开始实施医药分业，到2000年23个市县中已有20个实行了医药分业，占我国台湾地区人口的94.2%。

台湾地区医药分业的试点规定医师只有处方权，处方调配必须由具有执照的药师承担，私人诊所或基层医疗机构无注册药师的不准设药房。为避免可能引发的抵制，诊所可以选择是否雇佣药师，但进一步扩大药事法对医生调配权限制范围的规定，并严格执行政策，逐步推进医药分业。

医药分业在实施的过程中也遇到一些困难，表现为：①在社区药房填写处方不方便；②患者出于长期以来对医生的信赖，选择在诊所填写处方；③医师和药师之间缺乏合作经验；④特殊药物政策的出台降低医生的经济收入；⑤来自医师协会的强大阻力使卫生部门暂停对有关法律的修订；⑥全民健保补偿措施没有鼓励医生交出处方的具体规定。在今后的政策调整中将提高药师服务费，终止诊所聘用药师，落实转诊制度，促进全面释出处方。在执行方面将会指导健保定点药店的经营，提高药学服务层次，从单纯的处方调剂扩大至慢性病的药学服务。

我国香港特别行政区医院均设药剂部，下设门诊药房和住院药房，受医院领导，收入归医院所有，也实行“医药分业”，但公立医院药品采购供应模式与我国内地不同。

3.4.4　小结

总之，西方国家传统上是采用医生与医院分离的医疗服务模式，医疗机构与药品营销之间的经济利益联系历来就不存在，其要解决的问题在于如何加强医药之间的专业沟通与联系，以提高与用药相关的医疗质量；东亚国家和地区医药分业的经验虽有可借鉴性，包括其关注利益相关者的政策影响，关注医生经济利益的补偿和维护以及关注改革成本的负担等方面。我国医药分开的实践提示：①群众受益是改革目标；②强化政府职责是必要保证；③多部门共识与协作是重要基础；④顾及利益相关者尤其是医疗机构的利益是成败关键；⑤实行渐进式改革是可行策略。

全面建设小康社会，构建和谐社会对我国医疗保障提出了新要求，需要制度体系更加完善，公平性更要提升，管理更加人性化，城乡公民不仅要“获得”，还要“享有基本医疗保障”。人们期望新一轮改革能够编制一张从范围上以向城乡公民提供公共卫生与基本医疗服务为经线，以满足部分人群特殊医疗需求为纬线组成的全民医疗保障的安全网，这张网应惠及所有城乡公民，既要保障大病住院费用能得到一定补偿，也要对预防疾病和门诊看小病的费用予以适量补贴。

我们期待着！

屈　建

参考文献

[1] 杜乐勋、张文鸣，王培舟．中国医疗卫生发展报告NO.4．北京：社会科学文献出版社，2008：97－117，267－317.

[2] 周绿林编著．卫生经济及政策分析．南京：东南大学出版社，2004：48，80－86，103，107－111.

[3] 屈建．国内外医改状况调研与分析．见：中国药学会医院药学专业委员会主办．医药分开与医院药学研讨会资料汇编．三亚，2008：1－28.

[4] 屈建．医改与医药分开的探讨（一）、（二）、（三）．今日药学，2008，18（6）：1－3；2009，19（1）：7－9；19（2）：5－7，16.

[5] 王丽平．医改海外版　巧妙各不同．中国卫生产业，2007，（2）：67－69.

[6] 庄一强．如何客观理性地评价医改．当代医学，2007，（9）：84－86.

[7] 胡善联．卫生经济学．上海：复旦大学出版社，2003：29，40，161－175.

[8] 邱鸿钟，黎东生．新编卫生经济学．广州：华南理工大学出版社，2001：60－65，129，208.

[9] 郭小沙．德国医疗卫生体制改革及欧美医疗保障体制比较-对中国建立全面医疗保障体制的借鉴意义．德国研究，2007，22（3）：31－36.

[10] 葛延风，贡森，等著．中国医改：问题·根源·出路．北京：中国发展出版社，2007：46－49，108－114，189－194，237.

[11] 詹姆斯·亨德森著．向运华、钟建威、季华璐，等译．健康经济学．2版．北京：人民邮电出版社，2008：2－13，50－57，306－327，368.

[12] 蔡江南，胡苏云，黄垂. 社会市场合作模式：中国医疗卫生体制改革的新思路. 世界经济文汇，2007，(1)：1 - 9.

[13] 林嘉. 中国特色社会保障制度的发展. 人民网，2009 - 11 - 25.

[14] 钟沈军，王艳，红刘向. 国外通行的医药分业. 瞭望（新闻周刊），2007，(20)：25 - 27.

[15] 丰雷，杨世民. 国外和我国港台地区“医药分业”现状及启示. 中国药房，2005，16 (24)：1907 - 1909.

[16] 孙丹. 国家政策推进医药分业. 日本处方药店现状. 医药经济报，2008 - 1 - 24.

[17] 武锋. 运用市场手段实现医药自然分开的理论探讨. 中国卫生经济，2006，25 (8)：53 - 55.

[18] 宋芳. 医药分业三种尝试. 瞭望（新闻周刊），2007，(20)：17 - 20.

[19] 陈文，应晓华，蒋虹丽. “医药分开”多种模式探路. 健康报，2007 - 11 - 29，3 版，管理导刊.

[20] 肖茜、朱昌蕙. 我国医药分业模式分析. 上海医药，2006，27 (2)：53 - 55.

4 药 师

《辞海》对药师的定义是：指接受过高等药学教育，或在医疗预防机构、药事机构和制药企业从事药品调剂、制备、检定和生产等工作并经卫生部门审查合格的高级药学技术人员。

目前我国药师职业准入制度尚未统一，有职业准入的涉药职业有 8 种：药师（医疗卫生系统）、临床药师（医疗卫生系统）、执业药师（药品监督系统）、从业药师（药品监督系统）、农村药品经营企业药学从业人员（药品监督系统）、药品咨询师（国务院国有资产监督管理委员会商业技能鉴定中心）、药品销售员和医药营销师/医药代表。进一步按专业细分，又有中药师和西药师；按医疗卫生系统的药师职称划分，还可以分为药士、药师、主管药师、副主任药师、主任药师 。

为了区分学历和专业不同对职业分工和职业期望的影响，有人借鉴欧美及亚洲其他地区国家的经验，建议引入“辅助药师”或“药学技术员”的初级职称系列，这是指那些不具备药学专业教育背景、但接受过一定的专业培训，从事涉药工作流程中辅助工作的非药学技术人员；根据工作年限和能力，最高可晋升为助理药师。他们只能在药师和助理药师指导下从事药品的保管、调配、配制、分装等辅助工作，不能独立从事药学服务工作。

界定药师这一职业，明确药师的职责、权利和义务，成为我国药师立法最为迫切的任务。统一和提高药师标准可以减少政出多门的现象，减少各方对药师管辖权的争夺，减少各利益集团对药师行业的干扰，有利于药品使用安全，同时可减少药师的不安全感，可促进药师行业的发展。药师对用药安全的监督和执业应不局限于从业场所，这样药师才有可能服务整个社会而不仅仅是医疗机构或社会药店。

4.1 药师从业的范围和类别

目前我国涉药职业和所从事的工作范围较多，可简要区分如下：

4.1.1 药师（多工作于医疗卫生系统）

指接受过高等药学教育，在医疗预防机构、药事机构和制药企业从事药品调剂、制备、检定和生产等工作并经卫生部门审查合格的高级药学技术人员。属于传统意义上的药师。

4.1.2 临床药师（工作于医疗卫生系统）

临床药师应由具有药学专业本科以上学历，并取得中级以上药学专业技术资格，经过一定资格认证的人员担任。他们直接面向医务人员、患者和公众，参与临床药物治疗和从事药学服务并经过一定资格认证。其工作范围涵盖临床药学实践、研究、信息咨询和（或）教育工作。临床药师是医院药学中的一个新型岗位职称，是医院药学人员地位和水平提高的体现，也是医院药学事业快速发展的必然结果。

4.1.3 执业药师（多工作于药品经营与流通领域）

即经全国统一考试合格，取得《执业药师资格证书》并经注册登记，在药品生产、经营、使用单位中执业的药学技术人员。其英文译为：Licensed Pharmacist。

4.1.4 从业药师（多工作于药品经营与流通领域）

没有明确定义。1994年实施执业药师资格制度之后，执业药师的人数还远远不能满足社会需求的情况下，部分省、自治区、直辖市药品监督管理局委托具备条件的单位对申请从业药师资格认定的人员进行药事管理及法规知识培训，然后药品监督管理局负责组织对申请从业药师资格认定的人员进行考试考核。考试考核合格者，由省、自治区、直辖市药品监督管理局颁发国家药品监督管理局统一印制的《从业药师资格证书》，该证书在全国范围内有效。2004年6月30日以后不再颁发此证。

农村药品经营企业药学从业人员（见于药品监督管理系统）：业内亦称为赤脚药师。指那些在县以下农村药品零售企业工作，并符合下列条件的药学从业人员：①具有高中以上（含高中）文化程度，西部和经济欠发达地区可根据实际情况，适当安排初中以上（含初中）文化程度；②身体健康，品行良好，具有一定的药学实践经验；③未取得执业药师、从业药师资格。

4.1.5 药品销售员

没有特别的要求，是在药品监督管理部门有备案的药品销售人员。

4.1.6 药品咨询师

药品咨询师是从事药房或其他医疗保健机构的药学服务工作、为顾客提供药物使用的针对性专业建议，提供信息咨询服务，并完成和创新药学服务业务工作的人员。

4.1.7 医药营销师/医药代表

即熟悉现代医药基础理念和医药行业政策法规，经药品监督管理部门备案，面向医疗单位合理规范地实施药品销售活动的人员。另一种说法是：受过医、药学专门教育，具有一定临床理论知识及实际经验的医药专业人员，经过市场营销知识及促销技能的培训，从事药品推广、宣传工作的市场促销人员。

4.2 医师与药师的职业分工

概括地说，医师的职责是为辨认疾病而检查患者，包括主观检查（问诊）和客观检查（体格检查）两部分；通过科学思维、分析及综合检查患者所获得的材料（症状、体征和实验室检查），做出正确诊断；根据对疾病的诊断，设计、实施治疗方案（药物、手术、放射、生物物理等），随后通过对患者的进一步观察，评价治疗效果，最后评估疾病的结局。

相对而言，药师的职责是运用现代药学知识正确审核和调配处方、恰当地储运药品；参与临床药物治疗，协助医师正确选药；向患者详细交代药品使用的方法及注意事项，指导患者正确使用药品。

在医疗机构工作的药师，要承担药品的制剂、调配工作，要审核医师开具的处方，协助医师选择具体药物的品种、剂型和剂量，为患者提供安全、有效、价格合理的药品；要走向临床，直接参与对患者的药物治疗，向患者宣传用药知识，提高患者的用药依从性；要监测患者用药后的血药浓度，预防发生不良反应，提高药物治疗效果，为患者提供直接的药学服务。

在药店工作的药师，要让患者了解处方药正确的使用方法和理想效果，给药途径、剂型、剂量和给药时间表，特殊药品的保存方法，用药期间的注意事项，例如：一般的副作用及其预防方法，潜在的药物与药物、药物与食物之间的作用或其他潜在禁忌证，当服药剂量发生错误时所应采取的补救方法，等。要指导患者正确选择和使用非处方药。

在美国，药师常与医师和护士一起查房，药师可以向医师提出一些建议或共同制订药物治疗方案，如采用哪些药物可以使药物治疗达到最佳结果。而医师在综合患者症状、检查结果和药师的建议后，再决定治疗方案。我国的药师正在努力朝这个专业方向发展。

4.3 药师的职责、权利与义务

2002年1月国家颁布的《医疗机构药事管理规定》和2007年5月颁布的《处方管理办法》，明确规定了医院药学的发展方向、定位和药师在促进合理用药中的作用，指出了药师的主要职责是严格遵守职业道德和相关法律法规，提供有效的药品基本信息服务，为临床和患者提供药学技术服务，维护患者安全、有效、经济、适当用药和免受与用药有关的损害。

药师有义务遵守法律法规，维护职业的高尚品质和荣誉，接受本职业道德规范，终身学习、自觉提高职业素养和专业水平。

药师有权维护自身人格尊严和合法权益，有权为自己的服务争取并获得正当、合理的执业报酬，有权获取所需的药学专业资料、参加各种旨在提高执业素质的继续教育和学术交流。

4.4 药师的资质与职业素质

4.4.1 药师的资质与执业准入

由于我国尚未制定《药师法》，各类药师的资质和执业准入标准尚不统一。在医疗机构，卫生行政管理部门规定"非药学专业技术人员不得从事药学专业技术工作"，但却对"药学专业技术人员"没有一个明确具体的界定。国家卫生部颁布的《处方管理办法》规定，处方必须"由取得药学专业技术职务任职资格的药学专业技术人员（以下简称药师）审核、调配、核对，……"间接地提出了药师的资质与执业准入标准。按照这一规定，在我国医疗机构工作的药学专业技术人员必须是中等专业技术学校毕业并取得药士以上技术职称的人员。

4.4.1.1 **执业药师资格考试与注册管理** 凡中华人民共和国公民和获准在我国境内就业的其他国籍的人员，遵纪守法并具备以下条件之一者，均可参加执业药师资格考试：

（1）取得药学、中药学或相关专业中专学历，从事药学或中药学专业工作满7年。

（2）取得药学、中药学或相关专业大专学历，从事药学或中药学专业工作满5年。

（3）取得药学、中药学或相关专业大学本科学历，从事药学或中药学专业工作满3年。

（4）取得药学、中药学或相关专业第二学士学位、研究生班毕业或取得硕士学位，从事药学或中药学专业工作满1年。

按照国家有关规定评聘为高级专业技术职务，并具备下列条件之一者，可免试《药学（或中药学）专业知识（一）》、《药学（或中药学）专业知识（二）》两个科目。

（1）中药学徒、药学或中药学专业中专毕业，连续从事药学或中药学专业工作满20年。

（2）取得药学、中药学专业或相关专业大专以上学历，连续从事药学或中药学专业工作满15年。

根据《关于同意香港、澳门居民参加内地统一组织的专业技术人员资格考试有关问题的通知》（国人部发［2005］9号），凡符合执业药师资格考试相应规定的我国香港、我国澳门居民均可按照文件规定的程序和要求报名参加考试。

执业药师资格考试合格者，由各省、自治区、直辖市人事（职改）部门颁发人事部统一印制的、人事部与国家食品药品监督管理局用印的中华人民共和国《执业药师资格证书》。该证书在全国范围内有效。

取得《执业药师资格证书》者，须按规定向所在省（区、市）药品监督管理局申请注册，取得《执业药师注册证书》后，方可以执业药师身份执业。执业药师注册有效期为3年，有效期满前3个月，持证者须持参加继续教育的证明到注册机构办理再次注册手续。

4.4.1.2 **药品经营企业的从业药师资质与执业准入** 国家食品药品监督管理局于2006年1月下发通知，对从业药师的资质考核和营业规范做出了更加严格的规定。该规定要求药店在营业时应按有关规定配备从业药师，并将《从业药师资格证书》复印件置于经营场所的醒目位置。在药店营业时间内，从业药师必须佩带有从业药师标志的胸牌，上面应注明药师姓名、资格类型、证书编号、部门和一寸彩色照片等。另外，在营业期间从业药师可以根据需要离开岗位，但离岗时应当挂出告示牌提示消费者。

4.4.1.3 **医疗机构药学人员的晋升体系与资质管理** 按照卫生部相关人事管理规定和《医院药师规范化培训大纲（试行）》，医院药学人员的职称由低到高依次为药剂士、药师、主管药师、副主任药师和主任药师。根据卫生部人事司和各省市食品药品管理局颁发的各级职称资格条件或申报要求，每级职称都需要符合基本的资格标准、基本政治素质和职业道德要求，具备一定学历和资历、达到继续教育要求、专业理论知识要求、专业技术工作经历（能力）要求，符合业绩/成果要求、论文/著作要求、外语/计算机应用能力要求，申报材料完整并通过相关部门审核，由卫生部相应职称的晋升资格考试通过和专家评审后，由本单位聘任上岗。

自2002年卫生部等部委联合发布《医疗机构药事管理暂行规定》，首次在官方文件中明确临床药师的称谓和职责以来，卫生部正在逐步尝试进行临床药师的行业准入和晋升管理工作。

4.4.1.4 **医疗机构中临床药师的资质与职责** 卫生部、国家中医药管理局制定的《医疗机构药事管理规定》，明确提出建立临床药师制度，《规定》中强调和突出要加强医疗机构临床药学工作，培养临床药师，逐步建立临床药师制度，并明确规定：

（1）临床药师资质：临床药师应由具有药学专业本科以上学历，并取得中级以上药学专业技术资格的人员担任。

（2）临床药师主要职责

● 深入临床了解药物应用情况，对药物临床应用提出改进意见；

● 参与查房和会诊，参加危重患者的救治和病案讨论，对药物治疗提出建议；

● 进行治疗药物监测，设计个体化给药方案；

● 指导护士做好药品请领、保管和正确使用工作；

● 协调临床医师做好新药上市后临床观察，收集、整理、分析、反馈药物安全信息；提供有关药物咨询服务，宣传合理用药知识；

● 结合临床用药，开展药物评价和药物利用研究。

4.4.2 药师的职业规范与职业素质

4.4.2.1 **药师的职业规范** 为了弘扬尊重劳动、尊重知识、尊重人才、尊重创新的精神，倡导崇尚科学、助人为乐的社会公德，推行为公众提供优质药学服务，切实保证药品和药学服务质量的良好行风，以求形成和谐互助的人际关系和积极向上的工作风气，使药师的修养和素质达到新的水平，有必要建立药师的职业规范。

在中国药学会举办的药师周中多次提出：药师的宗旨是以人为本，全力维护人民健康。药师的承诺为关爱人民健康，药师在您身边。药师的誓言是实事求是、忠实于科学；全心全意、服务于社会；忠于职守、献身于药学；尽职尽责、承诺于人民。药师的职业道德是以人为本、一视同仁；尊重患者、保护权益；廉洁自律、诚实守信；崇尚科学、开拓创新。

临床药师既有临床医师属性又有药师属性，既应执行临床医务人员职业道德规范又应执行药师职业道德规范。应以提高医疗水准、维护人类健康为目标，遵循诚实守信的原则，依从岗位所赋予的职责，围绕患者和公众健康开展药学服务。

4.4.2.2 **药师的职业素质**

（1）忠于职守：药学服务是为人民谋福利的事业，药师的工作与人民的健康和千家万户的幸福息息相关，因此药师必须忠于职守，认真履行全心全意为人民服务、救死扶伤、维护人民健康的神圣职责。要爱护患者，忠于职业，就要求药师增强职业责任心，自觉用职业道德规范来指导、调节、约束自己的行为。药品是一把“双刃剑”，药师要为患者的用药安全尽职尽责，这就要求药师在工作中“如临深渊，如履薄冰”，仔细谨慎，严肃认真地对待每一张处方、每一份医嘱、每一位患者、每一声询问。

（2）精于业务：药学专业是一门技术性强、所需知识广的专业。无论是审核处方、调配发药，或是制剂配制、药品生产研究、药理实验等，都需要牢固的专业理论基础知识和精湛的操作技术。药师应具有强烈的事业心和高度责任感，要刻苦钻研业务知识，不断提高自己的业务水平。

要不断拓宽自己的知识面，药学服务是知识性和技术性综合一体的工作，在调剂服务过程中，药师不仅要有扎实的药学专业基础知识、基础医学知识和临床医学知识，还需要学习自然科学、心理学、美学和管理学等相关知识，拓宽思维，掌握沟通的语言艺术，提高自身素质。医药科技高速发展，新药层出不穷，如果药师不能紧随时代步伐，学习新理论、新知识、新方法，就不能适应药学服务发展的需要。因此药师需要不断地学习，更新知识，提高专业水平，使自己能够适应时代的发展。

（3）要有良好的心理承受能力：门诊药房药师在工作岗位上接触的人员复杂，文化素质高低不一。由于就诊或排队过程较长、心情压抑，患者难免在“零距离”窗口服务过程中把不良情绪宣泄出来，与药师产生摩擦。药师应始终保持宽容的态度，以热情周到的服务化解矛盾，沉着冷静，保持良好的工作状态，避免因情绪起伏发生差错。受委屈是对药师心理承受能力的锻炼，某些医院还设立了“委屈”奖，以鼓励工作人员的服务热情。

（4）要有良好的职业道德：药师的根本任务是以患者为中心，为人民防病治病提供安全、有效、经济、合理的药品和优质的药学服务。在药学服务过程中，药师应遵守道德规范，树立全心全意为患者服务的意识。对工作和事业极端负责，对技术精益求精；慎言守密，关心爱护患者，态度和蔼、语言亲切。在热情服务中，增强患者战胜疾病的信念，促进患者早日康复。

（5）要有健康的身体素质：药师的工作负荷较重，工作时间较长，无论是调配药师还是核对药师，都需要注意力高度集中，在有限的时间内为患者做好药学服务。健康的身体素质、良好的精神面貌和充沛的精力，是胜任药学服务工作的必要保证。

（6）要有较强的应变能力和协调能力：药师应具有较强的应变能力，对身边事物要有敏锐的观察力；在窗口服务过程中应有意识地协调医患关系，能巧妙处理各种矛盾，避免医、药、患矛盾的激化。当取药患者较多时，同事之间应密切配合，工作忙而不乱，调配处方快而准确。对于处方中存在的用药问题，应主动与医生联系，与患者巧妙沟通，建立和谐的医患关系，给患者营造一个良好的服务氛围。

4.5 药师职能的变革

随着医疗卫生体制改革的深入和医院药学的发展，医院调剂模式正在从传统的药品供应型、经营型向知识信息型、医药结合型、技术服务型转变，它要求药师工作将逐渐转变为“以患者为中心”、“以安全、有效、经济、合理用药”的核心上来。20 世纪 60 年代国外就已出现临床药师工作岗位，我国在 80 年代开始倡导和探索临床药学工作；随着临床医学的发展和人类健康保障需求的不断提高，临床药师的岗位设置越来越迫切，临床药师的培养日益受到政府和各级组织的重视。

医院药师工作职能的转变是必然而紧迫的，对于广大医院药师来说，机遇与挑战并存，它是一项需要更新观念，掌握新知识、新技能，需要为之付出巨大努力才有可能实现的重大变革。医院药师是医院药学服务的主体，在这场变革中应在以下几个方面为自己定位。

4.5.1 转变观念，定位从以“物”为中心到以“人”为中心

现代医学模式的转变中，逐步从对“物”的管理转向重视“人”的用药管理，从“静态”管理转向“动态”管理，从药剂科工作的局部管理转向医院合理用药系统的管理。因此，医院药师的职能也由简单的药品供应型转向以患者为中心的药学技术服务型，由间接服务于患者向直接服务于患者转型，走出药房，与医师一起共同为患者的药物治疗结果负责，保护患者不受与用药有关的损害，实现安全、有效、经济地用药，关心患者的愈后和生命质量。

卫生部、国家中医药管理局颁发的《医疗机构药事管理规定》要求，医疗机构药学部门要建立以患者为中心的药学管理工作模式，要求医院药事工作从传统的药品保证供应模式改变为以患者为中心的药学技术服务模式，开展以合理用

药为核心的临床药学工作，参与临床疾病诊断、治疗，提供药学技术服务，提高医疗质量。

4.5.2 转变定位，从“后台”服务到“面对面”服务

早在21世纪初，WHO就指出，“药师应该走出柜台，为患者和公众提供药学服务，而不只是配发药品，仅仅配发药品是没有前途的。配发药品的工作能够并且已经逐渐被互联网、机器设备和受过简单训练的技术人员替代。药师应该用自己的专业知识承担起为患者和公众服务的责任，而不是充当药品调配员的角色。”传统的医疗模式中，药师的职能就是管药、配药、发药，形成了医生诊治、药师供药、护士执行、患者接受的被动模式。如今医院药师的服务对象已从“物”提升到“人”，最主要的作用体现在推进合理用药，面向社会拓展药学服务。门诊药师不仅要做到药品配方中的准确无误，还要做到配方后的主动服务；发药药师除向患者交代用法、用量外，必须交代用药须知，包括用药禁忌、药物与饮食的相互作用、可能发生的药物不良反应及处理方法等。药师职能的转变使医院药师成为临床药学服务的提供者，药师的专业知识和用药经验将得到充分合理的发挥和体现。

4.5.3 专业水平走向“精”“深”

传统的供应与发药、繁重简单的操作方式，淡化了药师工作的技术内涵；随着医疗体制的改革，取消药品加价，以药养医现象将不复存在。如今患者不仅希望得到准确、快捷的调剂服务，也会随时提出治疗、用药方面的咨询服务，因此医院药师应结合实际工作，通过自修或在职教育，有针对性地学习临床药学知识，使其专业知识水平与工作能力由广而粗转变到精而深。以临床药学为突破口，主动与医师进行良好地沟通，积极地开展以合理用药为中心的临床药学工作，通过收集、监测、分析、报告药品临床使用情况，报告药品不良反应，开展药物信息、用药咨询、药政法规宣传介绍等工作，同时积极处理和解答医务人员提出的药物学科方面的专业技术问题，提供优质的药学服务，体现药学知识服务的价值。

4.5.4 综合素质定位变“被动”为“积极”

医院药师的业务水平和执业质量将影响社会大众的用药安全及用药者的权益，因此医院药师不仅要有丰富的药学专业知识，还要及时了解药学专业的新进展，加强医学及边缘学科的学习，努力成为具备多学科知识的新型药师。加强语言修养，增强职业道德，不断提高自身的心理素质，以积极向上的心态、健康的精神面貌和良好的职业形象，适应未来药学的发展。

4.5.5 用高科技手段实现药师职能的转变

利用固定电话、移动电话和互联网这些高科技手段提高药师的服务水平，使更多的患者享受到便捷、优质的药学服务是当前药师的一大职责。通过电话、手机短信和网络电子邮件，可解答患者或公众的用药咨询；通过短信、网站或电子邮件，可提供药品手册、新、特药介绍、药物相互作用、药品不良反应等方面的知识，协助患者选择正确的药品及用量，及时回答患者的咨询，使患者正确认识自身疾病，对药物的治疗作用及其不良反应有辩证的看法和心理准备，解除不必要的顾虑，提高患者的用药依从性，实现恰当医疗与合理用药。用智能化设备装备药房，使药师从简单调配操作中解放出来，使药师更加注重并有更多的时间从事知识和技术服务，大大促进了药师职能的转变。

4.6 药师的学术组织

4.6.1 中国药学会

中国药学会（Chinese Pharmaceutical Association，CPA）成立于1907年，是中国最早成立的学术团体之一，是由全国药学科学技术工作者自愿组成，依法登记成立的学术性、公益性、非盈利性的法人社会团体，是中国科协的组成部分，是党和政府联系我国药学科学技术工作者的桥梁与纽带，是推动中国药学科学技术事业发展的重要力量。中国药学会是国际药学联合会和亚

洲药物化学联合会成员。

中国药学会的主要任务是：开展药学科学技术的国内外学术交流；编辑出版、发行药学学术期刊、书籍；发展同世界各国及地区药学相关团体、药学科学技术工作者的友好交往与合作；举荐药学人才；表彰、奖励在科学技术活动中取得优异成绩的药学科学技术工作者；开展对会员和药学科学技术工作者的继续教育培训；普及推广药学以及相关学科的科学技术知识；反映药学科学技术工作者的意见和要求，维护药学科学技术工作者的合法权益；接受政府委托，承办与药学发展及药品监督管理等有关的活动，组织药学科学技术工作者参与国家有关项目的科学论证和科学技术与经济咨询；开展医药科研成果中介服务，组织医药产品展览、推荐及宣传活动，举办为会员服务的事业和活动；依法兴办符合本会业务范围的事业与企业单位。

中国药学会设立的办事机构为秘书处，设立的分支机构有 7 个工作委员会和包括医院药学专业委员会在内的 19 个专业委员会；主办《中国药学杂志》、《中国医院药学杂志》等 19 种专业期刊。香港药学会和澳门药学会是理事会成员，与中国药学会也有业务交流。

4.6.2 中国药学会医院药学专业委员会

早期的中国药学会药剂学专业委员会中包含从事药剂学教学与研究的人员，以药品供应保障与院内制剂研发为主的医院药学人员也归属其中。1991 年医院药学人员单独成立了医院药学专业委员会，时任北京友谊医院药剂科主任的汤光教授荣任第一届和第二届主任委员。时任北京协和医院药剂科主任的李大魁主任自 2001 年起担任中国药学会医院药学专业委员会第三届和第四届主任委员。

如今，全国已有 30 多万医院药师。作为这个庞大队伍的领头人，李大魁主任药师时刻关注着医院药学事业的发展方向、思考着医院药学发展中的热点问题、牵挂着医院药师队伍的前途和命运，注重行业建设、学科建设和人才梯队建设。他在每年一次的全国医院药学学术年会上都要探讨“医院药学发展中的热点问题”，从“临床合理用药的管理（2001）”到学习贯彻“医疗机构药事管理（暂行）规定”（2002）、从静脉配液中心的发展与利弊分析等热点问题到医院药学工作定位（2003）、从中国医药卫生体制的改革对医院药学的影响到“抗菌药物临床应用指导原则”颁布经过及内容简介（2004），从运用科学发展观来分析医院药学发展的机遇到持续关注用药安全（2007），从探讨医疗体制改革方案的背景到逐渐浮出水面的药事服务费（2008），内容生动、主题鲜明、分析透彻，受到广大医院药学工作者的关注和欢迎。

中国药学会医院药学专业委员会注重学科建设与人才培养，与清华大学继续教育学院和西安杨森制药有限公司联合举办的“清华大学国际创新管理（医院药事管理）研究生课程进修项目”，为医院药学培养了一批又一批具有现代管理理念的新型科主任人才。为了提高医院药学队伍的整体素质，适应患者日益增长的医疗服务需求，医院药学专业委员会与西安杨森制药有限公司联合筹划、制作并推出的“医院药师人文素质培训项目”音像培训系列教材，着重人文素质和社会适应能力、团队精神和执行力等方面的素质培训，力求提升药剂科中层和基层人员的综合人文素养、变革意识、压力意识和执行能力。2005 年编译的《优良药房工作规范》和 2007 年整理推介的《中国药历书写原则与推荐格式》，体现了医院药学专业委员会注重行业建设和提高行业实践水平的决心与行动。2008 年李大魁主任委员担任中国药学会基本药物研究项目负责人，组织完成了《国家基本药物制度研究报告》，对推进我国的基本药物制度起到了积极促进作用。为了明确药师在中国医疗卫生体系中的地位与作用，确保药师切实履行保障患者合理用药和安全用药、保护公众健康的作用，进而促进中国药学事业健康发展，医院药学专业委员会与其他合作单位倡议并启动了“药师在中国医疗卫生体系中的地位与作用”合作研究项目，力争发挥学会的资源优势和主导地位，为落实国家医改政策发挥作用。医院药学专业委员会还多次推举中青年医院药师在国际学术会议上做大会发言，展示了中国医院医师的水平和风采，培养和锻炼了一大批医院药学人才，社会反响很大。

4.6.3 中国执业药师协会

在国务院及国家食品药品监督管理局（SFDA）的大力支持下，经民政部批准，中国执业药师协会（China Licensed Pharmacist Association，CLPA）于2003年2月22日正式成立。中国执业药师协会章程规定，本会由全国执业药师个人及药品生产企业、经营企业、使用单位、医药教育机构和地方执业药师协会等相关单位自愿结成的专业性、全国性、非营利性的社会团体。本会宗旨是：遵守我国宪法、法律、法规和国家政策；遵守社会道德；维护执业药师的合法权益，不断增强执业药师的法律、职业道德和专业素质，不断提高执业药师依法履行职责的水平，保证药品质量和药学服务质量，保证人民用药安全、有效、经济、合理；促进药品终端市场的健康发展，提高医药经济的持续发展能力。

中国执业药师协会的主要职能是：

（1）宣传、贯彻国家有关执业药师管理、药品监督管理、医药经济管理等方面的法律、法规和政策；

（2）调查、统计执业药师及药学业务工作情况，组织开展临床药学、药品不良反应、合理用药、药学服务、药物经济学等方面的研究工作，开展有关执业药师管理、药品监督管理、医药经济管理等方面的研究工作；

（3）向政府有关部门提出政策建议，向药品生产、经营、使用单位及执业药师提供有关执业药师和业务发展方面的咨询建议和服务，向公众提供药学信息和健康知识服务；

（4）维护执业药师的合法权利和利益；

（5）开展广泛的、形式多样的执业药师继续教育及考试培训工作；

（6）组织、开展国内、国际的执业药师学术交流与合作工作；

（7）建立执业药师网站，编辑、出版执业药师学术刊物和有关资料；

（8）接受并开展法律、法规、规章的授权和政府有关部门委托的执业药师管理工作和其他相关工作；

（9）制定执业药师职业道德准则、规范和执业行为规范，加强执业药师职业道德建设，开展执业药师执业行为自律管理工作；

（10）开展有关执业药师的表彰、奖励活动。

随着中国加入WTO，特别是政府行政审批制度改革的深化、市场经济体制的建立及执业药师立法工作的迅速推进，中国执业药师协会将在加强自律性管理，维护执业药师合法权益，为执业药师提供全方位的服务，接受法律和政府委托进行执业药师管理工作等方面发挥重要的作用。

4.6.4 中国医院协会药事管理专业委员会

中国医院协会药事管理专业委员会（Chinese Hospital Association Pharmacy Administration Commission）的业务范围如下：

（1）宣传并严格遵守国家法律、法规，贯彻卫生工作方针和组织学习，宣传有关医疗机构药事方面的法规。加强行业管理力度，完成卫生行政部门委托的有关专业性和技术性的工作任务。

（2）开展调查研究，总结、推广医疗机构药学部门的先进经验，表彰先进个人和优秀论著。

（3）开展有关医疗机构药事管理的学术活动和经验交流。组织评价学术成果。

（4）举办药学继续教育、毕业后规范化培训的学习班、培训班、研修班、岗位培训和专题学术报告等。

（5）根据国家有关政策，组织编写、出版有关书刊、教材、信息资料与科普材料，普及全民安全用药知识教育，开展药学技术咨询服务。

（6）促进医疗机构药学工作者与社会各界和广大人民群众的联系，促进医疗机构药学部门之间、医疗机构药学部门与社会相关群众团体之间的联系与协作，为医院药学的发展作出努力。

（7）加强国际及港、澳、台地区药学界的友好合作与交流。引进、推广医院药学技术发展中的新理论、新知识、新技术、新方法和新产品。

（8）组织药物评价与药物安全性研究，推进药物经济学在医疗机构的应用，大力宣传合理用药，节省医疗卫生资源。

（9）向政府主管部门反映有关医院药学现状与改善医院药学建设的建议，反映医疗机构药学技术人员的意见与要求，积极提倡和推进医疗机构药学部门和药学技术人员的自尊、自律，维护医疗机构药学部门和药师的合法权益。

（10）在国家政府允许的范围内，经申报批准兴办经济、技术实体。

（11）承担卫生行政部门委托的其他工作。

4.6.5 地方的药师学术组织

除国家层面上的药师学术组织外，我国各省、市、自治区都有各自的药师（包括其他药学科技工作者）的学术组织。地方的药师学术组织由各地区的药学科技工作者自愿组成，是依法登记成立的学术性、公益性、非营利性的法人社会团体，不隶属国家的药师学术组织。地方的药师学术组织的主要任务是：

（1）开展药学学术交流，促进药学相关团体、医药科技工作者的友好往来与交流。

（2）对会员和药学科技人员进行继续教育和培训。

（3）举荐药学人才，表彰、奖励在科学技术活动中取得优秀成绩的药学科技工作者。

（4）面向社会普及药学及相关学科的科学技术知识，编辑出版药学学术期刊、书籍。

（5）反映会员和药学科学技术工作者的意见和要求，维护会员和药学科学技术工作者的合法权益。

（6）接受政府委托，承办与药学发展及药品监督管理等有关事项；组织药学科技工作者参与政府组织的科学论证与咨询；开展医药科研成果中介服务，组织医药产品展览、推荐及宣传活动。

4.6.6 其他

经江苏省民政厅批准，2007 年 4 月江苏省药师协会在南京成立。江苏省在全国率先成立药师行业协会，由获得药师及以上职称资格的人员自愿组织，首批注册登记的会员有 5 000 多名，涵盖全省各个市县。该协会把每年 4 月份的最后一周定为江苏省的“安全合理用药宣传周”，把广大的药师都调动起来，向群众宣传自我保护意识，普及科学用药常识，为公众安全用药筑起防火墙，做百姓安全合理用药的良师益友。

4.7 药师的职业道德与调剂伦理

4.7.1 药师的职业道德

4.7.1.1 ***药师的职业道德（药德）的定义*** 医务人员（其中包括药师）应共同遵守的职业道德称为医德，在此基础上，根据不同的职业特点对药师提出一些特殊的行为规范便可称为药德。药德是社会主义道德在药学领域中的特殊体现，是调整和维护药师与服务对象，药师与社会以及药师之间的相互关系的行为规范的总和；是药师应当遵守的道德准则。在我国社会主义条件下，药德是社会公共道德在药学工作中的具体体现，它包括药德意识和药德行为。药德意识是药德的主体，它包括观念、态度、情感、信念和原则等；药德行为是在药德意识支配下行为人的客观表现，是药德评价的依据。

4.7.1.2 ***药德的基本范畴*** 药德的基本范畴，既是反映药师与服务对象关系的行为调节方面的一些基本概念，也是反映药德关系和本质的最基本原则。从药德范畴理论的发展和实际应用出发，可以把义务、良心、荣誉、责任、情感、保密等作为社会主义药德的基本范畴。因为义务首先表现在药师对被服务人员的社会义务的正确理解和努力实践中。良心则是药师在履行药德义务过程中所形成的药德责任感和高度的自我约束意识。自觉地履行药德义务而得到被服务者及社会的肯定评价和心理上的满足就是荣誉。责任体现了药师认真履行各项法规对患者严肃负责的道义感。情感反映出药师为患者服务时表现出的真诚爱心与温暖。保密则是对医务人员独具的职业道德要求。随着社会的发展与进步以及人们对药德认识的不断深化，药德范畴会更加广泛和精确，其内涵也会更加丰富和深刻。

（1）义务：所谓义务，广义上是指作为社会一员对他人、对社会应尽的法律以及道德的责任。社会主义药德义务既是人民对药师的药德要求，又是药师的药德责任感。道德义务和政治、法律义务有着明显的区别。道德义务的特点，就在于它不是以同时享受某种权力为前提的，相反，在履行道德义务的时候，甚至需要或多或少地牺牲一些个人利益。道德义务是人们在道义上应尽的责任，即在人们内心信念的驱使下，自觉地履行对社会、对他人的责任。因此，药师为患者服务完全是应尽的道德义务，而不是对患者的恩赐和施舍，更不能要求患者给药师什么回报。我国药学前辈从来就有着为民尽义的崇高药德，“施行仁术以尽慈善之义务，依照药典以重病民之生命”。他们一贯用善、恶、义、利的训诫来约束自己的行为举止，“非义之利勿存养成规矩的态度，非礼之心勿取养成正当的行为”。我们应该继承和发扬药学前辈的这些崇高药德，全心全意为人民健康服务，这是药师的根本的道德义务。这种道德义务要求我们在药学工作中，对患者要视若亲人，极端负责，要严肃认真，一丝不苟，要仔细审查和调配处方，严格遵守操作规程。

(2) 良心：从本意上来说，良心是存在于人们内心的对是非、善恶的认识和评价。在职业道德的范畴中，良心即人们在履行对他人、对社会的义务过程中形成的道德责任感和自我评价的能力，是一定的道德观念、原则、感情和信念在个人意识中的统一，是隐藏在人们内心的一种深层次的意识活动。马克思说：“良心是由人的知识和全部生活方式来决定的”。这就是说，良心是由人们的社会关系和社会生活条件决定的，是人们在社会实践中经过学习和接受教育而逐渐形成的。良心对义务的自觉意识一旦形成，就可以对自己的行为从内心里作出符合良心与不符合良心的主观判断，并产生自我反省的能力。在社会主义药德范畴中，良心的基本内容有以下两个方面的含义：第一，药德良心是药德信念和情感的深化，是药师在履行药德义务过程中形成的一种内心深处的自觉意识。即药德良心是外部的药德义务要求转化为药师内心药德要求和个人品德的结果，它比药德义务具有更深一层的内心要求，是药师在个人内心深处的自我“立法”。药师本着这种药德良心，在没有任何外在压力和社会舆论监督的情况下，都自觉地履行药德义务。第二，药德良心是药师根据药德要求，对自己的行为作出是与非、善与恶、应该怎样做和不应该怎样做的自我道德评价。这是药德良心的重要特点。我们的药学前辈们对此亦有着严格的要求，“弗配害人之处方本良心而尽天职，弗售毒杀之药品恃药律以保民生”。这就是要求药师忠于患者的健康，丝毫都不能做有损患者健康的事，这是药师十分宝贵的良心，也是一个药师评价自己药德行为的重要标志。

(3) 荣誉：所谓荣誉就是药师从药德良心出发，自觉地履行了药德义务，而从工作中或学术上得到的社会赞扬与肯定，并从中产生心理上和情感上的满足与欣慰。社会主义药德荣誉观是以救死扶伤，实行革命人道主义，全心全意为人民服务为基础，把为社会主义四化建设为保护人民的身心健康努力工作，为发展药学事业做贡献看做是最大的荣誉。但荣誉首先应该强调的是集体的荣誉，任何个人的成就都离不开集体，集体荣誉是个人荣誉的基础和归宿，个人荣誉是集体荣誉的体现和组成部分。正确的和强烈的社会主义药德荣誉观是药师全心全意为患者服务，努力钻研业务，做好本职工作的强大源泉和动力。缺乏荣辱观念，不求有功，但求无过，对患者漠不关心，工作上得过且过，当一天和尚撞一天钟，也是缺乏药德的一种表现。社会主义的药德荣誉观也是与药师的敬业精神紧密相连不可分割的。凡是有着崇高敬业精神的人都把个人以及自己所处的集体和自己所从事的职业的荣誉看得比什么都重要，“制剂调配确实以增药业之声誉，清洁整齐弗怠以释外人之疑虑”。具有强烈荣誉感的人工作总是认认真真，兢兢业业，奋力进取，从不懈怠马虎，这是他们崇高职业道德在工作上的反映。具有社会主义荣誉感的人总是以多做贡献、争取荣誉来勉励自己，而一旦获得荣誉，却又先人后己，把荣誉让给别人。而有个人主义虚荣心的人却是寸誉必争，高傲自大，诋毁别人，这是不道德的。

(4) 责任：热爱人民这一社会公德表现在药德中就是对患者的极端负责任，这种责任体现了药师认真执行各项法规对患者严肃负责的道义感。药师和医生、护士一样肩负着维护人类健康的崇高使命，对工作是认真负责还是敷衍推诿，关系到患者生命安危，涉及千家万户的悲欢离合，所以工作要严肃认真、细微周到、严格按操作规程办事，每调配一张处方，每配制一种制剂，都要认真做到三查五对，确保药物准确、剂量准确、投料准确、制剂质量符合法定要求。药师要正直诚实，恪尽职守，遇事不敷衍、不推诿。对自己工作中的失误、差错和事故，要如实报告，坚决予以纠正，不能隐瞒，一定做到办老实事，当老实人。

(5) 情感：情感是由职业特点出发对药师提出的特殊和重要的药德要求。对人民满腔热忱，全心全意为人民服务，这是共产主义道德的最高表现，也是社会主义药德各项规范的宗旨。它要求我们真正把患者的利益放在首位，待患者如亲人，急患者之所急，痛患者之所痛，对患者充满同情、爱护之心，百问不厌，细致入微，满腔热忱地为患者服务。这种情感不是虚情假意，或为某种个人利益所驱使而做出的一时的举动。这种情感也不是仅对一部分患者满腔热情，而对另一部分患者却又冷冷冰冰。古代名医孙思邈说，凡高尚优秀的医家论病，必“先发大慈恻隐之心”，对患者“皆如至亲之想”。有着高尚社会主义药德的人应该努力做到“老吾老以及人之老，幼吾幼以及人之幼”。我们应在药德教育中努力宣扬和提倡这种崇高的道德境界，以提高药师的素质，提高药学服务水平。

(6) 审慎与保密：审慎是指人们在行为之前的周密思考与行为过程的谨慎认真，药师是否具有审慎的道德修养，对患者的身心健康至关重要，它既是药师内心信念和良心的具体表现，也是药师对患者和社会履行道德义务、高度责任感和同情心的总体表现。古代《千金方》中说：“人命至重，贵于千金；一方济之，德逾于此”，表明了“审慎”在药德行为中的重要意义。因此，药师在调剂工作中应审慎地对待每一张处方，“如临深渊，如履薄冰”。同样，慎言守密也是药师在药学服务中所应必备的一种道德品质，它属于医德的特有范畴之一。保密首先是指对病情保密，即对那些可能会对患者心理产生不良刺激的病情采取保护性的医疗措施。其次是指对患者隐私保守秘密，否则可能影响患者诊治甚至造成不良后果。保密不仅是医生护士的事，药师同样应具有保密观念，因为可能医生护士千方百计进行保密，往往被药师一句不慎之言就使之化为乌有，这样的教训应当记取。

4.7.1.3　**药德规范**　药德规范是药德关系的具体体现，也是药德基本要求的概括。它是支配药师行为的准则。

(1) 药师对患者的药德规范：药师对患者的药德规范是整个药德规范体系的主体和核心，其主要内容是：对患者尊重关心，视若亲人，举止端庄，语言文明，真诚和蔼，一视同仁，认真负责，保守医密，毫不利已，一心赴救。

(2) 药师对社会的药德规范：药师的服务对象不仅包括具体的人，而且还包括整个社会。所以药师不但应该遵守对患者的药德规范，而且也应遵守对社会的药德规范。其主要内容是：认真执行《药品管理法》的有关规定，立志献身药学事业，服务社会，尽职尽责，廉洁奉公，不徇私情，严谨求实，奋发进取，钻研业务，精益求精，不以药谋私，坚决反对配制、销售假劣药品的违法犯罪行为。

(3) 药师相互间的药德规范：遵守药师相互之间的药德规范，能够有力地调整药师之间及各部门之间的相互关系，从而用整体协调一致的力量做好药学工作，更好地为人民健康服务。药师相互之间的药德规范包括：整体观念，团结协作，相互尊重，取长补短，作风正派，严于律己，谦虚谨慎，平等待人，勇挑重担，谦让荣誉。

4.7.2　调剂伦理

4.7.2.1　**医学伦理概述**　医学伦理学是运用一般伦理学原则解决医疗卫生实践和医学发展过程中的医学道德问题和医学道德现象的学科。它是医学的一个重要组成部分，又是伦理学的一个分支。医学伦理学是运用伦理学的理论、方法研究医学领域中人与人、人与社会、人与自然关系的道德问题的一门学问。在医学伦理学中有 3 个最基本的伦理学原则：患者利益第一、尊重患者、公正。

近 20 年来，人类医学模式发生了深刻的变化，从传统一维的简单生理学模式逐渐转变为生理、社会、心理三维现代医学模式。从单纯地关注患者疾病本身到更加关注人的生命质量（quality oflife；WHO，1993），包括人的精神心理状态与社会适应和生存能力。与此同时，医学伦理学也在逐渐发生着深刻变化，传统医学伦理对医务人员的伦理道德要求主要是“关护”、“不伤害”，并不十分注重诊断、治疗或医学研究过程中患者的知情权，以及自身同意或拒绝的权利。而当代医学伦理则要求医务人员应更多地考虑患者在决策中的参与，并通过向患者告知未来治疗活动的意义、机会、后果和危险而为患者的自我决断创造条件。比如，该不该告诉一位忧心忡忡的高血压患者某些降压药的不良反应？告诉可能会影响患者服药的依从性，不告诉可能有违患者的知情权。像这样患者的知情权、隐私权、艾滋病患者的受尊重及受保护的权益、绝症患者选择安乐死的权益，以及如何处理医生的救死扶伤的职责与患者的自决权之间可能发生的冲突等，成了当代医学伦理研究与争议的基本课题。

4.7.2.2　**调剂伦理**　调剂工作是药学工作的重要内容，是整个医疗工作的重要组成部分，因此调剂伦理和医药学伦理一样有着相同的范畴和属性。

伦理或道德是关于人类行为是非善恶的信念和价值，而医学伦理是从医学实践中“升华”出来的精神科学，亦即精神文明，体现在关于人类医疗行为的规则或准则中。而所谓调剂伦理就是从事调剂工作的药师的道德，是“医德”的组成部分，它的主要内容不外乎正反两个问题：什么是药师应该做的，什么是药师不该做的。药师是帮助人们正确使用药物，以获得最佳健康利益的专业人员，而一个行业“专业化”的程度往往视其行业内自我控制与调节的伦理规范而定。在现实生活或实际工作中许多不合理的事，未必不合法，一些合理的事，却无法可依，伦理规范和道德约束在很大程度上可以弥补这一漏洞。一般说来，调剂伦理应该包含以下 8 个范畴：

- 以服务患者和社会为己任，忠实于患者的健康；
- 遵守国家法令、社会规范和执业法规；
- 以正直、诚实、审慎的态度执业；
- 怜悯的胸怀、关切的态度，不分长幼贵贱，尊重每一患者的自主、自尊和隐私；
- 尊重同事，尊重其他医疗同仁的能力与价值；
- 促进团队协作以及行业内的和睦一致，以求为患者提供最好的服务；
- 廉洁奉公，不借工作之便谋取私利；
- 终身学习，不断更新知识，追求卓越，持续提高能力。

4.7.3 药师誓言

相传我国古代有志者从医，都要举行拜师礼。拜师的形式与内容，是因时、因地、因人，随缘而定。一般在拜师或认徒之前，师徒彼此间要通过中间人的介绍、酝酿、磋商，事先有了相互默契，然后在适当时机举行拜师仪式。要求严格的师父，在拜师礼上，还要把自己对徒弟的具体要求和希望（特别是医德方面的）当着家长的面，逐条说一遍。学生复述首肯后，师徒关系才算正式建立。这应该是我国从医誓言的初始形式和内容。

古代希腊医家，被誉为西方医学之父的希波克拉底（约公元前 460 年—公元前 377 年），曾写过一篇“从医誓言”，可说是西方关于医德的专著。在希波克拉底后，也有一些古代的医学家就医生的职业道德发表过重要的论著，某些方面还有自己的独到之处，但就影响的广度及深度而言，都不如希波克拉底誓言。希波克拉底誓言的译文如下：

仰赖医神阿波罗·埃斯克雷波斯及天地诸神为证，鄙人敬谨直誓，愿以自身能力及判断力所及，遵守此约。凡授我艺者，敬之如父母，作为终身同业伴侣，彼有急需，我接济之。视彼儿女，犹我兄弟，如欲受业，当免费并无条件传授之。凡我所知，无论口授书传，俱传之吾与吾师之子及发誓遵守此约之生徒，此外不传与他人。

我愿尽余之能力与判断力所及，遵守为病家谋利益之信条，并检柬一切堕落和害人行为，我不得将危害药品给予他人，并不做该项之指导，虽有人请求亦必不与之。尤不为妇人施堕胎手术。我愿以此纯洁与神圣之精神，终身执行我职务。凡患结石者，我不施手术，此则有待于专家为之。

无论至于何处，遇男或女，贵人及奴婢，我之唯一目的，为病家谋幸福，并检点吾身，不做各种害人及恶劣行为，尤不做诱奸之事。凡我所见所闻，无论有无业务关系，我认为应守秘密者，我愿保守秘密。尚使我严守上述誓言时，请求神祇让我生命与医术能得无上光荣，我苟违誓，天地鬼神实共亟之。

著名的“希波克拉底誓言”是西方每个医生必须恪守的格言，亦是后世许多医德准则的基础。西医传入我国之后，许多医学院校的学生在入校或进入工作岗位之前，都要宣读“希波克拉底誓言”，将此作为医德准则，以示庄重和承诺。在第二次世界大战结束后，审判了纳粹分子医生的罪行后，医生的职业道德的特殊性和重要性重又引起了人们的重视。1948 年世界医学会（WMA）在希波克拉底誓言的基础上，制定了《日内瓦宣言》，作为医生的道德规范，全文如下：

“值此就职医生职业之际，我庄严宣誓为服务于人类而献身。我对施我以教的师友衷心感佩。我在行医中一定要保持端庄和良心。我一定把患者的健康和生命放在一切的首位，患者吐露的一切秘密，我一定严加信守，决不泄露。我一定要保持医生职业的荣誉和高尚的传统。我待同事亲如弟兄。我决不让我对患者的义务受到种族、宗教、国籍、政党和政治或社会地位等方面的考虑的干扰。对于人的生命，自其孕育之始，就保持最高度的尊重。即使在威胁之下，我也决不用我的知识做逆于人道法规的事情。我出自内心以荣誉保证履行以上诺言。”（阮芳赋译，见《医学论》，科学出版社，1986）从那时以来，社会的发展与医学的进步使医生与患者的权利与义务又有了一定变化，为了反映这些新的情况，1988 年美国医学学家 E. D. 彼莱格里诺和 D. C. 托马斯马在《为了患者利益》一书中根据医学的发展和人类社会的进步，提出了“一个医生所承诺的促进患者利益的义务”，这被西方国家许多医学院校采用来作为医学生毕业时需背诵的誓词，有人称为“后希波克拉底誓言”。

世界卫生组织（WHO）及《中华医史杂志》都有“从医誓言”的倡议。总之，“从医誓言”是值得提倡的。在一定程度上，可以起到“形于外，而诚于中”的作用，但还都不如我国传统上那种既松散而又紧密的从师认徒的方法周密。

药师誓言全文如下：

我宣誓，我将尽毕生努力，以增进人类健康、减少人类痛苦为目标，倾尽全力，用所学知识及技能，服务患者和社会大众。

我将遵守各项药事法规和职业道德，廉洁诚信，忠于职责，协同团队；同时不断学习，追求卓越，持续保持高水准的专业能力。

我已了解药师的社会责任与职业愿景，我志愿践行上述誓言。

朱 珠 杨 晓 张晓乐

参考文献

[1] 张晓乐. 医院药师的职业道德. 中国药学杂志，1997，32（6）：257.

[2] 张青. 医院药学人员的职业道德. 药学实践杂志，1999，17（6）：373.

[3] 李超进. 药事管理学. 北京：人民卫生出版社，1988，342.

[4] 刘志刚. 医院药房工作手册. 成都：西南交通大学出版社，1992，143.

[5] 郭子恒. 医院管理学. 3 版，北京：人民卫生出版社，1993，147.

[6] 钱信忠. 现代医院管理实务全书. 北京：中国统计出版社，1996，1693.

药　品

5

什么是药品？根据《中华人民共和国药品管理法》（以下简称《药品管理法》）的规定，药品是指用于预防、治疗、诊断人的疾病，有目的地调节人的生理机能，并规定有适应证或者功能主治、用法用量的物质。包括中药材、中药饮片、中成药、化学原料药及其制剂、抗生素、生化药品、放射性药品、血清、疫苗、血液制品和诊断药品等。药品定义的内涵强调3点：首先，药品是指用于预防、治疗、诊断人的疾病，有目的地调节人的生理机能的物质。其次，规定这种物质必须有适应证或者功能主治、用法用量。另外，这种物质是有使用范围的。《药品管理法》从法律角度对药品的范围做了界定，明确了《药品管理法》管理的是人用药品，这一点与日本、美国、英国等许多国家的药事法、药品法的定义不同，这些国家对药品的定义包括了人用药品和兽用药。

本章阐述药品的定义、特性、药品的命名、药品标准以及与药品调剂相关的法律法规。

5.1　药品的属性

在医药领域，不同的专家从不同的角度对药品的特征和属性加以总结和描述。综合来看，药物是一类特殊的物质，药品是一种特殊的商品；药品具有自然属性、社会属性、法律属性和商品属性。自然属性是药品能够防病治病的物质基础。药品的有效性、安全性、稳定性这些质量特征，是由药品的自然属性决定的。药品的社会属性是因其自然属性派生的，药品与人的生命健康息息相关，维系着人类的繁衍和社会的发展，这些是药品社会属性的出发点，表现在药品的可及性和福利性。为满足人们的用药需求和保障人民健康，国家制定一系列法律、法规对医药行业加以规范，从而保证药品的质量，这体现出的是药品的法律属性。药品是特殊商品，商品属性则反映出药品是社会产品的一般性质，既经济性和竞争性。其特殊商品的性质反映出药品的专属性和两重性、消费者的低选择性、缺乏价格弹性以及需求的迫切性。

药品的上述4种属性对调剂业务有着深刻的影响，但尤以药品的特殊商品属性为甚。

5.1.1　药品的特殊商品属性

5.1.1.1　**药品与人的生命健康相关**　合格药品可以挽救人的生命、促进人的健康；不合格的药品会损害人的健康，延误抢救、治疗，甚至危害人的生命。在国家法律中，生命与健康是人的最基本权利。因此，药品“与人的生命健康相关”的特殊性是药品首要的、最重要的特征，决定了对药品必须进行法制化管理。

5.1.1.2　**药品质量标准的严格性**　由于药品与人们的生命相关联，确保药品质量十分重要。药品质量必须符合国家标准，不符合质量标准的药品都可影响其疗效或加剧毒、副作用，均为不合格药品。药品只有合格与不合格之分，不合格药品也不可降价、处理使用。由此看出药品质量的严格性。

5.1.1.3　**药品的双重性**　“是药三分毒”，药品是一把双刃剑，既有治病救人的一面，又有毒、副作用的一面，这就是药品的两面性。若合理用药，可治病救人；若使用不当，轻者可出现不同程度的毒、副作用，重者可危及生命。

5.1.1.4 **高度专业性和消费者低选择性** 药品的外观质量、药品是否合法只能由药学专业人员利用其具备的药学及相关知识来判断，而对药品内在质量的判断还需借助专门的检验方法及仪器。药品（处方药）的使用需要医生开具处方和药学人员的参与，患者（消费者）基本上没有选择权，这也是药品的特殊性。

5.1.1.5 **性价不关联性** 药品与价格，一般说没有关联性。作为药品必须保证质量，安全有效。药品只有合格与不合格之分，没有等外品之说。只要安全有效、治病救人就是好药。价值低廉的药品若能治病救人也是好药。自古就有“黄金有价药无价”的说法，当一种药品能救活一条人命，这时药品的价值就不可估量了。但药品是特殊商品，它也具有商品的属性，药品必然与市场、价格有关联。

5.1.1.6 **福利性** 药品是防治疾病、维护人民身体健康的物质，如果药品价格太高，药品被使用的价值就会受到限制。人类疾病的种类繁多，相应药品的品种也多，但每种药品的需求量、销售量却不同。有些药明知销量不大，也要有储备。这就导致药品的成本较高。作为商品的药品，成本高而又不可高定价，所以制药企业要认清药品的福利性，做到社会利益大于经济利益，承担起应尽的社会责任。国家为了保证人民能买到质量合格、价格适宜的药品，对基本医疗保险药品目录中的药品实行政府定价。因此药品具有社会福利性质。

5.1.2 药品质量的重要性

药品质量是指产品或服务能满足国家规定要求和临床需要的特征的总和。药品的质量包括有效性、安全性、稳定性、均一性和经济性等方面。药品质量首先要保证药品安全有效。其中药品的安全性是指按规定的适应证、用法、用量使用药品后，人体产生毒、副反应的程度。药品的有效性是指药品在规定的适应证、用法用量的前提下，能满足预防、治疗、诊断人的疾病，有目的地调节人的生理机能的要求。只有安全、有效、合格的药品方可用于临床。

5.2 药品的名称

5.2.1 概述

药品名称是药品标准化、规范化的重要内容之一。化学药品于 20 世纪初从西方进入我国，由于缺乏统一的命名原则，当时人们普遍称其为西药。起初来源于《国际非专利药品名》（International Non-proprietary Names，INN）的药品名称比较混乱，多数药品名称是音译或意译。例如：解热镇痛药 aspirin 就叫阿司匹林；抗菌消炎药 sulfadiazine 先叫搜发待金，后来叫磺胺嘧啶；青霉素（penicillin）刚进口到中国叫盘尼西林，后来称为青霉素。一直沿用、保留至今的音译药名有：codeine 可待因，amitriptyline 阿米替林。意译或音、意结合的药名有 chlorpromazine 氯丙嗪。有一些药名因过去的名称与《国际非专利药品名》不符，需要改变，如利凡诺尔，现称依沙吖啶，尼泊金，现称羟苯乙酯。因此规范药品名称具有重大意义。药品名称主要包括国际非专利药名、中国药品通用名、商品名、化学名称。

5.2.2 药品的命名原则

过去药品名称存在的一些问题，如用药品疗效命名有很大的局限性，药品的疗效不可能用几个字就能完全概括。药品经过多年使用又发现新的药理作用和用途，原有的命名显得不确切，甚至易产生误解。有些药品名称中常有褒义词：灵、宁、静、舒、安…例如胃复安、胃复康、胃得乐、降压静、消痛灵……鉴于药品名称的混乱状况，国际卫生组织建立专家委员会专门从事药名的统一审定工作。1981 年国际卫生组织发表该专家委员会制定的国际非专利药品名手册来规范药品命名。

5.2.2.1 **INN 的主要命名原则**

（1）药品名称读音应清晰易辨，全词不宜过长，且避免与目前使用的药品名称混淆。

（2）对于同属一类药理作用相似的药物，在命名时应适当表明这种关系。应避免采用可能给患者有关解剖学、生理学、病理学或治疗学暗示的药名。

5.2.2.2 INN辅助命名原则

（1）在为一类新药的第一个药物制定INN时，应考虑到这类新药的其他药物，以制定适宜的INN。

（2）在为酸类制定INN时，宜用含一个词的名称。在为这类酸的盐命名时，不应改变酸的名称。例如，苯唑西林（oxacillin）和苯唑西林钠（oxacillin sodium），异丁芬酸（ibufenac）和异丁芬酸钠（ibufenac sodium）。

（3）对于以盐的形式提供应用的药物，其INN一般也可用以表示该盐的活性碱或酸。对于同一活性药物的不同盐或酯，其名称仅应在无活性的酸或碱上有区别。对于季铵类药物，宜将阳离子与阴离子分开命名，不宜以胺盐的形式命名。

（4）应避免采用单个字母和数字，亦不宜采用连字符号。

（5）为便于INN的翻译和发音，宜用f代替ph、t代替th、e代替ae或oe、i代替y。应避免采用h和k。

（6）对于药物发现者或第一研制和销售者所提出的药名，或在任一国家已有法定的药名，如果符合上述原则，应受到优先考虑。

（7）如有可能，应采用词干以表示同类药物的INN相互关系，所列词干仅应用于相应类别的药物。不加连字符号的词干，可用于药物名称的任何部位。

5.2.2.3 **我国药品名称命名原则** 目前，我国药品名称大致有以下几种类型

（1）以学名或来源命名。

（2）以简化的化学名命名。

（3）以译音命名。

（4）以译音、译意混合命名。

（5）将药品与疗效相联系命名。

5.2.3 药品通用名

药品通用名又称为国际非专利药品名，（INN）是世界卫生组织（WHO）与各国专业术语委员会密切协作，为在市场上销售的一种药品、活性物质，制订的一个世界范围内都可以接受的唯一的药品名称。制订这个非专利名称的初衷，是为便于识别药品（不被众多的商品名称、专利名称所迷惑），有利于对药品的监督管理和信息管理，并便于国际之间协作和交流，INN已被全球公认。1950年世界卫生大会决议采用本方法来统一药物名称，自1953年公布第一批名称以来，现累计有7 000多个名称，并且每年以100～150个新INN的速度增加。中国药品通用名，是指列入国家药品标准的药品名称，是中国法定药物名称，由国家药典委员会负责制定。《药品管理法》规定，已经作为药品通用名的，该名称不得作为药品商标使用。医师开具处方应当使用经药品监督管理部门批准并公布的药品通用名称、新的活性化合物专利药品名称、复方制剂药品名称。医师也可以使用由卫生部公布的药品习惯名称开具处方。

5.2.4 药品商品名

什么是商品名呢？商品名是药品生产企业，为区别其他企业生产的相同的产品（药品）而为自己产品命名的药名，称为商品名，也称专用名。药品商品名有专利性，一经注册受法律保护，其他厂商的同一制品不可使用此名，并且常在商品名的右上角加一R或TM。由于不同厂商所生产的同一药品可能存在质量差异，商品名有助于对不同产品（药品）进行区别。国务院有关部门颁发的《药品命名原则》中规定，药品可另有专用的商品名，但必须做到：

（1）药品商品名一律不得作为药品通用名。

（2）药品通用名（包括INN）及其专用词干的英文名及译名均不得当作商品名或组成商品名用于商标注册。

（3）药品商品名不得用外文字母、汉语拼音和阿拉伯数字代替。

（4）药品专用商品名，不得与国内现有的法定的WHO非专利药品名称相同，不得是属于撤销、更换、淘汰的药品名称，应不易造成误解或不便。

5.2.5 别名和习用名

在我们工作中常见一些药品名称，既不属于法定名称，也不属于商品名而常被应用，这就是我们所说的别名或称作习用名。例如，氧氟沙星的习用名为氟哌酸。别名是药品名称比较混乱时代的历史产物，在社会上流传、使用的时间比较长，《中国药典》1995版已开始不收载这些名称，随着对药品名称管理进一步规范，药品别名在使用上终将会自然淘汰。在专业杂志、报纸、书籍

中应避免使用这些名称。

5.3 国家药物政策

5.3.1 概述

国家药物政策是政府给医药界提出的关于药物研究、生产、流通和使用的政策性目标、行动准则、工作策略与方法的指导性文件，以利于政府各部门及社会各界对国家医药工作的目标与策略有全面的认识，便于协调行动达到政府要求。1975年第28届世界卫生大会提出了“基本药物”计划。20世纪80年代联合国和WHO倡导的“健康是社会发展的重要目标”受到参与国的热烈响应，医药保证也随之成为社会发展与稳定的重大课题。1997年WHO指出：“从推动合理用药的政治模式来看，药品不仅是防治疾病的物质和具有内在价值的可上市成果，也是国家的政策工具”。20世纪70年代部分发展中国家开始推行基本药物政策，80年代开始重视合理用药，并开始推行国家药物政策。我国自1978年以来，在国家药物政策方面已做了大量相关工作，各项政策正在逐步落实。

5.3.2 国家药物政策的基本目标

各国国家药物政策的目标大多与基本药物政策一致。主要包括：基本药物的供应、获得和费用支付以及与之相应的药物安全、有效、优质并合理使用。关注以最少资源投入获得最大健康效果，提高药物经济效益。努力发展本国制药工业，保证医药事业可持续发展。

5.3.2.1 **国家药物政策的基本目标主要包括以下方面**

(1) 药物可供应性：凡是防治疾病需要时，不论什么人、不论何时、何地都能及时购买到基本药物。

(2) 药物可获得性：保证基本药物的品种、数量供应，保证提供准确、可靠的药品信息，对患者一视同仁。

(3) 保证向公众提供安全、有效、质量合格的药品。

(4) 促进合理用药。

5.3.2.2 **我国药物政策总原则**

(1) 国家发展现代药和传统药，充分发挥其在预防、医疗和保健中的作用。

(2) 国家保护野生药材资源，鼓励培育中药材。

(3) 国家鼓励研究和创制新药，保护公民、法人和其他组织研究、开发新药的合法权益。

(4) 保证药品质量，保证人体用药的安全，维护人民身体健康和用药的合法权益。

5.3.2.3 **我国主要的药物政策**

(1) 药品生产、经营和进口的许可制度。药品生产企业、药品经营企业、医疗机构获得由药品监督管理部门发给的《药品生产许可证》、《药品经营许可证》和《医疗机构制剂许可证》后，方可取得生产、经营药品或配置制剂资格。

(2) 药品批准文号制度。取得《药品生产许可证》的药品生产企业生产每一种药品，包括新药和仿制药，都须取得药品批准文号。取得制剂许可证的医疗机构配置每一种制剂都要经过批准。药品进口必须取得进口药品注册证。

(3) 全国执行统一的国家药品标准制度。药品监督管理部门依法对药品质量实行监督抽查，并对抽查结果进行公告制度。

(4) 药品研制、生产、经营各个环节必须分别执行相应的质量管理规范制度。

(5) 国务院药品监督管理部门规定范围内的生物制品和首次在我国销售的药品，必须经过法定的药品检验机构检验合格后方可销售的制度。

(6) 对药品进行审批时，对直接接触药品的包装材料一并进行审批的制度。

(7) 药品包装和标识必须符合法定要求的制度。

(8) 对处方药和非处方药实行分类管理的制度。

(9) 对麻醉药品、精神药品、医疗用毒性药品、放射性药品实行特殊管理的制度。

(10) 对已批准生产的药品实行再评价，对已批准生产、进口的药品实施不良反应监测制度。

5.3.3 国家基本药物

1975年，WHO向会员国建议，根据其国家的卫生需求选择并以合理的价格采购质量合格的基本药物。WHO对国家基本药物的定义是：“基本药物是能够满足大部分人口卫生保健需求的药物。因此，在任何时候都应当能够以充足的数量和合适的剂型提供应用。”我国于1982年首次公布国家基本药物目录。国家基本药物是从已有国家药品标准的药品和进口药品中遴选。遴选国家基本药物的原则是：“临床必需，安全有效、价格合理、使用方便、中西药并举。”表现为：

(1) 临床必需：基本药物必须能够满足绝大部分人口卫生保健需求，在任何时候都应有合适的品种。

(2) 安全有效：通过临床使用和实验室的评价，疗效确切，不良反应小且质量稳定的品种。

(3) 价格合理：在临床必需、安全有效的前提下，必须考虑整个疗程的费用合理。

(4) 使用方便：必须要有合适的剂型和适量的包装，适用于不同的层次，不同规模的医疗机构使用，方便医患双方，同时有利于运输和储藏。

(5) 中西药并举：遴选基本药物时，应该把中药和西药摆在同等重要的位置。

5.4 药品标准

药品标准（drug standard）是国家对药品质量规格及检验方法所作的技术规定，是药品生产、供应、使用、检验和管理部门共同遵守的法定依据。凡正式批准生产的药品、辅料和基质以及商品经营的中药材，都要制定标准。我国的药品标准主要由《中华人民共和国药典》（简称《中国药典》）、部（局）颁标准、注册标准和省级中药材和饮片炮制规范等组成，并以文字标准和实物标准体现。国家药品标准的制定和修订由国务院药品监督管理部门组织药典委员会负责。

国家药品标准，是指国家食品药品监督管理局颁布的《中国药典》、药品注册标准和其他药品标准，其内容包括质量指标、检验方法以及生产工艺等技术要求。

5.4.1 药典

药典是一个国家记载药品规格、标准的法典。由国家药典委员会编写，并由政府颁布施行，具有法律的约束力。《中国药典》是我国最高药品标准的法典，《中国药典》从1953—2005年共颁布9版药典，他们是1953年版、1963年版（自本版起分为一部、二部）、1977年版、1985版、1990版、1995版、2000版、2005版、2010版。从1980版起每5年修订颁布新版药典。从1990年开始，出版英文版。自1990版开始，药典不再收载作用与用途，并决定第一次编写《临床用药须知》，作为药典配套用书。从1995版起，药典取消拉丁文药名称改用英文，从2000版药典开始，将“剂量”、“注意”两项内容移至《临床用药须知》一书中。现行《中国药典》是2010年版药典，于2010年10月1日起执行。2010版《中国药典》包括：一部中药，二部化学药，三部生物制品。2010年版《中国药典》的编制工作已于2007年底全面启动，2010年版《中国药典》是新中国成立60年来组织编制的第九版药典，新版药典在总结历版药典的基础上，充分利用近年来国内外药品标准资源，注重创新与发展。在检验项目和检验方法等方面均有较大的改进和提高，对药品的安全性、有效性和质量可控性尤为重视。对收载品种也做了大幅度的新增和修订，共收载品种4598个，新增1462个，其中中药品种共收载2193种，新增990种，修订612种。中药标准的突破和创新，成为新版药典的最大亮点，体现了当前我国中药标准工作的最新发展成果。

5.4.2 部（局）颁标准、注册标准

部（局）颁药品标准，包括《中国生物制品规程》、《药品卫生标准》以及未收入药典的药品标准、《中国医院制剂规范》、《中药饮片炮制规范》。《中药饮片炮制规范》是法定的强制性标准，由省级药监部门制定。

药品注册标准，是指国家食品药品监督管理局批准给申请人特定药品的标准，生产该药品的药品生产企业必须执行该注册标准。地标升国标的老品种，应该执行药典标准或者最新版的质量标准，新药应该执行注册标准。部颁标准和新药标准等国家质量标准，实现了“国标”一统天下，结束了“地标”和“国标”混乱的局面。

5.4.3　药品生产企业标准

药品生产企业标准是保证本企业生产的药品每一批都能保证质量稳定均一并能达到国家药品标准的要求，在国家标准基础上建立更严格的质控指标，以保证本企业药品自出厂之日直到有效期内均符合国家法定的质量要求。

5.5　药品管理法

5.5.1　我国药品管理法的历史沿革

早在后汉，我国第一部药学专著《神农本草经》问世。全书共 3 卷，收载药物 365 种，是汉以前药学知识和经验的总结。显庆四年（公元 659 年）完成《新修本草》工作，该书共分 9 类，收载药物 844 种。是我国历史上第一次由国家组织修订、颁发的全国性药典。宋代《证类本草》收载药物 1700 多种，大大充实了中药学的内容。明代，李时珍（公元 1518—1593）编著《本草纲目》，全书分为 16 纲、60 类，收载药物 1892 种，附方 11 000 个，改绘药图，订正错误，新增药物 374 种，按药物的自然属性分类。《本草纲目》是我国 16 世纪以前本草学的全面总结。清代，赵学敏（约 1719—1805）编著了《本草纲目拾遗》，全书收载药物 921 种，仅新增药物就有 716 种。新中国成立后，政务院（国务院）于 1950 年颁布了《关于严禁鸦片烟毒的通令》，同年政务院又颁布了《关于麻醉药品临时登记处理办法的通令》。卫生部也同时颁布了《关于麻醉药品暂行条例的公布令》，我国药政管理工作开始走上行政管理的道路。随后中央卫生部设立药政处（后改为药政局），各省、市也设立了药政机构和药品检验所，加强对私人经营、生产的药品实行质量检验监督。建立进出口药品检验机构，把进口药品列为法定检验项目。成立药典委员会，开始编写 1953 年版《中国药典》。这是新中国第一部国家药典。经过 10 年浩劫后，以国务院转发卫生部《药政管理条例（试行）》为契机，开始在全国开展药厂整顿工作，颁发《新药管理办法》，加强对新药管理。重申药品标准，恢复各级药品检验所，加强药政管理，对制售伪、劣药品、违反国家规定者进行严肃处理。进而颁布了 1977 版《中国药典》。1981 年卫生部下达《医院药剂工作条例》，对各级医院进行规范管理。1981 年国务院下达《关于加强医药管理的决定》。1982 年国务院重新颁布了《药政管理条例》。1985 年《中华人民共和国药品管理法》的颁布，标志着我国药品监督管理工作进入法制化管理的新阶段，它是我国第一部药品管理法，具有划时代的意义。药品管理法取代了过去的行政管理法规，明确了药政管理的法律地位，是我国法律体系中重要组成部分，为药品监督管理工作奠定了法律基础。

5.5.2　2001 版《中华人民共和国药品管理法》

1985 版共 11 章 60 条。主要内容：第一章　总则。第二章　药品生产企业的管理。第三章　药品经营企业的管理。第四章　医疗单位的药剂管理。第五章　药品的管理。第六章　药品的包装和分装。第七章　特殊管理的药品。第八章　药品商标和广告的管理。第九章　药品监督。第十章　法律责任。第十一章　附则。1998 年 4 月成立国家药品监督管理局。由于执法主体和管理体制发生了变化，实践中流通体制发生了很大的变化，一些药品监督管理制度未被认可，对违法行为处罚力度不够、打击不力等原因，2001 年对 1985 版《中华人民共和国药品管理法》中一些条文、若干文字进行修订，并对条文顺序作相应调整。1985 年版和 2001 年版条款差异见表 5－1 和表 5－2。两部药品管理法的异同主要表现在：

● 体现政府机构改革的成果，简化药品生产企业、经营企业和药品的审批程序。

表 5－1　1985 版《中华人民共和国药品管理法》条款分配比重（11 章 60 条）

总则	3 条	5%	特殊管理药品	2 条	3.3%
生产	6 条	10%	商标广告	4 条	6.6%
经营	6 条	10%	药品监督	5 条	8.3%
医疗机构	5 条	8.3%	法律责任	7 条	11.6%
药品管理	15 条	25%	附则	4 条	8.3%
药品包装	3 条	5%			

表 5-2 2001 版《中华人民共和国药品管理法》条款分配比重（10 章 106 条）

总则	6 条	6%	包装管理	3 条	3%
生产	7 条	7%	药品广告	9 条	8%
经营	8 条	8%	药品监督	9 条	8%
医疗机构	7 条	7%	法律责任	29 条	27%
药品管理	23 条	22%	附则	5 条	5%

- 进一步规范对药品生产、经营的监督管理。
- 明确药品检验的经费来源和收费原则。
- 强化药品监督管理。
- 加大对违法行为的处罚、打击力度。

5.5.3 药品管理法与药品调剂工作

《药品管理法》第二条明文规定，在中华人民共和国境内从事药品研制、生产、经营、使用和监督管理的单位或个人，必须遵守本法。而药品调剂工作是药品使用的重要环节。《药品管理法》第二十二条规定，医疗机构必须配备依法经过资格认定的药学技术人员。非药学技术人员不得直接从事药剂技术工作。《药品管理法》第二十七条规定，医疗机构的药剂人员调配处方，必须经过核对，对处方所列药品不得擅自更改或者代用。对有配伍禁忌或超剂量的处方，应当拒绝调配，必要时，经处方医师更正或者重新签字，方可调配。医疗机构药学技术工作包括药品的储存与供应、处方与医嘱调配、制剂配制、药品质量检验、临床药学业务、药物经济学与药物评价以及药品情报等。这些工作具有很强的技术性，其核心是保证药品质量，保证患者用药安全有效。没有受过药学专业知识培训的人是不可能胜任医院药学技术工作的，也谈不上保证药品质量，保障患者用药安全有效。《药品管理法》第四十八条规定，禁止生产、销售假药。有下列情形之一的为假药：①药品所含成分与国家药品标准规定的成分不符合的；②以非药品冒充药品或者以他种药品冒充此种药品的。《药品管理法》第四十九条规定，禁止生产、销售劣药。药品成分的含量不符合国家药品标准，为劣药。

因此，药品调剂工作必须严格遵守药品管理法的相关规定，保证在法律许可范围内开展调剂业务。

5.6 药品分类管理

5.6.1 药品分类管理的概念和意义

药品分类管理是国际通行的办法，它是根据药品的安全性、有效性原则，以其品种、规格、适应证、剂量及给药途径的不同，将药品按处方药和非处方药分类并进行不同的管理。实施药品分类管理，其核心是加强处方药的管理，规范非处方药的管理，减少不合理用药的发生，保证人民用药的安全有效。

- 有利于保证人民用药安全有效。药品分类管理后，部分药品必须凭医师处方才能购买，且在医师指导下使用。
- 有利于医药事业健康发展。推动医疗卫生制度改革，增强人们自我保健、自我药疗意识，促进我国“人人享有初级卫生保健”目标的实现，为医药行业调整产品结构，促进医药工业发展提供良好机遇。
- 有利于逐步与国际通行的药品管理模式接轨。药品分类管理已成为国际上药品管理普遍应用的有效方法。有利于国际间合理用药的学术交流，提高药品管理水平和用药水平。

5.6.2 处方药和非处方药

处方药系指必须凭医师处方方可调配、零售、购买和使用的药品；而非处方药指不需要医师处方即可自行判断、购买和使用的药品。根据药品的安全性，又将非处方药分为甲、乙两类。在国外非处方药称为“柜台药”或“大众药”，英文简称 OTC（over the counter）。

5.6.3 非处方药（OTC）遴选原则

- 应用安全：高度的安全性是遴选非处方药的首要条件，也是区别处方药与非处方药的关键，目的是保证在无医药专业人员的指导和监护下，非处方药消费者也能自行购买和安全使用。
- 疗效确切：非处方药必须疗效确切，而且应当能较迅速起效。
- 质量稳定：这是非处方药遴选原则的必要条件。

● 使用方便：这是非处方药遴选的不可忽略条件。

5.7 药品说明书

5.7.1 概述

药品说明书是药品包装中所附的介绍药品的资料，用以指导药品的应用。一种药物可以制成不同的剂型，而一种剂型由多家药厂生产，包括原研药厂和仿制药厂，其质量可能不一，使用方法也有差异。所以虽然药物名称相同，但由于品牌不一，我们使用药品时，应按该药厂的药品说明书应用。

5.7.2 药品说明书的法律要求

● 药品说明书应包含有关药品的安全性、有效性等基本科学信息。

● 药品每个最小销售单元的包装必须按规定印有或贴有标签并附有说明书。

● 药品说明书应列有以下内容：药品名称（通用名、英文名、汉语拼音）、化学名称、分子式、分子量、结构式（复方制剂、生物制品应注明成分）、性状、药理毒理、药动学、适应证、用法用量、不良反应、禁忌证、注意事项、孕妇及哺乳期妇女用药、儿童用药、药物相互作用和其他类型的相互作用（如烟、酒等）、药物过量（包括症状、急救措施、解毒药）、有效期、储藏、批准文号、生产企业（包括地址及联系电话）等内容。如某一项目尚不清楚，应注明“尚不明确”字样。如明确无影响，应注明“无”。

● 药品生产企业应主动跟踪药品上市后的应用情况，并在必要时提出修改说明书的申请。

● 印刷说明书必须按照统一格式，其内容必须与国家药品监督管理局批准的说明书一致。

● 药品的用法用量除单位含量标示外，还应使用通俗易懂的文字，如：“一次×片”，“一日×次”，“一次×支”，“一日×次”等，以正确指导用药。

● 麻醉药品、精神药品、医疗毒性药品、放射性药品等特殊管理的药品、外用药品和非处方药品，在其中包装、大包装、标签、说明书上必须印有符合规定的标志。

● 对储藏有特殊要求的药品，必须在包装、标签的醒目位置和说明书中注明。

5.7.3 药品说明书的阅读与使用

药品说明书是指导患者用药的根据之一，具有法律效力，用药前正确阅读和理解说明书，是安全用药的前提。

（1）首先要了解药品的名称，正规的说明书印有通用名、商品名（有些产品没有商品名）、英文名、化学名（非处方药物无化学名）。使用者一定要弄清药品的通用名，就可避免重复用药。因为一种药物只有一个通用名，而商品名可有若干个（不同厂家注册的品牌名）。

（2）要明确适应证，有助于患者自我判断自己的疾病是否与适应证相符，以便对症下药。如果自我判断有困难，应请医师或药师给予指导。

（3）用法用量。如饭前、饭后、睡前、一天一次或三次，是口服、外用还是注射，都必须仔细看清楚，按照说明书的规定使用。

（4）特别提示：在阅读说明书时对禁忌证、不良反应、药物相互作用、注意事项等要重视。如有不明之处，也应向医师或药师咨询。

5.8 新药研究

5.8.1 新药的概念

为了对新药进行管理，许多国家都对其含义和范畴作出明确的法律规定。我国《中华人民共和国药品管理法实施条例》规定：“新药，是指未曾在中国境内上市销售的药品”。国家药品监督管理局颁发的《药品注册管理办法》进一步明确规定：“新药申请，是指未曾在中国境内上市销售药品的注册申请。已上市药品改变剂型、改变给药途径的，按照新药管理”。这些规定指明了新药管理范畴。

5.8.2 新药的分类

目前我国将新药分成中药、天然药物和化学药品及生物制品三大部分，又按照各自不同的成熟程度再分类，详见《药品注册管理办法》。新药分类的原则：

（1）新药的类别要从药政管理角度划分，以便于新药的研究和审批，而不完全从药物的药理作用角度考虑。对每类药品都相应规定必须进行的研究项目和审批必须申报的资料。

（2）对每类新药，要求呈报相应类别的资料，必须能够保证该类药品的安全与有效。而不能仅仅为了简化手续或减少人、财、物的消耗而忽视新药研究的质量，进而影响到新药的评价。

（3）属于同一类别的新药，原则上应该具备相似的条件，即它们所需要研究的项目和审批时必须提供的资料是相同的或大部分是相同的。

（4）新药的类别中，尽可能包含各种类的新药，以便于研究者对号入座，正确地执行国家关于新药的规定。

5.9 药品的生产与药品生产质量管理规范

5.9.1 药品生产企业

指生产药品的专营企业或兼营企业。一般来说，药品生产企业同其他商品生产企业一样，都是应用现代科学技术，自主地从事商品生产、经营活动，实行独立核算，具有法人地位的经济实体。按生产的产品大致可分为化学制药厂（原料厂、制剂厂）、中药饮片厂、中药制剂厂、生化制药厂、生物制品厂、医药卫生材料或辅料厂。

5.9.2 药品生产质量管理规范

药品的特殊性决定了药品质量的重要性。为了确保药品的质量，各国经历了从技术规范、条例法规、到制定药典作为本国药品必须达到的质量标准。这种管理模式源于质量管理的检验阶段，属于“事后管理”的范畴。1963年，美国国会颁布法令，要求本国制药企业按《药品生产质量管理规范》（GMP）的规定，实施对药品生产全过程进行监控。继美国制定、实施GMP后，一些工业发达国家和地区纷纷参照美国的条例制定了本国、本地区的GMP。1975年世界卫生组织（WHO）也正式颁布GMP。目前，GMP是药品进入国际医药市场的“准入证”。1982年由当时负责药品行业管理的中国医药工业公司制定了《药品生产管理规范（试行本）》。1985年经修改，由原国家医药管理局作为《药品生产管理规范》推行并颁发。1988年卫生部颁布《药品生产质量管理规范》，以后又经修订，颁布了1992修订版。1998年由原国家药监局进行第二次修订，自1999年8月1日起实施。目前中国正在执行的《药品生产质量管理规范》为1998版。《药品生产质量管理规范》GMP的主要内容：

（1）药品生产管理，分3类，5个方面。依生产文件分为：工艺规程、标准操作规程（SOP）、批生产纪录3类。药品生产管理包括：生产文件管理、物料管理、厂房设施管理、清洁卫生管理和生产过程管理5个方面。

（2）生产质量管理：在药品生产全过程的各个环节都渗透着质量意识，生产质量管理成为GMP的关键部分。它包括了管理部门的职责、质量标准的制定和质量检验。

《药品生产质量管理规范（2010年修订）》历经5年修订，两次公开征求意见后，正式颁布，于2011年3月1日起正式施行。

5.10 药品的市场流通与药品经营质量管理规范

5.10.1 药品市场流通的概念

流通是商品经济条件下社会再生产过程的一个环节。商品流通是以货币形式交换。药品流通从整体来看是药品从生产者转移到患者的活动、体系和过程，包括了药品流、货币流、药品所有权流和药品信息流。药品流通的概念不同于药品买卖，药品市场营销属宏观经济范畴。药品流通有如下几个特点：

（1）药品品种、规格、批次多，库存周转率快。

（2）法律管理严格，实行准入制和全过程质量管理。

（3）技术专业性强，必须由执业药师参与。

（4）价格控制复杂，难度大。

（5）药品促销活动频繁，药品信息易失真。

药品企业以盈利为基础的运行机制以及药品流通秩序混乱问题日益增多，决定了国家与有关部门需要有一套监管办法制止其可能发生的越轨行为。

5.10.2 药品流通监督管理

5.10.2.1 **《药品流通监督管理办法》** 根据《药品管理法》、《药品管理法实施条例》和有关法律、法规的规定，制定《药品流通监督管理办法》。本办法共5章47条，自2007年5月1日起施行。药品生产、经营企业、医疗机构应当对其生产、经营、使用的药品质量负责。药品生产、经营企业在确保药品质量安全的前提下，应当适应现代药品流通发展方向，进行改革和创新。

5.10.2.2 **药品生产企业的销售监督管理**

（1）对药品生产、经营企业销售药品的总要求：药品生产、经营企业对其药品购销行为负责，对其销售人员或设立的办事机构以本企业名义从事的药品购销行为承担法律责任。药品生产、经营企业应当对其购销人员进行药品相关的法律、法规和专业知识培训，建立培训档案。培训档案中应当记录培训时间、地点、内容及接受培训的人员。药品生产、经营企业应当加强对药品销售人员的管理，并对其销售行为作出具体规定。药品生产、经营企业不得在经药品监督管理部门核准地址以外的场所储存或者现货销售药品。

（2）药品生产企业、药品批发企业销售药品时，应当提供下列资料：

- 加盖本企业原印章的《药品生产许可证》或《药品经营许可证》和营业执照的复印件。
- 加盖本企业原印章的销售药品批准证明文件的复印件。
- 销售进口药品应按照国家有关规定提供相关证明文件。

（3）药品生产企业、药品批发企业派出销售人员销售药品的，除本条前款规定的资料外，还应当提供加盖本企业原印章的授权书复印件。授权书原件应当载明授权销售的品种、地域、期限，注明销售人员的身份证号码，并加盖本企业原印章和企业法定代表人印章（或者签名）。销售人员应当出示授权书原件及本人身份证原件，供药品采购方核实。药品生产企业、药品批发企业销售药品时，应当开具标明供货单位名称、药品名称、生产厂商、批号、数量、价格等内容的销售凭证。药品生产、经营企业不得购进和销售医疗机构配制的制剂。药品生产企业只能销售本企业生产的药品，不得销售委托生产或者他人生产的药品。

5.10.2.3 **药品经营企业的监督管理** 未经药品监督管理部门审核同意，药品经营企业不得改变经营方式。药品经营企业应当按照《药品经营许可证》许可的经营范围经营药品。药品零售企业应当按照国家食品药品监督管理局药品分类管理规定的要求，凭处方销售处方药。经营处方药和甲类非处方药的药品零售企业，执业药师或者其他依法经资格认定的药学技术人员不在岗时，应当挂牌告知，并停止销售处方药和甲类非处方药。药品说明书要求低温、冷藏储存的药品，药品生产、经营企业应当按照有关规定，使用低温、冷藏设施设备运输和储存。药品监督管理部门发现药品生产、经营企业违反本条前款规定的，应当立即查封、扣押所涉药品，并依法进行处理。药品生产、经营企业不得以搭售、买药品赠药品、买商品赠药品等方式向公众赠送处方药或者甲类非处方药。药品生产、经营企业不得采用邮售、互联网交易等方式直接向公众销售处方药。药品经营企业不得购进和销售医疗机构配制的制剂。

5.10.2.4 **药品采购的管理**

（1）药品经营企业、医疗机构必须从有药品生产、经营许可证的药品生产、经营企业采购药品。严禁从其他渠道采购药品，中药材除外。乡村个体行医人员和诊所所用药品，应就近从药品经营企业或其他延伸的经营网点采购，无药品经营企业或其他延伸的经营网点的，可经县药品监管部门同意后，委托乡、镇卫生院统一采购，严禁从其他渠道采购药品。乡镇卫生院所需药品或代办采购的药品，必须从具有《药品经营许可证》的药品经营企业采购，严禁从其他渠道采购药品。城镇中的个体行医人员和个体诊所不得设置药房，不得从事药品购销活动。

（2）采购药品必须建有真实、完整的药品购进记录，采购进口药品必须索取进口药品注册证和口岸药检所的进口药品检验报告书复印件，并加盖企业公章以留存备查。

（3）药品经营企业、医疗机构和乡村个体行医人员不得从事下列活动：

- 向无药品生产经营许可证的单位和个人采购药品。
- 从非法药品市场采购药品；采购医疗机构配制的制剂。
- 向药品经营者采购超范围经营的药品。
- 乡村个体行医人员和乡镇卫生院违反规定向其他驱动采购药品。
- 法律、法规禁止的其他情况。

药品生产、经营企业违反上述规定的，按照药品管理法第 73 条无证生产、经营药品或 80 条、82 条违反许可证管理规定处罚。

5.10.3 药品经营质量管理规范

《药品经营质量管理规范》（GSP）是药品经营质量管理的基本准则，适用于中华人民共和国境内经营药品的专营或兼营企业。GSP 的基本精神是：药品经营企业应在药品的购进、储运和销售等环节实行质量管理，建立包括组织结构、职责制度、过程管理和设施设备等方面的质量体系，并使之有效运行，是药品生产质量管理的延续。药品经营质量管理主要抓 5 大环节：进货、验收、保管养护、销售、售后服务。管理的目的是：控制和保证出厂的药品安全性、有效性、稳定性不发生改变。同时防止假、劣药品流入经销渠道。GSP 的基本特点是：

（1）条款只要求目标，各单位根据自己的实际情况制订措施方可落实。

（2）GSP 是有时效性的，需定期或不定期进行修改，使药品经营的质量不断得到提高。

GSP“实施细则”使用范围与 GSP 相同，是对 GSP 部分条款的具体说明。

5.11 医疗机构制剂的生产与使用

5.11.1 概述

医疗机构制剂是指医疗机构根据本单位临床需要、经过批准而配制的、供本单位使用的、固定处方制剂。医院制剂补充了某些临床需要的、市场供应不足的品种，故一直沿用至今。医院制剂不是临时配方，它批量生产，品种、剂型繁多，像一个小型药厂，但其环境、设备较差，质量难以控制。1984 年卫生部根据《药品管理法》的有关规定，对医疗机构配制制剂实行《制剂许可证》制度。限制配制大输液，对部分品种规定审批程序，并组织编写《医院制剂规范》。随着国家食品药品监督管理局颁布《医疗机构制剂质量管理规范》的施行，医疗机构制剂的质量得到了进一步的提高。

5.11.2 医疗机构制剂的生产

《药品管理法》第 23～25 条规定：医疗机构配制制剂，须经所在地省、自治区、直辖市人民政府卫生行政部门审核同意，由省、自治区、直辖市人民政府药品监督管理部门批准，发给《医疗机构制剂许可证》。无此证者不得配制制剂。《医疗机构制剂许可证》应当标明有效期，到期重新审核发证。医疗机构配制制剂必须具有能够保证制剂质量的设施、检验仪器和卫生条件。医疗机构配制的制剂应当是本单位临床需要而市场上没有供应的品种，并经所在的省、自治区、直辖市人民政府药品监督管理部门批准后方可配制。配制的制剂必须按规定进行质量检验，合格后方可供临床使用。《药品管理法》及《药品管理法实施条例》对医疗机构配制制剂作出明确规定：一是实行医疗机构制剂许可证制度；二是医疗机构配制制剂施行注册管理制度。SFDA 于 2001 年 3 月 13 日发布了《医疗机构制剂质量管理规范》，对验收发证工作有了明确依据。2005 年先后颁布了《医疗机构制剂配制监督管理办法》（试行）和《医疗机构制剂注册管理办法》（试行）。

5.11.3　医疗机构制剂的使用

《药品管理法》规定，医疗机构制剂必须按规定进行质量检验。合格的凭医师处方在本医疗机构使用。特殊情况下，经国务院或省、自治区、直辖市人民政府药品监督管理部门批准，医疗机构配制的制剂可以在指定的医疗机构之间调剂使用。但医疗机构配制的制剂不得在市场销售。

赵志刚　娄友群

参考文献

[1] 中华人民共和国药品管理法. 2001 版.

[2] 中华人民共和国药品管理法实施条例. 2002 版.

[3] 药品流通监督管理办法. 2007 版.

[4] 药品经营质量管理规范. (GSP) 2000 版.

[5] 医疗机构制剂质量管理规范. 2001 版.

[6] 医疗机构制剂注册管理办法. (试行) 2005 版.

[7] 药物临床试验质量管理规范. (GCP) 2003 版.

[8] 药品注册管理办法. 2007 版.

[9] 吴蓬，杨世民. 药事管理学. 4 版. 北京：人民卫生出版社，1993：22-36，91-99，145-160，296-310，345-346.

[10] 刘兰茹，兰恭赞. 谈药品的属性和分类，中国药事，2008，22 (2)：96-98.

[11] 中华人民共和国药典. 2010 版.

[12] 药品生产质量管理规范. (2010 年修订).

与调剂业务相关的药事法规 6

药品是人类用于预防、治疗、诊断疾病的特殊商品，对药品实施法制化的有效监管，关系到广大消费者的用药安全，关系到公众生命健康权益的维护和保障。中国政府一贯高度重视药品安全监管，多年来以强化药品安全监管、保障公众用药安全为目标，逐步建立健全药品安全监管体制与法制，不断完善药品供应体系，稳步提高药品质量安全保障水平，积极维护公众用药权益，努力提高公众的健康水平。

依法管药是依法治国的重要内容和组成部分，可确保人民用药安全、有效、经济、及时、方便，更好地为人民的健康服务；可促进医院提高服务水平和质量，降低服务费用，改善服务态度，转变服务观念，增进服务效益，建立和谐的医患关系；可确保医院药学人员严格执行法规要求，按照法规要求购药、储药、销售药、用药；使医院药学人员不断增强法律意识，廉洁自律，有效预防商业贿赂等不法行为。本章简要叙述与调剂业务相关的药事法规。

6.1 概 述

法是由一定社会物质生活条件决定的掌握国家政权的阶级共同利益和意志的体现，它是由国家制定或认可并由国家强制力保证实施的行为规范体系及其实施所形成的法律关系和法律秩序的总和，其目的在于维护和发展有利于统治阶级的社会关系和社会秩序。目前，广义的法指一切国家机关依照法定权限和程序制定的规范性法律文件。狭义的法专指由全国人民代表大会及其常务委员会制定的规范性法律文件。

“药事”是具有久远历史的一个专业用词。在我国，“药事”可定义为：药事是指与药品的安全、有效和经济、合理、方便、及时使用相关的药品研究与开发、制造、采购、储藏、营销、运输、交易中介、服务、使用等活动，包括与药品价格、药品储备、医疗保险有关的活动。

药事法规是药品质量监督管理法律、规范的总称。即指由国家制定或认可，并由国家强制力保证实施，具有普遍效力和严格程序的行为规范体系，是调整和保护公民在药事活动中，为维护人体健康生命权益而形成的各种社会关系的法律规范的总和。药事法规是诸多法律规范中的一种类型，与其他法律规范一样，是由一定物质生活条件所决定的。具有规范性、国家意志性、国家强制性、普遍性、程序性。从根本上说，药事管理法规决定于我国医药行业的发展水平和现状。药事法规有广义和狭义之分。广义的药事法规，不仅包括《药品管理法》，还包括被授权的其他国家机关制定颁布的从属于药事法律，并在其所辖范围内普遍有效的药事法规和规章，以及宪法和其他规范性法律文件中涉及药事法规的内容。狭义的药事法规，是指由全国人民代表大会常务委员会制定的药品管理法。目前我们通说的“药事法规”为业内俗称，实质上应该为“药事法”。

6.2 中国药品管理体制

多年来，中国政府不断建立健全药品安全监管体制，完善药品安全监管技术支撑体系和药品安全监管法律法规体系，为药品安全监管提供体制和法制保障。

1998年中国组建了国家药品监督管理局，并于2003年成立国家食品药品监督管理局(SFDA)，负责对药品（包括中药材、中药饮片、中成药、化学原料药及其制剂、抗生素、生化药品、放射性药品、血清、疫苗、血液制品和诊断药品等）以及医疗器械的研究、生产、流通、使用进行行政监督和技术监督。对食品进行综合监督、组织重大案件的查处。目前，中国已建成了中央政府统一领导、省以下由地方政府分级管理，业务上接受上级主管部门和同级卫生部门的指导与监督；省级食品药品监督管理机构作为省政府的工作机构，由同级卫生部门管理的药品监管体系。

国家不断加大药品安全监管的财政投入，重点提高药品安全检验、检测能力和水平，为药品安全监管工作提供技术支撑。国家级药品技术监督机构主要包括：国家食品药品监督管理局下属的中国食品药品检定研究院、国家药典委员会、药品审评中心、药品认证管理中心、国家中药品种保护审评委员会办公室（国家食品药品监督管理局保健食品审评中心）、药品评价中心（国家药品不良反应监测中心）、医疗器械技术审评中心等。

6.3 《中华人民共和国药品管理法》解读与释义

药品管理法的宗旨是为了加强药品监督管理，保证药品质量，保障人体用药安全，维护人民身体健康和用药的合法权益。我国自1985年7月1日实施《药品管理法》，现行的《药品管理法》由中华人民共和国第九届全国人民代表大会常务委员会第二十次会议于2001年2月28日修订通过，自2001年12月1日起施行。2002年8月4日中华人民共和国国务院令公布《中华人民共和国药品管理法实施条例》，自2002年9月15日起施行。

6.3.1 《中华人民共和国药品管理法》立法和修订背景

《中华人民共和国药品管理法》是专门规范药品研制、生产、经营、使用和监督管理的法律。原《药品管理法》自1985年7月1日起实施以来，对于保证药品的质量，保障人民用药安全、有效，打击制售假药、劣药，发挥了重要作用。

随着我国改革的不断深化，对外开放的逐步扩大，药品的监督管理工作中出现了一些新情况、新问题。主要表现在以下方面：

- 实践中一些行之有效的药品监督管理制度在原法中未作规定；
- 原法对违法行为规定的处罚过轻，措施不力，不足以打击制售假药、劣药等违法行为；
- 药品管理体制和执法主体发生变化。上述情况使得1985年的药品管理法的有些规定不能完全适应现实的需要。因此，迫切需要修改、完善药品管理法。修订的主要内容包括：统一药品标准，取消了地方标准；加重了生产、销售假劣药品的法律责任；将药品生产、经营质量管理规范作为法定要求予以明确。

6.3.2 关于药品的界定

《药品管理法》将药品定义为：药品是指用于预防、治疗、诊断人的疾病，有目的地调节人的生理机能并规定有适应证或者功能主治、用法和用量的物质，包括中药材、中药饮片、中成药、化学原料药及其制剂、抗生素、生化药品、放射性药品、血清、疫苗、血液制品和诊断药品等。

药品的定义包括几方面含义：首先，药品的用途是预防疾病、治疗疾病、诊断疾病；第二，药品的作用以人体为对象，调节人的生理机能；第三是药品的来源，包括天然性的和人工合成的。应注意的是，在药品管理法中，药品是作为一种特殊商品而存在的，不同于药物。

6.3.3 关于医疗机构的药剂管理

医疗机构的药剂管理是指根据临床需要采购药品、自制制剂、储存药品、分发药品、进行药品的质量管理、经济管理和临床使用管理。目前，我国医疗机构的医疗工作中，使用药物诊断及防治疾病仍占很大比重。药费收入占医疗机构总收入的40%～70%。因此加强医疗机构的药剂管理对提高药品质量和医疗质量均产生极为重要的影响。

《药品管理法》对医疗机构药剂管理的4个主要方面进行了规定：

- 从事医疗机构药学技术工作的人员规定。
- 医疗机构制剂许可证的审批、品种审批及使用管理。
- 采购及保存药品管理的规定。
- 调配处方规定。

6.3.4 关于医疗机构配备药学技术人员的规定

药品管理法第二十二条规定，医疗机构必须配备依法经过资格认定的药学技术人员。非药学技术人员不得直接从事药学技术工作。

药学技术工作在医疗机构中占有重要的地位。医疗机构药学技术工作包括药品的储存与供应、药品调剂与制剂、药品质量监督与控制、临床药学服务、药学情报管理等，这些工作具有很强的技术性，其核心是保证药品质量和提高医疗质量，保障患者用药安全、有效。没有受过药学专业知识培训的人是不可能胜任医院药学技术工作的，也就谈不上保证药品质量、保障群众用药安全有效。因此，医疗机构必须配备药学技术人员。

医疗机构配备药学技术人员有很久的历史。我国东汉以后设置的专为皇帝服务的医疗机构中，就有司药的专职人员。13世纪，欧洲的一些医院逐渐脱离宗教控制，医疗业务不断发展，药学职业从医学职业中分离出来，药剂师要用誓言保证制备药品的原料可靠、技术熟练、质量均匀。20世纪20～40年代，化学药物逐渐增多，临床医学日益发展，医学生已不可能花费许多时间来学习掌握药物治疗中越来越多的化学药物知识，医疗机构药学技术人员的作用日渐显现。美国50年代出现的药师和70年代后出现的临床药师均是为医疗机构药剂工作配备，并规定临床药师必须经过临床药学教育获Pharm.D学位后才能担任。美国、日本及欧洲一些发达国家，医院药房里药师比例较大，如美国1993年有社会医院5342家，医院药师4万余人，主要从事临床药学工作；东京大学附属医院药房，药师占药房人员总数的74%。各国还制定了多种法律法规规范医疗机构药学技术人员的工作，并对药学技术人员实行资格准入制度。美国在70年代开展了医疗机构药房实践标准化运动，先后制订了30多种医院药房业务工作指南性文件，制订了“医院药师能力要求”的指南，对药师的基础知识、工作技能及继续教育均作了详细规定。

药品管理法规定“医疗机构必须配备依法经过资格认定的药学技术人员”，与我国职称制度改革相一致。20世纪80年代初期，我国实行改革开放不久，药学教育工作刚刚走上正轨，药学技术人员数量很少，药学技术人员的资格认定制度刚刚起步；高水平的药学技术人员十分缺乏。经过近三十年的发展，我国药学技术人员数量有很大增加（据2009年中国卫生年鉴统计，全国医疗机构共有药学技术人员约34万人），建立了一整套药学技术职称评定的制度和程序，还建立了执业药师资格制度，药学技术人员的整体素质有较大提高。“医疗机构必须配备依法经过资格认定的药学技术人员”，突出强调了医疗机构药学技术人员不仅需要必要的专业知识，更需要一定的技术技能、实践经验和真才实学，并经一定程序认定。“依法经过资格认定”是指国家正式大专院校毕业及以上并经过国家有关部门考试考核合格后获取了专业技术职务证书的药学技术人员。

依照本法规定，医疗机构应由药学技术人员直接从事药学技术工作，包括调剂、制剂、采购、分发、保管等。随着医疗机构功能作用的变化，药学技术工作将由保证临床供应向临床实践和直接为患者服务转变，如开展药学监护、临床用药咨询、药物不良反应监测、药师审查处方、干预不合理用药、处方点评等，医疗机构药学技术人员的重要性将日加突出。非药学技术人员未经过药学专业知识系统学习和上岗培训，且不具备相应技术资格和执业资格，只能从事一些辅助工作，如财会、划价、消毒等，不能直接从事药学技术工作。

6.3.5 对于医疗机构制剂的特定要求

药品管理法根据医疗机构配制制剂的特点确定了以下特定规则：

- 必须配备经过资格认定的药学技术人员，非药学技术人员不得直接从事药学技术工作；
- 医疗机构配制制剂，应当是为本单位临床需要而市场上没有供应的品种并须经批准；
- 配制的制剂必须经质量检验，合格的凭医师处方在医疗机构使用，特殊情况下，经批准可以在指定的医疗机构之间调剂使用；
- 医疗机构配制的制剂，不得在市场销售。
- SFDA 发布的《医疗机构制剂注册管理办法（试行）》规定医疗机构制剂，是指医疗机构根据本单位临床需要经批准而配制、自用的固定处方制剂。医疗机构配制的制剂，应当是市场上没有供应的品种。医疗机构配制制剂应当遵守《医疗机构制剂配制质量管理规范》。

6.3.6 关于药物临床试验

药物临床试验包括在国内未生产过的药品和已经 SFDA 批准上市后的扩大安全性试验，包括化学药品、中药和生物制品。药物的临床试验（包括生物等效性试验），必须经过国家食品药品监督管理局批准，且必须执行《药物临床试验质量管理规范》（GCP）；临床试验必须在具有药物临床试验资质的医疗机构的临床科室中，由取得 GCP 培训证书的医师进行。药物临床试验属于医疗行为，试验药品及相关药品的管理、处方、发药除常规医疗的要求之外还要求药师严格按照随机号发放药品、规范试验药物与受试者一一对应的发药记录等，药物临床试验的全过程必须严格遵循 GCP 及国家有关部门的相关要求。临床试验分为Ⅰ、Ⅱ、Ⅲ、Ⅳ期。

Ⅰ期临床试验：初步的临床药理学及人体安全性评价试验。观察人体对于新药的耐受程度和药动学，为制订给药方案提供依据。

Ⅱ期临床试验：治疗作用初步评价阶段。其目的是初步评价药物对目标适应证患者的治疗作用和安全性，也包括为Ⅲ期临床试验研究设计和给药剂量方案的确定提供依据。此阶段的研究设计可以根据具体的研究目的，采用多种形式，包括随机盲法对照临床试验。

Ⅲ期临床试验：治疗作用确证阶段。其目的是进一步验证药物对目标适应证患者的治疗作用和安全性，评价利益与风险关系，最终为药物注册申请的审查提供充分的依据。试验一般应为具有足够样本量的随机盲法对照试验。

Ⅳ期临床试验：新药上市后应用研究阶段。其目的是考察在广泛使用条件下的药物的疗效和不良反应，评价在普通或者特殊人群中使用的利益与风险关系以及改进给药剂量等。

生物等效性试验，是指用生物利用度研究的方法，以药动学参数为指标，比较同一种药物的相同或者不同剂型的制剂，在相同的试验条件下，其活性成分吸收程度和速度有无统计学差异的人体试验。

6.3.7 关于药品批准文号

药品生产企业在生产每一种药品之前，必须依法申请，经过批准，取得该药品的生产批准文号方可生产，这是对药品生产资格的许可。药品管理法规定，生产新药或者已有国家标准的药品，需经国务院药品监督管理部门批准，并发给药品批准文号；生产没有实施批准文号管理的中药材和中药饮片除外。

药品批准文号的格式为：国药准字 H（Z、S、J）＋4 位年号＋4 位顺序号，其中 H 代表化学药品，Z 代表中药，S 代表生物制品，J 代表进口药品分包装。

《进口药品注册证》证号的格式为：H（Z、S）＋4 位年号＋4 位顺序号；《医药产品注册证》证号的格式为：H（Z、S）C＋4 位年号＋4 位顺序号，其中 H 代表化学药品，Z 代表中药，S 代表生物制品。对于境内分包装用大包装规格的注册证，其证号在原注册证号前加字母 B。

新药证书号的格式为：国药证字 H（Z、S）＋4 位年号＋4 位顺序号，其中 H 代表化学药品，Z 代表中药，S 代表生物制品。

6.3.8 关于药品标准

药品必须符合国家药品标准。药品标准是国家强制标准，体现国家重视保障人体健康，人身安全的要求，不符合标准的药品，禁止生产、销售和进口，在这方面，标准化管理和药品管理是一致的。中药饮片在法律中另有规定则从其规定。国家药品标准的颁布有两种法定形式，即由国务院药品监督管理部门以颁布《中华人民共和国药典》的形式和颁布药品标准的形式。

国家药典委员会由国务院药品监督管理部门组织，其职权是负责国家药品标准的制定和修订。这是一项法定的职权，是其他组织所不能代替的。标定国家药品标准品、对照品的法定机构是国务院药品监督部门的药品检验机构，规定保证了控制药品质量的有关事项规范化，依法实施。

6.3.9 医疗机构药品进货检查验收制度

药品管理法规定“医疗机构购进药品，必须建立并执行进货检查验收制度，验明药品合格证明和其他标识；不符合规定要求的，不得购进和使用”。

医疗机构必须建立和执行检查验收制度。医疗机构使用的药品由两部分组成，一部分是从市场上购进的药品，另一部分是本医院的自制制剂。医院使用的药品，绝大部分是从市场上购进、由制药企业生产的品种。市场上流通的药品，主要是通过医疗机构提供给患者使用，医疗机构是最大的药品使用部门。目前，医院购进药品是根据临床医疗需要，经医院药事管理与药物治疗学委员会审批后在市场上采购的，基层医疗机构则统一使用国家基本药物。虽然在全国均建立了以省为单位的药品招标采购制度，但是，由于目前药品生产企业和经营企业总量太多，竞争激烈，还有不法药品集贸市场的存在，假劣药品屡禁不止。因此，医疗机构在购进药品时，对药品进行验收和检查，是保证药品安全有效的最后一关，对于保障临床用药质量，保证药品安全有效，维护患者的合法权益是非常必要的。建立和执行购进药品检查验收制度，是医疗机构的一项法律义务，也是保证患者使用合格药品的一项职责。

医疗机构购进药品检查验收具体要做好以下几个方面工作：

- 选择合法的购药渠道：医疗机构要选择具有《药品生产许可证》的生产企业，或者具有《药品经营企业许可证》的经营企业作为自己的供应商，除此之外的一些非法来源的药品要予以拒绝。选择合法的、信誉好的药品供应商，在发生药品质量事故时医疗机构可以顺利实现追索赔偿，药品监督管理部门可以追究到造成药品质量事故最终责任者。反之，如果从非法的渠道购进药品，哪怕是购进质量合格的药品，都要被追究法律责任。
- 验明药品合格证明：合格的药品首先必须合法。按照《药品管理法》的规定，合法的药品必须是具有省级药品监督管理部门核发的《药品生产许可证》生产的，具体品种必须获得国家药品批准文号，获得国家药品监督管理局的“GMP”认证证书。其次要有质量检验合格证明。药品出厂必须批批检验，医疗机构购进时要索取生产企业的质检合格报告书或合格证，或者生产企业所在地的药检所的药品检验报告书。如是进口药品，要验明和核实进口药品注册证和口岸检验报告书。
- 验明药品其他标识：即对药品的包装、说明书和外观性状进行检查。检查药品包装是否适合药品的运输和储存，有无破损，检查最小包装单位是否印有或附有说明书；对照药品质量标准，检查药品名称是否和标准一致，说明书用法、用量，特别是禁忌和不良反应是否详细、准确标明；药品的外观、性状有无异常。进口药品还要有中文包装和说明书，特殊药品还要有特殊药品标识。
- 验收不合格的，不得使用：所指的不合格是一种广义上的不合格，它不仅指内在质量不符合药品质量标准，而且包括不符合国家相关的其他规定。发现不合格的，应当拒收入库。发现药品有重大质量问题的或是可疑药品的，要向当地药品监督管理部门报告或送当地药检所检验。

6.3.10 药品包装的管理

直接接触药品的包装材料和容器，《药品管理法》规定必须符合药用要求，符合保障人体健康、安全的标准，并由药品监督管理部门在审批药品时一并审批。这项规定是将药品与直接包材紧密联系在一起，有同样的药用要求，但毕竟药品包装并不是药品本身，它们有不同的作用。药品监督管理部门审批药品包装是从属于药品审批的，并不等于审批药品，对药品包装的要求突出符合保障人体健康、安全的标准（不是直接接触的则未要求须经批准）。对不合格的直接接触药品的包装材料和容器，由药品监督管理部门责令停止使用。详见第 10 章　药品包装与药袋、药签。

6.3.11　药品价格的管理

虽然我国已有价格法，但药品价格管理一直是社会公众关注的焦点。因此，在药品管理法中对于药价管理进行了有针对性的规定，包括六个方面：药品定价的基本规定、价格执行和定价资料的申报、市场调节价的实施、实施药价监测、保护用药者权利并受其监督、禁止非法的行销手段。总之，药品定价要遵循公平合理、诚实信用、质价相符的原则，保证患者应有的利益。卫生部还规定医疗机构应当向患者提供所用药品的价格清单，加强合理用药的管理。也就是说，患者对于所接受的服务及所接受的药品享有知情权，医疗机构应当在加强对本医疗机构合理用药管理的基础上，向患者公示药品价格，接受社会监督。

6.3.12　国家药品不良反应报告制度

药品不良反应（adverse drug reactions，ADR），是指合格药品在正常用法用量下出现的与用药目的无关的或意外的有害反应（这里排除了假药、劣药和有益滥用造成的损害）。《药品管理法》规定，国家实行药品不良反应报告制度。药品生产企业、药品经营企业和医疗机构必须经常考察本单位所生产、经营、使用的药品质量、疗效和反应。发现可能与用药有关的严重不良反应，必须及时向当地省、自治区、直辖市人民政府药品监督管理部门和卫生行政部门报告。这是一项保证药品质量，保障用药安全的法定制度。

药品不良反应监测和报告制度的建立，可为评价、清理、改进或者淘汰药品提供重要的科学依据，也是维护人民用药安全的一项切实可行的重要措施。药品不良反应报告制度也是国际上一项通行的科学、规范的制度，大多数国家均采用自愿报告制度。

6.3.13　关于药品储藏条件

药品管理法第二十八条规定，医疗机构必须制订和执行药品保管制度，采取必要的冷藏、防冻、防潮、防虫、防鼠等措施，保证药品质量。

药品质量是一个动态管理过程，药品生产、包装、检验、存储、运输、使用的每个环节都必须按照法律法规、规章制度、操作规程进行管理，任何一个环节管理出现问题，都有可能影响药品的质量。医疗机构在医疗工作中需要有一定的药品库存量以备用，同生产企业、经营企业一样，应该建立切实可行的存储保管制度并认真实施，确保药品使用全过程均质量合格。因此，在药品管理法的框架下，卫生部在《医疗机构药事管理规定》中对医院药品储存条件进行了具体规定，要求医疗机构应当制定和执行药品保管制度，定期对库存药品进行养护与质量检查。药品库的仓储条件和管理应符合药品采购供应质量管理规范的有关规定。卫生部还在《二、三级医院药学部门设置基本标准》中对药库和调剂室的面积和条件进行了规定。

《中国药典》（2010 版）有关药品储藏术语的含义：

- 遮光：指用不透光的容器包装，如棕色容器或黑纸包裹的无色透明、半透明容器。
- 密闭：指将容器密闭，以防尘土及异物进入。
- 密封：指将容器密封，以防风化、吸潮、挥发或异物进入。
- 熔封或严封：指将容器熔封存或用适宜材料严封，以防空气与水分的侵入并防止污染。
- 阴凉处：指不超过 20℃。
- 凉暗处：指避光并不超过 20℃。
- 冷处：指 2～10℃。
- 常温：指 10～30℃。

总之，药品的妥善保管和储存，是保证药品质量，保障患者用药安全有效的重要措施。医疗机构应根据所保管药品的具体情况，配置相应的设备条件，如麻醉药品和一类精神药品库、低温库、阴凉库等，药品保管制度还包括药品入库的质量验收制度、药品在库的保管养护制度、药品出库的复核制度、药品保管人员的岗位责任制度等。

6.3.14　对麻醉药品、精神药品、医疗用毒性药品、放射性药品实行特殊管理

药品管理法规定，国家对麻醉药品、精神药品、医疗用毒性药品、放射性药品，实行特殊管理。管理办法由国务院制定。

“麻醉药品”，是指连续使用后易产生生理依

赖性、能成瘾癖的药品。包括：阿片类、可卡因类、大麻类、合成麻醉药类及国务院有关主管部门规定的其他易成瘾癖的药品、药用原植物及其制剂。“精神药品”，是指直接作用于中枢神经系统，使之兴奋或抑制，连续使用能产生依赖性的药品。“医疗用毒性药品”，系指毒性剧烈，治疗剂量与中毒剂量相近，使用不当会致人中毒或死亡的药品。“放射性药品”，是指用于临床诊断或者治疗的放射性核素制剂或者其标记药物。鉴于这四类药品的特殊性，需要对其生产、销售、进出口和使用实行更为严格的监督管理，并授权国务院制定对这四类药品的具体管理办法。

国务院1987年11月发布了《麻醉药品管理办法》，1988年12月发布了《精神药品管理办法》和《医疗用毒性药品管理办法》，1989年1月发布了《放射性药品管理办法》。国务院在这四部行政法规中，分别对麻醉药品、精神药品、医疗用毒性药品及放射性药品的生产、运输、采购、销售、进口、出口、使用以及违反规定的处罚作了具体规定。2005年11月，国务院对麻醉药品和精神药品进行了修订，发布了《麻醉药品和精神药品管理条例》。为了配合麻醉药品、精神药品规范化管理使用，2007年1月，卫生部发布了《麻醉药品临床应用指导原则》、《精神药品临床应用指导原则》，对麻醉药品、精神药品的临床使用进行规范。

6.3.15 处方药与非处方药分类管理

药品管理法第三十七条规定，国家对药品实行处方药与非处方药分类管理制度。具体办法由国务院制定。

“处方药”，是指必须凭具有处方资格的医师开具的处方，方可调配、购买和使用，并须在医务人员指导和监控下使用的药品。而“非处方药”（OTC，Over The Counter）是指消费者可不经医师处方自行购买和使用的药品。目前，处方药与非处方药分类管理制度已成为国际上通行的药品监督管理模式。我国借鉴国际上药品监督管理的先进经验，在1997年1月15日印发的《中共中央、国务院关于卫生改革与发展的决定》中明确提出，要建立并完善处方药和非处方药分类管理制度。本条规定则以法律的形式，确立了国家实行处方药与非处方药分类管理的制度。

对处方药和非处方药实行分类管理，涉及对药品的审批、已生产药品的再评价、药品不良反应监测、药品的包装、标签、使用说明书和药品的销售管理、广告管理、价格管理、处方管理等药品监督管理的各个方面，OTC的说明书与处方药的说明书是不同的，OTC说明书是给患者的，应通俗易懂，而处方药的说明书是提供给医务人员的，强调科学、规范。

6.3.16 关于直接接触药品的工作人员健康体检

药品管理法第五十一条规定，药品生产企业、药品经营企业和医疗机构直接接触药品的工作人员，必须每年进行健康检查。患有传染病或者其他可能污染药品疾病的，不得从事直接接触药品的工作。《医疗机构药事管理规定》规定，医疗机构直接接触药品的药学人员，应当每年进行健康检查。患有传染病或者其他可能污染药品的疾病的，不得从事直接接触药品的工作。

因为药品是直接关系人体健康的特殊商品，在生产、经营、使用的过程中容易受到各种污染，除了在生产设备、环境、药品包装等方面保证药品不受污染外，还要特别防止由于直接接触药品的工作人员导致的生物污染。如果经检查发现患有传染病或者其他可能污染药品疾病的，不得从事直接接触药品的工作。这里讲的传染病，包括《中华人民共和国传染病防治法》中规定的甲类、乙类及丙类传染病。其他可能污染药品的疾病，主要是指身体表面的一些疾病，如皮肤病以及身体表面有伤口等。有以上情况的工作人员，均不得从事直接接触药品的工作。

6.4 处方管理办法

2004年8月，卫生部颁布了《处方管理办法》（试行），2007年5月1日实施修订的《处方管理办法》以部长令的形式颁发，共八章六十三条。新修订的《处方管理办法》增加了下列内容：一是规定医疗机构应当根据本机构性质、功能、任务，制定药品处方集，即每个医疗机构要制定处方的规范和指南。二是规定医疗机构应当按照经药品监督管理部门批准并公布的药品通用名称购进药品。同一通用名称药品的品种，注射剂型和口服剂型各不得超过2种，处方组成类同的复方制剂1～2种。三是对医师处方应用药名作出明确规定。医师开具处方应当使用经药品监督管理部门批准并公布的药品通用名称、新活性化合物的专利药品名称和复方制剂药品名称。医师开具院内制剂处方时应当使用经省级卫生行政部门审核、药品监督管理部门批准的名称。四是要求医疗机构应当建立处方点评制度，填写处方评价表（附件2），对处方实施动态监测及超常预警，登记并通报不合理处方，对不合理用药及时予以干预。

6.4.1 《处方管理办法》的制定背景、依据和适用范围

处方是医疗工作中最常用、最重要的医疗文书，需要以法规的形式进行确定。卫生部1982年制定了《处方制度》，对医疗机构的医师处方书写进行规范，直至2004年，卫生部的《处方制度》均未做修改。这期间，中国经历了改革开放的飞速发展，无论是药品生产水平还是医疗服务水平均取得了巨大进步，医疗机构的合理用药问题也引起了全社会的关注。2002年3月，卫生部决定将《处方制度》提升为法规性文件《处方管理办法》，并于2004年8月颁布实施《处方管理办法》（试行）。《处方管理办法》共64条，特别对处方开具、药品调剂、保护患者用药安全、促进临床合理用药进行了明确、具体的规定，在医疗界普遍反映较好，认为切合实际，可操作性较强。2006年年初，全国人大和全国政协开会期间，两会代表和委员对医药市场无序竞争，一药多名、多家制药企业低水平重复生产状况给予高度关注，要求国家有关部门下大力整治。卫生部从医疗机构和医务人员自身建设、加强自律，加强医疗机构药品采购、使用、管理和对不合理用药监控的角度出发，在深入调研、反复论证的基础上，制定了《处方管理办法》（简称《办法》，下同）（卫生部令第53号），自2007年5月1日起施行。与以往的《处方制度》和《处方管理办法》（试行）不同的是，《办法》是以部长令的方式颁布的法规性文件，规定了医师、药师和医疗机构对应的法律责任。

《办法》的宗旨是“规范处方管理，提高处方质量，促进合理用药，保障医疗安全”。制定《办法》的最终目的是促进安全、有效、经济用药，即合理用药，保护患者的用药安全和利益，充分、合理使用有限的医药卫生资源。现实情况下，实施《办法》的主要意义为：

- 规范处方开具、调剂、使用和管理，提高处方质量和规范性。
- 规范与发挥医师、药师在促进合理用药方面的专业作用，提高药物治疗水平和医疗质量。
- 推广采用通用药品名开具处方的国际规则，防止重复用药，减少用药错误；推动医疗机构和医务人员的自律，抵制商业贿赂，有利于整治目前不规范的医药市场。

6.4.2 关于处方和处方审查

处方是患者用药凭证的医疗文书，具有法律效力。包括医疗机构门（急）诊处方和病区用药医嘱单，处方具有法律性、技术性和经济性属性。法律性是指处方与病历一样是具有法律效力的医疗文书。所以医师处方应正确、清晰、完整；药师要认真审查处方的适宜性并对患者进行详细、明确的用药交代。处方一旦形成并完成调剂后就不得修改，处方要按规定的时限妥善保存备查，以示处方法律效力方面的严肃性。处方的技术性是指医师在诊疗过程中对患者实施药物治疗的具体方案是通过处方实现的。因此，医师为患者开具的处方应该是充分考虑该患者疾病情况的基础上选择的、遵循患者所患疾病的治疗指南原则的、其有效性、安全性得到肯定的药物治疗方案，这样的方案处方必须经由具有处方权的医师开具，专科用药应由专科医师开具，其他人无权处方。处方的经济性是指处方也是药品收费的依据，是财会人员进行药品账目结算和经济核算的凭证。

住院用药医嘱单是指患者住院期间的长期或临时用药医嘱单，门（急）诊处方和病区用药医嘱单的项目、内容要求是一致的。药师调配住院用药医嘱单的要求也与调配门诊处方相同，应一人一方，由病区药房的药师逐一“四查十对”后调配、摆发药品。《医疗机构药事管理规定》要求药学专业技术人员应当严格按照《药品管理法》、《处方管理办法》、《药品调剂质量管理规范》等有关法律、法规、规章制度和技术操作规

程，认真审核处方或者用药医嘱，经适宜性审核后调剂配发药品。发出药品时应当告知用法用量和注意事项，指导患者安全用药。医疗机构门（急）诊药品调剂室应实行大窗口或者柜台式发药。住院（病房）药品调剂室对注射剂按日剂量配发，对口服制剂药品实行单剂量调剂配发。

在《办法》中，明确了药师应当对处方用药适宜性进行审核，审核内容包括：规定必须皮试的药品，处方医师是否注明过敏试验及结果的判定；处方用药与临床诊断的相符性；剂量用法的正确性；选用剂型与给药途径的合理性；是否有重复给药现象；是否有潜在临床意义的药物相互作用和配伍禁忌以及其他用药不适宜的情况。《办法》规定药师审核处方的目的是通过药师审核处方的适宜性防止用药错误、减少用药不当，促进合理用药，维护患者的用药安全。药师要针对每一位患者的每一次用药进行适宜性审核，特别是不适当的药物配伍、注射剂的溶媒和剂量选择是否正确、适宜等，因为药师具有这些领域的专业特长，这是其他医务人员不具备的。

在医疗机构的药物治疗流程中，如果需要护士转抄用药医嘱，需在医院管理制度和流程中进行明确要求，对转抄用药医嘱者进行资质准入，明确责任，保障患者用药安全，防止错误。

随着信息技术的发展，很多医疗机构已经使用了无纸化办公技术，电子病历、电子处方应运而生。由于电子文件在医疗服务中的地位尚未得到法律全面认可，所以医师利用计算机开具、传递普通处方时，应当同时打印出纸质处方，其格式与手写处方一致；打印的纸质处方经签名或者加盖签章后有效。麻醉药品和第一类精神药品处方需手写。

6.4.3 关于医师、药师在医疗机构签名留样或者专用签章备案的要求

《办法》规定，医师应当在注册的医疗机构签名留样或者专用签章备案后，方可开具处方。处方医师的签名式样和专用签章应当与院内药学部门留样备查的式样相一致，不得任意改动，否则应当重新登记备案。药师在执业的医疗机构取得处方调剂资格，签名或者专用签章式样应当在本机构留样备查。

对于这项要求可理解为：本医疗机构内每位具有处方权的医师和具有药品调配权的药师，在处方和处方调配时应有其固定式样的签名或签章，签名或签章留样应在医疗机构医疗质量管理部门、药学部门的门（急）诊药房和病区药房都有备案。医师处方时和药师调配药品时所签名或签章须与留样一致，如果发生变更应及时更新上述部门的留样并注明更改日期，即重新备案。采用签章的，应由医疗机构统一设计、刻制并备案。这样要求的目的是保护医师和药师的执业权利，确保处方的合法性，防止假冒，保障患者用药安全。在常规医疗工作中，医师和药师采用签名或签章的形式，由各医疗机构自行规定。

6.4.4 关于医师开具处方和药师调剂处方应遵循的原则

《办法》规定：医师开具处方和药师调剂处方应遵循安全、有效、经济的原则。在此强调了对合理用药原则的遵循。1985 年，WHO 将合理用药定义为：合理用药要求患者接受的药物适合其临床需要，药物剂量应符合患者的个体化要求，疗程适当，药物对患者及其社区内为最低廉。我国将合理用药概括为“安全、有效、经济”。

6.4.4.1　**安全**　是指医师处方和药师审核处方时必须权衡利弊，为患者选择相对安全的药物，使患者承受最小的风险，获得最大的治疗效果。用药安全的风险不仅取决于医务人员，也取决于患者，所以还应该将用药方法书写成药签贴在药品包装上，并对患者逐一进行用药交代，必要时还应采取进一步的措施以保证患者安全用药。

6.4.4.2　**有效**　是指医师应针对患者的疾病或病症，依据疾病治疗指南正确地选用适宜的药物。有些疑难重症，目前的医疗技术还达不到根治疾病或有效治疗的效果，医师只能采取一些延缓疾病进程、提高患者生活质量或减轻疾病症状的治疗，在医学科学技术尚无法突破的情况下，这样的治疗依然属于有效治疗。

6.4.4.3　**经济**　是指以尽可能低的成本换取尽可能大的治疗效益，这里的成本包括药品费用、时间、医疗管理成本等，效益包括患者的治疗效果、生命质量的改善、其社会和家庭关系的促进等，经济不应理解为仅是价格最低的药品。

《办法》特别规定，药师在发药时要向患者进行用药交代和指导。这是鉴于我国医疗机构药

师调剂工作尚欠规范，药师发药时只是简单交代一下用法用量，有的甚至不进行用药交代而制定的。向患者进行合理用药教育是药师的职责，患者也特别需要专业的药师进行用药指导。由于我国上市药品数量过多，患者文化水平、科学知识差异很大，为保障患者用药安全，避免不必要的用药风险，药师发药时要因人、因药而异进行用药交代，提供个性化服务。其内容主要包括药品的用法、用量、特殊的用法及注意事项，可能发生的不良反应，出现不良反应后如何应对，用药禁忌等。对患者中的特殊人群、特殊病例、特殊（管理）的药品、不良反应多的药品、特殊用法的药品更应强调用药交代和提供通俗易懂的书面用药说明。

6.4.5 关于调剂药师为患者提供用药指导和药物咨询服务

《办法》规定：医疗机构的药学专业技术人员必须严格执行操作规程和医嘱、处方管理制度，认真审核处方和核对药品，确保发出药品的准确、无误、质量合格。发出药品应注明患者姓名、用法、用量，并交代注意事项，对处方所列药品，不得擅自更改或替代者代用。必要时，经处方医师更正或者重新签字，方可调配。对有配伍禁忌、超剂量的处方，药学专业技术人员应拒绝调配；必要时，经处方医师更正或者重新签字，方可调配。

这项规定的目的是通过规范医师处方和药师调剂行为防范用药失误、减少不合理用药，保证患者用药安全，特别强调了药师在合理用药中的作用。规定药师审核处方，四查十对，在患者用药前发现可能对患者造成的损害，并通过干预不合理用药，避免和减少患者的损害。因为药学专业技术人员经过药学专业系列课程学习，具有药物化学、药理学、药剂学、药动学等药学专业知识，了解药物的药理特点；剂型特点；药物在体内吸收、分布、代谢、排泄的特点，药物不良反应等，所以药师应该具有合理用药的把关能力，特别是在药物相互作用方面的技术优势是不可替代的。《规定》还要求药师在发药时对每位患者使用的每个药物通过贴签、交代用法用量的方式保证患者正确用药和依从性；对于用药复杂或患者较难掌握的用药方法（如吸入剂、胰岛素注射剂）可由药师通过药物咨询的方式对患者进行培训，帮助患者正确用药。药物咨询应该有记录，有定期的总结，必要时对部分患者有随访。

6.4.6 关于患者持处方到药品零售企业购药的规定

《办法》规定，医疗机构不得限制门诊就诊人员持处方到药品零售企业（社会药店）购药。这是为了尊重患者的用药权益。对门诊患者持处方到社会零售药店购处方药品，开具处方的医疗机构和医务人员不得以任何形式进行干预或限制。但麻醉药品、精神药品、医疗用毒性药品和儿科处方，只准在开具处方的医疗机构药学部门调配，这是出于保证患者用药安全角度考虑的。麻醉药品、精神药品、医疗用毒性药品属特殊管理药品，国家对于这些药品的经营权、使用权进行了特殊规定，社会零售药店不具备销售上述药品的资质。儿科患者，尤其是婴幼儿其生理和疾病特点均特殊，其药物吸收、代谢系统与成人差异很大。对小患者的用药必须特别慎重，不仅要在认真审核处方用药的适宜性和正确性的基础上给药，还需要详细、准确的安全用药指导。但我国目前的药品零售企业尚不具备指导安全用药技术力量，故上述药品只能在诊疗的医疗机构内获得。

6.4.7 关于处方点评和超常预警

《处方管理办法》规定，医疗机构应当建立处方点评制度，填写处方评价表，对处方实施动态监测及超常预警，登记并通报不合理处方，对不合理用药及时予以干预。2010 年 3 月，卫生部又发文《医院处方点评管理规范》（试行），对处方点评组织、人员资质、点评数量提出了具体要求，并要求三级医院进行药物的专项点评。要求医疗机构建立处方点评制度的目的是针对目前医疗机构临床用药管理方面存在的缺陷，通过医疗机构实时（每月一次）的处方点评，对不合理用药问题进行持续监测和有效干预，优化药物治疗方案，保证药物治疗符合现行治疗标准，提高医疗水平和医疗质量。加强医师、药师和护师在药物使用过程中的责任和作用，预防与药物相关的问题的发生，持续提高药物使用水平和医疗质量。同时，处方点评也是为各级卫生行政部门对本辖区医疗机构和医疗机构充分掌握本机构内医师、药师临床合理用药水平的依据，建立良性干预机制，促进临床用药水平。处方点评不仅仅是对《处方管理办法》中规定指标的统计，更重要的是点评医师用药的合理性，发现可能对患者造成潜在损害的隐患并持续改进，降低医疗风险。

不合理用药干预应包括技术干预和行政干预，在现阶段行政干预更易取得效果，但技术干预才是解决合理用药的根本路径。所以各医疗机构应重视医师、药师专业技术作用的发挥，要重视临床治疗团队整体作用的发挥。

超常预警是通过监控临床用药趋势，特别是特殊管理药品、高风险药品、常用药品等用药动态，及早发现医疗用药中的隐患并采取有效措施改进。

超常预警属于行政干预，是通报、警告，要求改进的过程。各医疗机构应制定超常预警范围、内容以及干预和有效纠正的办法。超常预警与干预者，可以是地方卫生行政部门，也可以是医疗机构，但超常预警的常规工作应以医疗机构为主，经常性的监督检查、改进，必要时提出超常预警和干预。超常预警主要指临床用药中的无指征用药、无依据的超说明书用药、无理由的大处方、任意使用贵重药品等现象。

通过处方点评、超常预警、药师审方并对不合理用药实施干预可切实提高医疗机构的合理用药水平。

6.4.7.1 处方点评实施的法律依据 《中华人民共和国药品管理法》、《执业医师法》、《医疗机构管理条例》、《处方管理办法》、《医疗机构药事管理规定》、《医院处方点评管理规范》（试行）等有关法律、法规、部门规章。

6.4.7.2 处方点评的组织与实施部门 《医院处方点评管理规范》（试行）中规定：医院常规医疗工作中的处方点评应在医院药物与治疗学委员会和医疗质量管理委员会领导下，由医院医疗管理部门和药学部门共同组织实施。医院要建立处方点评专家组，由医院药学、临床医学、临床微生物学、医疗管理等多学科专家组成，为处方点评工作提供专业技术咨询。同时，由医院药学部门成立处方点评工作小组，负责处方点评的具体工作。

《医院处方点评管理规范》（试行）还规定：三级医院应当逐步建立健全专项处方点评制度。专项处方点评是医院根据药事管理和药物临床应用管理的现状和存在的问题，确定点评的范围和内容，对特定的药物或特定疾病的药物（如血液制品、中药注射剂、抗菌药物等临床使用及超说明书用药、围手术期用药等）使用情况进行的处方点评。

处方点评是医疗机构药事管理和药物临床应用管理的重要组成部分，各级医疗机构药学部门应针对本医院临床用药中的问题，特别是存在重要用药安全隐患的环节和问题进行有效界定并针对性地进行改进，药学部门应定期将处方点评结果报告医院药物与治疗学委员会和医疗质量管理委员会，医疗管理部门负责依据医疗机构相关制度进行行政管理和奖惩。

6.4.7.3 参与处方点评人员的资质 负责处方点评人员应当具有丰富的临床用药实践经验，较全面掌握合理用药前沿知识，能够准确评价处方和临床药物治疗过程的合理性。三级医院应当具有副高级以上相关专业技术职务任职资格的医师、药师承担；二级医院应当具有中级以上相关专业技术职务任职资格的医师、药师承担；基层医疗机构应当具有医师、药师等以上专业技术职务任职资格的医师、药师承担。

6.4.7.4 处方点评的范围和数量 门（急）诊处方、病区用药医嘱单、住院病历均为常规点评内容，处方点评应包括所有处方和住院用药医嘱，还应根据规定对出院病历进行定期点评，以评定临床常规治疗用药，特别是常见病例用药中的合理性评价，并以此为依据促进本医疗机构进行合理用药。

《医院处方点评管理规范》（试行）规定了处方点评的抽样方法和抽样率为：门（急）诊处方的抽样率不应少于总处方量的0.1%，同时每月点评处方绝对数不应少于100张；病房医嘱单的抽样率不应少于1%，每月点评出院病历绝对数不应少于30份。

由于医院处方数量很大，抽样检查方法存在一定的偏倚性及药师审方发现问题的水平有限等原因，所以理想的处方点评方法应该充分借助现代信息技术对所有处方均进行点评，在没有条件对全部处方进行点评的情况下，可以分步实施，结合本地区、本医院临床用药中存在的主要问题按照重点监测病种、药物类别或科室进行重点点评。

有条件的医疗机构应积极利用信息技术建立处方点评系统软件，实现与医院信息系统的信息共享。

6.4.7.5　**处方点评的内容**　包括处方书写内容完整性、准确性评价、处方用药适宜性评价及合理用药评价。需要通过处方点评进行纠正和干预的处方包括：不规范处方、用药不适宜处方和超常处方。

不规范处方是指：处方的前记、正文、后记内容缺项，书写不规范或者字迹难以辨认的；医师签名、签章不规范或者与签名、签章的留样不一致的；药师未对处方进行适宜性审核的（处方后记的审核、调配、核对、发药栏目无审核调配药师及核对发药药师签名，或者单人值班调剂未执行双签名规定）；新生儿、婴幼儿处方未写明日、月龄的；西药、中成药与中药饮片未分别开具处方的；未使用药品规范名称开具处方的；药品的剂量、规格、数量、单位等书写不规范或不清楚的；用法、用量使用“遵医嘱”、“自用”等含糊不清字句的；处方修改未签名并注明修改日期，或药品超剂量使用未注明原因和再次签名的；开具处方未写临床诊断或临床诊断书写不全的；单张门（急）诊处方超过五种药品的；无特殊情况下，门诊处方超过 7 日用量，急诊处方超过 3 日用量，慢性病、老年病或特殊情况下需要适当延长处方用量未注明理由的；开具麻醉药品、精神药品、医疗用毒性药品、放射性药品等特殊管理药品处方未执行国家有关规定的；医师未按照抗菌药物临床应用管理规定开具抗菌药物处方的；中药饮片处方药物未按照“君、臣、佐、使”的顺序排列，或未按要求标注药物调剂、煎煮等特殊要求的。

用药不适宜处方主要是指：适应证不适宜的；遴选的药品不适宜的；药品剂型或给药途径不适宜的；无正当理由不首选国家基本药物的；用法、用量不适宜的；联合用药不适宜的；重复给药的；有配伍禁忌或者不良相互作用的；其他用药不适宜情况的。

超常处方主要是指：无适应证用药；无正当理由开具高价药的；无正当理由超说明书用药的；无正当理由为同一患者同时开具 2 种以上药理作用相同药物的。

其他需要点评的内容一般包括：血液制品的合理用药；中药注射剂是否按照辨证施治；静脉营养制剂的规范使用；合理使用抗菌药物的情况；过度使用辅助治疗用药；激素的合理用药；超说明书用药的管理；本医疗机构畅销药品动态监测等。

6.4.7.6　**处方点评中的技术指标**　根据世界卫生组织（WHO）推荐的指标，卫生部在《处方管理办法》中明确要求了 6 项点评指标：平均每张处方用药品种数、抗菌药物使用百分率、注射剂使用百分率、基本药物占处方用药的百分率、药品通用名占处方用药的百分率、平均每张处方金额。除此之外，点评时还要特别关注处方的合法性和合理性，如：医师处方权限、不合理的药物相互作用、超说明书用药、重复用药、剂型的合理选择、合理的给药途径、给药剂量、潜在的用药安全问题等。发现这些问题药师应在审方时进行干预并及时记录（做到事先纠正），定期总结分析临床用药中存在的问题并报告，医疗质量管理部门应制订有针对性的持续改进措施，必要时可与医务人员的绩效考核挂钩。对于普遍性问题，应主要通过宣传、培训的方法解决，并适时进行考核、公示，逐步改进；对于严重的，特别是容易导致患者严重不良后果的问题，应进行针对性教育、整改，并与责任人的绩效考核挂钩。对合理用药持续执行得好的科室和个人则应给予及时表扬和绩效奖励。在现阶段，医疗机构药学专业技术人员的配备不足，药学专业技术人员的能力也有待提高，事先纠正很难普遍实施，因此，在处方点评中认真总结、分析和制订持续改进方案并有效落实显得至关重要，这有赖于药学人员与医疗质量管理人员及临床医师的通力合作。

在医疗机构的日常药品管理工作中，本院的药品使用排序是医疗机构药事管理的主要关注指标之一，一般情况下，多为销售金额的排序，但由于不同药品的日治疗费用或同一药品不同剂型、不同生产厂家之间的价格有差异，仅按照金额排序很难判断其合理性，可引入药物使用强度指标综合判断用药合理性。目前国内外抗菌药物的相关研究中大多采用每 100 个住院人天所消耗抗菌药物的 DDD 数量来表示抗菌药物的消耗，一般表示为抗菌药物消耗量（DDD 累计数）× 100/同期收治患者人天数，这一指标实际上表示了抗菌药物的使用强度或压力，即一定数量的患者中使用抗菌药物者的数量或比例。

对于不同级别、不同专科的医院来讲其评价指标和关注点应该是不完全相同的，因此，在

《处方管理办法》要求的点评指标基础上，可增设一些指标以更准确地反映医疗机构实际用药情况。如：平均次就诊药费；平均次就诊使用药物品种单价；平均次就诊使用抗菌药物费用；平均次就诊使用抗菌药物品种单价；门（急）诊、住院患者抗菌药物使用强度；门（急）诊、住院患者限制性抗菌药物使用强度；门诊患者使用静脉注射药物的比例；患者次住院平均药费；患者次住院平均使用抗菌药物费用；抗菌药物联合应用的比例；预防性使用抗菌药物的比例；本医疗机构主要病种使用药物治疗的比例等。医疗机构可根据本机构具体情况适当增加点评指标，点评指标的设定应该能够真实反映本机构的临床实际用药情况。

6.4.7.7 **处方点评的质量要求** 处方点评工作应坚持科学、公正的原则，发现临床用药中确实存在的问题，通过科学点评有效改进本医疗机构的合理用药水平。处方点评应有完整、准确的书面记录，有点评分析报告和定期的改进落实监督执行情况总结。

6.4.7.8 **关于处方点评工作的管理** 处方点评是医疗机构自我评价、监督合理用药水平的依据，各医疗机构的药事管理委员会或医疗质量管理部门是处方点评工作的组织者，药剂科具体承担抽样、统计、评估工作，由本院的临床药学专家、临床医学专家、医疗质量管理人员等共同组成专家组负责对统计结果进行综合评价特别是技术评价，并向医院主管领导建议改进目标和改进措施（可针对不同科室），由医疗质量管理部门督促相关科室改进，第二轮点评时应重点针对上一轮点评中指出问题的改进效果进行奖惩，以达到持续改进的目的。

即使在同一家医疗机构中，不同的科室其用药水平和管理水平也是有差别的，所以可针对不同的科室设定不同的改进目标。

评价处方点评结果时，应特别重视本院的合理用药水平在地区医疗中所处的地位，因此在不同的医疗机构之间应使用统一的抽样方法和评价标准，以便地区内及国内的医疗机构之间比较、评价。卫生行政管理部门则应该在医院管理评价指标中积极使用处方点评结果。

对于不规范处方、不适宜处方、超常处方及处方审核缺陷，医疗管理部门应根据点评小组提出的点评意见与相关科室及人员的绩效考核结合进行奖惩。医疗机构应当将处方点评结果作为重要指标纳入医师、药师日常考核和年终考核指标。

6.4.7.9 **对处方点评结果的申诉与处罚** 《处方管理办法》第四十五条规定，医疗机构应当对超常处方3次以上且无正当理由的医师提出警告，限制其处方权；一年中开具超常处方5次以上且无正当理由的医师，应认定为医师定期考核不合格，离岗参加培训；对患者造成危害的，卫生行政部门应按照《执业医师法》的规定，作出停止执业6个月至2年的行政处罚，停止执业期间，医疗机构应当取消其处方权；情节恶劣且后果严重的，卫生行政部门应当吊销其《医师执业证书》。

当事人对点评结果不服的，可以向医疗机构药事管理组织申请复议，药事管理组织应当受理，并另行组织相关学科专业人员点评。

6.4.8 关于对药师的处罚规定

《办法》第五十六条规定，药师出现下列情况的，由县级以上卫生行政部门按照《麻醉药品和精神药品管理条例》第七十三条的规定予以处罚：药师未按照规定调剂麻醉药品、精神药品处方的。第五十八条规定：药师未按照规定调剂处方药品，情节严重的，由县级以上卫生行政部门责令改正、通报批评，给予警告；并由所在医疗机构或者其上级单位给予纪律处分。

上述规定强调的是：药师必须依法执业，一旦违反了法规就必须承担行政甚至法律责任。

6.4.9 关于药品说明书外的用药

《处方管理办法》第十四条规定，医师应当根据医疗、预防、保健需要，按照诊疗规范、药品说明书中的药品适应证、药理作用、用法、用量、禁忌、不良反应和注意事项等开具处方。药品说明书是临床用药的法律依据，在医疗工作中应严格遵循。如果患者病情有特殊需要并有循证医学证据支持，需要超说明书用药，需要经过医疗机构的药事管理委员会和医学伦理委员会审批，并应告知患者，在患者知情同意的情况下使用。

6.4.10 关于处方销毁

《办法》规定了各类别处方应保存的时限分

别为：麻醉药品、一类精神药品处方保存三年，二类精神药品处方保存两年，普通处方保存一年。鉴于我国民法规定，民事纠纷的诉讼时限为两年，所以建议各医疗机构将普通处方保存两年。超过规定保存时限后，应由药学部门提出销毁处方申请，报本医疗机构主管院长批准，登记备案后经两名药师核对、监督销毁。

6.5　医疗机构药事管理规定

随着我国医疗卫生事业的迅速发展和医疗改革的逐步深入，医疗事业蓬勃发展，医疗质量不断提高，但是医疗工作中的一些新问题也日渐突出，如医疗机构药事管理规范性问题、不合理用药问题等，而既往的药政法规中缺少对这些问题的具体要求，为了规范医疗机构药事管理工作，促进临床合理用药，保障患者用药安全，卫生部于2002年1月颁布实施《医疗机构药事管理暂行规定》，在全国实施后，对规范医疗机构的药事管理工作和有效促进临床合理用药取得了较好的效果，特别是临床药师制的建立，对医院药学由传统的药品供应为主转变为以合理用药为核心的临床药学工作模式起到了非常积极的促进作用；对高风险的静脉用药采用集中管理的要求，通过药师审查处方和控制调配条件等措施，大大促进了临床合理用药，对患者用药安全、有效及经济起到了很好的作用。为进一步加强医疗机构药事管理工作，卫生部于2011年3月1日颁布实施《医疗机构药事管理规定》（以下简称“规定”）。

6.5.1　关于医疗机构药事管理的概念与范围

“规定”首次界定了医疗机构药事管理的概念：是指医疗机构以病人为中心，对临床用药全过程进行有效的组织实施与管理；促进合理用药的药学技术服务和相关的药品管理工作。既医院中一切与药品、药品临床应用和药学服务相关事务的管理均属于医疗机构药事管理的范畴，其核心是保证药品质量、临床药物治疗质量和药学技术服务质量，主要包括以患者为中心的药学技术服务和临床药物治疗两大模块的工作。

2011年，卫生部发布了一系列文件，加强医疗机构药事管理工作、加强临床合理用药的管理和加强医院药学部门建设，2011年5月，《医疗机构抗菌药物临床应用管理办法》中规定：医疗机构负责人是医疗机构抗菌药物管理第一责任人。《三级综合医院医疗质量管理与控制指标》明确规定了包括处方指标、抗菌药物用药指标和外科清洁手术预防用药指标在内的16项合理用药监测、管理指标。这些规定使得医疗机构的合理用药管理有了具体可行的要求和措施。

6.5.2　关于医疗机构药事管理组织和职责

“规定”要求：二级以上医院应当设立药事管理与药物治疗学委员会；其他医疗机构应当成立药事管理与药物治疗学组。明确了其组成、职责、工作模式等。1989年，卫生部在《医院药剂管理办法》中规定县级以上医院要建立“药事管理委员会”，但对于药事管理委员会的职责未作详细规定，之后的二十年，各医院的药事管理委员会主要建立了本院基本药物供应目录的审查制度，但对于医院的临床合理用药管理还缺乏意识和有效的措施。各医院之间对于基本药物供应目录的管理差距较大，2009年卫生部在医院药事管理检查项目与评价标准中首次规定了“《本院基本药物供应目录》中药品数量，三级医院西药不超过1200个品规，中成药不超过300种；二级医院西药不超过1000个品规，中成药不超过200种”。《医疗机构抗菌药物临床应用管理办法》中规定了三级医院基本药物供应目录中抗菌药物不得超过50种。上述规定及其配套文件的相关要求，其目的都是逐步规范医疗机构临床用药管理中的问题，提高和统一我国不同地域、不同级别的医疗机构药事管理水平。

6.5.3　关于药学专业技术人员配置

随着医院药学工作转型和以合理用药为核心的临床药学工作的开展，医院药学部门承担的日常工作有了较大变化，专科临床药师的配备、静脉药物配置中心的建立、调剂工作的深化、药物咨询等工作均使医院药学日常工作量和技术含量明显增加，1978年卫生部要求的医院药学专业人员应为卫生技术人员的8%，截止2010年的调查结果显示，实际上医院药学专业技术人员只占卫生技术人员的5%左右，人员的严重不足影响了医院药学学科的发展，因此，“规定”要求：医疗机构药学专业技术人员不得少于本机构卫生专业技术人员的8%。建立静脉用药调配中心（室）的，医疗机构应当根据实际需要另行增加药学专业技术人员数量。还规定：医疗机构应当根据本机构性质、任务、规模配备适当数量临床药师，三级医院临床药师不少于5名，二级医院临床药师不少于3名。并对临床药师的职责进行了具体规定。

特别值得强调的是，虽然药学部门兼具部分管理职能，但是医院药学的根本属性是专业学科，应该属于或与临床专业学科相衔接，药学部门的主要任务是直接为患者提供药学专业服务、适宜的药物治疗技术和质量合格的药品。因此，医院药学部门应作为学科进行建设和发展。“规定”中对药学部门负责人的专业范围和职称进行了规定，要求二级以上医院药学部门负责人应当具有高等学校药学专业或者临床药学专业本科以上学历，及本专业高级技术职务任职资格；除诊所、卫生所、医务室、卫生保健所、卫生站以外的其他医疗机构药学部门负责人应当具有高等学校药学专业专科以上或者中等学校药学专业毕业学历，及药师以上专业技术职务任职资格。这项规定的目的是保证医院药学学科发展方向的正确性。

6.5.4 关于临床用药管理

随着制药工业技术和临床医学在快速发展阶段出现的不平衡，药物临床使用也存在很多阶段性问题，特别是抗菌药物不合理用药、不适宜处方和药物治疗方案等，一直成为全社会关注的问题。因此，“规定”进行了针对性的规定，要求医疗机构应当依据国家基本药物制度，抗菌药物临床应用指导原则和中成药临床应用指导原则，制定本机构基本药物临床应用管理办法，建立并落实抗菌药物临床应用分级管理制度。遵循有关药物临床应用指导原则、临床路径、临床诊疗指南和药品说明书等合理使用药物；对医师处方、用药医嘱的适宜性进行审核。建立由医师、临床药师和护士组成的临床治疗团队，开展临床合理用药工作。住院（病房）药品调剂室对注射剂按日剂量配发，对口服制剂药品实行单剂量调剂配发等。

2011年卫生部《医疗机构抗菌药物临床应用管理办法》中对于抗菌药物临床应用进行了非常具体的规定，严格限定了特殊使用的抗菌药物的使用条件。

上述规定的目的就是实现临床合理用药，药学人员在常规医疗工作中的身份应该是药物治疗的直接责任人之一，所以，药学人员必须充分发挥其专业技术的水平和优势，保障患者用药安全、有效、经济。

6.5.5 关于仪器设备和工作条件的配备

《规定》要求医疗机构应配备和提供与药事工作部门承担的任务相适应的药学专业技术人员、仪器设备和工作条件。这项要求是指医疗机构应根据其承担的任务量、任务性质和医院药学学科发展的需要，配备与承担任务相符的、适应学科发展需要的工作条件，包括：适宜的调剂室面积；温度湿度控制设备；如在调剂室进行口服药品分装需要有独立的、相对洁净的空间；每种药品、规格应有独立的货位且面积适宜；生活区应独立于药品区和工作区之外；等等。此外，医疗机构应为患者提供适宜的候药空间及条件、药师为患者提供用药指导和药物咨询的适宜条件并照顾到患者的隐私权等。

2011年，卫生部还出台了《二、三级医院药学部门设置基本标准》，对药学部门的基本条件进行了统一规定，除上述专业技术人员要求外，还对药品储存条件、调剂室工作环境等进行了具体规定。这些都为医院药学部门实现以患者为中心的药学服务转型提供了必要保证。按照上述要求，医院应实现对药品最适宜的条件储存、保管、发放、周转和调剂，保证药品质量和药学服务质量；药学专业技术人员实现最合理的配备；开展适合医疗需求的适宜药学服务；充分发挥药学专业技术人员的专业作用和优势，通过医、药、护治疗团队的专业合作，使患者得到最佳质量的医疗服务。

6.5.6 关于药品退换

《规定》要求，为保障患者用药安全，除药品质量原因外，药品一经发出，不得退换。由于市场因素的影响，在常规医疗工作中，常常遇到患者因为各种原因要求退药的情况，。而药品作为特殊商品，其生产、流通、使用管理都具有特殊的要求，必须保证每一片、每一支药品的来源都是合法、有质量保证的；药品储存条件是严格符合其质量要求的。为了减少退药，医疗机构应该采取有效措施规范医师处方并做好患者的解释工作，但由于医疗机构诊疗不合理、不适宜的用药等医疗机构的原因导致患者退药的合理要求应予以满足；如果存在药品质量问题或药品质量有缺陷，医疗机构不仅应该予以退药，必要时还应主动追回已发出的药品，报告卫生行政部门和药监部门，并对该药品的生产企业进行质量反馈和警告。但是，无论何种原因导致的退回药品不得再次发给患者使用，以确保患者用药安全（参见 27.7.3　门诊患者退药处理原则）。

6.5.7　关于静脉用药集中调配

《规定》要求医疗机构应根据临床需要建立肠道外营养液和危害药物等静脉用药调配中心（室），实行集中调配供应。静脉用药调配中心（室），须经所在地省、自治区、直辖市卫生行政审核批准，发给《静脉用药调配中心（室）合格证》方可加药调配静脉用药。

在以往的常规医疗流程中，常常是医师处方，药师照方发药，药学人员的专业知识和技术没有得到有效发挥。随着制药工业和医学科学的发展，上市药品数量激增，而医师掌握的药物知识与其在临床实践中需要使用的知识差距越来越大，加上医师继续教育的欠缺，使得临床不合理用药普遍，在法规中要求药师通过审核每一袋（瓶）注射用药物的给药途径、剂量、溶媒种类、溶媒体积、药物配伍及相互作用等保证患者用药适宜，审核是保证患者合理用药的有效手段。TPN 在复配、输注过程中非常容易被污染，配置、使用化疗药的过程中很容易对操作护士造成损害，鉴于 TPN 和化疗药的特殊性，所以率先要求对其在严格洁净的环境中集中配置、统一管理，目的是为了保证静脉用药质量、减少对医务人员的损害。至于是否对所有静脉用药均在洁净的环境下统一配置，各医疗机构可以根据各自的情况酌情建设。

6.5.8　关于对临床科室存药的管理

《规定》要求临床各科室要在药学部门的协助下，加强病房（区）药品的管理，特别是特殊管理药品、危害药品和高危药品的管理。按规定单独存放，有明显的警示标志。

由于医疗需要，在各病房中确实需要储备一些抢救药品和临床治疗用药，对这些药品的质量和数量管理的责任应由病房护理人员和药学人员共同承担，应制定相关工作制度并有检查落实措施，药学人员应定期对病房中储存的药品进行质量检查，保证备用药品质量完好，保证临床用药安全。

甄健存

参考文献

[1] 中华人民共和国药品管理法. 2001 版.

[2] 中华人民共和国药品管理法实施条例. 2002 版.

[3] 医疗机构制剂配制质量管理规范. 2001 版.

[4] 药物临床试验质量管理规范. 2003 版.

[5] 医疗机构制剂注册管理办法.（试行）2005 版.

[6] 医疗机构麻醉药品、第一类精神药品管理规定. 2005 版.

[7] 麻醉药品和精神药品管理条例. 2005 版.

[8] 医疗机构药事管理规定. 2011 版.

中篇

调剂学技术

7 调剂概论

调剂学在医疗卫生事业中的任务是研究和指导药品的正确发放和合理使用，其目的是根据医生处方/医嘱为患者提供高质量的药品和安全、高效的药学服务。即通过审核、调配处方及发药，为患者提供安全、有效及经济的药品；解说药物合理应用的方法及相关知识；回答患者的咨询，开展患者教育，为患者提供相关药学服务；社会药房的调剂工作还要担负配售保健用品和医疗器械等任务。

调剂的最终目的是使患者通过安全、有效的药物治疗恢复健康，获得满意的生活质量。因此，调剂工作每个环节的工作质量对患者药物治疗都将产生一定的影响。作为药品调剂的工作人员，提高专业素质、规范操作流程、改善服务态度有着重要的意义。

7.1 调剂业务的范畴

7.1.1 调剂概念

药品调剂是药剂科的主要工作之一，它是指药师在药房依据医师处方，将药品准备好并发至患者使用的全过程，包括收方、审方、调配药剂、书写用法用量、核对处方、发药、交代用法和注意事项，以及药品请领、储存、盘点等环节。一般分设门诊药品调剂、急诊药品调剂、住院药品调剂、中药调剂等部分，三级医院通常还设置儿科药品调剂、传染病科药品调剂、特需门诊调剂等专科或专区调剂部门，为了方便患者和护士取药，医院根据就诊环境建立了越来越多的药房，且分散于全院各个楼宇或各个楼层，调剂工作也就越来越分散，流程管理和服务质量的要求日益提高。近年来，许多医疗机构开展的静脉药物集中调配工作也属于调剂工作的范畴。

地区或单位应根据药品管理法、处方管理办法、医疗机构药事管理规定等相应的法规，制定药品调剂管理规范，也就是 GDP（Good Dispensing Practice，GDP），对药房环境及设施、人员资质与培训、值班制度、药品存放方式、药品质量控制、处方审查、药品分装、调配、加贴标签、发药、交代用法、用药咨询、处方保存登记、特殊药品管理、药品盘点、处方点评、药房防火防盗等工作进行详细规定，制定各环节的标准操作规程。

药品调剂工作投入的人力和精力多，设置的部门多，面向患者的窗口多，工作十分繁忙，在高强度的工作环境和压力下，坚持“四查十对”处方原则，认真调配药品，仔细核对、耐心交代，既保证发出的药品无差错，还要通过加贴用法标签、口头交代服用方法等措施尽量提示患者遵从医嘱正确用药。目前，绝大多数医院通过设立药物咨询台、电话咨询热线等，为患者或医护人员解答各类用药疑难问题，在保证临床用药的安全、有效、经济、适当等方面发挥了较大作用。

调剂工作每一个环节的工作质量对患者药物治疗都将产生一定的影响。因此，作为一线药品调剂的工作人员，提高专业素质、规范操作流程、改善服务态度是当前刻不容缓的任务。

7.1.2 调剂基本要素

（1）处方审查：处方，是指由注册的执业医师和执业助理医师在诊疗活动中为患者开具的、由取得药学专业技术职务任职资格的药学专业技术人员审核、调配、核对，并作为患者用药凭证的医疗文书，包括医疗机构病区用药医嘱单。处方管理办法第三十七条要求药师调剂处方时必须做到“四查十对”，即：查处方，对科别、姓名、年龄；查药品，对药名、剂型、规格、数量；查配伍禁忌，对药品性状、用法用量；查用药合理性，对临床诊断。

处方审查的内容包括：①处方项目是否填写完整，医师是否签名或盖章，是否标明药价及收费盖章；②规定必须做皮试的药品，处方医师是否注明过敏试验及结果的判定；③处方用药与临床诊断的相符性；④剂量、用法的正确性；⑤选用剂型与给药途径的合理性；⑥是否有重复给药现象；⑦是否有潜在临床意义的药物相互作用和配伍禁忌；⑧其他用药不适宜情况。

药师对处方审核后，认为存在用药不适宜时，应当告知处方医师，请其确认或者重新开具处方。药师发现严重不合理用药或者用药错误，应当拒绝调剂，及时告知处方医师，并应当记录。药师对于不规范处方或者不能判定其合法性的处方，不得调剂。

（2）药品调配：标准的调剂过程应包括：读懂处方，了解医师开具处方的用意；及时完成调配工作，减少患者等候时间；使用适当的包装或分装容器；加贴标签提示患者正确保存和使用药品；完成调配后，药师在处方上签名或盖章。

中药调剂除了中成药外，还包括汤剂饮片的调配和汤剂的制备。

调配时注意确认药品名称、品牌、剂型、剂量单位、药品数量。同一通用名药品有不同厂家，或同一种药品有不同剂量、不同剂型时，要格外注意区别。

分装药品应至少在包装上注明药名、剂量、数量及有效期。分装时不得以手与药品直接接触。

（3）核对发药：由于药房内药品种类繁多，许多药在外观、名称、剂量上非常相似易于混淆，加之药师工作通常十分繁忙，一旦发出药品有差错可能对患者造成伤害，因此要求发药前必须有双人核对，对药品种类、剂型、数量进行审核，确认与处方内容一致，才能发出。发药时对照处方逐一向患者交代药品名称、数量，也能起到再次核对的作用。

如果仅一人在药房值班，药师调配处方后，也必须自行进行核对，确认药品的名称、剂型、规格、数量和用法与处方一致，并分别在配方和核对签名处签名后，再将药品发给患者。

核对发药是防止用药差错的最有效措施。

（4）用药指导：患者了解正确用药的方法是合理用药的基本前提，过去一般是依靠医师开处方时简单介绍，或患者自行阅读药品说明书来了解用药方法，但是，药品说明书有许多医学专业术语令患者难以理解，也不适合患者的个体化给药，在这方面，药师给予专业指导，帮助患者掌握用药方法尤其重要。

药师对患者的用药指导通常要求以书面和口头两种方式。书面指导包括加贴用法标签，或者打印一张药品使用方法的清单交给患者，标签可以帮助患者直接看到用法用量和服药时间，而用药清单上可以显示更多的信息，如药品名称；用药目的；用药剂量、间隔及疗程；口服、外用等用药方法；特殊的用药技术；忘记用药的补救；常见副作用及其应对办法；主要注意事项；储存条件及有效期；复诊提示；药师咨询电话等。药师还必须对患者进行面对面的口头交代，告知要点，口头交代的同时要确认患者已经明白，并简短解答患者的问题。对于吸入气雾剂、胰岛素注射笔、栓剂等复杂的用药方法，药师应提示患者到咨询台或咨询室找咨询药师给予帮助。

用药指导的场所设在开放式的发药柜台，药师与患者近距离对话，复杂的问题由专职的咨询药师在咨询室或咨询台解答。对于住院患者，可由临床药师到床旁进行指导，对出院带药的患者可通过书面用药清单进行指导。

（5）药品管理：调剂过程的药品管理是指定期请领、库存周转数量维护、保存条件核查、质量检查与控制、药品效期提示、特殊药品账目登记、药品数量与价格信息维护、医疗保险信息维护、问题药品召回与退库、定期盘点等全过程的管理控制。这些过程通常由不同的药师负责，如有药师分别负责质量抽查、效期检查、冰箱温度记录、麻醉药品登记、贵重药品对账等。

（6）沟通与服务：今天的药师已越来越多地面向患者提供直接的用药指导和咨询服务，要求双方建立良好的沟通渠道和有效的交流方法。药师与患者有效沟通有利于帮助患者获得有关用药的指导，从沟通中获益，有利于疾病的治疗，提高用药的有效性、依从性和安全性。同时，沟通又为互补，沟通是了解患者心灵的窗口，药师从中获取患者的信息、问题、规律，确定所要探索的未知领域。通过药师科学、专业、严谨、耐心的回答，解除患者的疑虑、恐惧、顾忌，形成心理的良性循环。伴随沟通的深入，交往频率的增加，使药师和患者的情感联系加强，贴近患者的距离缩短，人际关系发生实质性的改变，心理相容性和情感融合性的统一，使两者的看法、评价、利益趋于一致。通过沟通还可确立药师价值感，树立药师品牌和形象，提高公众的认知度，维系忠实的患者群体。

药师与患者沟通的内容主要有回答患者问题，如有关用药目的、如何服药、儿童或老年人剂量与服法、注意事项、药品不良反应、所服用的药品是否影响工作和生活、药品有效期、合并用药等，普及用药常识、疾病知识、合理用药知识，接待投诉，纠正发药错误，安抚患者情绪，解决纠纷问题，获得信息，如药品不良反应、药品质量、服务质量和效果的反馈。

在接待患者咨询或投诉时，学会聆听和倾听患者问题甚至抱怨，让患者首先感觉到药师对他的人格尊重，对他罹患疾病的同情和理解，以及发自内心的真诚帮助。药师应礼貌地对待患者，耐心倾听患者诉说，体恤、同情患者，特别注意表达诚心和善意，及时处理纠纷。

对于医药学专业知识，要求药师使用患者能够听得懂的或能够理解的交流方式，就患者所涉及的每一个药物交代清楚，教育或忠告患者或家属如何使用所取的药物，确保患者了解所使用药物的作用，明了何时和如何使用药物。一般应包括以下内容：药品名称（国际非专利名、商品名），理想的给药途径、剂型、剂量、给药时间，特殊药品的储存方法、有效期、用药期间的注意事项，一般常见的不良反应及其预防措施，药物治疗自我监测的技术方法，药物与药物、药物与食物之间的相互作用或其他潜在的治疗禁忌，当服药剂量发生错误时所应采取的补救方法等。可以采用宣传单页、小册子、展板、壁报、告示等对患者进行用药知识的宣传教育。

药师要经常使用标准的服务用语：您好、请、请问、谢谢、对不起、您的药齐了、慢走……等。

7.1.3 调剂的基本要求

（1）准确配方：配方是调剂的关键环节，准确配方即保证药品在质量、数量和用法上均无差错，药师必须充分了解医师处方的含义和意图，将正确的药品发给正确的患者，确保用药安全有效。要求药师仔细阅读处方，按照处方顺序逐一配齐药品，再与处方逐条核对药名、剂型、规格、数量和用法，并准确规范地书写用法标签。

为保证调剂准确无误，对药房环境、药品摆放、货位标识、药品包装条件、药房岗位人员数量、双人核对制度、操作规程、人员培训、差错防范措施等，应建立相应的规章制度，定期检查落实。

（2）合理用药：药师的专业技术价值在于促进合理用药，即保证患者用药的安全、有效、经济。在药品调剂工作中，药师通过审核医师处方用药的合理性、向患者提供用药指导及咨询、进行处方点评和用药统计分析等三个方面，直接参与合理用药的药学服务工作。

通过审核处方，检查医师在用药适应证、选用药品的剂型、规格、数量、用法、疗程等是否有误，是否存在配伍禁忌、有害的药物相互作用、超剂量用药、重复用药等，是否有患者禁忌证，特别是对于儿童、老年人、孕妇、哺乳期妇女、肝肾功能不全者的用药禁忌，麻醉药品、精神药品等使用是否符合法规。药师发现处方问题时，及时请医师修改后才能调配，避免不合理的用药。

药师向患者发药时，应向患者交代每一种药品的服用方法和特殊注意事项，加贴个性化用药方法的标签以及特殊提示的标签，帮助患者正确用药，同时应通过用药咨询服务，提高患者用药依从性，减少不良反应的发生。

为了加强对医生处方权的监管，卫生部组织相关专家制定了《医院处方点评管理规范（试行）》。处方点评结果分为合理处方和不合理处方，不合理处方包括不规范处方、用药不适宜处方及超常处方。处方内容有缺项，记录不完整或字迹难以辨认，医师签名、签章不规范，单张处方超过5种药品等为不规范处方。出现适应证不适宜、遴选药品不适宜、用法用量不适宜等情况的处方为用药不适宜处方。出现无正当理由开具高价药、无适应证用药、无正当理由超说明书用药等情况的处方为超常处方。用药统计分析包括药品出库金额前20位趋势分析、抗菌药物及其他特殊品种药品出库金额趋势分析、单病种用药分析、围手术期预防用药调查、人均医疗费用中药费所占比例分析等。定期进行处方点评和用药统计分析，可以为合理用药管理提供直接的数据支持。

（3）管好药品：调剂室药品管理包括质量和数量两方面内容。质量管理要求对药品验收、质量监测、保存条件、有效期监测、不合格药品召回、退药制度、分装条件、药品销毁等全过程质量负责。数量管理则包括请领计划、验收入库、适量库存、安全防盗、盘点、价格维护等。管好药品就是能够保证提供质量合格并能及时、充足供应临床需要的药品。

（4）优质服务：患者满意是药房服务的最终目标，不仅要提供优质药品满足患者诊疗需求，还要在减少等候时间、保护隐私、指导正确用药、增加用药依从性、减少不良反应、特殊用药咨询等方面不断完善和改进，让患者在领取药品的过程中，体会到药师真诚的专业技术服务。

近年来，药房的环境不断改善，药师从狭小的窗口走出来面对患者，更多的药师在服务礼仪与沟通技巧上得到了培训，从口头告知服药方法，到贴上用法标签和特殊提示标签，还通过用药咨询台和热线咨询电话主动为患者解答用药疑难。个别医院的药师还在探讨应用现代通讯技术创新和扩展药学服务，例如，利用短信报告血药浓度监测结果、提示用药时间等。

药房窗口代表医院形象，要用文明礼貌用语、态度和蔼可亲，真正把患者当做自己的亲人，不断提高服务技能和水平，使药师的职业形象在患者及社会公众心目中得到充分的认可。

7.2 调剂业务需具备的知识与技能

7.2.1 药学相关学科的知识

（1）药物理化性质与药动学：药动学研究药物在体内吸收、分布、代谢、排泄的动态变化过程规律，药师要利用药动学知识，分析药物在体内存在部位、分布浓度与时间的关系、代谢途径，了解这些动态过程如何影响给药方式，如何影响药效，如何影响不良反应的发生。

药物理化性质不同决定了药动学性质不同，例如，药物的分子量、酸碱性、水溶性、脂溶性以及解离度等特性直接影响药物吸收和体内分布。因此，根据这些性质通常可以确定给药途径，采取口服、肌内注射、皮下注射、静脉注射或静脉滴注、皮肤外用、吸入等给药方式。

药师应掌握以下常用药动学参数的意义及其应用方法，口服吸收率（oral absorption rate）、达峰时间（t_{max}）、峰浓度（C_{max}）、半衰期（$t_{1/2}$）、血药浓度量时曲线（time-concentration curve）、房室模型（compartment model）、表观分布容积（V_d）、稳态血药浓度（Css）、清除率（Cl）、药/时曲线下面积（AUC）、生物利用度（bioavailability）。熟悉这些概念和参数后，可以帮助制定理想的给药方案，首先根据患者个体疾病特点和药物适应证选定最佳药物，然后确定药物的剂型、用药途径、剂量、给药时间和给药间隔、疗程等。例如，静脉滴注给药时，临床往往需要药物在体内维持稳态血药浓度，并控制在最低有效浓度之上、最低中毒浓度之下，当达到稳态血药浓度时，单位时间内从人体消除的药量与进入人体的药量相等，这就要求确定合适的给药速率，使给药速率＝稳态血药浓度×清除率。由此可见，药动学是药师参与制定合理用药方案的基础。

理想的药物，在药动学性质方面要求能够达到给药方便，可以口服吸收，起效快，能透过体内生物屏障，在病变部位靶向分布或靶向活化，作用维持时间长，一天一次或两次服用，与其他药物联合应用时相互作用少，长期使用不产生耐药性、依赖性和蓄积毒性。

（2）药效学：是研究药物对人体及病原体产生药物效应动态变化规律的科学，包括药物的作用及作用机制、药物的不良反应、量效关系、影响药物作用的因素等。药效学是药理学的核心内容之一，也是正确评价药物在防治疾病中有效性和安全性的基本依据，应用于解决临床合理用药的问题，并为临床用药提供理论依据。

药物的基本作用是引起机体的兴奋或抑制，在治疗剂量时，常常只选择性地对某一个或几个器官组织产生明显作用，而对其他器官组织不发生作用，这种药物作用的选择性确定该药的适应证。药物作用的临床效应可以表现为治疗作用和不良反应，患者个体之间对于同一药物的反应还可以有明显的差异，称之为个体差异。不仅药物的剂型、给药途径、给药时间、联合用药等对药物作用产生影响，患者遗传特性、生理状态、病理状态、心理因素以及饮食结构等，均能引起药物作用的改变，通过药效学研究，人们逐步认识了各种影响因素及其作用规律。

药效学从探讨药物对机体、对组织器官、对病原体产生的作用出发，研究药物作用机制，但由于人体的复杂性，致使大部分药物在分子水平的作用尚不清楚。然而，尽管一个药物作用机制还不清楚，只要能在临床上有适应证而毒副反应小，就可以使用，并在使用过程中再进行深入的研究。不少药物，通过基础研究到临床应用，再到基础研究的循环途径，不仅加深了对药物作用本质的了解，还发现了新的用途，即所谓的老药新用。

药师应用药效学理论知识，可以理解和解释药物适应证、不良反应、个体差异、用药禁忌、耐受性、依赖性、时效关系等临床用药相关问题。

（3）药剂学：药剂学是关于药品特性的一门分支学科，研究药物制剂的处方设计、制备工艺和合理应用的综合性技术。药剂学涉及药品研发、制造及其配制和储存，以及药品特征、纯度、成分和功效的检测。

药师学习药剂学理论，主要是要掌握各种剂型药物的特点，常见药物剂型包括：片剂、胶囊剂、注射剂、滴眼剂、输液、注射用无菌粉末、溶液剂、糖浆剂、芳香水剂、甘油剂、酊剂、醑剂、溶胶剂、混悬剂、乳剂、合剂、洗剂、散剂、颗粒剂、滴丸、微丸、栓剂、软膏剂、凝胶剂、膜剂、涂膜剂、气雾剂、缓释制剂、控释制剂、经皮吸收制剂、靶向制剂等。

临床不同疾病特点需要选择不同的药物剂型，不同药物剂型要求不同的给药方法、不同的保存方法、不同的有效期等，这些药剂学所涉及的知识常常是医生和护士向药师咨询和请求帮助的地方，也是药师的专业特长所在。

（4）治疗药物监测：治疗药物监测（therapeutic drug monitoring，TDM）是根据药动学原理，应用现代化的分析技术，测定血液中或其他体液中药物浓度，用于药物治疗的指导与评价。治疗药物监测的目的是在临床进行药物治疗过程中，观察药物疗效的同时，定时采集患者的血液、尿液、唾液等体液，通过测定体液中药物的浓度，借助先进的分析技术与电子计算机手段，并利用药动学的原理及其计算推导，使给药方案个体化，以提高药物的疗效，避免或减少毒副反应，同时也为药物过量中毒的诊断和处理提供有价值的实验室依据，将临床用药从传统的经验模式提高到比较科学的水平。这是临床药学工作的一个重要方面，也是药物治疗学的重要内容。

治疗药物监测的流程为：治疗决策（医师/临床药师）→药物选择（医师/临床药师）→初始剂量设计（医师/临床药师）→调剂（药师）→投药（护师/药师）→观察（医师/临床药师/护师）→抽血（医师/临床药师/护师/检验师）→血药浓度监测（药师/临床药师/检验师）→药动学处理（临床药师/医师）→调整给药方案。

传统的药物治疗方法是参照药品说明书上推荐的平均剂量给药，其结果是仅有一些患者得到有效治疗，另一些未能达到预期的疗效，而有一些却出现了毒性反应。不同的患者对剂量的需求不同，因此，要针对每个患者的具体情况制定出个体化给药方案，从而使药物治疗安全有效。血药浓度是指药物在人体血液中的稳态浓度，指规则服药后当机体的吸收量和排泄量达到平衡状态时的血药浓度。如癫痫患者的治疗，医生关注的往往是有效血药浓度，它是指发生药理效应而不出现临床毒性反应时的药物浓度。监测血药浓度不仅能够缩短摸索用药剂量的时间，为患者制订合理的给药方案，还能够及时发现药物过量所致的中毒反应，为判断中毒程度、调整用药方案提供科学的依据。通过监测血药浓度为具有特殊药动学的患者（如婴幼儿、孕产妇、老年人和肝肾功能不全者）制订符合其自身特点的给药方案。治疗药物监测及其对于个体化用药方案的指导作用，为临床药师参与药物治疗工作提供了一个直接的舞台。

（5）药物流行病学：药物流行病学运用流行病学的原理、方法，研究药物在人群中的利用和效应，是临床药理学和流行病学相互渗透而形成的一门学科，其研究对象是广大人群，最终目的是描述、解释、验证和控制一定时间、空间与人群中，某一种药物的使用情况与效应分布。具体的研究任务涉及了解与分析人群中各种与用药有关的表现，包括：快速并准确地发现用药人群出现的不良反应，保证用药安全；在众多药品中，为人群挑选和推荐经过科学评价的药品，保障合理用药；在计算机应用与用药人群数据库建立的基础上，使药品上市后监测方法规范化与实用化；研制实用的药物不良反应因果关系，判断程序图或逻辑推理流程图；研究处方者用药的决策因素，改善其处方行为，提高处方质量；对常见病、多发病的用药进行重点研究，推动合理用药等。

药品的安全性、有效与价格适宜是合理用药的主要内涵，药物流行病学研究回答了药物对特定人群（某种疾病患者的群体）或普通人群（如普遍使用的疫苗）的效应与价值。药物流行病学调研结果，不但可以对药事管理部门、医疗部门的决策起关键作用，提供合理用药的依据，而且还可以通过了解药物在广大人群中的实际使用情况，查明药物使用指征是否正确、用法是否适宜以及会产生何种效应，找出药物使用不当的原因、纠正办法以及药物造成人体伤害的机制及防治上的宏观措施，最终达到促进广大人群合理用药，提高生命质量的目的。

药师不仅可以利用药物流行病学的研究结果来指导临床用药，还应更多地应用药物流行病学的研究方法来进行药物利用研究，及时准确地发现用药人群出现的不良反应，保证药物安全使用，科学地评价和遴选药物，对医疗机构用药趋势、医生处方行为、临床用药方式、药物经济学以及常见病、多发病的药物治疗进行大样本研究。

将药物流行病学方法应用于临床药物不良反应监测，将药师目前以单个药品不良反应事件报告的工作模式扩展到国际通行的药物警戒的层面，从管理目的出发，对在正常使用情况下出现的药物不良反应进行收集和科学评价，包括药品消费以及误用、滥用等数据的收集。药物警戒不只是传统意义上的不良反应监测，还参与临床防止、减少或减轻不良反应发生，为安全用药提供保障。

（6）时辰药理学：时辰药理学是一门研究由于给药时间的不同而导致药物含量在体内动态变化和效果改变，进而阐明这些作用机制的学科。近年来，对人体生理昼夜节律（俗称生物钟）研究有很大发展。药物的吸收、分布、代谢、排泄和相互作用也与其息息相关。“时辰药理学”就是专门阐述选择最佳给药时间，以期获得最佳疗效的新兴科学。

时辰药理学的研究发现，由于受生物钟影响，各种药物在不同的时辰进入人体可能产生不同的作用。同一种药物，同一剂量，在一天中的不同时间服用，其疗效和毒性可能相差几倍，甚至几十倍。根据时辰药理学，针对患者病情选择好最佳给药时间，使药物发挥最大的效能，相应产生最小的不良反应，为临床用药更加安全、有效、经济、合理提供了很好的参考依据。

时辰药理学与临床相结合产生了时间治疗学，在镇静催眠药、中枢兴奋药、抗高血压药、抗心绞痛药、平喘药、降血糖药、免疫抑制药、皮质激素、肿瘤化疗药等方面已经有了越来越多的应用，了解机体对药物的时间节律，选择适宜的给药时间，可以降低药物对机体的损伤，发挥最大的治疗效果。

（7）药物毒理学：药物毒理学是研究药物在一定条件下，可能对机体造成的损害作用及其机制的一门学科，是指导新药研究与开发，对药物的毒性进行危险性评估不可缺少的重要手段。药物毒性作用的机制和规律，可以用于观察药物可能发生的不良反应，为药物安全性评价以及制定不良反应防范措施等工作打下基础。

（8）新药临床研究与上市后评价：新药研究与开发是个复杂的系统工程，临床前研究阶段主要包括靶标的确定、模型的建立、先导化合物的发现和先导化合物的优化。确定了候选药物，进入开发阶段的试验，包括生物学方面（如药效学、药动学，安全性等）和药学方面（如制备方法、质量研究、质量控制、制剂学等）。在获得批准进行临床研究后，进行临床试验研究，判断一个新药有无临床应用价值和投产上市的价值，以获得新药证书和生产文号。

新药临床试验分为Ⅰ、Ⅱ、Ⅲ、Ⅳ期。Ⅰ期临床试验是初步的临床药理学及人体安全性评价试验，观察人体对于新药的耐受程度和药物在人体内药动学特点，为Ⅱ期临床试验制定给药方案提供依据。Ⅱ期临床试验为治疗作用初步评价阶段，考察药物对于目标适应证患者的治疗作用和安全性，此阶段研究设计可根据具体研究目的采用多种形式，包括随机盲法对照临床试验。Ⅲ期临床试验进一步验证药物的治疗作用和安全性，评价利益与风险关系，最终确证临床治疗作用，为药物注册申请获得批准提供充分的依据。试验一般应为具有足够样本量的随机盲法对照试验。Ⅳ期临床试验为新药上市后由厂家自主进行的扩大应用研究，考察该药物在广泛使用条件下的疗效和不良反应，并进一步评价普通人群及特殊人群使用的利益与风险关系，同时为改进给药剂量等治疗方案提供依据。

药品上市后再评价是通过药品不良反应监测、药物流行病学调查和临床试验等方法，对药品在使用过程中的疗效、不良反应、药物相互作用、特殊人群的用药情况及药物风险/效益比等进行监测和评价。其中包括：药品有效性研究（疗效评价）、药品不良反应研究（安全性评价）、药物经济学研究（经济性评价）、药品质量评价。

鉴于上市前研究的局限性，药品上市后在广大人群中应用的有效率、长期效应和新的适应证以及临床中存在的可影响药品疗效的各种因素（治疗方案、患者年龄生理状况、合并用药、食物等）的研究是上市后再评价的重要内容。在广大人群中考察经长期应用药品发生的不良反应，以及停药后发生的不良反应，同时研究不良反应发生的因素（机体、药品、给药方法、药物相互作用等）是药品上市后再评价的主要内容。加强药品上市后再评价，可以克服药品上市前研究存在试验病例数少、研究时间短等局限性，能够继续发现药品迟发的不良反应、相互作用等问题，增加患者的用药安全，是取得药品充分、真实临床信息的有效途径，应以安全性、有效性、药物经济学三种不同目的为切入点对药品上市后进行再评价。为治疗药物的选择提供必要参考。

(9) 社会药学 ：社会药学（social pharmacy）是应用社会学的观念和方法研究药学与社会的关系以及对社会的影响，即综合应用社会学、行为科学、管理科学和基础与临床医药学、生物科学以及化学等学科的最新知识来改善患者的药物治疗。

药物在使用过程中，由于不能正确使用、误用、滥用等引起的药物不良反应、耐药性、抗药性、依赖性等后果，不仅影响个人健康，也影响社会和国家的稳定。为了防止和减少这些不良后果以及中毒后的治疗、康复、护理等措施，必须由全社会来关心、爱护、宣传教育以及国家采取立法、行政监督管理和惩罚等强有力的干预措施。社会药学在深入开展学术研究的同时，为社会宣传和国家干预措施提供理论依据和科学方法。

社会药学从不同职业角度研究人、社会和药学间各种关系，包括药物开发计划中的社会因素研究、医疗制度与医疗保险制度改革探索性研究、用药对象的消费心理变化研究、处方药和非处方药分类管理研究、药物资源的配置和优化利用研究、药物依赖性和药物滥用带来的社会影响研究、药师涉及的药品诉讼问题研究、对医药市场的调研、国外相关的内容和评价等。

临床药学和药学服务的发展，使药师从关注药品发展成为关注药物治疗，社会药学所研究的内容和成果，也就自然而然成为了药师必须关注和应用的理论和实践工具。

7.2.2 临床医学相关学科的知识

药物治疗是药物对于疾病产生作用的过程，选择药物、观察药物疗效都离不开认识和描述疾病，离不开对患者生理和病理状态的认知，这是临床医学知识的范畴。药师必须了解临床各种化验指标的意义及正常范围，常见疾病的临床表现和诊断要点，熟悉临床常见疾病的药物治疗原则，掌握各类药物的选用特点、用法用量、不良反应与禁忌证。

药师的工作不是诊断疾病，但要对疾病有一个总体的认识和了解，例如，对于高血压病，药师应了解诊断标准及其分类、病因及发病机制、临床表现及并发症、危险因素分层、与高脂血症及糖尿病的关系、非药物治疗措施、药物治疗原则，各类降压药的适应证、禁忌证、不良反应、联合用药方案。对于某些临床症状相关的病因也要了解，例如，关于呼吸困难，其病因可能涉及先天性（囊性纤维化）、感染（肺部感染、结核）、炎症（哮喘、过敏）、肿瘤、血液（贫血）、精神（惊恐发作）、器官衰退、心脏（慢性心力衰竭、急性左心室衰竭、心肌梗死）、血栓（肺栓塞）、功能性（妊娠、肥胖、缺氧）、医源性、外伤性等。

药师还要了解临床主要检验指标的诊断意义，例如，电解质（钠、钾、氯、钙、镁、碳酸氢盐）、全血细胞计数（白细胞、红细胞、红细胞压积、红细胞平均容积、红细胞平均血红蛋白量）、白细胞分类（中性粒、嗜酸性粒、嗜碱性粒、单核、淋巴细胞）、肝功能（AST、ALT、GGT、碱性磷酸酶、游离胆红素、白蛋白）、肾功能（血肌酐、肌酐清除率、尿素、尿酸）、血脂（甘油三酯、低密度脂蛋白、高密度脂蛋白、总胆固醇）、微生物（标本部位、培养及分类、送检时机、药敏）等。

除了学习生理学、病理学、流行病学、免疫学、遗传学、医学心理学、医学伦理学、循证医学等相关学科知识以外，还应不断追踪学习各类疾病的治疗进展，才能真正了解药物的临床应用特性和方法，成为精通业务、受患者和医生欢迎的药师。

7.2.3 计算机与信息科学的知识与技能

大多数医院开发使用了医院信息系统（Hospital Information System，HIS），HIS 应用在药品管理和药学信息服务上为医院药学带来了工作模式的变革，广泛应用于药品出入库管理、药品价格维护与自动划价、药品效期自动报警、自动配药系统、药品条码管理、电子处方、合理用药监测、处方分析、用药统计、药品信息咨询、不良反应网络报告与自动预警。这些工作程序要求药师必须能够熟练操作计算机。

我们与医师及患者的沟通常常需要制作电子文件，进行文字编辑、数据统计、图表、图片制作、讲义编制等，可以说药师的工作每天都离不开使用计算机，熟练应用电子文件编制技术，才能使药师在同行学习交流及患者教育中得心应手，没有障碍。

药学信息技术的发展将药师带进了网络时代，要利用网上药学信息搜索、在线培训学习、收发 E-mail、参与网络论坛等，更多更快地共享网络信息资源。

7.2.4 药事管理法律法规

药事管理是按照一定的国家法律、政府法令和行政规章，行使对药学事业科学化、规范化、法制化管理。在医疗机构，药学部或药剂科是贯彻执行药事管理的主体部门。

医院药事管理主要包括两个部分，即：①医院进行诊断和药物治疗疾病的全过程中以及预防、保健工作中药物的使用与管理；②医院药学部门开展的实践与研究合理用药及药学技术服务。其目的是保护患者用药利益，提高药物治疗水平，提升患者的生命质量。

为加强药品监督管理，保证药品质量，保障人体用药安全，维护人民身体健康和用药的合法权益，我国于 1984 年颁布实施了《中华人民共和国药品管理法》，并于 2001 年颁布实施了修订版（主席令第 45 号），2002 年公布了《中华人民共和国药品管理法实施条例》（国务院令第 360 号），对药品研制、生产、经营、使用以及药品包装、价格、广告、监督等进行了法律规范，使我国药品管理工作进入了法制化阶段，促进了药品管理工作的科学化、规范化，加快了医药事业的健康发展，为人民群众安全有效使用药品提供了法律保证。

在药品研发和生产环节，实施《药品注册管理办法》、《药品进口管理办法》、《药物生产质量管理规范》（GMP）、《药物非临床研究质量管理规范》（GLP）、《药物临床试验质量管理规范》（GCP）等。关于药品质量的检验检查，我国现有并执行的药品标准包括《中国药典》、《卫生部药品标准》、《国家药品监督管理局国家药品标准》三部分。

药品经营环节，实施《药品经营质量管理规范》（GSP）、《麻醉药品和精神药品管理条例》、《医疗用毒性药品管理办法》、《放射性药品管理办法》、《处方药与非处方药分类管理办法（试行）》等。

医院药品管理以药事管理委员会及药学部或药剂科为实施主体，依据《药品管理法实施条例》、《医疗机构药事管理规定》、《处方管理办法》、《医疗机构制剂配制监督管理办法》、《药品不良反应报告和监测管理办法》、《药品召回管理办法》等具体的法规，在药品使用环节贯彻落实《药品管理法》。

随着医院药事管理的发展与进步，带来了药剂科人才管理的发展及药师职能与工作模式的转变，加强了药师在药学服务与促进合理用药工作中的地位和作用。药师在工作中，必须了解以上法律法规，才能依法管好药品，促进药物的合理使用。

《处方管理办法》详细制定了处方标准、处方权取得、麻醉药品与精神药品处方权和调剂资格的取得、处方的开具、购进同一通用名称药品品种的限制、开具处方时使用药品名称的要求、处方有效期、处方药品一般用量、不同情况及剂型的麻醉药品和精神药品处方的用法和用量、利用计算机开具、传递处方和调剂处方的要求、处方调剂操作规程、处方用药适宜性审核的内容及用药不适宜情形的处理、调剂处方“四查十对”、不得限制门诊就诊人员持处方外购药品的规定、处方点评制度、处方保存期限及销毁程序、麻醉药品与精神药品专册登记的规定等，是药品调剂的主要政策依据。

7.2.5 服务礼仪与有效沟通

传统的调剂工作专注于药品管理和药品发放，而今天的药师已义不容辞地担当起了促进合理用药的责任，他们更多地走近了患者，提供用药技术服务和人文关怀，因此，服务礼仪的规范与有效沟通的技巧成为药师亟待培训的课程。

药师服务于患者，是救死扶伤的白衣天使，在与患者的接触和交流中，要体现真诚、自信、尊重和有专业知识的内在素质，药师的一举一动要向患者传递关心同情、耐心周到、科学严谨和专业负责的职业态度，让对方感受到亲切、友好、可信，从而对药师提供的药品和技术指导产生认同，彼此建立良好的医患合作关系，有利于提高患者对药物治疗的依从性。

礼仪是礼节和仪表的综合表现，药师良好的服务礼仪要求整洁端庄的仪表和着装，亲切热情的神态和语言，礼貌规范的姿势和行动，要有适当地问候、聆听、致意、致谢、致歉、道别。

药师与患者的有效沟通是指导用药的前提，除以口头交代药品用法用量、保存条件及用药注意事项外，还要将关键点以书面形式提示患者，特别要求在药盒上加贴用法标签。应注意倾听患者的疑问和用药经历与感受，采用通俗易懂的语言解释专业问题，针对不同患者特点，给予书面提示信息以便帮助理解和记忆。特别是在咨询台工作的药师，更要认真回答问题，及时接听电话，迅速回应请求，积极处理投诉，记录评估服务效果。

越来越多的临床药师参与了住院患者的用药方案审核与制定，同时到病房辅导患者用药并对用药过程进行跟踪，在接触患者时，应主动介绍自己，让患者了解临床药师为他做用药监护的目的和方法，仔细讲解用药注意事项和用药效果监测方法，尽快取得对方的信任与配合。发现用药问题或患者出现异常反应时，药师应立即与医师联系，避免直接向患者评论医师的诊疗水平。

门诊患者到药房取药时，一般要求药师发药越快越好，但必须规定药师向患者逐一交代药品用法，并且要求药师保证充足的时间指导患者用药。WHO关于合理用药调研指标中有一项是考察药师发药时向患者交代用药方法的时间，我国对这一指标的调查结果是平均不足10秒钟，而发达国家这一指标往往超过30秒。为了满足药师与患者进行基本交流的要求，药房将发药窗口改造成为开放的柜台，药师可以与患者面对面交流。许多地区还倡导限制每位药师每日发药的处方量，例如，400张处方/(人·日)，以确保药师指导患者的时间。设置专门的用药咨询药师，可以解答患者更为详尽的问题，这是药师与患者能够有效沟通与交流的最佳场所。

通过药患双方良好的沟通交流，患者可以获得必要的用药常识，提高用药有效性和安全性，药师也能够从患者那里得到疗效和安全性的第一手信息，丰富和巩固了药师的专业知识及经验，同时也使药师的职业价值和公众形象得以提升。

7.3 调剂模式与流程

7.3.1 门诊药房调剂模式

(1) 单人调配一核发调剂模式：在一些小型医疗机构或社区卫生服务中心的药房，或大型医疗机构药房夜间值班时往往采用这种调剂模式。其特点是调配与核发药品都由同一人完成，正是由于这一特点，单人调剂模式发生差错的概率较高，需要调剂人员特别细心、谨慎地工作。为了减少发药差错，单人调剂必须强调调配好药品后须再次核对后才能发出。为了做到再次核对，在药房窗口前可设置高低两个台面，调配好的药品先放置在离窗口稍远较低的台面上，核发时把药品一一从较低的台面上集中到较高的台面上，这个操作即是再次核对的过程，然后再逐一发出药品。

(2) 前后台调配—核发调剂模式：传统处方调配模式是由调配人员按照处方或调配单在药品架上选配药品，配齐后交予前台药师核发药品的方式。其优势在于调配与核发有明确分工，可降低调配和发药差错的概率。门诊量大的药房则采用二对一的模式，即两位调配人员调配，一位药师核发。

(3) 计算机辅助前后台调剂模式：在传统处方调剂模式下，当每日门诊工作高峰时，患者处方调配数量急剧增多，药师忙于寻觅每张处方所列出的各药物进行调配，在药房内穿梭往来，工作秩序忙乱，效率降低。另一方面，随着药品数量不断增多，仅靠调配人员凭个人能力和工作习惯，记忆超过上千种药物存放的位置，并且快速而正确辨识易混淆药品，按照规范要求准确调配各种药品，很难保证处方药品调配的准确性，也严重制约了门诊药房调剂工作效能和工作质量的提高。为解决这种传统处方调剂模式下找药难的问题，很多医院利用计算机自动货位查找技术，取得了很好的效果。这种模式是在传统调剂模式基础上，科学固定药品货位并编码，在医师利用计算机开出处方后，系统立即在药品货位库中查找，并按照调配路径由远及近的方案重新编排医师处方中药品的先后顺序，并在处方药品名的后面打印货位号。这样，药师便可方便地按照处方及货位号指引通过最短路径快速调配好药品。

(4) 分区调配—集中核对—核发调剂模式：自 1999 年以来，规模较大的香港公立医院参照美国医院药房操作流程进行处方调配模式的改进，建立了一种基于条形码技术的分区处方调配工作模式。其特点是药品分区储存，每个配药员只负责自己辖区药品的调配。患者在收方窗口把处方交给收方药师，药师扫描处方上的条形码，快速配药系统（Express Dispensing System ，简称 EDS）自动发出指令，将处方中药品信息传递至各个药品储存区并由各配药员按指令调配，调配好的药品通过传输带传送到药品集合处，经核对药师核对后放入发药筐交给窗口发药药师，发药药师再次核对后发给患者。整个药房可分为 4 个主要区域：接收处方及计算机输入区、配药区、集合及核对区、发药区，各区域由计算机及附有红外线扫描系统的自动传送带联系起来如图 7-1 所示。

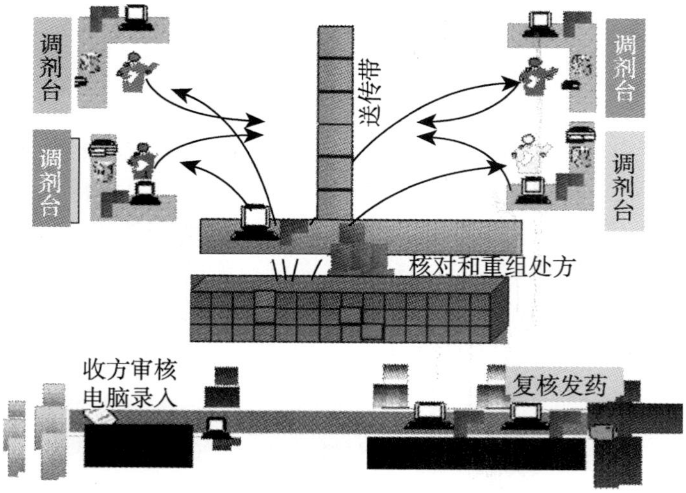

图 7-1 分区处方调配模式示意图

分区处方调配模式在整个运行过程中，从患者资料输入、处方影像输入，到药品选配、处方药品组合、处方复核，直至发药的每一个步骤均由计算机条码系统管理及监控。不同岗位人员分工合作完成处方调配，整个工序自动化、标准化，既节省了员工东奔西跑找寻药物的时间，提高了配药效率和缩短了患者等候时间；又通过即时核查、多环节核对和规范化管理而降低了调配差错发生率。同时在管理上，系统能准确有效地显示工序瓶颈，通过即时显示和等候时间分析及工作量分析等，根据需要科学合理调配各岗位人员，保证各工序合理化和整个调剂系统的高效率运转，提高了药房应对繁忙局面和突发性事件的调控能力。

由于分区处方调配模式所采用的快速配药系统所需工作人员较多，并需配有与计算机联网的自动化片剂分装机、扫描仪、小型数片机等设备，自动化程度要求较高，因而它只适合于规模较大的医院门诊药房选用。

（5）自动化＋人工调配—核发调剂模式：20世纪90年代以来，随着信息技术、计算机技术和自动控制技术的迅猛发展，药品信息化管理和自动化调剂技术开始向医院延伸。各种新型的自动化药品储存、调配、发放和管理系统不断涌现，国内也有结合中国医院药房实际情况而研制的自动化门诊药房调剂系统等成熟产品推向市场，在国内一些大型医院药房相继得到了应用（参见21.7调剂智能化系统）。门诊药房自动化调剂设备主要包括整盒快速发药系统和智能存取系统。整盒快速发药系统结合自动传送带可把药品直接送达发药窗口，不能进入整盒快速发药系统的药品（主要是大输液、袋装和异形包装药品、冰箱储存药品和麻醉药品）通过药师人工调配，送至发药窗口集中交核发药师核对后发出。

药房自动化调剂系统可以提高药品调配发药的效率和改进服务质量，并可加快药师从传统的“以药品为中心”的调剂工作向“以患者为中心”的药学服务工作的转型，因此其应用具有巨大的发展潜力。但必须强调的是，随着调配发药过程变得越来越自动化，药师必须在药物使用过程中发挥越来越关键作用，强调药师在调配或发药前需对所有处方或医嘱进行审核和评估，以控制每个患者的所有用药剂量被正确调剂；强调药师需要经过培训，充分认识和防范自动化药房系统可能使人为错误扩大化的风险，监督和控制自动化药房系统的合理和有效使用。强调药房在应用自动化调配发药系统的同时，应首先建立质量保证体系和制定持续改进计划，以确保患者用药安全。

7.3.2 住院药房调剂模式

（1）单剂量（unit-dose）调配模式：在单剂量调剂模式下，药师根据医嘱按患者每次服用剂量调配好药品，注射剂则按患者使用的每组药品（输液）调配好药品，检查核对后交护士使用。但单剂量调配的概念和模式各国有所不同，美国、加拿大等一般是使用自动化设备将每片药片、每粒胶囊分装在一个小塑料袋中；而中国、日本和韩国等东亚国家多是将每次服用的多种药品分装在一起。美国模式好处在于药品易于识别，退回的药品可回收利用；缺点是工作量增加，包装材料浪费大大增加，不符合绿色概念。

（2）总量调配模式：少数医疗机构的住院药房按病区统计所用药品，按总量调配发给各病区，再由护士分剂量后给患者使用。这种模式减少了药房的工作量，药房仅承担了简单的药品供应工作，不符合医院药学的发展方向，应该尽快转变。

（3）患者出院带药：患者出院带药也有不同模式。有的医疗机构住院药房是患者持出院带药单直接到药房取药。有的是药房根据医嘱将患者的出院带药调配好以后交给护士，由护士交给患者并进行用药指导。药学服务开展较好的医院则是药师调配好药品并到病区亲自把药品交给患者，同时进行患者教育和用药指导，当前应当提倡这种直接面对患者的药学服务。

7.3.3 调剂流程与普通调剂业务操作规程

普通调剂业务主要包括常规药品的调剂和毒性、麻醉及精神药品的调剂，是医院药师每天都需要完成的工作，调剂业务的质量直接决定着患者用药的安全有效。药师应按《处方管理办法》、《医疗用毒性药品管理办法》、《医疗机构药事管理规定》等法律法规完成调剂业务。虽然各类医院药房的软硬件配置不一，但调剂的基本环节是相同的，均需满足药事管理和医疗保险制度中的相关规定。

调剂流程通常为：收方→审方→调配→贴签→复核→发药。

在落实调剂流程的过程中要按普通调剂业务操作规程完成有关工作，具体包括：收方与审方、配方与核对、发药与用药指导和定期处方评价；要求药师上窗口工作时应着装规范，佩戴胸牌，并确保工作台面整洁，无任何遗留药品。具备信息管理的药房，在开窗口前，要打开计算机，进入HIS系统-门诊药房子系统，输入用户名及口令，使系统进入正常工作状态。

（1）收方与审方：《处方管理办法》第四十条规定：药师对于不规范处方或者不能判定其合法性的处方，不得调剂。为了确认处方的完整性、合法性、规范性与适宜性，需按下列步骤操作：

首先，药师接收手写处方或经医生站系统打印的处方后应认真逐项检查处方前记、正文和后记书写等各项信息是否清晰、完整，并确认处方的合法性及正确性。如：药师应核对处方医师签名与留样的一致性。

其次应对处方用药适宜性进行审核，关注药品名称、剂型、规格、数量、使用方法、配伍禁忌，尤其对必须做皮试的药品应标明过敏试验的结果；对特殊人群，如儿童、妊娠或哺乳期妇女及老人用药更应重点加强审核，以促进药品的合理使用。

最后，按照医疗保险、公费医疗、毒麻药限量规定及相关要求审核用量是否符合相关规定。

当遇有存疑处方时应进行干预，并对存疑处方的处理结果进行记录。如遇有药品剂量不正确，用法、用量不妥，或存在配伍禁忌及缺货等情况，应及时与开处方医师沟通，由医师进行修改并在修改处签字盖章。当药师经处方审核，认为存在用药不适宜时，应告知处方医师，请其确认或重新开具处方。如发现严重不合理用药或用药错误，应拒绝调剂并及时告知处方医师，并应当记录，按照有关规定报告。还要与 HIS 系统数据核对收费药量与处方量是否相符，准确无误后将该处方信息进行确认，如收费错误或发现处方收费信息异常，应立即通知收费员及时更正，并在相应记录本上登记。

（2）配方与核对：调配药师应按照处方所开具的药品顺序逐个调配，调配时应细心谨慎，需要出账的药品应及时填写出账卡片。调配毒麻药、精神类药品应严格遵守国家有关规定及医院相关制度，按规定登记账卡，并随时锁好保险柜。需临时调配药品应使用适当的仪器设备或量具，不能直接用手接触药品，包装材料应符合相关规定。

处方调配完成后，应再次确认无误，并在处方指定位置签字或盖章，对于麻醉药品处方要手签全名后方可交与发药人员。

（3）发药与用药指导：发药时要重点交代用药方法、用量、用药时间，交代注意事项与可能发生的药物不良反应，并交代储存方法。具体操作程序为：

发药人接到已调配好的处方及药品后，应对处方及药品逐条进行再次审核，并贴好标签或在空白签上写明用法用量，确认药品无误后，再与患者沟通，确认患者身份与处方一致时方可发药。发药人员若发现处方调配有误，应将药品退回调配人员，重新调配。发放药品时应按照处方书写顺序进行，检查药品包装完整性，在药品外包装上粘贴用法用量标签，有条件的医疗机构，可以根据处方信息通过计算机系统打印较为详细的“患者用药须知”，并口头交代服用方法及注意事项、储存条件等。遇特殊服用方法应着重强调（如外用药品、栓剂、气雾剂的使用方法等），特殊储存的药品在发放时应主动告诉患者，并向患者提供相关的帮助。发药时遇到贵重药品、量大药品应让患者当面点清，查看无误。处方发放完成后，应主动告诉患者“您的药齐了”，要在处方指定位置签字或盖章，将处方存放在指定处，再进行下一张处方的核对发放。

遇单独值班情况也应遵循上述流程，双重核对，双重签字或盖章，确保患者用药正确、安全。遇有不良反应及时登记并上报。对在窗口调配中解决的不合格处方问题或审方发现的不合理配伍问题，要及时登记。

（4）定期处方评价：为了不断提高处方质量、规范医疗行为、促进合理用药，确保医疗安全，应定期进行处方评价。评价方法需依据卫生部《处方管理办法》及《抗菌药物临床应用指导原则》等相关法规制定评价标准，结合本院实际采取全样本或不同比例抽样方法进行。评价内容包括：处方格式、书写规范和处方用药合理性。《医院处方点评管理规范（试行）》附件中的处方点评工作表是对医疗机构合理用药、处方管理、费用控制等情况实施的综合评价，可以由医疗机构对本机构药事管理整体情况实施评价，也可以对一名或者多名医师处方情况实施评价。根据各项评价指标对医疗机构药事管理或者医师处方情况提出意见、建议，当某项指标严重超常时，应当提出预警信息。针对评价结果，还要通过职能部门定期或不定期地进行公示，并通过及时干预或将评价结果与绩效考核挂钩，促进处方质量的不断改进。

总之，药师为了做到正确、及时调配处方和发药，需落实“四查十对”，只有经过认真审核处方、准确调配药品、正确书写药袋或粘贴标签，注明患者姓名和药品名称、用法、用量；向患者交付药品时，按照药品说明书或处方用法，进行用药交代与指导，包括每种药品的用法、用量、保存方法及注意事项等，才能按照上述要求完成调剂业务，并通过定期处方评价促进处方质量的持续提高，从而确保患者的用药正确无误与安全有效。

7.4　调剂技术前沿

7.4.1　调剂自动化与智能化

药品调剂作为医院药房工作的中心之一，其工作质量直接关系着患者用药的及时、准确和安全，但在实际工作中影响药品调剂的各方面问题却很多。医院信息系统的发展，使药品的入库、出库、请领、实库存管理、划价、盘点账目等实现了计算机管理，同时也为药品自动单剂量分包提供了必要的条件，特别是医师工作站的开通，使医师处方、药师审方也实现了在线操作，合理用药软件系统的应用为医师选药提供了技术支持。信息技术主要运用在调剂的以下几个方面：

● 自动生成药品请领计划。

● 药品价格维护与自动划价。

● 药品的实库存管理。

● 电子医嘱，医嘱的书写得到规范，药品名称和剂量严格按照规定执行，所有医嘱都有严格的执行时间。

● 自动审方，可嵌入合理用药防火墙，自动提示不合理处方。

● 药品用量动态监测。

● 药品条码识别，提高准确性。

● 自动单剂量分装。

● 自动生成用药指导信息：病历号、患者姓名、性别、科别、病区、床号、服药时间、服药内容等。

● 优化调剂流程，有效控制和减少调剂药品差错。

● 各种组合查询。

调剂自动化系统是计算机控制下的自动发药设备完成药品调配的操作系统。其应用能提高发药速度，提升准确性与精确性，增加工作效率，减少药品污染。目前国内多家医院购进自动化的摆药设备并应用于住院药房药品调剂，该设备是一种自动片剂分包系统（通常称为摆药机），由几个可以摆放上百种储药盒的药柜和打印系统组成，能按照医嘱自动分药、打印、封装成单剂量的口服药袋。

自动摆药改变了原有药房人员手工摆药、护士核对的工作模式，采用药品自动单剂量药品分包机自动摆药，药师核对。减轻了摆药人员的劳动强度，提高了工作效率，提高摆药的准确度，减少了差错的发生。对于护士，丢掉了摆药杯，取消对药品的逐个核对，减小了护士的工作强度，缩短了领药时间，让她们能有更多的时间和精力进行临床护理工作，更好地为患者服务，提高医院整体管理水平。自动分装的药袋上有自动打印的患者信息，包括病历号、患者姓名、性别、科别、病区、床号、服药时间、服药内容等，可减少药师以及护士的发药差错。此外，传统的手工摆药由于药品是敞开式摆放于药杯中，药师摆药过程中难免会有手的直接接触，对药品造成污染；护士在核对药品的过程中，也习惯于将药品倒于手中核对，而护士们来自不同的病区，接触各种病种的患者，更容易对药品造成污染；当摆药车离开药房去往病区的途中以及进入各病区后，由于药品的非密闭性摆放，也会造成污染；摆药杯的反复使用、消毒、存放、送往病房药房各个环节都可能造成污染。使用单剂量药品分包机，自动摆药过程是全密封操作，药品封装在一次性药袋中，可有效避免药品污染。

药品的准确调配对患者治疗及健康至关重要。变开放药杯为密封药袋，避免交叉污染。单剂量药品分包机的应用优化了药品调剂的流程，也会在一定程度上控制医疗差错，但要从根本上建立医院合理用药体系，减少药物不良反应的发生，还应该从医院全方位进行统一规划与管理。应该认识到，调剂工作的模式正在由传统的配方发药向全面的药学服务转变，药学服务是一种社会性很强的工作，计算机信息技术的应用及先进网络设备的迅速发展是把这种服务传送给患者的关键，也为调剂工作模式的转变提供了条件。

7.4.2　静脉用药调配中心

静脉用药调配中心是医院药学部门近年来建立的一个新的调剂工作部门。静脉用药调配，是指医疗机构药学部门根据医师用药医嘱（处方），经药师审核其合理性，由药学专业技术人员按照无菌操作要求，在洁净环境下对静脉用药物进行加药混合调配，使其成为可供临床直接静脉输注使用的成品输液操作过程，其性质属药品调剂。

静脉药物配制工作对于处方审核和配制操作，都需要丰富的药学知识和无菌操作技术，这是非药学专业人员不能胜任的，因此需要药师完成或在药师指导下进行。根据卫生部新近制定的《静脉用药集中调配质量管理规范》，静脉用药调配中心负责人，应由药学专业本科以上学历、并具有本专业中级以上技术职务任职资格、有较丰富的实际工作经验，责任心强、有一定管理能力者担任；静脉用药医嘱（处方）审核，应由药学专业本科以上学历、具有系统的药学专业基础理论知识和五年以上临床用药调剂工作经验的药师以上专业技术职务任职资格者担任；摆药、成品输液核对，应由药士以上专业技术职务任职资格者担任；加药混合调配由药学专业技术人员担任。

按照规范集中配制静脉输液，可以保证静脉滴注药物的无菌性，防止微粒污染，同时，可解决不合理用药现象，减少药物浪费，降低用药成本，确保药物相容性和稳定性，将给药错误减至最低。传统临床静脉输液中的加药工作，由各病区护士在各自的治疗室内完成。一方面加大了护理人员的工作量，加重了药物和设备的浪费，另一方面治疗室只是一个相对洁净或普通的非封闭环境，人员及非净化空气的流动不可避免，且各种操作均暴露于非净化空气中，配制时药液污染的可能性大，还对操作者有一定的毒性。生物安全柜应用于进行细胞毒性药物的配制，其主要功能是在创造一个百级洁净层流环境的同时，保护操作者和环境免于受到有毒药物的危害。此外，药师集中审方可以发现并纠正在配药中可能出现液体中所加入药物而产生配伍禁忌、相互作用等问题。静脉用药调配中心作为医院药学的新部门，通过专业药师审查处方、在防护条件下严格操作，对合理用药和加强药品管理具有非常重要的意义。

7.4.3 用药咨询与患者教育

随着人们对药物和药物治疗知识的了解越来越深入，对提供合理用药服务的要求越来越高，国内药学部门纷纷开设了用药咨询窗口及电话咨询热线，及时解答临床医师、患者及其家属的用药疑问，指导安全用药。

用药咨询是指药师对患者进行合理用药指导和宣传，针对患者的具体用药进行个体化用药指导。用药咨询通常是详细地回答患者问题，如有关用药目的、疗效比较、如何服药、儿童或老人剂量与用法、注意事项、不良反应、所服用的药品是否影响工作和生活、药品的有效期、合并用药等。药师通过咨询更可以普及用药常识、合理用药知识及疾病防治知识，帮助患者改进用药依从性。同时，也可以获得患者用药的信息，收集不良反应、药品质量、药学服务质量与效果反馈的信息。当然，用药咨询的过程中还需要接待投诉，纠正用药错误，解决纠纷及用药相关问题。随着临床医护人员对合理用药认识的深入，越来越多的医护人员也通过电话咨询临床用药中的问题，希望得到药师的帮助和指导。

患者教育（patient education）是药师主动向患者进行用药方法指导和用药过程监测指导的一项药学服务，国外许多药师协会编制了每个药品的患者教育知识范本，内容包括：该药用于治疗什么疾病、如何用药、漏服后怎么办、与其他药物能否合用、禁忌证有哪些、什么情况需要慎用、可能出现的不良反应，如何观察不良反应、怎样保存药品、什么时候需要到医院复查等。这些必须掌握的用药常识为药师提供了技术支持。

药师还应利用举办讲座，办宣传板报，发放宣传册、宣传单页、书面用药提示等多种形式宣传合理用药理念和基本知识。对于哮喘、抑郁症、高血压、糖尿病等慢性病患者，应进行疾病预防、心理调节、饮食调理、戒烟、健康锻炼等综合治疗措施和疾病管理等系统指导。

7.4.4 调剂质量监控与评价

药品调剂系指自接受处方到交付药品的全过程。是具有专业性、技术性、管理性、法律性综合一体的活动过程，也是药师、医师、护士、患者（或其家属）等相互沟通的过程。医院药品调剂是医院药学工作的重要组成部分，调剂工作质量的好坏直接关系到患者的健康和安全。调剂质量主要包含了两个方面的内容，第一是调剂的专业技术服务质量，即药师是否严格执行了调剂规程和操作规范，处方调配正确、及时与否，发药交代是否让患者理解了正确的用药方法和注意事项；第二是调剂的人文服务质量，其评价标准主要是患者的满意度。

为了持续提高处方质量、规范医疗行为、促进合理用药，确保医疗安全等，应定期进行处方评价。国家卫生部2010年2月发布了《医院处方点评管理规范（试行）》（以下简称《规范》），《规范》指出“处方点评是根据相关法规、技术规范，对处方书写的规范性及药物临床使用的适宜性（用药适应证、药物选择、给药途径、用法用量、药物相互作用、配伍禁忌等）进行评价，发现存在或潜在的问题，制定并实施干预和改进措施，促进临床药物合理应用的过程。”“是医院持续医疗质量改进和药品临床应用管理的重要组成部分，是提高临床药物治疗水平的重要手段。各级医院应当按照本规范，建立健全系统化、标准化和持续改进的处方点评制度，开展处方点评工作，并在实践工作中不断完善。”

评价方法需依据卫生部《处方管理办法》、《麻醉药品、精神药品处方管理规定》及《抗菌药物临床应用指导原则》等相关法规制定评价标准，结合实际采取全样本或不同比例抽样方法进行。评价内容包括：处方格式、书写规范的评价和对处方用药合理性的评价。《规范》附件中的处方评价表是对医疗机构合理用药、处方管理、费用控制等情况实施的综合评价，可以由医疗机构对本机构药事管理整体情况实施评价，也可以对一名或者多名医师处方情况实施评价。根据各项评价指标对医疗机构药事管理或者医师处方情况提出意见、建议，当某项指标严重超常时，应当提出预警信息。针对评价结果，还要通过职能部门定期或不定期地进行公示，并通过及时干预或将评价结果与绩效考核挂钩，促进处方质量的持续改进。（详见9.9处方评价制度）

服务质量的优劣只有被服务者的身心体验才能得出结论，一般来说难以有客观准确的评价指标。调剂服务质量同样如此，尽管国家卫生行政管理部门推出一些评价指标，行业的学术组织也有一些规范可供参考，但到目前为止并没有一部规范的、可供操作的调剂服务质量标准。

调剂服务质量可由核心服务质量、延伸服务质量和超值服务质量三部分组成。患者感知质量可通过经科学设计的患者满意度调查问卷得出，而核心服务质量与延伸服务质量可建立客观评价标准。另外，由于门诊药房、社会药店与住院药房的服务对象不同，故服务质量标准也略有有不同。（详见26.6调剂服务质量）

7.4.5 药事服务费给调剂工作带来的影响

2009年4月，我国医疗体制改革指导性文件《中共中央国务院关于医药卫生体制改革的意见》中明确提出：“推进医药分开，积极探索多种有效方式逐步改革以药补医机制。通过实行药品购销差别加价、设立药事服务费等多种方式逐步改革或取消药品加成政策，同时采取适当调整医疗服务价格、增加政府投入、改革支付方式等措施完善公立医院补偿机制。”随后，国务院《医药卫生体制改革近期重点实施方案（2009—2011年）》中关于公立医院改革的要求中进一步明确规定：“医院取消药品加成后减少的收入或形成的亏损通过增设药事服务费、调整部分技术服务收费标准和增加政府投入等途径解决。”药事服务费概念的提出，为提升药学服务水平，完善公立医院补偿机制开辟了一条新路。

医疗卫生事业是具有公益性的社会福利事业，公立医院的运行和发展应当由政府承担和保障。但由于政府财政投入不足，于是允许医院以药品销售获得的部分价差收入弥补医院亏损，从而形成了普遍存在的“以药补医”的医院补偿机制。药品加成收入作为医院的重要补偿渠道，很大程度上弥补了政府投入不足和医疗服务亏损，保证了公立医院的正常运行和发展。但也造成医院运行严重依赖药品销售收益，刺激医院为了追求药品利润，在药品使用环节中多开药、开贵药等趋利行为。以药品销售利润补偿药事成本，更掩盖了药学专业人员的服务价值，造成医院药学人员缺乏提高药学服务水平的动力，药师的职业价值和社会地位也得不到普遍承认。

在我国现行的医疗收费项目中，有补偿医师专业服务的诊疗费、补偿护士专业服务的护理费，但同样提供专业服务的药学人员，却没有设立单独的收费项目进行补偿，其服务价值得不到体现。因此，设立专门的药学服务收费项目就有其合理性和必要性。一方面，它合理补偿药事成本，保证医院药房的正常运营，是推进医药分开改革，转变以药补医机制的突破口，对于完善公立医院补偿机制，扭转公立医疗机构趋利行为具有现实意义；另一方面，它是药学人员专业技术服务价值的具体体现。在保障公众用药安全合理的目标下，明确药师职责，提高药师地位，可以促进医院加强药学建设，激励药学人员为患者提供优质药学服务。

药事服务费是指药师提供药品和药学服务收取的费用，包含药房运营成本和药师基本药学服务价值。药房运营成本指在药品的采购、储存、管理、临时用药物配置等过程中发生的直接和间接成本。如人员费用、场地、设施、水电、药品损耗、修缮、管理费用等；基本药学服务价值是指药师依照《处方管理办法》等相关法规向患者提供的日常服务所体现的技术价值。在调剂工作中，基本药学服务包括审方、调剂、核对、发药、加贴标签、交代用法、用药咨询、不良反应监测、血药浓度监测与用药方案调整等凝聚药师专业技术价值的工作。

尽管药事服务费从一提出就不断遭到来自社会各方的质疑，人们普遍不赞同将取消药品加成转换成药事服务收费。但是，随着药学服务的发展和药师专业价值的提升，药师为临床及公众合理用药服务的作用必将得以强化，调剂工作的模式，也将由被动的配方发药向审方-配方-发药-指导用药-监测用药的全方位药学服务转变。传统的调剂工作，将会被标准化和智能化的新机器、新技术所替代，药师便将更多地走进患者身边，以用药专家的身份，为促进合理用药提供不可替代的知识和技术保障。

常　明　夏文斌　张晓乐

参考文献

[1] 汤光，李大魁，袁锁中．优良药房工作规范．中国医院药学，2005，6.

[2] GOOD PHARMACY PRACTICE（GPP）IN COMMUNITY AND HOSPITAL PHARMACY SETTINGS. World Health Organization 1996. WHO/PHARM/DAP 96. 1.

[3] American Society of Hospital Pharmacists. ASHP Technical Assistance Bulletin on Hospital Drug Distribution and Control.

[4] American Society of Hospital Pharmacists. ASHP training guidelines for hospital pharmacy supportive personnel. Am J Hosp Pharm. 1976；33：646－8.

[5] American Society of Hospital Pharmacists. ASHP guidelines on pharmacist-conducted patient counseling.

[6] American Society of Hospital Pharmacists. ASHP Guidelines on the Safe Use of Automated Dispensing Devices.

[7] 韦超．药品调剂技术．2 版．北京：中国医药科技出版社，2009.

8 调剂室与调剂设备

药品调剂是医院药学最基本的服务内容，是药师直接面对患者、联系临床的重要窗口，是医疗机构向患者提供优质医疗服务的重要环节。随着药学人员服务意识的不断提升和服务形式、内容的更加人性化，作为窗口部门的调剂室在医院中的重要性越来越显现出来，调剂室的位置、布局的合理性、设计中需要考虑的因素、面积的大小以及环境与卫生等问题也逐步列入了医院整体规划的范畴，成为了医院药师关注的重要方面。调剂室应以合理的布局与设计满足调剂功能的需求，以合格、舒适的环境保证调剂质量的可靠。

本章主要探讨调剂室的布局与设计、环境与卫生相关的问题，并且简单介绍调剂室需要配备的基本设备。

8.1 概　述

调剂室是医院药剂科的重要业务部门。其主要任务是接受门诊或住院患者的处方，由药学技术人员按技术规范完成药品配发，保证患者及时进行药物治疗。

调剂室的设置目前我国有称调剂科（2 级科）、调剂组（室），传统简称为药房（药局）。该部门的设置最基本的考虑是保证处方调配的质量和方便患者（护士）取药，方便药师和患者交流。一般按服务对象的不同分为门诊调剂室和住院调剂室。大型综合性医院还设有急诊药房，特大型医院为方便患者取药和医务人员联系可设置多个卫星药房。还有为满足有特殊规定的感染药房（传染病、结核病等），部分医院还设有干部药房、针对残疾患者的开放性药房等。由于现代物流技术的迅速发展和便捷，已有少数医院实行只设置一个中心药房，负责全院的处方药品供应，不再分设门诊和住院药房。根据我国中西医并重的特点，一定规模的医院都会分设中、西药房。规模小的医院也可合并在一个药房内。

对调剂服务要求的关键是保证药品质量并防范可能发生的调配差错，以及为患者提供人文关怀。为保证处方调配的顺利进行和药师专业技术的发挥，要求在人员配置、工作场所、设施设备以及工作流程等方面严格地管理、持续改进。改革开放以来我国的药房基本都将传统的小发药窗口改造成大型透明式发药窗口。信息化技术被普遍采用，大大提高了处方调配质量和方便了患者取药和交流。调剂室除调剂、发药以外还增设了咨询窗口或咨询室。现在比较规范的调剂室功能配置应有：处方审核（疑问处方沟通）、处方调配（特殊处方调配）、核对、发药交代、用药咨询、内部药品管理。

8.2 调剂室及调剂服务环境的设计理念

调剂室是医院药学部（药剂科、药剂部）的组成部分之一，不仅担负着药品的请领、调配、发放、保管和管理等工作，也承担着向患者和医护人员提供药学相关信息、介绍新药知识、审核医嘱等药学服务工作。尽管药品调剂室面积占医院总面积比率很小，但在医院总体运行中的作用却非常重要。从现有医院实际情况看，普遍对调剂室的设计和布局不够重视，导致了调剂室面积严重不足、流程设计不合理、药品放置不规范、环境秩序混乱等问题。随着现代医院服务意识的不断提高，医院和药学管理部门的管理者应该充分认识到调剂室在保证药品质量和药学服务质量等方面的重要作用，从而在调剂室的设计和布局时，充分考虑调剂室的服务对象、工作任务等特点，并兼顾操作空间、周围环境以及药品管理的相关规定，使流程和布局科学、合理，确保工作效率和服务质量。

8.2.1 调剂室设计的基本原则

在调剂室的设计中应考虑到包括位置、面积、布局、结构、患者方便程度等元素，并兼顾到以下几个方面的原则：

（1）人性化原则：以人为本、以患者为中心是医院设计的一项基本要求，调剂室作为医院的重要组成部分也应当遵从这一原则进行设计。调剂室的主人是药师，通过药师服务患者来体现医院的基本服务理念。据测算，在一些大型综合医院，每个门诊窗口平均每天调剂的处方在500～800张，体力和脑力的劳动强度都非常大。因此应该尽量按照舒缓劳动强度、增加人员对环境认同感的原则，强调创建一个愉快的工作空间。在平面布局、设备设置、药品摆放、药架与设备的人机工程学等一系列细节设计上考虑药师的基本需求，应用科学的工效学原理，减轻药师的生理和心理负担，延缓药师的疲劳时间，以达到提高药师工作热情和效率、降低调剂错误的目的。

（2）个性化原则：每个医院都有自己的特点，表现在医院的医技专长、管理与服务理念、运行模式等的不同，属于医院独有的文化特征。调剂室的设计也不应当千篇一律，而应与医院的整体氛围相融合。设计中应注意在空间布局、内部装修、设备配置、药品分类摆放方式、颜色选择与搭配以及各种标牌的造型与应用方面表现出一定的个性特征和品位。应该认识到，医院调剂室不同于社会药房，更不同于商场，个性化设计要求设计师深入挖掘医院特征，理解药师的需求，把握现代医院发展脉搏，汲取不同医院调剂室设计的长处，以独特的眼光创作出个性鲜明的调剂空间。

（3）整体性原则：要从内在、外在两方面来把握这一原则。内在的就是把门诊调剂室、病房调剂室、专业调剂室（传染、儿科等）直至卫星药房作为一个整体，统一调配、统一管理、统一药品摆放模式、统一设备和家具规格和样式等，这样有利于药师内部调整和轮换时能尽快适应新的工作环境；外在的就是要统一标识、统一外部特征，这样方便取药人员识别，减少人流交叉干扰。整体性原则要求设计师首先要做好总体规划，明确各调剂室的相对位置关系，尽量使药库处于各调剂室中间，方便供应和急用药品快速调入。

（4）灵活性原则：调剂室在开始设计时就应当充分考虑与医院的整体发展相适应。医院的发展是一个动态的过程，医疗制度的变革、医技水平的提高、相关规定的变化、医院运行模式的改变等都会不同程度地影响到医院的发展方向。调剂室必然要适应医院的总体改变，因此设计中应增加灵活性，提高调剂室适应变化的能力。一般情况下，大空间、大柱网设计灵活性较高，能够较好地适应各种需求和变化。对专业调剂室和卫星调剂室，考虑到其各种变化频率会更大，因此设计中，除采用大柱网形式外，分隔空间的墙体可采用轻便的装配式材料。

（5）效率优先原则：调剂室的作业效率对医院整体运行效率有很大影响。医院的运行效率是近年来在国内外都受到普遍关注的一个话题。因为提高效率可充分发挥现有的医疗资源潜力，降低患者交叉感染机会，缓解患者的烦躁和焦虑情绪等。调剂室工作效率表现在很多方面，但重要的有两项：一是调配及时，节省患者或取药护士的等候时间；二是降低差错率，减少与患者或护士之间的矛盾，客观上也能起到提高效率的作用。提高调剂工作效率的途径也很多，比如合理的人员搭配、减少不必要的外界干扰等。还有目前正在推广的电子处方，通过网络化传递、自动化分拣等程序，使划价、备药等工作全部在患者取药前完成，这样极大地提高了调配和发药效率，几乎消除了排队等候的情况，也为减少等候区面积提供了可能。另外调剂室紧凑、便捷的空间布局形式也能起到避免人流交叉、降低药师劳动强度，提高工作效率的作用。

（6）舒适、便捷原则：调剂室有一个温馨舒适的环境，对保持药师饱满的工作热情，提高药师的工作质量也非常有意义。适宜的温湿度环境、良好的采光（照度适宜）和通风、相对安静整洁的工作场所等不仅有利于药师的身心健康，保证药师的工作效率、延缓药师的疲劳时间，而且对某些药品，尤其是中药的保管和储藏非常有必要。

（7）安全卫生原则：药师的自我防护、设备安全保证和药品质量稳定，防止药品特别是贵重药品和麻醉药品的丢失，避免药品二次污染等是调剂室安全卫生设计上的重要课题。调剂室特别是中药调剂室应避免阳光直射，调剂室内部装修材料、家具设备等必须符合国家有关药品存放环境要求的规定。调剂室墙面应选择光滑、不易积灰并且坚固的材料，地面要选择耐磨（有的要求耐酸、耐盐和耐潮等）、不起灰的材料，家具的选择和布置应尽量减少死角，易于清理。调剂室中可能会存放一些易燃、易爆的药品，应保证消防设施完备，装修和家具均应选择不燃或难燃材料。二级库以及运送麻醉品和危险药品的通道上要设置必备的监控设备，必要时还可增设安全与报警设备。有些药品的运输通道有净化和灭菌要求，应遵照有关规定实施。

随着我国医疗事业的发展，医疗机构经济实力的增强，医疗服务越来越规范，调剂室的设计会有一些新模式的产生，设计中要认真加以总结，不断提高设计水平，满足实际需要。

8.2.2 调剂服务环境设计理念

患者在接受药师调剂服务或等候时所处的环境对调剂服务的质量有很重要的影响。温馨、整洁、人性化的调剂环境，不仅能够平和患者的心态、减少焦虑感，增加对调剂服务的满意度和认同感，而且能使患者更好地与药师沟通，详细、清楚地了解药品的相关信息，确保用药正确。所以，调剂服务环境在设计上不仅要考虑到调剂功能的最优实现，更要使患者在等候、划价、取药整个调剂流程中感受到方便、舒适和温馨，同时要具有适宜的温度、湿度及良好的通风、照明条件、最小的噪声干扰。为了方便患者，调剂程序应合理、简便，尽量采用图示标识为患者指示取药流程和注意事项，并将流程图张贴在醒目的位置。各取药窗口标识要清晰、明确，要设置电子显示屏或语音提示系统。在显著位置设置宣传栏，张贴疾病与药品相关知识的图片、壁报，让患者在候药过程中了解用药知识。候诊区内的座椅应尽量舒适，座椅间要留有足够的空间，便于患者走动。

（1）门诊药房候药区：门诊药房是医院门诊服务的末端窗口，患者在经过挂号、诊疗、检查、收费等环节后，会身体疲惫、心情焦躁，宽敞明亮、温馨舒适的候药区，可以使患者适当休息，放松心情。候药区要面对取药窗口，便于患者及时看到窗口情况。候药区内应有适当的背景音乐，可以掩盖噪声并营造一种轻松、和谐的气氛，患者在候药时，播放背景音乐可以缓解忧郁、悲观的情绪，消除烦躁心情，有很好的心理安抚作用（图 8-1）。

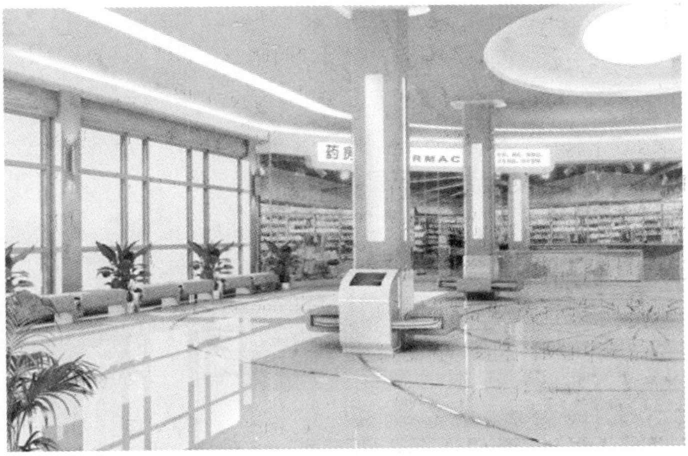

图 8-1 门诊药房的候药环境（示意图）

为方便患者，候药区内需要设置饮水站、备有老花镜、便签、笔、密封条、塑料绳、合理用药宣传材料等，尽可能为患者提供人性化服务。有条件的医院可在候诊区内设置网络信息查询系统，可供患者查询药品相关信息。

（2）住院药房的服务环境：住院药房应设置独立的病房领（送）药人员核对区，核对区内应有足够的空间，并配备联网计算机，便于领药人员核对药品，查询医嘱。该区域要有良好的照明条件与通风条件。

8.3 调剂室的布局与设计

在综合性医院，根据医院的规模不同，药学部的组合形式也有所不同。小型医院多采用一体型，即调剂、制剂等部门连成一体，大中型医院，由于调剂室的工作量比较大，多采用分离型即调剂室与药学部其他部门或各调剂室分别在不同的部位设置。

调剂室可细分为不同的部门：依据医疗区域的不同，可分为门诊药房、住院药房、急诊药房等；按照药品类别的不同，可分为中药房、西药房、综合药房；按服务对象的不同，可分为儿科药房、传染科药房、内分泌药房等。

无论哪种方式，药剂师在药品的调剂过程中扮演的角色都越来越重要和更具专业化。由于责任的加重，更倾向于将药房分散设置，以利于药师与患者的沟通与交流。然而，由于成本和医院统一规划等因素，很多医院还是倾向于采用集中的药房，并利用自动化物流传输系统或人工下送等方式为患者提供服务。

调剂室位于方便患者和临床取药的位置，具体部门划分和调剂室的设置因医疗机构的规模、服务特点等因素的不同而有很大的差别，要具有灵活性，尤其是正处于发展和变化阶段的医院，要有足够的空间和布局应对医院发展的需求。由于服务内容和形式的不同，为了更好地完成各自的调剂功能，各药房在设计与布局上也会有所区别。

8.3.1 调剂室布局的整体思路

(1) 部门设置及布局思路：一般来说，各医院要设置独立的门诊药房、住院药房、急诊药房、感染或肠道药房，为了使服务更加便捷、更加专业化，或者按照医院的专业特点及服务理念设立卫星药房，如：儿科药房、内分泌药房、眼科药房等。在一些规模比较小的医院，可以在门诊药房设立专门窗口完成急诊用药的调剂功能。各调剂室要有醒目的标识，方便患者和外来人员。各药房的出入口应设置门禁系统。

调剂部门和单元设置与调剂室药品以及人员的管理有直接的关联，药房设置越分散，需要的药师越多，药品的整体库存越大，人力成本和库存资金占有率会随之增加，其优点是药品的管理和药师的服务会更加专业和合理。

有的医院采取门诊和住院药房的调剂功能在同一区域的不同位置完成的布局，例如：在一个综合调剂室内前面部分按照门诊药房设计，完成门诊调剂的功能，后面部分按照住院药房设计，完成住院患者的药品摆发功能，这样可以共享药品，人员互相交叉，也可以相对减少。这对于门诊诊室和住院病房相对集中的医院或一些小型的医院比较适用。其不足之处是药品和人员的管理难度加大，需要更加细致和完善的工作流程和管理制度，见图 8-2。

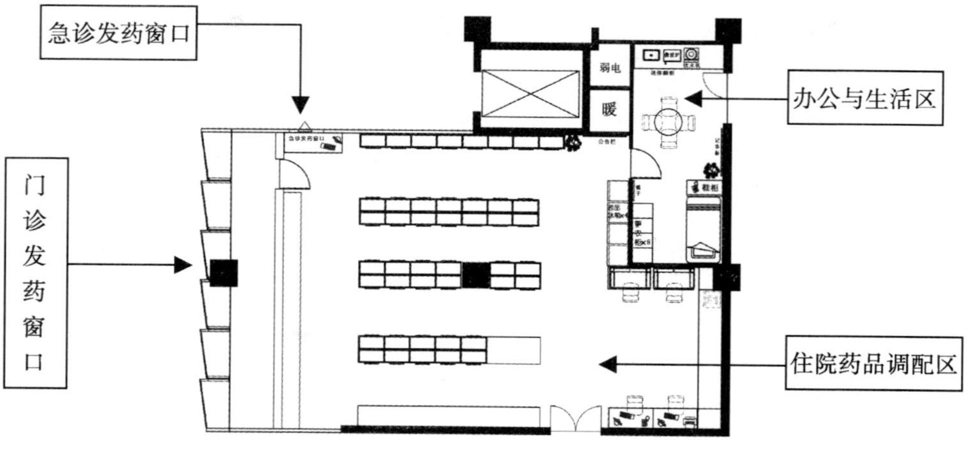

图 8-2 门诊、急诊和住院一体化设计的药房平面图

（2）调剂室面积：调剂室的面积应与医院的规模、服务特色以及医院的服务理念相适应，与所调剂处方、摆药和静脉药物配置的数量相适应。调剂室不仅需要良好的操作空间，足够的药品摆放场地，又要有适宜的通道便于药品的进出和搬运，同时也要兼顾到药品储存要求和质量保证。各调剂室根据工作特点、岗位需求、任务量、人员多少、常用药品的品种和数量等具体情况设置不同面积的功能区域（间）和相应的更衣室、办公室、会议室等。

目前调剂室的面积要求和计算方法有多种不同的观点，基本上可以归纳为以医院总面积、病床数、门诊就诊患者数、住院患者数＋门诊患者数、医院的规模等因素为基础来计算。但在具体的方案设计中更多地要考虑到医院和药学部门的发展趋势以及调剂室合理的流程设计等方面，要有适宜的使用面积来完成调剂室药品的存储、摆放、药品的调配、调剂，人员的休息、更衣，窗口的合理布局等功能，并且在空间上要考虑到患者或医护人员的舒适、方便。另外要兼顾到独立的人流、物流通道等问题。重要的是要在有限的药房面积内设计出合理的布局，以满足各项调剂工作顺利、合理完成对空间的需求。

文献介绍，欧美各国通常以床位数为参数计算药学部门用房面积，大约 1 平方米/床；美国医院药学部门面积较小，根据医院规模从 0.45～0.75 平方米/床，日本药局的用房面积约占医院面积的 1.8%，一般按照患者数（住院患者数＋门诊患者数）为标准计算，计算公式如下：

药局面积(m^2)＝{(床位数＋门诊患者数)/2}×n

系数 n＝ 0.9～1.0 ……大学医疗中心

0.5～0.6 ……一般综合医院

根据我国 1996 年颁布的综合医院建设标准，药剂科（含中、西药）的面积指标是按病床数的床位指标来确定的，每床 4.02～4.2 m^2。按此计算，600 张床位的医院，中西药剂部的建筑面积约 2 458 m^2。调剂室需求面积的计算由于各药房的服务功能的不同而有所区别，一般认为在每床 1～1.2 m^2较适合。

直接服务于患者的门（急）诊药房，按照日均调剂处方的数量计算，病房药房按照医院的病床数和床位利用率计算，可操作性比较强。也可以按照各调剂室药品品种和用量的多少来考虑使用面积的大小（表 8－1）。

表 8－1 中、西药调剂室面积分配表（单位：m^2）

	＜200 张床	250 张床	400 张床	500 张床	＞650 张床
门诊药房	60	60	75	90	≥100
住院药房	/	30	45	60	≥75
分装室	12	15	18	24	30
传染科药房	/	/	12	18	≥24
儿科药房	/	10	12	15	18
中药房	40	50	60	70	≥70

也可以按照如下方法具体计算各调剂室面积：

门诊药房按日平均处方数计算使用面积：日均处方数：门诊药房面积＝1∶0.12～0.15（m^2）

病房药房按病房床位数计算使用面积：病房床位数：病房药房面积＝1∶0.25～0.3（m^2）

2009 年由卫生部下发了《医疗机构药学部门建设与管理指南》，在其附件中对调剂室的面积作了如下规定：

门诊调剂室：

门诊量 100～500 人次/日：调剂室面积 60～100（m^2）；

门诊量 501～1500 人次/日：调剂室面积 120～230（m^2）；

门诊量 1501～2000 人次/日：调剂室面积≥230m^2；日门诊量 2000 人次/日以上，每增加 1000 人次，调剂室面积递增 70m^2（不含生活区）；

综合医院单一的中医科，门诊量 150～250 人次/日：中成药调剂室面积 30m^2；饮片调剂室面积 80～100（m^2）。

住院调剂室：

病床 100～500 张：调剂室面积 80～180（m^2）；

病床 501～800 张：调剂室面积 180～250（m^2）；

病床 800 张以上：每增加 100 张床，调剂室面积在 250m^2 基础上递增 30m^2。

8.3.2 门诊药房

门诊药房担负着门诊患者药品的调剂任务，在布局设计上没有统一的模式，依据各医院的规模、服务模式、管理理念不同，所处的位置各异、布局多样。一般来说，为了方便患者取药、流程合理、药品运输方便，门诊药房多位于一楼门诊大厅内，与收费处相邻或面对。在规模较大的医院，门诊药房应设置有独立的物流和人流通道，隔离药品区域和更衣室、休息室等生活区域，使药品管理更规范，也方便药品、人员的进出。同时为了保证药品特别是毒、麻药品、贵重药品的安全，要设有监视器和报警系统，一旦发生突发事件，可及时发现，快速处理。

为了方便患者和护士取药，简化药学部门的管理，目前很多医院已经将中、西药调剂室合并，按照2007年5月1日开始施行的《处方管理办法》的要求，西药和中成药可以开具一张处方，也从政策上支持了这种合并，促进了调剂室的统一管理、人员的综合培养和规模化建设

（1）区域设置：门诊药房一般设有调剂区、药品分装区、二级库以及办公室、更衣室、休息室。调剂区直接面对患者或者与调剂窗口隔离开，要有足够的面积按规定摆放药品，也要考虑到药师的操作空间是否合适，同时方便药品和人员的流动；药品分装室按照医疗保险要求或特殊药品的处方限量完成口服药品的二次分装工作；门诊药房二级库的设置与否以及面积的大小决定于药品用量的大小、周转的快慢以及库房距离的远近。规模较大、药品供应不及时的门诊药房，一般都设立二级库，储备足够量的常备药品，以免由于药品的临时短缺影响到正常的治疗需要；办公室主要用于内部人员的会议、患者纠纷的处理以及药品的后台管理等。各部分的面积和布局视具体情况而定，要做到合理、实用、方便，见图8－3。

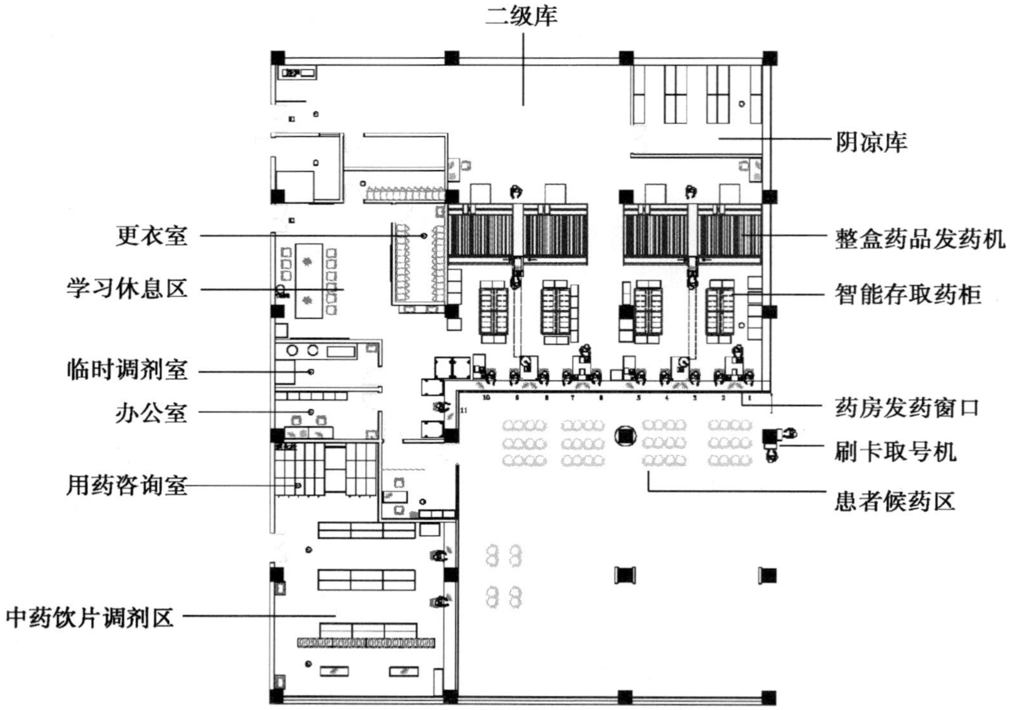

图8－3 综合性医院门诊药房设计方案（示意图）

（2）窗口设计：门诊药房在调剂窗口和服务流程的设计上要充分考虑到患者的舒适和便捷。一般设有划价窗口、收方窗口、发药窗口和咨询窗口。如果使用电子处方，划价窗口的功能就大大减弱，只负责麻醉、精神药品处方的划价或网络故障时应急划价，可兼顾处理退药、纠纷等事宜；在医嘱通过网络传输，处方由药房直接打印的医院，可以不设收方窗口，由取药窗口直接调配、发药；咨询窗口一般设置在比较僻静的位置，方便咨询者与药师的交流，也保护患者的隐私，有条件的医院可以设置独立的用药咨询室，图8－4为敞开式的用药咨询台。门诊药房应设置方便老年人、残疾人取药的特殊、专用窗口，并有醒目的标示（图8－5）。

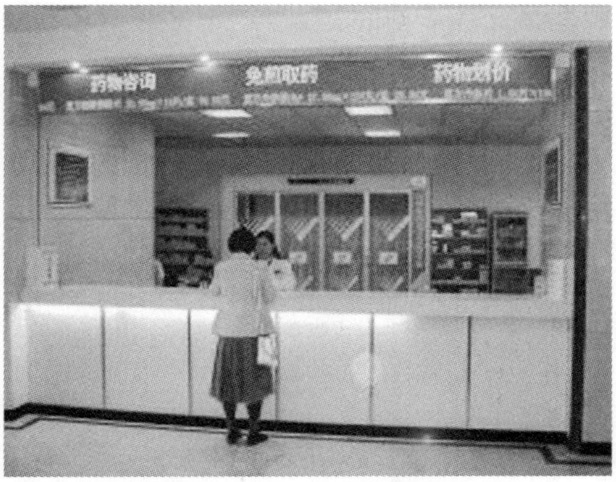

图 8-4 门诊药房用药咨询台

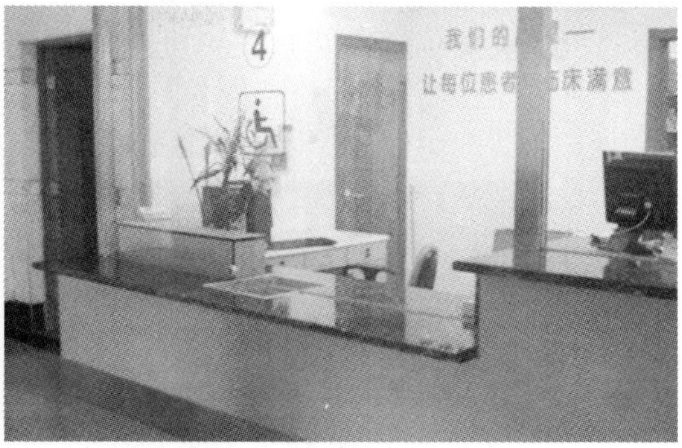

图 8-5 残疾人专用取药窗口

目前调剂窗口多采用大面积透明钢化玻璃或开放式柜台设计。窗口高度 1.1～1.2m 左右，服务窗口中距不应小于 1.20～1.50m，整个设计要适合患者的使用和服务的人性化，要兼顾到残疾患者的特殊需要。窗口上面或侧面安装电子显示屏，告知患者取药窗口和顺序，也可以滚动需要患者了解的其他内容或温馨提示等。以大面积透明玻璃挖制而成的窗口，窗口内外下沿设置一平台，各宽 400cm，以供发药者与取药者交接、放置药品或处方之用，同时应装有送话扩音装置。窗口数量视门诊规模而定，每 200～250 人次设一窗口为宜，以减少排队等候时间，分散人流。窗口外面要设有一定面积的等待区域，并安装座椅，方便患者等候时休息。图 8-6 为门诊药房的开放式柜台设计方案。

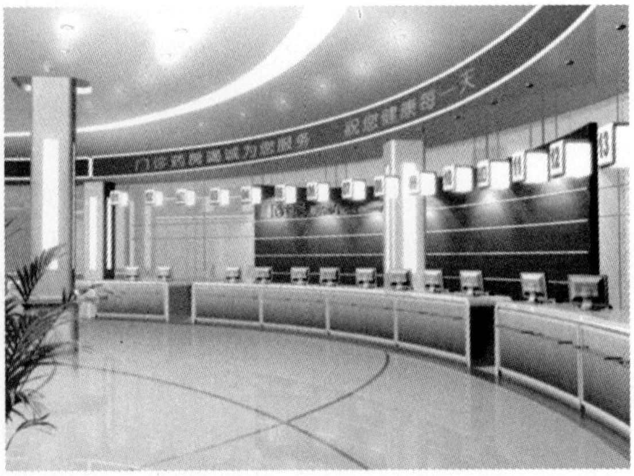

图 8-6 门诊药房的开放式窗口设计方案（示意图）

8.3.3 住院药房

住院药房又称为病区（房）药房，主要承担住院患者的药品供应和管理。一般设置在病房区域，集中一个综合药房服务于全院的住院患者或者分散几个独立的或隶属于综合药房的卫星药房服务于不同的病区。调剂区域一般以开放式柜台面对护士或送药人员，方便药品周转箱或周转车的放置和出入，同时要严格区分人流和物流的通道。二级库的设置与否与门诊药局相同，视具体情况而定。因为住院药房贵重药品和特殊药品的用量比较大，需要充分的安全保障设施和监控设施。

（1）调剂区域的设置：一般集中设置一个调剂区调剂所有药品或单独设置注射剂调剂区、口服药调剂区、其他药品调剂区、单剂量口服摆药区等。

集中调剂模式 所有药品在同一区域内，按照药理作用或给药途径分类摆放，药师按照病房医嘱打印单调剂药品。优点是方便护士取药和沟通，管理统一，节约人力成本。

分散调剂模式 按照药物的给药途径分为口服、外用药品调剂区和注射药品调剂区，医嘱调剂单分别打印，药品单独管理，独立核算。其优点是责任明确、管理更加细化。

单剂量口服摆药区 按照卫生部相关规定的要求，住院患者要实行单剂量摆药。有的医院配备了全自动单剂量摆药机，与医院的 HIS 系统连接，完成全部住院患者的口服药物的单剂量调剂，速度快、准确度高、裸药暴露很少。没有配备自动摆药机的医院仍然由药师或护士手工完成摆药任务，需要设置相对独立、安静、洁净的口服摆药区域或房间，具备 30 万或更高级别净化条件，确保裸露药品不被污染（图 8－7）。

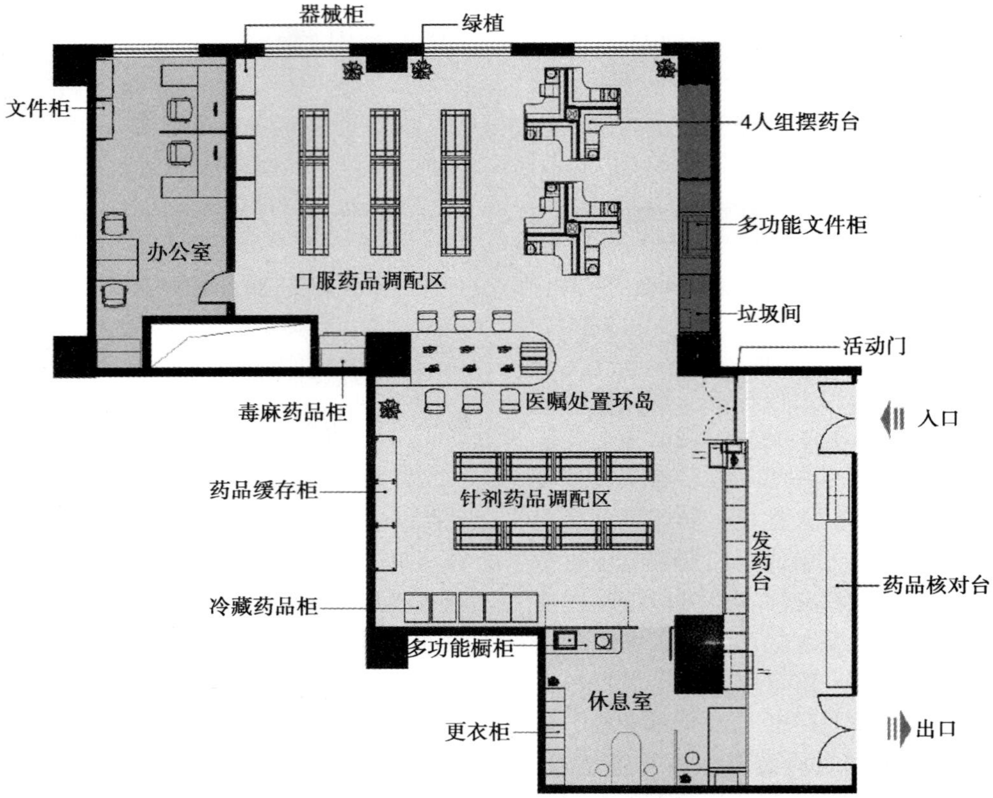

图 8－7　综合性医院住院药房平面设计方案

（2）卫星药房：规模较大的医院，除设置集中的住院药房外，根据医院的专业特色和各专业床位数的多少，还可以在患者较多的病房内设置规模较小的、具有专业特点的专科住院药房，由 1～2 名药师负责药品的调剂和用药指导等工作。专科药房隶属于住院药房，定期从中心住院药房请领药品，每日盘点。优点是使住院患者的药学服务更加便捷、灵活和专业化。

（3）病区小药柜：病房护士站向病房药房借一定数量的常备药品，护士按医嘱摆药单随时发给患者或医生使用。每周 1－3 次病房管药护士凭药品使用明细单到住院药房领取药品，补充到病区小药柜中。其优点是使患者能够及时使用药品，减轻医护人员工作量。缺点是药品管理不规范，出现数量不准确、储存条件不能保证等。适用于手术室麻醉药品的使用和管理以及其他距离较远的病房、急重患者多的病房。

8.3.4　急诊药房

急诊药房与其他药房最大的不同之处在于面对的患者病情危急，需要快速抢救，及时用药。为了确保用药的及时，急诊药房一般设置在急诊区域内或距离急诊诊区较近的位置，与急诊收费处相邻，方便急诊患者用药。规模较小的医院，如果门（急）诊在同一区域或距离较近，可在门诊药房设立急诊专用窗口，要有醒目的标志和提示，特别是夜间，确保急诊绿色通道的畅通。单独的急诊药房的面积按照急诊用药量的大小而不同，一般在 60～100m^2，设有休息区，药品摆放比较集中，标签醒目，方便药师快速、准确调剂药品。设有安全防护设施（图 8－8）。

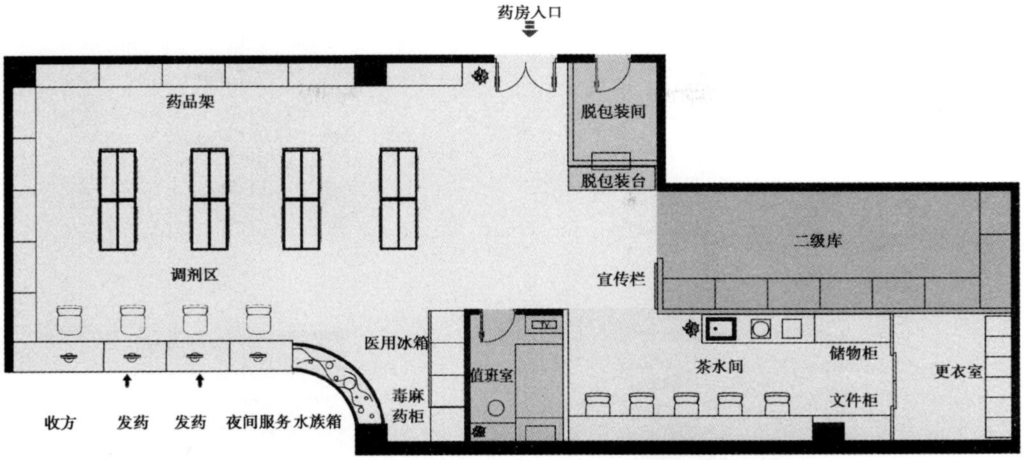

图 8-8 急诊药房平面设计方案

8.3.5 传染病药房

为了预防传染性疾病的蔓延，按照相关要求，在具有传染病诊疗资质的医疗机构内要设立为传染病患者服务的药房或窗口，设置的具体模式根据传染性疾病的就诊人数确定。一般来说，在接诊传染性疾病患者比较多的大型综合性医院，应该设立独立的传染病药房，药房的位置、内部设计、人员、药品和基本设备要符合相关的规定。而在规模较小或传染病就诊患者较少的医疗机构，可以设立专门的传染病窗口。特别是肠道疾病易暴发的地区或季节，应在肠道门诊内设立肠道患者专用药房或专用窗口。肠道药房应具有良好的通风和隔离条件，应在尽量小的面积和区域内直接接触患者。设置在与患者集中的诊室有一定距离的位置。

8.3.6 中药房

中药调剂有广义与狭义之分。广义是指将药物通过加工、炮制、调配成供临床服用的药剂，狭义是将合格的中药饮片或中成药调配成药剂并核发的过程。目前随着中药饮片供应的不断完善，中药房一般只完成狭义上的中药调剂。

中药房一般位于门诊大厅内，与西药房相邻，可以在划价、人员管理、休息、更衣等部分与西药房交叉，方便患者取药和统一管理，并节约房屋面积。中药房一般分为中药饮片调剂和中成药调剂两个部分，在调剂方法上有很大不同，对环境的要求不同，一般在药房内部互相隔离，窗口可以共用或单独设置。与西药相比，中药饮片药包和中成药的包装相对体积较大，发药窗口也应适当放大一些。为了方便管理，住院患者所用的中、西药可以合并调剂，中药用量大的医院也可以由门诊中药房设专门的窗口调剂住院患者的中药。

中药饮片的调剂属于比较特殊的调剂，在布局和设计时应充分考虑到防潮、通风、防鼠、防霉、防火等因素，并且要与相邻的其他部门相对隔离，以免灰尘的污染。

8.3.7 药架摆放

药架是调剂室必备的常规设备，药架的材质、规格、形状多种多样。目前多使用由轻型金属材料、钢化塑料制成的药架，各层之间的距离可根据实际需要调节。除特殊管理的药品外，一般药架均为开放式，方便快速上药和取药。通透性比较好的网格状的药架，适合于放置比较轻、用量相对较小的药品。柜式的药架，承重量比较大，适合于放置用量较大、质量较重的药品。圆形转台式的药架使用比较方便，适合于在规模较小的药房、急诊药房和专科药房使用（图 8-9）。

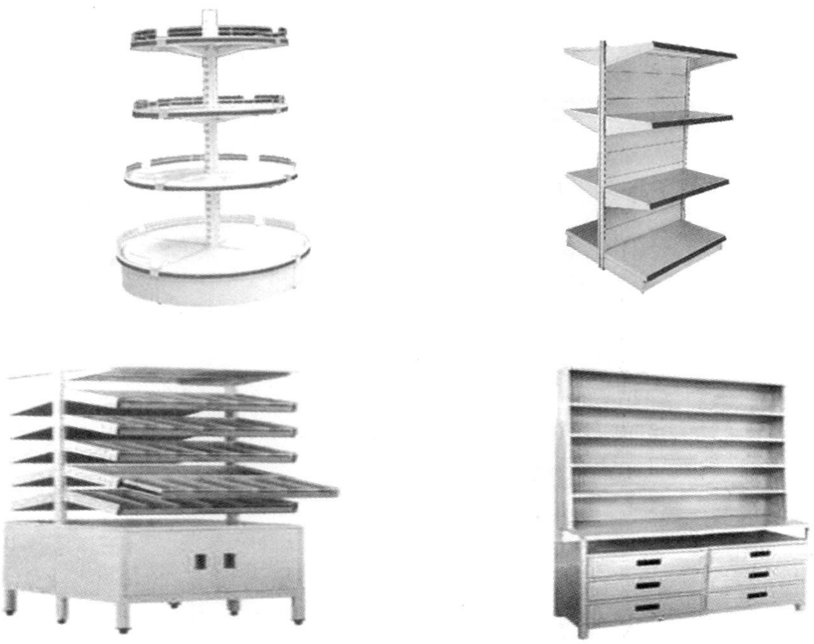

图 8-9 各种不同类型的药品架

药架与地面、墙面、顶棚、散热器应留有一定的距离，一般不小于30cm，与地面的距离不小于10cm。

药架的摆放应该考虑以下三点：一是充分利用好空间，二是减轻调剂人员的劳动量，三是节约调配时间，缩短患者或护士的等候时间。一般来说，常用药品的药架要围绕窗口或调剂台摆放，以缩短药师调配药品需要的时间和行走的距离（图 8-10）。

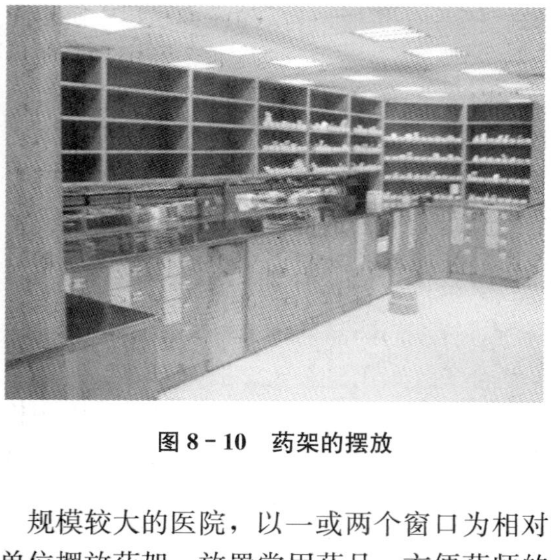

图 8-10 药架的摆放

规模较大的医院，以一或两个窗口为相对独立单位摆放药架，放置常用药品，方便药师的调配；配发分离的药房，一或两个窗口以药架隔离形成一个相对独立的调剂区，利用传送带或传递窗口传递调配好的药品。

8.3.8 药品摆放

药品摆放是一项细致而重要的工作，可以体现出药师的素质和管理水平。药品摆放的方式、位置既要考虑到药师的取拿方便，减轻劳动量，更要注意避免出现调配差错。

（1）药品的摆放方式

● 按给药途径：一般按照口服、注射、外用三种给药途径分别摆放药品。在标签设计上要有明显区别，可依据标签的颜色、形状等很直观地区分不同给药途径的药品。在综合医院，门诊药房口服药的使用频率比较高，病房药房注射剂的用量比较大，外用药使用均相对较少，可以按照药品用量特点给予足够的摆放空间。

● 按药理作用：相同药理作用的药品集中区域摆放，便于按药理作用识别和了解药品。

● 按使用频率：使用频率越高的药品距离调配人员越近，方便调配。

● 按药品名称字母排序：国外多见，可以快速找到所需要的药品。

● 特殊药品的摆放：按照药品的储藏条件存放药品，生物制剂等需要冷藏的药品应冰箱保存；阴凉处保存的药品在 20℃ 以下的阴凉区保存；易变质、易潮解、易挥发等药品按照特殊条件摆放；精神、麻醉药品按照相应的规定专柜或保险柜存放。

（2）药品摆放需要注意的问题

● 内服、外用药品应分开摆放，并且要用不同颜色或形状的标签区分；

● 西药、中成药、医院制剂可以单独或合并摆放，但易串味、易污染的药品应单独放置；

● 急救药品要摆放到醒目明显、易拿取的位置；

● 为了减少或避免调剂差错，药品的摆放还应该考虑到包装、药名相似，易发生调剂错误的药品的分别或特殊位置的放置；

● 近效期药品要有特殊醒目的提示；

● 患者或临床退回的药品应设置单独暂存区存放，待药品的批号、有效期、质量、外包装等确认符合相关要求后，再放入相应的位置；

● 药架上药品的摆放方向要兼顾到整齐、方便、适用等，可分别采取印有药品名称的正面或者批号、有效期的侧面面对药师，利于药师辨认和对质量的确认；

● 相同药品摆放在里侧或外侧应该以药品的批号或有效期为依据，有效期越远的药品越靠里侧放置，确保近效期药品先发出去；

● 药品禁止与其他物品混放，药架、药品冰箱禁止存放食品、生活用品等。

有的医院也按照临床专业划分调剂区域，如：耳鼻喉科用药、妇产科用药、儿科用药等分别设置调剂窗口。

8.4 调剂室的环境与卫生

调剂室的环境与卫生要符合卫生管理部门的相关要求和自身专业服务特点，并能满足医院药学服务的需求。

调剂室的环境与卫生包括温度、湿度、粉尘、照明、室内颜色的设计等各个方面，其设计是否合理，不仅关系到药品的储存质量和卫生学要求，而且会影响药师的工作状态、身体健康和患者的用药安全。应该根据不同的调剂室或同一调剂室不同的区域规定相应的房屋温度和湿度标准、照度和空气洁净度级别。符合洁净要求、通风良好、温湿度及色彩、照明度适宜的调剂环境，能够为药品、药师和患者提供安全保障。

8.4.1 调剂室的环境要求

（1）温度、湿度要求：药品调剂工作直接关系到患者的用药安全，需要药师时刻保持充沛的精力和清醒的头脑，调剂室的温度是影响药师工作状态的重要因素之一。一般室温应该保持在 20～25℃之间。

温度和湿度也是影响药品和药材稳定性和质量的两个重要因素。药品应该严格按照说明书要求的储藏温度存放，常温指温度在 0～30℃，阴凉处指温度不高于 20℃，冷藏指温度在 2～8℃，相对湿度在 45～75％之间。

（2）粉尘控制：中药饮片调剂室容易产生灰尖、粉尘，影响药剂人员健康，同时易造成对其他药物的污染，应设除尘装置，粉尘控制一般要求在（5～15）mg/m^3 的范围内。普通调剂室为了确保药品的卫生，也应该保持整洁和通风良好。

（3）照明要求：在进行光照设计时，需要考虑的因素很多，如人与人之间的视力差别、室内布局、操作人员的舒适感、心理因素及主观感觉等。工作区域最低照度必须适合完成最困难的最重要的工作。按照国际照明委员会对不同工作岗位提出的照度建议值范围，药房室内照明保持在 200lx，调剂操作照明度应设计在 500～1000lx 范围之内。

（4）室内颜色的设计：工效学从心理卫生学观点看工作场合，认为颜色是影响人的心理的一种现象，颜色能使人产生积极或消极的思想感情、观念等。通过颜色的合理设计，可提高视觉能力和警觉性，减少差错事故的发生，提高工效。根据《安全色使用导则》规定，黄色与橘黄色可令人聚精会神，将其作为工作场合调剂的主色调，将受益匪浅。

（5）卫生要求：调剂室设专人每日对环境进行擦拭、清扫。调剂室内部装修应采用易于清洁、不霉变、无异味的装修材料。保持药架、地面、桌面以及整体环境的整洁；有防虫、灭鼠设施；有单独的员工休息、更衣区域；食物等个人物品与药品分离，并设置洗手池；拆封外包装要在室外或走廊内进行，包材要及时处理，确保调剂室环境整洁、优雅、无浮尘。

中药包含了大量的动、植物组织，极易发生虫伤、鼠咬与霉变，造成损失并影响中药的临床疗效。中药调剂室一般要求具备充足的光线、宽敞的空间、较低的湿度以及五防设备。

调剂室内禁止吸烟、热饭、进食、大声喧哗。

8.4.2 调剂卫生

药品是按照 GMP 要求，在严格控制的条件下生产出来的，而调剂工作是药品质量体系的终端环节，其在调剂过程中的卫生状况，会直接影响到药品的最终质量和患者的生命安全，是医疗机构保证临床治疗效果不容忽视的重要因素。为了确保药品质量，我国在 20 世纪七八十年代就颁布过“药品卫生标准”，以加强对药品的卫生学质量控制。

有人曾经对门诊药房不同区域的空气、调剂人员的手、药品分装所用的药匙等进行过卫生学检查，发现都有不同程度的细菌污染，特别是检测中还检出金黄色葡萄球菌、大肠埃希菌等致病菌。医院的患者在基础疾病的基础上更是医院感染的特别易感人群，尤其儿童特别是新生儿和婴幼儿免疫力低下，这些细菌特别是条件致病菌通过调剂人员分发药品，会间接传播给易感人群引发交叉感染，而且这些致病菌多为多重耐药菌，一旦感染治疗较困难，会直接威胁到患者的生命安全。

为了确保所调剂药品的卫生学质量，需要加强以下几个方面的工作：

(1) 加强对调剂人员的培训，强化无菌观念和消毒隔离意识。调剂室药品污染的主要传播者是药师，药师通过处方、药品传递与患者接触，药师的手污染后会直接污染到药匙和其他药品。为预防细菌污染造成的交叉感染，调剂人员应做到勤洗手，避免接触污染物或接触后及时洗手等处理，药匙应注意不要随意摆放，最好专用专放并及时消毒，以消除引发医院感染的隐患。

(2) 建立防止药品和调剂室污染的卫生措施和相关管理制度，如：摆药室、药品分装室的管理制度，清洁制度、药品管理制度、标准操作规程，药师的洗手、消毒制度等。洁净区的管理制度，定期消毒，使用的消毒剂不得对药品、设备产生污染，品种定期更换，防止产生耐药菌；工作服的选材、式样、穿戴方式和洗涤按照不同洁净度级别房间和不同的操作岗位严格区分，不得混穿混洗；不同功能区域的清洁方法、程序、间隔时间、清洁剂种类和清洁工具存放地点均有严格规定。

(3) 改善调剂室环境，确保空气的流通和新鲜；建立静脉用药在百级洁净条件下的集中调配，避免由于空气污染、人员操作带来的热源反应等输液反应，确保患者用药的安全、卫生。

(4) 净化药品分装室，建立一个相对独立密闭式的有净化装置的操作室，严格划分出清洁区和污染区，杜绝药品在摆药过程中受到污染；改变药品分装条件和方式，使用一次性口服药杯或药袋，拆零药品调剂时，应保证使用工具的洁净；有条件的医院可采用全自动单剂量药品分包机。

(5) 调剂人员须定期健康体检，建立健康档案。患有传染病、皮肤病、体表有伤口者应避免从事调剂和配制工作。

(6) 传染病或肠道药房，应按照传染病管理的相关条例严格消毒隔离制度。

(7) 调剂室调剂调配筐等用具定期擦洗、消毒，工作人员必须穿工作服，戴工作帽、口罩，调配前要洗手、擦干，防止污染药物。

8.4.3 院内感染控制

医院院内感染系指患者在入院时既不存在，亦不处于潜伏期，而是在医院内发生的感染，或在医院获得而于出院后发病的感染。院内感染的发生会导致卫生资源的巨大浪费，增加患者的经济负担，给患者带来不必要的痛苦，延长住院时间，甚至导致患者死亡。

医院院内感染的原因由多方面因素造成，其中医院的硬件条件如医院的建筑设计以及流程安排、各个环节的条件好坏是影响医院内感染的重要因素。如果医院建筑布局不合理，容易造成医院内感染暴发流行，患者拥挤、通风不畅等场所如果不能有效地分流患者也可能造成患者间的交叉感染。

医护人员每天不仅要与大量的患者接触，而且要完成各种各样的手术、护理工作，不少医护人员院内感染防控知识不足、意识不够，可能会成为传染源，引发院内感染。尤其是护士，工作负荷重，很难保证能够在每次操作后进行规范化的洗手等消毒、灭菌工作。

门诊药房一般与收费处、分诊处、咨询处等部门同处于医院的就诊大厅内，人流密集、空气流动不畅，住院药房不仅是各病房护士集中的地方，而且每天要完成住院患者药品的调剂和病房退药的接收、核查等工作，都存在着很严重的交叉感染的隐患，是交叉感染发生率比较高的地方，除在建筑设计、布局考虑到这一因素外，也需要通过对环境和卫生的规范化管理，减少引发院内感染的因素。

8.5 常规调剂设备

为了确保调剂各项工作的顺利进行，调剂室需要配置与实际工作和环境相适应的设备，并建立设备管理的相关规章制度和标准操作规程。设备要由专人负责保管和维护，并要有使用和维修记录。温湿度计、量具、衡器、冰箱等要定期请专业部门校验，并有合格标志。

8.5.1 通用设备

● 药架、配药台、特殊药品柜（保险柜）。

● 冰箱和冷藏柜。

● 药品分装室需要的净化台、封口机以及必要的衡器及量具。

● 调剂需要的药品周转箱、摆药筐、处置车等。

● 温、湿度控制：调节设施和设备、温湿度计。

● 工作人员的转椅以及必要的办公设施。

● 中药调剂室需要配备斗橱、乳钵、天平等。

● 防火、防盗安全设施：灭火器、报警器、监视器等。

8.5.2 信息系统

● 通信设备：内线、外线固定电话。

● 网络信息系统：计算机、打印机以及网络系统等。

8.5.3 特殊设备

● 传送带系统，分区完成药品的调配、审核、调剂过程。

● 气动管道物流传输系统（医用气压管道物流系统），通常 6 英寸的管道比较理想，可供运输一些大型物品如静脉输液袋。

● 全自动单剂量摆药设备或药品自动分发系统（参见第 21 章　药学信息服务与调剂智能化系统）。

管凌燕　陈　沈

参考文献

[1] 胡晋红．实用医院药学．2 版．上海：上海科技出版社，2007．58－64．

[2] 李华峰．医疗卫生机构药事管理务实全书．吉林：吉林电子出版社，2003．1097－1099．

[3] 曹荣桂．医院管理学（药事管理分册）．北京：人民卫生出版社，2003．345－346．

[4] 李大魁等．优良药房工作规范（2005 版）．中国药学会医院药学专业委员会，2005．7－9．

[5] 李锦开等．医院中药管理学．北京：中国医药科技出版社，1997．112－125．

[6] 理查德．L．科布斯等．医疗建筑．北京：中国建筑工业出版社，2005．127－130．

[7] 罗运湖．现代医院建筑设计．6 版，北京：中国建筑工业出版社，2008．345－361．

[8] 刘丽萍，贺承山．我院药品调剂质量管理规范的建立和实施．中国药房，2004，15（1）：22－23．

[9] 陈华等．药房污染菌监测及预防效果考察．中国药师，2003，6（1）：36－37．

[10] 贺林，吴苏澄．医院药房卫生学问题浅析．华西药学杂志，1995，10（1）：61－62．

处方、处方手册与处方集 9

处方（prescription）是医师临诊时为病人所开的药方或据以配置制剂的药方。前者内容包括处方日期，患者姓名、年龄、性别、临床诊断、药名、剂型、数量、用法、用量等；后者包括制剂的名称、成分、数量、制法等，如药典制剂的处方。一般所指处方是医生为预防和治疗疾病而给患者开具的取药凭证，是药师为患者调配和发放药品的依据，也是患者进行药物治疗和药品流向的原始记录。在医疗工作中，处方反映了医、药、护各方在药物治疗活动中的法律权利与义务，并且可以作为追查医疗事故责任的证据，具有法律上的意义。处方记录了医生对患者药物治疗方案的设计和对患者正确用药的指导，而且药剂人员调剂活动自始至终按照处方进行，具有技术上的意义。处方的经济意义表现在它是患者药费支出的详细清单，同时可以作为调剂部门统计特殊管理和贵重药品消耗的单据。

根据《处方管理办法》的规定，处方是指“由注册的执业医师和执业助理医师（以下简称医师）在诊疗活动中为患者开具的、由取得药学专业技术职务任职资格的药学专业技术人员（以下简称药师）审核、调配、核对，并作为患者用药凭证的医疗文书”。“处方包括医疗机构病区用药医嘱单”。

9.1 处方的类型

处方根据作用和性质一般分为以下几种类型：法定处方，主要指药典、部颁标准收载的处方。它具有法律的约束力，在医师开具法定制剂时，均需照此规定。协定处方，一般医院药学部（科）根据医院经常性医疗需要，与医师协商制定的处方。它适于大量配置与储备，便于控制药物的品种和数量，提高配方速度。单方、验方和秘方，单方一般是比较简单的验方，通常只有一二味药；验方是民间积累的经验处方，简单有效；秘方是秘而不宣的验方或单方。医师处方，是医师对个体患者治疗用药的书面文件。一般我们所指的处方即是医师处方。

根据国家药政管理的有关文件，我国目前医院处方分下列五类：普通药品处方、精神药品处方、麻醉药品处方、儿科用药处方、其他特殊管理处方。

9.2 处方的结构和内容

处方共有4部分：①处方前记，包括医院全称、科别、患者姓名、性别、年龄、日期等。可添列特殊要求的项目。麻醉药品和第一类精神药品处方还应当包括患者身份证明编号，代办人姓名、身份证明编号；②处方头，处方以“R”或“RP”起头，意为下列药品；③处方正文，是处方的主要部分，包括药品的名称、剂型、规格、数量、用法等；④处方后记，包括医生、药师、计价员签名以示负责，签名必须签全名。常用的处方用语见表9-1

药品剂量与数量用阿拉伯数字书写。剂量应当使用法定剂量单位：重量以克（g）、毫克

(mg)、微克(μg)、纳克(ng)为单位；容量以升(L)、毫升(ml)为单位；国际单位(IU)、单位(U)；中药饮片以克(g)为单位。片剂、丸剂、胶囊剂、颗粒剂分别以片、丸、粒、袋为单位；溶液剂以支、瓶为单位；软膏及乳膏剂以支、盒为单位；注射剂以支、瓶为单位，应当注明含量；中药饮片以剂为单位。

表 9-1 常用处方用语

常用	剂型	药品数量	服药次数	给药途径
Rp.：取或授予	Inj.：注射剂	g 或（不写）克	q. d：每天 1 次	H. 皮下注射
Sig. /S.：用法	Emp.：贴膏剂	ml 或 c. c.：毫升	b. i. d：每天 2 次	i. v. 静注注射
	Ung.：软膏	mg：毫克	q. 2h：每 2 小时 1 次	i. m. 肌肉注射
	Ap.：水剂	μg：微克	t. i. d：每天 3 次	po. 口服
	Tr.：酊剂	U：单位	q. 8h：每 8 小时 1 次	i. v. gtt 静脉滴注
	Tab.：片剂	＃：片	q. i. d：1 天 4 次	
	Sol.：溶液		q. o. d：隔日 1 次	
	Cap.：胶囊		p. r. n 或 s. o. s：必要时服	
	Syr.：糖浆		q. w：每周 1 次	
	Mist.：合剂		st.：立即使用	
	Lot.：洗剂、擦剂			

9.3 医嘱的结构和内容

医嘱是指医师在医疗机构病区的医疗活动中下达的医学指令。医嘱内容包括起始、停止时间，每项医嘱应当只包含一个内容，并注明下达时间，应当具体到分钟。医嘱既是诊疗过程的缩影，就必须体现医院的药疗质量和医生的业务水平，医嘱应该保证符合医学伦理、科学和医疗安全，因而必须规范医嘱书写的规律格式，达到科学化、标准化。

医嘱分为长期医嘱和临时医嘱。长期医嘱包括患者姓名、科别、住院病历号（或病案号）、页码、起始日期和时间、长期医嘱内容、停止日期和时间、医师签名、执行时间、执行护士签名。临时医嘱包括医嘱时间、临时医嘱内容、医师签名、执行时间、执行护士签名等。

根据《处方管理办法》的规定，医嘱也属于处方的范畴。医疗机构病区的用药医嘱单由病房药房的药师审核、调配（摆发）药品，不能采用所有患者用药汇总成“药品请领单”的办法。《处方管理办法》中“处方包括医疗机构病区用药医嘱单”有以下几种含义：

● 住院患者所需求的药品可开具处方领用，或以病区用药医嘱单领取。

● 目前采用病区用药医嘱单领用药品的医院，实际上是简单的药品汇总请领单，只填写药品请领数量和金额，实际上等于病区向住院药房领药，然后由护士分发患者使用。这样的病区药品汇总请领单的做法是过去简单的调配供应型医院药学服务模式造成的，它弱化了药师职能，失去了药学服务的价值，也是不规范的。应按《处方管理办法》相关规定的要求，做适当改进。

● 病区用药医嘱单，应含患者姓名、年龄、病历号、临床诊断、药品名称、剂量单位、用法、用量等。其目的是为了落实《药品管理法》以及卫生部公布的《处方管理办法》、《医疗机构药事管理规定》关于药师必须审核医师处方的相关规定，防止用药错误、减少用药不当，促进药物的合理使用，维护患者的用药安全。

● 病区患者用药，采取开具处方领用药品的，则处方应由具有处方权的医师开具；实行以病区用药医嘱单领用患者药品的（也可包含第二类精神药品），由医师或护士按病历上的医师用药医嘱抄写或录入计算机；抄写或录入者应签名，并应由第二者核对，医师可不再签名或者盖签章；药师审核和调配者，均应签名或盖签章。

● 向病房（中心）药房领用住院患者药品的处方或病区用药医嘱单，应与患者病历上的医师用药医嘱相一致。

9.4 处方的书写

根据《处方管理办法》的规定，处方标准由卫生部统一规定，处方格式由省、自治区、直辖市卫生行政部门（以下简称省级卫生行政部门）统一制定，处方由医疗机构按照规定的标准和格式印制。另外按照《办法》规定，处方书写应当符合下列规则：

● 患者一般情况、临床诊断填写清晰、完整，并与病历记载相一致。

● 每张处方限于一名患者的用药。

● 字迹清楚，不得涂改；如需修改，应当在修改处签名并注明修改日期。

● 药品名称应当使用规范的中文名称书写，没有中文名称的可以使用规范的英文名称书写；医疗机构或者医师、药师不得自行编制药品缩写名称或者使用代号；书写药品名称、剂量、规格、用法、用量要准确规范，药品用法可用规范的中文、英文、拉丁文或者缩写体书写，但不得使用“遵医嘱”、“自用”等含糊不清字句。

● 患者年龄应当填写实足年龄，新生儿、婴幼儿写日、月龄，必要时要注明体重。

● 西药和中成药可以分别开具处方，也可以开具一张处方，中药饮片应当单独开具处方。

● 开具西药、中成药处方，每一种药品应当另起一行，每张处方不得超过 5 种药品。

● 中药饮片处方的书写，一般应当按照“君、臣、佐、使”的顺序排列；调剂、煎煮的特殊要求注明在药品右上方，并加括号，如布包、先煎、后下等；对饮片的产地、炮制有特殊要求的，应当在药品名称之前写明。

● 药品用法用量应当按照药品说明书规定的常规用法用量使用，特殊情况需要超剂量使用时，应当注明原因并再次签名。

● 除特殊情况外，应当注明临床诊断。

● 开具处方后的空白处画一斜线以示处方完毕。

9.5 处方管理制度

处方管理制度是规范医疗行为，保证患者药物治疗安全有效的重要保障。根据《处方管理办法》，与日常调剂业务相关的处方管理制度有：

● 处方是医生对患者用药的书面文件，是药师调配药品的依据，具有法律、技术和经济的意义。

● 处方医师的签名式样和专用签章应当与院内药学部门留样备查的式样相一致，不得任意改动，否则应当重新登记留样备案。

● 医疗机构应当按照经药品监督管理部门批准并公布的药品通用名称购进药品。同一通用名称药品的品种，注射剂型和口服剂型各不得超过 2 种，处方组成类同的复方制剂 1～2 种。因特殊诊疗需要使用其他剂型和剂量规格药品的情况除外。

● 医师开具处方应当使用经药品监督管理部门批准并公布的药品通用名称、新活性化合物的专利药品名称和复方制剂药品名称。医师开具院内制剂处方时应当使用经省级卫生行政部门审核、药品监督管理部门批准的名称。医师可以使用由卫生部公布的药品习惯名称开具处方。

● 处方开具当日有效。特殊情况下需延长有效期的，由开具处方的医师注明有效期限，但有效期最长不得超过 3 天。

● 处方一般不得超过 7 日用量；急诊处方一般不得超过 3 日用量；对于某些慢性病、老年病或特殊情况，处方用量可适当延长，但医师应当注明理由。

● 医疗用毒性药品、放射性药品的处方用量应当严格按照国家有关规定执行。医师应当按照卫生部制定的麻醉药品和精神药品临床应用指导原则，开具麻醉药品、第一类精神药品处方。

● 医师利用计算机开具、传递普通处方时，应当同时打印出纸质处方，其格式与手写处方一致；打印的纸质处方经签名或者加盖签章后有效。药师核发药品时，应当核对打印的纸质处方，无误后发给药品，并将打印的纸质处方与计算机传递处方同时收存备查。

● 处方原则上不得涂改，如有涂改，处方人必须在涂改处签字以示负责。处方常用缩写。

● 处方必须按规定妥善保管，以备查阅。每日处方应按普通处方、精神药品处方、麻醉药品处方等分类装订，并加封面集中保存。普通药品处方保存1年，精神药品处方保存2年，麻醉药品处方保存3年。处方保存到期后，由药学部（科）报请院长批准后销毁，药学部（科）领导负责监督，并记录销毁情况备查。

9.6 电子处方的应用

根据卫生部提出的“加快卫生信息化建设，医院要实行信息化管理”的要求，现在全国大多数医疗机构都在积极探索建立医疗信息化管理系统，实行电子处方的方法和途径。实践证明，电子处方不仅能有效减少医务人员的工作量，提高工作效率，而且操作简单、管理完善，能为患者提供全程优质的医疗服务。电子处方是推行医疗信息化的重要环节，与手写处方相比具有无可比拟的优越性。

9.6.1 电子处方的优势

（1）简化流程，缩短患者等候时间：挂号→就诊→输入电子处方→收费→取药，此为门诊电子处方的整个流程。患者初次挂号时填写个人详细基本信息，医生输入电子处方时，只需要通过刷卡就可以调阅患者的基本信息。保证处方前记各项目的完整性，省去了医生填写处方前记的时间。

（2）提高了数据和信息的准确率，降低了配方的差错率：电子处方是医生通过计算机调取药品信息，药品信息由药剂科维护。使用规范药品名称和规格有利于减少用药错误。电子处方格式规范，字迹清楚，符合《处方管理办法》中规定的书写规则和使用药品通用名称的规定。对比手工处方，它具有明显的优势。避免了因医生书写潦草而难以辨认的现象，大大降低了配方的差错率。如遇到缺药，系统会自动提示，以便医生与药剂科联系，及时补充货源。

（3）电子处方具有强大的数据统计和查阅功能：电子处方能随时统计药师和临床医生的工作量，查阅处方张数及处方金额。药房管理人员可以根据药品消耗与库存数据进行统计。医院的职能部门可以随时掌握医生的用药情况。电子处方强大的数据统计功能能有效地推进和落实药物的合理使用。电子处方还便于医生查阅历史处方，在患者复诊时为医生提供详细的用药信息。

（4）有利于药师提高处方审核质量：处方审核是医院药学的重要内容。由于科技进步，药物更新快，医师受专业的限制，仅凭个人有限的经验用药，不合理用药难以避免。再者，由于门诊患者多，医师工作量大，有时往往会忽略一些药物的禁忌证、不良反应和配伍变化等。从而开出不合理用药处方，直接影响患者的用药安全。电子处方可利用合理用药指导系统等相关软件对处方进行审核，提高了药师审方的效率和质量。

（5）提高了药品统计的效率：医院药剂科每天需对发出的药品做逐日的消耗统计，运用电子处方只需在药品汇总栏中输入要统计药品的名称，就能很快显示该药品的消耗数，而无需像手工处方那样逐张翻阅，提高了统计的效率。

9.6.2 电子处方存在的问题及建议

电子处方系统的应用，不仅彻底改变了传统的就医工作流程和管理模式，而且规范了医疗行为，有效地减少了医疗差错的发生。但是，电子处方系统应用过程中存在的问题显而易见、亟待解决。

（1）电子处方的打印问题：电子处方如能在

医生站打印签名，就能符合《处方管理办法》第二十八条的规定：医师利用计算机开具传递普通处方时，应同时打印出纸质处方，其格式与手写处方一致。打印的处方应经签名或者加盖签章后方有效。但实施起来有以下两个问题，第一是医院需要投入一笔数额巨大的资金，在每个医生工作站配备打印机，对医疗机构来说此项成本是不小的开支。其次，在医生工作站打印不能减轻医生的工作强度，而且患者仍需持处方到收费处交费，到药房排队取药。

如在药房打印，既可节省医院配置大量打印机的开支，又可节省患者的等候时间。采用在药房集中打印，医师开具处方前输入密码，确认身份在系统中留下电子签名，这个做法也存在一些问题。首先是患者的知情权问题，患者在诊室就诊后得不到纸质处方，不知道医生给自己开了什么药，这些药有没有自己不需要的，因此缴费、取药后会造成很多退药的问题。另外，如果药师审方时发现医师录入错误，或认为存在用药不合理等情况时，操作起来比较困难。

（2）电子处方分色管理问题：《处方管理办法》规定了不同处方的颜色，实施电子处方后，这一规定的实施遇到了困难。

（3）因电子处方产生的处方错误：由于电子处方系统有别于以往手写处方的传统工作方式，因此有些医生不能很快适应电子处方的应用，往往在计算机操作上发生一些疏忽而造成处方错误。另外，很多医疗机构在实施电子处方的初期由于未对系统中的用药信息进行科学、严谨的维护，往往发生一些手写处方不可能发生的错误。例如医师在录入处方时将药品的名称、用量、用药频率、用药途径等方面录入错误，并将不合格处方传到药房，从而造成患者往返修改处方而产生的不满。因此，在实施电子处方前应对系统用药信息进行维护，并做好医生的培训和考核工作，要求医生在录入电子处方时，一定要审查无误后再确认打印，将错误消除在最初的阶段。另外，还需要药师与医师之间进行良好地交流、沟通，尽量避免患者往返奔波，以减少处方错误和医患纠纷的发生。

（4）网络故障对电子处方的影响：医院的信息系统庞大而又复杂，各个子系统既相互独立又紧密联系，因此网络系统的任何一个环节出现差错都可能造成电子处方系统的运行障碍。尤其是在每天的就诊高峰期，由于患者的流量大，各类就诊信息的流量也大，易造成信息堵塞而发生系统瘫痪的现象，从而导致大量患者无法在第一时间取到药品而产生不满情绪。其次是在电子处方的应用初期，由于信息系统功能不太完善，时有处方信息传递不到位的情况发生，如收费处已收取了患者的药费，但药房接收不到处方信息而无法及时调配药品。

9.6.3 展望

处方与病历一样，是重要的法律凭证。新版《处方管理办法》自 2007 年 5 月 1 日实施以来，补充、完善了《处方管理办法（试行）》，提升了《处方管理办法》的科学性和可操作性，将使我国医疗机构的处方管理更加法制化、规范化。电子处方顺应了卫生部提出的“加快卫生信息化建设，医院要实行信息化管理”的要求，是推行医疗信息化的必然产物。实践证明它有效地减少了医务人员的工作量，提高了诊疗效率，而且操作简单，管理完善，能为患者提供优质的医疗服务。但实践过程中出现的电子签名合法性、处方打印、多色处方以及病区用药医嘱单如何规范化等问题也需要有关部门引起重视，尽快给电子处方以合法的地位，告别电子处方的两难境地。

9.7 处方手册与处方集

9.7.1 定义

早期报道处方集用于医疗部门可追溯到 20 世纪 60 年代中期。而 1949 年由英国医学会和英国皇家药学会编纂开始出版的英国国家处方集（BNF）现已更新至 53 版。到 1985 年止，美国 200 张床位以上的医院半数以上使用了处方集，400 张床位以上的大型医院使用处方集的比例超过 80%。

世界卫生组织（WHO）定义处方集（Formulary）是一本手册，它包含所选药物的重要临床应用信息，亦可以包含为开处方者和药品调配人员提供的有关药品管理的信息。美国卫生系统药师协会（American Society of Health-System Pharmacists，ASHP）认为处方集是一部不断修订再版的药品汇编（附有重要的补充资料），它反映了医疗单位对当前所用药品的临床评价。

国家处方集（national formulary，NF）是指导医生遵从国家药物政策的规定，对患者合理、安全、有效地进行药物治疗的专业文件，是实施和执行国家药物政策的重要文件，也是医院药事管理的重要文件。

《处方管理办法》第 15 条规定：医疗机构应当根据本机构性质、功能、任务，制定药品处方集。

医疗机构的处方手册（药品手册）一般不包括药物的临床应用信息，是一本简化的处方集，供医师和药师在开具处方和调配药品时参考有关药品名称、规格、剂量和其他药品管理信息使用。

9.7.2　处方手册与处方集的作用

处方手册或处方集是药物清单，有时限制处方者的用药范围，有时限制某些药物只能被专家和高年资医生负责使用。

处方集可分为国家、社区、医院以及各种医疗保险药品计划处方集。在许多国家，国家处方集被权威机构定义为国家卫生保健计划能够赔偿的药物目录，处方集之外的药物必须由患者个人支付费用，这种体系在大多数欧洲国家很普遍。在社区，一般的开业医生和药师执行处方集计划作为一个确保治疗成本-效益的机制。

医院处方集是根据患者治疗需要而制定的基本处方汇编，是医疗机构制定的处方规范和指南。它可以让医疗人员迅速了解有关医院的常备用药品项、用药规定，有利于患者获得适当药品，接受安全有效的治疗。在疾病治疗的药物选择上，医院处方集往往有一定的限制。对一种药物的选择决定，尤其是从一类药物中选择，经常基于临床疗效、安全性和价格因素。很多保险公司和医师组织制订一个限制性处方集，成为一个健康管理计划经常使用的抑制成本的措施。

9.7.3　处方集编制目的

处方集旨在确定安全有效并能满足患者治疗所需且价格较低的药物品种。大多数的处方集由医院或相应卫生系统编制。恰当地使用处方集，对医院临床用药具有普遍的指导性和一定的约束性，能促进医疗机构提供合理的和低成本高效益的治疗，降低医药费用，节约医药资源，尤其对低收入的国家和地区更有意义。制定处方集一般通过以下 3 种方式减少开支：购买低价药品；减少库存品种；促使应用效果相似但价格更低的药物（常为同类药）。进入处方集的药品通常会常规使用，按照量大价优的原则，处方集就可保证与药品供应商进行强有力的谈判，降低价格。处方集通常纳入非专利药品，也再次降低了常规药物的价格。

在美国，处方集与医疗保险的赔付息息相关，处方集大体可分为限制型（Closed）和非限制型（Open）两种。大部分的处方集为限制型的，其药品名录经过医疗机构评价和选择，并不包含所有已上市的药品。如果需要保险公司赔付处方集外的药物（Non－formulary drugs），必须经过一个额外程序（Exceptions process）；非限制型处方集包含所有可以提供的药物，但是赔付药费时通常会使用一种三级共付（3－Tier co-pay）体系，药品被分为仿制（Generics）、优选（Preferred）、集外（Non－preferred/off－formulary）3 级，参保人自付的比例逐级增加。

9.7.4　处方手册或处方集的编写和制定

不同处方集间各有特点和差异，针对某一特定的医疗机构来说，编制的自由度较大，可以根据本医疗机构的情况对处方集的内容酌情删减和添加。处方集与大多数的药物参考书一样，较为通用的结构是前记（正文之前的部分）、正文和附录 3 个部分。

WHO 的处方集模板（WHO model formulary）基本组成如下：前记部分包括目录、致谢、缩略语、前言、变更信息、对处方者的建议；正文部分为药品信息（适应证、禁忌、警示、用法、不良反应）；附录包括药物相互作用，妊娠期、哺乳期妇女用药，肝、肾功能不全患者的用药等。

英国国家处方集（British National Formulary，BNF）的基本组成为：前言、如何使用 BNF、本版的变更信息（大的改动、剂量变化、分类调整、停用制剂、新收载的制剂、药品名称变化等）、处方书写指南（如何书写处方、急救情况下的用药、特殊管制的药物和药物依赖性、药品不良反应、儿童处方须知、姑息疗法处方须知、老年人处方须知、牙医用处方须知、运动医学与药物)、急性中毒与解救治疗；药品与制剂信息（分为消化系统用药、心血管系统用药、抗感染药、内分泌系统用药、妇产科和泌尿系统疾病用药、抗癌药和免疫抑制药、营养药和血液制品等15个类别)；附录（包括药物相互作用、肝肾损害的给药、孕期和哺乳期妇女用药、静脉药物配伍禁忌、食品和洗漱用品等相关边缘产品信息、伤口处置敷料、调配药品的注意事项和标签说明等)、牙医用处方集、有处方权护士的处方集、生产厂家索引、总索引。最后还附有不良反应报告表（Yellow card）等。

以色列的国家处方集由以下几部分组成：开始是药物索引（商品名和通用名）和药物治疗目录。主要部分包括各个药的专题论文：详细的适应证、副作用、注意事项和剂量（包括儿童和老年人的剂量)，同时列出了注册商标和可提供的剂量形式。处方集附录了带有举例说明的药物相互作用的药效学和药动学的定义。如两个附录列出了对有肝或肾疾病的患者避免应用或慎用的药物目录。另外，两个目录列出了在怀孕期间可能会导致伤害的药物目录，以及在产妇哺乳期间能够从乳汁排泌应当慎重使用的药物，在哺乳期间能够安全使用的药物也被列出。国内处方集可以标明处方的药品金额以及处方中属公费医疗管理或医疗保险等允许范围之外的药物及其金额。

药物可以按照诊断、适应证、药物作用机制、化学结构等不同类别进行编排。多数的处方集将药物以列表的方式给出，因此都有自己的分类系统。导致分类系统多样化的原因很多，比方有相同作用机制的药物有不同的治疗适应证，而不同作用机制的药物可能表现相同的治疗结果。每个分类系统各不相同，各有特点。建立药物分类系统的作用是便于药物信息的管理，利于回顾和更新。

处方集的结构和内容不要过于复杂，不要求面面俱到。事实上，一个处方集的主要目的不是简单地罗列药物和它们的治疗作用，而是发挥一个合理用药工具的功能。一个处方集必须是一个时新的，证据建立于院内和院外最通常的临床问题信息基础上的原始资料。而且必须关注处方集的目的、实用性和易获得性。处方集宜编成“口袋书”，易携带、易检索、方便使用，利用它能获得必要的处方信息，而不应将它编成一本大部头的药物参考书。

以加拿大最大的卫生集团之一加拿大飞沙卫生集团（Fraser health）为例，其处方集的编写及运行步骤如下：

（1）任何医师都可提出新药需求，医师只需要填表解释此种新药与现用药或治疗方式相比的优点（特别是比现处方集中的药品的优点)、解释本药可替换目前处方集中哪个品种、提供相关的支持文件材料（药物信息资料；临床研究、验证的结果，循证医学的结果而不是某个人的观点)、声明申请人在生产企业不持股（即无经济联系)，所在医院科主任签字同意。

（2）将需求申请交到药剂科药物信息药师（Information coordinator，主要负责信息联络）处进行登记，等待上药事管理委员会会议。

（3）药物信息药师在召开药事管理委员会会议前要知道本品治疗何种患者、可比较的有哪些药、批准的适应证和实际临床应用的情况、实际临床上还有何其他用法、药品潜在的效益和风险、是治愈患者还是仅改善某些实验室检查指标。

（4）药物信息药师进行文献搜索，查找双盲随机对照试验（对治疗效果的评价偏倚最小)，一般至少要检索3～4个数据库，如Medline（一般仅作为参考，因多是二手文献)、EMBASE（可提供欧洲、亚洲信息)、Cochrane（循证医学）数据库等，文献检索一定要查全，而不是只读近年的，所用每篇都要存档备查、备质询。

（5）从中找出研究设计合格、有正确的对照并报告临床相关结果的高质量文献报道。同时，注意查找未发表的文章，或写信给研究者了解信息，要查看纳入研究组的患者是否都进入统计范畴，所报告的临床相关结果的精细程度，及报告是否与飞沙集团的内部研究结果相一致。

（6）将所有文献数据列表，写一份完整的报告即新药综述。

（7）药物信息药师将报告交给申请人并要求申请人提供反馈，同时将报告交集团外本领域有兴趣的专家评审会议（一般医师和药师各1名)。

（8）汇总反馈意见，补充到文献数据表上，将数据呈交药事管理委员会会议（一般会前2周委员拿到报告)，在会上由药物信息药师向不同领域的专家概述文献，接受提问。

（9）药事管理委员会基于数据来表决，通过则收入处方集，或要求申请者提供更进一步的信息，或同意先试用6个月看其后效再作决定。

（10）药事管理委员会会议后公示全部资料，启动用药教育程序（培训2～3个月，使大家认识此药），然后将药物购入。如该药被拒绝进入处方集，但1～2年后又有人提出申请，则更新相关文献，再重复上述程序。

加拿大做这样的工作已有20余年，一般1年完成评价报告15～20种药，上会10～15种/次，药事管理委员会会议一般2～3次/年，新药、安全性好的药品、抢救药优先讨论。每年约有60%～70%的申请被批准，30%左右被拒绝。飞沙集团处方集中有1200种药，各院必须按此用药，特殊情况可用非处方集中的药，但需有充分的理由，如曾用处方集中某药效果不好，可以换用别的药品（医师需在处方上注明，勿让药师替换此药）。但药师要跟踪其用药情况。

9.8　医院处方点评规范

9.8.1　处方点评产生的背景和意义

近年来，越来越多的药疗事故和因不合理用药造成的安全隐患、不断上升的药源性疾病以及大幅增长的医药费用，引起了医学界和政府对合理用药的高度重视，特别是当“看病难”、“看病贵”以及药品回扣等问题成为社会舆论的焦点时，各级卫生行政部门和医院都开始反思内部机制的缺失，思考着如何建立有效的监督机制对不合理用药进行干预，从而保证临床用药的安全、有效、经济与适当。

处方点评是指对门诊处方、住院用药医嘱的用药合理性进行评价，同时将评价结果以一定的方式反馈给处方者，并对不合理用药进行干预的系列工作。处方点评作为对不合理用药进行干预的一种方法，近几年来在部分医院得到较好的应用，收到了良好的效果，也得到了政府部门和专家的充分肯定。2007年卫生部颁发实施的《处方管理办法》将处方点评工作纳入其中，由于目前我国对此项工作尚无实践指南或实施规范，缺乏可操作性的实施标准，各地区各医院工作开展的程度、方法及效果各不相同。为进一步促进临床合理用药，保障患者用药安全，为此，卫生部制定了《医院处方点评规范》，目的在于将我国研究建立处方点评的有效模式逐步形成规范的、操作性强的处方点评制度，对目前医疗机构临床用药管理方面存在的缺陷，通过医疗机构实时的处方点评，对不合理用药问题进行持续监测和有效干预，促进药物合理使用，保障患者用药安全，减轻群众的费用负担，改善医患关系，促进医院的可持续发展、构建和谐社会起到积极的推动作用。

《处方管理办法》第四十四条规定：医疗机构应建立处方点评制度，对处方实行动态监测及超常预警，登记并通报不合理处方，对不合理用药应及时干预。处方点评赋予了医疗机构承担合理用药的自我提高和监督的重要责任。点评中，医疗机构应重点评价本医疗机构的合理用药水平、处方管理水平、药物管理水平。通过有效的处方点评，逐步提高医疗机构的合理用药水平，提高整体医疗水平。实现临床合理用药的根本途径之一是提高医师、药师对药品使用的认识和科学使用能力，以及对合理用药技术的掌握。同时，通过有效的行政监督手段提高医疗机构合理用药水平和用药管理水平是现实可行的方法之一。通过处方点评、超常预警、药师审方并对不合理用药实施干预可切实提高医疗机构的合理用药水平，让患者受益。

9.8.2　处方点评的依据和内容

（1）处方点评的依据：处方点评的依据和标准也是合理用药的依据，包括：药典、说明书，WHO、中华医学会以及中华中医药学会等各专业委员会制定的用药指南和诊治标准；各种高等医药院校教科书以及药理学、药动学、药物治疗学、药物经济学的理论依据；循证医学的证据；达成专家共识的各项合理用药评价指标；国家制定的各项药物使用管理规范等。

（2）处方点评的内容：概括来讲，处方点评的内容应围绕用药的合理性而进行，包括用药的安全性、有效性、经济性、适当性四大基本原则。将临床常见的不合理用药按这四大原则进行归类，主要分为以下几个类别：

● 点评是否有用药指征：用药有指征是指选择药物的适应证要与患者疾病的诊断、临床表现以及预防用药的目的相符合（不包括科研用药），它是临床用药所遵循的基本原则之一。

没有用药指征而盲目使用药物的情况在临床上多见（尤以抗菌药物最为严重）。一般来说，由于门诊处方的疾病诊断信息大多不全，而且手写门诊病历一般由患者自己保管，因此，此项多用于点评住院用药医嘱或具有完整可查阅的门诊电子病历的电子处方。而对于点评门诊手写处方，则需要结合门诊病历、处方以及当场咨询医生和患者的情况而进行。

● 点评药物选用是否恰当：药物选用恰当是指选用的药物要根据患者所患疾病、患者的自身综合情况以及药物的特征等综合因素选择最适合患者个体的针对性强的药物。选择的药物既能有效解决或缓解患者的疾病，又能将药物不良反应降低到最小。

选用药物不当，是指患者虽然具有某适应证，但医生在选用药物时忽略了药物潜在的不良反应以及患者的年龄、特殊生理期及其他疾病史等因素，选用了不适合患者个体情况的药物。

● 点评药物用法用量是否正确：正确的用法用量是指药物使用的剂量、给药次数、给药途径、给药浓度和疗程既能达到应有的疗效，又能避免发生不必要的不良反应。

给药剂量不正确是指每次或每天剂量不正确，剂量过大或过小。

给药次数不正确是指两次用药的时间间隔不正确，使用频率过低或过高。

给药途径不正确是指由于选择的用药方式达不到用药的目的或加大了用药风险的发生，其中最突出的是过度静脉给药的现象。

给药疗程不正确是指一个疗程的用药时段过长或不足。

给药浓度不正确是指液体制剂没有按规定的浓度配制给药或静脉滴速不正确。

● 点评联合用药是否恰当：联合用药是指在疾病的治疗过程中，只用一种药物治疗难以奏效，而需同时使用两种或两种以上的药物，以达到提高疗效、减少药物不良反应发生以及控制多种疾病的目的。联合用药的指征主要有：单用一种药物不能很好地控制疾病，为了增强药物的疗效而联合应用具有协同作用的药物；为了减轻药物的不良反应或克服耐药性而需采用联合用药的方法达到目的。

不恰当的联合用药主要有三方面：一是没有联合用药指征。二是没有明显协同作用的药物无意义多联使用，包括作用机制、功效以及受体相同的同一类别活性成分的不同制剂同时使用；中成药具有处方相近、功能主治相同的不同制剂同时使用等。三是联合用药出现配伍禁忌（体外）或相互作用拮抗（体内），使得疗效降低或不良反应增加，有些甚至出现毒性反应等。

● 点评是否重复用药：重复用药是指相同活性成分的不同药物制剂同时使用，主要表现有四方面：一是相同活性成分的复方制剂与单方药物同时使用；二是不同科别的医生在给同一患者诊治时开出同一成分的药物同时使用；三是成分相同但商品名不同的药物在同一处方中同时使用；四是含西药组分的中成药与相同西药组分的药物同时使用。

● 点评出现药物不良反应而未及时处理者：药品不良反应是指合格的药品在正常的用法、用量情况下出现的与用药目的无关的有害反应。当用药出现了患者不能耐受甚至是脏器功能损伤的药物不良反应时要及时停药并进行相应处理。出现了药物不良反应而未及时停药也属不合理用药，其主要原因是：由于医生对药物不良反应认识不足，未能及时判断出药物不良反应，有的与原发疾病相混淆，从而造成药物的持续伤害。

● 点评中西药物的联用是否合理：中西药物的联用同样要符合联合用药的原则，但是目前中西药物间的相互作用在临床上没有引起足够重视，相当部分的医生在没有熟悉中西药物的成分和相互间作用影响的情况下盲目联合用药，忽略了中西药物间由于相互作用拮抗而带来的疗效降低和不良反应的增加。不合理的中西药物联用现象随着中药及中成药的广泛应用所发生的比例也越来越高，应引起足够的重视。

● 点评使用中药、中成药是否按辨证施治的原则：辨证施治是指运用中医的诊断方法，对于患者复杂的症状，进行分析综合，判断为某种性质的证（症候），进而根据中医的治疗原则，确定相应的治法，症候与治法要相符合。

辨证施治是使用中药、中成药的基本原则。目前，临床中使用中药、中成药最突出的不合理问题就是未按辨证施治的原则进行用药，这也是引起中药、中成药疗效降低的主要原因之一。

● 点评药物的使用是否符合经济性的原则：药物经济性的原则是指药物的选择除了遵照安全、有效的基本原则以外，还应当顾及经济效益，即选择成本效益比最优的药物，以减轻患者的经济负担和节约有限的卫生资源，它也是合理用药的基本原则之一。目前，在临床用药中不少医生选择药物时不考虑药物的经济性问题，盲目使用价格昂贵的药品，这也是目前医疗卫生体制下比较突出的不合理用药现象之一。

● 点评与用药相关的检查是否完善：完善与用药相关的检查是指有些用药方案的正确选择必须要有一些相关的检查结果作支持。与用药相关的检查一般分成两大部分：一部分是检查（或检验）结果可作为合理选用药物的有效依据，另一部分是检查（或检验）结果可用来监测药物不良反应的发生，特别是易引起人体功能损伤的严重药物不良反应的发生。完善与用药相关的检查是保证安全用药的重要内容。

9.8.3 不规范处方的判断标准

处方点评包括处方书写内容完整性、准确性评价、处方用药适宜性评价及合理用药评价。需要通过处方点评进行纠正和干预的处方包括：不合格处方、不合理处方和超常处方。

（1）不符合“处方标准”的处方称为不合格处方，主要包括：

● 处方的前记、正文、后记内容缺项，记录不完整或者字迹难辨认。

● 医师签名不规范或者与签名的留样不一致。

● 处方后记的审核、调配、核对、发药栏目中无调配药师或发药药师签名，或者单人值班调剂未执行双签名。

● 儿科处方新生儿、婴幼儿年龄未写日、月龄。

● 西药、中成药与中药饮片未分别开具。

● 未使用药品通用名称开具处方。

● 药品剂量、单位书写不准确或不清楚。

● 用法用量使用“遵医嘱”、“自用”等含糊不清的字句。

● 处方修改未签名及注明修改日期，药品超剂量使用未注明原因及再次签名。

● 开具处方未写临床诊断。

● 单张处方超过 5 种药品。

● 普通处方超过 7 日用量；急诊处方超过 3 日用量；慢性病、老年病或特殊情况适当延长用药天数未加说明。

● 特殊管理药品未执行有关规定。

● 医师越权开具抗菌药物处方，不符合《抗菌药物临床应用指导原则》规定的分级管理规定。

● 其他不符合《处方管理办法》规定的处方。

（2）用药适宜性不当及不合理用药处方为不合理用药处方，主要是指：

● 适应证不适宜。

● 遴选的药品不适宜。

● 药品剂型或给药途径不适宜。

● 用法用量不适宜。

● 联合用药不适宜。

● 重复给药。

● 存在不合理配伍或不良相互作用（特别是药物代谢相互作用可能导致患者不良后果的情况）。

● 未经批准的超说明书用药。

● 其他不合理用药的情况。

（3）超常处方主要指

● 无正当理由的大处方：药品品种多、数量大。

● 无正当理由开具高价药。

● 无适应证用药，无正当理由超说明书用药。

● 根据患者点药开具处方，而患者疾病又无治疗需求的。

● 其他人情处方和无正当理由的严重不适宜用药。

● 医保患者的处方中自费药品使用存在不合理现象。

● 与个人或科室经济利益挂钩的处方用药。

（4）其他需要点评的内容一般包括：

● 血液制品的合理用药。

● 中药注射剂是否按照辨证施治。

● 静脉营养制剂的规范使用。

● 合理使用抗菌药物的情况。

● 过度使用辅助治疗用药。

● 激素的合理用药。

● 超说明书用药的管理。

● 本医疗机构畅销药品动态变化情况。

9.8.4 处方点评的方法

处方点评是处方调配后的药物应用评价。对门（急）诊处方和住院医嘱单均应使用处方评价表对医疗机构合理用药、处方管理、费用控制等情况实施综合评价。

对病区用药医嘱单的点评应由药事管理组织根据综合评价的结果和存在的用药问题，确定评价的范围和目标，由处方点评小组对特定的药物或者特定疾病的药物使用制定标准，收集数据，进行分析，及时反馈和公示相关信息，并制定整改计划和干预措施，由医疗管理部门建立相关药物临床应用管理制度，加强合理用药的培训。

（1）处方点评的工作基础：临床药学工作是处方点评工作的基础，临床药师只有开展了相关的临床药学实践工作，如：每天下临床与医生一起参与查房，与医生和患者及时沟通，收集与用药相关的临床指征，参与药物治疗工作，与医生一起制定用药方案并追踪用药疗效等，才能做到点评到位，才能体现对不合理用药的及时干预性，才能起到指导、促进医生合理用药的作用，否则就会出现点评与干预相脱离的现象。与此同时，处方点评也能推进临床药学工作，是临床药师对不合理用药进行持续改进的一种行之有效的方法。两者互为渗透，相互促进。

（2）合理用药的干预方式：对不合理用药的干预方式按方法划分，可分为技术干预和行政干预两种；按时效划分，可分为事前干预和事后干预两种。

● 技术干预方式：该方式目的在于通过不断提高临床医生的用药水平，使医生按照安全、有效、经济、适当地合理用药原则为患者制定最优的用药方案，包括用药分析；药师下临床与医生讨论用药方案；药师下临床与患者和医生交流；收集合理用药的相关信息；提出合理用药建议；接受用药会诊；推行基本用药目录；实施用药指南；用药疗效追踪；进行合理用药教育（包括医护交接班上医、药、护讨论）；对医生进行合理用药评价等。

● 行政干预方式：该方式目的在于通过行政手段对临床的不合理用药进行持续改进，包括将严重或重复出现或有代表性的不合理用药在公示栏或院内网进行全院通报；对医生的合理用药情况进行绩效管理等。

● 事前干预方式：该方式目的在于纠正正在发生或可能将要发生的不合理用药，包括以管床医生为单位抽查在院病历，对出现的不合理用药及时与医生沟通或讨论，并提出合理用药建议；药师处方审核时发现的不合理用药，及时要求医生进行改进；对纠正情况及疗效进行追踪等。

● 事后干预方式：该方式目的在于减少存在的用药安全隐患，预防再次发生，包括以处方医生为单位定期随机抽查一定数量的出院病历或门诊处方，对出现的不合理用药进行评价；填写处方评价表，对出现的不合理用药进行评价；以会议的形式与医生讨论不合理用药问题；以书面或邮件的形式反馈不合理用药问题等。

以上是处方点评时对不合理用药进行干预的常用方式。此外，有医院使用“重点点评法”，即建立“阳光用药”监控系统，通过计算机科学和现代网络通信技术及数据库技术，实现医疗机构处方信息的收集、存储、处理、提取和统计分析，对处方用药金额、用药种类、用药天数、每种药品医生处方用药量等设置最大限定值，从繁杂的处方中筛选出超大金额处方、超长天数处方和每日用药量超标处方，并进行专项合理用药点评。进行重点点评法时要注意结合医院近期就诊病种的改变以及就诊患者数的上升等影响因素综合考虑，以免出现偏差。

在开展处方点评工作时，往往将以上几种方式联用，以实施对不合理用药的全过程干预。其中技术干预方式是基础，行政干预方式在我国目前的医疗模式下也不失为一种必要和行之有效的方式。此外，在这几种干预方式中，要更强调事前干预，以体现干预的及时性。

（3）处方点评的工作流程 一般情况下，处方点评主要有以下 5 个环节：不合理用药分析环节、合理用药建议环节、向处方者反馈意见环节、填写处方点评相关表格环节、提出下阶段工作计划环节，不断循环，持续改进。可用以下流程图来表示：

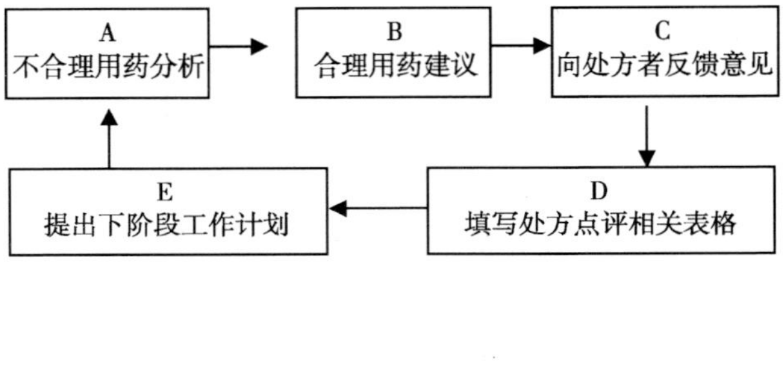

9.8.5 处方点评的管理

处方点评工作应坚持科学、公正的原则，发现临床用药中确实存在的问题，通过科学点评有效改进本医疗机构的合理用药水平。处方点评应有完整、准确的书面记录，有点评分析报告和定期的改进落实监督执行情况总结。

处方点评是医疗机构自我评价、监督合理用药水平的依据，各医疗机构的药事管理委员会或医疗质量管理部门应为处方点评工作的组织者，药剂科可承担抽样、统计、评估工作，由本院的临床药学专家、临床医学专家、医疗质量管理人员等共同组成专家组实施以处方点评为基础的医疗质量监督工作，专家组负责对统计结果进行综合评价并向医院主管领导建议改进目标和改进措施（可针对不同科室），由医疗质量管理部门督促相关科室改进，第二轮点评时应重点针对上一轮点评中指出问题的改进效果进行奖惩，以达到持续改进的目的。

值得一提的是，即使在同一家医疗机构中，不同的科室其用药水平和管理水平也是有差别的，所以可针对不同的科室设定不同的改进目标。

评价处方点评结果时，应特别重视本院的合理用药水平在地区医疗中所处的地位，因此在不同的医疗机构之间应使用统一的抽样方法和评价标准，以便地区内及国内的医疗机构之间比较、评价。卫生行政管理部门则应该在医院管理评价指标中积极使用处方点评结果。

9.8.6 处方点评中的技术问题

根据 WHO 推荐的指标，卫生部在《处方管理办法》中明确要求了 6 项点评指标：平均每张处方用药品种数、抗菌药物使用百分率、注射剂使用百分率、基本药物占处方用药的百分率、药品通用名占处方用药的百分率、平均每张处方金额。除此之外，点评时还要特别关注处方的合法性和合理性，如：医师处方权限、不合理的药物相互作用、超说明书用药、重复用药、剂型的合理选择、合理的给药途径、给药剂量、潜在的用药安全问题等。发现这些问题药师应在审方时进行干预并及时记录（做到事先纠正），定期总结分析临床用药中存在的问题并报告，医疗质量管理部门应制订有针对性的持续改进措施，必要时可与医务人员的绩效考核挂钩。对于普遍性问题，应主要通过宣传、培训的方法解决，并适时进行考核、公示，逐步改进；对于严重的，特别是容易导致严重不良后果的问题，应进行针对性教育、整改，并与责任人的绩效考核挂钩。对合理用药持续执行得好的科室和个人则应给予及时表扬和绩效奖励。在现阶段，医疗机构药学专业技术人员的配备还欠缺，药学专业技术人员的能力也有待提高，事先纠正很难普遍实施，因此，在处方点评中认真总结、分析和制订持续改进方案并有效落实显得至关重要，这有赖于药学人员与医疗质量管理人员及临床医师的通力合作。

在医疗机构的日常药品管理工作中，本院的药品使用排序是医疗机构药事管理的主要参考指标之一，一般情况下，多为销售金额的排序，但由于不同药品的日治疗费用或同一药品不同剂型、不同生产厂家之间的价格有差异，仅按照金额排序很难判断其合理性，可引入药物使用强度指标综合判断用药合理性。目前国内外抗菌药物的相关研究中大多采用每 100 个住院人天所消耗抗菌药物的 DDD 数量来表示抗菌药物的消耗，一般表示为 DDD 数/100 人天，这一指标实际上表示了抗菌药物的使用强度或压力，即一定数量的患者中使用抗菌药物者的数量或比例。

9.8.7 处方点评的指标设计

处方点评是规范医疗机构药品管理的重要方法之一，对于不同级别、不同专科的医院来讲其评价指标和关注点应该是不完全相同的，因此，在《处方管理办法》要求的点评指标基础上，可增设一些指标以更准确地反映医疗机构实际用药情况。如：平均次就诊药费；平均次就诊使用药物品种单价；患者平均次就诊使用抗菌药物费用；患者平均次就诊使用抗菌药物品种单价；门（急）诊、住院患者抗菌药物使用强度；门（急）诊、住院患者限制性抗菌药物使用强度；门诊患者使用静脉注射药物的比例；住院患者次均药费；住院患者次均使用抗菌药物费用；抗菌药物联合应用的比例；预防用药的比例；本医疗机构主要病种使用药物治疗的比例等。

不同类别和承担不同医疗任务的医院应在《处方管理办法》要求的基础上，根据本院的专业特长适当增加点评指标，点评指标的设定应该能够真实反映本院的临床实际用药情况。

9.8.8 处方点评指标设置与计算方法

如：某医院某月门诊处方量为 30 000 张，处方药费金额 6 000 000 元，开具药品 90 000 种次，其中有 6 000 张处方含有抗菌药物、1 200 张处方开具了注射剂、使用通用名称开具处方 81 000 种次、90 000 种次药品中有 54 000 种次为国家基本药物目录中的品种，《处方管理办法》规定处方点评指标的计算方法为：

平均每张处方用药品种数：单位时间处方中药品出现频次/单位时间处方总数＝90 000/30 000＝3 种

抗菌药物使用百分率：单位时间处方中使用抗菌药物的处方数/单位时间处方总数×100％＝6 000/30 000×100％＝20％

注射剂使用百分率：单位时间处方中使用注射剂的处方数/单位时间处方总数×100％＝1 200/30 000×100％＝4％

基本药物占处方用药的百分率：单位时间处方中使用国家基本药物的频次/单位时间处方药品总频次×100％＝54 000/90 000×100％＝60％

药品通用名占处方用药的百分率：单位时间处方中使用通用名的药品出现频次/单位时间处方药品总频次×100％＝81 000/90 000×100％＝90％

平均处方金额：单位时间处方总金额/单位时间处方总数＝6 000 000/30 000＝200 元

建议增设指标的计算方法：

门（急）诊患者平均次就诊药费：单位时间门（急）诊药物收入/单位时间就诊人次；

门（急）诊患者平均次就诊使用药物品种单价：单位时间门（急）诊药物收入/单位时间使用药物的频次；

门（急）诊患者平均次就诊使用抗菌药物费用：单位时间门（急）诊药品中抗菌药物的收入/单位时间门（急）诊就诊人次；

门（急）诊、住院患者抗菌药物使用强度；单位时间门（急）诊药品中某种抗菌药物的 DDD 数/ 收治患者天数/100 人；

门（急）诊、住院患者限制性抗菌药物使用强度；单位时间门（急）诊药品中某种限制性抗菌药物的 DDD 数/ 收治患者天数/100 人；

门诊患者使用静脉注射药物的比例；单位时间处方中使用静脉注射药物的处方数/单位时间处方总数×100％；

住院患者次均住院药费：单位时间住院患者使用药品的收入/单位时间住院人次；

住院患者次均住院使用抗菌药物费用：单位时间住院抗菌药物收入/单位时间使用抗菌药物的人次；

抗菌药物联合应用的比例：单位时间联合使用抗菌药物的人次/单位时间使用抗菌药物人次；

预防用药的比例：单位时间使用抗菌药物预防感染的人次/单位时间就诊人次（或手术人次）；

本医疗机构主要病种使用抗菌药物治疗的比例：单位时间本院某常见病种使用抗菌药物的人次/单位时间内本院接诊该病种人次。

9.8.9 处方点评样本量的设定与持续改进

（1）处方点评样本量的设定：《处方管理办法》中规定医疗机构应每月抽查 100 张门诊处方进行点评。对于门诊量较大的医院，显然每月 100 张处方难以真正反映临床用药情况，但是点评全部处方又有一定难度，因此建议按照科室循环点评，并有针对性地改进。

处方点评时通常按照每张处方为一名患者认定，如果医生分解处方或者患者一次就诊两个以上科室，会造成统计数字的误差。因此应在处方点评中增加门（急）诊患者平均次就诊药费：单位时间门（急）诊药品收入/单位时间门（急）诊就诊人次，以纠正和平衡偏差。

（2）效果评价与持续改进是处方点评必不可少的一项工作，它可以帮助总结工作经验，发现工作中存在的问题，以便能采取相应措施进行持续改进。效果评价包括日常工作部门的自评以及医院药事管理机构的整体评价。一般情况下，自评应该每季度进行一次，医院的整体评价每年至少进行一次。效果评价的结果应该向全院反馈，这也是处方点评的一种形式。

对于不合格处方、不合理用药处方、超常处方及处方审核缺陷，医疗管理部门应根据点评小组提出的点评意见与相关科室及人员的绩效考核结合进行奖惩。医疗机构应当将处方点评结果作为重要指标纳入医师、药师日常考核和年终考核指标。

《处方管理办法》规定，医疗机构应当对一年中开具超常处方 3 次以上且无正当理由的医师提出警告，限制其处方权；一年中开具超常处方 5 次以上且无正当理由的医师，应认定为医师定期考核不合格，离岗参加培训；对患者造成危害的，卫生行政部门应按照《执业医师法》的规定，做出停止执业6个月至2年的行政处罚，停止执业期间，医疗机构应当取消其处方权；情节恶劣且后果严重的，卫生行政部门应当吊销其《医师执业证书》。

胡　欣　甄建存　张亚同

参考文献

[1] 卫生部医政司．处方管理办法

[2] 王德志，梅丹，李大魁，王兰．国外处方集及处方集系统介绍．中国药房，2008，(16)：14-16.

[3] 孟锐，张跃，张晓磊．基于《WHO示范处方集》制定《国家处方集》，保障公众基本用药．中国药事，2009，(1)．46-48.

[4] 刘慧娟，王磊，刘玉琢，陈蕖．医院药品处方集的编写和应用．中国现代药物应用，2007，(7)：78.

[5] 黄敬群，杨娟．构建医院药品处方集系统的意义和原则．卫生经济研究，2008，(9)：8-9.

[6] 黄敬群，杨娟．浅谈医疗机构制定药品处方集系统．中国药师，2009，(3)：105-107.

[7] 胡晋红．实用医院药学．上海：上海科学技术出版社，2000：190-193.

[8] 张林祥，陈克威，张新．我院门诊电子处方存在的问题与策略．中国药师，2004，7 (5)：357-359.

[9] 陈楚雄，吴向群，温玉关．电子处方系统在我院门诊的应用．海峡药学，2005，17 (1)：128-129.

[10] 李华才，肖 静．电子签名技术在医疗工作中的应用与影响．医学信息，2004，35 (1)：17.

[11] 李承军，周银霞，张晓斐，骆乐．6000份处方书写质量调查分析．淮海医药，2008，(1)：65-67.

[12] 谢茂高．中成药35795张处方书写规范性调查分析．实用中医内科杂志，2008，(1)：81.

10 药品包装与药袋、药签

药品的包装具有存放、保护药品的作用，包装上的标识是药品的重要的信息，药品包装是药品的重要组成部分。药袋是药师在调配少量药品时的简单包装形式，药袋对保证药品质量和患者正确使用药品有重要的作用。本章所述药签系指药品标签和药师在药品调剂业务中为指导患者正确、合理使用、储存药品而印制的标签。药品包装与药袋、药签的标识内容对指导医生和公众正确、合理、安全用药具有重要意义。

药品也是世界各国管理控制最严格的产品，为了对药品的包装、标签等进行规范，国家食品药品监督管理局出台了相关规定。随着加入WTO后制药行业面临的严峻形势及国家对处方药和非处方药分类管理制度的实施，患者对药品包装与药袋、药签将会提出更高的要求。

10.1 药品包装

10.1.1 概述

药品包装的选择是药品研发中非常重要的环节，药品包装的选择正确与否与药品的质量好坏息息相关。选择药品包装必须关注药品在流通和储存中的稳定性，需要考虑药品本身的性质、药品的剂型、包装材料的性能、包装材料与药品的相容性及药品可能经过的流通使用条件的因素。

包装是在产品的储存、销售、展示和使用过程中能为产品提供保护、外观、信息、标识和容纳作用的一种手段。现在，随着包装作用的扩展，更强调包装的方便性、顺应性、改善药物的传递、作为辅助给药装置的使用或作为一个装置的组件等，药品包装早已成为药品不可或缺的一部分。不管药物本身性质是否稳定，药品的有效期是有限的，而包装对药品的有效期起着至关重要的作用。出厂合格的药品，若包装的选择不当，在运输和储存过程中，会受到外界因素的影响，增加药品中的杂质含量，增加药品不良反应的发生几率，有的甚至会使含量降至标准以下，成为劣药。

国家食品药品监督管理局发布了《药品包装材料与药物相容性试验指导原则》、《化学药物稳定性研究技术指导原则》、《中药、天然药物稳定性研究技术指导原则》、《中国药典》2010年版也制定了药物稳定性试验指导原则，为研究机构的试验规范提供参考，并将药物与包装材料的相容性、药物稳定性资料作为药品研发的必需资料。

10.1.2 选择药品包装需要考虑的因素

（1）药品本身的性质：在选择包装之前，须明确药物本身的性质，对光照、温度、湿度等的敏感程度，如对光敏感酚类药物（例如苯酚、肾上腺素等）和分子中有双键的药物（例如维生素A、D、维生素B_{12}等），需要选择有效遮光的材料和容器，可以有效缓减药物分解的程度；对湿度敏感的β-内酰胺类药物，含有酚基、烯醇基、芳胺基等还原基团的易受氧化的药物，则需要选用高阻隔的包装材料，以减少空气中水分和氧气的穿透；易受氧化的药物，还可采用增加抗氧剂的包装。

（2）药品的剂型：胶囊剂、注射剂、颗粒剂、乳剂、混悬剂、软膏剂等剂型的药品，对外部条件较为敏感，需要较高性能的包装以使其不受外部条件影响；对有定量要求的气雾剂，需要根据每次用药剂量选择相匹配的阀门；需要经过湿热灭菌的注射剂，则需要包装材料能经受高热和高压；生产最终不能热压灭菌的无菌制剂，需要包装本身的洁净度达到相应要求。尤其需要关注的是中药注射液，中药注射液多为复方制剂，成分复杂，未知的非定量成分占相当比例，含蛋白质、鞣质、不溶性微粒等，对中药注射液的不良反应的报道屡见不鲜，更需要选择适合的包装，增加对外界的阻隔性。

（3）包装材料的性能：包装材料品种多样，并且根据添加剂不同可以体现出耐高温、高压、抗冻等各种不同的特性，而性能优良的包装材料价格相对昂贵，因此可以根据需要选择适当性能的包装材料。如用于塑料瓶原料的高密度聚乙烯（HDPE）不受强酸、强碱和大多数溶剂的影响，但阻味性、耐油性较差，而聚碳酸酯（PC）稳定性优异，耐油性好，但价格较贵，因此盛装油脂性药物可选择后者。

（4）包装材料与药品的相容性：无论是哪种类型的包装材料，其构成都是复杂的，并且为了改良性能，还添加了各样的着色剂、避光剂、脱色剂和稳定剂等，因此使用不恰当的包装可能引起活性成分的迁移、吸附甚至发生化学反应，使药物失效，有的还会产生严重的副作用，影响到药品在流通储存中的质量。这就要求在为药品选择包装容器（材料）之前，必须充分评定其在长期的储存过程中、在不同环境条件下（如温度、湿度、光线等）、在运输使用过程中（如与药物接触反应，对药物的吸附等），容器（材料）对药物的保护效果和本身物理、化学、生物惰性，所以在选择药包材之前需做药品和药品包装的相容性试验。

（5）药品可能经过的流通使用条件：从药品生产到最终的使用，需要经过运输、搬运、使用等动态的过程，在这些过程中，可能因运输途径、运输条件等的不同受到不同程度的撞击、挤压、振动等，而多剂量的药品，在开封之后还要经过多次的开启和闭合才能用完，采用的药品包装是否能有效地保证关闭的密封性，在选择包装的时候需要充分考虑到。

根据以上相关的因素，可以初步选择出几种可能合适的包装，而确定选择的哪种包装最优，是否真正起到保护药品稳定的作用，必须进一步进行试验考察。选择适当的药品包装，必须建立在大量严谨的试验基础上，稳定性试验是对选择包装非常重要的试验，构成了衡量包装选择是否合理的重要依据。药物稳定性的试验为药品的生产、包装、储存、运输条件、确定药品的有效期提供科学依据。

10.1.3 药品包装材料

药品包装材料是指用于制造包装容器、包装装潢、包装印刷、包装运输等满足产品包装要求所使用的材料，它既包括金属、塑料、玻璃、陶瓷、纸、竹本、野生蘑类、天然纤维、化学纤维、复合材料等主要包装材料，又包括涂料、黏合剂、捆扎带、装潢、印刷材料等辅助材料。

10.1.4 药品包装分类

药品的包装分内包装和外包装。内包装指直接与药品接触的包装，如安瓿、注射剂瓶、铝箔等。内包装应能保证药品在生产、运输、储藏及使用过程中的质量，并便于医疗使用。外包装系指内包装以外的包装，按由里向外分为中包装和大包装。外包装应根据药品的特性选用不易破损的包装，以保证药品的运输、储藏、使用过程中的质量。相应，药品包装材料可以根据与药物的关系分为：

Ⅰ类药包材指直接接触药品且直接使用的药品包装用材料、容器。

Ⅱ类药包材指直接接触药品，但便于清洗，在实际使用过程中，经清洗后需要并可以消毒灭菌的药品包装用材料、容器。

Ⅲ类药包材指Ⅰ、Ⅱ类以外其他可能直接影响药品质量的药品包装用材料、容器。

10.1.5 药品包装的要求

根据国家药品监督管理局第23号令，进一步加强和规范药品的包装、标签管理，确保《药品包装、标签和说明书管理规定》（暂行）的贯彻实施，药品包装要求：

（1）药品包装、标签必须按照国家食品药品监督管理局规定的要求印制，其文字及图案不得加入任何未经审批同意的内容。药品的包装分为内包装和外包装。药品包装、标签内容不得超出国家食品药品监督管理局批准的药品说明书所限定的内容。

（2）药品包装、标签上印刷的内容对产品的表述要准确无误，除表述安全、合理用药的用词外，不得印有各种不适当宣传产品的文字和标识，如“国家级新药”、“中药保护品种”、“GMP认证”等。

（3）药品的商品名须经国家药品监督管理局批准后方可在包装、标签上使用。商品名不得与通用名连写，应分行。商品名经商标注册后，仍须符合商品名管理的原则。通用名与商品名用字的比例不得小于1∶1（指面积）。通用名字体大小应一致，不加括号。

（4）同一企业，同一药品的相同规格品种（指药品规格和包装规格两种），其包装、标签的格式及颜色必须一致，不得使用不同的商标。同一企业的相同品种如有不同规格，其最小销售单元的包装、标签应明显区别或规格应明显标注。

（5）药品的最小销售单元，系指直接供上市药品的最小包装。每个最小销售单元的包装必须按照规定印有标签并附有说明书。

（6）麻醉药品、精神药品、医疗用毒性药品、放射性药品等特殊管理的药品、外用药品、非处方药品在其大包装、中包装、最小销售单元和标签上必须印有符合规定的标志。

（7）对储藏有特殊要求的药品，必须在包装、标签的醒目位置中注明。

（8）进口药品的包装、标签除按本细则规定执行外，还应标明“进口药品注册证号”或“医药产品注册证号”、生产企业名称等。进口分包装药品的包装、标签应标明原生产国或地区企业名称、生产日期、批号、有效期及国内分包装企业名称等。

（9）经批准异地生产的药品，应标明其包装、标签和集团名称、生产企业、生产地点。经批准委托加工的药品，其包装、标签还应标明委托双方企业名称、加工地点。

（10）凡在中国境内销售和使用的药品，包装、标签所用文字必须以中文为主，并使用国家语言文字工作委员会公布的现行规范文字。民族药可增加其民族文字。企业根据需要，在其药品包装上可使用条形码和外文对照。获我国专利的产品，亦可标注专利标记和专利号，并标明专利许可的种类。

（11）包装标签有效期的表达方法，按年月顺序。一般表达可用有效期至某年某月，或只用数字表示。如有效期至2010年10月，或表达为有效期至2010.10、2010/10、2010-10等形式。年份要用4位数字表示，1～9月份数字前须加0以两位数表示月份。

10.1.6 药品包装的特殊要求

药品在流通领域中可受到运输装卸条件、储存时间、气候变化等情况的影响，所以药品的包装应与这些条件相适应。如怕冷冻药品发往寒冷地区时，要加防寒包装；药品包装措施应按相对湿度最大的地区考虑等。同样，在对出口药品进行包装时应充分考虑出口国的具体情况，将因包装而影响药品质量的可能性降低到最低限度。

（1）应和内容物相适应：包装应结合所盛装药品的理化性质和剂型特点，分别采取不同措施。如遇光易变质、置暴露空气中易氧化的药品，应采用遮光容器；瓶装的液体药品应采取防震、防压措施。

（2）要符合标准化要求：符合标准化要求的包装有利于保证药品质量；便于药品运输、装卸及储存；便于识别与计量，有利于现代化港口的机械化装卸；有利于包装、运输、储存费用的减少。

（3）药品包装还有一些具体要求：如药品包装（包括运输包装）必须加封口、封签、封条或使用防盗盖、瓶盖套等；标签必须贴牢、贴正，不得与药物一起放入瓶内；凡封签、标签、包装容器等有破损的，不得出厂和销售。特殊管理药品、非处方药及外用药品的标签上必须印有规定的标志。在国内销售的药品的包装、标签、说明书必须使用中文，不能使用繁体字、异体字，如加汉语拼音或外文，必须以中文为主体；在国内销售的进口药品，必须附加中文使用说明。凡使用商品名的西药制剂，必须在商品名下方的括号内标明法定通用名称等。

10.1.7 药品包装材料的特点

（1）一定的机械性能：包装材料应能有效地保护产品，因此应具有一定的强度、韧性和弹性等，以适应压力、冲击、振动等静力和动力因素的影响。

（2）阻隔性能：根据对产品包装的不同要求，包装材料应对水分、水蒸气、气体、光线、芳香气、异味、热量等具有一定的阻挡。

（3）良好的安全性能：包装材料本身的毒性要小，以免污染产品和影响人体健康；包装材料应无腐蚀性，并具有防虫、防蛀、防鼠、抑制微生物等性能，以保护产品安全。

（4）合适的加工性能：包装材料应宜于加工，易于制成各种包装容器，应易于包装作业的机械化、自动化，以适应大规模工业生产，应适于印刷，便于印刷包装标志。

（5）较好的经济性能：包装材料应来源广泛、取材方便、成本低廉，使用后的包装材料和包装容器应易于处理，不污染环境、以免造成公害。

10.2　药　袋

10.2.1　药袋的用途

药袋是药师按医生处方要求对所购进的药品进行分装调配后，发给患者药品的必备容器。

10.2.2　药袋的内容、形式

从样式上来讲，可以分为计算机列表药袋、包药机分包纸、夹链塑料药袋、夹链手提药袋、背心耐热药袋、规格透明小药袋等，从材质上可以用道林纸、格拉辛纸、LDPE（低密度聚乙烯）等制作（图 10－1）。

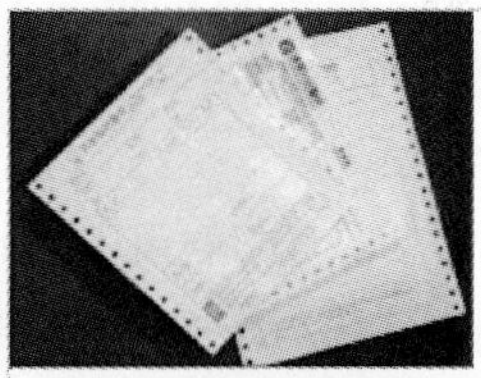

电脑列表药袋

材　质	前面：道林纸
	背面：PET透明胶纸
规　格	各种规格、尺寸均可定制
定购量	2000ps/箱
印　刷	单色或数色印制

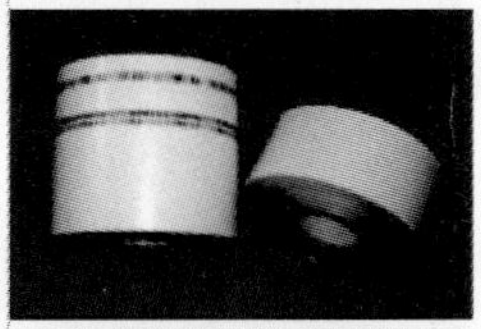

包药机分包纸

材　质	格拉辛纸
规　格	各种厂牌、规格均可定制
包　装	小型20RL/箱，大型8RL/箱
印　刷	60RL以上，单色或数色印制

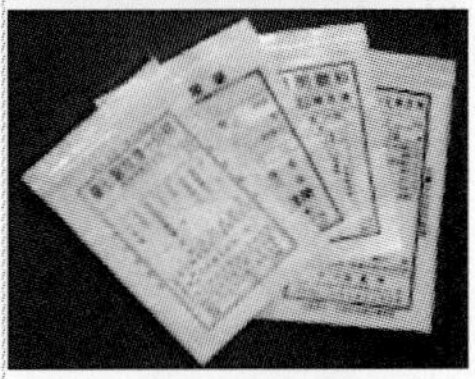

夹链塑胶药袋

材　质	LDPE
规　格	各种规格、尺寸均可定制
定购量	30000ps/箱
印　刷	单、双面或数色印制

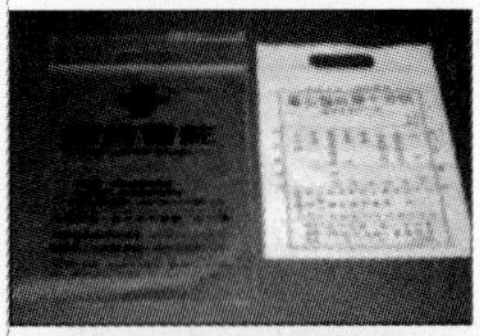

夹链手提药袋

材　质	LDPE
规　格	各种规格、尺寸均可定制
定购量	10000ps/箱
印　刷	单、双面或数色印制

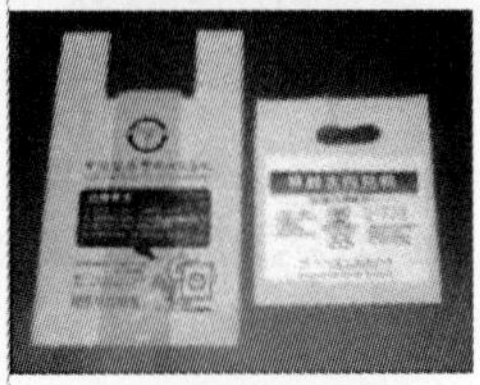

背心耐热药袋

材　质	LDPE、HDPE
规　格	各种规格、尺寸均可定制
定购量	10000ps/箱
印　刷	单、双面或数色印制

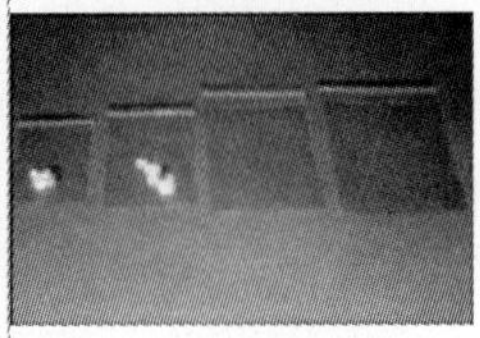

透明小药袋

材　质	LDPE
规　格	规格品、1＃～12＃
定购量	20000ps/箱
印　刷	单、双面或数色印制

图 10－1　药袋材质图

从药袋包装的药品剂型来讲，药袋可分为口服药袋、注射剂药袋，散剂药袋等（图 10-2）。

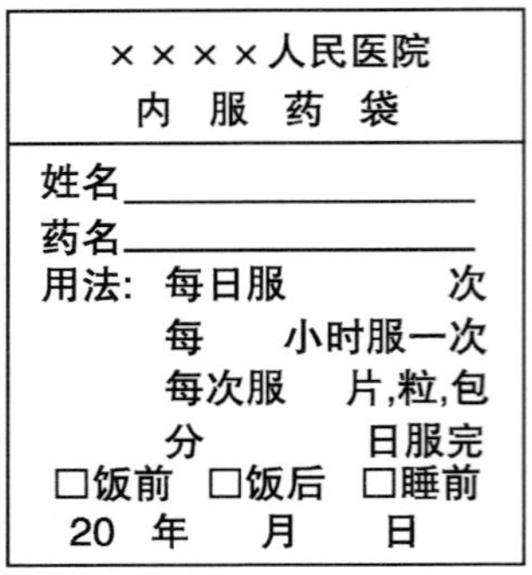

图 10-2 简单的片剂药袋

除了材质和样式等，药袋的标识也很重要。药袋上正确的标识有利于提高患者用药的依从性。患者用药的依从性对治疗结果影响很大，药师有义务教育患者，保证患者充分理解并明智地使用处方药物。以往使用旧口服处方药标签时，患者只知道药品的一般名称和不明确的用法用量等，对特殊药品药师只作口头交代，年老患者不易记住、文化程度较低的患者不易理解，患者难以按正确的时间和方法服用，因而难以达到理想的疗效。《处方管理办法》第十五条规定“药学专业技术人员应……正确书写药袋或粘贴标签，包装；向患者交付处方药品时，应当对患者进行用药交代与指导”。《医疗机构药事管理规定》也有“发出药品应注明患者姓名、用法、用量”的要求。药袋上需要标示调配药品的必要信息，以保证患者用药合理安全，或者在药签上单独书写或打印调配信息并贴在药袋上。

随着《医疗机构药事管理规定》和《处方管理办法》的实施，门诊调剂工作模式将由传统保障供应型转变为技术服务型。使用规范化的药袋和标签为患者提供较全面的与其疾病和用药相关的药品信息，对促进患者安全、有效经济用药有积极的作用。

10.2.3 药袋的质量标准

国家对药品及直接接触药品的药包材进行了严格监管。药房分装用药袋由于目前政府尚无标准，因此在使用过程就显得比较乱，特别在原材料要求、卫生消毒、防潮和细菌交叉感染等方面没有统一标准，从而易导致合格药品因分装环节而造成二次污染，给广大病患者带来安全隐患。2007 年广东省药学会制定颁布了《药房分装用纸塑药袋推荐标准》，可供参考。此标准适用于以复合纸为主要原料，有不干胶粘贴封口以分装固体药物的药袋。

（1）外观：取本品适量，在自然光线明亮处，正视目测。不得有破损、穿孔、异物、异味。

（2）尺寸：用刻度 1mm 的直尺测量 10 个样品，按客户要求的尺寸定做，长、宽偏差<10%。

（3）重量：用感量 0.01g 天平称量 10 个样品，按客户要求定做，重量偏差<10%。

（4）封口粘贴性能：取 3 个样品，连续粘贴、拉开封口 15 次，应无虚封现象。

（5）水分：按《纸和纸板水分的测定》（GB/T462—2003）的规定测定，水分含量应≤10%。

（6）环氧乙烷残留量：按《一次性使用卫生用品卫生标准》（GB15979—2002）附录 D 的规定测定，环氧乙烷残留量应<250μg/g。解析期应>7 天。不使用环氧乙烷消毒的可不检此项。

（7）微生物限度：按《一次性使用卫生用品卫生标准》（GB15979—2002）附录 B 的规定测定，微生物限度指标应符合表 10-1 规定。

表 10-1 微生物限度指标

	项目	指标
初始污染菌	cfu/g	≤10000
细菌菌落总数	cfu/g	≤20
大肠菌群		不得检出
致病性化脓菌		不得检出
真菌菌落总数	cfu/g	不得检出

（8）异常毒性：取试样 500cm²，剪碎，加入 NaCl 注射液 50ml，110℃湿热灭菌 30min 后取出，冷却备用，静脉注射，依法测定（中华人民共和国药典 2005 版二部附录 XIC），应符合规定。

（9）储藏：用符合药用要求的聚乙烯塑料袋密封，保存于干燥、清洁处。

由于药袋仅供医院药房或零售药店分装药品供患者数天内使用，接触药品时间很短，不同于一般意义上的制药企业的药包材。因此，对阻隔性能、密封性能、机械性能、热合强度、耐压性能、跌落性能、溶出物试验、溶剂残留量等目前无特殊要求。

10.2.4　药袋的设计

药袋的设计没有一定的原则，但是《药品经营质量管理规范（局令第 20 号）》第八十二条规定“药品拆零销售使用的工具、包装袋应清洁和卫生，出售时应在药袋上写明药品名称、规格、服法、用量、有效期等内容”（图 10－3）。因此多数医疗单位采用比较简洁的方式设计药袋，药袋上标注了姓名、药名、用法用量以及调剂日期。

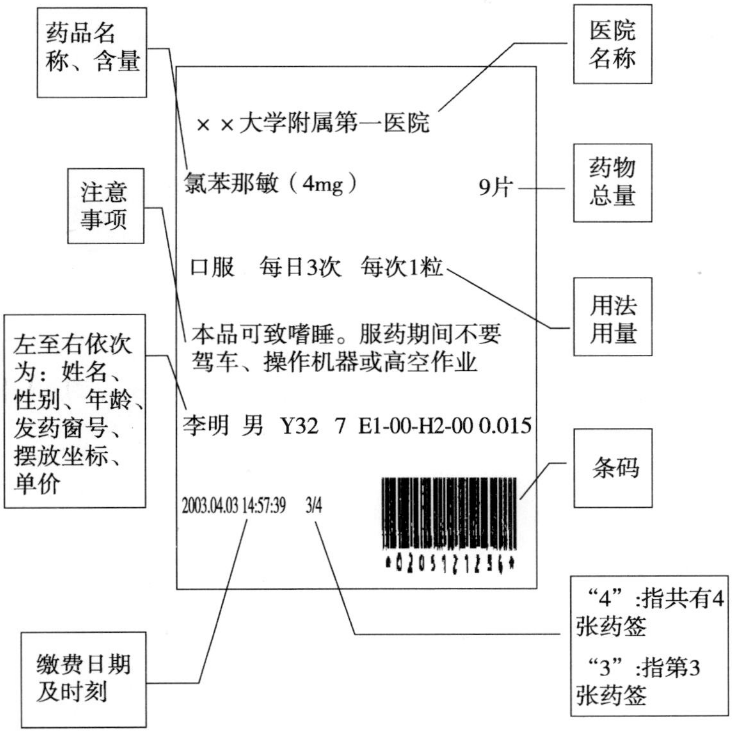

图 10－3　药袋标识的一般样式

10.3　摆药杯、单剂量分包和摆药格

医院住院药房与院内其他药房相比具有以下特点：药品调配工作主要为住院患者提供口服药物的单剂量调配及注射剂汇总调配。就住院药房而言，由于实行的是单剂量发药，因此有药品拆零的需要。拆零药品是药师根据处方用量拆开药品原包装进行调配，拆开的包装已不能反映药品完整信息。由于外包装被打开，使其质量缺乏保障，容易变质失效，如果管理不严，会给患者安全用药留下隐患。

传统中心药房手工摆药，药品是敞开式摆放在摆药杯中，药师摆药过程中难免会用手直接接触，对药品造成极大的污染。摆药杯的反复使用、消毒、存放、送往中心摆药等各个环节都可能造成污染。住院患者长期口服药配好后，由于服药杯密闭性不好，放置时间过长（尤其是周末摆的药），不能保证药品质量（图 10－4）。为加强医院药品管理，实行信息化管理，我国大部分医院住院药房实行中心摆药，口服药品实行单剂量配发药品。这种药品的调配模式，符合《医疗机构药事管理规定》的要求。所谓单剂量配药制是指把患者每天所需的每种药品，按每次剂量单独包装后给药。自动单剂量包药机实现了单剂量、全密封、可确认的调剂，避免药品污染和交叉感染。另外，每个药袋上清楚印有药品的名称、规格和数量，让患者明白知道自己吃了什么药，保障了患者的用药知情权。

国外有专门的厂家生产各种“摆药格”，方便药品调剂和患者用药。摆药格根据患者需求分为不同的形式。有些摆药格针对一天不同时段（早、中、晚）患者用药摆药（图 10－4）。对慢性病患者和容易漏服药品的患者，也可以摆 1 周的用药（图 10－5）。

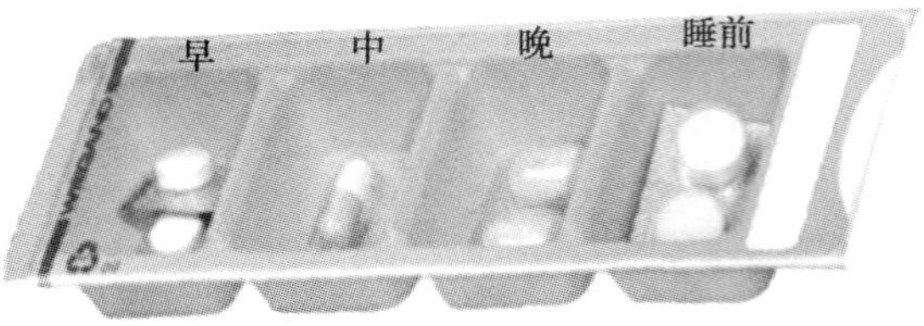

图 10－4　摆药格 1

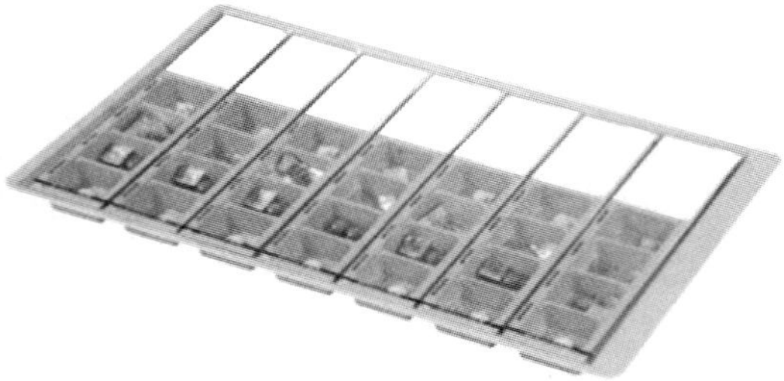

图 10－5　摆药格 2

有些摆药格可以放置不同的剂型的药物，包括针剂、片剂等。并且摆药格有只能向一个方向滑动的盖子，可以保证用药次序；配有 4～12 个可调节的格子，每个格子放一种药物，具有卫生和经济性的特点（图 10－7）。摆药格的一头可以贴上不干胶签，可以打印患者信息和用药信息，方便护士核对发药和患者用药，有利于减少给药错误。

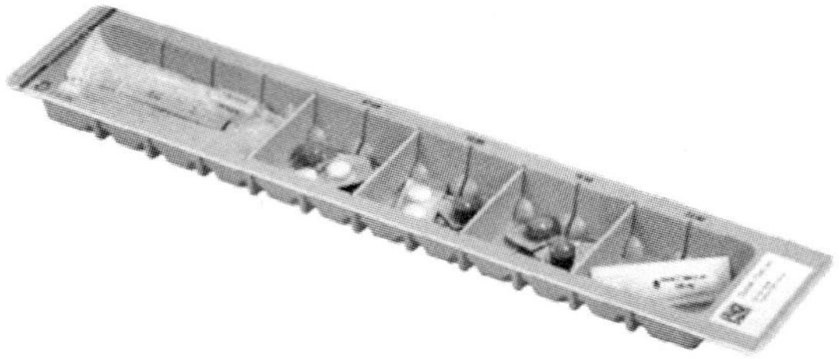

图 10－6　摆药格 3

10.4　药　签

药品标签是药师向患者提供重要的药品使用信息的载体，是患者正确用药的基础。标签内容的正确性、完整性与患者用药的依从性直接相关。《优良药房工作规范》（2005 年版）对药品标签作了如下要求：

- 应根据患者情况加贴个体化用药方法的标签，不能只依赖药品说明书。
- 用药标签用通俗的语言写明用法，如“每日 3 次，每次 2 片”，不应写成“每日 2～3 次，每次 25mg”。
- 可加贴特殊提示的标签，如“每日不超过 6 片”、“服药后不宜驾驶机动车、船”、特殊保存条件等。
- 有条件的医院，可利用计算机系统为患者打印更为详尽的用药指导标签，包括患者姓名、药名（通用名）、规格、数量、用量、用药次数、疗程、注意事项、保存条件、有效期、药房咨询电话等。

10.4.1　处方药标签的作用

（1）患者是用药安全的最后一道防线。因此，详细的药袋和标签信息，可以保证患者对领到的药品一目了然，懂得注意用药相关事项，并以正确的方法使用，才能保障药品安全，发挥药品最大疗效。

（2）明确的处方药标签具有较全面的患者个体化和药物信息，能使患者对自身疾病及用药知识有所了解，从而消除患者顾虑，最大限度地减少患者因用药的不依从性而造成的治疗失败，由此增强患者对药物治疗的信心，提高患者用药的依从性。

（3）明确详细的标签，充分体现了药师“以患者为中心”的人文关怀，能使药师在医院服务体系中发挥重要的用药指导作用，为临床药师开展药物咨询服务拓展新的广阔空间。

10.4.2　药签的设计与使用

药袋和标签上的信息是患者使用药品的用法、用量的依据，对患者安全正确使用药品，防止药品误用，保证用药安全十分重要。但是当前在药袋和标签上应注明哪些内容尚无统一标准和要求。新时期医院药房工作模式和对药学服务需求是提高药品应用的有效性、安全性，因此药袋和标签内容需要反映这种变化，满足患者的需求。包装尺寸过小无法全部标明上述内容的，至少应当标注药品通用名称、规格、产品批号、有效期等内容。药签常规内容包括：

（1）姓名及病历号：领到药时须首先检查，以防误拿别人的药品。

（2）药名：可让患者明了所使用的药品名称。分别有通用名、商品名和（或）英文名。

（3）药品规格及用法、用量：利于患者初步了解用药途径、用药时间及每次剂量，让患者在正确的时间使用正确剂量，使药品发挥最佳疗效。

（4）临床用途：一个药品可能有多种临床指征，不同的临床用途药品的用法、用量以及注意事项可能不同。

（5）储存条件：正确的药物储存环境，才能确保药物的疗效。

（6）总量及天数：药品的总量及天数。在领到药时应检查药品数量，尤其对于大包装的药品更应留意有否领齐。

（7）外观：标识颜色、形状、标记，可以协助患者确认药袋的药品是否正确。并利于患者每次取用药品后能将剩余药品放到正确的药袋。

（8）药品效期：药品自药厂原装出厂时，都标示有有效期限，但在药师按照医师处方调剂后，药品已经拆封，要书写效期，防止患者日后服用过期药。

（9）医师、药师、科别、日期时间：注明处方医师及处方调剂药师姓名、科别，利于责任到人，除提高处方医师和调剂药师责任感的同时利于患者的复诊。特殊标识：针对患者需要，结合实际情况，药袋标识还可以包括：

（10）警示：其内容包括严重或常见不良反应及其预防方法、重要的药物相互作用、禁忌证及其他重要注意事项等。

（11）有的文献建议标识医保种类；药品所在位置代码，以利于调剂；共有多少种/袋药品，此即第几袋等。

（12）为了适应新时期药学服务的变化，药袋上还应有“注意事项”：请仔细核对姓名、性别、年龄以及药品名称规格、数量、包装质量和总袋数；药品如附有说明书，使用前请先详细阅读说明书，如发现药袋标明的用法、用量超出说明书的用法、用量范围，请致电药房咨询；药品应放置在干燥阴凉处，如发现变质，不可再使用；不可让小孩拿到药品，以防意外；请保留药袋至药品用完，用药如有疑问，请致电××医院药房咨询或咨询医生。药房咨询电话×××等。

在中国台湾的“台湾卫生署”对药袋有着明确的规定，规定“要求药袋必须标示的项目包括：病患姓名、性别、药品商品名、药品单位含量与数量、用法与用量、调剂地点（医疗机构或药局）之名称、地址、电话号码、调剂者姓名、调剂（或交付）日期、警语共 13 项。三项建议标示项目：主要适应证、主要副作用、其他用药指示（例如部分药品有特殊保存方式、服用抗组胺药物不适合开车等事项）。三项建议项目可标示于药品容器包装上，或列为医师、药师人员咨询事项。”（图 10－7）。

项目名称	范例
1.病患姓名	曾健康
2.性别	女
3.药品商品名	阿司匹林（ASPIRIN）
4.药品单位含量	100MG（毫克）
5.数量	28锭、28日份
6.用法	口服每日1次早餐前
7.用量	每次1锭
8.调剂者姓名	曾快乐药师
9.调剂或交付日期	96/10/19
10.调剂地点之名称	好邻居健保药局
11.调剂地点之地址	台北市健康路----
12.调剂地点之电话	02-27417659
13.警语	哺乳、孕妇不宜使用
14.主要适应证	预防血栓、心脏病
15.主要副作用	胃溃疡、消化不良
16.其他用药指标	整粒服用、避光保存

图 10－7　“台湾卫生署”关于药袋规定

即使这样基本的要求，许多医疗单位仍然没有达标。有鉴于此，部分医院采取了自动化打印系统规范药袋、药签的制作，或者制作一系列不干胶便笺，如储存温度、效期、用法用量等，可以根据需要选择性地粘贴（图 10－8）。为了适应日益增多的国际间交流，药袋标注可以增加英文信息（图 10－9）。

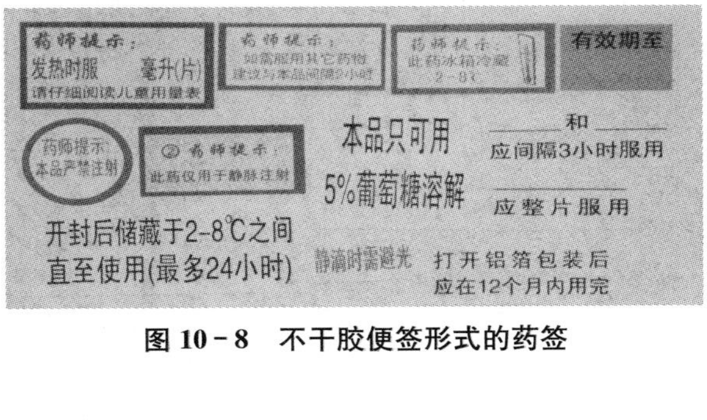

图 10－8　不干胶便签形式的药签

领 药 号：Prescription No.	60372　健保　药袋数：07-01 Bag No.
姓　名：patient Name	黄〇〇　男 M Gender　076 岁 Age　病历号：1234－8 History No.
用法用量：Administration Dosage	口服 每日1次（餐后立即使用）　每次 1 Oral Once a day with meal(same time every day) 1 tablet(s) each time
药　名：Drug Name	乐泄 锭 40毫克 （弗西迈） ROSIS TAB 40MG VPP (Furosemide, Lasix)
外观标记：Appearance	浅红、圆形、324 Pink. round. 324. tablet
厂　牌：Manufacturer	荣民制药 VPP　发药量：Quantity 30 粒 tablet(s)
临床用途：Clinical Uses	利尿、改善水肿、降血压 Diuresis, edema improvement, and anti-hypertension
用药需知：Other Instructions	与食物同服（进食后立即服药）。本药可增加排尿，所以应选择在白天服药（最好在早上），避免高盐饮食，曾对阳光过敏者外出应防晒 Take immediately after food. May increase urine output; suggest to take at daytime (best in the morning). Avoid high sodium diet. History of photosensitive patients should wear sun protection when at outdoor.
处方医师：Physician	黄〇〇 HNANG, L, J.　处方天数：30 天 day(s) Duration
就诊科别：Division	心脏内科上午 003 Cardiology　调剂药师：林药师 Pharmacist-1 Lin, N, Y.
日期时间：Date & Time	2004/05/10 1657　核对药师：周药师 Pharmacist-2 Zhou, Y, C.　PS14

请核对姓名、药袋总数、药品名称与外观及数量，并注意效期，未标示者为一个月

Please verify patient name, total bag number, drug name, appearance, and quantity.

The expiration date is one month uniess labeled on the package.

图 10－9　台湾某医院的中英文药袋标识

胡　欣　张亚同

参考文献

[1] 广东省药学会. 药房分装用纸塑药袋推荐标准. 今日药学，2008，(3)：53－55.

[2] 卢秉忠，杨威，吴焕军. 不干胶药签在门诊药房的应用探讨. 广东药学，2003，(4)：62－64.

[3] 杨本明，刘红，周丽华. 浅谈药袋标示与合理用药. 天津药学，1997，(1)：85－86.

[4] 陈飞苑，李瑞珍，吴国盛. 打印药袋在门诊药房的应用. 广东药学，2005，(1)：66－67.

医院门诊药房调剂业务 11

医院门诊药房调剂业务是指药师根据医师处方为患者准确调剂和提供合格药品及其伴随的用药指导等相关的药学服务工作。其主要工作内容包括接收和审核处方、调配处方药品、核对和发放药品、发药交代和用药指导等。其主要工作目标就是要确保患者药物治疗的及时性、准确性和合理性。

门诊药房调剂工作是门诊患者就医程序的终端性窗口服务工作，也是药师直接面对患者提供药品和服务的工作。有的门诊药房还承担着为医院急诊患者提供调剂服务的工作。这些特点，都对门诊药房调剂工作的质量和技术水平提出了更高要求。

近年来，随着《医疗机构药事管理规定》和《处方管理办法》等法律法规的颁布和实施、“优良药房工作规范”等标准化规范化操作规程的推行、门诊药房实行大窗口或柜台式发药模式的改进以及计算机信息化、网络化技术的应用、电子处方审查系统和自动化调剂设备的引入，使得门诊药房调剂工作发生了巨大变化。门诊药房调剂工作的重点已经从“以药品为中心”转变成为“以患者为中心”，衡量药师一天工作，不再仅仅是他发了多少张处方，而是他服务水平的高低和服务质量的优劣。药师在促进患者安全用药中发挥着越来越重要的作用。因此，门诊药房调剂业务已蕴含了更加广泛的工作内容，我们必须以全新的视角来审视和探讨门诊药房调剂工作的内涵。

11.1 处方审核

《处方管理办法》第 35 条规定，“药师应当对处方用药适宜性进行审核；”第 36 条进一步规定，“药师经处方审核后，认为存在用药不适宜时，应当告知处方医师，请其确认或者重新开具处方。药师发现严重不合理用药或者用药错误，应当拒绝调剂，及时告知处方医师，并应当记录，按照有关规定报告。”由此可见，处方审核是药师在调剂操作中的第一项工作，也是非常重要的一项工作。《处方管理办法》要求药师审核处方，赋予了药师监督医师合理用药的权利，药师在调剂工作中应该认真履行职责，严肃、严格、严谨地审核处方。

11.1.1 审方的定义

那么，究竟什么是审方呢？审方是药师综合运用头脑中的药理学、药动学、药物学、药政法规，也包括常识和经验等相关知识对医师处方、医嘱的有效性和合理性进行审核、判断和干预的过程，是保证患者药物治疗安全、有效的重要的药学服务措施。

一般来说，药师要从两个层面上对处方进行审核。第一是法律层面，即对医师处方的有效性进行审核。在这一层面，药师应注意医师的签名和处方权限，处方是否为本院医师或经本院合法授权的医师所开具，所开药物（如麻醉药品、精神药品，有权限管制的抗菌药物等）是否超过该医师处方权限，药师对处方的有效性有任何疑问，应暂不进行调配，直到通过相关途径确认了处方的有效性方可进行下一步调配工作。第二是技术层面，即对医师处方用药的安全性和有效性进行审核。根据《处方管理办法》的规定，审核内容包括：规定必须做皮试的药品处方医师是否注明过敏试验及结果的判定；处方用药与临床诊断的相符性；剂量、用法的正确性；选用剂型与给药途径的合理性；是否有重复给药现象；是否有潜在临床意义的药物相互作用和配伍禁忌；其他用药不适宜情况等。药师在技术层面的处方审核中如果发现处方存在任何用药不适宜的情况，都应该进行干预，以保证用药安全，保护患者的利益。

11.1.2 药师审方工作的现状

在医疗机构和整个社会中，长期以来形成了重医轻药的状况。医师队伍和药师队伍不对等，一般来说，医师队伍学历较高，人数较多，在医疗机构中占据着优势地位，是医疗机构内的“强势群体”。而药师队伍则处于“弱势”地位。另一方面，传统的单纯供应服务型的调剂工作模式让很多药师认为“只要没发错药，工作就做好了”，从而不思进取，满足于现状。重医轻药传统习惯的影响，医师药师地位的不对等以及部分药师思维的惰性，使药师在审方时只是被动地接受和执行，没有发挥审方工作监督医师合理用药、保证用药安全的应有的作用。请看以下案例：

案例 1：一患者尿路感染，医师指示：左旋氧氟沙星 0.1×35 片，5 片，qd。结果其研究生抄成左旋氧氟沙星 0.5×35 片，5 片，qd；药师照方将药发出；结果患者服用后造成腹痛等严重不良反应。

案例 2：一结膜炎患者，眼科大夫开了黄氧化汞眼药膏点眼，同时这位患者又患支气管炎，内科大夫开碘化钾合剂内服。两张处方同时拿到药房取药，药师照方发出。结果用药后，患者泪液中的碘离子与黄氧化汞结合成具有强烈刺激性和腐蚀性的碘化汞，致使这位患者双目失明。

案例 3：患者 73 岁，患高血压、心肌梗死、肺部感染入院。病情迁延反复，医师先后开具 1,6-二磷酸果糖注射液、头孢哌酮、磷酸克林霉素注射液、左旋氧氟沙星等 20 余种药物，最终患者死亡。医疗鉴定结果：肾衰竭、肺部感染、高磷酸盐血症（血磷 11mmol）。患者家属对医院工作不满，聘请律师将医院告上法庭。其中一项告：药房药师未尽到审查医嘱的责任，至使用多种危害患者健康、导致病情恶化的药物。

案例 4：一专家会诊后开具处方，长春新碱 10mg，i. V. gtt q. w. 。而该药常规用法应是 1 mg，i. V. gtt q. w. 。药房的年轻药师怀疑用量有误，问本院副主任医师，回答含糊。药师犹豫中将药发出，结果患者用药数天后死亡。

案例 5：某医生利用计算机系统开处方，打算开具阿昔洛韦眼膏，但选择错误，开出处方：5%阿昔洛韦软膏 1 支，点眼。药师照方发药，患者回家后按处方医嘱用药，眼疾恶化，直到第二次复诊时才发现错误用药。

以上情况在我国医疗机构药房调剂工作中并不鲜见，有相当多的药师在审方和调配时没有考虑处方和医嘱的合理性与合法性；相当多的药师认为只要不发错药就是保证用药安全了；相当多的药师认为如果自己没发错药而出现药疗事故应由医生负主要责任。造成上述状况的因素十分复杂，除了前述的原因外，在药学人才的培养和教育模式上也存在严重的问题。我国目前无论高等还是中等药学专业人才的培养都忽视了学生调剂技能的学习，没有开设调剂学课程。所有进入医疗机构药房的学生都是在老药师的“言传身教”下学习和掌握调剂知识和技能的，这样的学习和培养模式自然不能训练出高素质、高水平的医院药师，也造成了医院药房的调剂工作水平长期徘徊不前的局面。因此，我们十分有必要强调审方环节在保证患者安全用药、合理用药中的关键作用，十分有必要通过优化服务流程、改善服务模式加强审方工作，十分有必要培养和训练药师的批判性思维。

11.1.3 审方与药师的批判性思维

从现实情况来看，医疗机构药房中的大部分药师在审方环节上还做得不够，其主要原因之一是缺乏批判性思维。那么，什么是批判性思维呢？一般来说，批判性思维就是用科学和理性的态度对待一切事物，对任何事情都要敢问个为什么，深入地剖析、求证，反复琢磨，直到弄明白为止。这样的“怀疑一切”并不是否定一切，恰恰相反，我们只有通过“怀疑”这一手段去“建构和”“夯实”自己的理性大厦，才能对客观事物有准确的把握和判断。这样的“怀疑”，并不必然导致否定，相反，往往经过否定之否定，我们会对原有的结论有新的认识和新的提高。换言之，批判性思维就是提出恰当的问题并作出合理论证的能力。进一步探寻，相当多的药师缺乏批判性思维是什么原因导致的呢？追根溯源，一方面，尽管已经进入 21 世纪，但我们从封建专制文化脱胎而来的影响还在，封建专制文化缺乏逻辑与批判性思维的品质，反映在人们的思维素质中就是逻辑观念淡薄，缺乏批判性思维意识。人们普遍习惯于提问有现成答案的问题；对情感性问题敏感，对合理性问题迟钝。同时，长期以来一元化价值观的影响也不容忽视，教育总体上强调听话教育，强调海绵式学习方式和榜样式模仿行为。除此以外，我国大、中专的药学专业教育没有调剂学课程，学生没有得到药房调剂工作所需知识与技能的专门学习和训练。他们进入工作岗位后，一般只能通过“师带徒”的方式从老师那里获得调剂学的知识和技能，或者通过自己的实践和摸索来掌握。所有上述原因，造成相当多的药师在审方工作中缺乏批判性思维，也没有真正认识到药师在审方工作中的责任，这样，造成上述案例中严重的差错甚至事故也就不足为怪了。

近一二十年间，医药科学飞速发展，新药不断上市，同时，新的治疗技术的发展也越来越先进、越来越复杂。新技术的发展挽救了更多患者的生命，提高了更多患者的生活质量，但由此而导致的差错和不良事件的发生率也越来越高。一项对 1983—1993 年 10 年间美国的死亡证明调查发现，与 1983 年 2876 人死于药物差错相比，1993 年有 7391 人死于药物差错，10 年增加了 2.57 倍。2006 年 7 月，美国国家科学院医学研究所（IOM）公布一份报告：一些完全可避免的药物处理失误，每年造成 150 多万美国人身体受到伤害，其中许多医疗事故都是因字迹不清的缩写词、剂量说明和处方书写不当造成。有报道称，全球因医疗差错而死亡的患者相当于每天坠落一架波音 737 飞机，这其中很大一部分是因用药差错而发生的。

从医师和药师的职业分工来看，药师应该更加重视用药安全，同时对患者的用药安全负责。因此，药师必须具备批判性思维的能力，这是药师的职业特点决定的，药师的批判性思维是用药安全的思想保障。《礼记．中庸》说道，我们要“博学之，审问之，慎思之，明辨之，笃行之。”这正是药师在调剂工作审方环节应该遵循的行为准则。

11.1.4　处方审核的目的和意义

广义的处方审核既包括实时性的处方审核，也包括回顾性的处方评价及不合理用药处方分析、抗菌药物处方调查等专项分析研究。本章节所述的“处方审核”是特指药师在日常处方调配前履行对处方进行实时审核和安全用药检查把关的专业技术服务职责的工作过程。2007 年 5 月卫生部新颁布实施的《处方管理办法》，明确规定了药师对处方用药适宜性有审核责任，这表明药师在保证患者安全用药方面扮演越来越重要的角色。

处方，作为患者用药凭证的医疗文书，它不仅具有经济性和法律性，而且也是为患者实施药物治疗的起始点。药师做好处方审核工作，可及时发现和纠正医师疏漏所造成的处方错误，防范潜在的药品不良事件，为患者安全用药建立起一道屏障；药师做好处方审核工作，可及时发现和杜绝药物滥用等不良现象出现，保证《处方管理办法》等相关法律法规制度的落实，确保处方用药的合法性；药师做好处方审核工作，还可及时发现不合理用药，并实施有效的事先干预，保证患者安全有效使用药品，切实发挥药师专业化服务的作用。因此，药师在日常处方调配前对处方进行实时审核和安全用药评估具有非常重要的实际意义。《处方管理办法》已明确规定“具有药师以上专业技术职务任职资格的人员负责处方审核、评估、核对、发药以及安全用药指导”，这说明药师必须具备一定知识技能，熟悉药品管理法律法规、掌握药物治疗学等相关知识，获得资格后，方可胜任处方审核工作。药学人员只有不断努力提高自身的专业知识和技能，才能切实履行职责，做好处方审核工作，促进合理用药水平的整体提高。

11.1.5　处方审核的主要形式

11.1.5.1　**药师直接审核处方**　药师直接审核处方是目前大多数医院门诊药房实施处方审核工作的主要形式。处方审核工作的实际质量和效果基本依赖于审方药师的知识背景、经验技能和责任心等，同时也因各医院处方审核所设置的前后环节和管理要求不同而存在较大差异。其特点是形式上看似简单易操作，实际上审核的规范性和可控性较难统一，审核结果和质量千差万别。因此，各医院药师直接审核处方工作的实施情况和实际质量、效果及其对处方合理用药水平的影响性等均存在很大的差异。

做好药师审核处方工作，需特别注意如下几点：

(1) 保证处方信息的完整和充分：完整的处方包括处方前记、处方后记和处方正文三部分。这三部分的完整性不但是处方审核的内容之一，同时也影响药师对处方适宜性的审核。例如，如果一份儿科处方未注明患儿年龄，药师就无法对处方剂量是否适当进行审核。在很长的一段时间内，由于我国卫生行政管理部门没有规定处方中须注明患者的诊断或病情，药师就无法对医师用药与诊断的相符性进行审核。目前，我国医院的门诊处方中患者信息仍不充分，使药师通过审核处方，发挥保证患者合理用药的作用受到影响。例如，处方中没有患者药物过敏史、是否妊娠(或准备妊娠)以及肝肾功能状况等信息，药师就无法结合药物对这些信息加以判断从而保证患者安全用药。

(2) 处方审核环节的合理设置：在我国医院药房的实际工作中，有的医院药房尚没有明确设置处方审核环节，也没有指明哪个岗位药师必须承担处方审核责任，药师工作仅限于“照方调配”，问题处方无人审核而被调配发至患者，给患者用药安全带来风险。部分医院药房虽设置了处方审核环节，但实际操作程序各有差异。有的医院药房在处方划价或收费前设有专职药师审核处方，以便及早发现处方问题直接退回医师进行修改，从而避免了问题处方的退费修改或退药处理等；有的医院药房在药师接收处方进行调配前同步进行处方审核，以便及时发现问题和患者直接沟通或询问医师，从而避免了问题处方流入调配环节所造成的不必要的药品浪费和潜在的安全隐患；有的医院药房则将审核处方工作设在药师发药前的核对工作中同步进行，此时，调配人员已按打印的调配单配好药品，如果再发现处方问题需要修改，将势必造成退费、退药及药患纠纷和不必要的工作时间损耗等。如果在发药环节药师还没审核出实际存在问题的处方，将可能直接导致用药差错甚至医疗事故。因此，医院药房的管理者应重视门诊处方审核工作，合理设置药师审核处方环节，推行多重处方审核和核对，鼓励和引导药师认真进行处方审核工作，考核处方审核实际效果，从而确保药师履行处方审核职责，发挥促进合理用药的作用。

(3) 提高审方药师的知识水平和经验技能：我国《处方管理办法》已明确规定只有药师以上专业技术职务任职资格的人员才能负责处方审核工作。澳大利亚药学专业委员会公布的药学人员技能标准中也明确注明审方药师应具备的知识技能。由于我国药师自身知识水平仍普遍较低，严重影响了处方审核工作的质量。多数药师审核处方工作仅局限于审核处方的规范性和医疗注意事项等简单问题上，真正能在实际工作中审查出药物配伍禁忌和相互作用的药师为数甚少。因此，药师必须在实践中加强学习和培训，熟练应用药物治疗学等相关知识，掌握药品管理法律法规和规章制度，提高对处方用药的理解能力和辨识问题的能力，有知识有能力胜任处方审核工作。

(4) 建立规范的审核标准和疑义处方处理流程：由于药师审核处方工作的实际质量基本依赖于审方药师的专业知识技能和责任心等，审核的规范性和可控性较难统一，审核结果和质量千差万别。因此，各医院应首先结合处方管理办法等相关法律法规和医院规章制度及其各种用药管理规范等，制订统一规范的处方审核标准，明确要求药师按标准进行审核。同时应根据医院情况制订适宜的疑义处方处理流程，在干预不合理用药处方的同时，应避免产生医师、药师、患者之间的矛盾。最后，还应当建立统一的问题处方登记和干预记录表格，对问题类别及严重程度进行定期评估分析，为医院持续改进处方合理用药提供科学依据。

11.1.5.2 **计算机软件审核处方** 近年来，随着电子处方医嘱系统的实施(computerized prescriber order entry，CPOE)。计算机辅助在线实时审核处方系统也相继孕育而出。如合理用药监测系统(Prescription Automatic Screening System，PASS)、“用药安全防火墙”等软件系统。其原理就是根据临床合理用药的基本特点和要求，采用计算机数据库组织原理和技术，对科学、权威和更新的医学、药学及其相关学科知识进行信息标准化处理，与医院 HIS 系统镶嵌后，即可实现处方或医嘱实时审查和医药信息查询等功能。该系统一般都包括药品说明书分类查询、注射液配伍禁忌审查、药物相互作用审查、药物过敏史审查、老年人用药审查、儿童用药审查、妊娠期妇女用药审查、禁慎用药审查、药品超剂量审查、给药途径审查 、重复用药审查、肝肾功能不全用药审查、中药用药禁忌审核及查询等多种功能。

计算机软件审核处方是建立在医院实现网络化电子处方信息输入传送基础上的。其特点是：

(1) 审核的即时性：处方合理用药监测系统的优点之一就是在电子处方录入的同时完成处方审核，第一时间提示医师处方用药是否合理，有助于处方者立即知晓并及时修正处方错误，避免问题处方的开出。

例如：当医师在计算机上输入处方药品时，审核系统会自动闪亮不同颜色的灯提示该处方是否合理。同时闪亮的不同颜色警示灯还提示处方问题不同及其严重程度不同。如当输入处方药品时右上角闪亮红色感叹号提示灯（图 11－1），则表示处方中存在某种严重问题，当鼠标单击警示灯时即可自动弹出对话框显示处方中所存在的问题和详细内容，提示医师立即修改。

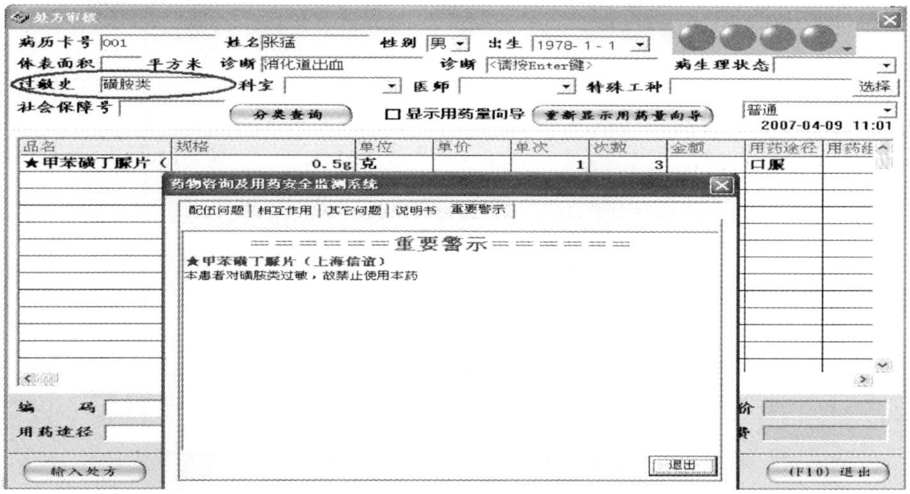

图 11－1　计算机软件审核处方屏幕显示例图——过敏史审查

（摘自：临床药物咨询系统. 上海大医通公司演示版）

(2) 信息量大，可查询：计算机处方审核系统由于其信息可不断更新，储存空间可无限拓展，与药师仅凭头脑记忆的有限信息相比，它具有知识信息更新、更广的优势。计算机处方审核系统不仅可提供非常广泛的药物信息咨询功能和处方审核功能，而且可提供有关药品说明书随时查询功能、药物相互作用审查、注射液配伍禁忌审查等功能，并且可即时提示并帮助医师正确开具处方（图11－2）。

(3) 便于统计、分析和评价处方：计算机处方审核系统可利用网络平台，将所有开具出的电子处方自动纳入数据库管理，设立临床药师工作站或其他相关管理工作站，对问题处方分别按照问题类别、科室医师类别、统计时间范围等进行统计查询和分析，为进一步改进审核处方工作，促进合理用药提供科学依据。

(4) 知识的机械性：需要注意的是，尽管计算机软件处方审核内容信息范围广，但其只能依赖于审核软件事先所设内容进行机械审核，而不能针对个体患者具体病情等综合考虑和审核（对此，计算机系统可以逐步完善）。例如对有机磷中毒患者开具处方（阿托品 5mg 静脉注射）时，计算机处方审核系统即亮起红色感叹号并提示超极量（2mg）用药，但医师仍需采用此剂量，药师仍需根据诊断分析审核后给予调剂，不能简单拒绝发药。再如，对糖尿病患者开具胰岛素时，医师误操作将用法 14U 输入成 41U 时，计算机处方审核系统并不能对此类问题给予及时提醒，而需药师根据经验审核分析后给予提示反馈和干预，没有药师最终审核仍可能存在用药安全隐患。另一方面，计算机处方系统对处方合法性的审核也存在一些缺陷。因此，目前计算机处方审核系统还不能完全替代人脑，只能作为处方初审，帮助药师完成处方最终审核。

医院可将计算机处方审核和药师处方审核有效地结合起来，相互补充，发挥两者优势，利用药师审核处方工作的实践经验不断改进计算机处方审核系统各项功能的实用性和便捷性，结合医院实际所用药品及其处方用药情况进行系统调整、维护和持续改进，从而提高计算机处方审核系统的实际应用价值和扩大应用范围。同时可利用计算机的庞大信息系统帮助医师、药师在用药过程中及时有效地掌握和利用医药知识，并充分利用计算机处方审核系统的处方记录统计查询便捷的优势，改进处方评价工作，不断规范临床用药行为，预防药物不良事件的发生，促进合理用药水平的提高。

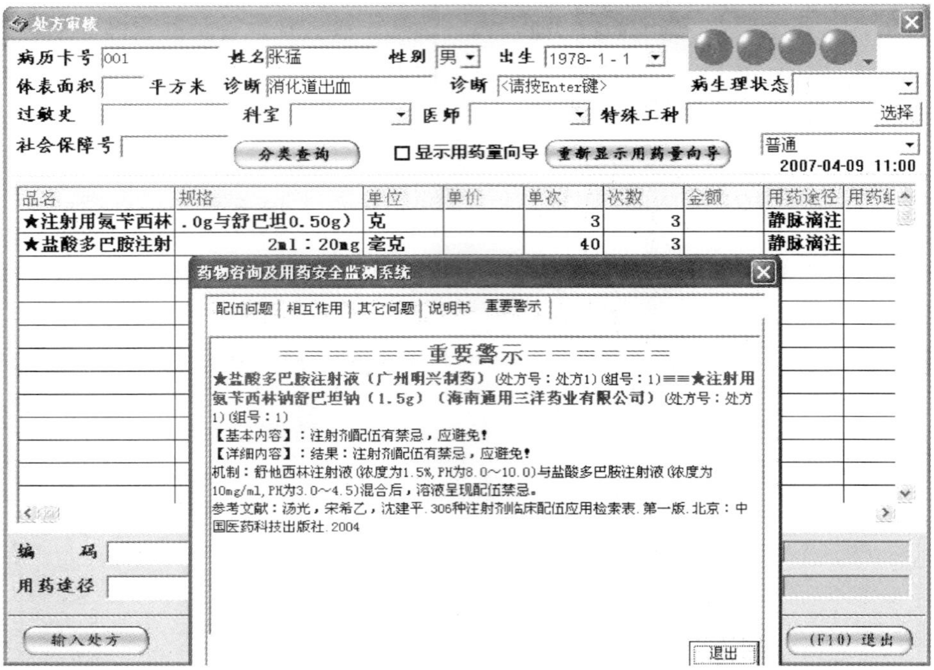

图 11-2 计算机软件审核处方屏幕显示例图——配伍禁忌审查

（摘自：临床药物咨询系统．上海大医通公司演示版）

11.1.6 处方审核的主要内容

11.1.6.1 **确认处方的合法性** 药师应熟悉《处方管理办法》等相关法律法规，并有能力辨识处方的真实性，以确保处方的合法性。

（1）处方必须符合《中华人民共和国药品管理法》、《医疗机构药事管理规定》、《麻醉药品和精神药品管理规定》、《处方管理办法》及医疗保险等的各项规定；

（2）处方必须符合本单位相关管理制度；

（3）核对患者姓名身份的真实性，尤其是对麻醉药品和第一类精神药品处方，需核对患者身份证及代办人身份证原件与处方及病历的一致性；

（4）处方医师的签名式样和专用签章应当与院内药学部门留样备查的式样相一致，不得任意改动，否则应当重新登记留样备案；

11.1.6.2 **审核处方格式的规范性** 药师应当认真逐项检查处方前记、正文和后记书写是否清晰、完整。

（1）处方前记应当包括医疗机构名称、费别、患者姓名、性别、年龄、门诊或住院病历号，科别或病区和床位号、临床诊断、开具日期等。麻醉药品和第一类精神药品处方前记还应当包括患者身份证明编号，代办人姓名、身份证明编号；

（2）处方正文应分列药品名称、剂型、规格、数量及用法用量；

（3）处方后记中是否有医师手签名或者加盖专用签章；

（4）处方必须字迹清楚，不得涂改；如需修改，应当在修改处签名并注明修改日期；

（5）处方中药品名称应当使用规范的中文通用名称书写，没有中文名称的可以使用规范的英文名称书写；药品用法可用规范的中文、英文、拉丁文或者缩写体书写，但不得使用“遵医嘱”、“自用”等含糊不清字句；

（6）患者年龄应当填写实足年龄，新生儿、婴幼儿写日、月龄，必要时要注明体重；

（7）门诊每张处方不得超过 5 种药品；

（8）药品用法、用量应当按照药品说明书规定的常规用法、用量使用，特殊情况需要超剂量使用时，应当注明原因并再次签名。

11.1.6.3　**理解处方者的治疗意图**　药师在初步审核处方后，能完全清楚理解处方者的治疗意图时，方可正确判断并调配处方。当药师对任何信息不确定或存有疑惑时，特别是关系到患者药物治疗关键信息“有疑问”时，不应揣测处方者的意图，而必须及时联系处方医师进行沟通和重新核实，任何疑义都可能存有潜在的用药安全隐患，未经核实，不得进入调配环节。

所谓“疑义处方”是泛指除处方缺项或存在明显错误外，药师对处方内容不明白或存有疑义的处方。经常有这样的情况，审方中认为处方没问题但发药时仔细询问患者才发现了潜在的问题；审方时处方看起来似乎有问题经再次确认后医师坚持这样特殊用法；药师审方以为医师把用法写错了，但沟通后才弄清楚原来是医师把药名写错了。所以在实际操作中，药师要注意不能简单凭借自身知识经验界定处方为不合格或不合理从而拒绝调配而不去与医师沟通，另一方面药师也不应想当然地简单判断和忽略处方疑义，按照经验去揣测处方者的意图，未与处方者沟通就直接调剂从而引发用药安全隐患。

例如：

（1）品名疑义

患者＊＊＊　　男　　36岁　　急诊科	
诊断：急性上消化道出血	①凝血酶　1000U　iv　st ②奥美拉唑　40mg　iv　st

注：凝血酶为速效的局部止血药，仅可局部给药或口服给药，严禁注射。而与其品名相似的药品血凝酶为一种既可口服局部用药又可静脉注射或肌肉注射、皮下注射的酶类止血药物。两种药物作用机制不同，需特别注意避免品名混淆

药师审核该处方时，发现凝血酶的给药剂量和给药途径均不正确，但药师不能简单认为就是凝血酶的用法错了而自行修改或未加修改就直接调剂发放凝血酶。因为医师可能想要开具血凝酶而误写成凝血酶，也有可能是想要开具口服凝血酶而错写成静脉注射，药师必须按疑义处方进行处理，联系医师辨识清楚并正确修订后，方可正确调剂药品。

干预结果：药师与医师沟通后，发现医师想要开具的是血凝酶，但录入人员错输成凝血酶。医师接到反馈信息后立即修订了处方，药师依据修订了的处方进行调剂发药，避免了一次医疗事故。

（2）儿童规格、剂量疑义

患者＊＊＊　　男　　6岁　　耳鼻喉科	
诊断：急性鼻炎	①羟甲唑啉鼻喷雾剂 10ml：5mg　1支 每日早晚各1次喷鼻，每次2喷

注：羟甲唑啉鼻喷雾剂用于治疗急慢性鼻炎、过敏性鼻炎等；药房同时有成人规格10ml：5mg和儿童用规格5ml：1.25mg

药房有两种规格羟甲唑啉鼻喷雾剂，该处方由于患者为6岁男儿，因而无法理解和判断医师的真正治疗意图，一方面耳鼻喉科医师可能不熟悉药房有儿童用规格而选用成人规格，另一方面也可能医师认为患儿病情确需使用成人规格药品。因此药师需按疑义处方处理，填写药房与医师联络单，当再次确认清楚后，方可调剂药品。

干预结果：药师经与医师沟通后，发现医师并不知晓药房有两种规格的羟甲唑啉鼻喷雾剂，按以往习惯即选择了普通成人用的药品。医师感谢药师提供了信息反馈，但医师认为该儿童患者已有6岁根据其病情可使用成人规格剂量，不修订此处方。药师在医师双签字再次确认后，依据处方调剂了药品。

（3）剂型疑义

患者＊＊＊　　女　　36岁　皮肤科	
诊断：手足癣	①硝酸咪康唑栓　1支　外用

注：硝酸咪康唑栓系阴道栓，主要用于治疗假丝酵母外阴阴道炎。而硝酸咪康唑软膏，可用于治疗体癣、股癣及手足癣等。

很多医疗机构在使用计算机处方系统的初期，由于缺乏经验未对系统进行相关维护，上述剂型与用法不适宜的情况在处方中时有发生，潜藏着巨大的用药隐患（参见11.1.2案例5），药师在审方时必须十分留意。

干预结果：该处方由于是皮肤科医师开具的，药师审核时疑惑医师可能想要开具软膏剂而在计算机录入处方时误选择成栓剂，因此联系医师辨识清楚后，调剂了药品。

（4）规格和剂量疑义

患者＊＊＊　　女　63岁　＊＊内分泌科＊＊

诊断：糖尿病	①人正规胰岛素注射液　400U　2支 每日早、午、晚餐前皮下注射，每次20U

注：人正规胰岛素注射液通常有两种规格10ml：400U和3ml：300U（笔芯），由于外观相似，价格相同，极易混淆。

药师初始审核该处方时看似没有问题，但当药师询问患者以往使用的是哪一种药品，如何使用时，患者并不知晓如何使用普通注射器换算剂量。因此，为了解医师的真正治疗意图，需联系处方医师，再次确认后，方可调剂药品，并注意交代患者正确换算和使用药品。

（5）剂量疑义

患者＊＊＊　　男　67岁　＊＊神经内科＊＊

诊断：脑梗死	①阿司匹林肠溶片　100mg×30　2盒 每日早餐后30分钟服用、每次300mg

注：阿司匹林肠溶片用于非出血性脑卒中、脑梗死等脑血管疾病的预防，通常为每日1次，每次75～150mg，血管重建术后开始可使用较高剂量160～325mg，为负荷剂量，后再改为常用低剂量。

药师初始审核该处方即看到阿司匹林肠溶片的剂量明显是手写改动由每次100mg改为300mg，且医师未在改动处签名。药师不应简单直接按300mg交代患者用量，更不能未经与医师沟通直接按照常规剂量100mg交代患者用量，必须联系处方医师，确认医师的真正治疗意图后，方可调剂药品，并注意交代患者正确用法用量。

（6）重复用药疑义

患者＊＊＊　　男　65岁　＊＊心内科＊＊

诊断：高血压 冠心病	①硝苯地平片　10mg×20 必要时服用1片 ②阿司匹林肠溶片　100mg×20 每日1次，每次1片 ③硝苯地平控释片　30mg×20 每日早晨1次，每次1片

注：硝苯地平片可用于预防和治疗心绞痛，初始剂量为一次10mg，每日3次。其控释片主要用于治疗高血压，每日30mg，每日1次

该处方初始审核即可认为存在重复用药，但药师经与医师沟通后理解了处方者的真正治疗意图，并与患者沟通确认已知晓何时服用何种药品且可正确服用后，方可调剂药品。

本案例的结果是药师经与医师沟通后，得知医师为患者开具硝苯地平控释片主要是用于治疗高血压，同时开具硝苯地平普通片是为了患者应急治疗心绞痛时的备用药品。因此药师不能简单理解为重复用药，而是要在理解医师治疗意图的基础上正确调剂药品和交代患者正确用药。

患者＊＊＊　　男　72岁　＊＊心内科＊＊

诊断：高血压 冠心病	①硝苯地平缓释片　10mg×20 每日2次，每次1片 ②卡托普利片　25mg×20 每日3次，每次1片 ③复方利血平氨苯蝶啶片　20片 每日1次，每次1片 ④复方盐酸阿米洛利片　20片 每日1次，每次2片

注：处方中复方利血平氨苯蝶啶片的成分为：氢氯噻嗪12.5mg＋氨苯喋啶12.5mg＋硫酸双肼屈嗪12.5mg＋利血平0.1mg。复方盐酸阿米洛利片的成分为：氢氯噻嗪25mg＋盐酸阿米洛利2.5mg。两者都含有氢氯噻嗪成分，合并使用应予以注意。

当药师审核该处方时，发现复方利血平氨苯蝶啶片（降压0号片）和复方盐酸阿米洛利片（武都力片）合并使用，若按该处方剂量合并使用时，每次服药相当于服用氢氯噻嗪62.5mg。药师不能确定医师是否知晓这两种药物含有相同成分，或者医师的目的就是要合用以强化治疗作用，因此药师有必要联系处方医师，以确认医师的真正治疗意图。当确需合用药物时，药师应在发放药品时注意交代患者防范药品不良反应。

本案例的结果是药师经与医师沟通后，得知医师只知道复方利血平氨苯蝶啶片和复方盐酸阿米洛利片中都含有氢氯噻嗪，但没有注意每片含量，也没有考虑合并用药后剂量叠加的程度。在接到药师提示信息后，医师即调整了处方用药和剂量。药师依据修订后的处方调剂药品。

（7）药物相互作用疑义

患者＊＊＊　　女　65岁　＊＊心内科＊＊	
诊断： 扩张型 心肌病	①地高辛片　0.25mg×30 每日早餐后30分钟服用　每次0.125mg ②螺内酯片　20mg×100 每日早餐后30分钟服用　每次20mg ③福辛普利钠片　10mg×14 每日早餐后30分钟服用　每次10mg

注：地高辛为临床治疗急慢性心力衰竭的常用药物，其用量个体化差异较大，血药浓度易受到合并用药的影响，如血管紧张素转换酶抑制药可使地高辛血药浓度增高，治疗作用增加的同时中毒发生率也增加；螺内酯可延长地高辛半衰期，合用时需调整地高辛剂量或给药间隔，定期监测地高辛血药浓度。

当药师审核该处方时，对处方中已知的药物相互作用及其潜在的风险，应按疑义处方处理程序，联系处方医师予以提示，并最终确认医师的真正治疗意图。当确需合用药物时，药师应在发放药品时注意交代患者定期监测地高辛血药浓度，防范药品不良反应。

患者＊＊＊　　男　23岁　＊＊消化科＊＊	
诊断： 急性胃肠炎	①铝碳酸镁　0.5g×20 每日3次，每次1g ②左旋氧氟沙星　0.1g×12 每日2次，每次0.2g

注：左旋氧氟沙星为喹诺酮类抗菌药物，可用于治疗感染性肠炎。它与含铝、镁、铁、钙等制剂合用时，因可形成金属离子螯合物而减少吸收，必需合用时两者口服给药时间应间隔1～2小时

药师审核该处方时，疑惑医师或许不知晓这两种药物的相互作用，或许是虽然知晓但该患者治疗确实需要合用药物，因此药师有必要联系处方医师，以确认医师的真正治疗意图。当确需合用药物时，药师应在发放药品时注意交代患者间隔服药时间、正确服用药品。

11.1.6.4　审核处方用药的适宜性

（1）规定必须做皮试的药品，审核处方医师是否注明过敏试验及结果：凡是药品说明书中明确标注“用前须做皮试”的药品，药师审核时必须要求处方中明确标注有皮试结果，确认患者无过敏史时方可调剂药品。如：

患者＊＊＊　　男　54岁　＊＊内分泌科＊＊	
诊断：糖尿病性足部感染 过敏试验结果	0.9% NS　100ml 凯伦　3.375g　/ iv gtt q8h

注：凯伦的化学名为哌拉西林钠他唑巴坦钠，为半合成的广谱青霉素和酶抑制剂组成的复方制剂，使用该药前必须详细询问患者既往用药史和过敏史，给药前必须做皮肤过敏试验，皮试阳性反应者不能使用该药。

药师审核该处方发现医师用商品名开具药品，且未注明皮肤过敏试验结果。该处方不能予以调剂，必需告知处方医师使用通用名称开具处方，并注明皮试结果后，方可调剂药品。

凡是药品说明书中明确标注“对本品过敏或对其他某类药物过敏者禁用”的药品，医师开具此类药品时处方中应明确注明患者过敏史情况，药师审核时应再次询问患者是否有过敏史并予以确认，注重患者处方用药的安全性。如：

患者＊＊＊　　男　62岁　＊＊心内科＊＊	
诊断：糖尿病 高血压 过敏试验结果	①格列吡嗪片　2.5mg×80 每日早、午、晚餐前15分钟服用，每次2.5mg ②硝苯地平控释片　30mg×12 每日早餐后30分钟服用，每次30mg ③阿卡波糖片　50mg×30 每日早、午、晚餐同时服用，每次100mg

注：格列吡嗪片为治疗糖尿病的常用药物，但对磺胺过敏者禁用。

药师审核该处方时，发现医师在处方中并未注明患者过敏史的情况，但经询问患者得知该患者有磺胺药物过敏史，格列吡嗪片为禁忌证用药，该处方不能予以调剂。必须联系处方医师修订或重新确认后，方可调剂。

（2）处方用药与临床诊断的相符性：医师为患者所开具的处方药品均应当有其诊断相对应的适应证，并应在处方诊断项内填写临床诊断。但在实际工作中，医师往往由于忙碌而忽略书写或录入处方诊断，造成处方诊断缺项，药师审核时应反馈提示医师予以补填写；同时，处方中也常常存在如抗菌药物等“非适应证用药”等不合理用药现象，对此类问题处方的审核干预标准应由

医院药事管理与药物治疗学委员会结合具体问题拟订和落实。

药师审核处方时，对明显的超适应证使用抗菌药物应进行审核和干预，如：

患者＊＊＊ 女 34岁 ＊＊口腔科＊＊	
诊断： 口唇疱疹	①利巴韦林片 100 mg×30 300 mg Tid ②克林霉素磷酸酯氯化钠 250ml / iv gtt Bid

注：克林霉素注射剂说明书中明确指出，适用于革兰阳性菌和厌氧菌引起的感染性疾病，因病毒感染使用抗菌药物为超适应证用药。

药师审核该处方时，对克林霉素注射剂超适应证用药应予以提示，联系处方医师重新确认或修订后，方可调剂。

药师对处方用药与临床诊断相符性的审核，有助于发现和剔除潜在的用药错误，具有重要意义。举例如下：

患者＊＊＊ 男 32岁 ＊＊急诊科＊＊	
诊断： 胃肠绞痛	阿托品 5mg 肌肉注射，即刻

注：阿托品为抗M胆碱受体药，用于缓解内脏绞痛时的剂量为每次0.5mg，而用于治疗有机磷中毒时的剂量为每次1～2 mg，严重中毒时可每次5～20 mg。

当药师审核该处方时，发现其诊断与阿托品的过大剂量不相符，怀疑处方医师可能想要开具阿托品0.5mg而在计算机上误输成5mg，因此需将此处方退回医师修订或重新确认后，方可调剂。

患者＊＊＊ 女 72岁 ＊＊呼吸科＊＊	
诊断： 支气管炎 急性发作 糖尿病 高血压	①加替沙星片 400 mg×6 每日1次，每次1片 ②氨溴索片 30 mg×20 每日3次，每次1片 ③格列吡嗪片 2.5mg×20×4板 每日3次，每次餐前服用1片

注：加替沙星片为喹诺酮类抗菌药物，可用于治疗敏感菌株引起的中度以上的感染。但它可引起血糖异常，对糖尿病患者为禁忌用药。

药师审核该处方时，发现患者为老年女性且合并有多种疾病，用药应谨慎。按照该处方诊断，其用药选择加替沙星片，存在严重的诊断与用药不符现象：①支气管炎常规治疗不宜使用抗菌药物，疑诊为肺炎支原体或衣原体感染者宜首选大环内酯类抗菌药物；②老年患者且合并有糖尿病，加替沙星片为禁忌证用药。因此，该处方不能予以调剂。必须按疑义处方处理程序，联系处方医师修订后，方可调剂药品。

（3）剂量、用法的正确性：医师应当按照诊疗规范和药品说明书中的药品用法用量，正确开具处方。审方药师应当熟练掌握药品的正确用法用量，并认真逐一审核；特别应注意老年人、儿童患者等用药剂量的适宜性；注意控缓释剂型不宜掰开服用以及宜饭前服用药物或宜饭后服用药物等给药方法的正确选择。举例如下：

患者＊＊＊ 男 4岁 体重6 kg ＊＊儿科＊＊	
诊断： 咽炎扁桃体炎 39.0℃	①头孢克洛干混悬剂 125mg×6 每日2次，每次18.5mg ②复方福尔可定口服液 100ml 每日3次，每次5ml

注：头孢克洛为第二代口服头孢菌素，用于治疗链球菌引起的咽炎、扁桃体炎时，儿童推荐剂量为一日20～40mg/kg，分2次给药。

药师审核该处方时，发现患者4岁其头孢克洛干混悬剂的剂量明显太低，疑惑医师是想要开具头孢克洛干混悬剂的每次剂量为187.5mg（即一包半的剂量），而在计算机录入处方时误录成18.5mg，造成剂量错误。因此，该处方不能予以调剂。必须按疑义处方处理程序，联系处方医师修订后，方可调剂药品。

患者＊＊＊ 男 4岁 体重11 kg ＊＊儿科＊＊			
诊断： 支气管炎	5%葡萄糖氯化钠 头孢曲松钠 地塞米松	250ml 2g 2mg	iv gtt qd

注：头孢曲松钠药品说明书中明确提示，儿童静脉给药剂量需按体重计算，每日剂量为20～80mg/kg。

药师审核该处方时，发现头孢曲松钠用量远大于儿童剂量，且与地塞米松同组输入有配伍禁忌隐患。该处方不能予以调剂，必需联系处方医师修订后，方可调剂药品。

患者＊＊＊　男　39岁　急诊科		
诊断：发热 39℃	5%葡萄糖注射液　500 ml 穿琥宁粉针　800 mg	iv gtt qd

注：穿琥宁注射剂说明书提示：静脉滴注，一日400～800mg，分2次滴注，每次不得超过400mg。

药师审核该处方发现穿琥宁单次剂量偏大，超过说明书所述剂量，发生药品不良反应的风险增加，故该处方不能予以调剂，必须按疑义处方处理程序，联系处方医师重新确认或修订后，方可调剂。

患者＊＊＊　男　43岁　＊＊消化科＊＊	
诊断： 十二指肠溃疡	①兰索拉唑片　30mg×10 每日2次，每次15mg ②克拉霉素片　250mg×24 每日2次，每次　500mg ③甲硝唑片　200mg×30 每日2次，每次400mg

注：兰索拉唑片为质子泵抑制剂，口服吸收后抑酸作用可达24小时以上，每日1次给药即可。同时由于质子泵抑制剂在酸性条件下不稳定，所以必须是肠溶片给药，且须整片吞服，不得压碎和咀嚼。

药师审核该处方时，发现兰索拉唑片的用法用量存有疑惑，该处方尚不能予以调剂，有必要联系处方医师，以确认或修订处方后，方可调剂药品，并且药师应在发放药品时注意交代患者正确服用药品。

（4）选用剂型与给药途径的合理性：只有依据药品说明书选用合适的药物剂型，选用正确的给药途径，才能保证药物的疗效和安全性。药师审核处方应特别关注静脉注射与肌肉注射的给药途径混淆，以及注射剂用于口服、外用等不合理用药行为。举例如下：

患者＊＊＊　男　50岁　＊＊理疗科＊＊	
诊断： 坐骨神经痛	①腺苷钴胺注射液　0.5mg×10支 1.0mg iv qd×5天 ②维生素B_1注射液　10mg×5支 10mg im qd×5天

注：腺苷钴胺注射液用于治疗神经性疾病，只能肌内注射，不能静脉注射。

药师审核该处方时，即发现腺苷钴胺注射液的给药途径存在明显错误，疑惑医师开具处方时书写错误。因此，该处方不能予以调剂。必须按疑义处方处理程序，联系处方医师提示其修订后，方可调剂药品。

患者＊＊＊　男　75岁　＊＊急诊科＊＊	
诊断：急性心衰	呋塞米注射液　40mg　im　qd

注：呋塞米注射液为碱性较高的钠盐注射液，不宜肌肉注射；只能静脉注射或静脉滴注给药。

药师审核该处方时，即发现呋塞米注射液的给药途径存在不适宜之处，疑惑医师开具处方时书写错误。因此，该处方不能予以调剂。必须按疑义处方处理程序，联系处方医师提示其修订后，方可调剂药品。

（5）是否有重复给药现象：医师为患者开具多种药物时，有时可出现相同作用机制的药物合并使用，或含相同化学成分的药品叠加使用；有时由于患者多科就医，不同医师开具了相同或相类似的药品，造成重复用药，加大了药物不良反应的发生风险，药师审核起到了关键的把关作用。举例如下：

患者＊＊＊　男　57岁　＊＊急诊科＊＊	
诊断：上感 发热 头疼	①白加黑　1盒　2#　Tid ②泰诺林　1盒　2#　Bid ③散利痛　1盒　1#　Tid

注：白加黑的每片药物成分包括：对乙酰氨基酚325mg＋盐酸伪麻黄碱30mg＋氢溴酸右美沙芬15mg＋（夜片含）盐酸苯海拉明25mg；泰诺林的成分为对乙酰氨基酚650 mg；散利痛的每片药物成分包括：对乙酰氨基酚250mg＋异丙安替比林150mg＋咖啡因50mg。

该处方为医师手写处方，未采用药品通用名称开具药品。当药师审核该处方时，认为若按该处方剂量合并使用三种药物时，每日服用对乙酰氨基酚的总量将达到5.3g，超过其每日极量4g，患者将存在潜在的严重用药安全风险，因此不能调剂该处方。有必要联系处方医师，予以提示，经医师修正处方后，方可调剂。

患者＊＊＊　女　51岁　＊＊心内科＊＊	
诊断：高血压	①代文胶囊　80mg×7s 每日早餐后30分钟服用1次，每次80mg ②穗悦胶囊　80mg×12s 每日早餐后30分钟服用1次，每次80mg

注：代文胶囊和穗悦胶囊的两药成分都是缬沙坦。

当药师审核该处方时，初始审核即认为存在重复用药，不予调剂。但药师很疑惑处方者的真正治疗意图，不能确定医师是否知晓这两种药物含有相同成分，或者医师的目的是要考虑经济因素，在保证治疗剂量的情况下合用一国产药品和一进口药品以降低患者的药品费用。因此药师必须联系处方医师，请医师再次签字确认或修正后，方可调剂药品。

（6）是否有潜在临床意义的药物相互作用和配伍禁忌：当患者合并使用药物增多时，其发生药物相互作用的可能性也随之增大，特别是合并使用治疗指数低的药物，引发不良反应的风险将大大增加。药师应加强关于药物相互作用知识的学习，增强药物相互作用的辨识能力，提高处方审核水平，保障用药安全性。

患者＊＊＊　　女　71岁　　＊＊呼吸科＊＊

诊断： 支气管炎 支气管哮喘	①环酯红霉素片　250mg×24 每日2次，每次500mg ②茶碱控释片　100mg×20 每日1次，每次200mg ③奥亭口服液　150ml 每日3次，每次10ml

注：环酯红霉素片与茶碱合用，可使茶碱的血药浓度增加。两药合用时，茶碱应减量，并监测茶碱的毒性反应。奥亭口服液为复方成分，含有马来酸溴苯那敏、磷酸可待因、盐酸麻黄碱、愈创木酚甘油醚。其中盐酸麻黄碱和磷酸可待因也有可能增加茶碱的毒性，合并使用须谨慎。

当药师审核该处方时，发现处方合并用药中的不适宜性，应暂不调剂该处方。并应对处方中的药物相互作用及其潜在的风险，联系处方医师予以提示，以最终确认医师的真正治疗意图。当确需合用药物时，药师应在发放药品时注意交代患者定期监测茶碱血药浓度，防范药物不良反应的发生。

患者＊＊＊　　男　38岁　　＊＊急诊科＊＊

诊断： 头晕、发热 急性上呼吸道感染	5%葡萄糖氯化钠注射液　250ml 双黄连注射液　20 ml 林可霉素注射液　3g 利巴韦林注射液　0.5g 地塞米松　5mg	iv gtt qd

注：国家药品不良反应监测中心发布通报中明确建议双黄连注射剂应单独使用，禁忌与其他药品混合配伍。谨慎联合用药，如确需联合其他药品时，医护人员应谨慎考虑与双黄连注射剂的时间间隔以及药物相互作用等因素。

药师审核该处方时，对四种药物的联合应用且同组输入提出疑义，需联系并提示医师双黄连注射液、林可霉素注射液、利巴韦林注射液都有发生过敏反应的可能，联合应用安全风险更高。该处方不能予以调剂，须处方医师修订后，方可调剂药品。

患者＊＊＊　　男　14岁　　＊＊耳鼻喉科＊＊

诊断： 上呼吸道感染 扁桃体炎	①甲硝唑注射液　100ml 5%葡萄糖注射液　250ml	iv gtt qd
	②利巴韦林　1g 阿米卡星　0.4g 0.9%氯化钠注射液　250ml	iv gtt qd
	③头孢哌酮钠舒巴坦钠　3g 地塞米松　5mg	iv gtt qd

注：注射用头孢哌酮钠舒巴坦钠说明书中明确注明“本品与氨基糖苷类抗生素之间有理化配伍禁忌”。

药师审核该处方时，对抗菌药物的联合应用且中间无其他液体间隔的配伍禁忌隐患提出疑义，需联系并提示医师注意处方的合理性和存在的安全风险。该处方不能予以调剂，需处方医师修订后，方可调剂药品。

（7）其他用药不适宜情况：在处方审核实际工作中，除了上述典型的处方用药不适宜情况外，针对个体患者还可能存在其他多种用药不适宜情况。如：

患者＊＊＊　　男　53岁　　＊＊呼吸科＊＊

诊断： 支气管炎 既往无头孢菌素类药物过敏史	0.9%氯化钠注射液　250ml 注射用头孢哌酮钠舒巴坦钠　2g	iv gtt qd

注：注射用头孢哌酮钠舒巴坦钠可影响乙醇代谢，使血中乙酰醛浓度上升，如在用药期间及停药后5日内饮酒，或者使用含乙醇成分的药物或食物，可能会出现双硫仑样反应。国家药品不良反应监测中心收到的注射用头孢哌酮钠舒巴坦钠严重病例报告中，用药前后饮酒引起的双硫仑样反应约占6%。

药师初始审核该处方时看似没有问题，但当询问并交代患者 1 周内应避免饮酒时，发现患者当日中午刚饮过酒，因此该处方不能予以调剂。药师需联系处方医师修订后，方可调剂药品。

其他用药不适宜情况还包括患者多科就医时，易发生“重复处方”、及患者有关不良反应信息不全导致的“禁忌证用药”等处方用药问题。举例如下：

案例 1：患者女性，42 岁，当日在医院皮科因患有灰指甲而就医，皮科医师为其开具了药物斯匹仁诺（化学名为伊曲康唑）以治疗甲真菌病；后又在妇科就医，妇科医师为其开具了药物美扶（化学名为伊曲康唑）以治疗阴道念珠菌病。患者持多张处方在药房取药时，审方药师发现了“重复用药”，及时联系处方医师予以提示，避免了潜在用药问题的发生。

案例 2：患者，女性，65 岁，某日持多张处方在药房取药时，审方药师发现一方面因患者骨关节炎疼痛，骨科医师为其开具了布洛芬缓释胶囊等治疗药物，同时心内科医师还为其开具了阿司匹林等多种治疗冠心病的药物；另一方面消化科医师又为其开具了奥美拉唑等多种治疗消化性溃疡疾病的药物。对于这两方面治疗的矛盾，审方药师应向处方医师予以提示，请临床医师权衡利弊选择和调整药品，以避免加重患者药物不良反应。

11.1.7 疑义处方的应对与干预

所谓疑义处方是指药师在处方审核时，发现处方中存在问题或有疑惑之处而无法正确判定和调剂的处方。疑义处方包括非治疗性疑义处方和治疗性疑义（处方）。药师在初步审核处方后，必须在保证能够完全清楚理解处方者治疗意图的基础上才可能正确判定并调剂处方。当药师对处方中任何信息不确定或存有疑惑时，必须与患者沟通，并按疑义处方处理程序与医师重新进行核实，特别是关系到患者药物治疗的关键信息时，任何疑义都可能存在潜在的用药安全隐患，未经核实，疑义处方不应进入调配环节。

在日常实际工作中，药师多习惯于凭经验猜测判断，这无形中可能带来严重的用药安全隐患。例如，有些医师的手写处方书写潦草，当药师看到处方中潦草书写的“RI9U”时，既像“9U”又像“29U”，药师此时不应当仅凭经验猜测判断而标注为胰岛素 29 单位，胰岛素“29U”和“9U”相差 3 倍剂量，对于患者这很可能带来严重的用药安全隐患问题，药师在看不清楚处方时必须与医师重新进行核实后方可调配。

又如，医师计算机开具处方时，很容易在录入药品时点击错行，当药师看到医师开具处方违反常规时，应当提出疑问与医师重新进行核实后方可调配。否则，这些细小处方问题都很容易导致“失之毫厘、差之千里”的用药差错，甚至医疗事故。因此，药师应当充分认识处方审核的重要性，把处方审核作为防范门诊调剂差错和保障安全用药的重要环节，认真履行审核责任，及时发现、核实和剔除处方中的任何疑义问题，保证清楚而正确的处方进入调配环节。

在门诊调剂实际操作过程中，由于处方审核前后环节的不同，处方审核内容和标准的差异，医院需结合各自实际情况制定相应的疑义处方应对与干预措施及工作流程。本小节初步将疑义处方分为规范性疑义处方和合理性疑义处方，并对疑义处方处理程序、结果记录、干预评价及其在促进合理用药持续改进中的作用进行了简要阐述。

11.1.7.1 疑义处方处理程序

（1）疑义处方的分类：疑义处方通常按照其所存在的疑惑问题是否可影响到药师正确理解处方者治疗意图、是否影响药师正确判定和调剂处方、处方是否存在潜在的用药安全隐患或不合理性等问题而被划分为规范性疑义处方和合理性疑义处方。

规范性疑义处方是指处方存有缺陷或不清楚之处，但这些疑问尚不至于影响药师正确理解处方者治疗意图或不影响和误导药师正确判断和调剂处方的项目，包括：

- 患者基本资料不完整（如未写工作单位、家庭住址等）。
- 书写不清楚或使用不规范缩写等。
- 医师签字不规范或未盖章。
- 计算机打印等问题。
- 其他问题（如商品名开具药品、处方超过 5 种药品等）。

合理性疑义处方是指处方存有缺陷或不清楚之处，且这些疑问使得药师无法理解处方者治疗意图而无法判定和调剂药品，或者是处方中存在严重用药安全隐患或不合理性等问题，药师必须联络处方医师进行再次确认或修正。这些合理性疑义处方问题指标包括：

- 品名规格不清。
- 剂型疑义。
- 用法疑义。
- 频次疑义。
- 剂量疑义。
- 疗程疑义。
- 总量疑义。
- 不良药物相互作用。
- 用药与适应证有疑义。
- 重复用药等。

（2）疑义处方的干预：当药师审核处方发现存有疑义处方时，特别是存在合理性疑义时，必须在处方调剂前联络处方医师，予以重新确认。可采用医师联络单（图 11－3）或电话联络方式，也可即时当面找到医师沟通，告知处方医师疑义问题所在；还可将处方问题标出后请患者拿处方直接去找医师，以便医师及时更改处方或再次确认处方；医师修改后或双签字确认后，药师需再次审核处方，确保处方没有任何治疗性疑义问题时，方可进入处方调配环节（图 11－4）。

疑义处方联络单　　　　No.

尊敬的＿＿＿＿＿＿＿医师:

您好！药房在调配您开具的处方（号）＿＿＿＿时，发现如下地方有疑义，请您再次认真核实后给予确认；如果您确认该患者确需按原方调配，请您在处方疑义处双签字，以便药师正确调配。谢谢合作！

□病患基本资料不完整	□品名或规格不清楚	□重复处方	
□医师未签字	□用法有疑义	□频次有疑义	
□剂量有疑义	□给药剂型有疑义	□疗程有疑义	□总量疑义
□不良药物相互作用	□用药与适应症有疑义	□重复给药	□其他

具体事项如下：＿＿＿＿＿＿＿＿＿＿＿＿＿＿＿＿＿＿＿＿

＿＿＿＿＿＿＿＿＿＿＿＿＿＿＿＿＿＿＿＿

如果您仍有不清楚之处，请拨打分机：2183/2184进行咨询。我们愿与您携手为病人提供最优质安全的服务！

药房（签字或盖章）＿＿＿。

图 11－3　疑义处方联络单示意图

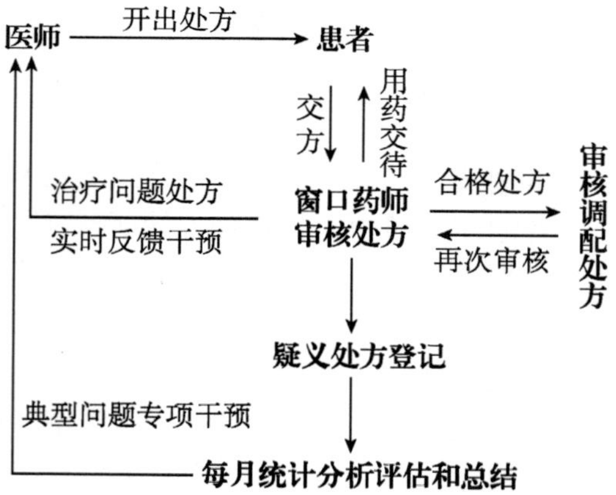

图 11－4　疑义处方处理流程示意图

（3）疑义处方的干预记录：药师每日都应当对当班所处理的疑义处方及其干预结果进行简要记录，并标示问题类型和干预结果，每月由负责此项工作的药师统一整理，写出疑义处方分析报告，并提交门诊调剂管理小组进行进一步评估和分析，以获知处方常见典型问题和药师处方审核工作质量的差异性，从而制定进一步的干预改进措施。

11.1.7.2 **疑义处方干预评价与合理用药的持续改进** 对疑义处方干预评价的结果进行定期统计分析，可依据不同管理目标进行多种分类统计分析，以查找不同的处方问题，制订相应的干预措施，有效促进合理用药的持续改进。

对疑义处方可按前述疑义处方问题类型进行各个问题指标的汇总统计分析，如不规范书写处方多少、用法用量疑义问题处方多少，及重复用药处方多少等找出典型处方问题类型，分析查找发生问题的原因，制订相应干预措施，逐步改进处方合理用药。

对疑义处方也可按疑义处方中的药品分类进行统计分析，以获知哪类药物易出现处方疑惑混淆或不正确使用等问题。从而针对不同药物的知识盲点进行医师、药师的专题培训，促进合理用药的持续改进。

对疑义处方还可按疑义处方的来源科室等进行分类统计分析，找出药品说明书、临床治疗指南规范、医师个体的专业认识、处方用药实际情况等之间的差距和矛盾，从而通过共同讨论和科学研究，逐步达成“合理用药”的共识，进一步校正和修订医院内具体的处方审核标准和规范，逐步提高医院合理用药整体水平。

11.2 处方调配

11.2.1 处方调配工作程序

处方调剂工作是指从药师接收处方并按处方正确调剂药品到将药品交付患者的整个工作过程。为了保证整个工作过程的准确有序和高效运转，以确保给患者提供正确的药品和相关服务，医院药房应结合实际制定处方调剂工作标准操作规程。

药师应当按照标准操作规程调剂处方药品，严格执行“四查十对”，认真审核处方，准确调配药品，正确书写药袋或粘贴标签，向患者交付药品时，按照药品说明书或者处方用法，进行用药交代与指导。具体工作程序及注意事项如下：

11.2.1.1 **再次核查处方**

（1）接收处方或打印处方调配单；

（2）审核处方的合法性、规范性及处方用药的适宜性；

（3）核对处方信息：包括处方日期、科别、医师签名，及其他特殊处方信息；

（4）核对患者信息：包括患者姓名、年龄、皮试情况，及儿童体重等。有条件时还应核对患者药物过敏史、肝肾功能状况等病生理信息；

（5）核对药品信息：能够正确理解处方者的治疗意图并能正确辨识所需药品的名称、剂型、规格及数量。

11.2.1.2 **准确调配药品**

（1）依序逐一调配药品，注意每次调配好一种药品后再调配下一种药品，避免混淆；

（2）核对所调配药品包装及标签上注明的药品名称、规格、剂型与处方所开具的药品名称、规格、剂型的一致性；特别注意药品名称相似、包装相似、多种规格、多种剂型的易混淆药品的正确辨识和调配；

（3）核对所调配药品包装及标签上注明的用法、用量与处方所开具药品的给药剂量的一致性；

（4）核对药品性状、包装外观及标签的完好性，确保所调配药品的质量是合格的。发现药品标签不清或缺损、包装松动变形污染、颜色改变、性状变化或异样时，一律严禁调配，并将其按质量问题报告和处理；

（5）核对所调配药品包装数量与处方所开具药品的总数量的一致性；

（6）核对药品的有效期；确保发出的药品在患者处方治疗周期内是有效的。

11.2.1.3 **正确书写药袋或粘贴标签**

（1）正确书写药袋或粘贴标签，注明患者姓名和药品名称、剂型规格、用法用量、包装数量和使用有效期；

（2）确保药袋、标签和药品包装及处方开具的药品名称、规格、剂型、剂量、数量的一致性；

（3）必要时，对特殊药品还需加贴醒目的提示标签或警示信息等。如：“需 2～8℃保存”、

“仅供外用”、“用前请摇匀”、“宜饭后服用”、“本品不可掰开服用”等补充提示信息。提示和帮助患者正确储存和使用药品；

（4）粘贴标签时应注意避免遮挡原药品包装上的重要信息，如药品名称、规格及有效期等。

11.2.1.4 **集合处方药品**

（1）将一张处方所有调配好的药品集合在一起，并再次与处方或调配单进行全面核对；

（2）特别注意核对处方患者姓名与药袋标签所注患者姓名的一致性；

（3）核对计算机处方记录、手写或打印处方及所调配药品的一致性；

（4）将集合好的一张处方所有药品及对应的处方或调配单放置在一起，如统一放在一个周转药篮或药盒中，有明显标示以提示该处方调配完成，可转入核对发药环节；

（5）药师在完成处方调剂后，应在处方下方药师签名处签章。

11.2.1.5 **核对发药**

（1）核对患者：发药药师在发药前必须询问患者姓名，并核对确认与处方所注患者姓名的一致性，以确保药品发给正确的患者；

（2）“唱付药品”：发药药师需按照处方核对药品的同时，将药品逐盒交付患者并叮嘱核对包装数量等；

（3）用药交代：发药药师需按照处方核对药品标签的用法用量是否正确标注，并且在发药的同时向患者嘱咐交代用法用量等；

（4）最后确认：询问患者是否已明白所用药品的正确储存和使用方法，必要时发放补充的药品提示信息，提示药品使用注意事项，提高患者的用药依从性；

（5）发药完成：药师在完成处方发药后，应在处方下方药师签名处签章，并将处方按规定办法归档储存。

11.2.2 特殊处方的调配

11.2.2.1 **麻醉药品和精神药品的调配** 门诊调剂室在调配麻醉药品和精神药品时，除必须严格遵守上述调剂操作规范外，还应提示如下注意事项：

（1）麻醉药品专用处方为红色，右上角标注“麻”；第一类精神药品按照麻醉药品进行管理，处方为红色，右上角标注“精一”；第二类精神药品专用处方为白色，右上角标注“精二”；具体格式内容及处方限量等参照《处方管理办法》，详见其他章节；

（2）门诊调剂室必须设有保险柜储存麻醉药品和第一类精神药品，实行双人双锁管理，专人负责、专用账册、每日交接清点登记；

（3）门诊调剂室需设有专门标识的麻醉药品发放窗口；

（4）必须由经过培训考核合格并获得麻醉处方调剂权的药师负责麻醉药品的调配和发药；

（5）门诊调剂室应设有麻醉药品专用发药登记册，内容包括：日期、处方号、处方医师、患者姓名、身份证号、病历号、代办人身份证号；所调剂的麻醉药品名称、规格、批号和数量；所回收的废贴或空安瓿的批号和数量；调剂者和复核者签名等；

（6）门诊药师在接收麻醉药品处方时，应核对患者信息，验明患者姓名、身份证号、代办人身份证号及患者疾病状态等，是否与处方和病历记载的一致；

（7）麻醉药品处方审核时还应注意：开具处方的医师是否具有麻醉药品处方权、其签名与药房备样是否相符；是否使用专用麻醉处方；处方内容是否书写完整；内容与病历是否一致，所开具的麻醉药品用法用量和使用天数是否符合相关规定等；

（8）对于门诊长期使用麻醉药品贴剂或注射剂的患者，每次取药时，均需交回其已使用过的麻醉药品的废贴或空安瓿，药师应核对所回收的空安瓿品名、数量、批号与麻醉药品专册登记本登记的是否相符，正确后方予调配；

（9）必须由双人完成麻醉药品的调配核对、复核发药，以确保准确无误；

（10）每次调剂完成后，均需认真填写麻醉药品专用发药登记册的各项内容。并在麻醉药品处方上双签字。将回收的空安瓿、废贴进行登记，统一管理和销毁处理；

（11）每日将麻醉药品处方，按年月日逐日编制顺序号，统一规范管理。

11.2.2.2 **协定处方的调配** 医院协定处方是指临床科室和药房双方根据治疗需要并通过协商确定的常规处方，一般是针对某种疾病的常规治疗方案。有些医院结合本院用药经验，参照标准治疗指南，制定和规范临床路径，针对一些疾病制定本院协定处方集。协定处方是对标准治疗规范的借鉴，其本质是对已经明确安全有效的、合理经济的药物治疗方案的规范应用。协定处方的应用，可帮助医师节约开具处方时间，易于给患者开具出最有效、安全、价格适宜的处方；同时，也便于药房预先做好准备工作，减少临时配方时间，提高工作效率，缩短患者取药等候时间；而且可优化药房的药品储备，防止药品浪费。

门诊调剂室在调配协定处方时，除必须严格遵守上述调剂操作规范外，还应注意如下事项：

(1) 按照《处方管理办法》规定，协定处方仍需使用药品通用名称开具药品；

(2) 协定处方是医院经过论证并确定的。药剂人员不得擅自更改任何项目，包括同品替代、剂量规格改变等；

(3) 协定处方需临时调配的，应按照临时处方调配管理办法执行；

(4) 协定处方仍需尽可能保留原最小包装药品，以便药品随时可被辨识和核对及药品可被追溯；

(5) 注意协定处方的标签标注，应注明患者姓名和所含各药品名称、规格含量、用法用量等；

(6) 协定处方的使用有效期应重新核定并标注。

11.3 发药交代与用药指导

11.3.1 发药交代原则

发药交代是药师的职责，是药师与患者沟通的重要内容。发药交代对指导患者合理用药、减少药品不良反应及增加患者用药依从性等起着重要的作用。药师通过发药交代，一方面使患者掌握正确的用药方法，另一方面使患者知道什么情况下不能用药、出现什么情况时应该停药。药师在进行发药交代时，应掌握以下原则：

(1) 重点交代，清晰表达：医院繁重的门诊工作量和嘈杂的环境是影响药师进行有效发药交代的主要原因。但无论工作多繁忙、环境多嘈杂，药师都应该耐心向每个患者交代药物的用法用量、主要不良反应、注意事项等；药师应做到口齿清楚，声音稳重而自信，让患者听得清楚、听得明白。

(2) 目光交流，正确判断：目光交流是一种表示对患者尊重并赢得患者信任的最简单的方法，而且药师可以通过与患者的目光交流来判断患者对发药交代内容的理解程度，适时地进行补充、询问和复述。药师也可以用目光来安抚等待配药的其他患者，传达对这些患者的一种歉意和一种敬业信息。

(3) 通俗易懂，鼓励询问："三句话不离本行"，专业人员习惯于使用专业的语言和专业的思维方式，这恰恰成为专业人员与非专业人员的沟通障碍。药师应时刻注意培养自己用通俗易懂的语言向患者表述专业问题的能力。药师在发药交代时，应注意患者的反应，随时调整自己的描述方法，并鼓励患者把疑问说出来，及时给予解答。

(4) 区别对待，注意反馈：个体化治疗的概念已普遍被医务工作者接受，相应地，由于患者个体情况的差异（包括受教育程度、生活水平等），每个患者对信息的需求也是存在个体差异的。药师在接待咨询患者时，都应仔细倾听、认真观察，对咨询者的各种情况快速作出判断，并依据判断，及时调整回复内容和表述方式，耐心引导，合理解答，以期满足不同咨询者的要求。对于各种原因不能当场解答的，应认真记录，通过各种途径积极寻找正确的答案，及时回复患者的咨询。

11.3.2 发药交代的内容

不同药物的交代内容各异。本节介绍发药交代的通用内容，包括药物用量、用药时间、用药方法、注意事项、可能发生的不良反应和储存条件等。

(1) 交代用量：每个药物有其固有的吸收、代谢、消除和排泄速率，为了保持有效的血药浓度，必须按 $t_{1/2}$ 确定给药时间和剂量。大部分药品在说明书上只规定了每日或每次服用的剂量单位，如每次 0.5g 或 10mg，每日 2g 或 30mg，有些患者无法正确计算剂量，导致服药剂量过小或过大，造成治疗延误或发生严重不良反应。因此，药师在发药交代时，应使用通俗易懂的语言，交代患者一次服用几片、几粒、几袋、几支等；对于瓶装的内服液体制剂，应耐心指导患者如何正确量取剂量。

(2) 交代用药时间：严格按医嘱用药，在不影响休息的前提下，提倡定时用药，这样对保证疗效和防止遗忘用药都有好处。很多患者把一日3次按白天的早、中、晚3次随餐服用，虽然患者漏服药物的情况减少，但无形中把每次服药的间隔时间由8小时缩短为4小时，使白天的血药浓度过高，夜间的血药浓度过低。对于许多需要稳定血药浓度的药物来说，这样不利于治疗，这也是某些慢性疾病在凌晨容易急性发作的原因之一。药师发药交代时，应向患者说明："一日2次"是12小时1次，"一日3次"是8小时1次，"一日4次"是6小时1次。另外，药师应向患者说明一些特殊的服药时间的概念："空腹"是指饭前半小时或饭后2小时，"饭前"是指进餐前30～60分钟，"饭时"是指饭前片刻、饭中或饭后即服，"饭后"是指进餐后15～30分钟，"睡前"是指睡前15～30分钟。

机体的生理或病理状态与给药时间有密切的关系，药师应向患者重点交代。如肾上腺皮质激素在早晨6～8时服用效果最好、不良反应最小，因为机体在早晨6～8时肾上腺皮质激素分泌最旺盛。

对于同时服用多种药品的患者，要注意药物之间药动学、药效学的相互影响，药师应告诉患者通过错时用药的方法避免不利影响。如抗胆碱药物能抑制胃排空，延缓其他药物在胃肠道的吸收；益生菌制剂与抗菌药物同时服用，抗菌药物影响益生菌的活性等。

(3) 交代用药方法：掌握正确的给药途径和方法，才能保证药品使用的安全有效，从而达到预期的治疗效果。药师应详细向患者介绍一些特殊药品的用法：正确含服硝酸甘油片的方法、控缓释制剂不能掰开或嚼碎服用、浓溶液的正确稀释、混悬液用前摇匀、滴耳液使用后头部侧转保持5～10分钟、一些需直肠给药的妇科用栓剂等。

(4) 交代注意事项：药师应向患者交代有关用药事项，避免误用、误服或发生意外。注意事项的内容涉及患者体质和药物性质等内容，如：

- 除特殊规定外，应该用温开水送服药物。
- 用药期间禁止饮用含酒精的饮料，也不宜喝浓茶。
- 妊娠期、哺乳期使用药物，应与医生共同探讨用药的利弊。
- 服药后半小时内不要平躺。
- 用药期间应比平时喝更多的水，这样有助于肾脏将药物清除。
- 如果漏服了一次药，应在记起时立即补上；但如果已接近下一次服药时间，就不必补服；千万不要一次使用双倍剂量的药物。
- 在服药的头几天，身体对药物有一个适应过程，可能会出现一些不良反应；如果出现明显的不良反应，应及时与医生联系。
- 药物可能出现过敏反应；青霉素类药物服用前必须先做皮试；服药期间出现严重过敏反应，应立即停药，并到医院治疗。
- 应按照医嘱用完处方规定的药物，不应擅自停药。
- 骨架型控缓释制剂的有效成分被人体吸收后，会有空的药片（骨架）随粪便排出。
- 某些药物会改变尿液、粪便的颜色（见表11-1、表11-2），这通常是正常现象，不必惊慌。
- 血管紧张素转换酶抑制剂可以引起咳嗽。
- 长期接受药物治疗的慢性病患者，因其他疾病需要使用其他药物前，应告诉医生或药师正在使用的药物品种，并主动询问药物相互作用的情况。

表11-1 可引起尿液颜色改变的药物

尿液颜色	相关药物
黑色	鼠李（皮）、亚铁盐、右旋糖酐铁、左旋多巴、美索巴莫、甲基多巴、萘、帕马喹、非那西丁、酚类、奎宁、磺胺类药物
蓝色	蒽醌、靛蓝、靛胭脂、美索巴莫、亚甲蓝、米托蒽醌、呋喃类药物、间苯二酚、氨苯蝶啶
蓝至绿色	阿米替林、蒽醌、靛蓝、靛胭脂、水杨酸镁、亚甲蓝、间苯二酚
棕色	蒽醌类染料、鼠李（皮）、氯喹、氢醌、左旋多巴、美索巴莫、甲基多巴、甲硝唑、呋喃类药物、呋喃妥因、帕马喹、非那西丁、酚类、伯氨喹、奎宁、利福布汀、利福平、番泻叶、泛影酸钠、磺胺类药物
棕至黑色	硝酸异山梨酯、单硝酸异山梨酯、甲基多巴、甲硝唑、硝酸盐类、呋喃类药物、非那西丁、聚维酮碘、奎宁、番泻叶

续表

尿液颜色	相关药物
暗灰色	氨基水杨酸、鼠李（皮）、左旋多巴、甲硝唑、硝酸盐类、非那西丁、酚类、伯氨喹、奎宁、间苯二酚、维生素 B_2、番泻叶
绿色	阿米替林、蒽醌、靛蓝、靛胭脂、吲哚美辛、美索巴莫、亚甲蓝、呋喃类药物、酚类、丙泊酚、间苯二酚、舒洛芬
绿至黄色	亚甲蓝
乳白色	磷酸盐类
橙色	氯唑沙宗、甲磺酸双氢麦角碱、肝素、非那吡啶、苯茚二酮、利福布汀、利福平、柳氮磺吡啶、华法林
橙至红至棕色	氯唑沙宗、酚磺酞＋多库酯钙、非那吡啶、利福平、华法林
橙至黄色	荧光素钠、利福平、柳氮磺吡啶
粉红色	氨基比林、蒽醌类染料、阿司匹林、鼠李（皮）、二羟蒽醌、去铁胺、甲基多巴、汞溴红、非那吡啶、酚酞、酚噻嗪类、苯妥英、水杨酸盐类、番泻叶
紫色	酚酞
红色	蒽醌、鼠李（皮）、氯丙嗪、柔红霉素、去铁胺、甲磺酸双氢麦角碱、二甲亚砜（DMSO）、多柔比星、肝素、布洛芬、甲基多巴、羟布宗、非那西丁、非那吡啶、酚酞、酚噻嗪类、苯琥胺、保泰松、苯妥英、利福平、番泻叶
红至棕色	鼠李（皮）、去铁胺、甲基多巴、羟布宗、帕马喹、非那西丁、非那吡啶、酚酞、酚噻嗪类、保泰松、苯妥英、奎宁、番泻叶
红至紫色	氯唑沙宗、布洛芬、非那西丁、番泻叶
锈色	鼠李（皮）、氯喹、甲硝唑、呋喃妥因、帕马喹、非那西丁、米帕林、维生素 B_2、番泻叶、磺胺类药物
黄色	呋喃妥因、非那西丁、米帕林、维生素 B_2、柳氮磺吡啶、小檗碱
黄至棕色	氨基水杨酸、铋、鼠李（皮）、氯喹、亚甲蓝、甲硝唑、呋喃妥因、帕马喹、伯氨喹、米帕林、番泻叶、磺胺类药物
黄至粉红色	鼠李（皮）、番泻叶、安替比林

表 11－2　可引起粪便颜色改变的药物

粪便颜色	相关药物
黑色	乙酰唑胺、乙醇、碱、氢氧化铝、氨茶碱、氨基水杨酸、苯丙胺、两性霉素 B、制酸剂、抗凝血剂、阿司匹林、倍他米松、铋（复方铝酸铋、枸橼酸铋、果胶铋、枸橼酸铋雷尼替丁等）、药用炭、克林霉素、氯磺丙脲、氯霉素、皮质激素、可的松、环磷酰胺、阿糖胞苷、洋地黄、依他尼酸、亚铁盐（硫酸亚铁、琥珀酸亚铁、富马酸亚铁、多糖铁复合物等）、氟尿苷、氟化物、氟尿嘧啶、氟烷、肝素、肼屈嗪、氢化可的松、布洛芬、吲哚美辛、碘剂、去甲肾上腺素、左旋多巴、锰、甲泼尼龙、甲氨蝶呤、亚甲蓝、羟布宗、非那西丁、酚酞、保泰松、去氧肾上腺素、磷、钾盐、泼尼松龙、丙卡巴肼、思波吡维铵、利舍平、水杨酸盐、磺胺类药物、四环素、茶碱、塞替派、曲安西龙、华法林
蓝色	氯霉素、亚甲蓝
暗棕色	地塞米松
灰色	秋水仙碱、钡剂（灰色泥土状）
绿色	吲哚美辛、铁剂（硫酸亚铁、琥珀酸亚铁、富马酸亚铁、多糖铁复合物等）、甲羟孕酮
灰至绿色	口服抗生素、羟布宗、保泰松
淡棕色	抗凝血剂
橙至红色	非那吡啶、利福平
粉红色	抗凝血剂、阿司匹林、肝素、羟布宗、保泰松、水杨酸盐
红色	抗凝血剂、阿司匹林、肝素、羟布宗、酚酞、保泰松、思波吡维铵、水杨酸盐、四环素糖浆
红至棕色	羟布宗、保泰松、利福平
焦油状	麦角制剂、布洛芬、水杨酸盐、华法林
白色/斑点	氢氧化铝、口服抗生素、吲哚菁绿
黄色	番泻叶
黄至绿色	番泻叶、蒽醌类（如大黄）

● 特别提醒：有些药物引起粪便颜色改变是正常情况，如铁剂、制酸剂、钡剂等；但非甾体抗炎药和抗凝剂等服用期间出现的粪便颜色改变则需要我们引起高度重视，应交代患者及时到医院就诊。

（5）交代可能发生的药物不良反应：药物不

良反应是患者最关心的内容之一，也是导致患者用药依从性降低的主要原因。药师应熟练掌握常用药物和特殊药物的不良反应，尤其是常见的不良反应（发生率≥1%）。在发药时，主动交代患者可能出现的不良反应，以及如何降低不良反应的发生率、如何妥善处理已经出现的不良反应。药师也应该积极向患者宣传如何正确阅读药物说明书，正确认识药物作用与药物的不良反应，消除患者对不良反应的恐惧心理，提高药物治疗的依从性。

（6）交代药品储存方法：药品的有效期是在妥善保管的前提下才能达到的，因此，药师应向患者介绍药品储存的条件与方法，并提醒患者在每次用药前检查药品的外观有无变化，检查药品小包装的效期，发现异常立即停用。提醒患者把药品放在儿童拿不到的地方，避免儿童误服造成伤害。

夏文斌　徐　翔　张晓乐

参考文献

[1] Society of Hospital Pharmacists. ASHP guidelines on formulary system management. Am J Hosp Pharm. 1992；49：648 - 52.

[2] Society of Health - System Pharmacists. ASHP guidelines on the safe use of automated medication storage and distribution devices. Am J. Health - System Pharm. 1998；55：1403 - 7.

[3] Pharmaceutical Society of Australia-Competency Standards for Pharmacists in Australia. 2003；34 - 36.

[4] 吴剑华．香港伊丽莎白医院日间医疗中心快速配药系统．中国药房，2000，11（2）：93 - 94.

[5] 谷振诣，刘壮虎．批判性思维教程．北京：北京大学出版社，2006.

[6] 李华才．美国电子处方系统的研究开发与应用状况．中国数字医学，2007，5，5.

医院住院药房调剂业务 12

随着医院药学的发展，医院住院药房的工作任务已从简单地按病区发放住院患者的治疗用药向对每个住院患者用药医嘱的审核、单剂量调剂、静脉用药的调配、调剂查房、药历书写和住院患者用药教育（包括出院用药教育）等转变。

从内容上看，现代的住院药房医嘱调剂业务基本囊括了医院药学的所有内容，也对医院药师提出了专业知识、文化素养、社会交往等综合技能的新要求。

医嘱审核，作为今后医院药师的一项基本技能，不但需要药师有深厚的药学专业知识功底，而且需要药师有扎实的临床医学知识基础，不但要孤立地分析医嘱中药物的合理性，而且要结合患者的病情、病程、动态变化的指标、经济能力等现实情况进行科学的评价，不但要用批判的眼光审读医嘱，而且要用谦虚的态度学习医嘱。

口服药物、注射药物的自动化单剂量调剂和静脉用药的集中调配使医院药师从简单、耗时的药品配发工作中解脱出来，使药师能专注于患者的药物治疗，通过药师的调剂查房、药历书写、患者用药教育，使药学服务与医学服务有机结合，使药师成为医院治疗团队中重要的一员。

12.1 医嘱的审核与调剂

12.1.1 医嘱与处方的异同

12.1.1.1 **医嘱的定义与分类** 医嘱是指医师在医疗活动中下达的医学指令，是医生根据患者病情的需要拟定的治疗、检查等计划的书面嘱咐，执行医嘱的人员，必须是医院具备注册执业护士资格的人员，其他人员不得执行医嘱。

医嘱的内容包括床号、姓名、日期、时间、护理常规、护理级别、隔离种类、饮食、体检、药物及其剂量和用法、各种检查和治疗、术前准备、医生和护士的签名等。医嘱内容及起始、停止时间应当由医师书写。医嘱内容应当准确、清楚，每项医嘱应当只包含一个内容，并注明下达时间，应当具体到分钟。

医嘱可分为长期医嘱、临时医嘱和备用医嘱。

长期医嘱：有效时间在 24 小时以上，当医生注明停止时间后医嘱失效。长期医嘱包括护理常规、护理级别、饮食、体位、隔离种类、出院、转科、死亡以及药名后用法为 qod、bid、tid、qid、qh、q2h、qm、qn、biw 的医嘱，如维生素 C 片 0.1 tid；注射用青霉素钠 80 万 U im bid。

临时医嘱：有效时间在 24 小时以内，一般只执行 1 次。有的临时医嘱有限定执行时间，如手术前、检验、X 线摄片、会诊及各项特殊检查前等；有的需立即执行，如盐酸哌替啶注射液 50mg im st。

备用医嘱：根据病情需要又分为长期备用医嘱和临时备用医嘱。长期备用医嘱的有效时间在 24 小时以上，需要时用（prn），两次执行之间需有间隔时间，由医生注明停止时间方为失效；如盐酸哌替啶注射液 50mg im q6h prn。临时备用医嘱的有效时间在 12 小时以内，必要时用（sos），只执行 1 次，过期尚未执行则失效；如地西泮片 5mg po sos。

在美国的临终关怀医院，还有一种医嘱为预立医嘱。预立医嘱在美国是近 20 年才开始慢慢地实行的，它可以包括很多内容，其中有一项很重要的是关于“不要做心肺复苏术”的请求，叫做“DNR（DO NOT RESUSCITATE）”，这是指患者的病情恶化、不乐观，或是患者已无法康复的情况下，事先声明到某一个程度不要再做急救。

12.1.1.2 **医嘱与处方的异同** 广义上，住院患者的用药医嘱是处方的一种。2007年5月1日执行的《处方管理办法》第一章第二条规定“处方包括医疗机构病区用药医嘱单”。狭义上，虽然医嘱和处方都是医生为患者制订的药物治疗方案，但医嘱与处方存在着很多不同点。首先，医嘱是专门指住院患者的药物治疗方案，处方则是供门诊、急诊患者使用。其次，医嘱的时效性短，往往以天为单位（长期医嘱也是需要主管医生每天认可），而门诊处方的治疗周期短则1周，长可达数月。第三，医嘱的变动性大，主管医生每天都要根据患者的病情和临床检验指标的变化调整医嘱，在病情急剧变化时，甚至要每时每刻调整医嘱；而门诊处方一旦开出，除非患者复诊，不存在治疗方案的调整。第四，医嘱用药的依从性好，处方用药的依从性差。无论是注射给药还是口服给药，病区的医嘱是由护士按时执行的。

12.1.2 医嘱审核

与护士不同，药师对医嘱的审核是全方位的，需要以疾病诊断为依据，考虑患者的身体基本情况（年龄、性别、体重）、疾病情况（肝功能、肾功能、心功能、并发症等）和用药史（包括药物过敏史），关注药物使用的适宜性（适应证、不良反应、相互作用、特殊人群的禁忌等）和准确性（剂量、给药途径、给药间隔、给药速度等）。因此，药师在进行医嘱审核时，必须对患者的病史有足够的了解，对药物的特性要了如指掌；药师必须本着对患者负责的态度，敢于怀疑、虚心学习，认真做好医嘱审核工作，确保患者用药的安全、有效、经济。

12.1.2.1 **医嘱审核的内容**

（1）药物过敏相关问题：我们常常关注β-内酰胺类药物的过敏问题，而事实上所有药物都可能导致患者过敏。因此，药师在审核医嘱时，应认真阅读该患者的用药史，关注任何的药物、食物和其他物质如敷料的过敏史，判断可能对现医嘱药物的过敏情况；药师也应关注患者的病情变化，如皮疹、瘙痒等，从病历的“蛛丝马迹”中发现药物过敏的症状，及时提醒医生变更医嘱，避免严重不良反应的发生。

（2）药物用法、用量的相关问题

● 剂量：药物的剂量决定着药物的作用和不良事件。药师在医嘱审核时，要从患者的年龄、体重、疾病和肝肾功能来判断剂量的正确性。65岁以上的老年人和（或）血清肌酐值1.4mg/dL以上的患者，很多药物需要调整剂量；儿童患者需要根据体重或体表面积进行剂量计算；同一药物用于不同疾病时存在剂量差异（如阿托品注射液缓解胃肠道痉挛时的剂量与解救有机磷农药中毒时的剂量）。

● 频度：药物的给药频度决定了血药浓度的稳定性，影响着药物的作用和不良事件。抗菌药物中，氨基糖苷类药物和喹诺酮类药物应每日一次给药，β内酰胺类药物应每4～8小时一次；痛风急性发作时，秋水仙碱可以每2小时给药一次；皮质激素应推荐每天早晨6～8时给药，可以提高疗效，降低不良反应的发生。

● 速度和浓度：药师应重点关注一些作用强度大、局部刺激性大的药物的给药速度和浓度（尤其是静脉给药的滴注速度）。如中药注射剂、再如氯化钾注射液必须稀释到0.15%～0.3%，静脉滴注速度应小于10mEq/小时；尼莫地平注射液治疗开始的2小时应按照每小时0.5mg给药，如果耐受性良好尤其血压无明显下降时，剂量可增至每小时1mg。

● 疗程：药物治疗的疗程与病情有直接关系。药师应注意患者临床检验结果的变化，必要时主动到病房去了解患者的病情变化情况，以判断药物疗程的合理性，由于我国目前药品说明书中的多数缺乏疗程的描述，药师更应关注和研究。药师应熟练掌握《抗菌药物临床应用指导原则》、《中药注射剂临床使用规范》的内容，及时提醒医生。

（3）给药途径相关问题：药物的剂型、辅料特性决定了给药途径。如：供静脉推注的注射用奥美拉唑钠不能用于静脉滴注，因为它不含EDTA-2Na，用稀释液稀释后，溶液容易变色，造成浪费；羟考酮缓释片不宜经直肠给药，因为它采用pH控释技术，直肠的偏碱性环境使40%的药物不能释放，导致浪费。

药师要特别注意不同给药途径与治疗作用相关性问题。如：硫酸镁注射液静脉给药用于治疗子痫，33%硫酸镁溶液口服用于利胆，50%硫酸镁溶液口服用于导泻，50%硫酸镁溶液外敷用于治疗静脉炎等。

(4) 重复用药：2007年《处方管理办法》实施后，重复用药情况有了明显好转。但含有相同成分的复方制剂的联合应用现象仍然存在，药师在医嘱审核时应特别注意，尤其是感冒药中的非甾体类消炎镇痛药（如对乙酰氨基酚、布洛芬等)、抗组胺药物（如苯海拉明、氯苯那敏)、镇咳药（如右美沙芬）和缩血管剂（如伪麻黄碱）等；同时，我们也要关注广义上的重复用药问题，如非甾体类消炎镇痛药（NSAID类药物）之间的联合用药。

(5) 药物相互作用和配伍禁忌：药师在医嘱审核时，要充分考虑药物与药物之间在药动学（吸收、分布、结合、代谢、排泄）和药效学（作用机制）上的相互作用，同时也应关注患者的饮食、营养品可能对药物作用的影响。对于静脉给药的药物，药师还需要关注物理、化学性质的配伍变化，如果患者同时使用注射用硫酸依替米星和注射用头孢哌酮钠（或注射用美洛西林钠等)，药师应建议医生使用不同的稀释液稀释，而且在两药输注之间用0.9%氯化钠注射液20～50ml冲洗输液管路。

12.1.2.2 **医嘱审核时需要重点关注几个问题**

(1) 重点患者

● 65岁以上的老年人或（和）血清肌酐值1.4mg/dL以上的患者；这些患者存在轻度肾功能不全的情况，需要调整剂量，个体化给药。

● 儿童：儿童患者的剂量必须根据体重或体表面积计算，另外，喹诺酮类药物和四环素类药物原则上不能用于儿童患者，氨基糖苷类药物使用时要密切注意耳毒性。

● 孕妇：美国FDA对大部分化学药品进行了妊娠安全性等级的划分，药师应熟悉药物的妊娠安全性等级，适时地提醒医生和患者。

● 肿瘤化疗患者：这类患者属于重症患者，使用的药物属于细胞毒药物，药师也应给予特别关注，以避免发生严重不良反应。

● 全胃肠外营养支持（TPN）治疗患者：TPN有严格的适应证，同时也可能导致较多的并发症，而且TPN的药物配伍非常复杂，药师必须认真分析，以保证TPN的使用安全。

(2) 重点药物：药师要特别注意治疗指数小的药物，如氨基糖苷类药物、地高辛、万古霉素、去甲万古霉素、环孢素、丙戊酸钠、氨茶碱等，必要时建议医生进行血药浓度监测，以保证药物治疗的安全有效。

(3) 药物对临床检验结果的影响：很多药物会干扰临床检验的结果（参见附录）。药物对检验结果的影响，不仅导致对检验结果的错误解释、误诊，而且使患者承受不必要的进一步检查，增加了患者的医疗费用，药师应注意积累这方面的知识，必要时提醒医生，尤其在药物治疗后出现相应的临床检验指标的变化时，这些信息有助于医生正确判断疾病进展，避免不必要的用药。

多种因素影响临床检验的准确性，除了先进的仪器、合适的分析方法、分析方法的质量控制、标本采集、饮食外，药物是影响检验准确性不可忽视的主要因素。药物对检验准确性的干扰一般有两种机制：一是分析干扰（体外影响)：由于其物理化学性质可与检验试剂起反应，从而干扰检验结果，出现假阳性、假阴性或多种无法解释的结果；二是生物学干扰（体内影响)，由于药物的药理学或毒理学的影响，进入人体后可引起人体生理、生化和病理方面的复杂变化（这些变化并非原发病所致)，从而引起实验室诊断错误。

药物对临床检验的影响错综复杂，一种药物影响多项检查，不同的药物对同一项检查的影响不同，往往导致“实验室检查结果与临床症状不符合”这一矛盾现象，为了最大限度地避免和清除“药物干扰检测”这一现象，临床医师、检验师和临床药师判定检验结果时要综合考虑临床症状、检测方法、用药史等影响因素。许多药物对检验的干扰，常与血药浓度呈正相关，故检验取样应尽量避开血药高峰期。在病情允许的情况下，可提前几天停药或采用不产生干扰的替代药物，以完全排除药物对检测影响。

12.1.3 医嘱的调剂

长期以来，医院病区药房的药师采用以病区为单位，统领、统发的形式来完成住院患者的医嘱调剂操作，而护士却承担了按医嘱为每个患者调配药物的工作。药师职责的缺失降低了医院药学服务质量，也给患者的合理用药带来了隐患。

如何还住院医嘱调剂操作的本来面目，如何使医院药师在医嘱调剂操作过程中充分发挥药学专业特长，为患者的治疗提供高质量的药学服务，这是广大医院药师正在努力实践的内容。

根据《处方管理办法》和《医疗机构药事管理规定》的有关规定，除注射剂外，住院药房对其他药品实行单次剂量调剂配发。住院药房应实行口服药物的单剂量调剂和注射药物的集中调配。各种可以与HIS连接的计算机控制的口服药物单剂量调剂设备为住院药房实行口服药物单剂量调剂提供了硬件保证，静脉药物调配中心（PIVAS）的建设也使注射药物的集中调配成为可能。因此，口服药物的单剂量调剂和注射药物的集中调配将成为住院医嘱调剂的常规模式。

12.1.3.1 **住院患者用药的单剂量调剂**

（1）单剂量调剂的定义：医院住院患者的用药安全是影响医疗安全和医疗质量的重要因素之一，因此，提高住院患者的药品调配质量是医院药学部门的重要工作目标之一。目前，我国绝大多数医院的住院药房采用集中摆药的调配方式调配口服药物，采用按病区总量发放的方式调配注射药物。这种调配方法既容易造成口服药污染，也不利于药师的业务发展。

为了减少差错的产生，确保患者用药的安全，美国药房从20世纪60年代开始实行单剂量调剂（unit dose dispensing，以下简称UDD）。美国医疗保障局（Office of Medical Assistance Programs，OMAP）定义单剂量为“密封在单一包装中给予患者一次给药剂量的药物”。UDD是指对单个患者每日所需的药物按单次剂量单独包装进行药品调剂，从而进一步保证药品调配的准确性，方便患者服用，提高药学服务质量。20世纪70年代，美国的药学工作者对UDD和药品调配差错之间的关系进行了大量的调查研究，证明了UDD能有效降低差错的发生率。我国2011年颁布的《医疗机构药事管理规定》第四章第二十九条规定：“……住院（病房）药品调剂室对注射剂按日剂量配发，对口服制剂药品实行单剂量调剂配发”。2004年以来，国内一些大医院率先引入了药品单剂量调剂系统（Unit dose dispensing system，UDDS），我国的住院药房药品调剂开始逐渐向UDDS过渡。

单剂量调剂的相关定义

● 单剂量包装（unit dose package）：是指一个患者一次使用剂量药品的包装。

● 独立单位包装（single unit package）：是指含有一个独立剂型的药品的包装，如一片药片、一个胶囊等，部分药品出厂时就是采用独立单位包装的。

单剂量包装并非等同于独立单位包装。例如，环丙沙星胶囊（0.1g/粒）出厂时经泡罩包装，每一个胶囊都保存在一个独立的空间中，这就是独立单位包装，但患者服用药品时，可能每次需要服用2～4个胶囊，如果把这2～4个胶囊放在一个单独的药袋或容器中，这个包装就称为单剂量包装。

● 患者药疗包装（patient medication package）：是用来放置患者单个给药时间所需使用药品的一个包装容器，所容纳的药品大部分是固体口服制剂。这类包装是与住院患者一一对应的，上面标有患者的姓名、病区、房间及床号等信息，而里面存放的是经由药师调配的独立单位包装或单剂量包装的药品。该包装是药品交到患者手中的最终形式，其中各分包装上都印有每种药品的使用信息，便于药师、护士与患者本人进行核对。

（2）单剂量调剂的意义

● 减少发药差错：在UDD下，每个患者的用药医嘱由药师审核后调剂（由UDD设备完成调剂或由药师完成调剂），并经过药师和护士的逐一核对，降低了差错发生概率。Shultz等报道在UDD下，药品调配差错率由原先的5.3%降至0.64%。

● 保证药品质量：在UDD下调剂的药品必须按单剂量进行包装，与过去的调剂方式相比，避免了药品拆包装后长期暴露在空气中吸潮、被氧化和被污染的可能性，保证了药品的质量。

● 提高用药知情权：采用UDD，药师可以通过药品标签为患者提供更多的药品信息，使得患者能够自己核对所用药品的信息，了解如何正确、合理使用药物，一方面减少药品使用时的差错，另一方面也满足了患者知情权的要求。

● 把护士“还给”患者：传统的住院药房调剂模式使得护理站必须安排护士核对住院药房送来的药品、将注射剂按医嘱分发到每个患者、配制每个患者的注射药物。医院药学部门采用UDD和静脉药物集中配制服务后，把护士“还给”了患者，使护士能全身心地投入护理工作中。

● 提高药师业务水平和药学服务水平：实施UDD后，住院药房的药师将把每个患者作为一个整体的服务对象，关注他们的基本情况、疾病进展、医嘱变更，为他们提供高水平的药学服务，并在工作中不断提高自身的药学水平。

（3）单剂量调剂的流程（图12-1）：单剂量

调剂是在现代计算机和网络技术基础上，借助全自动单剂量分包机等机械设备，在药师的严密审核、审查、核对下，为住院患者提供治疗药物的一种调剂方法。

12.1.3.2 单剂量调剂的软件、硬件要求（图 12-2）

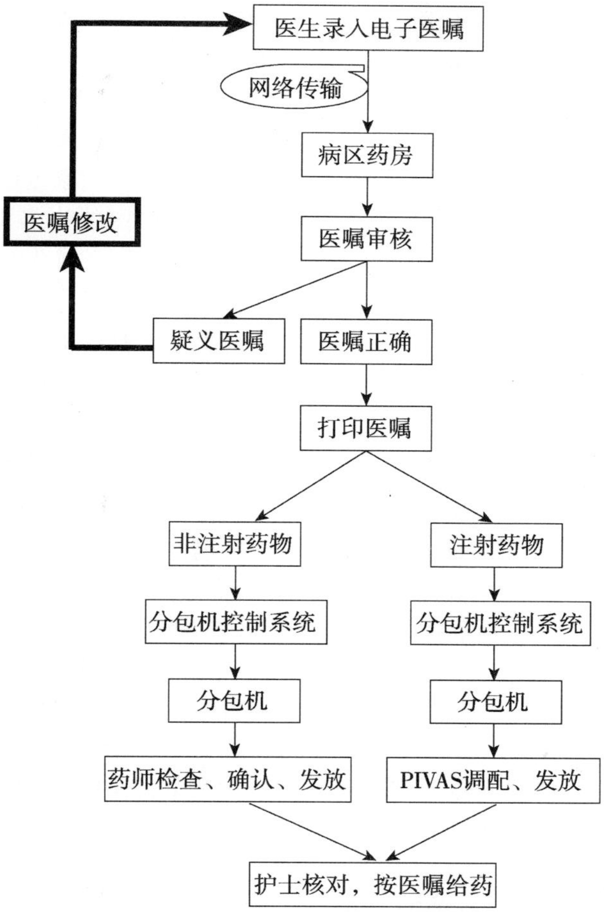

图 12-1 单剂量调剂流程图

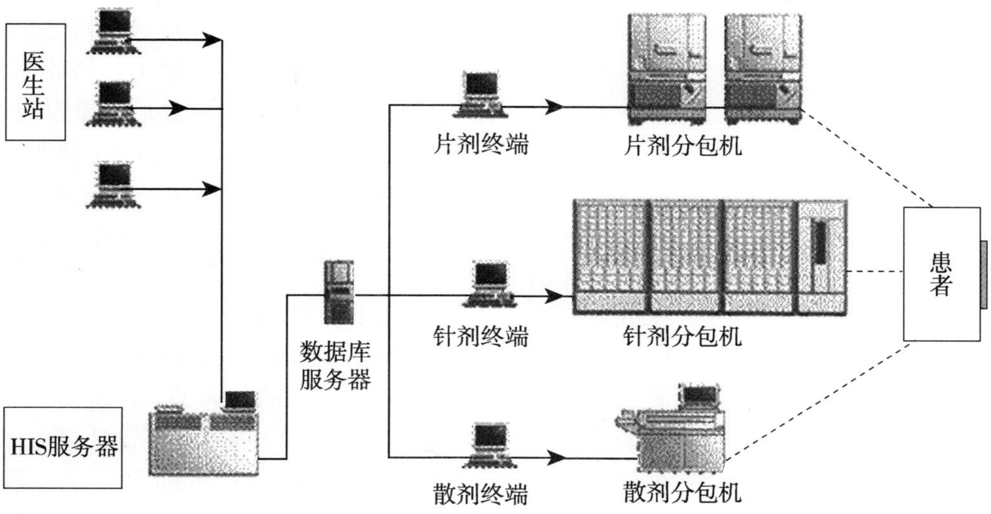

图 12-2 单剂量调剂示意图

(1) HIS和电子医嘱：医院HIS系统是住院药房实施单剂量调剂的软件基础。HIS系统中完整的患者信息（基本信息、疾病信息、用药史）可以帮助药师对每个患者的药物医嘱进行审核，确保调剂前医嘱的合理性；HIS与分包机系统的结合，加之分包机的控制系统和高技术性能，多层、多重地保证了作业的准确性、稳定性和高效率。

电子医嘱系统的运用，使针对患者的所有诊疗信息都能在第一时间供所有医务工作者共享，便于医生、护士、药师对患者的用药作出实时的合理性判断，随时调整治疗方案，提高药物治疗的有效性。电子医嘱系统还能强制性规范电子处方，避免用法用量、给药途径等的错误发生。

(2) 口服制剂的单剂量分包机：大型综合性医院的病区药房每天需要处理2000人次以上的患者用药医嘱，医嘱总量在20000条以上，依靠药师手工作业完成单剂量调剂需要消耗大量人力、财力和物力，因此，自动化的单剂量分包设备是开展单剂量调剂的硬件基础。分包机与HIS结合后的高效操作源于两方面：第一，分包机直接读取HIS中的电子医嘱数据，减少了环节延时；第二，信息集合，数字化分配、分包，多项工序同时完成，自动化程度高。一台分包机可以容纳300～550种药品，5分钟能完成30个患者的口服固体制剂的单剂量调剂任务，并同时完成用药信息的打印（参见第21.5调剂智能化系统）。

药品拆剥机：这是单剂量分包机的配套设备。可以帮助药师完成独立包装药品的拆剥工作，不但能降低药师的劳动强度，而且可以达到药品卫生管理要求。但如果药品生产企业能够直接提供大包装的裸锭产品，就能够更大程度地降低劳动成本并降低成本和保护环境，药品质量和药品卫生保证也会进一步提高。

(3) 注射剂单剂量分拣机与PIVAS：静脉用药调配中心（pharmacy intravenous admixture service，PIVAS）是进行静脉用药集中调配的场所，是在符合GMP标准、依据药物特性设计的洁净间内，由受过专门培训的药学技术人员（也可包括护理人员），严格按照操作程序进行包括全静脉营养液、细胞毒性药物和抗生素等在内的静脉注射药物的调配。PIVAS作为一种将原来分散在各个病区调配的静脉滴注药物在药学监护下进行集中调配、混合、检查、分发的管理模式，可为临床提供安全、有效的静脉药物治疗服务，同时也实现住院药房的注射剂单剂量调剂。

世界第一个静脉用药调配中心于1963年在美国俄亥俄州立大学附属医院成立，在此之后，静脉药物调配服务在欧美迅速发展。据统计，1982—1992年，平均79%的美国非政府医院开展此项服务，1993—1998年，89%的美国联邦政府医院设有PIVAS，1999年澳大利亚80%～90%国立及医科大学附属医院开展此项服务。英国、新西兰等国家也已开展集中静脉用药调配服务多年，英国的许多PIVAS还将其服务范围扩大到周围社区，成为名副其实的静脉用药调配中心。我国的《医疗机构药事管理规定》和《处方管理办法》都要求医院开展静脉用药的集中调配服务。据不完全统计，我国现已有近300家医院开展了静脉用药的集中调配服务。

PIVAS不但可保证静脉注射药物的无菌性，防止微粒污染；而且，可解决不合理用药现象，减少药物浪费，降低用药成本，确保药物相容性和稳定性，将给药错误减至最低。同时，由于空气净化装置的防护作用，可大大降低毒性药物对医护人员的职业伤害。PIVAS作为医院药学的组成部分，对合理用药和加强药品管理具有非常重要的意义。

与PIVAS配合的注射剂单剂量分包机，可以大量节约PIVAS操作的排药人员，提高工作效率，降低差错发生率。

(4) 标签管理：实行单剂量调剂后，标签的作用更加重要。病区药房不但要不断修改、充实标签的内容，为患者提供清晰、易懂的药物使用信息，而且更要加强对标签的核对、抽查，防止“大面积”的标签错误事件的发生。

在标签核对时，药师对药物性状的熟悉程度决定了发现标签错误的能力，因此，药师从繁重的药品调剂中解放出来之后，更应该加强对药品基本知识的学习。现代化的机器可以帮助药师，但不可能替代药师。

12.1.4 单剂量调剂需要注意的问题

12.1.4.1 **资源浪费问题** 从20世纪90年代起，我国的制药企业逐渐抛弃了原来1000片/瓶、100片/瓶的玻璃瓶大包装，开始采用铝塑泡罩的独立包装，市场上大量出现了7片/盒、10片/盒、20片/盒的产品。这些产品的出现，为门诊患者提供了方便，并保证了每个患者都能获得药物说明书，提高了患者用药的准确性和依从性。

但是，病区药房采用单剂量调剂后，这些独立包装的药品既增加了药师的工作量（药师必须在调剂前对这些药品进行拆剥），又浪费了各种资源。因此，呼吁制药企业顺应药学服务发展的潮流，为医院提供 1000 片/瓶的大包装产品，这样既可以节约资源，又可以减少药师的工作强度，还可以降低药品价格。

12.1.4.2　**药物间配伍变化问题**　实行单剂量调剂后，住院药房的药师将患者的单次服用的药物灌装在同一个包装中；从完成包装到患者服用，短则 1 小时，长则 24 小时。虽然目前没有进行各种药品的裸锭混合放置后的物理、化学相互作用的研究，但注射剂混合后出现配伍禁忌的事实提醒我们应该注意药品裸锭混合可能出现的物理、化学的配伍变化。

12.1.4.3　**药品质量管理问题**　单剂量分包机工作前，需要把拆除包装的药品裸锭放入机器的储药罐内。每种药品的使用频度有显著的差异。有些药品全院每天才使用 2～3 片（如地高辛片、胺碘酮片等），有时甚至数天无人问津，加入储药罐中的药品长期暴露在高湿度的开放环境中，易导致氧化、水解、受潮，影响药品质量，尤其在我国江南地区雨季时，这个问题更加突出。另外，单剂量分包机不能做到先进先出，只要储药罐内药品没有完全用完，每次添加药品都可能导致老批号的产品的遗留。

12.2　药历与住院患者用药指导

12.2.1　药历与药历的书写

随着临床药学的发展，药师通过药历书写和管理、参与临床药物治疗、药物经济学研究等方面的工作为患者提供药学服务，不断提升自身的执业价值，同时也为公众安全、有效用药提供了有力的保障。其中，药历已成为药师开展药学服务的必备资料，书写药历也成为药师进行规范化药学服务的具体体现。

12.2.1.1　**药历的概念和意义**　中国药学会医院药学专业委员会的《优良药房工作规范》（2005 年版）倡导应建立药历制度，为患者提供用药指导、提供药学服务，但没有对药历的概念进行明确的规定。中国非处方药物协会 2003 年 2 月 25 日发布的《优良药房工作规范（试行）》规定“药历是指为患者建立的用药档案”，该规定较好地对药历进行了概括，但是作为概念还过于笼统，不够明确。2006 年中国药学会医院药学专业委员会起草的《临床药师药历书写指南》（征求意见稿）中给出的定义是“药历是药师在临床药学实践中形成的一种很好的药物治疗过程记录”、“作为病历的一种延伸形式”，并且补充说明“药历应是患者（消费者）为治疗或预防疾病进行药物治疗过程的全面、客观记录和评价（疗效、出现的事件、不良反应、主诉、客观指标），当然也应包括药师对患者进行的与医疗有关的教育与指导，对药物治疗过程的干预等”。

根据制定药历的目的以及药历的特征，药历应该是指药师在为患者提供药学服务过程中，以合理用药为目的，客观记录患者用药史，保证患者用药安全、有效、经济所采取的措施以及发现、分析和解决药物相关问题的用药档案。

药历的书写源自临床实际的需要，有其重要的临床意义。药历是对患者进行个体化药物治疗的重要依据，是药师开展药学服务的必备资料。同时，药师通过药历，系统并有根据地了解药物的使用情况和用药者的临床表现，客观地进行药物评价，总结药学服务心得，不断提高药学服务水平。

药历制度的建立不仅能够保障患者用药的安全性和有效性，而且还是药师参与药物治疗、教学、科研的第一手资料，能提高药师药学服务水平和质量，推进药学服务进程。

12.2.1.2　**药历的分类与内容**　药历可以分为门诊药历、住院药历、出院带药指导药历、TDM 药历、查房及会诊记录、电子药历等六类。其中门诊药历又包括门诊患者的服药指导记录、门诊咨询记录表、用药手册；出院带药指导药历可分为出院带药的服药指导记录、患者使用吸入剂培训与测评记录、患者使用胰岛素培训与测评记录；住院药历又可分为住院患者药历、药学信息咨询登记表、临床药师参加查房工作记录表、临床药师临床病例讨论与会诊记录表等。本书中所指药历即住院患者药历。

药历的内容应包括：

患者的基本情况：姓名、性别、出生年月、过敏史（药品、食物、营养品），药品不良反应史及临床处置过程、既往病史、现病史及家族史、诊断、检查指标及结果；

药物治疗过程：药品名称、规格、剂量、给药途径、时间间隔、方法及起止时间、执行者、治疗药物监测（TDM）结果分析及对临床方案的建议；

药物治疗效果评价：患者主诉症状改善、检查指标变化、预期治疗达标情况、药物不良反应、用药依从性、治疗方案特点等；

干预效果随访：药师提出的干预计划被临床采纳与否的结果、患者是否依从、治疗效果和安全性的提高、药师对药物治疗方案的理解与感想。

12.2.1.3 **药历的格式与要求** 一般资料：基本内容与病历相同，但作为药历，必须包括有患者的身高和体重，因为它们与药物建议方案，尤其是剂量选择密切相关。

既往用药史：在既往病史上扩充和延伸，着重记载药物过敏史、药物不良事件以及既往病史所记载疾病的药物选择及疗效分析。

现用药史：必须同时对现病史进行描述，在此基础上同步描述在现病史中各个阶段及各种症状及体征所选用药物治疗，以及药物治疗响应，包括疗效及不良事件。

建议药物治疗计划：本内容为药历最重要组成部分，临床药师在作出建议前必须充分了解现诊断及临床上各项实验室检查结果，特别是与用药相关一些主要脏器功能状态，然后提出完整治疗计划，包括建议使用药物、剂量、给药途径，并需提出可能存在的药物相互作用，预见可能会发生不良反应，且尽可能需有定量监测指标。

药程录：与病历中的病程录相同步，且需与病程录中出现症状与体征描述相结合，逐日记载病员用药后疗效、不良事件及一些新出现症状与所用药物相关性，及时地更新药物治疗，确保在整个药疗过程中安全、有效、经济。

出院小结：对整个药物治疗过程回顾性分析与总结。必须评述整个住院期药疗全貌，从中找出一些普遍规律，为患者出院后维持与巩固治疗提出建设性意见，且供药师在临床群体实践中积累经验。

统计分析：以药物利用分析为目的的统计分析项目，可以对某病例某次住院期间的药物利用情况进行不同角度的分析统计，如：以疾病为中心进行统计分析、以药物为中心进行统计分析、以费用为中心进行统计分析、以相类似作用药物为中心比较利用情况等。

12.2.1.4 **药历的书写** 药历书写的基本要求：必须以长期惯用的形式记录在案；使用便于与所有医护人员密切联系和通力协作的形式，而不应该在交流和进行专业判断上制造壁垒；尽管存在紧急情况下电话和口头的交流，但必须在紧急情况处理之后尽快记录于药历；其他不太紧急和常规的建议最好也应尽快记录在案。

药师书写药历时应遵循以下要求：易懂、清楚、不含裁判性语言、完整、为病历所需要（相对于其他形式的交流）；采用适当的标准模式［如 SOAP（subjective，objective，assessment and plan）或 TITRS（title，introduction，text，recommendation and signature）］；明确如何与药师联络（如电话或传呼机号码）；保护患者隐私；保证所进行的交流简明、准确；还应考虑到卫生行政部门的相关指导原则、法规；应使用非裁判性的语言，要特别注意避免使用带有责备（如差错、失误、不幸、疏忽等）或不符合标准（如有害的、无效、不当、不宜、错误、不足、缺乏、问题及不满意）等暗示的文字；事实应记录得准确、清晰、客观，应能够反映整个医疗小组所建立的治疗目标。

目前国内医院药历书写大多采用 SOAP 模式，这种药历普遍使用于较早开展临床药学服务的美国和日本等发达国家。

S（Subjective）：即主观性资料，包括患者的主诉、病史、药物过敏史、药品不良反应史、既往用药史等。

O（Objective）：即客观性资料，包括患者的生命体征、临床各种生化检验值、影像学检查结果、血、尿及粪培养结果、血药浓度监测值等。

A（Assessment）：即临床诊断以及对药物治疗过程的分析与评价。

P（Plan）：即治疗方案，包括选择具体的药品名称、给药剂量、给药途径、给药时间间隔、疗程以及用药指导的相关建议。这种药历的优点在于它是按照 SOAP 四个字母的顺序扼要系统地书写整理，详细记录患者发病和治疗的整个过程，以便在病情变化、再次入院或探讨药物治疗合理性时，能够迅速的掌握患者的情况（图 12-3）。

依据中国药学会医院药学专业委员会《中国

药历书写原则与推荐格式》2007年版的要求，其基本内容应包括：

（1）患者基本情况：包括患者姓名、性别、年龄、职业以及与疾病相关的婚姻状况、身高体重或体重指数、家族史、药物过敏史、病案号或病区病床号、“医保”和费用情况、生活习惯（吸烟、摄盐、嗜酒、爱好等）和联系方式（电话、邮址、网址等）。

（2）病历摘要：入出院时间、既往病史、体格检查、临床诊断、非药物治疗情况、既往用药史、主要实验室检查数据、出院或转归。

（3）用药记录：药品名称、规格、剂量、给药途径、起始和停药时间、联合用药、不良反应。

（4）药物治疗干预措施：药学监护计划、用药中的问题、药学干预内容、药物浓度监测数据、药物治疗中建设性意见。

（5）结果评价：包括药学干预和意见的被采纳情况，提高用药的有效性、安全性、经济性和患者用药依从性的结果，分析讨论，对患者进行健康教育内容，缺短药品的信息。

住院病人药历

姓名	唐某	性别	男	年龄	77	病区/床号	1B-**	住院号/ID号	****117/*****103
基本诊断	肺炎；脑梗、腔隙脑梗塞；心律失常；高血压病（极高危组）；右眼白内障；右下肢深静脉栓塞								
既往史	59年行阑尾切除术，93年行鼻息肉手术，否认其它外伤、手术史，预防接种史同社会，无药物过敏史，无输血史。								
现病史	患者2003年11月21日，体检发现脑梗塞，在外院期间27日中午突发广泛脑梗塞，后一直处于昏迷状态，2004年1月27日来院就诊，给予高压氧治疗，当时查血常规，WBC13.4*10⁹/L，给予先锋必、甲硝唑静滴7天，并给予甘油果糖，韦司太、银杏叶治疗，4月4日患者出现发热，体温波动于37.5℃-38.4℃，痰量明显增多，给予左旋氧氟沙星及庆大霉素静滴，10日加用帆克定、大扶康抗感染，痰培养示金黄色葡萄球菌								

TDM及有关检验记录									
日期	4月28日	4月29日	4月30日	5月1日	5月3日	5月5日	5月7日	5月8日	5月9日
帆克定	2.0g 0.9%NaCl 100ml bid								
大扶康	0.[illegible]g [illegible]ml								
稳可信	1g [illegible] GS 100ml bid			0.5g [illegible] GS 250ml bid					0.5g
速尿			10mg iv bid						
坚宁									
力确兴									
泰能									
血常规									
WBC(×10⁹)	9.7					7.03			
GRAN	82.2					69.5			
生化									
[illegible]	14.8		13.4	11.9	8.8	7.7			
[illegible]	110		107	94	84	73			
[illegible]	13.8		9.9	9.9	8.2	6.1			
[illegible](mmol/L)	3.2		4.5	4.3	3.4	4.3			
[illegible](mmol/L)	152		143	143	139	138			
[illegible](mmol/L)	104		102	102	97	98			
肝功									
[illegible](g/L)		61				52			71
[illegible](g/L)		35				25			28
ALT U/L		110				18			39
AST U/L		65				50			33
γ-GT U/L		211				107			79
万古霉素监测									
[illegible]			44.05				19.11	14.22	
[illegible]			56.73				19.49		
[illegible]			建议减量1[illegible]				建议停药1次[illegible]	建议减量[illegible]	

图 12-3 住院患者药历

12.2.2 住院及出院患者的用药指导

住院患者的用药指导包括住院患者的用药教育、床边咨询和出院用药指导。药师通过编写用药指导手册，可以为患者提供规范化的用药指导。

12.2.2.1 **住院患者用药指导** 针对住院患者的用药指导是伴随临床药师参与临床工作的过程进行的，主要分为两种类型。

（1）住院患者的日常用药指导：临床药师在日常参加临床查房过程中，应该对患者进行面对面的床边用药指导。用药指导的重点内容包括：

帮助患者遵医嘱用药：了解患者是否理解用药目的，是否掌握所用药品的用药时间、剂量和方法，是否对所有药品的反应（包括正常反应和不良反应）有所了解，是否能够按照医嘱准确地服用药物，是否注意观察用药后的反应。若患者对所用药品是否适合自己或是否有效产生怀疑时，临床药师应及时了解情况，若确信用药无误，则应了解患者的顾虑所在，并适当地帮助其消除疑虑，认真按医嘱用药。

辅导患者正确掌握用药方法：对于特殊剂型和有特殊要求的用药，临床药师应确认患者是否掌握了正确的使用方法。例如，对于哮喘患者使用的各种吸入制剂，临床药师应请患者当场使用以判断患者是否准确掌握了使用技巧，必要时进行手把手地辅导。对于一些用药时间、用药顺序有特殊要求的药品，请患者复述用药时间和方法，以判断患者是否已经掌握。

及时处理药物不良反应：当患者出现可疑药物不良反应时，临床药师应全面了解患者的情况，包括患者的基础疾病、用药的品种、剂量、方法、时间及各种反应等，协同经治医生、护士分析判断药物不良反应的原因和处理办法。

考察可能影响药物治疗的因素：临床药师应注意考察影响患者用药效果的其他可能因素，如患者自带药品与医嘱药品之间的相互作用、饮食对药物作用的影响、保健品与治疗药物的相互作用等，指导患者合理用药。

（2）住院患者的集中用药教育：对于典型的用药问题、专科疾病的用药指导或某一用药专题，可集中对患者进行用药教育。例如，对糖尿病、高血压、哮喘患者进行针对该疾病药物治疗的知识宣教；对器官移植患者集中进行免疫抑制剂合理使用和血药浓度监测等方面知识的宣教等。

进行集中用药教育，临床药师应事先准备充分的资料，认真备课，制作通俗易懂的教学课件、讲义或其他教具，尽可能在有限的时间内让听课患者掌握重点问题；在讲课内容上应注重准确、精练、重点突出，必要时可重复讲授或演示，确保患者听懂、理解、掌握。条件允许时可进行教学效果评估。

12.2.2.2 **出院患者带药指导** 出院带药治疗是患者出院后的药物治疗方案。药师应根据患者的疾病、病情、院内治疗的情况，按照出院带药治疗方案，结合药品说明书、专业书籍和文献，向患者或其家属详细地进行用药交代与指导，并告知药物治疗期间的饮食、生活注意事项。

（1）患者出院带药指导的内容：出院带药的指导内容基本与门诊用药的发药交代相同，参见第11章。

（2）患者出院带药指导的方法：药师应主动与患者的主管医生（或护士）进行沟通，通过HIS系统查看患者住院期间的治疗过程和用药史，了解医生制定出院治疗方案的意图，判断医嘱的正确性和合理性。

查阅药品说明书、专业书籍和文献，编写用药指导，或审阅现有的用药指导资料的正确性，为患者补充说明书未提及的重要用药信息。

采用书面和口头双重指导的方法，书面用药指导材料应字迹清晰，并用符号标出重要内容；口头交代时语言要通俗易懂，咬字清晰，必要时借助身体语言。无论哪种方法，都要确认患者或其家属已经清楚理解。药师应根据指导对象是特殊的群体、年龄、知识层次等差异程度，指导方法应尽量符合个体化的需要。

除了与药物使用直接相关的知识和注意事项指导外，药师应尽量运用自己掌握的疾病治疗、保健的相关知识，指导患者出院后的保健品使用、饮食调理、身体锻炼等各方面的内容。

用药指导不仅需要药师有丰富的药学专业知识，而且还需要具备一定的临床经验；在工作实践中，药师要不断地与医生（或护士）进行交流、相互学习、共同探索与总结，才能做好用药交代和指导工作，才能保障出院患者用药的安全、有效、经济，使患者早日康复。

12.3 调剂查房

早在21世纪初，WHO就指出，“药师应该走出柜台，为患者和公众提供药学服务，而不只是配发药品，仅仅配发药品是没有前途的。配发药品的工作能够并且已经逐渐被互联网、机器设备和受过简单训练的技术人员替代。药师应该用自己的专业知识承担起为患者和公众服务的责任，而不是充当药品调配员的角色。”住院药房药师的工作如何逐渐从简单调配型的模式中走出，更好地为临床和住院患者服务，开展调剂查房工作是一个很好的途径。

12.3.1 调剂查房的形式

调剂查房是药师定期深入病房，结合调剂业务开展药学服务的一种形式。调剂查房可以是住院药房药师单独进行，也可以与临床药师一起查房，在开展这项工作的初期，调剂查房与护理查房、院内感染查房等其他管理查房一并进行可能更为有利。根据各个医院和不同病区的情况，药师可以和所服务的病区协商调剂查房的时间和形式，如可以在病区早交班的时间参加病区的晨会，也可在病区护理工作的间歇与临床医护人员一起检查、交流、听取意见。

12.3.2　调剂查房的内容

调剂查房是药师开展病区药学服务的一项重要工作，它与临床药师的查房工作性质有所区别。临床药师更多的是关注患者个体的药物治疗是否安全合理，而调剂查房要紧紧围绕住院药房的调剂业务，关注整个病区药品的使用和管理状况。住院查房与临床药师查房有机地结合起来，能收到事半功倍的效果。

12.3.2.1　**宣讲法规介绍新药**　《处方管理办法》、《医疗机构药事管理规定》、《医疗机构处方点评管理办法》、《麻醉药品临床应用指导原则》、《精神药品临床应用指导原则》与《抗菌药物临床使用指导原则》等是指导临床合理用药、保障患者用药安全的重要法规，药师有义务、有责任向临床医护人员宣讲这些法规，促进临床医护人员在这些法规指导和约束下开展药物治疗工作。因此，根据日常工作中发现的问题适时地向临床医护人员宣讲药事法规是调剂查房的重要内容。另外，住院药房有新药进入时也应利用调剂查房的机会向临床医护人员宣传介绍。目前，医疗机构新药宣传介绍的工作往往由医药代表进行，但医药代表由于利益关系不可能客观真实地推介新药。住院药房的药师应该承担起这项工作，通过学习全面地掌握新药的性质、与已有药品进行比较，在调剂查房时向临床医护人员宣传介绍。

12.3.2.2　**检查指导药品管理情况**　这是药师调剂查房时的一项常规工作，包括检查病区抢救药品、麻醉药品和备用药品的管理等。同时，药师应该向护士介绍药品正确储存、养护的知识，帮助护士管好、用好药品。病区往往有一些剩余和过期药品，药师应该协助病区建立相关制度，减少药品浪费和损失。

12.3.2.3　**听取意见改进工作**　在调剂查房时，药师应该征求医生、护士对住院药房调剂工作的意见，听取他们的建议，尽可能满足临床的需求，提高药学服务质量。同时，药师也应把工作中发现的临床不合理用药问题及时向临床医护人员反馈和沟通，促进合理用药。

徐　翔　张晓乐

参考文献

[1] 李捷伟，张国庆，赵亮．美国医院住院药房单剂量配方制的实施的方法．解放军医院管理杂志，2005，12（2）：197－198.

[2] 马琳，邹晓雯、郭新力．应用全自动单剂量分包机进行中心摆药的实践和体会．实用药物与临床，2008，11（1）：28－29.

[3] 张晓乐，赵蕊，黄志文，徐大康．静脉药物调配中心与现代医院药学．中国药学杂志，2004，39（1）：70－71.

[4] 胡晋红．临床药师手册．上海：上海科学技术出版社，2004.

[5] 廖朝云，覃震常．出院患者用药指导内容与方法及实例分析．中南药学，2008，6（1）：121－123.

13 静脉用药调配中心

静脉用药调配中心作为一种将原来分散在各个病区调配的静脉滴注药物，转为在药学监护下集中调配、混合、检查、分发的管理模式，可为临床提供安全、有效的静脉药物治疗服务，是现代医院药学工作的新领域和重要内容。近年来，我国的上海、北京、江苏、广东的多家医院已陆续建立了 PIVAS。卫生部发布实施的《医疗机构药事管理规定》中要求："医疗机构根据临床需要建立静脉用药调配中心（室），实行集中调配供应。"这已成为以合理用药为核心的医院药学服务的重要内容。2010 年 4 月，卫生部医政司颁布了《静脉用药集中调配质量管理规范》，将对规范临床静脉用药集中调配，提高静脉用药质量，促进静脉用药合理使用，保障静脉用药安全发挥重要指导性作用。

13.1 静脉用药调配中心的定义、意义及国内外动态

13.1.1 静脉用药调配中心（PIVAS）的定义

静脉用药调配中心（Pharmacy Intravenous Admixture Services，PIVAS），也曾被称为药物调配服务（Pharmacy Admixture Service，PAS）、静脉药物调配服务（Intravenous Admixture Service，IVAS）。静脉用药调配中心是在符合 GMP 标准、依据药物特性设计的操作环境下，由受过培训的药学技术人员，严格按照操作程序，进行包括全静脉营养液、细胞毒性药物和抗生素等药物在内的静脉药物调配，为临床提供静脉药物治疗与合理用药服务。

13.1.2 建立 PIVAS 的目的与意义

13.1.2.1 **建立 PIVAS 的目的** 静脉输液是临床常用的给药方法，通过输液可以纠正人体内生理失衡，给药和补充营养物质。输液直接进入静脉，药物的应用见效快，生物利用度高。静脉输液还具有液体和药物输入的速度及剂量可控的优点，是临床抢救和治疗患者的重要措施之一。据统计，英国、澳大利亚及美国在静脉输液中加入的药物分别为 45%、63%和 76%，而我国是世界上静脉输液应用最高的国家之一，达到 90%以上。

传统临床静脉输液中的加药工作，由各病区护士在各自的治疗室内完成。这一方面加大了护理人员的工作量，加重了药物和设备的浪费，另一方面治疗室只是一个相对洁净或普通的非封闭环境，人员及非净化空气的流动不可避免，且各种操作均暴露于非净化空气中，配制时药液污染的可能性大。更为重要的是，传统的静脉输液调配工作是护士直接根据医嘱调配，缺乏药师审核医嘱的环节，静脉用药的安全性和有效性缺乏有效的保证。

药品是一种特殊商品，其质量要求是安全、有效、稳定、均一。药品生产过程中的质量控制，是通过实行 GMP 控制。但目前药品使用环节上的质量控制尚缺乏有效的管理规范。因此，引入静脉药物集中调配的目的是加强对药品使用环节的质量控制，保证药品质量体系的连续性，提高患者用药的安全性和有效性；实现医院药学由单纯供应保障型向技术服务型转变，体现以患者为中心的药学服务理念，提高医院的现代化医疗质量和管理水平。

13.1.2.2　**建立 PIVAS 的意义**　建立静脉用药调配中心，可以保证静脉滴注药物的无菌性，防止微粒污染；同时，可解决不合理用药现象，减少药物浪费，降低用药成本，确保药物相容性和稳定性，将给药错误减至最低。由于空气净化装置的防护作用，可大大降低毒性药物对医护人员的职业伤害。PIVAS 作为医院药学组成的新部门，对合理用药和加强药品管理具有非常重要的意义。

（1）保证药品调配的质量和静脉用药安全：传统的医院静脉药物配制，均是由护士在无洁净环境治疗室内完成的。治疗室内无空气净化装置，由于不能保证冲配药物环境的洁净度，微粒、热原、活性微生物等普遍存在，造成药液容易污染。国外有研究发现，在输液中加入或不加入药物污染率分别为 6.7%和 3.9%；另一项国内的研究发现，输液中加入一种或两种药物时污染率分别为 12.7%和 16.7%，而加入 3 种药物时，污染率急剧上升到 44.3%。静脉用药调配中心使用按照 GMP 要求生产的药品，配制环境是严格控制洁净环境中，人员经过专门的培训，严格按照操作规程进行转移、混合，药品的最后使用是在封闭的系统中，从而大大降低了微生物、热原及微粒污染的概率，最大限度地降低输液反应，能够确保静脉用药安全。尤其是在使用袋装输液调配后，可以大大减少空气介入对药液的污染。

（2）发挥药师作用，开展临床药学：住院患者由于病情较重，常需多药联用，另外目前新药层出不穷，药物之间的配伍和相互作用越来越复杂；而医师相对缺乏必要的输液配伍知识，这使得医师在诊断病情的同时，有时很难确保用药方案的合理性。同时护士缺乏对药物稳定性概念的认识，仅根据医嘱或凭经验调配，对多种药物混合后的稳定性及相互作用注意不够，导致不合理用药现象难以控制。

药物不相容除了肉眼可以看见的物理不相容（沉淀、颜色变化）外，还存在化学不相容（水解、氧化、络合等）和治疗效果不相容（药理作用上不期望的协同或拮抗作用的出现）。物理不相容可以通过外观的变化而引起护士的注意，而化学不相容需要相应的监测手段，治疗效果不相容需要医务人员有丰富的药理学知识，这些都是非药学专业人员所不能解决和避免的，因此药物调配需要在药师指导下进行。但由于静脉药物调配在各自治疗室进行，科室太过分散，药剂科难于监控，临床药师的药学知识和技能，没有施展的空间，药学服务工作也得不到切实的落实。

通过建立静脉用药调配中心，临床静脉用药医嘱经网络传递到 PIVAS 之后，必须经过高年资药师或临床药师的审核后才能进入调配流程，从而保证了用药的安全与有效。药师在静脉用药调配中心发现的问题输液单，可以通过电话或下临床等手段，与临床医师、护士一起沟通，讨论并完善用药方案，有利于临床药学与合理用药工作的深入开展。另一方面，临床药师可以通过 PIVAS 计算机信息系统收集临床用药数据，进行药物利用评价、成本-效益分析等研究，拓展了药剂科结合临床开展科研工作的途径。

研究发现，2002 年美国医院处方药的严重错误在住院患者占 3%～7%，也就是说美国每年有 90000 人以上受到用药错误的伤害，其中也包括静脉用药的错误。错误的类型包括：错误地选药和剂量，患者被给予无适应证的药物，或适应证正确但剂量错误的药物；错误的给药途径，本应口服即可却用静脉滴注；错误的配制方法和溶媒选择，有些药物在某些输液中稳定性差，调配的输液容易失效甚至产生毒性物质；特殊患者群剂量的掌握，如肝肾功能低下的患者应该避免使用的药物。在静脉用药调配中心，药师依据多年积累的丰富药学知识，对调配药物进行及时、严格的干预（有的医院需核对 4 次以上），从而大大降低了用药错误。

临床药师对药物信息掌握较多，药动学知识较丰富，可对药物相容性及配伍、药物的稳定性、给药时间及输注速度等进行合理设计，以提高用药的安全性和有效性。例如：临床使用青霉素时常采用 500～1000 ml 的 5%葡萄糖溶液配制静滴，但由于半衰期短，血药浓度低，有可能达不到最低抑菌浓度（MIC）而导致细菌耐药性增加；还有可能导致补液过量，或电解质过量。若采用 50 ～ 100ml 输液，则具有输注时间短（15～20 mins），血药浓度大于 MIC，处于 MIC 之上的时间相对较长，同时也不易造成补液过量和电解质过量。因此应当根据药物的特点，选择合适的给药速度和输液种类，以达到安全合理的目的（表 13－1）。

表 13-1 不同抗生素的建议输液量及时间

药物	输液量（ml）	滴注时间（min）
青霉素	100	30
氨苄西林	50～100	30～40
头孢拉定	50～100	10～15
头孢哌酮	50	15～30
头孢唑林	50	10～15

（3）减少药品浪费，降低医疗成本：国外有调查发现，通过静脉用药调配中心，医疗资源和人力资源相对集中，可以显著降低医疗成本（表13-2）。长期以来，由于缺乏严格的管理，各病房护士站从药房领取的药品在患者死亡、出院、更改医嘱等情况下不能及时退药，药品积压浪费现象较为普遍，造成药品非正常流失以及过期失效现象。通过将静脉药物混合调配方案集中化和标准化，静脉用药调配中心可以将药品集中储存和管理，防止药品流失、变质失效和过期，从而减少浪费。

表 13-2 执行集中配制前后医疗成本对比

项目	每月消费（$）		全年节省（$）
	执行前	执行后	
技术人员工作，正常工作日	10 333	9 833	6 000
技术人员工作，加班	102	18	1 000
技术人员病假时间	615	150	5 580
药师工作，正常工作日	18 667	14 333	52 008
药师工作，加班	290	40	3 000
药师病假时间	352	160	2 304
注射器浪费	2135	610	18 300
供应	10 634	6 329	5 660
非肠道营养剂	35 428	31 013	52 980
质量保证	0	100＋	（1 200）＋
总计	78 556	61 976	148 032

由于 PIVAS 可以通过购买大包装、大规格药品，进一步降低了药物成本。特别是儿科患者，处方剂量往往小于单包装剂量，以往的调配方法导致浪费的发生，而采用 PIVAS，则可将所剩部分用于其他处方，通过合理地拼用，可以降低成本，降低患者的住院费用，同时也节约了社会资源。上海某儿童医学中心 2001 年的一项调查中，一个月通过药品拼用，可节约药品费用 10 万余元（表 13-3）。

表 13-3 某儿童医学中心 2001 年 4 月病区药品的拼用情况

病区	可节省金额（元）	药品品种数	平均金额（种）
血液科	44539.76	24	1855.8 元
综合病房	30397.96	22	1381.7 元
PICU/NICU	30910.59	33	936.7 元
合计	105848.31		

（4）加强职业防护：在传统的调配环境中，医务人员特别是护理人员易受到某些危险药物的伤害。所谓危险药物，是指能产生职业暴露危险或危害的药物，主要包括肿瘤化疗药物和某些抗感染药物。这些药物的不良反应包括：骨髓抑制反应、胃肠道反应、神经毒性反应、肾毒性反应、心脏毒性反应、肺毒性反应、肝毒性反应和药物过敏反应等，有的药物还具有致癌、致畸和致突变作用。这些反应的特点是在低剂量下就可以对人体器官产生严重毒性。在静脉药物调配时处置不当，药物悬浮粒或液滴会溅出或溢出，经呼吸道或通过皮肤沾染进入人体，造成危害。有研究对芝加哥地区 3 个药物准备区进行空气抽样调查，检测结果显示，经过 320 小时的监控，检测出空气当中存在 5-氟尿嘧啶（5-FU）0.12～82.6 ng/m^3，环磷酰胺 370 ng/m^3；在一位正在稀释和给予细胞毒性药物的护士尿样中检测出该种药物的代谢物。

在静脉用药调配中心调配此类药物时，由于采用了生物安全柜，调配人员需穿着专门的手套、隔离衣、护目镜及口罩，从而加强了对调配人员的防护；另一方面，通过隔离的环境和严格的操作规程，可以对危险药物的储存、调配、运输、废弃物等诸多环节进行控制，减少了浪费和对环境的污染。

（5）提高护理质量：我国医院住院患者 80% 以上接受输液，85% 的护士用于输液工作的时间超过 75%。在“以患者为中心”医疗理念的推动下，将不应由护士承担的药物配制工作归还给理应承担此责任的药学专业人员，从而使护士有更多的时间用于为患者的治疗服务，“把护士还给患者”，具有明显的社会效益与经济效益。上海市第六人民医院的一项调查中，集中调配前，全院护士每天用于输液调配的时间约为150小时，合计约19人，集中调配后，仅需12人，节约人力近37%。

13.1.3　PIVAS国内外发展动态

13.1.3.1　**国外发展动态**　药物配制可以追溯到药房的初级阶段，然而药师的专业范畴已随着医院药学的不断发展而发生了很大的变化。20世纪30年代，大约50%的药物仍然是在药房配制成的。在50年代到60年代，随着制药工业的发展，药物配制工作大大减少了。然而，虽然药厂生产的药物能在多数情况下满足直接应用于临床，但仍有许多患者需要根据个人情况用药，这种情况称为调配。许多药师和医师发现通过调配药物可以改善对患者的治疗。因此，调配药物仍然是一项必不可少的工作。有研究发现，大约5%的专利药物直接使用不能满足患者需要，药物调配可能更为适宜。制药企业在进入医药市场前，肯定会考虑他们的投资是否有回报，而每一种药物在进入市场前需花费数千万美元进行验证。因此，市场上同一种药物的剂量、剂型及包装都是很有限的。通过调配，医师可以根据患者病情的需要做到个体化给药。

(1) 国外静脉用药调配中心的发展历史：1969年世界上第一个静脉用药调配中心建于美国俄亥俄州立大学医院。随后，美国及欧洲各国的医院纷纷建立了自己的静脉用药调配中心。随着70年代无菌技术的发展，截至1990年，由于调配中失误或污染造成对患者的伤害已从20%降至10%以下。迄今，美国93%的盈利性医院、100%的非盈利性医院建有规模不等的PIVAS。欧洲、澳大利亚和日本也建有自己的静脉用药调配中心。

(2) 国外静脉用药配制的趋势：目前国外调配服务已从部分调配（如肠外营养、细胞毒性药物等）发展到所有静脉输液药物的全面调配。此外，国外根据药物的特性，采取协定处方，提前调配药物，并通过适当的方法按规定储存，可以保证在一段时间内安全使用，这样也方便了药物批量调配。

配制药物的另一个重要发展方向是用于对药物耐受性低的患者。许多患者对药品中加入的防腐剂或染料过敏，或者对标准剂量的药物本身过敏，因而在使用时需要改变药物作用强度、改变剂量使其易于吸收、改变味道使其易被患者接受，这些同样被作为药物调配的重要工作，从而也大大扩展调配工作的范围。根据美国药典的规定，静脉用药调配中心的药物包括生化制剂、诊断药物、治疗药物、营养品及放射性药物，此外还包括移植器官和组织保存液、吸入剂、注射剂、注射用粉末、冲洗剂、定量喷雾剂以及眼用和耳用制剂等。

地区性集中调配中心：目前有些国家探索建立地区性的集中调配中心，可以为诊所、社区卫生服务体系及小型医院提供服务。对静脉用药调配中心资源的共享的优势，是为社区医院提供了静脉药物调配服务，增加了调配中心的面积，在保证医疗需求的情况下并未增加各医疗机构的工作人员，同时也减少了调配设备的重复和废料的排放，并通过标准化操作提高调配质量。美国Carilion调配中心为该地区4家医疗卫生系统服务，4家卫生系统包括3家医院和1家社区健康服务中心。该中心的建设花费为80000美元，可调配范围包括各种混合输液、化疗药物、肠外全营养液、儿科用注射剂等，1992—1994年期间共配制70万袋。两年内节约的薪资、福利的开支达43700美元。充分证明了规模较小的医院和社区健康服务中主共享调配中心具有较大优势，值得国内医院借鉴和学习。

(3) 静脉药物调配机器人（图13.1）：近年来，为提高静脉药物调配效率，进一步减少毒性药物对操作人员的伤害，静脉药物调配机器人应运而生。这种机器人安全可靠，一般分为两种，一种能够全自动完成普通静脉药物的配液工作，一种专用于配制危险性药物和化疗药物等。该设备通过了国际标准化组织的5级认证，占用空间小（231.8cm × 201.3cm × 109.8cm）。静脉药物调配机器人消除了人类在处理化疗药物和其他危险的静脉药剂配制过程中所面临的风险，这为各大医院的配药解决了重大难题。截至2008年年底，世界范围内超过60多家医疗机构，其中包括一些美国的顶级医院在内采用了这种机器人。

静脉药物调配机器人结合专有程序，使它每小时的调配效率是人工操作的5倍之多。静脉药物调配机器人结合了医院药房系统所研发的特有的软件功能：六轴机械手臂、自动化的废物处理系统；药师计划管理程序能使机器人安装恰当的药物和最后容器，包括外加剂袋子、注射器和瓶子；外加剂（混合药物）的准备和所有有毒废料的安全丢弃也完全自动化；3 个独立的检查剂量精确度的系统保证了药物剂量的准确。

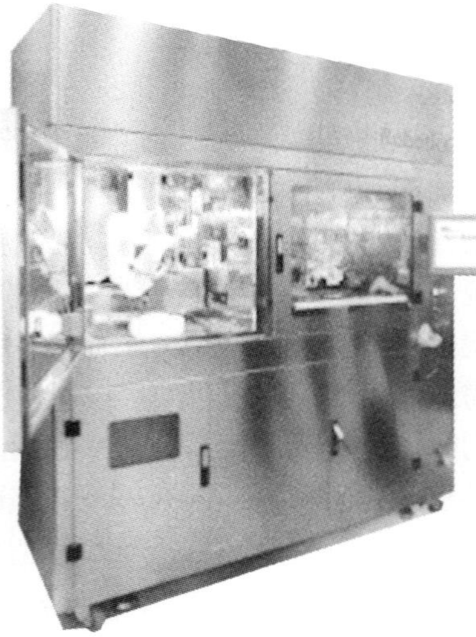

图 13 - 1　静脉药物调配机器人

静脉药物调配机器人不仅被运用于毒性药物和化疗药物调配，同时也可以提供门诊特定外加剂对克罗恩病、器官移植、多发性硬化症、类风湿性关节炎，及其他传染病的治疗。机器人技术也被用于在欧洲各地的单克隆抗体治疗。

13.1.3.2　**国内发展动态**　近几年静脉用药调配中心成为我国医院药学服务模式改革过程中探讨的热门领域和实践前沿。一些三级甲等医院已陆续建立了“静脉用药调配中心”，医院药学服务新内涵有了进一步的实实在在的体现。

静脉用药调配中心在发达国家是医院药学工作必不可少的一部分，但在我国还是新生事物，发展至今还不到 10 年。我国第一个静脉用药调配中心于 1999 年在上海市静安区中心医院建立。此后北京、上海、广东及其他省市相继建立，至今上海已建成近 10 多个中心，全国已经不下 100 个 PIVAS。表 13 - 4 列举了国内开展较早或规模比较大的 PIVAS，这些中心在设备、流程、管理、技术操作和品种数量等方面均处于国内领先水平。

表 13 - 4　国内部分建立静脉用药调配中心的代表性医院

上海静安区中心医院	深圳流花医院
上海第六人民医院	北京朝阳医院
上海中山医院	北京安贞医院
上海儿童医学中心	北京大学第三医院
上海仁济医院	武汉市第一医院
上海瑞金医院	山东大学附属齐鲁医院
江苏省人民医院	解放军 301 医院
广东省肇庆市第一人民医院	南京军区南京总医院
广东中山大学附属第一医院	第二军医大学附属长海医院

我国《医疗机构药事管理规定》中指出：要根据临床需要逐步建立全肠道外营养和肿瘤化疗药物等静脉液体调配中心，实行集中调配和供应。随着规定的执行，越来越多的医院在建立静脉用药调配中心。由于没有现成的标准可参照，各医院都根据自己的实际情况建立了静脉药物质量标准和操作规范。从使用的药物角度来讲，各单位根据自己的用药情况开展静脉药物配伍相容性、稳定性等研究，建立自己的静脉药物质量标准是必要的。然而，对于静脉用药调配中心的建设规范和标准以及基本安全操作的规程，应该制定一个共同的规范和准则，以保证这项工作沿着正确的方向发展。

近来，卫生部组织制定的《静脉用药集中调配质量管理规范》及其附件《静脉用药集中调配操作规程》即将颁布施行。《规范》强调了静脉用药调配中心（室）建设的基本要求，明确了各级卫生行政管理部门对静脉用药集中调配的质量负有监督管理责任。而附件《规程》则是对静脉用药集中调配的具体要求和操作标准。这部法规对促进和规范静脉用药集中调配中心的建设和提高静脉用药集中调配质量有着重要意义。

在开展静脉用药集中调配工作较早的医疗机构，这项工作正向纵深发展。例如，如何应用信息技术和自动识别技术优化业务流程，提高运行效率，减少用药错误，加强绩效管理，在这些方面一些医疗机构已经开始有益的研究和尝试。另外，静脉用药调配中心不但应该保证提供高质量的静脉输液，更应该关注静脉输液的安全、合理使用。因此，如何利用静脉用药集中调配的特点和优势，充分发挥临床药师在保证安全、合理用药方面的作用，提高临床静脉药物治疗水平，是静脉用药调配中心具有重要意义的工作目标。

13.1.4 PIVAS 建设中值得注意的问题

13.1.4.1 **规模切忌贪大求全** 尽管国外绝大多数医院已经建立静脉输液的集中调配，但调配中心的规模和药物品种均没有国内医院的调配中心大。如加拿大温哥华的 Lion Gate 医院有 1300 张床位，药剂科中的调配中心仅有两台洁净台，面积在 100 m^2以下，3 名药剂师每天负责 300 袋左右的输液调配。而且，该院每袋输液大多数为单药成分，液体量多数为 100ml 左右。输液品种主要是细胞毒性药物和肠外营养，抗生素比例很小，且均为头孢唑啉、林可霉素和庆大霉素等。

相比之下，国内医院 PIVAS 一般规模较大，面积一般在 500～1000 m^2之间，每天输液袋数在 1000～2000 以上，超大型医院每天输液袋数在 3000～4000。而且多数为联合用药（3 种以上不在少数），输液品种主要为抗生素。由于目前国家和大多数省市尚无静脉输液调配费的收费依据和标准，一味求大、求全地建立静脉用药调配中心，可能会造成医院输液成本上升，因此值得认真思考。国外某些地区性调配中心的建立和为周边社区医疗中心服务的做法，也许是一种较好的模式值得学习。

PIVAS 建设要根据我国情况，静脉输液加药混合配制技术与工艺流程设计要考虑西部地区实际和中小医院差异。

13.1.4.2 **强调人员分工合作** 国外医院的静脉药物集中调配是完全由药学人员在住院药房中完成的，这主要是由其配制品种单一、数量较少等决定的。然而，国内医院住院患者多、输液量大，加上药剂科其他业务工作同样繁忙，因此盲目效仿国外模式肯定会遇到药学人员严重不足的矛盾。在目前国内医院中，静脉用药调配中心的人员组成应当包括临床药师、药学技术人员及护理人员。临床药师的职责应该放在医嘱的审核、把关上，而药学技术人员的主要工作是审方、排药、核对和药品的请领和保管，护理人员的主要职责是负责无菌加药混合（调配）。应该讲，这样的人员调配符合国情，因而也是国内绝大多数医院采用的模式。

13.2 PIVAS 的环境与设施

建立一个适合本院实际情况的静脉用药调配中心，环境的设计与设备选择是非常重要的。设计过大会导致各种资源的浪费，设计过小又不能满足需求及长远发展。设备的选择要考虑本院目前和今后配制的品种和规模而定。因此，应充分理解本院现在输液及静脉药品的使用情况、处方习惯、药品发放、收费流程、计算机系统等。所设计建立的新流程应尽可能小的改变原先的流程，否则会碰到非常多的困难。

13.2.1 PIVAS 的环境

13.2.1.1 **场地确定** 在调研结束、确定完工作量后，应首先确定一个问题那就是到底是建立集中式还是分散式静脉用药调配中心？其实，不管是集中式还是分散式 PIVAS 均有其优缺点，不能绝对说哪个好哪个不好。需根据医院实际情况进行判断哪种形式更加适合医院。这种情况类似于中心药房与卫星药房之分。在我国，绝大多数医院还是采用中心药房进行药品的管理。根据医院场地的情况，可考虑下述建议：

（1）对于新建大楼医院，PIVAS 的选址最好是与中心药房合在一起。因为，PIVAS 从某种意义上讲是一个注射剂中心药房。这样便于药剂科进行药品管理、储存、人员配备等。如统一共用一个二级药库，共用一个排药准备区等。可建小药梯或真空输送管道连通病区，无须人员配送。

（2）对于老的病房大楼没有地方、但有灭菌制剂楼（室）的医院，可考虑采用制剂室的场地建立 PIVAS。这样做可以最大限度利用空间，而且原来部分设施可以利用，缺点是往往离开病房比较远，给成品运输造成困难。

（3）对于病区大楼较分散的医院，可考虑建立一个集中式 PIVAS，服务主要病区楼，其他小病区楼可考虑建立卫星式 PIVAS。如上海交通大学医学院附属瑞金医院，集中式 PIVAS 位于外科楼底楼，服务外科楼与内科楼病区。在传染病肺科大楼底层的病房药房中又建立了一个拥有 2 个超净台的卫星式 PIVAS，服务于本楼的住院患者。

（4）对于场地较充裕的医院，可在外科楼、内科楼各建一个 PIVAS，方便运送。如沈阳医科大学附属第二医院的 PIVAS 建设中就是采用了这个方案。

(5) 明确了 PIVAS 的选择方案后，就可以开始寻找适合的场地，场地的选择最好符合几个条件：

● 房型最好不要呈狭长形，宽度最好不少于 9m。

● 大楼最好为框架结构，梁高不低于 3.5m。

● 调配中心周围环境应尽可能干净，不靠近污染源。

● 在不影响大楼外观的前提下，应留有放置空调室外机的位置，且不可离调配中心太远。

● 应考虑新风口和排风口的位置，且不可离得太近。

13.2.1.2 **环境设计** 静脉用药调配中心在我国开展的时间不长，现无相关的建设设计标准。美国 2004 年 1 月 1 日正式实施的药典<797>部分明确了无菌调配的相关要求，共有 12 个部分。这里就硬件要求部分作一简单说明，详细可参阅美国药典。

澳大利亚于 1976 年发布了 1386 标准，1989 年更新发布了 1386.1 标准，1994 年更新了 2386 标准。在这些标准中，均明确提出了无菌调配间均为净化空间。

在我国，输液用量是非常巨大的，输液中加药的比例亦是非常高的，二联及二联以上用药又非常普遍，因此，静脉用药调配中心的药物调配间均应有相应的洁净级别。结合中国 GMP1998 年修订版，目前国内静脉用药调配中心基本功能区的划分及净化级别如下：

(1) 排药准备间

功能：摆放拆开外包装的输液、注射用药品等，不允许带有纸盒的药品进入；准备次日需要调配的药品；

净化要求：无，为控制区；

(2) 审方打印间

功能：审阅输液处方，确保药物的相容性、稳定性及合理性，打印输液标签；

净化要求：无，为控制区；

(3) 核对、包装间

功能：核对已配好的药品，确认药品种类、剂量无误，输液无沉淀、异物、变色等，输液袋无渗漏；

净化要求：无，为控制区；

(4) 一次更衣间

功能：洗手、换鞋、一次更衣等；

净化要求：十万级；

(5) 二次更衣间

功能：换洁净服、戴口罩、手套等；

净化要求：万级；

(6) 药物调配间

功能：摆放层流工作台和生物安全柜（100 级），药物调配；

净化要求：万级；调配抗生素和细胞毒性药物的调配间要求有独立的空气净化系统，并采用直排方式，即室内净化空气不设回风系统。

(7) 二级药库

功能：储存药品；

净化要求：无；

(8) 辅助区域

在空间充足情况下，应尽可能考虑一些其他区域。如：办公间、男女更衣休息间、洁具间、洗衣间、冷藏间、推车间、机房、缓冲间、清洗间、会议室等。图 13-2 为某医院静脉用药调配中心平面图。

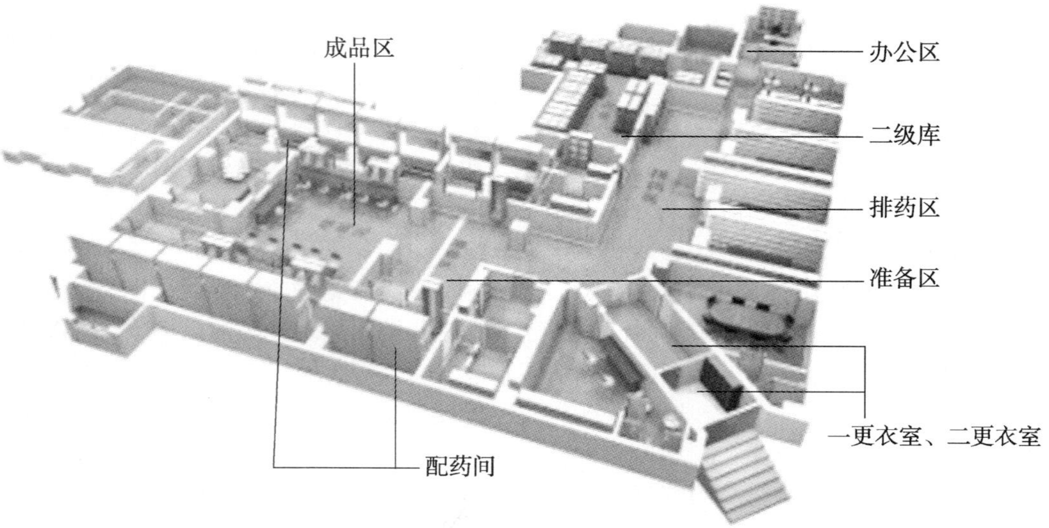

图 13-2 某医学院附属瑞金医院 PIVAS 平面图

13.2.1.3　**验收标准**　有关洁净室的设计应符合国家标准《洁净厂房设计规范》GBJ7384、《医药工业洁净厂房设计规范》，施工安装符合国家行业标准《洁净室施工及验收规范》JGJ7190。安装完毕后，由国家认可的第三方单位进行测试以下项目：尘埃粒子、浮游菌、换气次数、噪声、静压差、温度、相对湿度、各系统送风量及新风量、工作区域亮度、抗生素间的排风量，并出具国家认可的正式检测报告和使用细则。

13.2.2　PIVAS的无菌设备

洁净层流工作台是静脉用药调配中心内使用的最重要的净化设备。因为所有的无菌静脉药物调配均需在洁净层流工作台内完成，无菌物品亦需放置在洁净层流工作台内。洁净层流工作台的工作原理是通过加压风机将室内空气经高效过滤器过滤后送入净化工作区域，使局部达到百级的操作环境。它主要有三个基本作用：首先是为工作区域提供经过净化的空气；再者是通过提供稳定、净化的气流防止层流台外空气进入工作区域；第三是将人和物料（输液袋、注射器、药品等）带入的微粒清除出工作区域。

洁净层流工作台最早出现于20世纪60年代，由于工业生产不断发展的需求，它最先是用于实验过程中的产品保护。随着现代工业的发展，它被广泛应用于半导体、微电子和制药等各个行业以保护产品或样品。在半导体、微电子行业，一个空气中的尘埃粒子就可能破坏正在生产的产品。在实验室，空气当中的污染物经常会影响实验的结果。普通环境的空气中每立方英尺中含有超过500个悬浮的颗粒。而在洁净层流工作台创造的百级环境下，直径0.5微米的微粒不超过100个。

目前，最通用的洁净层流系统的国家标准为美国联邦标准209E，但它不是特别针对洁净层流工作台的标准，而是一个洁净环境下的洁净度标准。其他类似的国际标准有BS5295，AS1386，VDI2083和ISO14664。

洁净层流工作台根据气流方向的不同可分为水平层流工作台和垂直层流工作台（又称生物安全柜）两种。我们应根据所调配的药品特性的不同而选择不同的层流工作台。

13.2.2.1　**水平层流工作台**　水平层流台（Horizontal Laminar Flow Cabinet，HLFC）。目前，市场上供应的水平层流台的厂家、规格很多，但主要是为各种实验场所设计使用的，并不能完全适用于静脉用药调配中心药品的调配。相比之下，澳大利亚标准AS1386.5是较为理想的，适用于静脉药物调配特点的水平层流工作台标准。

（1）理想的水平层流工作台应具有以下特点

● 它必须有独立的风机、高效过滤器和适合的工作区域。不与其他的空气循环系统连接。

● 应采用光洁的、耐腐蚀、抗氧化的、容易清洁的材料制成，工作区域的接缝处应很好地密封以防止液体进入；工作台面最好采用不锈钢材料。

● 水平层流台有不同的外形尺寸，长度从1m到2m不等，工作台面高度为76cm。根据国内医院输液用量、输液中加药量较大的特点，且节省净化面积的角度，较为适合医院静脉药品调配中心的工作台长度尺寸应为1.8m左右，较为适合双人同时进行操作。

● 新风补充应从工作台顶部进入，并经过一层过滤效率为20%、可清洗、更换的预过滤器过滤，以过滤空气中较大尘埃粒子并延长高效过滤器使用寿命。

● 工作台支撑架应为敞开式的，使室内空气流通不至于造成死角。

● 工作区照度应足够高方便核对药品及调配；应带有紫外线灯用于消毒，控制面板应有启用显示装置。

● 应有连续可调风量的风机系统，保证送风风速始终保持理想状态。

● 由于静脉用药调配中心内同时有多台水平层流台工作，而一般的洁净室维护、吊顶材料不吸音，从建设、运行成本角度考虑，洁净室的高度、宽敞程度均有一定的限制，所以，层流工作台的噪声要求是越低越好；水平层流台结构示意图见图13-3。水平层流台的主要技术参数见表13-5。

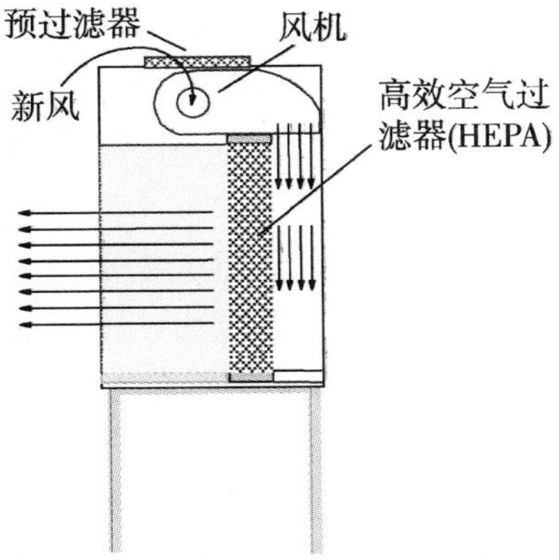

图13-3　水平层流台结构示意图

表 13-5　水平层流台的技术参数

技术参数	数值
洁净等级	100 级
平均送风风速	0.45m/s
可调风速范围	0.3～0.6m/s
噪声功率级	≤60Db（A）
振动半峰值	≤4um
照明强度	≥300LX
外形尺寸（mm）	1800×780×2000（长×宽×高）
工作区尺寸（mm）	1700×560×760（长×宽×高）
备注	双人工作台

（2）水平层流工作台的使用方法：水平层流台虽然创造了局部百级的洁净环境，但一旦有工作人员在使用、调配药品，就会产生紊流。调配用的物品（输液、安培、注射器等）均不是无菌的，层流台不是灭菌柜，如果气流的上游发生污染，则下游必受污染。因此，正确了解洁净气流的走向，在最洁净、最安全的地方，用最合理的无菌调配技术进行调配药品就显得尤为重要。

● 水平层流工作台主要用于调配对人员没有危害的药物，诸如：电解质、全肠道外营养等。

● 至少在操作前半小时启动机器。

● 应将水平层流台划分为 3 个区域：a. 内区：最靠近高效过滤器的区域，距离高效过滤器 10～15cm，可用来放置已打开的安瓿和其他一些已开包装的无菌物体；b. 工作区：工作台的中央部位，所有的调配应在此区域完成；c. 外区：从台边到 15～20cm 距离的区域，用来放置有外包装的注射器和其他带外包装的物体。

● 每天在操作开始前，应先用 70%的酒精仔细擦拭工作区域的顶部，两侧及台面，顺序为从上到下，从前到后，从里到外。

● 在调配过程当中，每完成一个患者的加药调配后，用 70%的酒精消毒台面。

● 物料放入工作台前，应用 70%酒精擦拭其整个外表。

● 尽量避免在工作台面上摆放过多的用品，大件物品之间的摆放距离应为 15cm 左右，诸如输液袋；小件物品之间的摆放距离应为 5cm 左右，诸如安瓿或西林瓶等；下游物品与上游物品的距离应为上游物品直径的 3 倍。

● 工作台面上的无菌物品需保证第一洁净的空气从其流过，即其与高效过滤器之间应无任何物体阻碍，也就是“开放窗口”，保证抽取药液和加药的无菌（图 13-4，图 13-5）。

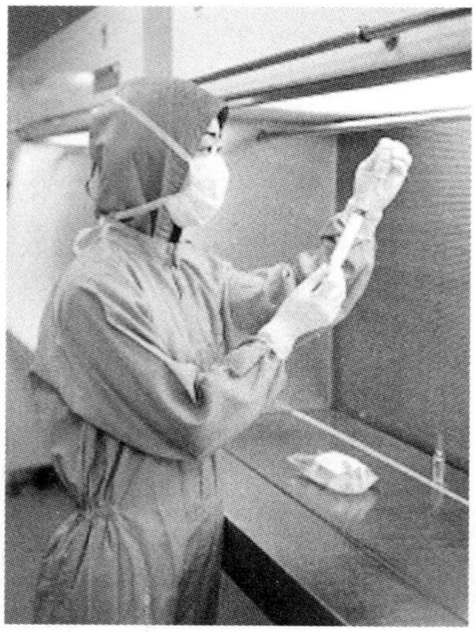

图 13-4　正确的加药方式

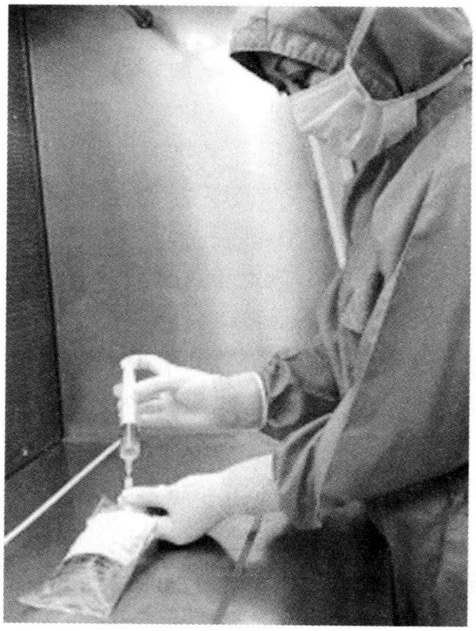

图 13-5　抽取药液和加药

● 避免把物体放置过于靠近高效过滤器，所有的操作应在洁净空间（离洁净台边缘 10～15cm）内进行，由于工作台外延区域是万级空气与百级空气的交汇处，如果操作太靠近此区域，所调配的物品相当于在万级环境下调配，层流台不能起到相应的作用。

● 避免在洁净空间内剧烈地动作，避免在调配时咳嗽、打喷嚏或说话；应严格遵守无菌操作规则，手应严格避免接触无菌部位；另外不要把手腕或胳膊肘放置在台面上，不要把手放置在所调配物体的空气流向的上游。

● 在确保没有人员在场的情况下，开启紫外线灭菌灯。

● 水平层流台的初效过滤器应定期进行清洗或更换；高效过滤器只可以进行更换，不可清洗。

(3) 水平层流工作的测试：水平层流工作台应定期进行检测，确保工作状况完好，一般建议由专业测试机构每年定期监测一次。

13.2.2.2 **生物安全柜** 生物安全柜英文全称 Biological Safety Cabinet，简称 BSC。它广泛应用于医药、临床、微生物及工业实验室。主要功能是在创造一个百级洁净层流的环境的同时，保护操作者和环境免于受到生物的危害。在西方发达国家医院最先应用该种设备进行细胞毒性药物的调配。

早在 1985 年，美国医院药师协会就发表了医院内处理细胞毒性和其他危害药物的指导原则，1992 年又进行了更新。美国联邦职业安全和健康机构（OSHA）亦在 1986 年 1 月发布类似的指南。早期的危害药物主要指化疗药物，但随着现代科技的发展，越来越多的新药被批准，这其中包括许多细胞毒药物（可致变异、致畸等）。由于至今尚未有相关科学研究能证实在医疗人员调配和给药过程中，接触到的大量细胞毒药物到底多少浓度、多长时间及其相关性会对人体产生伤害。但已有大量的研究通过一些非直接的证据来验证其对人体的潜在的伤害。如医护人员的尿样监测、空气中的残留物监测等，并已有文献报道，在生物安全柜内调配氟尿嘧啶时，监测不到空气中残留有氟尿嘧啶。证明生物安全柜可以有效地避免职业伤害。因此，美国医院药师协会在指南的硬件要求部分明确提出几个观点：

百级洁净层流台，如水平层流台或垂直层流台，不能保护调配人员并污染环境，不适合用于调配细胞毒性药物。虽然生物安全柜不是专门为安全地调配细胞毒性药物而设计的，它主要是为处理污染物质而设计的，但它被证明可以用于调配细胞毒性药物。

考虑经济、使用方便、使用空间等因素，所选用的生物安全柜最低标准必须是Ⅱ级 A 型生物安全柜，且该安全柜必须符合 NSF49 标准；

人员的培训是至关重要的，操作人员应充分了解在生物安全柜内进行调配的要求，并知道生物安全柜的局限性。

(1) 生物安全柜的国际标准：欧盟标准（EN12469：2000）作为欧盟统一努力的结果，该标准是最新发表的。该标准将取代以前的德国标准（DIN12950）、英国标准（BS5726）和法国标准（NF X44—201）。它包括了Ⅰ级、Ⅱ级、Ⅲ级生物安全柜标准，适用于所有的欧盟国家。澳大利亚标准（AS 2252）是澳大利亚专门针对Ⅰ级、Ⅱ级生物安全柜设定的标准。美国标准（NSF49）为一美国非营利性组织（National Sanitation Foundation International）颁布的，该标准不仅应用于美国而且被全世界各个国家所承认。我们下面将重点介绍 NSF 49 相关内容。

(2) 生物安全柜Ⅱ级 A/B3 型的特点：鉴于我国医院内药物使用的实际情况，我们建议在Ⅱ级生物安全柜内进行有潜在危害的药物，至少是细胞毒性药物、致敏性抗生素、免疫抑制剂等药物的调配。现在目前大多数静脉用药调配中心选用的生物安全柜为 NSF49 标准的生物安全柜Ⅱ级，其中 A/B3 型最为常见，其技术参数见图 13－6。它的主要特点有：

● 整个操作区内的三面墙体都为双层墙体，双层墙体间的夹层互相贯通且与台面下部的夹层也互为贯通，形成了四个面互相连通的立体的负压风道，该负压风道与前窗开口区的吸入口风幕相结合，把整个操作区完全包围在负压之中。此种设计既能有效降低设备的内部结构阻力，又使操作区与外环境具有双层隔墙，并使其始终处于负压，双重保证不产生泄漏。

● 操作区与负压风道间正负压差范围大，操作时微生物不外溢，能有效保护实验操作人员的安全。

● 操作区三面墙体由一块不锈钢成型。

工作示意图	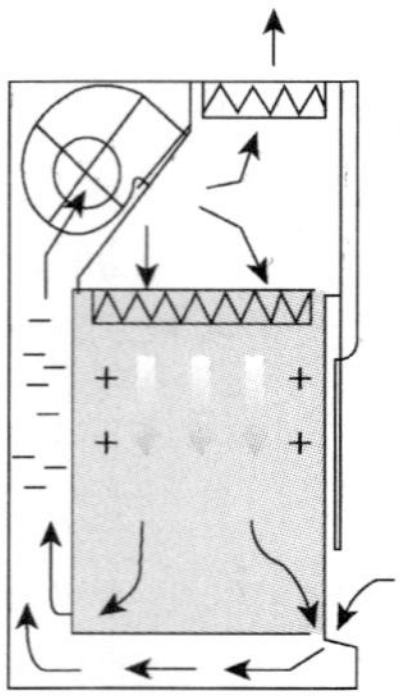	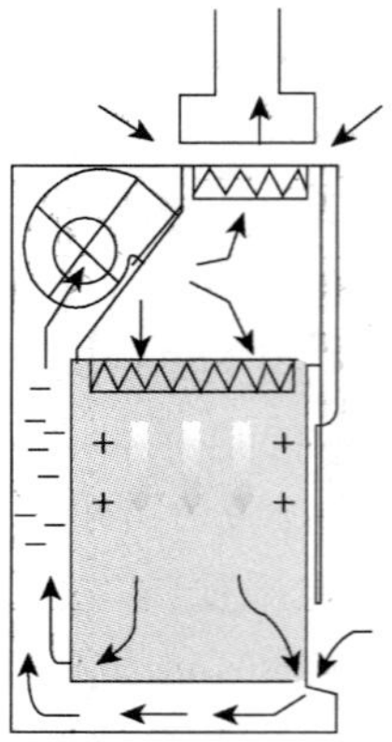	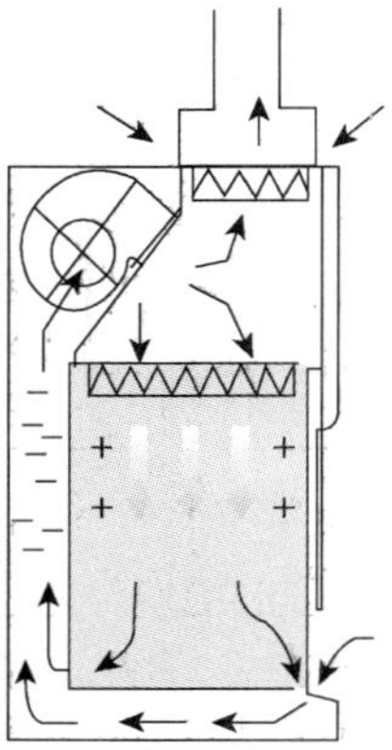
安全柜级别	Ⅱ	Ⅱ	Ⅱ
型号	A	A/B3	B3
气流循环	30%排放，70%循环	30%排放，70%循环	30%排放，70%循环
吸入口风速（m/s）	0.38	0.5	0.5
送风风速（m/s）	0.45	0.45	0.45

图 13-6 不同型号的Ⅱ级生物安全柜

（3）生物安全柜Ⅱ级 A/B3 型的使用、维护方法

● 所有的配药操作必须在离工作台外沿 20cm，内沿 8～10cm，并离台面至少 10～15cm 区域内进行。

● 配药操作时，前窗不可抬高过安全警戒线，否则，操作区域内将不能保证负压，造成药物气雾外散，伤害调配人员及污染调配洁净间，同时操作区域内有可能达不到百级的净化要求。

● 生物安全柜应经常清洁和消毒以确保产品调配的安全，应用蒸馏水或注射用水清洁台面及台面下的风道，再用 70%的酒精或异丙醇消毒。生物安全柜的台面及前吸入口应是可以拆卸的，由于生物安全柜内的风速无法带动药物的残留物，许多药物残留物及清洁台面时溢下的液体都会储留在台面下的风道内，日久天长可能会散发出异味。在清洁和消毒时，应将生物安全柜关闭。

● 在生物安全柜内调配药品时，应铺设一块一次性无菌治疗巾，当有药物溢出时，治疗巾可以吸收药液。

● 调配人员应采用正确的无菌操作技术，尽量减少药物气雾或残留物的产生，这是保护操作者安全的最重要途径。

● 调配人员应选用适合的无菌服、手套和防护镜等。

● 生物安全柜内高效过滤器的更换应由专业人员来完成，替换下来的高效过滤器应由厚塑料袋包裹好后焚烧处理。

● 各医院应根据实际情况，定期检测生物安全柜的各项指标，建议每年至少一次。

13.3 PIVAS 的人员配置

PIVAS 技术人员的知识技能与职称准入制度是保证静脉药物混合调配质量的重要环节。静脉用药调配中心的人员组成应当包括药师、药学技术人员及护理人员。其中，药师的主要工作包括：收方、审方、发药、审核、药品请领、药品保管、药品信息维护等，发现药品质量问题和不合理用药等情况应及时与相关部门及人员联系，进行合理地处理。药学技术人员及护理人员的责任是：核对药品名称数量，严格按照操作规范，根据处方要求，调配合格的药物，对工作间及用

具进行清洁消毒，协助药师做好一些辅助工作，如贴标签、输液先后顺序的排列等。从大量的经验教训可以知道，为了提高调配的安全和有效性，需加强对调配人员的培训和资格认证。

13.3.1　人员组成

13.3.1.1　**药学人员**　根据《药品管理法》和《医疗机构药事管理暂行规定》中“非药学技术人员不得直接从事药剂技术工作”的规定，调配中心工作中对医师医嘱或处方用药合理性的药学审核、药品管理等应由具有扎实的药学基础知识和临床用药知识的药师以上人员负责。药师负责监督、管理静脉用药调配中心，并运用其专业知识检查处方药物的相容性及稳定性等。

可从事工作内容：医嘱接收、审方、排药、校对、成品核查、包装、药品管理、临床药学服务等。

13.3.1.2　**护理人员**　我国医疗机构对各种临床静脉用药混合配制都由护士在病区操作，故护士具有熟练的操作技术。开展初期可由护理人员经药学专业知识培训，使之既有无菌配制基本常识又熟悉各类药物的基本特性，具备熟练的药物配制操作技术，负责加药配制操作。

护理人员可从事工作内容：排药、加药配制、工作间及用具的清洁消毒、药品拆包上架等。

13.3.1.3　**工勤人员**　由经过培训的工人承担，执行清洁、包装、运送等非技术工作。

13.3.2　人员管理

由于静脉用药调配中心在国内还属新生事物，各医院根据各自情况调配人员和管理，大多在药剂科领导下开展工作，护理部也参与部分管理。

13.3.2.1　**委托型—药剂科单独管理**　由药剂科全权统筹安排人员和管理，优点是工作和谐统一，整体感、全局观强。学科发展有前瞻性规划，缺点是可能会忽略了护理人员业务的提高。

13.3.2.2　**药护分管型—药剂科和护理部共同管理**　药剂科、护理部分别安排各自的人员和工作。此种模式易与临床护理组沟通协调。但由于药剂科、护理部沿袭的工作方式、方法不同，关心问题的角度不一致，待遇也不一样，这些都给工作带来一定的影响，在调配中心工作产生分歧的可能性较大，协调要求高，精力投入较多。

13.3.2.3　**药剂科为主，护理部协助型**　由药剂科负责日常工作管理，护理部负责护理人员的人事管理与奖金分配。此种模式介于前两种管理模式之间，是向全方位管理模式转换前的过渡形式，也是推荐新开展PIVAS单位借鉴的模式。

13.3.3　岗位职责

医疗机构负责人应负责国家和省市颁布《静脉用药调配质量管理规范》在本机构的实施。药学部门负责人应组织与策划本规范的实施。静脉用药调配中心（室）负责人应依据本规范制定相应的岗位职责，全面负责技术操作，并具体组织落实和质量改进工作。

13.3.3.1　**静脉用药调配中心主任岗位职责**

（1）工作职责：在药剂科主任领导下，负责静脉用药调配中心的业务和行政管理工作。组织制定标准操作规程、管理制度等并组织实施，对静脉药物的调配质量负责，严格把关。

（2）具体职能

- 根据调配中心的工作任务、要求和特点，进行科学分工，合理安排好调配中心药师、护士、工勤人员的日常工作，督促工作人员执行各项规章制度和操作规程。协调好药师、护理人员与工勤人员的关系。
- 及时传达和贯彻院部及科主任布置的各项工作，并及时汇报调配中心内部执行情况。
- 协调调配中心和各科室之间的工作关系，征求意见，不断完善工作；发现问题及时处理，化解各类矛盾，有特殊情况及时向科主任汇报。
- 加强药品管理，定期检查贵重药品及其他药品的使用、管理情况，发现问题及时处理。介绍新药，不断改进药品供应工作。
- 加强自查，规范及完备各项工作，检查静脉药物配制过程中的环节质量，预见并防范各工作环节的差错。一旦有差错事故，积极做出响应，加以分析、总结，提出有效防范措施。
- 定期考核调配中心工作人员的工作质量；组织讨论工作中出现的问题，便于及时解决和杜绝。
- 制定中心内技术人员、进修生、实习生培训计划和要求，不断提高技术人员思想和业务素质。
- 负责检查和督促各类物品、器材、设备的保管、保养、维修，确保调配中心工作的正常进行。负责检查一次性物品处理情况等。

(3) 职位要求：静脉用药调配中心负责人应具有本科以上药学或相关专业学历，主管药师以上或相应的药学技术职称，敬业爱岗，具有良好的职业道德，并有相应管理的实践经验，有对工作中出现问题做出正确判断和处理的能力。

13.3.3.2 调配中心护士长岗位职责

(1) 工作职责：负责管理输液调配中心护理人员的工作，对输液的配制质量严格把关。协助药师对输液的核对、排药、包装质量进行检查。

(2) 具体职能

● 负责调配中心护理人员的工作安排。

● 检查输液配制过程中的环节质量，严禁输液配制的差错发生。

● 带领护士执行各项规章制度，督促护士严格遵守无菌操作技术进行静脉药物配制，负责考核调配中心护理人员的工作质量。

● 负责检查一次性物品的消毒、处理情况。

● 检查工勤人员的工作质量。

● 做好调配中心与各病房的协调工作，发现问题，及时加以解决。

● 协调好护理人员与药师的工作关系。

● 组织好护理人员的培养和业务学习，不断提高护士的医德水准及技术操作水平。

● 负责洁净室的日常管理和维护。

● 认真做好下级护理人员、进修人员的带教工作。

(3) 职位要求：由主管护师担任。

13.3.3.3 调配中心药学组长岗位职责

(1) 工作职责：负责管理输液调配中心药学人员的工作，加强配液核对、排药、包装质量的检查，对静脉药物的配制质量负责。

(2) 具体职能

● 负责调配中心药学人员的工作安排。

● 带领药学人员执行各项规章制度，检查静脉药物调配过程中的各环节质量，防止静脉药物调配的差错发生。

● 负责考核药学人员的工作质量。

● 加强药品管理，定期检查药品质量，发现问题及时处理。

● 检查工勤人员的工作质量。

● 做好调配中心与各病房的协调工作，发现问题，及时加以解决。

● 协调药师与护理人员的工作关系。

● 组织药学人员的培养和业务学习，不断提高药学人员的医德水准及技术操作水平。

● 积极指导并参与临床合理用药工作。

● 认真做好下级药师、进修人员、药学实习生的带教工作。

(3) 职位要求：由主管药师担任。

13.3.3.4 审方药师岗位职责

(1) 工作职责：审方人员负责核对医师处方，并安排排药。

(2) 具体职能

● 审方人员对医嘱内容要核对姓名、病区、药名、剂量、数量。

● 认真、仔细地审核处方的合理性，核查药物相互作用、配伍禁忌、相容性、稳定性和用法用量等。

● 凡有不合理用药或医嘱（处方）不符合处方管理制度等，应及时与医师沟通，做相应修改。发现严重不合理用药或处方错误，应拒绝调配，并及时报告，做好记录。

● 确认其输液用药配伍合理后，以病区为单位，及时接受医嘱（先临时，再长期），根据定批次规则，对每位患者按用药时间顺序，进行归类排序（定批次），打印标签，确保患者有效、合理、及时用药。

● 审方人员每天要负责贵重药品的清点，做到账物相符。

● 担负电话首接制的责任。

● 为安全用药，在特殊静脉用药的标签上作醒目标记：如避光药物—避光（蓝印章），化疗药物—黄色粘贴纸，高危药物—红色标记，青霉素类药物—黑印章等，及时提醒，便于操作。

(3) 职位要求：由药师以上人员担任。

13.3.3.5 排药人员岗位职责

(1) 工作职责：负责对当日临时医嘱、长期医嘱进行排药、贴签及核对。

(2) 具体职能

● 根据静脉用药标签依次准备药品，并校对用药标签书写是否正确，查验所用药品的完好性和完整性。

● 由两名人员配合对当日临时医嘱、长期医嘱进行排药、贴签、加强核对。

● 将排好并核对过的药筐按病区、冲配次序、加药种类分别放置。冷藏的需连同塑料筐放置冷藏柜保存。

● 在标签上盖章，以示负责。

(3) 职位要求：由药学技术人员（或护理人员）担任。

13.3.3.6 **输液调配人员岗位职责**

(1) 工作职责：负责对所有静脉用药的冲配工作。严格遵守无菌标准操作规程和核对制度，杜绝错误。

(2) 具体职能

● 工作人员要具备严格的无菌操作概念，认真负责，具有慎独精神。

● 按规定时间提前10分钟上岗。

● 进入配制室按规定洗手、带好口罩和帽子、穿隔离衣。

● 操作中，严格按照配制操作程序和要求进行调配，严格执行三查七对及一袋一针筒。

● 在操作过程中严禁随意离开，确保调配质量。

● 调配完毕的药液交于核对人员核对。

● 随时保持调配室、工作台的清洁和整齐。

● 在指定的标签上盖章。

(3) 职位要求：由药学技术人员或护理人员担任。从事静脉药物配制的技术人员应具有药学或护理中专以上学历，并经相应的专业技术培训，具有基础理论知识和实际操作技能。

(4) 健康要求：调配人员每年需进行体检，建立健康档案。体检内容包括：传染病、肝功能、胸透、皮肤病和视力，不合格者不能上岗。

13.3.3.7 **核对、包装人员岗位职责**

(1) 工作职责：负责对配制完毕的静脉输液进行核对、包装、统计，签名确认并按病区放置。

(2) 具体职能

● 将需冲配药液逐一传给配制人员。

● 对配制完毕的药液进行仔细核对：要对药液上的标签查看病区、床号、患者姓名、日期是否书写正确。

● 按输液用药标签内容（药物名称、规格、用量以及特殊药的用量）逐项核对所用输液和加入的粉针或水针空瓶与空安瓿，准确无误后签名。

● 核对人员最后还要看是否有执行时间，有摆药、校对、加药者的签名。

● 严格把关，一旦发现加药有误或有疑问，立即停配，进行处理，确保万无一失。

● 对符合加药要求的药液，按病区统计袋数、装袋封口，同时签名。

● 通知外送人员及时送往各病区。

(3) 职位要求：由药师以上人员担任。

13.3.3.8 **调配中心工勤人员岗位职责**

(1) 工作职责：负责将配制好的输液在指定时间内运送到各病区；负责调配中心的环境清洁工作；协助调配中心技术人员的非技术性工作。

(2) 具体职能

● 协助药师或护士将包装好的输液按各病区装上运送车。

● 严格遵守运送约定时间，将配制好的静脉输液用专车送至各病区，病区的药疗护士应在送达记录本上签字。

● 每日要清洗调配中心的场地，冲洗、消毒调配塑料筐，下班前必须倾倒各部的垃圾，做到垃圾不过夜，保持调配中心的整洁。

● 负责到药库领药，到库房、设备科申领物品。

● 协助库房人员的进药、上药、发药。在药师指导下协助拆输液外包装。

● 负责配液中心洁净服的清洗工作。

● 负责废品清理等工作。

(3) 职位要求：由卫勤服务部工作人员担任。

13.3.4 人员培训

静脉用药调配中心工作量大、责任心强、风险性大，有必要对参与此项工作的人员进行培训并采取准入制度，无论是药学人员还是护理人员，都要经过专门的培训，树立以患者为中心的意识，养成严格按照规章制度及标准操作规程办事的习惯。

13.3.4.1 **岗前培训与准入制度**

(1) 目的和意义：静脉药物输液调配中心的全体员工应进行有效的岗前培训，确保他们了解调配中心工作的意义，掌握各岗位技术操作技能，调整好心态，能高效高质量地完成工作。

培训应具有实用性和针对性。可采用课堂讲授、多媒体教学、幻灯、研究讨论、在岗指导等形式。应建立有连续性的培训体系，以保证每个员工都受过正确的培训，不但熟悉本岗位工作内容要求。还要了解相关岗位工作，从而做到相互支持、相互配合，确保工作高效、高质量地完成。

各级主管负责岗位培训，并保证所有员工在开始工作前已接受了相应的培训，未达要求的员工应暂缓上岗。

（2）培训内容

● 静脉用药调配中心工作的意义。

● 相关法律、法规、政策培训，树立良好的职业道德和工作作风。

● 标准操作规程和管理制度培训。

● 基础理论知识和实际操作技能培训。

● 良好的心理素质和团队合作精神的培训。

13.3.4.2　岗位再培训

（1）当相关的操作规程更新或有修改时，员工应马上接受培训，确保每位员工都了解被修改过的工作程序。

（2）当员工调入其他岗位时，主管必须保证该员工了解新岗位的操作要求。为保证工作，必须在员工工作之前接受相应的培训。

（3）对某些被证明不能完全胜任目前岗位的人员进行再次培训。

（4）针对工作中出现的新情况、新问题及时讨论培训。

13.3.4.3　岗位考核与带教

（1）员工通过岗位培训应该熟悉本岗位的特殊要求及操作过程。

（2）在结束特定工作技能的培训后，应该能够说明工作性质和操作规程，指出他们具体工作中由于不适当操作可能引起的差错。

（3）通过理论基础知识和业务技能考核，合格者核发上岗证。

（4）调配中心主任对新来的工作人员应指派一位工作认真、有经验的老师以“一带一”的方式专人带教，使新来人员迅速了解调配中心工作的环境和流程。

（5）带教老师有责任带好新工作人员，并且对其考核。

13.3.4.4　培训文件记录

（1）培训资料必须随时更新。

（2）当新的操作出现，必须在新的操作开始之前建立培训资料。

（3）有些培训可以分成几个部分，每一部分结束后都必须做记录。

（4）培训完成后的文件记录至少包括：职工姓名、每个培训过程的简单描述、课时、日期、培训人的签名、受训人的签名、考核成绩、证书。

13.4　化疗药物的调配

13.4.1　化疗药物的定义与品种

化学治疗药物（又称细胞毒性药物）主要包括抗微生物、寄生虫药物和抗恶性肿瘤药物。这些药物在临床静脉用药中占相当大的比例，同时化学治疗药物的调配对于人员、环境、设备、工作程序和废弃物的处理等方面都有着特殊要求。在普通环境中调配化疗药物，不但不能保证无菌操作，更为严重的是，在调配过程中药物的任何微小散出都将给环境和医护人员的身体造成危害，包括细菌耐药突变与致癌因素污染。因此，化疗药物的调配及处理方法，需要药学工作者给予更严格的管理，以保证做到最终产品的无菌状态；最终产品无任何固体微粒污染；各活性成分及载体在治疗要求过程中相容并且稳定；向患者提供标准化、高质量的最终产品；降低治疗成本和医务人员的职业风险。由于抗恶性肿瘤药物在调配过程中可能存在更大的潜在危害，在本节中将详细讨论这类药物的调配和处理要求。

13.4.2　化疗药物的调配

13.4.2.1　**药物调配的区域和设备**　化疗药物调配的区域和设备，有着一些特殊的要求，建议如下：

（1）药品调配区域只允许授权的员工进入；

（2）调配区域应尽量避免频繁的物流及人员的进出，以避免将生物安全柜中的药物带入周围环境；

（3）在调配药物区域的入口应有醒目的标记说明只有授权人员才能进入；

（4）在储存药物的区域应有适当的警告标签来提醒操作细胞毒药物时应该注意的防护措施；

（5）不允许在药物调配区域进食、喝水、抽烟、嚼口香糖、化妆和储存物品；

（6）在调配区域应张贴有皮肤或眼睛意外接触药物处理措施的图示；

（7）在药物调配区域应有水池，最好有冲洗眼睛的喷头，可准备一些包括生理盐水在内的溶液以备紧急冲洗眼睛。

13.4.2.2　**设备准备步骤**

（1）生物安全柜的准备

● 所有的细胞毒药物调配工作均应在生物安全柜中完成。在开始调配前先用无菌纱布擦拭安全柜的台面和四壁，用过的纱布与其他生物危害性废物一起处理。将一张一面吸水一面防水的垫布置于安全柜内的工作台面上，该垫在遭溅洒污染或调配工作完成后立即抛弃。

● 在调配药物前应当准备好所有调配时需要的药品和器材，这样可降低对柜内气流的影响，减少对人员的污染。

● 带有活性炭过滤的生物安全柜用于调配肿瘤药物。

（2）器材准备

● 针筒和溶解容器：严格固定针筒上可活动部件，防止针栓等同针筒分离；针筒中的液体不能超过针筒长度的3/4，防止针栓从针筒中意外滑落；在调配细胞毒药物过程中使用的针筒和针头应避免挤压、敲打、滑落，以及在丢弃针筒时无须将针头套上，应立即丢入防刺容器中再处置，这样可以防止药物液滴的产生并防止被针头刺伤；应将污染的器材丢置于放于生物安全柜内的一次性防刺容器中。

● 器材：严格执行个人防护操作规程，在细胞毒药物调配前做好准备工作：首先药剂师应穿上长袖且有弹性收口的反背保护衣，戴无粉末的一次性乳胶手套，手套应使用两副，一副戴于反背衣收口下面，另一副戴于收口上面，保证没有手臂或腕部皮肤暴露在外。当外手套遭到污染时应立即更换。若手套被刺破或有大片污染时，则内外两副手套均应更换。其他还有呼吸系统、眼睛、面部的保护器材。

（3）在生物安全柜中调配药物

● 安瓿的操作：轻轻地拍打安瓿将颈部和顶端的药物落于其底部，以保证没有药液或粉末留于该处，防止安瓿折断时药物在空气中传播和雾化。揭去瓶盖的药物西林瓶和输液瓶进针处以及安瓿的瓶颈处以75％的酒精擦拭消毒，并注意避免过多的酒精残留于瓶子表面；

打开安瓿时要用一块灭菌的纱布包绕着安瓿；如果安瓿内是需要再溶解的干燥物质，应将溶媒沿安瓿壁慢慢加入以避免药物粉末的散出；

选择大小合适的针头和针筒，在抽取药液后应不超过针筒容量的3/4。进针时西林瓶应与针筒成45°角，针头洞斜面向上，稍用力进针。一旦针头穿过橡皮塞后立即使针头和针筒呈垂直状态。若针筒中还有空气，可分次逐渐注入西林瓶中并每次回抽针筒活塞。注意不要一次性注入，以防西林瓶内产生过大压力。瓶装量大于5ml时，应先注入少量空气，以解决负压带来的抽取困难。最好使用带有过滤网膜的针筒和具有不沾水性的过滤针头。

● 操作小玻璃瓶：由于玻璃瓶中的气压会升高，操作时应尽量小心，避免产生药物的气雾。只需相当的气压即可轻易地抽取药物。注意当针头抽出时，如果瓶中压力太高会使药液溢出。

● 开瓶装置：不正当使用开瓶装置会增加受污染的机会。

● 带有标签的容器：所有装有细胞毒药物的容器都必须贴具有警告性语言的标签，例如："警告：化疗药物，小心轻放"；容器的外表面应当用织物擦过以除去可能的污染，内表面必须用酒精擦拭，容器最好使用适当的封口。

● 转运装置：调配好的药物应当及时地放入封闭的塑料口袋之中（此过程最好在控制区内完成），再送至用药的地点。

（4）生物安全柜的清洁

● 污染的物品必须放置在位于生物安全柜内的防漏、防刺容器内。

● 个人防护器材脱卸后放置在位于准备区域内的防漏、防刺容器内，操作人员不得将个人防护器材穿戴出准备区域。

13.4.3　化疗药物污染和废弃物的处置

13.4.3.1　**化疗药物污染的处理程序**　在化疗药物的调配过程中，所有物品均应小心轻放，有序处理，尽量避免溅洒或溢出的发生。但意外的发生并不能够做到绝对避免，因此，做好防范和应急工作是必需的。必须制定处理溅出的程序，在准备阶段和其他阶段都应如此。

13.4.3.2　**化疗药物污染的处理原则**

（1）在细胞毒性药物制备和储存的区域应具备处理溢出的工具。员工必须熟悉它们的使用方法。

（2）在细胞毒性药物的制备中，可用无菌塑料布包裹的吸水力强的薄布片来吸收少量的溢出物。

（3）较严重的溢出除吸除并擦拭外，还应用强碱来清洗擦拭。

（4）所有被溅出物污染的物料和废弃物必须废弃并按照相关的处理方法来处理。

（5）被溅出药物污染的人员必须脱去被污染的衣服，受到污染的部位必须用肥皂清洗或用水冲刷。若有针刺更应正确处理。

13.4.3.3 **化疗药物废弃物品的处理**

（1）废弃针头等尖锐废弃物应放在防穿孔的容器中，处理中应防止被刺伤。

（2）细胞毒性药物废弃物必须放在合适的袋中并封口，保证不发生泄漏。

（3）所有细胞毒性药物废弃物的容器必须有明显标识。

13.5 胃肠外营养药物的调配

13.5.1 胃肠外营养药物的定义与品种

13.5.1.1 **胃肠外营养药物的定义** 胃肠外营养药物（total parenteral nutrition，TPN）是将机体所需的营养素按一定的比例和速度以静脉滴注方式直接输入体内的注射剂，它能供给患者足够的能量，合成人体或修复组织所必需的氨基酸、脂肪酸、维生素、电解质和微量元素，使患者在不能进食或高代谢的情况下，仍可维持良好的营养状况，增进自身免疫能力，促进伤口愈合，帮助机体渡过危险的病程。TPN是微生物的良好营养剂，其混合配制需按一定的规程，并严格遵循无菌操作的要求。如在一般环境中配制肠外营养液则极易遭到污染，输入人体后将引起感染，后果严重。

13.5.1.2 **胃肠外营养药物的成分**

（1）水：水占人体的60%，对维持机体内环境稳定和正常代谢起重要作用。正常情况下，成人每天需水2000～2500ml，但患有肾、肺或心功能代偿失调时不能耐受这一水量。

（2）葡萄糖：葡萄糖是最常用的碳水化合物，是TPN热能的主要来源，主要提供能量和生物合成所需的碳原子，输入体内后有明显省氮效果。

（3）氨基酸：氨基酸为TPN的氮源。向机体内直接注入完整的蛋白质，从营养支持角度来说是不可取的，因机体不能耐受异性蛋白质，就是有些机体能耐受的蛋白质，其在机体内的半衰期一般比较长，所以用蛋白质来供给患者营养支持的氮源是不现实的。只有水解蛋白液或混合氨基酸输液，才能被机体利用，从而合成机体所需的各种蛋白质。目前临床上多用复方氨基酸液提供生理性静脉蛋白质营养，它由8种人体必需氨基酸和8～10种非必需氨基酸组成，平衡的氨基酸液更容易为机体利用，如某种氨基酸浓度过高，其多余部分将从尿中排出。一般来说，平衡的氨基酸液中必需氨基酸应占总氮量的40%以上，用于满足机体合成蛋白质。

（4）脂肪：脂肪是TPN中重要的营养物质。以乳剂形式用于临床，它含热量高，还可为机体提供必需脂肪酸；它无利尿作用，静脉输入后不会从尿和粪中排出，全部被机体利用。脂肪乳剂基本上是等渗液，可适用于外周静脉营养，它与氨基酸联合应用可提高后者在体内的利用率，节省机体蛋白质的消耗，改善氮平衡。和葡萄糖组成的双能量系统代谢更为有效，具有更佳的省氮效应，为达到氮平衡所消耗的能量相对减少。

（5）维生素：维生素在人体代谢和生理功能上占有重要地位，三大营养成分的正常代谢及某些生化、生理功能都需要各种维生素的参与，处于应激状态的危重患者对维生素的需要量可显著增加。用于TPN的维生素制剂有复合水溶性维生素（含维生素B_1、B_2、B_6、B_{12}、维生素C、生物素、烟酰胺、泛酸及叶酸等）、复合脂溶性维生素（含维生素A、D_2、E、K_1）等。短期应用TPN时，由于体内有储备，脂溶性维生素可不加。肠外营养患者联合使用上述两类维生素可提供维持机体健康和正常代谢的特殊需要，满足机体每天的营养需求，避免长期使用肠外营养易产生的维生素缺乏症。

（6）电解质：电解质主要维持血液的酸碱平衡和水盐平衡，维持正常渗透压和机体细胞正常的生理功能，保持机体内环境的恒定，包括 Na^{+}、K^{+}、Mg^{2+}、Ca^{2+}、PO_4^{3-}、Cl^{-}。值得强调的是电解质的每天补给量不是固定不变的，应根据疾病情况，根据血、尿定期检测结果予以调整。在这些电解质中，磷的补充不可忽视，它是细胞内主要阴离子，是缓冲系统的一部分，参与ATP能量储存、细胞膜组成、红细胞2，3磷酸葡萄糖转移酶的氧转运系统，是促进合成代谢的重要元素。无机磷在配制中与 Mg^{2+}、Ca^{2+} 易形成沉淀，所以一般不用，而使用有机磷制剂，如格利福斯，可避免沉淀产生，用于配制TPN液安全、可靠。

（7）微量元素：微量元素具有重要的生理功能，长期应用TPN会发生微量元素的缺乏，应及时补充。最常用的复方微量元素制剂如安达美注射液，内含铁、锌、锰、铬、铜、硒、钼、氟、碘等的每日正常需要量。

用于TPN的能量及电解质推荐量参见表13-6。

表13-6 全静脉营养输液推荐的能量和电解质需要量

	成人每日供应量（kg）			新生儿与婴儿每日供应量（kg）		
	基本	中等应激	高度应激	基本	中等应激	高度应激
水（ml）	30	50	100～150	100～200	125	125～150
能量（kJ）	125	146～167	209～251	376～502	523	523～627
氨基酸（g）	0.7	1.5～2	3～3.5	2.5	3.5	4
（含氮）（g）	0.09	0.2～0.3	0.4～0.5	0.3	0.45	0.5
葡萄糖（g）	2	5	7	12～13	18～25	25～30
脂肪（g）	2	3	3～4	4	4～6	6
钠（mmol）	1～1.4	2～3	3～4	1～2.5	3～4	4～5
钾（mmol）	0.7～0.9	2	3～4	2	2～3	4～5
钙（mmol）	0.11	0.15	0.2	0.5	1	1.5～2
镁（mmol）	0.04	0.15～0.2	0.3～0.4	0.15	0.15～0.5	1
磷（mmol）	0.15	0.4	0.6～1	0.4～0.8	1.3～1.5	2.5～3.0
氯（mmol）	0.3～1.9	2～3	3～4	2～4	3～4	4～6

13.5.1.3 ***胃肠外营养药物的品种*** 全静脉营养制剂的常用品种见表13-7。

表13-7 配制全静脉营养制剂的常用药品

类别	通用名	商品名	规格	其他
葡萄糖	5%GS、10%GS、5%GNS		50～500ml	
	50%GS		100ml	
	25%GS		250ml	
氨基酸	复方氨基酸（9AA）		250ml	总氨基酸55.92g/L
	复方氨基酸（15AA）		250ml	总氨基酸20g/L
	复方氨基酸（18-B）	绿支安	200ml	总氨基酸103.25g/L
	复方氨基酸（18AA）		250ml	总氨基酸12.5g/L
	复方氨基酸（18AA）		500ml	总氨基酸25g/L
	复方氨基酸（18AA-Ⅰ）	凡命	250ml	总氨基酸17.5g/L

续表

类别	通用名	商品名	规格	其他
	复方氨基酸（18AA-Ⅰ）	凡命	500ml	总氨基酸 35g/L
	复方氨基酸（18AA-Ⅱ）	乐凡命	5%×250ml、500ml	总氨基酸 50g/L
	复方氨基酸（18AA-Ⅱ）	乐凡命	8.5%×250ml、500ml	总氨基酸 85g/L
	复方氨基酸（18AA-Ⅱ）	乐凡命	11.4%×250ml、500ml	总氨基酸 114g/L
脂肪乳	中/长链脂肪乳 $C_{8\sim24}$ Ve	力保肪宁	20%×100ml、250ml	
	脂肪乳 $C_{14\sim24}$	英脱利匹特	30%×100ml、250ml	
维生素	脂溶性维生素	维他利匹特	10ml	
	水溶性维生素	水乐维他、九维他	冻干制剂	
	维生素 C		1g	
	维生素 B_6		50mg	
其他	微量元素注射液	安达美	10ml	
	磷添加剂	格利福斯	10ml	
	KCl		1g	
	葡萄糖酸钙		1g	
	10%氯化钠		1g	
	ATP		20mg	
	CoA		100μ	
	复合辅酶	贝科能	CoA 100μ、CoI 0. 1mg	

13.5.1.4　**胃肠外营养药物的优点**　各种营养成分同时均匀输入，有利于机体更好地代谢，利用。避免了采用传统多瓶输注时出现在某段时间中，某种营养剂输入较多，而另一种（些）营养剂输入较少甚至未输入的不均匀输入现象。由于高渗葡萄糖和脂肪乳剂在其中均被稀释，减少甚至避免它们单独输注时可能发生不良反应和并发症的机会。

避免了过度营养，节约了营养液，减少了费用。溶液稳定性好，便于配制规范化、标准化。

一次性使用静脉营养输液袋（简称 3L 袋）在大气挤压下随着液体的排空逐渐闭合，无需空气进入袋内，降低气栓发生，减少营养液的污染机会。基本上是“一日一袋式”的输液方法，不必像传统多瓶输液时需要更换输液瓶，因此减轻了护理工作，减少了配制时间，简化了输液设备。在临床应用中，减少了败血症、血栓性静脉炎的发生率。

13.5.1.5　**胃肠外营养药物的主要适应证**

（1）肠功能障碍，包括短肠综合征、小肠疾病、放射性肠炎、严重腹泻及顽固性呕吐、胃肠道梗阻；

（2）重症胰腺炎；

（3）高代谢状态危重患者；

（4）严重营养不良；

（5）复杂手术前后的营养支持。

13.5.1.6　**胃肠外营养药物治疗的禁忌证**

（1）胃肠道功能正常，能获得足量营养者；

（2）估计需 TPN 治疗少于 5 天者，因为短期治疗无明显益处；

（3）需急症手术者，术前不宜强求肠外营养；

（4）临终或不可逆昏迷患者。

13.5.2　胃肠外营养药物的调配

13.5.2.1　**胃肠外营养药物配制的质量要求**

（1）pH 值：pH 值应调整在人体血液缓冲能力范围内。健康人血液的 pH 值约为 13.4，平时只有极微小的改变。在这一 pH 值范围内，各组织及其酶系统才能进行正常的代谢活动。所以，在配制此类输液时，对于 pH 值的调整一方面应考虑药液维持本身稳定性的需要，另一方面必须注意被调整药液的 pH 值，使其在血液缓冲能力的范围以内。

（2）渗透压：血浆渗透压一般为 280～320mmol/L，与 0.9%NaCl 液的渗透压相当。当输入低渗透压溶液时，水分子将进入细胞内，严重时可有溶血现象。若输入高渗溶液，细胞内水分子逸出而发生细胞皱缩，由于体内有中枢神经系统参与的调节机构，当输入与血浆渗透压差异不大或差异虽大但输入量较小时，机体可以调整。但若注入量大或速率较快，调节失控，将引起细胞脱水，严重者可导致血栓形成。另外，输液的渗透压过高对血管刺激较大，尤其是外周静脉为肠外营养的途径时，可以引起静脉炎、静脉栓塞，使肠外营养不能进行。

（3）无菌，无热原。

（4）微粒异物不能超过规定：目前各国药典中规定的微粒最大应不超过 10μm。

（5）无致敏性：对于某些输液如水解蛋白，要求不能含有引起过敏反应的异性蛋白。

13.5.2.2 胃肠外营养药物的配制过程

（1）配制前准备

● 配制前将所用物品准备齐全，避免因多次走动而增加污染的机会。

● 用 75%酒精擦层流台表面及输液瓶。

● 严格检查 3L 袋的有效期，外包袋、输液袋、输液管道是否密闭、有无破损。

（2）配制顺序

● 将不含磷酸盐的电解质（如 Na^+、K^+、Ca^{2+}、Mg^{2+}）和微量元素加入到葡萄糖、糖盐水溶液中，充分混匀，避免局部浓度过高。

● 将磷酸盐、胰岛素加入到其他葡萄糖溶液中，并充分振荡混匀。注意格列福斯和葡萄糖酸钙不能加在一瓶补液内。

● 关闭 3L 袋的所有输液管夹，然后分别将输液管连接到葡萄糖溶液和氨基酸溶液中，倒转这两种输液容器，悬挂在水平层流工作台的挂杆上，打开这两根输液管夹，待葡萄糖液和氨基酸溶液全部流入到 3L 袋后，关闭输液管夹。

● 翻转 3L 袋使这两种溶液充分混匀。

● 将水溶性维生素溶解到脂溶性维生素中，充分混匀后加入到脂肪乳中混匀。若 3L 袋内不加脂肪乳的，则不能使用脂溶性维生素，水溶性维生素溶解后加入葡萄糖液中，但此过程需注意避光。

● 最后将脂肪乳加入 3L 袋后，充分混匀，将袋子中多余的空气排出后关闭输液管夹，套上无菌帽。

● 挤压 3L 袋，观察是否有液体渗出。

● 所有这些操作均应在水平层流台上进行，并严格按照无菌操作技术和保持操作窗口的“开放”。

● 配好的 TPN 口袋上应贴上注明病区、床号、姓名及配制时间的标签。

● 签名后，送到成品间由药师进行检查核对。

● 药师应仔细检查有无发黄、变色、出现浑浊、沉淀等现象出现，如有则须丢弃，核对结束后，将 3L 袋装袋后交给病区，如不马上使用，则应放入冰箱中冷藏保存。

13.5.2.3 胃肠外营养药物的注意事项

（1）药物浓度

● $Na^+ <$ 100mmol/L，1L 液体中最多只能加 6 支 10%NaCl，3L 袋中有 1 瓶 5%GNS 的，最多加 1.5 支 10% NaCl。

● $K^+ <$ 50mmol/L，1L 液体中最多只能加 3.5 支 10% KCl。

● Mg^{2+} 3.4mmol/L，1L 液体中最多只能加 3ml 25% $MgSO_4$。

● Ca^{2+} 1.7mmol/L，1L 液体中最多只能加 5ml 10% 葡萄糖酸钙。

● 葡萄糖、氨基酸的最佳比例为1∶1或1∶2。

● 混合液中葡萄糖的最终浓度为 0～23%，有利于混合液的稳定。

（2）保存

● 避光：不加脂肪乳剂的 3L 袋尤其要注意避光。

● TPN 最好是现配现用。聚氯乙烯（polyvinyl chloride，PVC）袋，应于 24 小时内输完，最多不能超过 48 小时，而且应于 4℃状态下保存。如果是乙烯乙酸乙酰酯（ethylene vinyl acetate，EVA）袋，可保存一个星期。

（3）其他

● 钙剂和磷酸盐应分别加在不同的溶液内稀释，以免发生磷酸钙的沉淀。故在加入氨基酸和葡萄糖混合液后，肉眼检查一下袋内有无沉淀生成，待确认无沉淀后再加入脂肪乳液体。

● 由于脂肪乳粒表面磷脂带负电荷，电解质中一价或二价离子与之结合并中和，致使颗粒聚集或合并，乳剂破坏。因此在配制时，不宜将电解质、微量元素液与脂肪乳剂直接相混。

● TPN 中不要加入其他药物，除非已有资料报道或验证过。

13.6 静脉用药调配中心的流程管理

静脉用药调配中心的流程是指从临床医师的医嘱信息进入静脉用药调配中心，药师与护士将静脉药物输液产品按时、准确地发出的全过程以及与这一过程密切相关的工作的管理。这一过程包括：①信息流：接收医嘱、审核处方、反馈审方意见、接受咨询、调整医嘱、药品使用等；②物流：药品管理、贴签、药品调剂、药品冲配、调配成品包装、调配成品发出以及上述各环节的复核等；③人流：各岗位的人员要求（详见13.3）；④其他：与这一过程密切相关的各项工作包括：各项操作结束后的清场、计算机、超净台等设备的养护、临时停药及差错的防范和处理。

13.6.1 信息流管理

13.6.1.1 **医嘱信息管理**

（1）医嘱信息的接收：临床医师查房后产生的医嘱由病区主班护士负责录入计算机（或经医师工作站直接录入），经核对后确认发至静脉用药调配中心并电话告知；或在静脉用药调配中心计算机上提示。

（2）处方的审核：静脉用药调配中心接收医嘱后，由审方药师审方。内容包括：处方的信息是否完整，如病区、床号、住院号、患者姓名、年龄等；药品的使用信息是否正确，如药品的名称、规格、使用政策、使用权限等；药物的使用是否合理，如药物的剂量与用法、药物的不良反应、药物的相互作用、药物的配伍禁忌、输液的滴速以及两袋输液之间的衔接等。并根据先抗生素、激素、治疗主药，后辅助用药的原则，确定输液的冲配顺序（批次），一般用编号或输液时间决定。有特殊用药需求的病区应事先告知。有条件的单位可配备合理用药软件，使审方过程更科学、方便、高效。

近年来，随着医院药学的发展和对合理用药问题认识的深化，越来越多的临床药师认识到仅有上述层面的审方是不够的。静脉用药调配中心的药师工作站需要得到患者的更多信息，如：诊断（主要症状）、肝肾功能等病生理状况、主要临床检验结果等，以利于审方药师对用药医嘱合理性的深入判断。

（3）问题或疑义处方的处理：审方药师在处方审核过程中，发现问题或有疑义处方时，应尽快与相应病区进行联系、沟通。属医嘱信息录入错误的由主班护士及时更正、确认；属药品使用政策和权限的应根据医疗行政管理部门和医院的相关规定经主班护士向经治医师说明后进行调整。属药物不合理使用的应根据药典、药品说明书以及权威专业书籍立即与经治医师进行电话或当面讨论沟通，推荐正确、合理、安全、有效的治疗药物及处方。若有争议仍然坚持，经治医师或其上级医师应再次确认以示负责，方可进入下一调配程序。审方药师应将审方过程中发现的问题及处置记录汇总，不得擅自修改医嘱。必须指出的是，审方药师不得根据电话方式确认对电子医嘱的修改，任何修改必须得到计算机系统或纸质医嘱的确认方可执行。

（4）电子处方的查询与保存：除静脉用药调配中心的管理和临床药师提供临床药学服务的需要而进行的处方查询外，任何其他处方查询须向医院医疗管理职能部门提出申请。申请内容包括：日期、申请人、申请原因、查询处方时间、内容、结果、批准人。得到批准后，在药剂科许可的范围内，由静脉用药调配中心专人陪同进行查询，并作相关记录留存归档。电子处方一般按月存盘备案保存，保存时间不得低于卫生部的规定。

13.6.1.2 **药品信息管理** 医院药学部门药品的供应与使用信息一般由药库管理。静脉用药调配中心的药品信息包括药品单位时间的使用量、病区药品使用量等。药剂科可定期组织汇总分析，提供药品管理的决策依据，有利于临床药学服务的开展。

13.6.2 物流管理

13.6.2.1 **药品流管理**

（1）药品管理

● 按《药品管理法》和《医疗机构药事管理规定》的有关规定，建立药品管理的相关制度并严格执行。

● 药品领用：静脉用药调配中心应按临床用药需求，在医院用药目录范围内备齐药品，并根据单位时间的药品使用情况定期凭药品请领单向供方领用药品，补充库存。供方可以是药库，也可以是药房。一般每周领用 1～2 次。如遇特殊情况，特殊用药可随时领用。

● 药品验收：根据药品请领单上的实际发出数对供方备齐或送来的药品进行清点验收，并对药品批号、效期、有无变质及破损等情况进行检查、确认、签名。对不符合药品质量要求的如失效、变质的药品应予拒收，并记录、报告相关负责人。

● 药品储藏：药品经验收合格后，应分类定位摆放，整洁有序。药品使用时应先产先出，定期检查药品摆放处的温度、湿度，并做记录。一般每日上午、下午各一次，并随时采取有效措施，保持相对湿度 45%～75%。保持冷藏、阴凉处和常温储藏温度的相对稳定。定期检查药品的质量，按月修正药品效期表。

● 药品账务：所有药品都应凭药品请领单入账，药品的使用应凭电子处方或凭经药品报损流程并得到批准的药品报损单销账。不准外借。每月应进行药品盘点，做到账物相符。

(2) 调剂管理：电子处方通过审方药师的审方确认后，自动生成有编号的静脉药物输液标签(输液单)，标签内容包括：病区、床号、姓名、住院号、药品名称、规格、数量、皮试否、排药者、加药者、审核者、执行者、处方日期等。同时产生各病区静脉药物调配量汇总记录。

● 贴签：输液单应贴于输液袋正面，药名、剂量、浓度的下方或输液瓶（包括玻璃瓶）的侧面，以方便核对、使用。

● 放入盛器：将贴有输液单的输液袋（瓶）根据编号或输液时间放入相应冲配筐。冲配筐一般以颜色或形状加以区别。相同的编号或输液时间放入相同颜色的冲配蓝。

● 排药：根据冲配筐内输液单上的药品名称、规格、数量准确地排药。如有合并用药或使用少于 1 支（瓶）的药品时应予以注明。

● 摆放：将排好药品的输液冲配筐按病区、冲配次序、加药种类（即抗生素、抗病毒药、化疗药和普通电解质溶液及全静脉营养制剂 TPN)，分别放置在不同的区域。须冷藏的药品应放置于冰箱内。调剂完成后应在输液单上盖章或签名。

● 调剂复核：核对者对已排好的输液用药要核对病区、药名、剂量、数量及输液编号与冲配筐颜色或形状是否相符。将已核对好需冲配药物逐一放入传递窗，并记录各批次的具体数量。总量及各批次数量与备份相符后，在输液单上盖章或签名。

(3) 冲配管理

● 冲配人员应严格按照静脉药物无菌调配的操作程序和要求进行冲配。如：抗生素类药物无菌调配操作规范；细胞毒性药物无菌调配操作规范；普通电解质药物无菌调配操作规范；全静脉营养药物无菌调配操作规范等。并按病区、批次由专人逐一进行冲配。

● 冲配复核：冲配者应根据输液单仔细核对病区、药品名称、规格、数量，准确无误后方能冲配。如有合并用药或特殊疑问情况，应请同室人员复核。

● 在冲配的操作过程中如遇药品标识字迹不清、输液单有疑问时，应立即停止该组药品的冲配，与相关人员联系达成共识后方可再行冲配，并记录。

● 冲配中由操作不当或失误造成药品破损、冲错、冲坏等应立即向静脉用药调配中心负责人报告，及时更正或调整并记录。

● 调配完成后在输液单上盖章或签名，静脉药物输液成品连同空瓶、空安瓿［如有少于 1 支（瓶）药品冲配的，还应包括剩余药液］放于原盛器至传递窗内交于核对人员。

● 冲配操作过程中严禁随意离开，保持调配室、工作台的清洁、整齐，确保冲配质量。

13.6.2.2 *成品流管理*

(1) 输液成品质量检查：检查者从输液成品传递窗接收成品后，应认真仔细检查其外观、质量，有无变色、混浊、沉淀、异物等。适当用力挤压输液成品，检查有无渗漏、破损。若有不符合质量要求的应视为废品，登记处理，并按常规程序重新调配。

(2) 输液成品复核：核对者应按输液单项目仔细、逐一核对冲配筐内的药品空瓶、空安瓿，查对药品的名称、剂量、数量是否一致，如使用少于 1 支（瓶）用量的药品，还需查对其剩余量。一旦发现加药有误或存有疑问，应立即向有关人员报告，进行处理并记录。最后还应查对排药者、核对者、冲配者签名。核对者签名后放入专用周转箱内。专用箱应有已进行质量检查和成品复核的标记。

（3）输液成品包装：输液成品的包装应由专人负责，分病区、批次在相对独立的空间和环境中进行。首先应根据输液调配汇总单，仔细核对各病区、各批次的数量是否相符，其次按操作规程用塑料袋封口包装，放入各病区的专用周转箱内，并在病区静脉药物输液登记签收簿上写明病区、批次的输液袋数、签名。不能及时送至病区的输液成品应根据其性质放置于冷藏设备中保存。

（4）输液成品运送：运送静脉药物输液成品应使用加锁（或加封）、封闭式专用车（或塑料框），配备2把钥匙。病区护士长、静脉用药调配中心负责人员各有1把。包装后的输液成品经核对与相应病区的调配数量相符后，按病区分别装箱，整齐摆放于运送专用车，加锁。由专人及时运送至各病区护士工作站。

（5）输液成品签收：各病区主班护士开锁后，根据所送静脉输液成品清单，核对数量正确、输液袋完好后，在签收簿上签名。如有数量不符或漏袋，及时与静脉用药调配中心联系，并在签收簿上注明。待运送离开后，根据输液单、治疗单，逐一核对每位患者的医嘱、输液药品的名称、剂量、数量等，发现问题应及时与静脉用药调配中心联系。

13.6.2.3 *清场管理*

（1）调配清场：冲配人员完成某一病区、某一批次的静脉药物输液调配后，应仔细核对该病区、该批次的冲配数量以及冲配筐只数，冲配后留下的药品空瓶、空安瓿和残留药液应随输液成品一起放入冲配筐内，至成品传递窗内。巡视该病区、该批次输液的冲配超净工作台及预调配药品摆放区，确保无遗留物品。同时应用75%酒精清洁超净工作台，污针筒、毁形针头、污物应集中放置污物区，由保洁人员统一外送处理。调配间隔时间较长的，还应同时清洁冲配人员座凳、开启紫外线灯。

（2）输液成品复核清场：核对者自输液成品传递窗取得输液成品经质量检查、复核无误后，应将冲配筐内的药品空瓶、空安瓿、空输液袋等分类放入规定的盛器内与冲配筐置于规定的区域内统一清洗、消毒、处理。

（3）包装清场：包装人员在完成某病区某批次的输液成品封口包装后，应仔细核对装箱数量无误、包装区域无输液成品时，再行清洁包装区域，准备启动另一病区、另一批次的封口包装工序。

13.6.2.4 *废品流管理*

（1）定义：静脉用药调配中心调配的输液成品如有下列任何一种情况的，应视为废品，不得用于临床治疗：

● 冲配篮内的药品或药品空瓶、空安瓿与输液单不相符的。

● 冲配当事人肯定有冲配错误的。

● 旁人指证是冲配错误而冲配当事人不能否定的。

● 输液成品与静脉药物输液质量标准不相符造成的废品，应在肉眼条件下看到输液成品出现变色、混浊、沉淀等物理变化或有异物、渗漏等。

● 输液成品在调配过程中可能被污染而造成的废品。

（2）废品的处理：出现废品后首先应全面了解情况、分析原因、确认废品、明确责任人。废品应按规定的流程报损。根据废品药物的性质妥善处理（倾倒稀释或回收焚烧），同时应做记录，并按要求重新调配。

13.6.3 人员管理

各岗位的人员要求（详见13.3）

13.6.4 其他管理

13.6.4.1 *临时停药管理*

（1）临时停药的原因：通常医嘱信息通过网上传递并经审方药师的审方确认后，到按输液单冲配前有一时间差，称为静脉药物调配不应期。各医院因人员配备、场地条件、管理要求、规模大小的不同，静脉药物调配不应期也不同，一般为1小时。其中临时医嘱的静脉药物调配不应期短一些，长期医嘱的静脉药物调配不应期长一些。在此期间可能会碰到各种突发原因导致静脉输液冲配程序停止执行。

病区患者往往病情重，变化多而快，一旦患者病情变化而更改医嘱或会诊后调整治疗方案，都会造成待冲配的静脉输液冲配程序执行的中止，属静脉用药调配中心不可控因素。

（2）临时停药的防范与处理：静脉用药调配中心应加强与医院有关职能部门和各病区的联

系，一方面精心设计静脉输液调配的时间流程（该时间流程应得到临床确认），一方面规范协调临床的医嘱行为，同时畅通沟通渠道，丰富沟通手段。对医嘱原因造成的停药，应采取病区电话通知（无人时可录音留言），手机短信提示、信箱、计算机提示等方式，缩短静脉药物调配不应期，尽可能快地进行处理和调整。对药品供应原因造成的停药，首先应立即停止该组静脉输液的冲配，并尽快联系相关病区的医师进行修改或调整，同时应提出停用药品的不同品牌、规格、或同大类不同品种的建议，得到医师重新确认医嘱后方能调整、冲配，不得擅自修改、替换。

（3）被停药的输液成品的处理：被停药但已经完成冲配的输液成品如在规定的时间内有相同的医嘱处方，可经静脉用药调配中心药学人员 2 人以上核对调换输液单，调剂使用，并予登记签名。否则应登记报损，并按其药物性质倾倒稀释或回收焚烧。同时应计入职责病区的成本账内。

13.6.4.2　**差错管理**

（1）发现差错：静脉用药调配中心的差错一般分为两种，已发生但未出门的属内部差错，发生并已出门的属出门差错。发现差错是指在静脉药物调配流程中发现的因各种因素导致的差错。主要有医师用药错误、剂量错误、护士录入医嘱信息错误、信息程序错误、调配中心的摆药错误、冲配错误以及药品的质量问题等。

（2）纠正差错：一旦发现差错应立即向静脉用药调配中心负责人，必要时向药剂科主任报告，严重的还应及时向医院医疗职能部门汇报，积极采取补救措施。按规定填写差错报告单，并在静脉用药调配中心或药剂科内部讲评，汲取教训。

静脉给药一旦发生错误往往造成严重后果，甚至危及患者生命。故差错管理与风险控制是静脉用药调配中心一项十分重要的工作，详见下篇第 28 章。

13.7　静脉用药调配中心的质量控制

13.7.1　环境质量控制

13.7.1.1　**意义**　配制区域的空气清洁度是造成微生物污染的因素之一。一个世纪以前，人们就发现环境中的微生物会引起感染。因此人们通过洁净室减少或消除细菌的污染，使医院内（尤其是手术室）感染的发生率明显降低。通过在医院的关键区域装备合适的通风装置，以空气为媒介的感染发生率将大大降低。其他研究发现，环境和人体产生的空气传播微粒（如灰尘、污物、花粉、活体微生物或已死亡的微生物、皮屑、化妆品、纤维）都可能对患者产生不利的影响。配制区域必须常规地进行监测以决定清洁等级。

13.7.1.2　**工作区划分**　工作区域包括洁净室、加强区、层流工作台（LAFW）正确地划分，或者将工作区域合理地隔断，以满足需要。一般要求操作台面局部 100 级，周围环境 1 万级；应当保持空气流通方向一致性，避免空气紊流及反流现象，保证一定换气量，还应当根据不同要求保证一定的气压；另外还应当按操作要求严格控制温度及湿度，按不同岗位及环境要求使用各种特殊建筑材料。根据美国药典，要达到适当级别，需要投入数万美元对工作区域进行改造。在进行改造前，应当咨询对洁净室有丰富经验和专业知识的专家。为了达到合理控制环境的目的，可采用不同的设备，如在屋顶排气扇装设高效空气颗粒（HEPA）过滤设施，用塑料表面的“洁净室级”瓷砖铺天花板，用无缝的乙烯树脂材料铺设地板，不要在配制区域设冰箱、计算机、打印机等设备，因为这些设备可能吸附或产生大量的微粒。

13.7.2　过程质量控制

13.7.2.1　**过程质量控制的意义**　大量事实证明，不正确地配制无菌和非无菌制剂可能会对患者造成伤害甚至死亡。在已经颁布的美国联邦食品、药品及化妆品法中，无菌静脉配制工作规范已作为专门的一部分。药师和技术人员对配制过程的理解程度和配制操作人员是否遵循正确的操作程序对保证最终配制无菌制剂质量有重要作用。配制质量的控制对无菌和配制准确是非常关键的。应当调查引起配制失败的环节，进一步改进和控制导致失败的关键因素，进而有利于形成完善的质量标准。

13.7.2.2 **静脉用药调配中心操作过程的认证** 对静脉调配操作过程的认证是一个非常重要的过程。调查显示，通过认证可以大大提高调配药物的安全有效性。质量的保证不能仅仅通过对最终配制好的药品的检验完成，而必须通过调配过程中的每一个环节进行。与对调配结果的检验相比，过程认证比最终产品的质量检查更加省时，而且成本更低。ASHP（美国医疗系统药师协会）发布的TAB（“药房无菌配制产品的质量保证”技术帮助公告）中，认证过程是判断操作者在最具备挑战性的条件下，仍可以调配出合格的无菌制剂。采取细菌培养的方法检查环境、装备、药品及灭菌技术的无菌性也是认证工作十分重要的一环。过程认证包括以下重要内容：

- 培训工作人员并且考核他们从事调配的资格。
- 对容器及药品的储存和密封操作。
- 使用时药品的稳定性（相容性、物理及化学的稳定性）。
- 药品的失效期。
- 标签的要求。
- 最终产品检查（无菌、无热原、浓度准确并且稳定）。
- 将整个无菌调配过程形成文档。
- 工作人员的检查和认证、冰箱温度的认证、安全柜的认证、批内质控检查、检疫记录。

13.7.3 无菌质量控制

13.7.3.1 **溶液中药物的效期** 两个因素对确定配制药品的效期非常重要。首先，溶液中药物的稳定性。这方面有许多文献，从中可以确定溶液中药物稳定性。另一个因素是药品是否无菌。从定义上看，无菌是指药品中没有活体的微生物。与热原不一样，无菌是一个绝对的概念，药品只有无菌和有菌两种情况。而对于热原，虽然理想的目标是配制无热原的制剂，但在实际工作药品中可允许有一定限量的热原存在。由于患者在使用被微生物污染的配制药品时，可能出现较严重反应甚至死亡，美国药典（USP）第797章中制定了危险分类等级和操作原则，以防止污染发生。除非无菌检查是为USP进行，其他情况下制剂的效期不能超过规定的限度（表13-8）。

表13-8 美国药典第797章中规定的使用期限

危险等级	室温	冰箱冷藏	冷冻（≤-20℃）
低	48小时	14天	45天
中	30小时	7天	45天
高	24小时	3天	45天

13.7.3.2 **无菌培训与评估** 负责无菌配制的药房管理者、药师和技术人员每天的工作量越来越大，而对他们的培训却越来越少，这将形成一种恶性循环，必将对无菌配制造成很大危害。正规地培训及定期的资格评价对保证无菌和配制的准确是极为重要的，受过良好训练的工作人员在配制时会严格地按照规程操作。

13.7.3.3 **危险因素等级标准** 不同医院之间的工作要求、生产程序及配制场所区别非常巨大，因而要统一制定标准要求较为困难，美国药典要求药师在实际工作中应当灵活掌握，根据调配工作中实际情况，最终达到无菌性及准确调配的要求。表13-9中列举了不同的调配工作及调配环境下，美国药典797章规定的危险等级。表13-10为一检查单，列出了决定不同危险等级的影响因素。不同的调配中心，应当在静脉配制理论知识的基础上，按照对无菌的影响因素，确定各自的危险等级。

表13-9 美国药典对不同调配危险等级的规定

配　制	位　置	USP<797>危险等级
根据需要，用一定量灭菌输液将药物冻干粉溶解于1人份的少量小包装或大容量的输液中	在使用合适机械控制装置的药房中（ISO 8级洁净室中的ISO 5级通风橱中进行）	低危险等级
根据需要，用一定量灭菌输液将药物冻干粉溶解，获得的溶液置于空瓶中，并进一步分装加入几个小包装或大容量的输液中	在使用合适机械控制装置的药房中（ISO 8级洁净室中的ISO 5级通风橱中进行）	中等危险等级
用一定量灭菌输液将药物冻干粉溶解后，加入几个小包装或大容量的输液中	护士站，急诊中心或患者旁边，无任何机械控制装置	高危险等级

表 13-10　药房配制危险等级评价检查表

分级	要求	是	否
低危险配制	● 采用封闭系统的简单混合物 ● 在达到 ISO 5 级（100 级）的层流工作台（通风橱）配制 ● 位于配有加强区的 ISO 8 级（10000 级）缓冲间 ● 例如单剂量抗生素或其他小容量非胃肠道制剂（SVPs），配制成水溶液		
中等危险配制	● 带有多种添加剂和（或）小容量混合液配制 ● 批量制剂（如注射剂） ● 复杂的操作（如 TPN） ● 配制需使用几天的制剂 ● 在 ISO 5 级（100 级）中操作 ● 位于配有加强区的 ISO 8 级（10000 级）缓冲间 ● 例如多种混合物、用自动混合器配制肠外营养液、批量配制不含抑菌成分的制剂		
高危险配制	● 含非无菌（块状粉末）的成分 ● 敞开配制系统 ● 在 ISO 5 级（100 级）中操作 ● 位于配有单独加强区的 ISO 8 级（10000 级）缓冲间 ● 例如用非无菌药品配制 CSP，非无菌成分（吗啡或其他麻醉药）或最容器是非无菌的并且必须最终灭菌（放射性药品）		

13.7.3.4　**无菌操作的注意事项**

（1）洗手：洗手是整个操作过程中无菌控制的关键一步，在洗手过程中需注意以下几点：

● 脱去手表和其他饰品。

● 最好应用抗菌肥皂，而且使用时泡沫要完全覆盖，直至肘关节处等，应注意将指甲和指间的空隙处清洗干净。

● 在洗手过程中，双手垂直朝向地面。

（2）操作人员在无菌操作过程前尽量修剪指甲，在无菌操作过程中禁止交谈或吃食品等。

（3）在无菌操作过程中，应避免无菌服接触地面，避免双手和身体任何部位接触无菌服和头罩的外表面。不要直接接触药品、包装材料及器械。

（4）在戴无菌手套时应注意：未戴手套的手不可触及手套外面，戴手套的手不能触及未戴手套的手及手套的里面；一旦手套破裂应立即更换。

（5）无菌的容器不可以任意翻转。未经消毒的物品、手、臂等不可触及无菌物品，以免污染。

（6）不可以物品直接伸入无菌溶液瓶内蘸取或直接接触瓶口倒液。倒出的溶液不可以倒回瓶内。

（7）操作人员在控制区将要进行调配的药品放进经过75%乙醇擦洗的药筐中，从控制区侧放入传递窗内，由在洁净区内的操作人员取出，进行调配。

（8）调配完毕后，操作人员将已完成的调配药物和包装放入药筐，从洁净区侧放入传递窗内，由在控制区的操作人员取出。

13.8　静脉用药调配中心的规范化要求

13.8.1　国外静脉药物调配的规范化要求

20 世纪 90 年代初，美国发生了一系列与 PIVA 有关的严重医疗事故。其中一些是由于调配输液中成分错误：如由于药学技术人员误将氯化钾注射液当作静注肝素造成 3 个婴儿死亡；药学技术人员配制的抗生素配制错误造成 2 个婴儿死亡；1 例眼部手术后由于使用硫酸镁后死亡；另外 1 个儿童使用未加右旋糖苷 TPN 溶液后死亡。另一些医疗事故是由微生物污染后造成的：由于批量配制的心脏停搏溶液被污染，2 位成人死亡以及其他 6 位患者感染；在另一次心脏手术中，由于谷氨酸钠-天冬氨酸钾溶液被污染，造成 4 名患者死亡。1994 年，由于 TPN 调配失误造成 2 名患者死亡，另外 2 名呼吸系统衰竭。TPN 中包括氨基酸、糖类和脂类，同时还包括钙、磷酸盐及其他营养物，尸检在肺部毛细血管中发现弥散性的磷酸钙栓塞，这是在使用自动混合设备时形成磷酸钙沉淀造成的。这些例子说明即使采用静脉用药调配中心，若没有严格的操作规程，不按照操作规程进行，同样会造成严重后果。

美国国家大容量胃肠外给药协调委员会（NCCLVP）是最早关注这些患者安全问题的组织之一，该组织制定了在配制过程、标签应用以及医院药学配制服务方面的标准。美国 FDA 从 1990 年起，明确了药师在静脉调配中的地位，他们有责任在配制工作中遵循 GMP 和安全包装规定。

同时，一些药学专业组织包括 ASHP、USP 及国际药学联合会（FIP），为了给负责无菌配制的药师和技术人员提供专业性的指导和帮助，进行了大量的调查研究工作。ASHP 抽样选取有代表性的药房负责人，通过对他们的问卷调查发现：①需临床调配无菌制剂的医院几乎达到 96%，其中 61%的医院进行批量调配；②几乎所有（99.4%）调配无菌药物的药师都在使用层流净化台；③大约 75%的受调查者是在洁净室内使用层流净化台；④大约 50%的受调查者每 6 个月检查确证净化柜的使用并每个月更换过滤器；⑤不到 33%的受调查者定期检查调配环境及净化台周围的细菌污染情况；⑥33%的受调查者采用最终过滤的方法保证某些调配产品的无菌，16%的受调查者对每批调配产品进行过滤。调查还发现近半数的受调查者从不检查化学纯度、药物浓度、无菌性或无菌产品热原含量。定期对药师和技术人员的无菌知识进行考核的药房不到1/3。也就是说，大多数医院的药师对调配的药品的安全性和有效性胸中无数。这项调查说明对无菌产品的质量认证程序需要大大改善。

ASHP 还召开了由 FDA、USP、美国医院联合会（AHA）、静脉注射护士协会、执业医师感染控制联合会、康复组织联合委员会（JCAHO）、AACP、制药企业联合会等组织代表参与的会议，列出了无菌药物调配的问题，主要包括：①缺乏合适的政策和程序；②缺乏人员培训和材料；③政府及专业缺乏一致的标准和制度；④缺乏商品化无菌药品。

在进行调查研究的基础上，NCCLVP 制定了静脉调配的指南，包括以下几个要点：

- 应当制定关于调配、分发及传送无菌制剂的操作程序。
- 药师和辅助人员应当受过培训并对无菌药品有充分的背景知识。
- 应对药物进行合理的储存、标注和处理。
- 无菌调配区域应当与其他活动区域分离（但并未提及洁净室）。
- 调配人员必须遵循卫生学和无菌技术。
- 当产品超过标签注明的失效期时，应当有专门的文件说明失效期及其理由。
- 药师应当对调配终产品进行检验。
- 调配记录应当作为质量保证程序的一部分妥善保管。

1992 年 USP 提出了静脉无菌配制的指南草案。这一草案经修订后被批准并被命名为 USP＜1206＞，为医院自用灭菌药物制剂提供了操作标准和指南。当然这一章节只是指导性而非强制性的。1993 年，ASHP 发表了“药房无菌配制产品的质量保证”技术帮助公告（TAB），规定了无菌制剂配制的质量等级和限度。USP 颁布的 USP 第＜797＞章是第一个政府强制性的无菌配制要求，已经在 2004 年 1 月实行。规定了医院药房制备无菌产品质量保证准则。其中包括：

- 调配中心成员的责任。
- 细菌污染危险等级。
- 认证配制的准确性及其无菌效果。
- 人员无菌操作技能的培训和评价。
- 环境质量和控制、流程。
- 肠外营养液配制用自动配制设备（ACD）的确认。
- 完成配制的发放检查和检验。
- 储存和效期。
- CSP 分发后的质量控制。
- 患者或医护人员的培训。
- 患者监护及不良反应报告。
- 质量保证程序。

美国药典第 797 章内容虽然较为完善，但各国的专家们仍在继续努力，以制定出更加有利于控制调配质量、提高患者用药安全的规章。

13.8.2 国内静脉药物调配的规范化要求

国内目前有 100 多家医院设置了静脉用药调配中心。但这些静脉用药调配中心的建立还只是各个医院根据自己的实际情况和国外相关经验建成的，还处于各自为战、摸索前进的状态。国内大型三级医院众多（1000 余家），静脉用药调配中心建设能否“燎原”，业界还存有许多争议，也有许多亟待克服的障碍，其中一点就是缺乏行业标准和操作指南等规范性文件。其实，早在

2002年1月21日卫生部颁发的《医疗机构药事管理暂行规定》中就规定：各医院要根据临床需要逐步建立全肠道外营养和肿瘤化疗药物等静脉液体调配中心，实行集中调配和供应。这一规定已经打响了我国输液配药“革命”的第一枪，只不过这一规定只是针对特殊或细胞毒性药物的配制模式和方法。2010年4月，卫生部医政司颁布了《静脉用药集中调配质量管理规范》，将对规范临床静脉用药集中调配，提高静脉用药质量，促进静脉用药合理使用，保障静脉用药安全发挥重要指导性作用。另外，各个省市（如广东省和上海市）也根据自己的特色与要求，制定了各自的静脉药物调配（中心）质量管理规范，供临床PIVAS建设和使用时参考。

13.9 静脉用药调配中心信息化平台建设

静脉用药调配中心的建设必须以医院HIS为基础，同时，PIVAS的运行与管理也必须建立基于其业务特点的信息化平台。近年来，许多建有PIVAS的医疗机构研制开发了各具特点的信息化平台，一些公司和信息技术厂商也开发了不同的PIVAS管理软件。总体来说，PIVAS信息化平台包含两大部分，即管理PIVAS业务流程的模块与合理用药管理模块。下面概述PIVAS信息化平台应具备的功能与研发思路。

13.9.1 系统功能

13.9.1.1 **智能化与人工干预相结合审核医嘱** 系统能自动审核病房提交的新医嘱，对疑义医嘱提交药师人工干预，药师工作站能查阅患者相关病生理信息；疑义医嘱拒绝后能自动存储；经审核后的医嘱按病房和时间点排序；按照药品种类、储藏条件、抗生素药品和特殊药品等特别标注予以区分。

13.9.1.2 **医嘱单信息与打印方式** 能够自动检索病房自行配置的医嘱单；医嘱单上带有条码并能够标注一些用药方面的提示，如高危药物：硫酸镁、硝普钠、氯化钾……输注时间、速度……可能发生的严重药物不良反应等。打印的医嘱单能自动统计，医嘱单无论何时都能重复打印；审核后的医嘱通过自动＋人工干预方式安排输液批次，系统应具有自动学习功能，药师安排好的批次被系统记忆并执行；支持批量摆药，即累计同一病区相同药品总数，以提高摆药效率，减少摆药错误。

13.9.1.3 **摆药与核对** 系统充分应用条码、射频技术以及图像识别，以减少摆药、核对与混合调配环节的用药错误。

摆药筐底部带有可读写射频芯片，通过扫描医嘱单条码与摆药筐关联；扫描摆药筐，显示屏上出现该医嘱单药品信息及实物图像，将批量汇总的药品逐一放入摆药筐。

不需要批量摆药时，扫描摆药筐底部芯片，药品架相应指示灯闪烁，指示药品位置，方便药师找药；支持多人同时摆药，药架上每种药品安装有一组颜色不同RF指引导向灯，每种颜色与一位配药药师相对应，以进行取药区分提示。

系统自动记录摆药（包括其他各操作环节）及其他环节工作人员信息，方便进行绩效考核。

核对药师扫描摆药筐底部芯片，显示屏出现该医嘱单药品信息及实物图像，方便药师核对。

13.9.1.4 **调配混合** 配液人员操作前再次扫描摆药筐芯片，检查确认筐内药物与医嘱单一致，支持图像识别；配液时抽取药液的注射器回抽到所加药液的刻度并放置在空安瓿旁边。

13.9.1.5 **成品核对** 药师扫描摆药筐底部芯片，将配液后的药品包装与医嘱单核对，支持图像识别。

13.9.1.6 **护士给药** 给药前扫描医嘱单条码，与患者腕带条码核对，并与手持PDA医嘱信息核对；出现“正确”提示后，护士按医嘱单提示信息给药。

13.9.1.7 **药品管理** 通过在线跟踪随时更新已确认的药品存量并补货。设定药品存量上下限，可自动生成药品请领单，系统具有批号跟踪管理功能。

13.9.1.8 **数据统计分析** 可分别按病区、患者、疾病等进行医嘱单统计；具备工作量统计功能；系统可分析PIVAS调配、混合习惯，帮助纠正不安全用药行为；具有合理用药监测统计功能，分析不同科室用药习惯，帮助纠正不合理用药的系统性行为。

13.9.2 技术特点

13.9.2.1 **自动识别功能** 系统充分运用自动识别技术，可自动识别医嘱信息，通过条码与RFID关联指引药品货位，可以大大提高摆药正确性，提高摆药效率。

13.9.2.2 **保证药物正确使用** 药品的自动识别系统能提高各工作环节的准确性，能够最终达到整体流程电子化和可视化。即核对及配液时实时提供药品图像，给患者用药前与患者条形码腕带再次核对，保证用药的正确性。

13.9.2.3 **快速、准确调配药品** 药品架RF指引导向灯、药品图像识别、条形码等技术的应用，很容易与已有的工作流程与管理模式相结合；配药药师遵循条形码和RFID驱动的工作流程，能够做到更快速准确地按医嘱和处方配药或批量配药操作。

13.9.2.4 **科学管理药品** 系统科学管理药品库存，支持配药流程的清单实时调取；能做到药品存储、分发（调配）、药架补货、核对、借药等过程的全程电子化驱动和记录，避免人为因素导致的错误。

13.9.2.5 **提高管理效率** 系统具有电子签名和自动工作量统计功能，为提高PIVAS管理效率提供了极大方便；通过自动生成的患者条形码标签，使医嘱→患者→已配药物一一对应，保证用药安全。

13.9.2.6 **方便临床医疗工作** PIVAS工作流程透明化，流程控制、收费记账、库存管理集成在一个平台上，实时关联；病区护士工作站可实时看到PIVAS工作进程，医生在配液前可随时停止或修改医嘱，大大方便了临床医疗工作。

13.9.2.7 **为合理用药提供信息支持** 与HIS系统和CIS系统无缝接口，嵌入合理用药支持系统，临床药师可实时查看患者病生理信息，帮助药师审核医嘱。

平台将流程管理与合理用药管理集成，具有统计分析、数据挖掘及决策支持功能。

蔡卫民 张晓乐

参考文献

[1] 蔡卫民等．静脉用药调配中心实用手册．北京：中国医药科技出版社，2005：1－222.

[2] 杨婉花，蔡卫民，徐斌，郭青，方洁．静脉用药调配中心工作初探．中国药房，2005，16（9）：666－8.

[3] 蔡卫民，郭箐，杨婉花，唐蕾．静脉用药调配中心常见不合理用药浅析．中国护理管理，2007，7（2）：8－10.

社会药房的调剂业务 14

随着我国医药经济的不断发展，医保制度改革的不断完善，人们的用药习惯也在发生变化，“大病进医院，小病进药店”的消费观念已经形成。由于我国城乡社会药房的分布日趋合理、规范，也大大方便了广大群众购买药品，社会药房为群众购药提供了省时、省力、省钱的服务。在为群众提供方便快捷的购药的同时，我们应该清楚地认识到公众对社会药房的要求，已不再是只提供质量有保障的药品，而是希望从药学技术人员那里得到合理用药的咨询和指导。因此，社会药房的调剂工作和药学服务就显得越来越重要。

14.1 社会药房从业人员的素质要求

根据中国非处方药协会发布的《优良药房工作规范》的要求，我国的社会药房要按照《中华人民共和国药品管理法实施条例》、《药品经营质量管理规范（GSP）》、《处方药与非处方药分类管理办法》及《处方药与非处方药流通管理暂行规定》等有关法律、法规的规定经营和销售药品，要配备相应的人员和设施设备，并应具备一定规模，建立药店专业分区和服务区，以保证提供合适、合格的药品、保健品，进行免费用药咨询，指导合理用药，保护特殊患者或消费者咨询对话的隐私权，同时提供其他优良服务。

《优良药房工作规范》中将社会药房从业人员划分为 4 个等级，即店员、助理药师、药师、执业药师。店员须具备高中以上学历，必须取得国家相关部门的上岗资格证书，店员要能完成一般的销售任务和日常业务，并在更高级别的药学技术人员的指导下，为患者或消费者提供有关的药学服务。助理药师是经过国家有关部门考试合格确定的、取得助理药师专业技术职务证书的药学技术人员，可单独或指导店员为患者或消费者提供合适的药学服务。药师是经过国家有关部门考试合格确定的、取得药师专业技术职务证书的药学技术人员。其工作职责除包括助理药师职责外，还应该能够制订和审核售药标签、药历和药品促销资料；独立审查和调配处方；参加或指导助理药师做好患者的随访和信息反馈分析工作。执业药师是经全国统一考试合格、取得《执业药师资格证书》并经注册登记、在社会药房执业的药学技术人员。执业药师负责处方的审核及监督调配，提供用药咨询与信息，指导合理用药，开展治疗药物的监测及药品疗效的评价等临床药学工作。

14.2 社会药房的药品陈列

社会药房和医院药房在经营理念、经营行为等多方面存在差异，因此表现在药品陈列上亦有不同。

社会药房的药品陈列是以药品为主题，各药房根据自身的规模特点，合理有序地陈列药品。通过药品陈列的技巧诱导顾客的购买欲望和动机，满足顾客的购买心理。一般情况下利用各种药品固有的形状、色彩、性能，通过科学分类和艺术造型来突出重点、反映特色，通过陈列来调节顾客心理，以引起顾客的注意，提高顾客对药品的兴趣，增加记忆和信赖的程度，从而最大限度地引起顾客的购买欲望，最终达到提升销售的目的。药品陈列目的就是最大限度地促进销售，提高产品的市场竞争力。

14.2.1 药品陈列方式

社会药房的药品陈列方法与药物的分类密不可分。药物的分类方法很多，常用的分类方法主要有：按药理作用分类、按给药途径分类、按剂型分类、按管理要求分类、按药品来源分类等，由于侧重点不同，因此很难找到一种为医药商业、医药生产、临床及患者能够共同接受的分类方法。目前，社会药房药品陈列方法多以药品的药理作用、剂型、管理要求等分类方法以及使用频度并存。

14.2.1.1 **按药理作用陈列** 药品按药理作用分类的方法有多种，因此不同的社会药房按药理作用分类进行药品陈列时亦有区别。常见按药理作用的药品分为以下几大类：抗微生物药物、抗寄生虫病药物、主要作用于中枢神经系统的药物、麻醉药及其辅助药物、主要作用于自主神经系统的药物、主要作用于循环系统的药物（此类药物包括：钙拮抗剂、治疗慢性心功能不全的药物、抗心律失常药、防治心绞痛药、周围血管舒张药、降血压药、抗休克的血管活性药、调节血脂药及抗动脉粥样硬化药等）、主要作用于呼吸系统的药物、主要作用于消化系统的药物、主要作用于泌尿系统的药物、主要作用于生殖系统及泌乳功能的药物、影响血液及造血系统的药物、抗变态反应药物、激素及其有关药物、维生素类、酶类及其他生化制剂、调节水、电解质及酸碱平衡用药；临床各科用药、外科用药及消毒防腐收敛药、皮肤科用药、眼科用药等。

14.2.1.2 **按剂型陈列** 常用的剂型有40余种，社会药房常将药品按口服制剂、注射剂、外用制剂等剂型进行药品陈列。

● 口服制剂：是生活中最常采用的给药剂型，它的优点在于用药方便，无须特殊条件，用药量易于掌握，药品便于携带，尤其适合于普通家庭使用。包括：片剂、胶囊剂、颗粒剂、散剂、丸剂、糖浆剂、乳剂、混悬剂等。

● 注射剂：特点是药效迅速、作用可靠，适用于不宜口服的患者，但注射给药不方便且注射时可使患者产生疼痛感。注射剂分为：溶液剂、混悬剂、乳剂及注射用无菌粉末等。

● 外用制剂：外用制剂包括的剂型较多，如皮肤给药的软膏剂、贴剂、液体制剂；直肠给药的栓剂；五官给药的滴眼剂、滴耳剂、滴鼻剂等。

14.2.1.3 **按管理要求陈列** 此种陈列方法主要涉及麻醉药品和精神药品、处方药和非处方药。

● 麻醉药品和精神药品：国务院制定并于2005年11月1日起施行的《麻醉药品和精神药品管理条例》中规定：麻醉药品和第一类精神药品不得零售。经所在地设区的市级药品监督管理部门批准，实行统一进货、统一配送、统一管理的药品零售连锁企业可以从事第二类精神药品零售业务。第二类精神药品应专库或专柜储存，不得陈列，并建立专用账册，实行专人管理。专用账册的保存期限应当自药品有效期期满之日起不少于5年。

● 处方药和非处方药：为了保障患者用药安全有效、使用方便，根据药品品种、规格、适应证、剂量及给药途径等的不同，我国对药品也按处方药和非处方药进行分类管理。我国的《处方药与非处方药分类管理办法（试行）》1999年6月颁布，于2000年1月1日正式实施。处方药是指经药监部门批准、经注册医师在注册执业地点的医疗、预防、保健机构开具的处方才可调剂、购买和使用的药品。患者不可自购选用，以保证用药安全。非处方药是经药监部门批准、不需处方、按说明书自购选用，甲类非处方药应在药师指导下使用。非处方药的包装必须印有国家指定的非处方药专有标识。

根据我国《药品经营质量管理规范》的要求，处方药和非处方药要分柜陈列摆放。

14.2.1.4 **按使用频度陈列** 在综合使用以上药品陈列方法的同时，还有将药品的使用频度作为一种陈列方法之一，主要是将使用频度高的药品陈列在显著位置，目的是吸引患者的注意力、刺激患者的购买欲望、提高工作效率、减少患者的购药时间，同时减少工作人员的劳动强度。

14.2.2 药品陈列要求

社会药房是药品零售企业，我国的《药品经营质量管理规范》对零售店堂的药品陈列有具体要求。陈列药品除了其质量和包装应符合规定外，药品还应按剂型或用途以及储存要求分类陈列和储存：

● 药品与非药品、内服药与外用药应分开存放，易串味的药品与一般药品应分开存放。

● 药品应根据其温湿度要求，按照规定的储存条件存放。

● 处方药与非处方药应分柜摆放。

● 特殊管理的药品应按照国家的有关规定存放。

● 危险品不应陈列。如因需要必须陈列时，只能陈列代用品或空包装。危险品的储存应按国家有关规定管理和存放。

● 拆零药品应集中存放于拆零专柜，并保留原包装的标签。

● 中药饮片装斗前应做质量复核，不得错斗、串斗，防止混药。饮片斗前应写正名正字。

● 陈列药品的货柜及橱窗应保持清洁和卫生，防止人为污染药品。

● 陈列药品应按品种、规格、剂型或用途分类整齐摆放，类别标签应放置准确、字迹清晰。

● 对陈列的药品应按月进行检查，发现质量问题要及时处理。

14.2.3 药品陈列原则

消费者在选择社会药房时不仅考虑药房的位置、历史、品牌、购物环境等因素，对药品陈列也有很高的期望，良好的商品陈列如美观、大方、丰满、醒目等都可以吸引消费者驻足停留，从而刺激消费者消费，以达到销售目的。通常药品陈列有以下一些原则：

● 醒目原则：陈列的药品尽可能放在醒目位置，如陈列高度要适宜，不能太高或太低，要让消费者容易看到，一些附加的文字说明像标签等可做成不同形状和不同的颜色，文字说明的内容要简练，有目的性，容易引起消费者的注意力，以便达到让消费者消费的目的。

● 整洁美观原则：陈列的药品要清洁、干净，没有破损、污物、灰尘，不合要求的药品应及时从货架上撤下来。陈列的药品可以通过巧妙地排列组合、艺术造型，使陈列美观大方。整洁、舒适、美观的购物环境可使消费者有一个愉悦的心情，激发消费者的购买欲望。

● 易取、易放原则：陈列的药品要安全稳定、防止倒塌，陈列位置高低适中、便于取放，以提高消费者的购买心情。

● 满陈列原则：丰满的陈列可以吸引消费者，充足的药品种类和数量能刺激消费者的购买欲望。

● 季节性陈列原则：应季药品应陈列在醒目位置，依据季节性的药品大量陈列，以吸引消费者。

● 先进先出原则：为了防止药品过期失效，除了确保药品的储存、养护外，陈列方法也很重要。近效期药品应放在易于取拿的外侧，按先进先出的原则进行药品的补充陈列，以保证近效期的药品尽快销售。

● 关联性原则：将功能相同或相近的药品放在一起陈列，比如把各种维生素类药品放在一起，可以方便顾客进行多种选择和搭配，这样的陈列可使消费者消费时产生连带性。

● 同一品牌垂直陈列原则：垂直陈列指将同一品牌的商品，沿上下垂直方向陈列在不同高度的货架层位上。目的是使陈列药品一目了然，同时消费者在挑选药品时视线移动方便。

● 主辅结合陈列原则：主辅陈列主要是用高周转率的商品带动低周转率的商品销售。

14.2.4 陈列药品管理

为了确保陈列有效，药店要经常对陈列药品进行检查，以减少药品质量事故的发生。

14.2.4.1 检查内容

● 药品是否按剂型或用途以及储存要求分类陈列，标签是否与陈列药品一一对应。

● 陈列药品是否按批号顺序摆放，是否有超过效期的药品。

● 陈列药品的货柜、货架等是否清洁卫生，陈列药品是否摆放整齐有序。

14.2.4.2 发现问题的处理

● 药店管理人员应对陈列的药品进行检查、督促和指导。

● 发现药品质量问题要及时将药品撤离柜台，并通知质量管理人员处理。

● 超过有效期的药品，不得陈列。

14.2.4.3 陈列药品管理措施

● 完善药品陈列制度，对陈列的药品要定期进行检查。

● 加强从业人员的培训，提高从业人员的素质。

● 建立检查登记，对陈列药品检查情况进行总结。

14.3 社会药房的药品调剂

随着社会药房资源布局的日趋合理、经营水平的不断提高，社会药房为患者购药提供极大便利条件。社会药房直接为患者服务，同患者的生命健康密切相关。在为患者提供方便购药的同时，社会药房在保证药品质量的前提下，尽力达到患者用药安全、合理、有效、经济。

药品调剂工作是社会药房在药品销售过程中的重要工作，它以调剂处方药或销售非处方药为主要内容。由于社会药房和医院药房监管模式、经营模式、服务的患者不同，因此具有与医院药房药品调剂方式不同的特点。

14.3.1 处方药调剂

14.3.1.1 **人员要求** 国家药品监督管理局实施的《处方药与非处方药流通管理暂行规定》要求：销售处方药和甲类非处方药的零售药店必须具有《药品经营企业许可证》；销售处方药的零售药店必须配备驻店执业药师或药师以上药学技术人员，按照卫生部《卫生技术人员职务试行条例》规定：药师以上药学技术人员包括主任药师、副主任药师、主管药师、药师；执业药师应佩戴标明其姓名、技术职称等内容的胸卡；《药品经营企业许可证》和执业药师证书应悬挂在醒目、易见的地方。

14.3.1.2 **调剂业务要求** 《药品经营质量管理规范》规定：在零售店堂内处方药与非处方药应分柜摆放，目前社会药房的处方药与非处方药实行分类摆放、分类销售，因此两者的“界限分明”，处方药不得采用开架自选销售方式，也不得采用有奖销售、附赠药品或礼品销售等销售方式，暂不允许采用网上销售方式。

《处方管理办法》规定：药师应当凭医师处方调剂处方药品，非经医师处方不得调剂。国家药品监督管理局发布的《执业药师资格制度暂行规定》中要求执业药师负责处方的审核及监督调配，提供用药咨询与信息，指导合理用药，开展治疗药物的监测及药品疗效的评价等临床药学工作。

《麻醉药品和精神药品管理条例》规定：第二类精神药品零售企业应当凭执业医师出具的处方，按规定剂量销售第二类精神药品，并将处方保存 2 年备查；禁止超剂量或者无处方销售第二类精神药品；不得向未成年人销售第二类精神药品。

14.3.1.3 **调剂操作规程** 国家的法律、法规对药品调剂操作有具体要求。

● 处方药必须凭执业医师或执业助理医师处方销售、购买和使用。

● 执业药师或药师必须对医师处方进行审核、签字后依据处方正确调配、销售药品。对处方不得擅自更改或代用。对有配伍禁忌或超剂量的处方，应当拒绝调配、销售，必要时，经处方医师更正或重新签字，方可调配、销售。

● 零售药店对处方必须留存 2 年以上备查。

● 认真审核处方，准确调配药品，正确书写药袋或粘贴标签，注明患者姓名和药品名称、用法、用量，包装；向患者交付药品时，按照药品说明书或者处方用法，进行用药交代与指导，包括每种药品的用法、用量、注意事项等。

● 药师应当认真逐项检查处方前记、正文和后记书写是否清晰、完整，并确认处方的合法性。

● 药师应当对处方用药适宜性进行审核，审核内容包括：规定必须做皮试的药品，处方医师是否注明过敏试验及结果的判定；处方用药与临床诊断的相符性；剂量、用法的正确性；选用剂型与给药途径的合理性；是否有重复给药现象；是否有潜在临床意义的药物相互作用和配伍禁忌；其他用药不适宜情况。

● 药师经处方审核后，认为存在用药不适宜时，应当告知处方医师，请其确认或者重新开具处方。药师发现严重不合理用药或者用药错误，应当拒绝调剂，及时告知处方医师，并应当记录，按照有关规定报告。

● 药师调剂处方时必须做到“四查十对”：查处方，对科别、姓名、年龄；查药品，对药名、剂型、规格、数量；查配伍禁忌，对药品性状、用法用量；查用药合理性，对临床诊断。

● 药师在完成处方调剂后，应当在处方上签名或者加盖专用签章。

● 药师对于不规范处方或者不能判定其合法性的处方，不得调剂（其他详细内容参见第十一章　医院门诊药房调剂业务）。

14.3.2　非处方药调剂

非处方药含义是经药监部门批准、不需处方、按说明书自购选用，甲类非处方药应在药师指导下使用。非处方药简称 OTC 药，国家根据非处方药品的安全性，将其划分为甲类非处方药和乙类非处方药。甲类非处方药须在药店由执业药师或药师指导下购买和使用；而对于非处方药中安全性更高的一些药品则划为乙类非处方药，乙类非处方药除可在药店出售外，还可在所在地设区的市级批准的超市、宾馆、百货商店等处销售。

非处方药专有标识：图案为椭圆形背景下的 OTC 三个英文字母。红底白字的标识用于甲类非处方药药品。绿底白字的标识用于乙类非处方药药品。

14.3.2.1　**人员要求**　具有《药品经营企业许可证》的社会药房方可销售甲类非处方药。销售甲类非处方药的社会药房必须配备驻店执业药师或药师以上药学技术人员。《药品经营企业许可证》和执业药师证书应悬挂在醒目、易见的地方。执业药师应佩戴标明其姓名、技术职称等内容的胸卡。

经省级药品监督管理部门或其授权的药品监督管理部门批准的其他商业企业可以零售乙类非处方药。零售乙类非处方药的商业企业必须配备专职的具有高中以上文化程度，经专业培训后，由省级药品监督管理部门或其授权的药品监督管理部门考核合格并取得上岗证的人员。

14.3.2.2　**调剂业务要求**　甲类非处方药、乙类非处方药可不凭医师处方销售、购买和使用，但患者可以要求在执业药师或药师的指导下进行购买和使用。执业药师或药师应对患者选购非处方药提供用药指导或提出寻求医师治疗的建议。

非处方药不得采用有奖销售、附赠药品或礼品销售等销售方式，暂不允许采用网上销售方式。

14.4　社会药房的药学服务

社会药房的药学服务有其特殊性。2003 年，中国非处方药物协会发布了《优良药房工作规范》，通过规范社会药房服务准则和从业人员的责任，保障人民用药安全有效便利，促进实现我国医疗资源的充分利用，提高社会药房的竞争能力和经营水平，引导行业正当竞争。《优良药房工作规范》指出：社会药房是医疗保健体系中为大众提供服务的最终环节，社会药房的从业人员，特别是药学技术人员是医疗保健体系中重要的工作人员，其首要责任是确保患者或消费者获得高质量的药学服务。药学服务是提供与药品使用相关的各种服务的一种现代化药房工作模式，是以患者或消费者的健康为中心所展开的各项活动和服务，目的是保证药品使用的安全有效，从而促进患者或消费者健康水平和生活质量的提高。

随着我国医疗保健体系和医疗保险制度的不断完善，社会药房的工作已从单一的医药流通的终端，成为医疗保健体系的重要组成部分。社会的迅速发展，对社会药房的工作提出了更高的要求，社会药房不仅是销售药品的场所，还要直接向广大患者或消费者提供药学服务，对大众用药安全负责。

14.4.1　药学服务的任务

药品是特殊商品，是治疗疾病的重要武器。它在发挥治疗作用的同时可能会产生一些毒副作用，甚至是严重的毒副作用，因此人们常把它比做是一把双刃剑，它与人民的生命安全息息相关。药品的正确使用可以帮助人们治愈疾病，保障健康，提高生活质量。一旦使用出现差错，往往会给人们带来极大的伤害。药品是否能正确使用，如：药物的用法用量、药物相互作用、联合用药、药物与食物的关系、各种缓释控释制剂的正确使用、各种喷雾剂的正确使用、眼药水的正确使用、药物不良反应等，这些问题都需要通过药学服务来完成。从社会药房的角度看，药学服务能向患者提供面对面的、直接的、与药物使用有关的服务与信息，以提高药物治疗的安全性。

14.4.2 药学服务的内容

面对日益激烈的市场竞争，社会药房必须将工作的重心转移到药学服务方面上来，而药学技术人员，他们是国家设在医院围墙外的医生，也是患者正确用药的最后把关者。他们的专业知识和专业素质对患者的安全用药至关重要，因此，药学技术人员应不断加强业务学习，不断提高自己的业务水平，才能满足患者合理用药的需要，才能提高其药学服务水平，才能全方位地开展药学服务工作。药学服务的内容主要有以下几方面：

14.4.2.1 **合理用药咨询** 为了使更多的患者或消费者感受到药学服务，社会药房应设立药学服务咨询区，该区域的设置应光线充足、柔和，有相对独立的面对面交流和谈话的空间，以保证患者或消费者的咨询对话的隐私权。药学服务咨询区配备药学技术人员，指导患者合理用药，进行免费用药咨询。提供患者或消费者查阅的有关医药书刊、报纸和派送用药安全科普宣教资料等，还须配有《顾客用药咨询记录表》、《患者用药随访记录表》、《大众药历》、《顾客意见登记簿》、血压计、听诊器等，为患者或消费者提供多种多样的特色服务。

用药咨询是社会药房开展药学服务的重要内容，用药咨询不但可使社会药房提高专业服务水平，还使广大患者更快获得优质的专业化、个性化的用药指导，科学使用药品，避免药品不良反应对患者的伤害。

● 了解咨询对象：接待药物咨询者时，应认真听取咨询者所咨询的问题，了解问询意图，清楚、简洁地回答一些恰当的、指导性的问题，详细询问用药者的病情及用药史，以此提供适当的用药信息。对于一些特殊人群，如，妊娠期妇女、哺乳期妇女、儿童、老年人、慢性病患者、肝肾功能不全患者，更要仔细询问病史及合并用药情况，对于特异性体质的患者也必须给予高度关注，避免盲目推荐药品导致用药的危险和药疗的风险。对于病情复杂的患者应建议其到医院就诊，由医师确定治疗处方后，才能帮助患者选购药品，以确保患者用药安全、有效、经济、适当。

● 介绍用药方法：在向患者介绍用药方法时，尽量避免使用太专业化的术语，尽量使用简单易懂的语言，使患者容易掌握使用方法。对儿童、老年人及精神不健全的患者，应做重点交代，也可将用药方法记录在小卡片上以帮助这类特殊人群正确使用药物，以免发生用药差错。咨询药师还应针对不同的药物尤其是特殊剂型的药物如：栓剂、泡腾剂、气雾剂、缓控释剂型的使用特点和方法，详细交代用法、用量和注意事项，以保证患者的用药安全。

● 解释不良反应：药品的不良反应是指合格药品在正常用法用量下出现的与用药目的无关或意外的有害反应。不良反应的发生，可对人们的身心健康造成极大伤害。药学服务人员应提醒患者用药过程中可能发生的不良反应，一旦发生不良反应应及时就诊。药学服务人员应及时记录、收集发生的不良反应并及时上报。

14.4.2.2 **建立药历制度** 《优良药房工作规范》中指出：根据需要对患者或消费者进行售药纪录和用药跟踪，建立药历制度。药历是指为患者建立的用药档案。药历内容包括患者的一般资料、家族史、嗜好、过敏史、历次用药的药品名称、剂量、疗程，不良反应记录等。

如果患者每次从社会药房购买的药物都有记载的话，可以方便患者管理自己的用药情况，方便药学技术人员向患者提供正确、专业的安全用药指导，如：减少重复用药、避开有过敏史药物的使用、避免不良反应、降低药物给身体带来的伤害，从而提高用药的安全性。

14.4.2.3 **建立随访制度** 随访制度是药历制度的延伸。建立随访制度是药品售后服务的重要一环。通过随访，可以对患者用药情况进行定期、系统评价，及时了解患者用药问题，通过电话或上门服务，对老主顾进行跟踪随访，对随访活动和相关的数据进行记录，掌握患者的用药特点，及时了解用药效果，及时发现和解决患者用药中的问题，为患者和消费者提供用药关爱。

14.4.2.4 **建立售药标签制度** 拆零销售时必须提供售药标签，即在患者或消费者所购药品的外包装上附加标签，内容包括所售药品的名称、使用剂量、使用方法、批号、效期、使用注意事项、禁忌等内容；服药标签用通俗的语言写明用法，如“每日3次，每次2片”，可加贴特殊提示的标签，如“每日不超过4片”、“服药后不宜驾驶机动车、船”、“在2～8℃冷藏”等。售药标签在拆分药品包装，不能提供药品说明书的情况下使用，目的是确保患者用药安全有效。

14.4.2.5　**开展社区药学服务**　社会药房可将药学服务扩展到社区中，如定期到附近的街道、社区、敬老院、幼儿园等单位，开展有关药物知识的宣传、举办健康教育讲座、发放合理用药宣传资料等，通过社区药学服务活动，提高大众健康的意识，树立社会药房的形象，从而进一步拓展社会药房的药学服务范围。

14.4.2.6　**用药教育与指导**　用药教育是通过直接与患者及其家属及公众交流，解答其用药疑问，介绍药物和疾病的知识，提供用药咨询服务。通过直接收集与患者用药相关的信息，直接为患者提供用药指导，目的是提高患者对药物治疗的依从性并减少用药相关问题。为特殊人群提供用药相关教育，如妊娠期和哺乳期安全用药等；慢性病的用药指导，如高血压、糖尿病、抗凝和传染病的防治及缓解疼痛等。对特殊患者（药品的用法、用量处于调整阶段、需要特别关注的患者）应加强随访，追踪用药教育的效果。用药教育是药学服务工作的一部分，是保证人民用药安全的有效形式（其他详细内容参见第十九章）。

14.5　执业药师在社会药房的任务和作用

执业药师是药学技术人员队伍的重要组成部分，在社会药房中，执业药师在保障人民用药安全有效方面起着极其重要的作用。

14.5.1　执业药师的责任

执业药师在执行药学技术业务中，应该履行与执业活动有关的责任。执业药师的责任主要包括：

- 对药品质量和药学服务进行管理，依法组织制定、修订并监督实施药品质量和药学服务的管理规章和制度。
- 对于特殊药品如麻醉药品、精神药品、医疗用毒性药品及处方药的使用进行管理，保证此类药品安全、有效、合理地使用。
- 审核医师处方，确保处方药调配、销售的准确性，对有配伍禁忌的处方，应当拒绝调配、销售。
- 指导甲类非处方药的购买、销售和使用，保证患者用药安全、有效、经济、合理。
- 提供用药咨询与信息，指导患者合理用药。
- 及时报告药物不良反应情况。
- 指导药学实习生实习。

14.5.2　执业药师在社会药房的作用

随着我国医疗卫生体制和医疗保险制度改革的不断完善，药品处方药和非处方药制度的实行，社会药房得到迅猛发展，消费者对社会药房专业化服务需求在不断增强，执业药师在社会药房的作用也越来越重要。

14.5.2.1　**执业药师在社会药房的必要性**

（1）法律法规的要求：《中华人民共和国药品管理法实施条例》、《药品经营质量管理规范（GSP）》、《处方药与非处方药分类管理办法》及《处方药与非处方药流通管理暂行规定》等法律法规中对执业药师在社会药房的配备作了明确规定。《中华人民共和国药品管理法实施条例》明确规定：经营处方药、甲类非处方药的药品零售企业，应当配备执业药师或者其他依法经资格认定的药学技术人员。《药品经营质量管理规范》要求：药品零售中处方审核人员应是执业药师或有药师以上（含药师和中药师）的专业技术职称。《处方药与非处方药分类管理办法》要求：处方药必须凭执业医师或执业助理医师处方才可调配、购买和使用。《处方药与非处方药流通管理暂行规定》中要求：销售处方药和甲类非处方药的零售药店必须配备驻店执业药师或药师以上药学技术人员；处方药必须凭执业医师或执业助理医师处方销售、购买和使用。

执业药师在社会药房执业时，应当严格遵守药品管理法律、法规及政策，依法执行药学服务业务，执业药师不仅自己要懂法、守法，而且还要对药房的其他员工进行法律法规的宣传和教育。

（2）社会发展的需要：自我药疗是老百姓自我保健的一种方式，它不仅方便了群众，省去了老百姓因为一些轻微疾病去医院排队等待的困扰，同时也节省了一些医疗资源。因此，社会药房将成为老百姓购药、进行自我药疗的主要渠道，也必然成为老百姓良好便捷的健康服务场所。随着社会药房的迅速发展，行业之间的竞争也日趋激烈，为求生存，社会药房把不断完善其服务的内容和方式，为顾客提供良好的指导用药服务，提高服务质量，充分满足患者的用药需求，作为市场竞争的一种手段，以赢得更大的市场份额，保证企业立于不败之地。而在社会药房发展中，执业药师在科学指导用药，确保药品质量和药学服务质量，保证公众用药安全、有效、经济、适当，起到了不可替代的重要作用。

14.5.2.2　**执业药师是社会药房的技术骨干**

《药品经营质量管理规范》要求药品零售中处方审核人员应是执业药师或有药师以上（含药师和中药师）的专业技术职称，而对大量从事销售的营业人员没有学历及职称的要求，仅要求这类人员应经过专业培训，考核合格后持证上岗。社会药房是药品零售企业，追求利润是社会药房生存和发展的原动力，其任何经营行为都必然以此为导向，社会药房所聘用的人员成本越低，其药房的利润相对就大，因此社会药房中执业药师或药学专业人员相比之下非常缺乏。由于执业药师或药学专业人员数量严重不足，有些社会药房的销售人员没有经过系统的专业培训，他们对药物的适应证、注意事项、药物的相互作用、药物不良反应以及药物的禁忌证等不了解，很难提供用药咨询等高水平的药学技术服务。

而执业药师是具有药学、中药学或相关专业中专以上（含中专）学历，并有一定的专业工作实践经历，并通过全国统一考试的药学专业人员，合格者方能持证上岗。为了提高执业药师执业水平和能力，不断更新知识，掌握最新医药信息，保持较高的专业水平，使其能不断适应新的形势与新的要求，国家对执业药师还实行继续教育登记制度，执业药师接受继续教育经考核合格后，由培训机构在证书上登记盖章，并以此作为再次注册的依据，有力地保证了执业药师的业务素质。诸多因素，执业药师成为社会药房的重要的药学技术力量。

14.5.2.3　**执业药师是药品质量的管理者**

药品是特殊商品，药品的质量与消费者的生命安全密不可分，而执业药师是社会药房的质量负责人，在执业范围内负责对药品质量的监督和管理，参与制定、实施药品全面质量管理及对本单位违反规定的处理，其必须对所售药品的质量负责。按照《药品经营质量管理规范》要求，从事质量管理、检验、验收、保管、养护、营业等工作的人员应经过专业培训，考核合格后持证上岗，专业素质较低。而执业药师在药品知识方面受过专门地训练和系统地学习，他们掌握药品的入库、验收、陈列、保管、养护、储存等方面的知识和要求，是社会药房工作人员中药品知识掌握最多的人，为所销售药品的质量起到监督和管理作用。

14.5.2.4　**执业药师是合理用药的指导者**

随着我国医保制度改革的不断完善，人们的用药习惯也在发生变化，“大病进医院、小病去药店”的消费观念已经形成。而患者的药学知识还很欠缺，在购药方便的同时也给患者带来用药的风险，如：患者购药时容易跟着药品广告走，受广告的影响某些患者盲目相信药品，随意用药现象常见；在不清楚病因的情况下盲目使用抗生素；违背医嘱，用药时产生不依从性等。目前，公众对社会药房的要求，已不再是提供质量有保障的药品，而是希望从药师那里得到合理用药的指导。执业药师作为一种职业准入资格，具有较为丰富的、系统的药学专业知识，执业药师在社会药房是重要的药学技术力量，他们可向患者提供准确、全面、真实的专业信息，为患者在合理用药方面提供咨询和指导，使患者在用药方面更多地获益。因此，执业药师在社会药房中的作用也愈来愈重要。

14.6　社会药房的信息化管理

随着经济的高速发展，信息化管理已成为现代管理的重要特征，而社会药房的信息化管理也已经成为药品经营中不可或缺的一部分。实施信息化管理，不但可以大力提高社会药房的信息化水平，利用信息技术手段，解决手工操作的低效、错误率，降低药品流通中的成本，提高工作效率，相对增加了利润空间；还可以提高行业的竞争力，达到全面提高企业经济效益的目的。目前，信息化管理越来越受到社会药房尤其是连锁社会药房的重视。

14.6.1　信息化管理的重要性

在当前药品零售领域中，信息系统从无到有，已经成为企业经营中不可或缺的一部分，尤其是药品零售连锁企业，信息化的实施更是对企业管理产生根本的变革。信息化不但体现在药品的进、销、存信息方面，更可以让药店经营者把握药品进、存、销的整体流程，知晓每盒药品的来去方向，经营者可以清楚地知道哪些为临近有效期的药品，哪些为过期不能销售的药品，信息化已成为加强财务、购销等关键环节的必要管理手段，所有这些信息管理都是以往手工操作无法可以比拟的，对企业的经营管理有着不可替代的作用。可以说，社会药房的信息化管理起着越来越重要的作用。

14.6.2　信息化管理的内容

目前，社会药房的很多工作靠传统的手工手段，已经无法解决，为了提高工作效率，信息化管理是社会药房的唯一出路。社会药房信息化管理内容包括多方面，如：药品效期管理、药品价格管理、药品库存管理、药品货位管理、员工信息管理、各种报表管理、顾客信息管理等。

14.6.2.1　**药品效期管理**　药品是一种时效性非常强的特殊商品，需要严格控制其有效期，对批次号的管理要求严格。药品效期管理是项非常繁琐但又非常重要的工作，社会药房面对品种繁多的药品，手工管理不但费力、耗时，准确度也低。通过信息系统来控制药品有效期，每种药品在入库前就已录入了有效期和失效期，系统将自动提供各类药品效期报警，根据系统提供的药品信息，可对商品及时处理。由此，企业可以节约人力、物力上的成本，加快产品销售的周期，并做到实时监控，大大增强了药品效期管理的安全系数。

14.6.2.2　**药品货位管理**　以前，药品存放的位置仅凭员工的经验和记忆来分拣药品，面对品种繁多的药品，常常会出现不能及时找到药品的情况。使用药品信息管理系统后，可将药品的存放位置进行编码，然后存入计算机，在查找药品或分拣药品时不论是经验丰富的老员工、还是刚刚工作的新员工，都可以通过计算机存入的信息，在极短的时间内准确地找到所需药品，大大提高了工作效率。

14.6.2.3　**药品库存量管理**　药品库存的控制，以前很多时候完全凭经验，容易造成积压和短缺，给企业造成经济损失。实施信息化之后，可以将每种药品都设置库存的下限，当某种药品库存数量临近下线点时，系统可以自动提示，因此减少了很多人为因素，使药品库存量做到心中有数，优化了药品库存量的管理，提高了资金的利用效率。

14.6.2.4　**药品价格管理**　当药品的零售价格发生改变时，通过信息系统调整变价信息，对于连锁社会药房还可以保证价格的统一。为了提高竞争力，在不超过国家规定的零售价格时，系统还可以自行规定药品销售价格。

14.6.2.5　**基本信息管理**　基本信息管理如店员的一些个人情况：出生年月、爱好专长、学历、经历、家庭住址、联系方式等信息的管理；如竞争对手的信息：店面陈列、主力药品的陈列方式、广告方式等信息的管理；药品供应商的合同等信息的管理；这些都是经营者需要掌握的资料，对药房经营发展也有很大帮助。

14.6.2.6　**各种数据分析**　对于企业来说每天、每月的营业额、进销货的情况等数据都是经营者最关心的事情，通过信息化，可以非常简单、快捷、准确地将财务及管理部门各种经营数据及经营分析报表及时报送到决策者手中。

14.6.2.7　**顾客（患者）信息管理**　做好顾客的调查工作，可以为提高服务质量和服务水平，提高药店的销售和竞争力提供参考。如对顾客居住地点、居住环境、来店动机、购买能力、来店客流量等信息进行收集整理，由信息管理系统进行分析。对于实施会员制的社会药房，还可将会员的消费情况进行录入，自动完成累计积分，使会员享受一定的消费优惠，系统还可给过生日的会员自动发送生日祝福的短信。除此以外，还要加强对患者用药信息的跟踪记录，为患者提供专业的安全用药指导，以便与国际上社会药房管理接轨。

杨丽英

参考文献

[1] 汪世勤. 处方管理办法宣贯手册. 北京：中国中医药出版社，2007.
[2] 康俊，牛海鹏. 药店管理手册. 北京：中国经济出版社，2008.
[3] 杜明华. 医院与药店药品管理技能. 北京：化学工业出版社，2006.
[4] 樊丽丽. 药品零售与药店经营全攻略. 北京：中国经济出版社，2009.
[5] 易学明. 执业药师的必备手册. 南京：江苏科学技术出版社，2007.
[6] 江守国. 为顾客提供必要的“药学服务”，是零售药店的一种社会责任和经营策略. 齐鲁药事，2008，27 (1)：54 - 56.
[7] 刘永生，王金菊. 零售药店执业药师指导用药的必要性. 中国医药导报，2007，4 (30)：146 - 148.
[8] 朱锦华. 社会药房药学服务与药师的作用. 中医药管理杂志，2007，15 (5)：344 - 345.

特殊病生理状况下的调剂原则 15

药师在调剂工作中经常会遇到特殊病生理状况的患者，如老人、儿童、孕妇以及肝肾功能障碍的患者。这些特殊病生理状况的患者使调剂业务充满了复杂性，他们的用药安全需要药师特别予以关注。

药物有不同的剂型，它们的使用方法各异。充分掌握药物剂型的知识，正确指导患者使用药物是调剂工作非常重要的业务内容。

15.1 儿童用药特点及调剂

儿童特别是婴幼儿一直处于不断生长（指机体和器官的增大）和发育（指功能的完善）过程中，儿童在解剖、生理、生化、病理、免疫等方面具有与成人明显不同的特点，而且年龄愈小，药物在体内的代谢过程愈有差异，导致对药物的耐受性、反应性和成人不尽相同，不能将小儿简单视为成人的缩影。研究儿童生理特点和用药特点，严格掌握用药指征和药物剂量，指导患儿正确使用药品是药剂师的重要责任之一。

15.1.1 儿童的药动学和药效学特点

吸收方面，新生儿胃酸分泌少，酸性药物（如苯巴比妥、苯妥英）的生物利用度会下降，而碱性药物或酸不稳定药物（如青霉素、氨苄西林、红霉素）的生物利用度会提高。新生儿的胃排空时间可延长到 6～8 个小时，导致药物达峰时间和药物峰浓度下降，但一般不会改变药物的吸收程度。新生儿体表面积相对较大，皮肤角化层薄，药物经皮吸收能力是成人的 3 倍，故常有新生儿局部用药导致中毒的报道（如碘酊、水杨酸软膏、硼酸洗剂、乙醇、糖皮质激素和新霉素软膏等）。新生儿胃肠道灭活地高辛的菌群数量较少，因此 2 岁以下婴儿口服地高辛的生物利用度会增加。

分布方面，新生儿细胞外液量与细胞内液量的比值较高，早产儿、足月儿、3 个月婴儿和成人体内总液量占体重的比值依次为 80%、75%、60%和 55%，导致水溶性药物的分布容积增大（如庆大霉素、磺胺异噁唑）。中枢神经系统对某些亲脂性药物（如苯妥英）的渗透性增加，可能是由于新生儿脑部发育不成熟和脑部血流量高造成的。

代谢方面，新生儿、婴儿的主要代谢途径和成人差别很大。胎儿的主要代谢酶是 CYP3A7，在出生后 2 周达到高峰，随后 CYP3A7 数量降低，而 CYP3A4 数量逐渐增加。CYP3A4 在 1 岁后达到成人水平，1～4 岁时活性可高于成人水平，随后活性逐渐下降，在青春期结束时达到成人水平，并成为大多数药物的代谢酶。西沙必利在撤市前，用于治疗早产儿反流性食管炎，在新生儿中发生了心律失常和猝死等严重不良反应，原因是西沙必利主要经过 CYP3A4 代谢，而新生儿 CYP3A4 的数量很小，故西沙比利因蓄积导致 QT 间期延长和严重的室性心律失常。

排泄方面，新生儿的肾脏在解剖学和功能上均未发育成熟，药物经肾清除是延迟的，需要减少剂量，但 8～12 个月婴儿的肾排泄与较大儿童的相当，甚至可能要超过成人肾排泄。幼儿肾的体积与体表面积的比值大于成人的比值，根据体表面积调整的药物清除率可能要超过成人，如儿童使用氨基糖苷类药物，通常使用的剂量是成人剂量的 1.5～2 倍，并且给药间隔可能要短于成人。

小儿生长和发育对药效学的影响尚未有详细地研究。年龄依赖的受体数量、受体亲和力、靶器官或靶组织对受体结合的反应等因素均可能会影响药效学。另外，药物也可改变儿童正常的生长和发育过程，如四环素类药物导致釉质发育不良、糖皮质激素抑制小儿的线性生长、氟喹诺酮类药物影响小儿骨骼发育等。

15.1.2 儿童用药的调剂原则

鉴于儿科患者的特殊性，2007 年 2 月 14 日卫生部发布的《处方管理办法》第六条明确要求新生儿、婴幼儿应当写日、月龄，必要时要注明体重。对儿科患者的调剂工作中，药师会遇到许多特殊的问题，如儿科患者处方适应证等不在药品说明书之内？年轻的父母面对患儿不知如何使用药品？哪些药物或辅料是儿科患者禁止使用的？因此，药师在调剂过程中应掌握以下几个原则。

（1）药品说明书之外的用法（The off-label use）：“药品说明书之外的用法”在儿科患者中的应用十分普遍。Sharon Conroy 等人调查了英国、瑞典、德国、意大利和荷兰 5 个国家 624 名普通儿科病房患者“药品说明书之外的用法”，结果表明 38.5%的处方属于“说明书之外的用法”，67%的患儿使用了“药品说明书之外的用法”。“药品说明书之外的用法”在儿科患者使用会涉及药品安全性和有效性、医疗责任和伦理学以及药品报销等问题。例如，许多药物并没有针对儿科的剂型，医护人员通常改变药物的剂型（如把缓释片剂或胶片剂掰开吃或用水溶解后送服），方便患儿的使用，但缺乏生物利用度和药品稳定性数据。若溶解药物的溶媒选择不当，会导致药物无效甚至出现不良反应。2007 年卫生部颁布的《处方管理办法》中规定“药品用法用量应当按照药品说明书规定的常规用法用量使用，特殊情况需要超剂量使用时，应当注明原因并再次签名”，因此，药师在调剂过程中，也应该遵循国际、国内和各医院“药品说明书之外的用法”的相关规定，确保儿科患者用药的安全。

（2）药师对患儿家长的发药交代：面对生病的孩子，年轻的父母往往不知所措，因此药师在调剂过程中应对患儿家长进行必要的用药教育，如药品使用方法、使用疗程、药品保存及注意事项等，如对乙酰氨基酚（泰诺林滴剂）和布洛芬（美林滴剂）等混悬剂使用前应摇匀；克服或减少儿童对服药的恐惧，成功地服药需要和蔼、坚定的方法，不要对儿童撒谎，如把味道不好的药说成味道好。儿童通常拒绝味道不好的药物，在某些情况下，改换其他厂家的药品可能会克服这个问题。告知患者家长服用时间，如患儿发烧，体温高于 38℃可服用退烧药如对乙酰氨基酚或布洛芬，38℃以下鼓励患儿饮水、温水擦浴等物理降温，对体温高于 41℃的患儿应及时就医等。告知家长仔细阅读说明书，特别是用法用量、注意事项等相关内容，发现问题及时与医师或药师沟通；处于好奇的原因，儿童往往具有很强的模仿能力，因此，不要当着小儿的面服用药品；应将药品放置儿童拿不到的地方，以防止年幼无知的小孩误服，造成意外事故。改进药物包装如防误服保险瓶盖（即儿童安全包装 child proof packaging），预防小儿误服，见图 15-1。

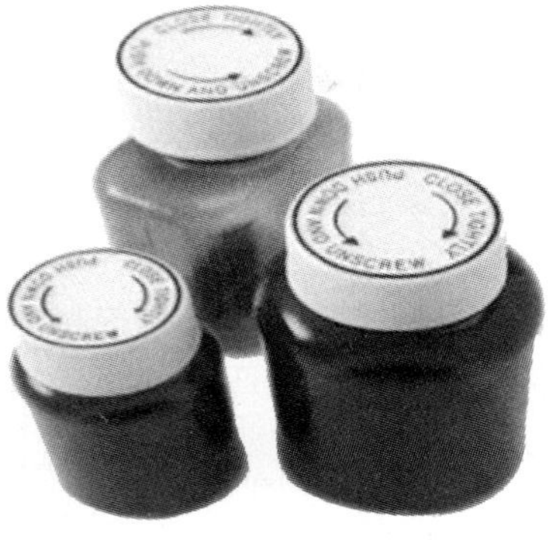

图 15-1 防止儿童打开的保险瓶盖

（3）儿科药物的使用方法：口服给药是儿科患者的最常见的给药方法。给小婴儿喂药时应将其抱起，使成半卧位，可使用带刻度的吸管或口服灌注器，慢慢将药液从嘴角灌入，使药到达舌根部后即可咽下，每次给药量在 1～2ml 之间。某些儿科药品包装内提供给药装置（如量杯、灌注器和滴管）以便能够准确地给药，不推荐使用家庭用的匙子，没有刻度，而且体积往往太大（3～8ml）。另外，也可将药片压碎或将胶囊的内容物同少量食物（如巧克力布丁、苹果酱、冰淇凌、果冻等）或饮料混合后给药，但混合前应考虑食物与药物的相互作用，并且在使用前临时混合，减少药物不稳定的风险。避免将药物加入到儿童的主食中（如牛奶），防止患儿对主食产生厌恶。大多数5～8岁的儿童可吞咽片剂。当配合服药时，儿童应该受到表扬和奖励。不可给熟睡或哭闹的婴儿使用维生素AD滴剂，以免引起吸入性肺炎。不应将药发给患儿自己服用，以免发生误服或隐瞒不服等情况。

使用滴耳剂的方法是将患儿的耳郭向后、向外拉，然后将药物滴入耳道。使用滴眼剂时通常需要对小儿进行必要的限制，避免突然运动对眼睛造成损伤。为了减少患儿的恐惧，提高配合程度，给药前应对患儿简要介绍操作过程。使用前，要将药物放在手心温暖几分钟，减少药液温度对患儿造成刺激，因为即使放在室温的药物滴入到耳朵或眼睛也会感觉很凉。

小儿肌肉多血有利于药物吸收，但如给予苯甲醇为止痛剂的药物可引起肌肉神经损害，导致臀肌挛缩，因此含挛苯甲醇溶媒的药物禁止小儿肌内注射；静脉给药吸收最快，药效也可靠，是危重患者最常采用的给药方式。小儿直肠黏膜血循环丰富，直肠给药后，药物可由直肠下静脉吸收，直接进入下腔静脉而不经过肝脏，避免对药物的首关效应，迅速达到有效血浓度，适合胃肠刺激反应大的药物。需要指出的是，使用某些栓剂需要借助润滑剂，防止划伤黏膜和减少不适感觉。

辅助标签可突出药物正确的使用方法、保存条件和必要的警告等，如对于静止放置会物理分层的药物（如混悬剂、洗剂和乳剂等），可使用“用药前请充分摇匀”标签；滴眼剂、滴耳剂和外用制剂可使用“供滴眼用”、“供滴耳用”和“仅供外部使用”。对于儿科患者使用的高危药物（如10%水合氯醛溶液）可使用辅助标签，对医生、护士、药师和患者进行警示，防止用药差错。可采用不同颜色来区分不同的标签，辅助标签应贴在药品容器显著的位置。为避免液体药物剂量上的差错，应使用药品包装提供的给药装置或婴儿喂药器给药，见图15-2。

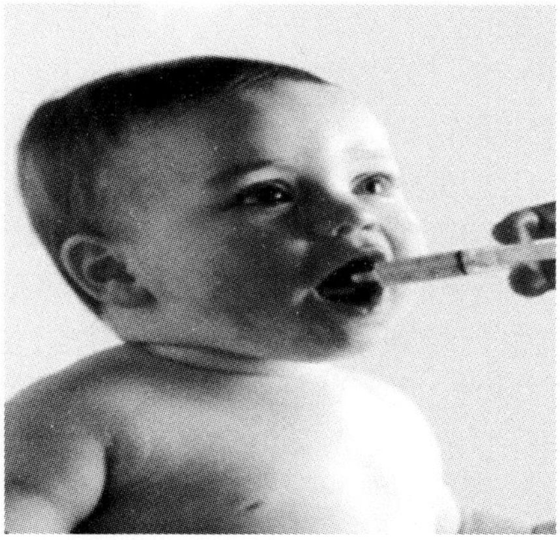

图 15-2 小儿喂药器

小儿的药物剂量可根据年龄、体重、体表面积或成人剂量换算等方法进行计算，具体方法可参考26章“调剂涉及的计算”。

总之，儿科患者具有独特的生理学特点，其体重和身体组成持续变化，同时，批准的用于儿科患者的药品种类和剂型较少，“药品说明书之外的用法”在儿科中广泛应用。因此，药剂师在调剂过程应考虑儿科患者的生理学、药动学、药效学特点，增强处方审核意识，特别是加强对儿童禁止使用药品的审核，如氟喹诺酮类（18岁以下）、四环素类（8岁以下）、吲哚美辛（14岁以下）、地西泮（6个月以下）和甲氧氯普胺（婴幼儿）等，同时应关注辅料的安全性，儿童应避免使用含苯甲醇的注射剂，防止神经损伤。另外，在发药过程中，药师应告知患者家长有关药品保存、药品使用方法和注意事项等方面信息，保障患儿用药的安全和有效。

15.2 老年人用药特点及调剂

老龄化是人口发展的自然趋势，当一个国家或地区60岁以上老年人口占人口总数的10%，或65岁以上老年人口占人口总数的7%，即意味着这个国家或地区的人口处于老龄化社会。据联合国预测，21世纪上半叶，中国将是世界上老年人口最多的国家。老年人的生理功能、药动学和药效学发生改变，发病率增加，合并疾病种类多，容易出现药物不良反应、药物相互作用、重复用药、患者依从性差等药物相关问题（drug-related problems，DRPs），因此研究老年人群病生理特点和老年人的调剂原则十分重要。

15.2.1 老年人的药动学和药效学特点

随着年龄的增长，老年人各组织、器官的功能呈退行性改变，老年人的生理特点可以概括为机体贮备能力（对病理上挑战或对压力的反应能力）降低和体内稳态内环境受损，因此老年人对应激情况下的失代偿更为敏感。心血管系统、肌肉骨骼系统和中枢神经系统容易受到影响。内环境稳定机制受损的例子包括步伐/姿势的稳定、体位性低血压反应、热调节、认知的储备能力、肠和膀胱功能。如果机体无法补偿功能上的损伤，一个细微的压力也可能增加发病率和病死率。

老年人的生理上的改变影响药物的动力学。从吸收来看，年龄相关的胃肠道生理上的改变会影响药物的吸收，但大多数药物是通过被动扩散而被吸收，故年龄相关的生理学改变对药物吸收的影响很小。仅对少数需要主动转运而吸收的药物，其生物利用度可能会降低，如老年人对钙的吸收降低。对于某些药物（如普萘洛尔和吗啡），由于肝脏和胃肠道的首关效应降低，药物的生物利用度会增加。从分布来看，老年人体内的水分含量下降而脂肪含量上升，故水溶性药物的表观分布容积随着年龄增加而降低，而脂溶性药物的表观分布容积会随年龄增加而增加。表观分布容积的改变对需要给予负荷剂量的药物有直接影响。从代谢来看，老年人肝功能最显著地变化是个体间差异增大。老年人心输出量减少，导致肝脏血流量的减少，会显著降低肝脏抽取率高的药物的代谢，如利多卡因、吗啡、普萘洛尔、拉贝洛尔、维拉帕米、咪达唑仑和硝苯地平等。另外，种族、性别、吸烟、饮食、药物相互作用等因素也会对老年人的肝脏代谢有显著影响。从排泄来看，与年龄相关的最具有临床意义的改变是肾功能。肾脏是许多药物的主要排泄器官，40 岁后，肾小球滤过率和药物肾脏清除率每年降低约 1%，另外，疾病（高血压和糖尿病）和药物（NSAIDs、ACEI、氨基糖苷类抗生素）也会加重肾脏损害。

老年人的药效学特点主要表现在：第一，老年人对药物的反应性发生改变，对某些药物的敏感性增加（如中枢神经系统药物、抗凝剂、利尿剂、降压药等），而对少数药物的反应性降低（如 β-受体激动剂或拮抗剂）。第二，老年人用药剂量个体间差异大。同龄的老年人，药物剂量可相差数倍之多。造成个体差异大的原因包括遗传、各组织器官老化程度不同、基础疾病、药物相互作用、环境或心理等因素。第三，老年人药物的不良反应增多，如老年患者使用典型抗精神病药物后，迟发性运动障碍的发生率比年轻人高 3～5 倍；茶碱的神经毒性和心脏毒性在老年人中更容易发生，临床中通常将年龄作为茶碱中毒的一个主要危险因素，老年患者应减少茶碱的剂量；异烟肼诱发的肝毒性在 35 岁以上患者中更容易发生；非甾体类抗炎药导致的胃溃疡在老年患者中的发生率高于年轻患者，原因是药物对老年患者胃肠黏膜中前列腺素的抑制更为强烈。老年人发生的药物不良反应主要是药物剂量相关的，而不是特异体质或过敏反应。导致老年人药物不良反应增加的因素包括药物不良反应的既往史、多种疾病使用了多种药物、肾脏和肝脏功能紊乱、疾病表现不典型、临床评价不恰当、患者用药的依从性差以及药物在体内的消除发生改变等。

15.2.2 老年人群用药的调剂原则

老年人药物治疗的目的是治愈疾病、缓解疾病以及改善健康相关的生活质量（health-related quality of life，HRQOL）。由于老年人的病生理特点以及药动学和药效学的改变，老年人更容易出现药物相关问题，药师在调剂过程中应注意发现和解决老年人药物相关问题，采取一定的策略加强老年人用药管理，确保老年人用药的安全和合理。

（1）老年人的药物相关问题：老年人使用药物治疗可以改善健康相关的生活质量，提高机体的物理机能（如日常活动）、心理机能（认知）、社会功能（社会活动）等，但需要考虑药物相关问题造成的负面影响。药物相关问题是指药物治疗导致的非预期的结果，进而会影响患者预期的治疗结果。诸多因素可增加老年人药物相关问题的风险，如不合理处方（如过度用药或多重用药、不适当用药、用药不足）、用药差错（处方错误、药品调剂错误、或使用错误）和患者的依从性差（包括有意的或无意的）。

多重用药（polypharmacy）的现象在老年人中非常普遍，它是指同时使用了多种药物或给予了超过临床实际需要的药物。造成该现象的原因包括所患疾病种类多，症状长期存在以及错误地认为老年人所有的情况均需要药物治疗等。老年人最常使用的药物包括非甾体类抗炎药、镇静药和催眠药、心血管药、利尿剂、抗抑郁药、抗精神失常药和缓泻剂。多重用药与药物不良反应密切相关，而且会对老年人造成许多问题，如增加跌倒、认知障碍的风险，增加医疗费用。

不适当处方（inappropriate prescription）是指药物超过了可以接受的医学标准范围，或指使用了风险超过潜在获益而应该避免使用的药物，不适当处方存在极大的健康风险。目前通常采用 Beers 标准对老年人潜在的不恰当处方进行评价。Beers 标准（或 Beers 列表）是由老年病学家 Mark H. Beers 提出的。Beers 标准提供了一个药物名称列表，通常认为老年人使用了该列表上的药物是不适当的，因为这些药物的风险可能大于获益。Beers 列表是由专家组通过 Delphi 方法确定的，1991 年第一次发表，并在 2003 年进行了更新。

用药不足（underuse）是指没有使用预防或治疗疾病中的合理药物，如充血性心力衰竭患者未给予血管紧张素转化酶抑制剂治疗；老年房颤患者未给予抗凝治疗；心肌梗死后未给予预防性药物；糖尿病患者没有使用抗血小板药物以减少心血管疾病的发病率。用药不足可导致老年人机能受损或死亡等。建议定期回顾老年患者的诊断和处方，提高处方的质量。

用药依从性差（medication nonadherence）也是老年患者中的一个常见现象，发生率是 40%～80%。造成患者依从性差的原因包括药物种类多、患者意识混乱，或记忆力不好、医疗工作者缺乏对患者的用药教育或出现了药物不良反应等。帮助老年患者建立正确的服药观念，减少用药数量和服药次数，有助于提高用药依从性。另外，使用特殊的药盒可提高老年患者用药依从性，见图 15－3，该药盒包括周一到周日所有的用药，并根据服用时间（早晨、中午、晚上或睡前），每天的药又可装在 4 个不同的小格子内，便于老年患者服药及核查是否漏服。

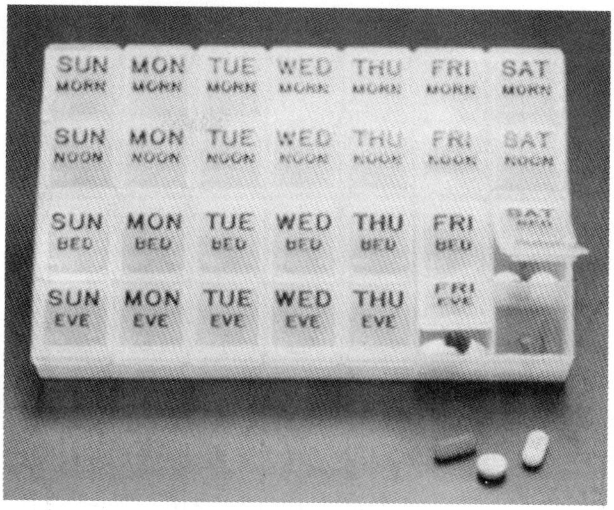

图 15－3　可提高老年人用药依从性的药盒

（2）老年人的用药管理策略：老年人的药物相关问题非常普遍，花费了大量的医疗资源，如何预防或处置药物相关问题呢？荟萃分析证实全面地老年评价（comprehensive geriatric assessment）可以有效地减少药品相关问题。全面地老年评价是老年人医学的核心，它包括服药史评价、评价和监测药物治疗、记录药品相关问题并制定治疗计划、记录干预和监测患者治疗效果、发现高危老年人群。老年病专家已经确定了 18 种发生药物相关问题的高危因素，如多重用药（每天使用 9 种或以上的药物）；使用了高风险药品（如中效或长效苯二氮䓬类、抗精神病药物、抗胆碱能药物、阿片类药）；某些特殊患者（体重较轻、85 岁以上高龄、肾功能不全）；治疗窗窄的药物；药物不良反应史；存在 6 种或以上的疾病。

评价药品使用是否恰当的方法有很多，一个准确性和有效性得到证实的标准化的方法是采用药物适当性指数（medication appropriateness index，MAI）进行评价。药物适当性指数对于患者使用的每个药物都要询问以下 10 个问题：

- 药物的适应证是否正确？
- 药物对病情是否有效？
- 药物剂量是否正确？
- 药物使用指导是否正确？
- 药物使用指导是否具有可操作性？
- 是否会发生有临床意义的药物相互作用？
- 是否会发生有临床意义的药物-疾病相互作用？
- 是否存在不必要的重复用药？
- 药物治疗疗程是否可接受？
- 是否存在治疗效果相同，但价钱便宜的药物？

除 MAI 涉及的因素外，还需要评价的因素包括药物选择是否是最佳（根据有效性、安全性、费用、对健康相关的生命质量的影响）？是否会发生过敏（特别是新开具的处方）？是否存在药物与食物、实验室检查的相互作用等？患者的依从性、药品储藏、治疗终点和药物不良反应等因素。

用药个体化是当今药物治疗的重要原则，对老年人尤其如此。一般来说，老年人初始用药应从小剂量开始，逐渐增加到最合适的剂量，通常是成人剂量的 1/2 或 1/3。若药物治疗窗窄，并且主要通过肾脏以原形排泄，老年人应常规减量，如氨基糖苷类抗生素、万古霉素、地高辛、锂剂、ACEI、阿昔洛韦和二甲双胍。若药物代谢物具有药理活性或毒性并且经肾脏排泄，也应给予关注，特殊的药物包括别嘌醇（代谢物别嘌呤二醇具有毒性）、吗啡（代谢物 6-葡萄糖醛酸吗啡具有中枢神经毒性）、普鲁卡因酰胺（代谢物 N-乙酰化普鲁卡因酰胺具有毒性）和哌替啶（代谢物去甲哌替啶具有中枢刺激作用）。为了避免药物蓄积和不良反应的出现，应减少给药剂量或延长给药间隔。

在处方调剂前，应考虑调整给药方案与老年患者的生活方式相适应、考虑使用仿制药来减少费用、使用容易打开的瓶子、适合吞咽的剂型、使用醒目的辅助标签等措施可改善老年患者用药依从性。在调剂处方时，如有新开具的药物或药品的外观、使用方法发生了变化，应对老年人进行书面和口头上的告知或指导。帮助老年患者建立正确的服药观念，调动患者参与的积极性，让患者知道依从性的重要，采取提高依从性的手段包括使用特殊的包装、用药记录、带有服药时间的药盒、剂量量取装置等。对于住院患者，应考虑特殊问题，例如患者无法吞咽，不能口服片剂或胶囊，是否可以允许压碎或掰开服用。一般来说，缓释制剂、肠溶包衣、薄膜包衣、对胃肠道刺激大的药品（如阿司匹林）、味道差的药品、舌下含服的药品和泡腾片等不能压碎。药品是否可掰开使用，要根据其药物性质、制剂特点、片剂上是否有刻痕等因素综合考虑。例如，拜新同（硝苯地平控释片）是骨架型控释片，药师应告知患者不得掰开服用，用药后整个片剂会随粪便完整地排出体外。若片剂上有刻痕，通常可掰开服用而不会改变药物的释放特点。对于口味差的药物，可通过胃管给药，如布洛芬、头孢呋辛酯等。胶囊剂通常可打开服用。对于片剂特别小，药理作用强的药物如地高辛，掰开时借助药片切割器（pill cutter）准确分割，避免剂量过大或过小引起的不良反应或药效不足，见图 15-4。另外，教育老年人不要轻信广告宣传、不要盲目使用 OTC 药物、滋补药、抗衰老药物，避免滥用偏方和秘方，不要长期过量服用维生素制剂和钙制剂。

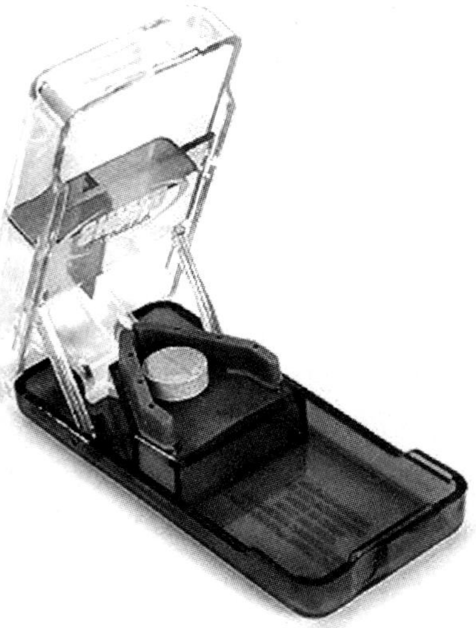

图 15-4　药片切割器

老年人服用药物种类多、依从性差以及药动学/药效学和内环境稳定性随年龄增加而改变，导致药物不良反应和药物相互作用发生率增加。易引起药物不良反应的药物主要有利尿剂、抗胆碱药、抗抑郁药、抗精神病药、镇静药、抗高血压药、口服降糖药、地高辛和华法林等。药师应对上述药物和具有高风险因素的老年患者给予高度警惕。

15.3　妊娠期/哺乳期妇女用药特点及调剂原则

妊娠期和哺乳期妇女的药品使用涉及母子双方的安全，近年来，引起了医务人员的广泛关注。妊娠期和哺乳期用药是一个涉及医学和伦理学的领域，需要权衡母亲的获益和胎儿的风险。在多数情况下，妊娠期患者治疗急性或慢性疾病的药物的剂量通常和普通人相似，但有时药物的剂量和药物的选择可能与非妊娠期人群不同。本节重点介绍妊娠期和哺乳期生理学特点和药物调剂原则。

15.3.1　妊娠期/哺乳期生理学和药动学特点

妊娠期，孕妇胃肠道运动减退，胃内 pH 升高，肺泡增加，这些改变会影响药物的吸收。母体的血浆体积增加了 50%（约 8L），其中 40%分布母亲体内，60%分布在羊水、胎盘和胎儿体内，因此药物在孕妇体内的分布也可能发生变化。妊娠期，血清白蛋白结合能力下降，导致游离药物浓度升高。妊娠也能够影响药物的消除，孕妇体内孕酮和雌二醇可以在多个方面影响药物在肝脏中的代谢，可提高某些药物的肝脏清除率（如苯妥英），或抑制某些药物的肝脏代谢（如茶碱）。另外，雌二醇会导致胆汁淤积，故经胆汁排泄的药物的清除率会变慢。孕妇的肾脏血流量增加 25%～50%，肾小球滤过率增加 50%，影响药物在肾脏的清除率。幸运的是，上述改变通常不需要对药物进行剂量调整。胎盘是母体和胎儿进行物质交换（包括药物）的基本器官，受孕第 5 周，胎盘的转运功能已基本完善。大多数药物通过被动扩散的形式穿过胎盘屏障，从母体到达胎儿体内；当母体中的药物浓度降低时，胎儿体内的药物会进入到母体内。有利的一方面是，母亲使用的药物可以治疗胎儿心律失常、充血性心力衰竭等疾病，不利的一方面是，有些药物可能对胎儿有致畸作用。母体的给药剂量、给药途径、药动学和母体血浆蛋白结合等因素会影响到达胎儿体内的药物剂量。

由于伦理、法医学和胎儿安全性等考虑，妊娠患者很少进行药动学和药效学试验，大多数药物的说明书上都有如下声明“孕妇没有进行足够的对照试验。动物的生殖试验并不总是能够预测人类的反应，因此只有十分必要的情况下，孕妇才能使用该药”，这要求医生要对妊娠期用药的潜在风险和受益进行充分评估。以下原则有助于帮助妊娠期药物的选择：第一个原则是选择临床中使用时间长且安全的药物；其次，尽可能地使用药物治疗剂量的低限；第三，不推荐患者妊娠期间自我药疗，鼓励患者向医生寻求建议。

15.3.2　妊娠期用药安全性评价方法

妊娠期药物安全的信息众多，医生和药师面临的一个重要问题是如何评价妊娠期药品安全信息的质量。随机、对照试验是评价药物安全性的基础，但从伦理学角度考虑，孕妇通常无法参加临床试验。其他评价方法还包括动物试验、个案报道、病例对照研究、前瞻性队列研究、历史队列研究和自愿报告系统等。动物试验是药品研究中的重要组成部分，但将动物试验结果外推到人并不总是准确可靠的，沙利度胺就是一个很好的例子，它在某些动物模型中是安全的，但对人类胎儿具有严重致畸作用；个案报道（case study）的价值可能也是有限的，孕妇使用某种药品后胎儿出现异常，可能只是一个偶然事件。大多数孕妇使用药品是不规律的，药物相关致畸的总体风险很低，因此需要大量的孕妇才能使风险暴露。个案报道在以下情况下是有帮助：药物使用的频率不高，但出生缺陷的比例很高（如异维甲酸），或药品使用频率很高，造成了可重复性的致畸（如沙利度胺）；病例对照研究（case - control study）是将异常结果（如先天性出生异常）的受试者和结果正常的受试者进行比较，报告药物致畸的发生率。该方法的缺点是存在回忆偏差，因为结果异常的孕妇比正常的孕妇更愿意回忆妊娠期使用过的药品；队列研究（cohort study）是比较干预组（使用了某一药物）和对照组（未使用药物）两组结果的差异。该方法的优点是前瞻性的，它消除了回忆偏差，缺点是需要受试者的数目大、时间长以及存在随访丢失等问题。尽管如此，队列研究是评价妊娠期药物安全性的常用方法，如 Michigan Medical 研究，它的数据包括

229 101 名孕妇，时间长达 7 年。除上述几种方法外，致畸信息服务也可为孕妇提供有关妊娠期潜在风险的信息，并对孕妇的整个孕期进行随访，评估药物在妊娠期的风险，这些服务机构可将数据进行汇总，从而共享妊娠期药物安全信息。另外，某些制药公司已经实施了妊娠期用药自愿汇报系统用于评价药物在妊娠期的安全性，如 1984 年，葛兰素史克建立了妊娠期阿昔洛韦用药登记（Acyclovir in Pregnancy Registry），截止到 1999 年，共有 1246 名孕妇使用了阿昔洛韦（其中妊娠期前 3 个月使用的患者有 756 名）。该前瞻性研究表明：与正常人群相比，阿昔洛韦全身给药并没有增加胎儿出生缺陷。FDA 对阿昔洛韦的分类是 B 级。

15.3.3 药品妊娠期和哺乳期安全性分类

目前常用的妊娠期用药安全性分类主要有美国、澳大利亚和瑞典 3 种分类方法，最常采用的是美国药品和食品监督管理局（FDA）颁布的 5 级分类方法（表 15－1）。

表 15－1 美国 FDA 妊娠期药物风险等级

风险级	定义	例子
A	在有对照组的研究中，在妊娠的头 3 个月的妇女未见到对胎儿危害的迹象（并且对其后的 6 个月也没有造成危害的证据），可能对胎儿的影响甚微	左甲状腺素钠，氯化钾
B	在动物生殖性研究中（并未进行孕妇对照研究），未见对胎儿的影响。或在动物生殖性研究中表现有副作用，但这些副作用并未在妊娠头 3 个月的孕妇对照研究得到证实（也没有对其后的 6 个月造成危害的证据）	甲硝唑，咖啡因，雷尼替丁，氯苯那敏
C	在动物的研究证明它有对胎儿的副作用（致畸或杀死胚胎），但并未在对照组的妇女中进行研究，或没有在妇女和动物中进行研究。本类药物只有在权衡了对孕妇的好处大于对胎儿的危害之后，方可应用	环丙沙星，利福平，曲马多，瑞格列奈
D	有对胎儿造成危害的明确证据。尽管有危害性，但孕妇用药后有绝对的好处，必须使用（例如孕妇受到死亡的威胁或患有严重的疾病），如改用其他药物，虽然安全但无效	卡马西平，顺铂，阿替洛尔，碘
X	在动物或人体研究中表明，它可使胎儿异常，或根据经验认为在人，或在人及动物，是有危害性的。在孕妇应用这类药物显然是无益的。本类药物禁用于妊娠或将妊娠的患者	阿维 A，艾司唑仑，氟伐他汀，雌二醇

尽管 FDA 的分类方法在临床中应用很广，但人们对 FDA 的妊娠期分类的可信程度存在争议，原因之一是将 FDA 分类与澳大利亚和瑞典两种分类方法进行比较，236 种药物中，只有 61 个药物（26%）在三个分类系统中的风险分级相等。FDA 将极少数药物列为妊娠期使用是安全的药物（A 类），因为临床对照试验验证了药品的安全性。FDA 分类的另外一个问题是，当可获得新的信息时，改变药物的分类是很困难的，如口服避孕药，FDA 的分类是 X 类，但目前很少有证据表明它会导致先天性异常。瑞典和澳大利亚的分类并不把口服避孕药列为致畸药物。

哺乳期用药安全也是一个重要问题。母乳含有丰富的营养物质和免疫物质，目前很多证据表明，母乳喂养可降低婴儿呼吸道疾病、过敏、淋巴瘤、中耳炎等疾病的发病率，并可能改善婴儿的神经发育。同时，母乳喂养对母亲也是有利的，可以帮助哺乳妇女更快地减轻体重、恢复月经，降低卵巢癌、绝经期乳腺癌和骨质疏松的风险。影响婴儿摄入药物的量的因素包括乳汁的量、乳汁的组成（初乳或成熟奶）和药物的浓度等。哺乳期用药安全性分级，目前应用较多的是 Hale 博士分类方法，它将哺乳期用药安全分为 5 级，见表 15－2。临床中的评价哺乳期用药安全的主要参考书是《Medications and Mothers' Milk》，它是一本非常全面的参考书，由 Dr. Thomas W. Hale 编写，2008 年出版了第 13 版。另外，可查阅美国儿科学会网站（http://www.aap.org），获取哺乳期用药安全性方面的信息。

表 15-2 Dr. Hale 哺乳期用药风险分类

风险分类	定义	例子
L1-最安全	大量的哺乳期母亲已经服用过该药物，未发现对婴儿的不良反应增加。以哺乳期母亲为研究对象的对照试验未显示对婴儿具有风险，对哺乳期喂养的婴儿造成伤害的可能性很小；或药品不能够被婴儿口服吸收	伐昔洛韦，羟嗪，对乙酰氨基酚
L2-较安全	有限数量的哺乳期母亲已经服用过该药物，未发现对婴儿的不良反应增加；和（或）哺乳期母亲服用该药后对婴儿的风险很小	咖啡因，西替利嗪，多潘利酮
L3-中等安全	没有以哺乳期母亲为研究对象的对照试验，但可能存在对婴儿的不利影响；或对照试验表明只有小的，危险性不大的不良反应。只有在潜在获益超过对婴儿潜在风险的情况下使用	硫唑嘌呤，曲马多
L4-可能有害	对哺乳期喂养婴儿的风险存在明确的证据，尽管可能对婴儿有一定风险，但为了母亲的获益，可以使用该药（如在危害生命的情况下或严重疾病时，没有更安全或更有效的药物的情况）	右旋苯丙胺，多西拉敏
L5-禁忌使用	以哺乳期母亲为研究对象的试验表明母亲使用该药会对婴儿造成显著危险，或对婴儿造成显著性损害的具有高度风险的药物。哺乳期母亲使用药物的危险明显超过喂养的任何获益。哺乳期妇女喂养婴儿时禁忌使用该药	可卡因，胺碘酮，异维A酸

15.3.4 妊娠期/哺乳期妇女调剂原则

在调剂工作中，药师应关注药品说明书中“妊娠及哺乳期妇女用药”项下的内容，如果是禁止使用，应及时和开具处方的医生沟通，避免患者服用禁用药品。另外，中成药和医院制剂（如棕铵合剂、健脑合剂）在妊娠期和哺乳期的安全性评价较少，药师应对中成药或上述医院制剂进行安全性评价。患者经常会询问某一药物在妊娠期和哺乳期是否可以使用，药师在回答这类咨询问题时，应综合考虑下列因素：首先，药物在致畸中的真实作用尚未被准确地评估。尽管药物引起的致畸占人类出生缺陷的1%～6%，但很难得到直接的因果评价。其次，动物试验可用于检测药物潜在的致畸性，但并不是所有的动物种类对药物的敏感性是一样的，药物对某些动物种类具有致畸性，但对其他动物种类的影响可能很小或没有影响，或药物在不同动物种类产生相似的致畸作用，但发生率不同，或药物在不同动物种类产生的致畸作用截然不同。第三，致畸物具有域现象，并且大多数情况下依赖暴露的时间，最危险的时期是受孕后 17 到 70 天。最后一点，临床中常用的参考书有美国出版的《Drugs in pregnancy and lactation》（第八版，2008 年）、澳大利亚药物评价委员会出版的《Prescribing Medicines in Pregnancy》（第 4 版，1999 年）等。另外，某些计算机数据库（如 Canadian database，www.motherrisk.org）、队列研究和个案研究的原始文献以及药品说明书也能提供妊娠期和哺乳期用药的相关信息。需要指出的是，应重视说明书中妊娠和哺乳期用药的信息，因为说明书具有法律依据。

美国对某些特定药物的调剂进行了限制性管理，如异维 A 酸的 iPLEDGE 项目和阿维 A 的 Do Your P. A. R. T 项目。FDA 规定异维 A 酸的批发商、开具异维 A 酸处方的医生、调剂异维 A 酸的药房以及使用异维 A 酸的患者均需要登记。同时，FDA 规定每次调剂阿维 A 时，应向男性和女性患者提供用药指导手册，这是法律要求的，如果治疗过程发生了妊娠，患者应向 FDA Med Watch 项目报告。患者治疗前需进行妊娠试验，治疗期间和治疗后一段时间内（异维 A 酸停药后 3 个月，阿维 A 停药后 3 年）同时采取两种避孕措施，并且在此期间不得献血，包括男性患者。

药品安全性在哺乳期和妊娠期存在差别，妊娠期安全的药物在哺乳期不一定是安全的，但妊娠期不安全的药物，通常在哺乳期也是不安全的。减少哺乳期用药对婴儿不利影响的策略包括尽量使用对婴儿安全的药物或局部给药；尽量选择半衰期短（药物在体内不易蓄积）、高蛋白结合（药物不易进入乳汁）、生物利用度低和低脂溶性的药物。除了药物种类的选择外，药师还应关注药物的使用方法，并对患者进行必要的用药教育，如对于一天给药一次的药物，可建议晚上给药，这样可延长喂养的时间；对于一天服用多次的药物，建议在喂养后立即给药。孕妇或近期计划怀孕的患者就诊时应主动告知医生或药师，以便进行药物选择，同时，应告知患者在妊娠期和哺乳期不要自行用药。

15.4 肝功能不全患者的调剂原则

15.4.1 肝功能不全的病理学特点和评价方法

肝脏疾病包括一系列的病理改变，如肝血流量减少，肝内或肝外血流分流（shunting），肝细胞功能异常，血清蛋白发生定性和定量的改变以及胆汁流量发生改变。急性肝炎是由于病毒或肝脏毒物导致的肝脏炎性反应，通常是轻微的和一过性的，但有时是慢性的，严重的，会导致肝硬化或死亡。慢性肝脏疾病通常继发于长期酒精滥用或慢性病毒性肝炎，最常见的是酒精引起的肝脏疾病。

15.4.2 肝功能不全对药动学和药效学的影响

一般情况下，肝功能不全对药物代谢的影响与疾病的严重程度呈正比。急性病毒肝炎时，药物的消除不发生改变或中度改变，治愈后，药物的消除也会恢复正常。慢性乙肝患者在疾病后期对药物的消除有显著的影响。失代偿期的肝硬化患者体内药物代谢也有明显变化。肝功能不全时，肝脏制造白蛋白的能力降低，严重时可发生低蛋白血症，导致游离药物浓度增加；当肝硬化伴有水肿或腹水时，组织间腔的容积增大，药物易从组织间液扩散到组织中，药物的分布容积增大；肝药酶活性下降，药物代谢减慢，清除率下降，半衰期延长；胆汁分泌是头孢哌酮、红霉素、利福平、四环素等药物的主要排泄途径。化学结构、极性和分子量是决定药物是否经胆汁排泄的关键因素。降低胆汁流量的药物或肝脏疾病导致胆汁淤积时，经胆汁排泄的药物的消除率会降低，血浆药物浓度增加。给药途径也可能影响药物经胆汁排泄的程度，与静脉途径相比，肝脏对口服给药的摄取较多，经胆汁排泄的药物也较多。进展期肝脏疾病患者的药物浓度和药物效应的关系也可能发生改变，特别是镇静药物，常规剂量可能会加重定向力障碍和昏迷，原因可能是大脑对镇静药物的高度敏感和药物代谢受损。目前大多数的研究对象是轻微或中度肝功能损伤的患者，很少涉及严重肝损伤患者，而后者的药动学和药效学改变是最大的。

15.4.3 肝功能不全患者的调剂原则

（1）肝病患者的药物治疗的剂量调整：肝功能不全患者通常存在凝血障碍，应谨慎使用含有氮-甲基巯四氮唑的β-内酰胺类抗生素（如头孢替坦，头孢哌酮），因为它会抑制维生素K依赖的凝血因子的γ-羧化。对肝性脑病前期或肝性脑病患者，禁用可增高血氨的治疗方法（如输血、输血浆等）和可诱发肝性脑病的药物（如蛋氨酸、乙酰唑胺等）。中度肝功能损伤患者使用某些药物时，剂量应减少一半，这些药物大多数具有首关效应，包括镇痛药物如吗啡、哌替啶、喷他佐辛；心血管药物如维拉帕米、普罗帕酮、硝苯地平、尼群地平、尼索地平、氯沙坦等药物；其他药物还包括奥美拉唑、他克莫司等。肝功能不全导致血浆白蛋白浓度下降，游离药物浓度增加，药物的药理反应会增加。

某些药物具有肝药酶诱导作用或肝药酶抑制作用，如卡马西平对CYP3A4具有诱导作用。多次给药，经大约2周的时间可对该酶产生诱导作用，CYP3A4数量的增加会导致卡马西平的代谢加快。卡马西平单次给药的半衰期为65小时，长期用药后半衰期减为20小时。如果患者服用固定剂量的卡马西平，其血药浓度会随时间而降低，2周后的药物剂量可能不足以控制癫痫的发作。因此，在临床中应关注两个问题：当达到稳态后，药物的剂量是否仍然足够？此肝药酶诱导剂是否影响其他药物的代谢？除卡马西平外，CYP3A4诱导剂还包括苯妥英、巴比妥类、利福平和圣约翰草等药物，CYP3A4抑制剂包括红霉素、克拉霉素、HIV蛋白酶抑制剂、胺碘酮、西咪替丁、某些抗真菌药（如酮康唑）和葡萄柚汁等。CYP3A4 是人体内数量最大，参与药物代谢种类最多的 P450，其底物还包括氨氯地平、硝苯地平、非洛地平、地尔硫䓬、维拉帕米、辛伐他汀、阿托伐他汀和华法林等药物。上述底物和 CYP3A4 诱导剂或抑制剂同时使用时，要注意药物相互作用，必要时进行剂量调整和监测药物的不良反应。

（2）药源性肝病：约 900 多种药物能够引起肝脏的损伤，导致药物撤市的一个很重要的原因是肝脏转氨酶升高。最常见的药源性肝病是酒精引起的肝脏损害，其他药物导致的转氨酶升高而住院的患者占 10%。药源性肝病的表现是多样的，如特异质反应、过敏性肝炎、毒性肝炎（toxic hepatitis）、慢性活动性毒性肝炎（chronic active toxic hepatitis）、毒性肝硬化（toxic cirrhosis）和肝血管病变（liver vascular disorders）。导致药源性肝病的因素包括药物因素和患者因素。药物因素包括药物种类、剂量、合并用药及药物不良反应史等。在很多情况下，药物是引起肝损害的唯一因素，但在另一些病例中，药物可增加肝损害的相对危险性，而这种肝损害的危险性在没有用药时也是潜在存在的，如水杨酸类药物与 Reye 综合征相关、口服避孕药与肝静脉闭塞相关、甲氨蝶呤可加重脂肪肝伴糖尿病患者肝脏的纤维化。患者因素包括年龄、性别、遗传因素以及疾病的影响。据报道，绝大多数影响肝脏的药物不良反应发生在成人身上而不是儿童。异烟肼、氟烷、红霉素及类似物和双氯芬酸等药物诱导肝毒性的危险性在 40 岁以上人群中更高。中毒性肝炎在成人中的发生率高，通常与药物剂量增加、多个药物的摄入或药物代谢的改变有关，毒性反应具有可预测性。丙戊酸和水杨酸在儿童中易出现的药源性肝损伤。儿童中的药物肝毒性常见于 3 岁以下患儿；女性服用氟烷、呋喃妥因、甲基多巴和磺胺类药物时肝毒性的危险性增加；过度饮酒、肥胖、禁食、肾衰竭、器官移植、AIDS 和糖尿病等疾病也可增加肝脏毒性。

在调剂过程中，药师应综合考虑高风险药物（如异烟肼、氟烷和对乙酰氨基酚）、特殊人群等因素，通过对患者进行用药教育和定期监测，降低药源性肝病发生率或早期发现中毒症状，及时采取措施，最大限度地减轻对患者造成的伤害。肝功能不全患者的用药原则包括明确诊断、合理选药；避免或减少使用对肝脏毒性大的药物；注意药物相互作用，特别应避免肝毒性的药物合用；选择肝毒性小，并且从肾脏排泄的药物；初始用药时宜小剂量，必要时进行治疗药物监测，做到给药方法个体化；定期检查肝功能，及时调整治疗方案。

15.5　肾功能不全患者的调剂原则

15.5.1　肾功能不全的病理学特点、分期和评价方法

肾脏是人体内的主要排泄器官，它是由肾单位组成，每个肾脏约有 100 多万个肾单位组成。肾单位是肾脏结构和功能的基本单位，由肾小体和肾小管组成。肾小体是由肾小球和肾小囊组成，肾小管由近端肾小管、髓袢及远端肾小管组成。肾脏的功能主要包括过滤、分泌和重吸收，另外它还具有内分泌和代谢的功能。肾脏维持机体内环境的稳定的最主要的功能是将水、内源性物质和毒物以尿液的形式排出体外。通过肾小球滤过，肾小管分泌和肾小管重吸收，肾单位维持机体液体平衡。慢性肾功能不全主要表现为肾小球滤过功能呈进行性不可逆转减退。凡能引起肾脏器质性损伤的局部或全身病变，最终均可导致慢性肾功能不全，最常见的原因是肾小球肾炎，约占发病率的 40% 以上，其次为心血管疾病、高血压及肾盂肾炎。按肾脏损伤程度，分为 4 期，见表 15-3。严重的尿毒症称为终末期肾衰竭（ESRD），其 GFR＜10ml/min，甚至＜5ml/min。

表 15-3　慢性肾功能不全分期

分期	肾小球滤过率 GFR（ml/min）	血尿素氮浓度 BUN（mmol/L）	血清肌酐浓度 Scr（μmol/L）
肾功能正常期	＞70	＜7	＜132.6
肾功能不全代偿期	50～70	7～8.75	132.6～177
氮质血症期	＜50	＞8.75	＞177
尿毒症期	＜25	＞21	＞422

肾小球滤过率（GFR）是定量评价肾脏功能的金标准，它是指单位时间内肾小球滤过血液的体积。随着年龄增加和疾病进展（如高血压或糖尿病），肾单位逐渐丢失，肾脏重量也减轻，GFR 呈进展性下降。GFR 可以预测终末期肾病的发生时间，可用于评价慢性肾脏疾病发生并发症的风险，同时，可根据 GFR 调整药物的给药剂量，使治疗效果最大化，避免潜在的药物毒性。Cockroft－Gault 公式将患者年龄、性别、体重等因素考虑在内，是估算肌酐清除率的常用方法。CLcr（ml/min）＝［140－年龄（年）］×体重（kg）/［血肌酐浓度（mg/dL）×72］（对于女性，上述计算结果再乘以 0.85）。

15.5.2 肾功能不全对药动学和药效学的影响

目前，有关肾功能不全对药物吸收或生物利用度影响的研究较少。急性肾衰竭（acute renal failure，ARF）或慢性肾疾病（chronic kidney disease，CKD）患者的生物利用度可能受胃肠道转运时间、胃 pH 的改变、呕吐或腹泻（严重肾脏疾病的常见并发症）以及抗酸药物的使用等因素的影响，仅有少数药物的生物利用度在终末期肾病患者发生了改变。肾功能不全患者的蛋白结合、组织结合、身体组成会显著影响药物的表观分布容积。总的来说，酸性药物（如头孢曲松，多西环素，丙戊酸和华法林等）在终末期肾病患者的血浆蛋白结合会降低。碱性药物（如奎尼丁和利多卡因）的血浆蛋白通常维持正常或轻微改变。药物蛋白结合率和分布容积改变的临床意义很难预测。肾功能不全时，主要经肾排泄的药物消除减慢，血浆半衰期延长，需要根据肾功能来调整药物的治疗方案。尿毒症患者常伴有电解质和酸碱平衡紊乱，可能会影响机体对药物的敏感性。例如，低钾血症可降低心脏传导性，洋地黄类、奎尼丁、普鲁卡因胺等药物的传导抑制作用会加强。酸血症和肾小管酸中毒可对抗儿茶酚胺的升压作用。

15.5.3 肾功能不全患者的调剂原则

肾功能不全患者的用药原则包括明确诊断；合理选药；避免或减少使用肾毒性大的药物；注意药物相互作用，特别应避免肾毒性药物的合用；选用肝代谢的药物或双通道（肝肾）排泄的药物；根据肾功能，调整给药剂量和给药间隔，必要时进行治疗药物监测。

（1）肾功能不全患者药物剂量调整：肾脏功能不全患者的药物剂量有时仅根据肌酐清除率做简单的调整即可，但若药物的代谢途径复杂或蛋白结合率、分布容积等发生了剧烈变化时，需要更为复杂的剂量调整。对肾功能不全患者剂量调整需要对患者进行个体化评价，获取药动学参数和肾功能确切关系，并对患者肾功能进行准确评价。肾功能不全患者的给药方案的设计的通常可采取下列步骤，见表 15－4。

表 15－4 肾功能不全患者剂量调整方法

第一步	获得患者的基本信息和临床信息	记录患者的基本资料，获取既往病史包括肾疾病史，记录当前的实验室检查结果
第二步	评价肌酐清除率	使用 Cockcroft－Gault 等公式或收集的尿液计算肌酐清除率
第三步	回顾目前的治疗药物	确定需要个体化治疗的药物
第四步	设计个体化治疗方案	确定治疗的目标；根据患者肾功能和药物的动力学特点计算给药剂量
第五步	监测	监测药物反应和毒性的参数；如果可能，监测药物浓度
第六步	修改方案	根据监测结果或患者病情改变，及时调整给药方案

需要指出的是，必须确定调整的目标药物浓度是峰浓度、谷浓度还是平均药物浓度，如药物的临床反应（如氨基糖苷类）或毒性（奎尼丁、苯巴比妥、苯妥英）与药物的峰浓度密切相关，目标浓度应为峰浓度。若目标浓度对峰浓度或谷浓度没有特殊要求，通常需要维持一个平均稳态浓度，最常用的方法是减少给药剂量或延长给药间隔。第一种方法是降低给药剂量而保持给药间隔不变，这种情况下，药物平均稳态浓度保持相似，但峰浓度会降低，而谷浓度会增加。第二种方法是维持给药剂量而延长给药间隔，药物峰浓度和谷浓度与肾功能正常患者相似，该方法在临

床中应用较广，它节省了时间。最后一种剂量调整方法是同时调整给药剂量和给药间隔，以达到目标浓度。

肾衰患者使用抗菌药应注意剂量调整。氨基糖苷类、万古霉素等主要通过肾脏排泄，对肾脏毒性较大，应调整剂量或监测血药浓度，必要时选择其他药物替代；青霉素、头孢菌素、林可霉素和异烟肼等药物虽然通过肾脏排泄，但毒性较小，可酌情调整剂量，一般无须测定血药浓度。一般来说，只要原形药物排泄分数小于30%并且代谢物没有活性，则无须根据肾功能调整给药方案，同样，如果患者肾功能是正常个体的70%，无论药物是否经肾排泄或经肾排泄比例大小，均无须调整剂量。

（2）药源性肾脏疾病（drug-induced nephrotoxicity，DIN）：肾脏由于其结构与生理学的特点，特别容易受到药物的影响。肾脏血流旺盛，其血流量约占心每搏输出量的25%，而肾脏只占体重的0.4%，是循环血流灌注最多的脏器，故通过肾脏的药物的量相对较多。据统计，DIN占全部药物不良反应的7%，占急性肾衰住院患者的18%～27%。DIN在门诊患者或住院患者中均有发生，表现为酸碱异常、电解质失衡、尿残渣异常、蛋白尿、脓尿或血尿，但最主要的表现是肾小球滤过率减少，导致血清肌酐和血尿素氮升高。DIN通常是可逆的，但也可能导致急性肾衰或终末期肾病。导致DIN的药物包括氨基糖苷类抗生素、造影剂、非甾体类抗炎药、血管紧张素转化酶抑制剂、铂类化疗药物、两性霉素B、环孢霉素、他克莫司和氨苯蝶啶等。住院患者可通过常规监测Scr和BUN早期发现DIN。尿量减少也是肾脏毒性的一个早期症状，特别是对于造影剂、非甾体类抗炎药和血管紧张素转化酶抑制剂而言。门诊患者的肾毒性可通过下列症状被识别，如不舒服、食欲减退、呕吐、呼吸急促、水肿或高血压。DIN的易感人群是慢性肾脏疾病患者和老年患者。

总之，肾功能不全的患者在临床中十分常见。在调剂过程中，根据处方的前记（如患者年龄、就诊科室或诊断）可大概判断患者是否为肾功能不全患者以及是否是高危患者（如老年患者），对于处方的正文，药师要关注药物是否具有肾毒性，药物剂量和疗程是否合理，是否存在肾毒性大的药物的联合使用，并关注透析患者的药物使用的剂量和方法。在发药时，对患者进行必要的用药交代，保障患者用药安全，提高用药依从性。

15.6　精神疾病患者的调剂原则

精神疾病包括思维、情感和行为方面的异常，常由躯体、心理、社会、文化和遗传等方面因素综合作用而引起。常见精神疾病包括精神分裂症、抑郁障碍、双相障碍、强迫症和躁狂症等。

精神疾病的治疗以药物治疗为主，根据病情需要还可以进行心理治疗或电休克治疗。精神药物通常根据其所治疗精神疾病的性质进行分类，如抗抑郁药、抗精神病药、抗焦虑药和心境稳定剂等。

15.6.1　精神疾病患者的特殊性

（1）精神疾病患者一般对自己的病情不能正确对待。如精神分裂症患者缺乏自知力，对精神病性症状无认识能力，认为自己没有病，对疾病无治疗要求，表现为不能遵从医嘱接受治疗。抑郁症患者通常情绪低落、消极，对自己不关心，也容易导致用药依从性较差。

（2）有时患者的不同疾病以及病情严重程度会增加药师与其交流的难度。如重度抑郁患者处于沉思状态或情绪低落而拒绝交流；躁狂症患者则可能会不停地说话以至于药师无法交流；而精神分裂症患者常有妄想症状可能会对药师所说的问题表现出谨慎或惊恐的态度。这种情况下，较好的方法是减少与患者的直接沟通，而应该与患者家属进行交流并提供药学服务。

（3）患者还可能会突然激动而使用暴力。通常暴力发生在精神激动增加后，表现为语速加快、声音增大或握紧拳头、双目圆睁等。出于安全的考虑，药师应避免可能会被误解为威胁的行为，例如声音过大或不必要的凝视。必要时，通知安全保卫人员。

15.6.2 精神疾病药物治疗的特点

（1）精神疾病是慢性疾病，因其有易复发的特点，患者往往需要长期用药，甚至终身服药。如精神分裂症和抑郁障碍等，都为高复发性疾病，建议全程治疗，包括急性期治疗、恢复期（巩固期）治疗和维持期治疗。患者用药依从性对药物疗效影响很大，依从性差会使疾病复发，治疗难度增大。

（2）精神疾病药物治疗的个体差异显著，不同患者在药物疗效、药物剂量和药物安全性上都有很大差异。有的药物可能对某些患者的疗效很好，而对其他患者没有任何疗效；或者同样的药物，有的患者只需最低剂量就能有很好的疗效，而另一患者则需要高几倍的剂量才能显效。而患者在使用药物后有无不良反应亦有很大的个体差异，如有的患者服用利培酮后发生锥体外系反应；有的患者服用奥氮平体重显著增加；有的患者服用西酞普兰引起失眠；有的患者使用低剂量锂剂或卡马西平就会过量中毒。此外，由于精神疾病的病因学和精神药物的作用机制尚不明确，因此精神药物的疗效和安全性对某一特定患者是不可预测的，精神疾病的药物治疗仍处在试药阶段。在这种情况下，患者及其家属的既往用药史对药物选择具有很重要的参考意义。

（3）精神科药物的不良反应比较复杂，因此应注意用药安全性的监测，不恰当的处置可能会直接影响疗效。

（4）精神疾病治疗一定要在医生和药师的指导下正规系统地用药，不能盲目停药或减药。剂量递增过快，可能会导致不良反应；盲目停药，可能会引起停药综合征甚至疾病复发。

（5）精神疾病用药的剂量比较特殊，如每日服用 3 次的药物，可能早、中、晚剂量各不相同，或患者需逐渐增加剂量时而每日剂量都不相同，因此调剂和用药交代时应细致、耐心。必要时应与处方医生核实患者的详细用药剂量。

（6）对于某些依据法规须特殊管理的精神药物，应严格按照相关法规执行。药师取得麻醉药物和第一类精神药物调剂资格后，方可在本机构调剂麻醉药物和第一类精神药物。应严格审查处方医生资格、签字、药物剂量，患者是否在其他医院用药，并及时进行网上登记。

15.6.3 精神疾病患者的门诊药品调剂

药师为精神疾病患者调配药品时，除常规的“四查、十对”外，还必须着重考虑下列问题：

（1）根据处方向患者或其家属交代详细的用法、用量和药物的服用方法（如餐前、餐后、吞服、晨服、睡前服用等）。精神疾病用药个体差异显著，同样的药物，不同的患者、不同的病情因为对药物的反应不同或治疗目的不同，使用药物的剂量、频次和时间会有很大的差异，在不同的治疗阶段剂量也可能进行调整。

（2）对于处方中药物常见的不良反应进行交代，告诉患者如何避免或减少不良反应以及出现不良反应后如何处理。

（3）对于某些需要进行血药浓度监测的药物（如碳酸锂等），应告知患者遵医嘱定期去医院进行监测。

（4）告知患者食物、饮料以及烟酒等对药物治疗可能会有影响。茶、咖啡、可乐等饮料中含有咖啡因，若经常大量饮用，对服用镇静催眠药的患者，可能对药物产生拮抗作用，影响镇静效果。所以建议服药期间，不要饮用茶、咖啡、可乐和运动饮料。对正在服用精神疾病治疗药物的患者，酒精会诱导肝药酶 P450，尤其是 CYP2E1，减少药物的吸收，降低血药浓度，影响疗效。此外，酒精对中枢神经的作用是先兴奋后抑制，所以长期和抗精神病药物、镇静安眠药物并用，会加强对中枢神经的抑制作用，导致神经运动功能与警觉性降低、嗜睡、昏迷、呼吸抑制，甚至死亡的危险。烟草中的多种化学成分会诱导肝药酶 P450，加速药物的代谢、降低血药浓度而影响药效，若长期大量抽烟，会降低镇静催眠药、抗抑郁药和抗精神病药等药物的疗效。

（5）患者目前是否伴有其他疾病，所用药物可否加重伴有疾病。

（6）患者目前正服用的其他药物（是否与处方所开药有相互作用）。

（7）对于需要在特殊条件下保存的药物，应向患者交代，如利培酮注射微球应放置冰箱冷藏保存，有些药物应避光保存等。

（8）处方药物之间是否存在有临床意义的相互作用，如有应及时与处方医生沟通，请医生修改处方后再调配药品。

门诊药房设置药物咨询窗口，由临床药师或

主管药师以上人员负责，以面对面的咨询方式（或电话咨询）解答门诊患者有关药物使用方面的问题，提供正确的用药指导服务，提高药物治疗效果。为患者提供的用药指导包括：

- 药物的正确服用知识或使用方法。
- 药物的用途与疗效，解除患者关于用药方面的疑虑。
- 药物使用的特殊注意事项。如许多精神疾病治疗药物服药后或在服药期间，可能会有疲倦或嗜睡的反应，应告知患者服药后避免开车、高空作业或从事需要注意力集中的工作，以免发生意外。再如许多精神疾病患者对用药后出现的镇静作用比较关注，认为影响了生活质量，可告知患者这是正常的药物反应，一般会渐渐适应和改善。
- 有关药物不良反应，发生时如何处理。如有些患者服用精神药物易发生便秘，可嘱咐患者多饮水，并保持适当运动，多吃蔬菜、水果，如持续发生或加重应就医进行药物干预。
- 漏服药物时应如何处理。对于每天服用一次的药物，当日发现时应当日补服，若当日未发现则不再补服。对于每天服用两次或以上的药物，两小时内发现时应补服，若与下次服药时间接近则不补服。睡前服用的药物不建议在晨起后补服。并对患者进行用药教育，使其认识到只有正确规则地服药，才能有效地治疗和控制疾病，并避免疾病复发。

15.6.4　精神疾病患者病房用药和出院用药指导

（1）病房药物信息支持：对病房医护人员提出任何与药物相关的问题时，药师应做正确详尽地答复，必要时查阅文献运用循证医学证据进行解答。有关药物信息内容包括：药物性质、药理作用、稳定性、相容性、使用剂量、给药途径、治疗用途、临床适应证、使用禁忌、药物相互作用、药动学和药物不良反应等。

（2）病房用药及临床药学服务：对于精神疾病住院患者，应根据患者的不同治疗阶段提供相应的药学服务。

对精神疾病急性期患者，药师主要应开展以下药学服务：疾病史、用药史、家族史和生育史等情报收集；合并用药情况分析（精神科药物以外的合并症治疗药物）；预测药物疗效与副作用（过度镇静、急性期锥体外系反应等）；重复给药、相互作用、配伍禁忌情况的审核；患者用药指导。

对精神疾病恢复期患者，药师主要应开展以下药学服务：药物治疗方案的修正（多药并用、等价换算等）；精神科药物与其他治疗药物相互作用的评价；评估药物疗效与副作用（认知功能损害、迟发性锥体外系反应等）；用药依从性干预；患者用药指导。

对精神疾病维持期（社会回归期）患者，药师应主要开展以下药学服务：用药依从性的宣教；帮助患者自我用药管理；相关药物信息提供；患者用药指导。

药师在为患者提高药学服务时，应选择在安静舒适、无刺激因素且使患者能够放松的环境中进行。药师在与患者交谈获取用药或疾病相关信息时，应先进行自我介绍并说明交谈的目的，以与患者建立相互信任。通常，应该先询问非限制性问题（如以前服用过哪些药物）。非限制性问题允许患者以自己的语言进行回答或提供其他信息，可以降低患者被引导的可能性，即避免在进行限制性问题询问时，患者按照临床药师希望得到的答案进行猜测，回答是或否。药师也不应该对患者的回答进行评价，以便于与患者建立信任和和谐的关系，并能保证信息的完整性和准确性。

有时患者的病情使临床药师难以与其进行正常交流，则应使用较短或限制性的问题来获取信息。此外，可通过查阅患者病历、用药记录、各种检验记录、护理记录，以及与主管医生、护士、患者的护工或陪同的家属进行交流获取信息。还需结合对患者的直接观察（如是否肌肉僵直、情绪高昂或低落）获取关于病情、药物疗效和不良反应的相关信息。

患者还可能会出现冲动或偶然的暴力使用，表现为语速加快，声音增大或牢牢抓紧椅子扶手。出于安全的考虑，药师应避免身体接触或不必要的凝视可能会被误解为威胁的行为，并在有其他医疗人员的情况下完成与患者的交谈，或者停止交谈。

（3）出院用药指导：对于出院患者，要求患者家属帮助妥善保管药物，以防患者一次大量服用或漏服，服药期间不能自行停药、减量，要严格遵医嘱，按量服用，密切观察药物的疗效及副作用，并督促患者定期复查。如遇重大生活事件，及时与医生联系，适当调整药物，以防复发。停药时应根据医嘱逐渐停用，不可突然停药，以免反跳。

对患者进行用药教育，为患者提供简明准确的用药信息，对患者提出的用药相关问题进行解答，使其了解长期按时服药进行维持治疗的重要性。由于患者为精神疾病患者，故讲解时一定要有耐心并注意患者隐私，内容要简单易懂；对于精神分裂症等无自知力或有智力障碍的患者，需向其家属进行讲解。

梅 丹 张 波 孙丽丽

参考文献

[1] Atkinson Jr AJ, Abernethy AR, Daniels CE. Principles of clinical pharmacology. Second edition, Academic Press. 2007：73 - 85.

[2] David B. Troy, Paul Beringer. Remington：The Science and Pratice of Pharmacy (21st Edition) . Lippincott Williams & Wilkins. 2005：1829 - 1836.

[3] 陈文彬，罗德诚 . 临床药物治疗学 . 3 版，北京：人民卫生出版社，2004：606 - 612.

[4] Hughes J, Donnelly R, James - Chatgilaou G. Clinical Pharmacy：A Practical Approach (second edition). Macmillan Publishers Australia PTY LTD, 2001：62 - 69；133 - 150.

[5] DiPiro JT, Talbert RL, Yee GC et al. Pharmacotherapy：A Pathophysiologic Approach (6th Edition) . McGRAW-HILL Companies, Inc. 2005：103 - 111, 1425 - 1440.

[6] Fick DM, Cooper JW, Wade WE et al. Updating the Beers criteria for potentially inappropriate medication use in older adults：results of a US consensus panel of experts. Arch Intern Med. 2003；163 (22)：2716 - 24.

[7] Danan G, Benichou C. Causality assessment of adverse reactions to drugs - I. A novel method based on the conclusions of international consensus meetings：application to drug - induced liver injuries. J Clin Epidemiol. 1993；46 (11)：1323 - 30.

[8] Koda - Kimnle MA, Young LY, Kradjan WA et al. Applied therapeutics：the clinical use of drugs. (8th edition). Lippincott Williams & Wilkins. 2005：93 - 101；4；31.

不同剂型药品的用药指导 16

任何药物在供给临床使用前，都必须制成适合于医疗和预防应用的形式，这种形式称为药物的剂型。随着科学技术和现代医药工业的发展，药物剂型越来越多，使用方法也越来越复杂。不同剂型的药品给药途径不一样，使用方法也不同。同一剂型的药品其使用方法和注意也不完全一样，例如片剂包括普通片、肠溶片、缓释片和控释片等，其使用方法和注意是不一样的。即使同属缓、控释片，能否掰开服用，也要视其生产工艺等具体条件才能确定。一般情况下一种药物可以制备成多种剂型，虽然药理作用相同，但给药途径不同可能会产生不同的疗效。药物制成不同的剂型后，患者使用方便，易于接受，不仅药物用量准确，同时增加了药物的稳定性，有时还可减少毒副作用，也便于药物的储存、运输和携带。

药物剂型有非常重要的作用，主要有：①剂型可改变药物的作用性质。如：硫酸镁口服剂型可导泻，而注射剂则有镇静作用；②剂型能改变药物的作用速度，不同剂型，药物作用速度不同。如注射剂、吸入气雾剂等，属速效制剂，发挥药效快，常用于急救；③改变剂型可降低或消除药物的毒副作用。如：一些缓释与控释制剂，能控制药物释放速率并保持稳定的血药浓度，降低副作用；④某些剂型可产生靶向作用。如静脉注射的脂质体制剂是具有微粒结构的制剂，在体内能被巨噬细胞所吞噬，而从循环系统中很快排除，使药物在肝、肾、肺等组织分布较多，能发挥药物剂型的靶向作用；⑤剂型可直接影响药物的疗效。有些剂型特别是固体剂型，其药物的性质和制备工艺不同会对药效产生影响。如药物晶型、药物粒子大小不同，都可直接影响药物的释放，进而影响药效。

在患者用药错误的实例中，很多差错与不同剂型药品的给药部位错误有关，如腔道给药的栓剂和外用的片剂被患者错误使用为口服用药，由此影响了患者治疗，还发生了很多医患纠纷。药师通过指导患者掌握具体剂型的正确使用和指导不同剂型药品的注意事项，可以防止或避免患者用药错误，确保患者用药安全与疗效。因此药师对不同剂型药品的发药交代与指导非常重要。

本章介绍临床上常见的口服剂型、注射剂型、皮肤给药剂型、腔道给药剂型、吸入给药剂型的用药指导。

16.1 口服剂型药品的用药指导

口服给药是最简便、安全、经济、有效的给药方法，也是最常用、最符合正常生理活动规律的给药方式，适合长期或短期的用药。

16.1.1 口服给药的剂型及其特点

口服药物包括片剂、丸剂、胶囊剂、散剂、颗粒剂、溶液剂、糖浆剂等。口服给药本身会受多种因素影响，包括药物本身、给药时间、并用药物、食物等。因此，我们要充分了解药物的药动学特性，熟悉各种口服药物剂型的特点，尤其是一些特殊剂型的正确应用，以保证药物发挥应有的疗效。

16.1.1.1 **肠溶制剂（肠溶衣片或肠溶胶囊）** 肠溶制剂是指在胃液中不崩解、而在肠液中崩解吸收的一种剂型；本类制剂通常采用肠溶包衣技术，目的是为了防止药物在酸性条件下分解失效，或是降低药物对胃黏膜的刺激性。为了发挥肠溶效果，提高药物的疗效，减少毒副反应，肠溶片剂或肠溶胶囊应整片/粒吞服，切不可嚼碎或研成粉末服用。如临床常用的药物有阿司匹林肠溶片、双氧芬酸肠溶片等。

16.1.1.2 **双层糖衣片** 这类制剂并不多见，在临床上应用较多的是多酶片。多酶片采用双层包衣技术，口服后药物进入胃内，外层的胃蛋白酶、淀粉酶释放而发挥作用，内层的胰酶为肠衣片，需在进入肠道后才能释放出来，产生药效。因此，在调剂此类药物时需向患者交代应整片吞服，以发挥药物应有疗效。

16.1.1.3 **缓（控）释制剂** 《中国药典》对缓控释制剂的定义为：缓释制剂系指在规定释放介质中，按要求缓慢地非恒速释放药物，其与相应的普通制剂比较，给药频率比普通制剂减少一半或给药频率比普通制剂有所减少，且能显著增加患者的依从性的制剂。控释制剂系指在规定释放介质中，按要求缓慢地恒速释放药物，其与相应的普通制剂比较，给药频率比普通制剂减少一半或给药频率比普通制剂有所减少，血药浓度比缓释制剂更加平稳，且能显著增加患者的依从性的制剂。

由此可见，对半衰期短或需要频繁给药的药物，制成缓释制剂可以减少服药次数，提高患者服药的顺应性，并且血药浓度平稳，可避免峰谷现象，降低药物的毒副作用，对于需要长期服药的慢性疾病患者尤为适用。缓控释制剂在临床上应用越来越广泛，由于其制剂的特殊性，在调剂过程中应向患者做用药指导，具体有：

● 整片/粒吞服：缓控释制剂在咀嚼或辗碎后服用可破坏控制药物释放的包衣膜、骨架或渗透泵等结构，从而造成药物快速大量释放。缓控释制剂的剂量一般是普通制剂的 2 倍以上，突释的药量可导致患者产生毒性反应，所以调剂时必须向患者反复强调正确的服药方法，即整片/粒吞服，切勿咀嚼或辗碎。有些特殊制剂工艺的缓控释片可以掰成两半服用，如单硝酸异山梨酯缓释片（欣康、依姆多），但需从片剂的划痕处掰，不能随意乱掰。缓控释胶囊的缓控释工艺主要由胶囊中的小丸实现，因此打开胶囊分剂量服用小丸是可以的，但小丸不能辗碎。

● 服药间隔：缓控释制剂一般 12 小时或 24 小时服用一次。服用时间必须间隔一致。在调剂时应向患者交代清楚，建议患者尽量每天在固定的时间服用，不要随意增加或减少服药次数。

●“整吃整排”问题：有些缓控释制剂服用后，药物缓慢释放，但缓控释骨架不能被吸收，会随粪便排出体外，例如微孔膜包衣片的包衣膜、不溶性骨架片的骨架及渗透泵片的生物学惰性组分等。由于排出体外的缓控释结构酷似完整药片，故需提前告知患者，以免引起患者的误解。临床上常用的此类缓控释制剂有硝苯地平缓释片（拜新同）、甲磺酸多沙唑嗪缓释片（可多华）等。

● 与普通剂型的切换问题：尽管缓控释制剂具有各种优点，但对于临床治疗来说，普通制剂仍然是不可或缺的。首先，对于那些需根据个体情况精细调节剂量的疾病来说，剂量小、规格多的普通制剂更能满足治疗初期的需要。待摸索出最佳剂量后，可切换为缓控释制剂进行治疗。其次是病情急性发作时，如果缓控释制剂的设计中不包含速释部分，则必须先采用普通制剂迅速控制病情，然后再转为缓控释制剂进行长期治疗。无论是哪种情况，在从普通制剂切换成缓控释制剂时，都应注意两种剂型的生物等效性问题。此外，活性成分相同品牌不同的缓控释制剂的生物等效性也应加以考虑，以免患者在治疗过程中出现病情反复。一般情况下，由普通制剂转为缓控释制剂时，患者服药次数减少，此时需向患者交代清楚具体的用法用量。

16.1.2 口服剂型药品调剂的一般原则

16.1.2.1 **按药物服用的合适时间给药**

● 空腹服用，即饭前 1 小时或饭后 2 小时服用。如胃黏膜保护药、收敛剂、抗酸剂、某些抗生素。

● 饭后服用，如胃蛋白酶。

● 与饭同服，如阿卡波糖、呋喃妥因、利血平。

● 睡前服用，如巴比妥类及其他镇静催眠药。

16.1.2.2 **给药剂量需准确**

● 量取液体药物时，应保持量器垂直，并使液面与视线成水平。

● 服用片剂不足一片时，需注意分量准确。如需服半片时，有半片压痕的可从压痕处分开，无压痕或不足半片者，应将全片压碎为粉末后再按需量均匀分开，但应注意缓控释制剂一般不能压碎服用。

16.1.2.3　*服药不宜用饮料送服*

● 茶：含鞣质10%左右，鞣质分解成鞣酸，鞣酸可与铁剂及许多含生物碱的药物产生沉淀，不但使药效大大降低，还会导致腹痛、腹泻等胃肠道不良反应。

● 果汁：富含果酸，可导致许多药物提前分解和溶化，不利于药物在小肠吸收，使药效下降。红霉素、氯霉素等抗生素及磺胺类抗菌药，遇到酸性液体，容易迅速分解，不仅降低药效，而且会产生有害的中间体，增加毒性。果酸可加剧阿司匹林、吲哚美辛等胃肠道不良反应较大药物的胃黏膜刺激作用，严重的可造成出血乃至穿孔。

● 可乐和咖啡：因含可卡因和咖啡因，可兴奋神经中枢和刺激胃酸分泌，故不宜与镇静药、抗组胺药及对胃肠道有刺激作用的药物同服。

● 酒类：不宜与安眠药同服，因酒中的乙醇能提高细胞膜的通透性并对神经系统产生抑制作用，如与安眠药同服，不但大大增加安眠药的吸收量，而且与之产生"协同作用"，使人长期昏睡不醒。不宜与呋喃唑酮、头孢菌素类药物同服，会产生"双硫醒样反应"。红葡萄酒和啤酒中含大量酪胺，不可与降压药单胺氧化酶抑制剂同服。各种酒也不可与胰岛素等降糖药药物同服。

16.1.2.4　*服用片剂后应多喝水*　多喝水以保证将药片冲入胃中而不黏附于食管壁上，以免刺激食管，及延迟转入吸收部位而妨碍吸收。如双膦酸盐类药物的消化道吸收较差，而刺激性较强，故服用本类药物宜晨起时，与足量水(200ml)一起顿服，之后30分钟不能进食及卧床，以尽快将药物送至胃部，避免对食道的刺激。

16.1.2.5　*补服药物的注意事项*　由于种种原因在规定的时间内漏服药物，切不可随意补服，需视具体情况而定：

● 漏服是在两次用药间隔1/2以内，应立即按量补服，下次服药仍可按原间隔时间。

● 如漏服时间已超过用药间隔的1/2，则不必补服，下次务必按原间隔时间用药。

● 亦可发现漏服后立刻补服，下次服药时间依此次服药时间顺延。

● 发生漏服后，切不可在下次服药时加倍剂量服用，以免引起药物中毒。

16.1.2.6　*糖浆剂的调剂注意事项*　糖浆剂以其味甜易服而深受广大患者尤其是儿童的青睐。但是，如果服用不当，会引起一些不良后果，因此在服用糖浆剂时应注意以下几点：

● 不宜饭前、睡前服用：因糖分可抑制消化液分泌，饭前服用使食欲减退；若睡前服用，糖分遗留口腔内，久之易形成龋齿。

● 不宜嘴对瓶直接服用：一方面口腔内的细菌污染药液，易使药品变质，另一方面口直接对着药瓶服药，很难掌握服用剂量。

● 止咳糖浆剂服后不宜立即饮水：此类药物对支气管黏膜有一种特殊的"安抚"作用，可治疗或减轻咳嗽。如果服用后立即饮水，将冲淡药物浓度，失去此类药物的"安抚"作用，降低疗效。

● 有禁忌证者忌服：糖浆剂的含糖量大多在80%以上，糖尿病患者不宜服用。

16.1.2.7　*混悬剂及乳剂的调剂注意事项*　服用前必须摇匀，不可仅服上清液，因药物主要在沉淀物中。

16.1.3　口服给药的其他注意事项

16.1.3.1　*服药姿势*　建议患者取坐位或站位服药，服药后站立或静坐5～10分钟。不可躺着服药，特别是抗生素、抗肿瘤药物、铁剂、胶囊剂等易引起食道溃疡（如二磷酸盐类）的药物，以避免药物黏附于食道壁上，刺激食道，引起咳嗽、局部炎症等。对卧床患者，应将其扶起取坐位或半卧位服药，同时多饮水使药物下行入胃，避免药物残留。

16.1.3.2　*服药时间*　药物的服药时间是根据每种药物的药效学、药动学的不同及药物与食物的关系等多种因素来决定的。选择正确的服药时间，才能达到药物防治疾病的预期效果。通常所指的"每日服药几次"中的"每日"，不单纯指白天时间，而是指24小时。如每日3次给药，则一般指应每隔8小时给药一次，为方便患者的休息，每日3次给药可安排在7点、15点和21点各用药一次。同样，每日2次或4次给药，都应以24小时来安排用药时间。需按时间服用的药物若发生漏服，应尽快补服，之后可按原计划继续服用。如果已接近下次服药时间，则不必补服，恢复常规服药规律即可，且下次剂量不要加倍（表16-1）。

表 16-1 药物的最佳服用时间

服药时间	药品示例
睡前服药（睡前15～30分钟）	镇静催眠药，如安定、阿普唑仑等；第三代 H_2受体拮抗剂，如法莫替丁等；他汀类降脂药，如辛伐他汀、阿托伐他汀、氟伐他汀等；某些心血管类药，如氟桂利嗪等
饭后服药（饭后15～30分钟）	刺激性药物，解热镇痛药，如阿司匹林、水杨酸钠、吲哚美辛等；抗心率失常药，如普萘洛尔等；金属卤化物，如碘化钾、氯化铵、溴化钠等；某些抗菌药物，如小檗碱、制霉菌素、喹诺酮类、头孢菌素类等；双胍类降糖药，如二甲双胍等；其他如硫酸亚铁、亚砷酸钾等；主动吸收的药物，如维生素 B_2 等；某些驱虫药，如左旋咪唑等
饭时服用	消化药，如稀盐酸、胃蛋白酶、淀粉酶等；一些降糖药，如阿卡波糖等。
饭前服用（饭前30～60分钟）	胃黏膜保护药，如硫糖铝、铝碳酸镁、氢氧化铝等；抗酸药，如碳酸氢钠、氧化镁、碳酸钙等；胃肠解痉药，阿托品、654-2等；止吐药，如甲氧氯普胺、多潘立酮、莫沙必利等；利胆药；肠溶制剂，如肠溶阿司匹林；收敛药，如鞣酸蛋白；苦味药，如龙胆、大黄等；吸附药，如药用炭；磺酰脲类降糖药，如格列本脲、格列齐特、格列吡嗪、格列喹酮等；一些抗生素药，如罗红霉素、阿莫西林等；其他如滋补药，可在饭前服用，使吸收较快，且增进食欲
清晨空腹服药	抗结核药，如利福平、异烟肼、乙胺丁醇；盐类泻药，如硫酸钠、硫酸镁；驱虫药，如甲硝唑、槟榔等；青霉胺
必要时服用	解热镇痛药，对乙酰氨基酚、复方阿司匹林在发烧或疼痛时服用；抗晕动药，如茶苯海明在乘车、乘船、乘飞机时服用
顿服法	某些病如肾病综合征、顽固的支气管哮喘需长期服用糖皮质激素来控制病情时采用顿服法，即将每日的总量在每晨1次顿服，正好与正常的人体激素分泌高峰一致，对促皮质激素及肾上腺皮质功能的抑制较小，从而减轻长期用药引起的不良反应
不限时使用	如双氯芬酸二乙胺盐，但每日总量不超过 75mg

此外，还应注意间隔用药。有些药不能和其他药同时服用，例如活菌制剂（治疗腹泻的妈咪爱、金双歧、促菌生、思连康等）不能和抗生素同服，因为抗生素会破坏活菌，降低其活性，所以要隔 2～4 个小时以上服用。

16.1.3.3 **服药液体** 最好的服药液体是冷开水，服药前应先喝一口水，服药后再喝至少100ml 水。水有护卫和润滑食道的作用，又能加速药物在胃里的溶解，促进吸收。另外，水能冲淡食物和胃酸对药物的破坏，也能减少药物对胃肠的刺激。

服药时不喝水而干吞药片，这样做不但会影响药效，甚至还会发生不良反应。如服用磺胺类药物，由于其代谢产物溶解度低，容易在泌尿道析出结晶，引起结晶尿、尿痛、血尿、尿闭等症，多饮水则可加速排泄，减少毒副作用。再如，服用解热镇痛药时，多饮水可增强机体散热能力，又可防止因出汗过多造成水电解质平衡失调而发生虚脱等。

选用其他液体服药宜慎重，特别是酒和含酒精类饮料，因为乙醇具有抑制中枢神经和扩张血管的药理作用，而且会显著影响许多药物的体内代谢。除非药品说明书中有特殊要求，一般应建议患者也尽量不要使用茶水、牛奶、菜汤、果汁饮料等送服药物，因为这些饮料中的某些成分可能会与药物中的成分产生相互作用而干扰药物的吸收，造成药物失效或毒性增加。如茶叶中鞣酸可与金属离子（如钙、铁、铋）、生物碱类、麻黄碱、洋地黄等相互结合而形成沉淀，而影响这些药物的吸收。果汁中含有酸性物质，可使许多药物提前分解，从而影响吸收。

此外，服药溶液的温度也很重要。一般应选用温度适宜的白开水，但也有些药物对服药溶液的温度有特殊要求，如送服小儿麻痹症糖丸等活疫苗药物时，需用冷开水；服用微生态制剂选用的水温应小于 40℃；送服治疗胃病、感冒等疾患的药物时，水温可以稍热，以不感觉烫嘴为宜。

16.1.3.4 **口服给药的特殊注意事项** 有些口服剂型有特殊的服用方法，详见表 16-2。

表 16-2 口服剂型的特殊服药注意事项

剂型	注意事项
胶囊剂	宜用温开水送服，直接口服会使胶囊黏附在咽喉和食管壁上引起恶心等不适
糖衣片	不宜在口中久含，以免糖衣溶解后露出里面过苦的药物引起恶心
泡腾片	宜溶解于温开水中后服用，如阿司匹林泡腾片（巴米尔）
粉剂	不宜直接给患者服用，应溶解在水中服用，以免呛入气管
糖浆剂	止咳糖浆对呼吸道有安抚作用，服用时不宜立刻饮水，以免冲淡药物，降低药效

另外，还有些口服药物不需要直接吞服，在调剂时也需向患者做特殊交代（表 16-3）。

表 16-3 特殊口服药物的服药方法

用法	注释
含服	①硝酸甘油、异山梨酯：用于心绞痛发作时，应含于舌下口水较多处，通过黏膜吸收，比胃肠道吸收快，而且可避免肝脏首关作用。如果嚼碎含于舌下奏效更快 ②甘草片、四季润喉片，含在口中能够覆盖发炎的咽部黏膜，减少刺激，对于咳、咽喉炎的疗效好于整片吞下 ③含片类制剂只宜含化，若口服则达不到疗效
嚼服	①需嚼碎服用的有抗酸药碳酸氢钠、碳酸钙、复方氢氧化铝（胃舒平）、铝碳酸镁片；胃黏膜保护剂硫糖铝；助消化药乳酸菌素片、酵母片；止咳药复方甘草片；平喘药孟鲁司特钠（顺尔宁） ②嚼碎服的目的是为了增加药物与黏膜的接触面，便于药物更快、更完全地吸收
水溶后服	泡腾片如阿司匹林泡腾片（巴米尔）

16.2 注射剂的用药指导

16.2.1 注射给药的优点

注射给药包括肌肉注射、静脉注射、皮下注射及某些特殊部位的注射给药，是一种十分重要的给药途径。通过注射治疗能迅速地进行重症患者的抢救，静脉注射还能预防和纠正内环境紊乱、供给患者必要的营养、促进组织修复，是医疗工作中经常采用的措施之一。注射给药不受消化道吸收等影响，静脉注射直接进入血液循环，达到预期的血药浓度，快速发挥作用，是胃肠给药的一种可靠的替代治疗手段，静脉输液在脱水的治疗与预防、循环血容量的急性丧失和休克的治疗、体液中电解质成分浓度异常如高（低）钠血症、高（低）钾血症以及酸碱平衡异常的治疗、补充热量和营养（如 TPN）以及作为抗菌药物及化疗药物等静脉给药的媒介等方面有大量和广泛地应用。注射给药药效迅速、剂量易控、作用可靠，尤其适合不能口服给药的患者或不能口服的药物，因此是临床广泛应用的给药途径，静脉注射尤其适用于临床急救以及危重患者的抢救中。

16.2.2 注射给药的应用原则

虽然注射给药有许多优势，但与此同时，注射给药也带来多方面的问题。首先，注射给药是一种不方便的用药途径，患者不能自我用药；注射给药也是一种有创性的给药途径，诸如局部疼痛、静脉炎、空气栓塞、漏液产生的皮下组织红肿和炎症等时有发生；另外，静脉输液还会由于输液本身或药物配伍产生的微粒造成输液反应甚至产生肉芽肿等更为严重问题；药液灭菌不彻底、配液环境或操作污染可能产生热源反应；再有，静脉输液中往往加入多种治疗药物，这些药物的理化配伍和药效学相互作用比较其他给药途径往往更为复杂、更加难以预料；最后，注射给药尤其是静脉药物治疗往往要消费更多的医疗资源，与口服给药途径相比不符合药物经济学的原则。因此，注射给药必须掌握下述原则：

● 严格掌握注射给药适应证，尽量采用口服给药途径。原则上能口服不注射，能肌注不静注。

● 尽量采用序贯疗法，病情危急时采用静脉给药方法，病情缓解后立即换用口服药物序贯治疗。

● 加强无菌观念，规范操作规程。减少由于处置和操作引起的药物不良事件。

● 静脉注射时合理控制滴注速度，防止各种药物不良反应的发生。

● 加强用药监护，注意观察患者对注射治疗的反应，做好发生不良反应的应急准备。

16.2.3 静脉输液的滴速

随着危重患者抢救技术的不断进步和抢救水平的日益提高，临床治疗不仅对静脉输液的种类和输液量，而且对单位时间输入量和输注速度都提出了新的要求。如果忽略输注速度的合理选择和设置，不但可能使药物治疗达不到理想的效果，而且还可能导致严重的不良反应发生。输注速度过快，可使循环血量突然增加，加重心脏负担，进而引发心力衰竭和肺水肿，尤其是对于小儿、老人等特殊人群以及胸外伤、心力衰竭和肺水肿的患者更易发生，甚至可能成为致命的严重反应；此外，输注速度过快还可导致药物的血药浓度陡然升高，超出安全治疗范围，产生毒性作用，特别是一些治疗窗窄、毒性作用大的药物。而输注速度过慢，血药浓度可能低于治疗浓度，达不到抢救和治疗的目的。

16.2.3.1 影响药物输注速度的因素

(1) 输液本身的因素

● 药物种类：药物种类不同，其输注的速度也有不同的要求。某些药物在输入时需要保持血浆浓度相对稳定，因此严格控制输注速度尤为重要。

以临床常用的氯化钾注射液为例，正常血钾浓度为3.5～5.5mmol/L，如果将1g氯化钾直接静脉推入血液，可在短时间内使血钾升高3～3.5mmol/L，高血钾时会抑制心肌功能，以致心脏停搏于舒张期状态，当血钾水平达到7.5mmol/L时，甚至可能发生死亡，这显然是非常危险的，因此一般补钾时要求氯化钾注射液浓度不超过0.3%为宜，输注速度不超过0.75g/h；而当体内缺钾引起严重快速室性异位心律失常时，如尖端扭转型心室性心动过速、心室扑动等威胁生命的严重心率失常时，静脉补钾的浓度要高（0.5%，甚至1%），滴速要快，可达1.5g/h，但需严密动态监测患者的血钾水平及心电图变化，以防止高钾血症发生。

再如正常情况下，成年人对葡萄糖的利用率约为0.5g/（kg·h），因此葡萄糖注射液的输注速度必须考虑到机体对葡萄糖的利用限度，如输入过快，则机体对葡萄糖不能充分利用，部分葡萄糖就会从尿中排出，特别是肝脏代谢功能减低的肝病患者更需要缓慢输入。

一般而言，对于抗心律失常药、抗肿瘤药、血管活性药等，应注意输注速度不宜过缓，否则不但不能达到预期的治疗效果，还可能导致输液针管被血凝块堵塞；而对于氨茶碱、苯巴比妥、利多卡因、氨基糖苷类抗生素等治疗安全范围窄、药动学个体差异大、易引起毒性反应的药物，则应注意输注速度不能过快，避免因血药浓度超过安全治疗范围而导致严重不良后果。

● 药液的渗透压：渗透压也是关系到静脉输液治疗安全性的重要指标。人体血浆渗透压约为313 mOsm/（kg·H_2O）。过快地静脉输入低渗性液体，可能导致肺水肿或充血性心衰；而过快地输入高渗液体，则可能引起渗透性利尿造成脱水，还易导致静脉炎的发生。例如低浓度氯化钠注射液为低渗溶液，输注速度通常为250～400 ml/h，不宜超过500 ml/h；0.9%氯化钠注射液为等渗溶液，通常滴速为100～200 ml/h，一般不超过300 ml/h；而高浓度氯化钠注射液为高渗溶液，其输注速度则应控制在50 mmol/h以下。此外，还需注意的是，药液渗透压越大，每毫升的液滴数越多，符合物理学中质量不变条件下密度与容积成反比的原理，应根据临床应用的实际情况作相应调节。

● 药液的浓度：药液的浓度不同，其每毫升的液滴数也有差异；一般而言，药液浓度越高、比重越大，其每毫升的液滴数也越多（表16-4），而静脉滴注速度应相应减慢。有研究对数种药液在同等条件下，用一次性输液器进行了测试，结果表明临床上常用几种药液，每毫升液滴数无明显差异，但随着药液的浓度达到一定程度或黏稠度比较大时，则每毫升液滴数明显增多。因此在实际临床应用中，应考虑药液浓度的影响，选择合适的输注速度。

表 16-4 不同浓度的药液每毫升液滴数的比较

药液名称	滴数/ml
5%葡萄糖	20
10%葡萄糖	20
25%葡萄糖	23
50%葡萄糖	26
林格液	20
20%甘露醇	21
低分子右旋糖酐	23
血浆	24
全血	27

● 药物的刺激性：某些药物具有刺激性，特别是当药物浓度增高后更加明显，静脉输注时容易引起静脉炎，外渗可致组织发生溃疡和坏死。因此在输入对血管刺激性较强的药物如高渗葡萄糖注射液、化疗药物等时应适当减慢滴速，在保证治疗效果的同时尽量减少药物刺激对血管的损害，保持静脉通路的可持续利用性。

● 药液的温度：如果药液温度过低，在输注过程中机体可能因为低温刺激，出现血管壁痉挛而导致滴速减慢，某些患者尤其是某些体质较弱者，还会出现寒战等不适反应。因此，输注低温药液的速度应相对缓慢，必要时还应采取一定加温措施，以减少对机体的刺激。

（2）患者因素

● 年龄：临床上根据患者的不同年龄选择不同的滴注速度。以新生儿为例，除早产儿或低体重儿外，新生儿的输注速度通常控制在 4～6 滴/分钟是安全的；个别新生儿病情危重，要随时通过静脉给药而需 24 小时持续输液，其输注速度可控制在 2～3 滴/分钟。而老年患者由于心血管系统代偿功能相对不全，肾脏对体液调节能力降低，如输液过快易引起心力衰竭和急性肺水肿等，因此老年患者的输速度也不宜过快。一般情况下成人输注速度为 40～60 滴/分钟，紧急情况下加快至 80～120 滴/分钟，但要密切观察患者的反应；小儿按 2 ～3 滴/（kg · min）计算，一般不超过 40 滴/分钟。12 岁以下儿童除大量失水者外，一般速度也宜缓慢。

● 病理状态：当患者处于不同的疾病状态时，其各种脏器的功能可能会发生改变，因此输注速度也应作相应的调整。例如肾功能不全的患者在输注 0.9%氯化钠注射液时，如输注速度过快，可使体内氯离子水平迅速升高，容易造成高氯性酸中毒。又如心肺功能不全的患者必须控制输注速度，以防止在短时间内输入大量液体造成心脏负担过重，甚至引发心力衰竭。一般而言，心、肺、肾功能不全患者输注速度不超过 30 滴/分钟，同时要密切监测心、肺、肾功能；而大出血严重脱水患者则要求迅速滴入，速度应控制在 90 滴/分钟左右。

● 体位：患者体位对输注速度也有一定影响，即平卧位时的输注速度＞穿刺同侧卧位、穿刺对侧卧位＞半坐卧位＞坐卧位。因此在输液过程中，应加强对输液患者的巡视，尤其是对医嘱规定时间完成的输液患者和严格要求控制速度的药物，在巡视中发现患者变换卧位时，应注意及时调整液体的滴速，以确保输液治疗效果。

● 患者耐受性：某些药理作用很强的药物在快速滴注时，患者往往耐受性不佳，此时应减慢滴速，增加其用药的顺应性。如治疗低钙血症特别是手足抽搐发作时，如静脉输注钙剂治疗的速度过快，可能引起心率减缓、期前收缩、心室颤动等心律失常症状，有时甚至因血管扩张引起低血压，因此钙剂的输注速度不宜超过 0.25 mmol/min。

（3）输液装置：临床上常常按照 15 滴/毫升的换算关系计算每分钟的输液滴速，但实际上往往会出现不能按计划完成输液的情况，这可能与输液器的管径及材质不同有关：一次性输液管为塑料管，内径为 0.3cm，而传统输液管为橡胶管，内径为 0.5cm。此外，输液管扭曲、受压会使液体流出通路受阻，滴速减慢，而滴管衔接处漏气或裂隙渗液，也会影响滴注速度。输液容器的位置对滴速也有影响，输液瓶距离输液穿刺点的高度越高，液体的滴速相应越快，因此一般输液容器距离穿刺点的垂直距离应在 90cm 左右，以保证重力滴注的顺利进行。

（4）药效学性质对输液滴速的影响：静脉输液治疗可通过设置合理的输液速度以维持安全有效的药物浓度，进而达到理想的药物治疗效果。

抗菌药物是临床上应用最为广泛的一类药物。β 内酰胺类具有安全性好、不良反应小等优点，为了提高疗效，以充分发挥其繁殖期杀菌剂的优势，宜高浓度快速输入，同时还可减少药物的降解。如青霉素类抗生素主要在细胞分裂后期细胞壁形成的短期内发挥效应，快速滴注可在较短时间内达较高血药浓度进而提高杀菌疗效，同时可减少因药物分解而产生的致敏物质，因此采用静脉输注给药时，宜将一次剂量的药物溶于约100 ml输液中，于0.5～1小时内滴完。但需要注意的是，如果采用的是青霉素钾，输注速度则不可太快，这是由于每100万U青霉素G钾中含钾65 mg，与125 mg氯化钾的含钾量相近，因此输注时还应注意患者血钾水平和输液的钾含量，防止过量引起疲乏、肌张力减低、反射消失、周围循环衰竭、心率减慢甚至心脏停搏。目前普遍认为，氨基糖苷类属于浓度依赖性抗生素，静脉滴注每日1次的方式较为理想。但由于其对肾脏和听力及前庭功能的毒性反应较大，持续高浓度引起的耳毒性反应可致永久性耳聋，对婴幼儿甚至可导致终身聋哑的严重后果，因此应格外注意控制输液速度，缓慢输注，并随时监测患者的各项肾功能指标。此外，肌内注射也可作为较为安全的给药方式选择。

甘露醇用于临床上救治颅脑损伤颅内高压时的脱水治疗时，为建立有效渗透梯度，要求甘露醇注射液快速输入体内，一般20 %甘露醇250ml要求在30分钟 内输完。但已有研究表明，血脑屏障结构完整时，快速输入甘露醇后，由于其迅速扩容作用使脑血流量增加，可引起一过性颅内压增高。这种作用对原始颅内压轻度升高者并不明显，但对原始颅内压中、重度升高者则比较突出，可能导致部分患者颅内压骤然上升而致病情恶化。因此，为避免甘露醇一过性的升颅压作用产生的负面效应，其静脉滴注速度不宜一概快速均匀输入，应根据颅内压监测情况的不同进行调整。如原始颅内高压明显，尤其在5. 33 kPa以上的患者，宜采用先慢后快的输入方式，即在起始10分钟内放慢输液速度，然后可快速输入；如原始颅内压为轻中度增高（ 2.67～5.33 kPa)，病情稳定者可用快速均匀输入法。

（5）药动学性质对输液滴速的影响：药物疗效及毒性与其药动学性质密切相关，因此应根据药物的药动学性质选择合适的输液速度，尤其是某些药动学个体差异大、治疗安全范围窄的药物，输液速度的合理设置和及时调整对于提高治疗效果、减少不良反应具有重要的意义。

以末梢神经感觉迟钝和感觉异常为特征的外周神经毒性是抗肿瘤药物奥沙利铂最显著的不良反应。其中，奥沙利铂引起的速发性感觉异常与注射过程中的药物血浆浓度峰值相关。药动学显示奥沙利铂以130 mg/m^{2}连续输注2小时，其血浆药物浓度达到峰值，因此可采用减慢输液速度、延长输注时间至5～6小时的方式来避免药物浓度的峰值，有效地将外周感觉神经毒性反应降到最低。

利多卡因用于急性复率时，通常采用的给药方案为2分钟内静脉推注1.5 mg/kg ，然后以3 mg/min的静脉输注速度维持治疗。生理条件基本正常的患者应用此方案时，其动脉血、心、脑中的浓度均处在利多卡因治疗浓度范围内，避免了毒副作用的发生。但由于利多卡 因的体内转运过程具有血流限速特征，心输出量将同时影响药物的分布和消除，显著影响药物的体内过程，因此当患者伴有严重心功能障碍、出现心脏危象时，药物的积蓄滞留时间将明显延长，且各器官药物浓度迅速高出治疗浓度范围，此时如继续按照常规方案给药，将出现严重的不良反应，因此对于伴心功能不全的患者应适当减慢利多卡因维持输注的速度，并进行血药浓度监测以及剂量的个体化调整。

（6）其他因素：其他影响输液速度的因素还包括患者的血管条件以及血压等。

16.2.3.2 输注速度的计算

（1）一般输注速度的计算

输注速度（ml/min）＝输注剂量（ml/min）/输注药物的浓度

或＝输液总量（ml）/预期输液时间（min）

①已知每分钟滴数，计算每小时输入量。

每小时输入量（ml）＝每分钟液滴数×60（min）/每毫升相当液滴数（一般为15滴）

例：每分钟液滴数为54滴，计算每小时输入量。

解：每小时输入量（ml）＝54×60/15＝216（ml）

②已知输入总量与计划使用时间，计算每分钟液滴数。

每分钟液滴数＝输液总量×每毫升相当滴数（一般为15滴）/输液时间

例：日输入总量2000ml，需10h输完，求每分钟液滴数。

解：每分钟液滴数＝2000×15/（10×60）＝30000/600＝50（滴）

（2）毫摩尔输注速度的计算

如何将毫摩尔输注速度换算为每小时毫升数？

首先要确定该药物（分子，离子）的摩尔质量，如氯化钠（NaCl）的摩尔质量为58.45，氯化钾（KCl）则为74.55。

根据公式：

物质的量浓度（mmol/L）＝质量体积浓度（g/L）×1000/药物的摩尔质量（g/mol）

例：10%氯化钠注射液输注速度不宜超过50mmol/h，应为每小时多少毫升？

计算：

10%氯化钠注射液质量体积浓度为10g/100ml，即100g/L

则每毫升中所含氯化钠的物质的量＝0.1×1000/58.5＝1.709（mmol）

50mmol氯化钠对应溶液体积＝50/1.709＝29.3（ml）

即输注速度每小时不超过29.3mL。

16.2.3.3 常用输液的输注速度与每小时输入量

（1）含钠输液：0.9%氯化钠注射液适用于补充细胞外液，通常滴入速度为100～200ml/h（Na^+ 15～30mmol/h），最快不超过300ml/h（Na^+ 46mmol/h）的速度滴入，10%浓氯化钠注射液适用于治疗低钠血症，如过快输入可使心功能不全加重，因此输入过程中应密切监测心功能，输注速度不宜超过50mmol/h，即应在20ml/h以下为宜。

（2）含钾输液：临床上最常用的含钾输液为氯化钾注射液，一般补钾时要求其浓度不超过0.3%为宜，输注速度不宜超过0.75g/h；而当体内缺钾引起严重快速室性异位心律失常时，如尖端扭转型心室性心动过速、心室扑动等威胁生命的严重心率失常时，静脉补钾的浓度要高（0.5%，甚至1%），滴速要快，可达1.5g/h，但需严密动态监测患者的血钾水平及心电图变化，以防止高钾血症发生。

（3）含钙输液：低钙血症，特别是手足抽搐发作时，静脉给予含钙输液治疗时，如输入速度过快，可引起心率减慢、低血压、心律失常甚至心跳停止，因此输钙速度应不超过0.25mmol/min。

（4）碳酸氢钠注射液：碳酸氢钠输液在临床上多用于治疗代谢性酸中毒以及高钾血症的急救等情况，但短时期大量静脉输注可致严重碱中毒、低钾血症、低钙血症、高钠血症、脑脊液压力下降甚至颅内出血，尤其是新生儿及2岁以下小儿更易发生。故以5%碳酸氢钠注射液输注时，速度一般不宜超过每分钟8mmol Na^+。但在心肺复苏时因存在致命的酸中毒，应快速静脉输注。

（5）甘露醇注射液：甘露醇是常用的渗透性利尿剂，10分钟内给予20%甘露醇100ml（试验给予），1小时后如果尿量在40ml以上，可再追加500ml（治疗给予），如果1小时尿量不足40ml，则再进行试验给予。预防急性无尿时，用20%甘露醇200～300ml。另外，利用甘露醇进行降颅压治疗时，可将20%甘露醇300ml在15～30分钟内静脉注射。但需注意的是，肾功能不全者应禁用甘露醇，而心功能不全者输入速度也宜减慢，10分钟左右输入100ml为宜。

（6）营养输液：葡萄糖输液作为营养补充物质给予时，其输注速度不宜超过5mg/（kg·min），5%葡萄糖注射液应不超过500ml/h，如输注速度过快则葡萄糖无法被机体充分利用，肝功能受损患者因肝脏对糖的代谢能力降低更需缓慢输注。氨基酸输液中通常应添加糖类，这样既可以提供热量又有利于氨基酸合成蛋白质，输入速度也以不超过肝的氨基酸负荷为准，一般为10g/h或150～160ml/min为宜，若出现发热、恶寒、恶心等症状时，应减慢滴速，若症状持续未消失，则应停止输入。脂肪乳剂的常用剂量是1g/(kg.d)，10%脂肪乳应以20滴/分作为起始滴注速度，如患者耐受良好可逐渐增加到60滴/分。

16.3 皮肤给药剂型的用药指导

皮肤给药剂型是通过药物制剂涂布于皮肤后，其中的化学成分药物经释放、透入皮肤并到达皮肤组织深部从而发挥药效。一般临床常用的皮肤给药剂型有软膏剂、乳膏剂、凝胶剂、糊剂、透皮贴剂、洗剂、搽剂、酊剂、油剂等。这类药品通过贴、涂、洗、擦、敷等方法，给药后在局部起到保护和治疗作用或经皮吸收发挥全身作用。皮肤给药剂型药品的使用虽然较其他剂型药品简单，但仍发生过患者使用错误致使患者身心受到伤害，因此造成医疗纠纷的情况，如高锰酸钾外用片应用水溶解后洗涤患处，但却被患者口服。因此，药师在调剂皮肤给药剂型药品时也要重视发药交代，以保证患者正确使用药品，避免药品不良反应的发生。

16.3.1　皮肤给药剂型药品调剂的一般原则

16.3.1.1　**根据皮肤病变程度选择合适剂型**

- 急性期：无渗液时，用洗剂或粉剂；有大量渗液时，用溶液湿敷，外用油剂。
- 亚急性期：若皮损呈糜烂，少量渗液时，仍可选择溶液冷湿敷，外用油剂或糊剂；如果皮损呈丘疹或小片增厚，可选择乳剂、洗剂和软膏。
- 慢性期：若浸润肥厚为主，可选用乳剂及软膏；苔藓样变为主，可选用软膏、酊剂。

16.3.1.2　**根据不同情况选择合适药物**

- 不同浓度的药物作用亦不同，应先选用低浓度，以后根据需要逐渐提高。
- 先用性质温和的药物，尤其是婴儿、面部及口腔周围皮肤黏膜。
- 一种药物久用后，可更换另一种不同性质的药物。
- 一旦发现过敏或有刺激，应立即停用，改用其他药物。
- 外搽软膏在第二次搽药时需用棉花蘸上植物油或液状石蜡轻轻揩去第一次所搽的药膏再涂药，切不可用汽油、肥皂或热水洗擦。
- 癣菌病继发感染时，应先控制细菌感染，然后再控制真菌感染。
- 激素类药物不宜长期用于面部。

16.3.2　不同皮肤给药剂型药品调剂的注意事项

16.3.2.1　**软膏剂**　油脂性基质软膏忌用于糜烂渗出性及分泌物较多的皮损，而水溶性基质软膏则多用于润湿及糜烂创面。使用方法有直接涂搽法、贴敷法和封包法。软膏贴敷或封包时间不宜过久，以免因皮肤被浸软，易招致不适或继发毛囊炎。对广泛皮损，软膏中药物的浓度应适当减低，以免发生刺激现象。

乳膏剂适用于各种急、慢性炎症性皮肤病，对慢性肥厚性皮肤病的效果较差，糜烂及有较多渗出液的皮损忌用。用于甲病的软膏剂使用前要先清洗患处，最好用温水浸泡10多分钟，软化甲板，尽可能把病甲削薄剥除。皮肤涂上软膏后轻轻按摩，可使药物更好地渗入，增加疗效。对有破损、溃烂及渗出的部位一般不要涂抹；软膏吸收较慢，一般每日换药一次即可。对于儿童禁用的软膏剂如环比酮胺乳膏要特殊交代，放在儿童不能接触的地方，防止误用。

糊剂是含有固体成分的软膏剂，多用于痂皮脓疱性、鳞屑性皮肤病，以及亚急性或慢性炎症性皮损，不适用于毛发较长较多处，如必须使用应剪去毛发或在糊剂中加入20%软皂，也不宜于渗液较多处使用。

凝胶剂适用于无渗出的急、慢性皮肤损害。

16.3.2.2　**贴膏剂**　先用温水洗净患处并擦干后再贴橡胶膏剂，否则粘贴不牢固，影响治疗效果。按照说明书要求，及时更换膏药，保证给药的连续性，一般每日更换一次，不宜长期大面积使用。使用过程中如出现皮肤发红、瘙痒等症状，可适当减少贴用时间或停止使用。

透皮贴剂应按产品说明书中推荐的较佳使用位置使用，并注意轮换用药位置，使用过的皮肤一周后可重新使用。皮肤应当清洁、干燥、几乎无毛发，并且不油腻，不发炎，没有擦破及硬块。如果使用部分有毛发应在使用前剃净，不可湿剃也不可用脱毛剂。透皮贴剂不可切割使用而破坏单位剂量。透皮贴剂应当贴在不被衣服经常摩擦或移动的位置。淋浴或游泳时通常应将其撕去。若一个透皮贴剂在未用完前撕去，它可以继续再用或替换一个新贴剂，后者可在推荐时间内继续使用。

16.3.2.3　**洗剂与外用溶液剂**　洗剂适用于有潮红、肿胀和瘙痒而无渗出液的急性和亚急性炎症性皮肤损害。不可用于有结痂、脱屑和湿润的糜烂面。不可大面积涂搽，尤其是寒冷季节、高热患者、幼儿、老人及体弱病重者。用前应充分摇匀，不可加水稀释后用于洗涤。

外用溶液剂多用于湿敷，使用前清洗患处，使用比创面略大的消毒纱布浸透溶液，放在创面上，隔5～10分钟更换一次，以达到创面清洁的目的。外用溶液片应溶解后使用，如高锰酸钾外用片临用前配制成1∶5000溶液，可直接将患处浸入溶液中药浴，本品不得口服。对于混悬液如炉甘石洗剂应先摇匀后再使用。溶液剂容易挥发，因此可增加用药次数。

16.3.2.4　**搽剂**：用于泛发性、瘙痒性及干燥性皮肤病。不宜用于破损或有渗出的皮肤及黏膜部位。用前应充分摇匀。以引赤、镇痛、消炎为目的的搽剂，外用后应在局部轻轻揉搓。

16.3.2.5　**酊剂**、**醑剂**：有急性炎症及糜烂者禁用，广泛皮损慎用。因酊剂、醑剂易挥发、燃烧，故应密闭储存远离火源。

16.3.2.6　**涂膜剂**　洗净擦干患处，将药瓶倒置，使走珠接触患处，轻轻挤压瓶体将药液涂抹均匀，待干后形成药膜即可；如将皮肤按摩或热敷后再用药，效果更佳。

16.4　腔道给药剂型的用药指导

腔道给药剂型包括栓剂、气雾剂等，用于直肠、阴道、尿道、鼻腔、耳道等。常用的腔道给药剂型为栓剂，栓剂因使用腔道不同可分为直肠栓、阴道栓、尿道栓、耳用栓、鼻用栓等。目前，常用的栓剂为直肠栓和阴道栓。栓剂是指药物与适宜基质制成的有一定形状，供人体腔道给药的固体制剂。栓剂在常温下为固体，塞入腔道后，在体温下能迅速软化熔融或溶解于分泌液，逐渐释放药物而产生局部或全身作用。药师在发药交代时，对从未使用过的患者要指导得更详细些、具体些，将口头交代和书面交代结合使用。

16.4.1　阴道栓的用药指导

药师在发药时，应交代患者使用栓剂的正确用药方法，避免患者因使用方法不当影响疗效，贻误治疗。

阴道栓一般是发挥局部治疗作用，宜在入睡前给药，以便使药物充分吸收。若白天用药，药物受热溶解后易从阴道内流出，降低药效。用药时要洗净双手，剥去栓剂外裹的铝箔，在栓剂的顶端蘸少许液状石蜡、凡士林、植物油或润滑油。取仰卧位，双膝曲起并分开，将栓剂尖部向阴道塞入，并用手将栓剂轻轻推入阴道深处，然后合拢双腿，并保持仰卧姿势 20 分钟。用药后，1～2 小时内尽量不排尿，以保证药效。因临床上发生过患者口服栓剂的情况，药师在发药时，一定要告知患者阴道栓仅供外用，不能口服。另外，栓剂宜置冰箱中保存，夏季温度高，如栓剂变软，不宜使用。可将栓剂置入冰水或冰箱中 10～20 分钟，待其基质变硬后再使用。

16.4.2　直肠栓的用药指导

直肠栓又称肛门栓。从剂型上来说，直肠栓既可发挥局部治疗作用，也可通过直肠黏膜的吸收而发挥全身治疗作用。药师在发药时，应对栓剂的使用方法及注意事项向患者进行必要的交代和指导。告知患者用药时需注意以下几个方面。

第一，洗净双手，剥去栓剂外裹的铝箔，在栓剂的顶端蘸少许液状石蜡、凡士林、植物油或润滑油使用。第二，患者取侧卧位，小腿伸直，大腿向前屈曲，贴着腹部；儿童可趴在大人的腿上。第三，放松肛门，将栓剂尖部向肛门塞入，并用手将栓剂轻轻推入深处约 3cm，然后合拢双腿，并保持侧卧姿势 15 分钟。第四，用药后，1～2小时内尽量不排便，以使药物迅速发挥作用。第五，直肠栓仅做外用不能口服。第六，栓剂基质的硬度易受气候影响，夏季温度高，会使栓剂变软而不宜使用，可将栓剂置入冰水或冰箱中 10～20 分钟，待其基质变硬后再使用。

16.5　滴眼剂、滴鼻剂和滴耳剂的用药指导

16.5.1　滴眼剂的用药指导

滴眼剂系指药物制成供滴眼用的灭菌澄明溶液或混悬液；另外，眼膏和眼用凝胶一般也属于滴眼剂的范畴。由于滴眼剂属于灭菌制剂，使用时一定要注意手部清洁。

（1）使用滴眼剂前宜做好准备：保持仰卧位或坐位，头略后仰；左手取一干棉球置于眼睑处，并轻轻拉下，以露出下穹窿部，右手滴一滴眼药于下穹窿部结膜囊内后，轻提上眼睑覆盖眼

球，使药液充满整个结膜囊内。

（2）如眼内分泌物过多，应先把分泌物清洗干净，再滴入或涂敷药，否则会影响疗效。以干棉球拭去溢出的眼药水，闭眼休息 1～2 分钟。

（3）用时先要核对药品名称、浓度，尤其对散瞳、缩瞳药更应谨慎；继而检查药液澄明度、色泽，如发现有异物、浑浊可丢弃不用。对未开封的塑料瓶装滴眼剂，瓶头要用经酒精棉球擦过的剪刀剪开，防止污染瓶口。如滴眼液是混悬剂，则滴前需摇匀。

（4）滴药时不可距眼太近，以离眼睑 2～3cm 的距离最为适宜，勿使滴管口碰及眼睑或睫毛，以免污染。

（5）两眼都要滴时，先健眼，后病眼；或先轻后重，以免交叉感染，如数种药品同用，须稍有间歇。

（6）白天宜用滴眼剂滴眼，反复多次，临睡前应用眼膏剂涂敷，便于附着眼襞维持时间长，可保持夜间的浓度。

（7）滴眼剂不宜多次打开使用，如药液出现浑浊或变色时，切勿再用。

16.5.2 滴鼻剂的用药指导

滴鼻剂是专用于鼻腔使用的含药溶液、混悬液或乳浊液，剂型有滴剂、喷雾剂等。药师要向患者交代滴鼻剂的使用方法及注意事项，以保证药物到达患者病变部位，发挥治疗作用。

（1）首先要将鼻腔内的分泌物擤净。如果鼻腔内有干痂，则应先用温盐水清洗浸泡，待干痂变软取出后再滴药。

（2）滴鼻前先吸气，头部尽量向后仰，使药液尽量达到较深部位，充分发挥药效。

（3）对准鼻孔滴入药液，每次 2～3 滴，瓶壁不要碰到鼻黏膜。

（4）滴后保持仰位 1 分钟，然后坐直。如滴鼻液流入口腔，可将其吐出。

16.5.3 滴耳剂的用药指导

滴耳剂是用于耳道内的液体制剂，主要用于耳道感染或疾患的局部治疗。药师在调剂时，应注意向患者交代以下几方面内容。

（1）使用前先将药瓶放在手心握一会儿，当药液温度与体温接近时摇匀后使用。

（2）滴耳前先将耳道内的分泌物擦拭干净。

（3）头部微偏向一侧，患耳朝上，抓住耳垂轻轻拉向后上方使耳道变直，将药液滴入，一般每次 5～10 滴，一日 2 次，或参考药品说明书用量。

（4）滴耳后用少许药棉塞住耳道。

（5）注意观察滴耳后是否有刺痛或烧灼感，连续用药 3 日后患耳仍然疼痛，应停止用药，及时到医院就诊。

（6）患者耳聋、耳道不通或耳膜穿孔时，不应使用滴耳剂。

16.6 吸入给药剂型的用药指导

吸入给药是目前哮喘、慢性阻塞性肺病（COPD）及过敏性鼻炎等疾病治疗的重要给药途径，在临床较为广泛地应用。临床上主要通过口腔、鼻腔吸入给药后产生局部或全身的效应，药物作用直接迅速，给药剂量小，安全性高，使用方便。就颗粒大小而言，直径在 1～5 μm 的药物颗粒最为适宜，大于 6 μm 的颗粒绝大多数会被截留在上呼吸道，而小于 0.5 μm 的颗粒虽能达到下呼吸道，但在潮气呼吸时有 90%的气雾微粒会被呼出体外（表 16－5）。

吸入给药与口服给药和注射途径给药相比具有以下特点：①避免了药物在胃肠道的破坏和降解；②避免肝脏首关效应；③药物吸收迅速，起效时间短，生物利用度高；④对于局部疾病的治疗，由于局部给药可使给药剂量减少而毒副作用明显降低；⑤可提高胃肠道难以吸收的药物的生物利用度；⑥对于需要长期皮下注射给药的患者，通过吸入给药可以减少或避免长期皮下注射引起的局部组织过敏反应、变性或坏死；⑦与注射给药相比是一种无创式的给药方式，较为方便，患者用药依从性好。

16.6.1 鼻腔吸入给药系统

在鼻腔内使用，经鼻黏膜吸收而发挥全身治疗作用的制剂，称为鼻腔吸入给药系统。鼻腔给药是一种重要的给药途径，在预防和治疗疾病方面发挥着独特作用，近年来国内外的研究越来越多。

表 16-5　常用治疗支气管哮喘的吸入给药制剂

类别	通用名	商品名	剂型		
			DPI*	pMDI**	吸入液
抗胆碱能药	异丙托溴铵	爱全乐	√	√	√
	复方异丙托溴铵	可必特		√	√
	噻托溴铵	思力华	√		
β_2受体激动剂	福莫特罗	奥克斯都保	√		
	沙美特罗替卡松	舒利迭	√		
	克仑特罗			√	
	沙丁胺醇	万托林/喘乐宁	√	√	√
	特布他林	喘康素/特布他林	√	√	√
	异丙肾上腺素			√	
糖皮质激素	倍氯米松	必可酮	√	√	
	布地奈德	普米克令舒/普米克都保/普米克/吉舒	√	√	√
	布地奈德福莫特罗	信必可都保	√		
	氟替卡松	辅舒酮	√	√	√
色甘酸盐类	色甘酸钠			√	

* 干粉吸入器

** 定量吸入气雾器

由于鼻腔黏膜水解酶较少且活性比胃肠道低，对于易被胃肠道消化酶降解、破坏的药物而言，鼻腔给药是一个较好的选择。此外，一些极性大而难于被胃肠道吸收的药物、分子量大且易被消化酶降解的蛋白多肽等药物可通过剂型中的吸收促进剂而在鼻黏膜有较好的吸收。患者可自行给药，使用方便，不良反应小。鼻腔给药的不足之处是：①鼻腔容积和表面积较小，限制了给药剂量；②由于鼻腔分泌物的影响，以及各个体鼻腔生理结构的个体差异，可能会影响药物的吸收，并使吸收不规律；③有些药物对鼻黏膜有刺激性及对鼻纤毛的毒性作用，不宜长期使用；④某些药物可被鼻黏膜中的酶类水解。

通常药物在鼻腔内的吸收和药物的理化性质有很大关系，药物的脂溶性越大越易被吸收；药物的分子量越大越不易被吸收（一般分子量小于1000的吸收迅速）；带正电荷的药物更易与带负电荷的鼻黏膜结合而被吸收；药物分子在非解离pH条件下更易被吸收。不同的剂型和辅料对药物吸收也有影响。由于慢性鼻炎可导致鼻腔生理结构发生变化，可能增加鼻内使用药物的生物利用度，故慢性鼻炎患者应慎用某些药物。此外，有鼻腔表面的黏膜破损或有其他生理改变时，应审慎地用药。为了使鼻腔给药后药物充分吸收，应注意在用药后15分钟内不要擤鼻涕。在使用鼻腔血管收缩剂的同时或者使用后一段时间内，不要使用经鼻腔吸入给药制剂，以免使药物的吸收减慢或减少。

16.6.2　肺部吸入给药系统

16.6.2.1　**经肺部吸收给药的特点**　肺部吸收给药是一种重要的非注射给药途径，与其他给药途径相比，肺部吸入给药具有其独特的优越性：①肺部具有很大的可供吸收药物的表面积和十分丰富的毛细血管，从肺泡表面到毛细血管的转运距离极短。吸入给药后，药物可通过肺部的毛细血管迅速吸收进入体循环而发挥全身治疗作用；②由于肺部的生理环境特点，肺部吸收给药尤其适合于易被胃肠道消化酶降解、对酸不稳定、胃肠道吸收差、有肝脏首关效应的药物，并可以有效地提高这些药物的生物利用度；③肺部吸入给药后，能使一定时间内肺局部的药物浓度高于体内其他部位，使肺部疾病的治疗更有针对性。

但肺部吸入给药也存在一些问题：①肺部是一个比较脆弱的器官，长期给药是否可行，有待验证；②药物在上呼吸道的沉积减少了药物吸收的机会，对于治疗剂量较大的药物，如何将更多的药物输送到肺部并吸收的问题有待解决；③由给药装置固定的给药剂量难以满足根据体重调整剂量的临床用药要求。

16.6.2.2 **肺部吸入给药装置** 理想的吸入装置应具备的特点有：①适当的沉积量（肺部沉积率是比较不同吸入制剂的常用指标）；②多剂量装置，使用方便；③不含有不利于患者和环境的添加剂。目前临床应用的吸入装置大体分3类：干粉吸入器（dry powder inhales，DPI）、定量吸入气雾器（pressurized metered－dose inhaler，pMDI）、雾化器（Nebuilzer）。其中DPI又分为旋转式（Spinhale）、准纳器（Accuhaler/Diskus）、碟式（Diskhaler）、都保（Turbuhaler），如表16－6所示。

表16－6 常见肺部吸入给药装置

类型		肺部沉积量（%）	是否多剂量装置	方便性	是否含氟利昂
定量吸入气雾器		7%～15%	是	较方便	含
干粉吸入器	碟式	9%～12%	不是	方便	不含
	旋转式	9%～12%	是	方便	不含
	准纳器	11%～17%	是	方便	不含
	都保	21%～32%	是	方便	不含
雾化器		10%左右	不是	不方便	不含

（1）压力定量气雾吸入器（pMDI）：pMDI是目前临床应用最广的一种吸入给药装置，具有小巧便携、作用快捷、使用方便、无须维护、价格便宜、可多剂量给药等优点。pMDI一般由金属容器、定量阀门和塑料固定座（包含吸口）组成（图16－1）。

如图16－2所示，使用pMDI的基本步骤为：①使用前摇动吸入器3－4次以使悬浮药液混匀；②取掉盖子；③口部远离吸入器，呼气；④将吸入器吸口放入口中上下齿之间，闭紧双唇；⑤开始缓慢吸气。将吸入器小管按下一次，并继续吸气直到不能再吸入为止；⑥移开吸入器，同时屏住呼吸10秒钟，然后呼气；⑦如果需要第二次吸药，应于休息3分钟后，再次摇动吸入器3～4次，重复步骤③～⑥；⑧用水反复漱口，漱液吐出，不要咽下。

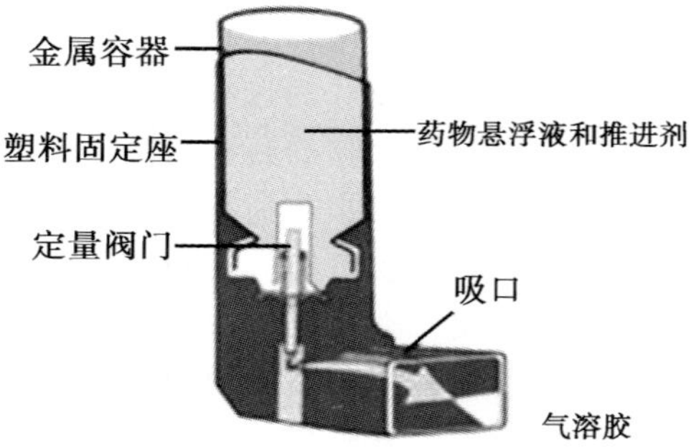

图16－1 pMDI装置结构示意图

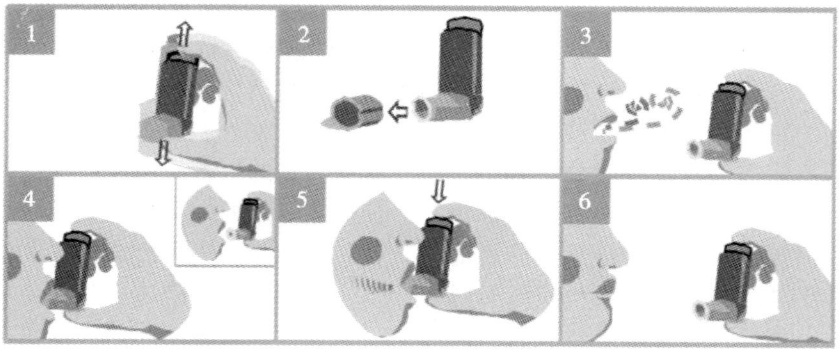

图16－2 pMDI使用方法示意图

注意事项：由于装置内各种成分的密度相差大，静置后可能出现分层，故每次使用前必须充分摇匀。pMDI内的定量阀门均位于装置底部，要保证每次喷药的剂量准确，使用时必须保持喷嘴在下的垂直位。每次用药后应记录，以便预知何时需要使用新的吸入器。极端温度对pMDI的应用有影响，应在室温保存，切勿冷藏。室外低温环境下使用应先用手捂热吸入器，不可用其他方式加热，以免引起爆炸。由于使用 pMDI 有较高的吸入技术要求，对于婴幼儿和年老体弱的患者，较难完成吸气和喷药动作的协调，因此 pMDI适用于年龄不小于 6～7 岁的能够配合用药的患者。

（2）pMDI 和储雾罐：使用 pMDI，重症患者每次吸入的量很少，老人、儿童及低教育程度的患者较难掌握其操作要领。针对 pMDI 的不足，加拿大哮喘协会建议任何使用 pMDI 的患者，不分年龄，都应考虑使用储雾罐作为辅助工具。

理想的储雾罐应由吸入器接口、气流量信号笛、储雾罐体、单向瓣膜和吸口组成（图 16－3）。当药物喷入储雾罐后，储雾罐装置增加了 pMDI 喷嘴和口腔的距离，储雾罐的缓冲有利于药雾流速减缓和药雾微颗粒变小，药物气溶胶能够在储雾罐内悬浮数秒钟，患者可以以任何吸气流速持续反复多次吸气，将药物吸入肺内。这样使患者有足够的时间吸入，同时不需要单独使用 pMDI 所要求的深吸气与揿压动作之间的同步过程，适合于老人与儿童使用。

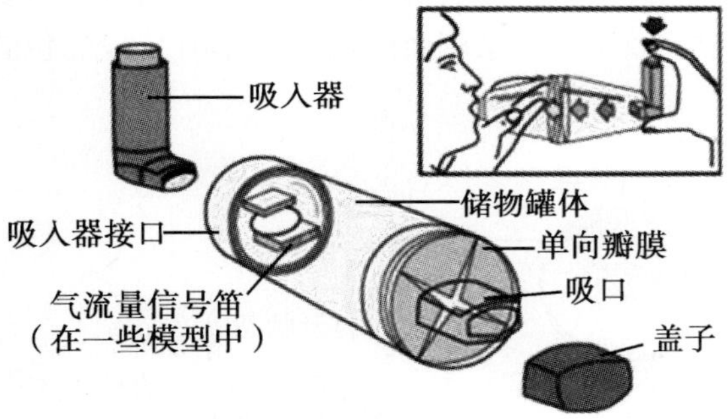

图 16－3　pMDI 和储雾罐装置结构示意图

如图 16－4 所示，使用配有储雾罐 pMDI 的基本步骤为：①使用前将吸入器摇动 3～4 次以使悬浮药液混匀；②取掉吸入器和储雾罐的盖子；③将吸入器吸口插入储雾罐；④先将口部远离储雾罐，然后呼气；⑤将储雾罐吸口放入口中上下齿之间，双唇包紧储雾罐吸口；⑥按压吸入器上部一次；⑦缓慢吸气，直到无法再吸入为止。如果听到哨音，表明吸气太快，请慢慢吸入；⑧从口中将储雾罐拿开，同时屏住呼吸 10 秒钟，然后呼气；⑨重复上述吸气方式 4、5 次，过程中不要再次按压吸入器上部；⑩如果需要第二次吸药，休息 3 分钟后，重复步骤④～⑨；⑪用水反复漱口，漱液吐出，不要咽下。

注意事项：使用 pMDI 加储雾罐多剂量给药时，应单剂量重复吸药，不能一次多剂量吸药。如果使用了面罩，给药后应清洗药雾接触的皮肤表面。应选用合适的储雾罐，如使用容量过大的储雾罐，可使吸入肺内的药量减少。使用塑料储雾罐时由于静电作用可能使附壁药物增多，可于清洁时使用少量清洁剂并自然晾干，以降低静电作用。现已有金属储雾罐，无静电影响，但价格较昂贵。其他注意事项同单独使用 pMDI 时的注意事项。

（3）干粉吸入器（DPI）

● 旋转式 DPI：旋转吸入器是一种单剂量胶囊吸入器，使用时药物胶囊置于装置底部，经两侧针刺破后，胶囊随吸入气流旋转，同时释放其内含的药物颗粒。装置的结构简单，使用方便，内在阻力低；缺点在于使用时必须每次装药，防潮性能较差，药粉容易受潮固结而影响输出量。

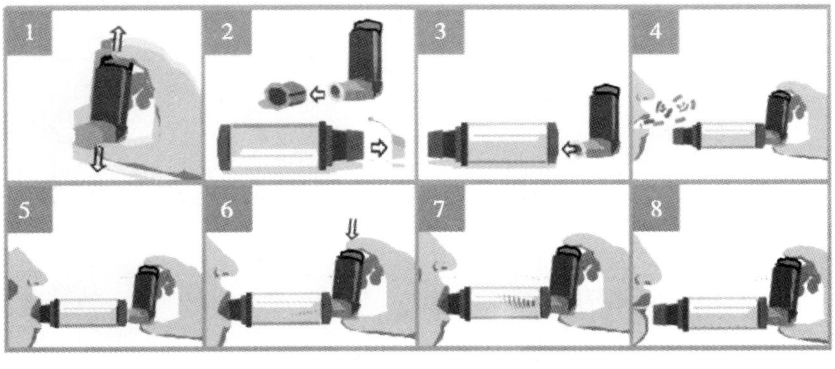

图 16－4　pMDI 和储雾罐使用方法示意图

如图 16－5 所示，使用旋转式 DPI 的基本步骤为：①手持吸入器（吸口朝下）扭松螺旋；②将胶囊橘红色一端置入螺旋叶的插口，并检查螺旋叶是否旋转顺畅；③将吸入器本体扭回，固定在吸口上；④将灰色外壳向下滑动直到听见“咔哒”声响，然后再将灰色外壳退回原来位置。如此，胶囊就被穿孔，药物才能被吸出；⑤手拿吸入器，远离嘴巴，慢慢呼气。然后以上下唇含住吸口部突出的外环，头稍微后仰；⑥尽可能深深地吸气，接着暂停呼吸 10 秒钟或更久些。将吸入器从嘴巴移开，然后缓缓地吐气；⑦重复第⑤和第⑥的步骤直到确定胶囊内没有残留药粉（可能需重复 2～3 次）。如果发现胶囊内药粉仍未吸干净，再次操作第④步骤，然后重复第⑤和第⑥的步骤；⑧吸入药物后，用水反复漱口，漱液吐出，不要咽下。如果喉咙有轻微的刺激感，可以喝温水缓解。

注意事项：每周用温水清洗吸入器，使吸入器能保持最佳的状况。注意保存在温暖、干燥处。

● 准纳器　准纳器是一种新型多剂量型 DPI，含有 28 或者 60 个剂量（图 16－6）。其基本装置结构是将药物的微粉密封在铝箔制成的盘状输送带的囊泡内，输送带缠绕在一个塑料转盘装置中，并通过该转盘输送。口器外有一个保护性的外部封盖，当操作杆滑回后，口器打开，一个囊泡刺破，然后被患者吸入肺部。准纳器的每个剂量单位都是单独包装并密封，以确保药品不受温度和湿度的影响，且准纳器上的计数窗可准确提示患者所剩余的吸药次数，能为不同的患者提供准确的药物剂量，为医师和患者提供了更为有效的管理依据。该装置的药物输出部分结构并不复杂，装置的内在阻力也较低，适用年龄范围广。特别是方便老人和儿童使用（儿童适用年龄不小于 4 岁）。由于吸气阻力低，绝大多数的药物在吸气初即被吸出，增加吸气流速并不能增加肺部药量，使用准纳器时肺部药物沉积量可达12％～17％。

如图 16－7 所示，使用准纳器吸入一次药量的基本步骤为：①打开准纳器：用手掌握住准纳器，拇指向一侧推动附加外壳，直至听到一声轻响；②推动滑杆直至最远程，便上好了一次药量。请勿随意推动滑杆，这样会造成药物的浪费；③口部远离吸口，呼气；④将吸口轻轻放入口中，闭紧双唇；⑤深深地平稳吸气，直到不能再吸入为止；⑥移开准纳器；⑦同时屏住呼吸 10 秒钟，然后缓缓呼气；⑧用拇指按位推回原位，发出咔哒声表示准纳器已关闭，滑动杆自动复位；⑨用水反复漱口，漱液吐出，不要咽下。

注意事项：每次用药前后都应查看药量计数窗中的数字，记录剩余药量。使用时装置的位置

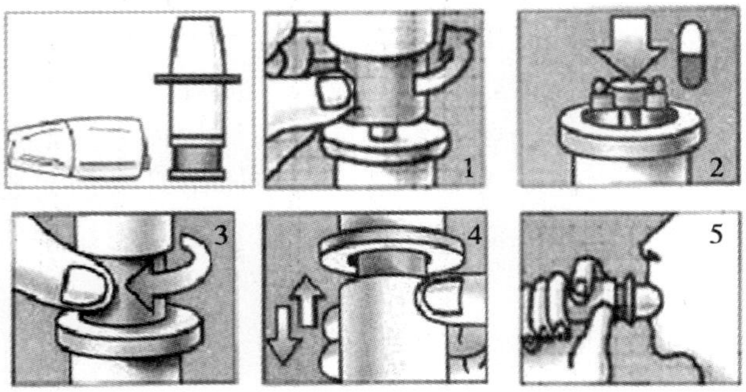

图 16－5　旋转式 DPI 使用方法示意图

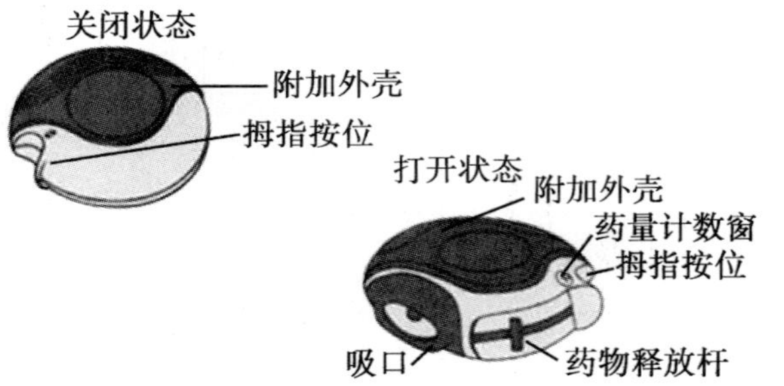

图 16－6　准纳器（舒利迭）结构装置示意图

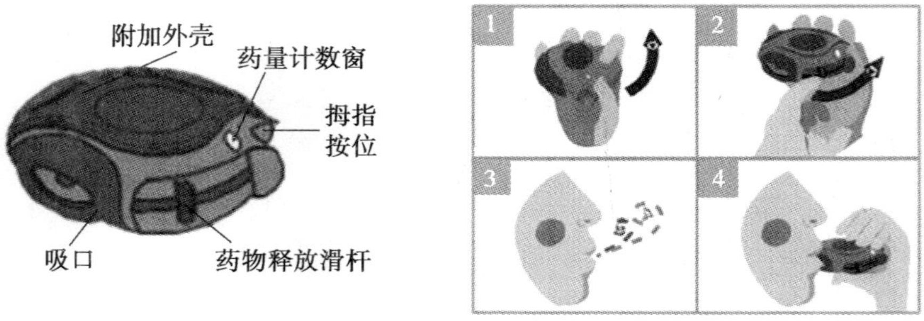

图 16－7　准纳器（舒利迭）使用方法示意图

并不影响药物的吸入。应用准纳器、都保或任何其他干粉式吸入器时，不要使用储雾罐。

● 都保：都保是一种储存剂量型 DPI（图 16-8），给药时不需使用添加剂，通过激光打孔的转盘精确定量。其口器部分的内部结构采用了独特的双螺旋通道，气流在局部产生湍流，以利于药物颗粒的分散，增加了微颗粒的输出量和吸入肺部的药量。由于吸气部分结构复杂，装置的内在阻力略高，属中阻力型，吸入药量与吸气流速直接相关，使用时应尽可能采用快速的峰流速吸气方式吸药。在理想的吸气流速 60 L/min 时，吸入肺部的药量可超过 20%，显著高于 MDI；吸气流速在 35 L/min 时，吸入药量可达到（14.8 ± 3.2）%，适用于 5 岁以上的儿童。常用的有博利康尼都保（硫酸特布他林）、普米克都保（布地奈德）、奥克斯都保（富马酸福莫特罗）、信必可都保（布地奈德-福莫特罗）等。

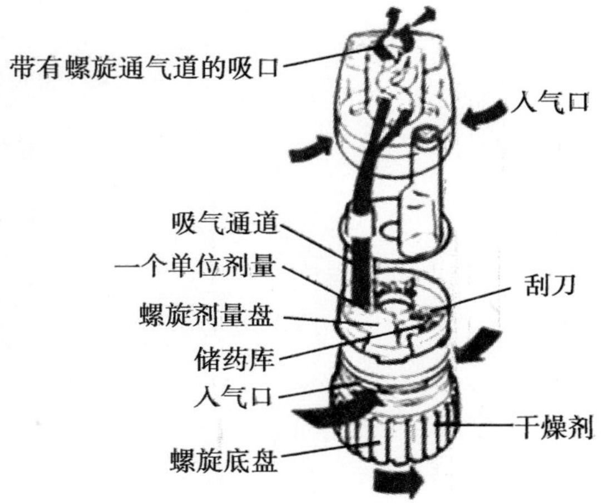

图 16-8 都保结构装置示意图

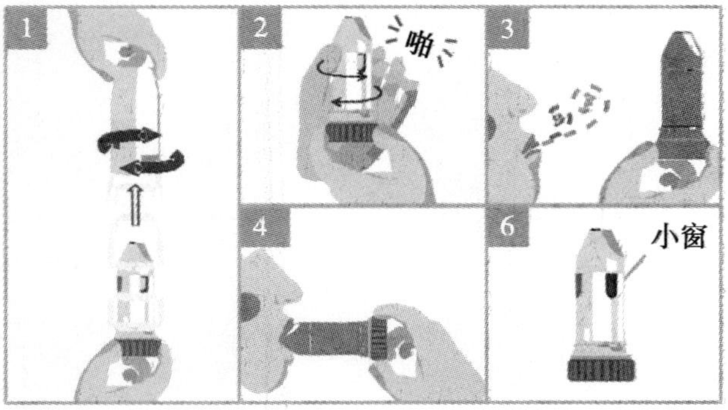

图 16-9 都保使用方法示意图

如图 16-9 所示，使用都保吸入一次药量的基本步骤为：①扭开并取下盖子。握住吸入器，保持吸口向上；②向一个方向转动有颜色的把手，直至不能转动为止；然后再转回原位，直至听到“啪”一声轻响；③口部远离吸入器吸口，呼气；④将吸口放入上下齿之间，双唇包紧吸口，用力深深经口吸气；⑤将吸入器移开，同时屏住呼吸约 10 秒钟，呼气；⑥如果需吸入多个剂量可重复步骤②～⑤；⑦吸入所需剂量后，盖上盖子，用水反复漱口，漱液吐出，不要咽下。

注意事项：每次用药前后都应查看吸口下方药量计数窗中的数字，记录剩余药量。对没有药量计数窗的都保，小窗中如有红色标志出现，表明药物即将用完。由于储药池位于装置的上端，使用时必须垂直旋转。应用准纳器、都保或任何其他干粉式吸入器时，不要使用储雾罐。

张晓乐　周　欣　张文悦　李　靖

参考文献

[1] 王洪田，苟静玲，黄德亮等. 鼻腔局部给药治疗全身疾病的研究进展. 中国药物应用与检测，2005.（6）：44-45.

[2] 张彤，徐莲英. 经鼻给药制剂研究进展. 中西医结合学报，2004，3（2）：223-225.

[3] 陈新谦，金有豫，汤光. 新编药物学. 北京：人民卫生出版社，2010 年，434.

[4] 梁建华，彭志勇，许文东等. 普米克、博利康尼和爱全乐三联雾化吸入治疗支气管哮喘临床研究. 中国全科医学，2006，3（9）：209-210.

[5] 李燕，黎万荣，余成清等. 曲马多超声雾化吸入用于扁桃体术后镇痛的临床研究. 五官科护理，2006，12（1）：64-65.

[6] 冉瑞明. 凝血酶吸入雾化治疗咯血 90 例观察. 临床荟萃，2002，17（8）：456-457.

[7] 王俊峰，郭静. 超声雾化吸入双黄连粉针治疗急性咽炎和扁桃体炎 76 例. 中西医结合实用临床急救，1999，3（6）：130.

[8] 戴殿禄，尹燕坤，白希永等. 垂体后叶素吸入给药治疗咯血治疗中应用. 中国现代医学杂志，1999，11（9）：49.

[9] Staha K，Claesson M，Lilliehorn P，et al. The effect of process variables on the degradation and physical

properties of spray dried insulin intended for inhalation. Int J Pharm，2002，233（1/2）：227－237.

[10] Todo H，Okamoto H，Iida K，et al. Effect of additives on insulin absorption from intratracheally administered dry powders in rats. Int J Pharm，2001，220（1/2）：101－110.

[11] Todo H，Okamoto H，Iida K，et al. Improvement of stability and absorbability of dry insulin powder for inhalation by powder combination technique. Int J Pharm，2004，271（1/2）：41－54.

[12] Terada K，Niizuma T，Ogita S，et al. Responses of varicella zoster virus（VZV）specific immunity in seropositive adults after inhalation of inactivated or live attenuated varicella vaccine. Vaccine，2002，20（31/32）：3638－3643.

特殊及专门药房的调剂业务 17

通常情况下，药房调剂工作是根据处方或医嘱直接调配，处方或医嘱上的药物是单一成分或成品药。但有时由于患者个体化用药的需要，比如要求特殊剂型或剂量，这时就需要药师在药房中进行临时调配，如稀释液体、磨碎片剂并分包、分装胶囊、制备临时合剂、调制软膏等；有时又需要将大包装药品分装成患者所需剂量，或将药品按每次剂量独立包装后发给患者。临时调剂是医疗机构药学服务由简单药品供应型向知识和技术服务型转型的重要工作内容之一，也是调剂提供个体化药物治疗服务的重要技术性工作，应积极地倡导并创造条件开展。尤其是设置了儿科、皮肤科、耳鼻喉科的医疗机构，临时调剂有大量的临床需求，医院药房应积极地响应，给予满足。

除了普通调剂业务以外，医疗机构的急诊药房和传染科药房的调剂有很多的特殊性，其操作流程和技术除了需遵循普通调剂业务的规范，还有一些特殊的规定，需要特别注意。另外，临床试验用药品和科研药品的调剂和管理需要遵循 GCP 的相关规定。在完善的医院计算机网络支持下建立门诊输液药房，有利于加强输液管理和注射剂的合理使用，优化输液流程，方便患者。

本章主要阐述上述特殊调剂的操作以及急诊药房、传染科药房、输液药房和科研用药品的调剂业务。

17.1 临时调剂的概念与操作

17.1.1 临时调剂的概念

处方或医嘱的临时调剂是药师通过教育、训练和经验取得的特定资格的活动，是一种特殊的调剂业务。临时调剂包括根据剂型工艺要求对某一特定患者处方上所需药物的配制、包装及贴签等操作。除了依照医师的处方进行个别调剂外，还可对一些常用协定处方进行小批量的提前准备。

17.1.2 临时调剂的场所

药房内应设立单独的临时调剂室，应有适宜的面积，并配备必要的临时调剂设备如：净化工作台、天平、量杯、量筒、乳钵、粉碎机、加热装置、药匙、软膏刀、搪瓷盘、药袋等。临时调剂室的顶棚、墙壁、地面应平整、光洁、防滑、便于清洁，不得有脱落物。水池、地漏位置应适宜，不得对临时调剂室造成污染。临时调剂前应对房间进行消毒清洁，室内以紫外灯灭菌 30 分钟，工作人员做好个人卫生，穿戴工作衣、帽、手套和口罩。所使用的量器、衡器、乳钵、净化工作台等应先清洁、调试，经检查无异常后才能使用。容器和包装材料不能影响药品稳定性，容器用前须洗涤、沥干、烘干或灭菌。瓶子的内外盖应配套，能达到密闭或密封的目的。瓶塞用前需清洁、灭菌、烘干。临时调剂结束后应做好所使用的量器、衡器、乳钵、净化工作台等的清洁工作和室内卫生工作，使临时调剂室保持整洁卫生，同时做好工具的维护工作（图 17-1，图 17-2，图 17-3）。

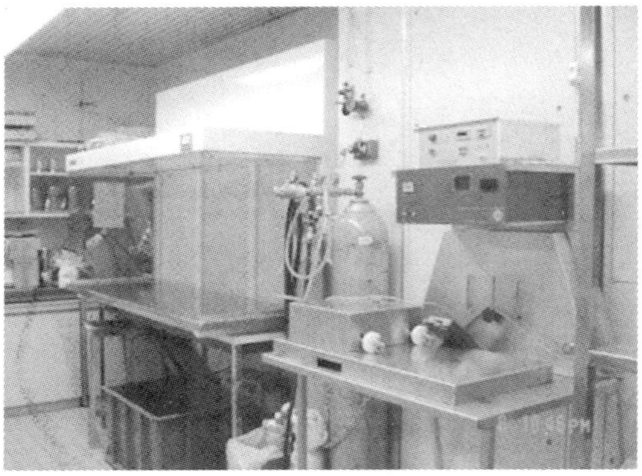

图 17-1 门诊药房临时调剂室

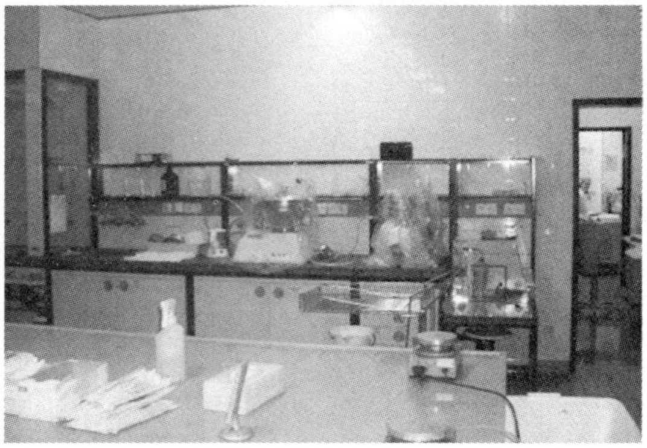

图 17-2 门诊药房临时调剂台及药架

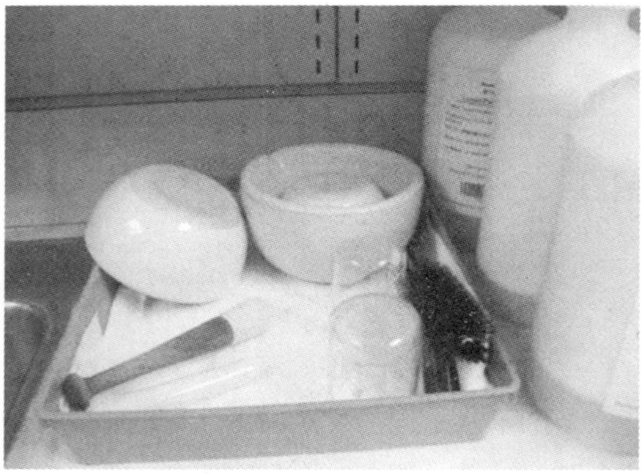

图 17-3 门诊药房临时调剂室器皿

17.1.3 液体稀释法

当溶液的量和浓度已知时，通过计算稀释后溶液的量，然后从中减去原溶液的量，这样就知道了加入多少稀释剂可以得到所需要的稀释浓度。利用临时调剂室内的量杯或量筒量取一定量的原溶液，放入合适的容器中，再量取计算好量的蒸馏水，缓慢加入容器中，边加边搅拌，混匀，即得。

如果是酸的稀释，则量取计算好的浓酸的量缓慢加入到已知量的溶剂中，边加边搅拌，混匀，即得。

选择合适的量器并正确地使用它，对完成临时调剂工作至关重要。通常来说，调剂工作中使用较多的是量杯，但如果使用不当的话，量杯造成的误差比量筒大。无论选择哪一种量器，都要注意以下几点：

（1）读数时，视线应与液体凹液面最低点水平相切。

（2）读数时，量器应垂直摆放，否则将出现误差，尤其是使用量杯时误差会更大。

（3）尽量倾尽量器中的液体。如果液体黏度很大不易倾尽，可以用溶剂多次荡洗，合并荡洗液并加溶剂至计算量即可。

（4）量取已知体积的液体，应选择比已知体积稍大的量筒，否则会造成误差过大。如量取15ml的液体，应选用容量为20ml的量筒，不能选用容量为50ml或100ml的量筒。能用一个量器一次性量取就不要分次使用两个或更多个量器，否则会增加误差。

为了保证调剂工作的质量，量取液体还应注意下列两条原则：

（1）用手握住盛装原溶液容器贴标签的一面再倾倒液体，以免液体顺着容器壁流下而污染了标签，尤其当液体是深色的或腐蚀性的。标签一旦污染须立即更换。

（2）倾倒液体时尽量用小拇指和手掌夹住容器的盖子，这样可以避免当操作台上放置了多种需要量取的溶液时盖错盖子而造成污染。

量杯除了可用于稀释液体外，也可用来分装

大瓶的液体，每次量取所需的体积后再倒入分装的瓶中。但这样会比较没有效率，如果要大量、快速分装，可以用一个带刻度的容器，将一根软管的一头放在里面，每次需要时，打开软管的另一头往外放，看着容器上的刻度就行了。

一个 10ml 的量杯可以量取的最小体积是 1ml，当需要准确量取更小体积的液体时，药师会用到移液管和吸耳球，移液管的量程为 0.1～5ml。注意不要用嘴来吸移液管，移液管也不要放入液体面太深以免外壁粘挂较多液体造成误差，同时也要注意吸耳球的捏放不能太猛，以免液体直接冲入吸耳球内。

17.1.4　固体研磨法

当充分考虑了固体制剂的含量以及填充剂、黏合剂、分解剂等的含量后，可称取计算好的固体制剂，放入清洁的研钵中研磨，有时还需加入一定量的稀释剂（如：乳糖），研磨好后混匀，按处方要求分装或制成混悬液、溶液剂等，分装通常使用天平进行均分。

（1）天平是临时调剂室最常用到的一种衡器，主要有架盘天平（图 17－4）和电子天平（图 17－5）等。使用架盘天平时要注意：

● 称量时，架盘天平应放在平稳的桌面上，先要调零，把游码拨到标尺左端即零刻度处，检查天平是否平衡，平衡的标准是指针指在刻度盘的中央。

● 天平不能用于称量过热、过冷或超过其最大称量的物体。

● 称量时把物体放在左盘，砝码放在右盘，砝码要用镊子夹取，加砝码时，先加质量大的，再加质量小的，最后移动游码直到天平平衡为止，记录下所加砝码和游码的质量。

● 要称量的物体不能直接放在托盘上，以免腐蚀托盘。对于固体药品先在两个托盘上各放一张大小相同的纸，然后把药品放在纸上。对于那些具有易潮解或有腐蚀性的药品，应当放在玻璃仪器里（如烧杯等）以免损坏天平。

● 称量完毕后，应当把游码拨回零刻度，把砝码放回砝码盒中。

● 架盘天平只能准确到 0.1 克，因此只能用于粗略的称量。

（2）电子天平具有结构简单、方便实用、称量快速准确等特点，得到越来越广泛地应用。操作电子天平的主要步骤如下：

● 接通电源并预热使天平处于备用状态。

● 打开天平开关（按操纵杆或开关键），使天平处于零位，否则按去皮键。

● 放上器皿，读取数值并记录，用手按去皮键清零，使天平重新显示为零。

● 在器皿内加入样品至显示所需重量时为止，记录读数，如有打印机可按打印键完成。

● 将器皿连同样品一起拿出。

● 按天平去皮键清零，以备再用。

使用电子天平还应注意：

● 在称量易挥发和具有腐蚀性的物品时，要盛放在密闭的容器内，以免腐蚀和损坏电子天平。

● 经常保持天平称量室的清洁，一旦物品撒落应及时小心清除干净。

● 经常对电子天平进行自校或定期外校，保证天平灵敏度等处于最佳状态。

● 长期不用天平时，应收藏好。

● 如果电子天平出现故障，应及时检修，不可带病工作。

● 操作天平不可过载使用，以免损坏天平。

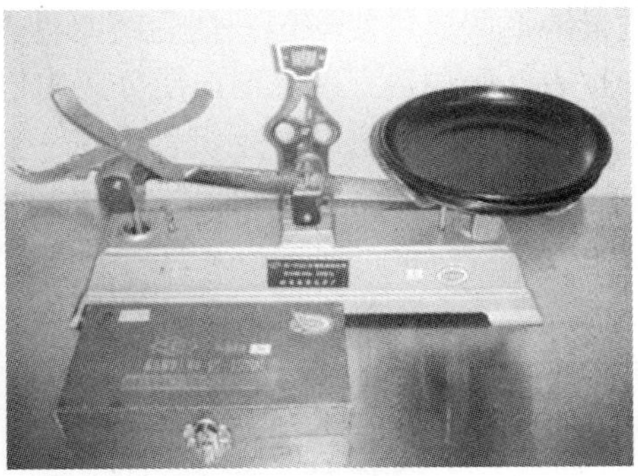

图 17－4　架盘天平

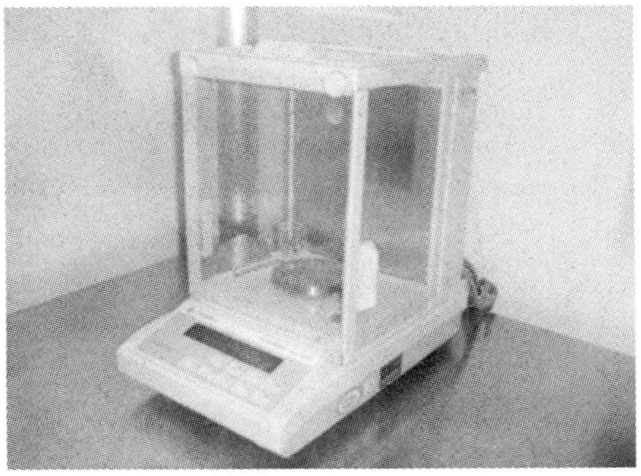

图 17－5　电子天平

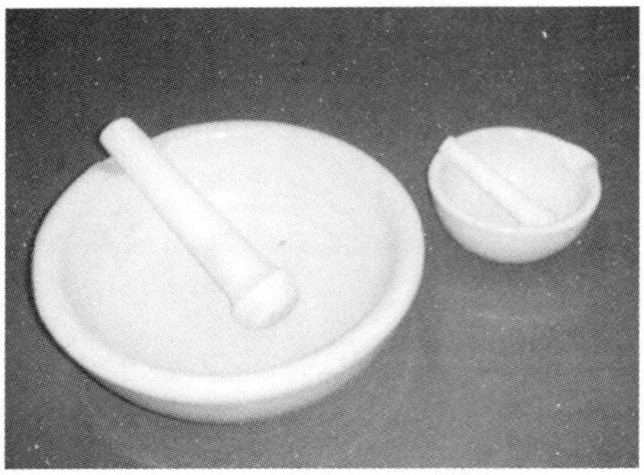

图 17-6 研钵

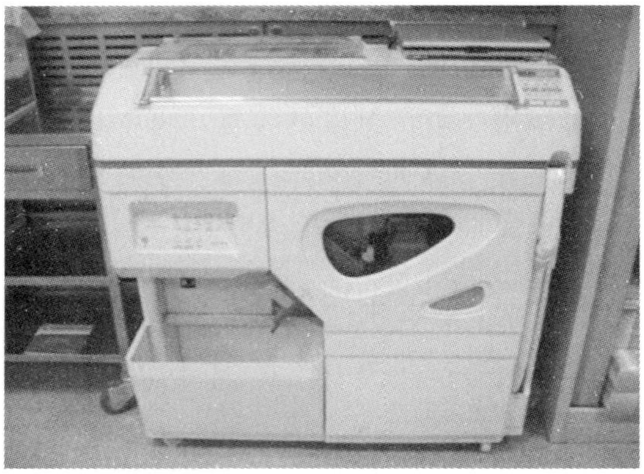

图 17-7 自动研磨分包机

（3）用于研磨的研钵一般是玻璃或瓷质的（图 17-6），应按被研磨固体的性质和粗细程度选用不同质料的研钵。比如玻璃研钵适用于易碎的、少量的固体（如晶体）以及混合少量的细粉或混合易吸附在瓷质研钵的成分。瓷质研钵适宜研磨一般的固体以及混合固体和液体，比如制备混悬液和乳剂。大块的固体只能压碎，不能用研杵捣碎，否则会损坏研钵、研杵或将固体溅出。

固体应该先研磨好后再准确称量，而不能反过来，否则在研磨过程中会造成损失。

如果是儿童医院等需要大量、准确地研磨、分包装固体制剂，也可使用“自动研磨分包机”（图 17-7），但目前成本还比较高。

17.1.5 混合法

（1）液体与液体的混合：混合液体时一般经过搅拌或振摇即可。搅拌或振摇的程度根据液体的黏度而定，黏性小的液体轻微搅拌就可混匀，而黏性大的液体要混合均匀则需要比较大的力量。

（2）液体与固体的混合：为了加速溶解的过程以及使溶质在液体中均匀分布，应设法先使溶质颗粒变小。制备溶液剂时可使用玻棒，制备混悬液时可使用研钵。

（3）固体与固体的混合：混合固体时要考虑固体的量，如果两个或多个固体的量不多且所占比例也均衡，可以一起放入一个合适的研钵混匀即可。如果需要混合的两个固体的量相差太大，则必须采取等量递加的方法分步进行：先将量较少的固体放入研钵，然后放入等体积的另一个固体用研杵混匀，接下来再放入与研钵内混合物等体积的另一个固体混匀，以下类推，直到量较大的另一个固体被加完为止。

（4）半固体的混合：通常是在制备软膏或混合两个或多个软膏基质时用到。当所用的基质是柔软的半固体，不需加热即能调制均匀时，或药物不宜受热时，可在软膏板上用软膏刀直接研合调制均匀。如果需要混合的各种成分数量差距较大时，可采取等量递加分步进行的方式，也可采取熔合法：先将熔点较高的基质放入瓷质蒸发皿，水浴加热至熔融，再加入熔点较低的基质，如有杂质趁热用纱布或筛网过滤，再加入液体成分和能在基质中溶解的药物。不溶性药物可筛入熔融或软化的基质中，也可先用液体成分研磨后加入，注意要不停地搅拌混合均匀，直至冷凝。

（5）制备临时合剂：对可溶性固体药物，应先用适量蒸馏水溶解，必要时过滤，然后与其他液体药物混合，加溶剂至全量，摇匀、过滤、分装，即得。对不易溶解的药物，应先研细，搅拌使溶，必要时可加热促使其溶解。如果是易挥发性药物或芳香水剂等，则应用冷蒸馏水配制，且宜在最后加入，以免挥发损失。

不溶性固体药物配制合剂时，应先研细，如为亲水性药物或质地疏松者，可不加助悬剂，取适量溶剂共研，使均匀；如为疏水性药物或质地较重者，应加适宜助悬剂，使分散均匀。

两种药物配伍时产生沉淀者，一般可分别溶解，稀释后再混合，亦可酌加甘油、糖浆等，以避免或延缓沉淀产生。

凡水溶性药物宜先溶于水，醇溶性药物宜先溶于醇，然后缓缓混合，以防止或减少沉淀。

17.1.6 分装胶囊

有时为了掩盖药物不适宜的臭味或便于服用

等，需要将粉末状、颗粒状、丸状、小片状的药物装于胶囊中，还可以两种状态的混合形式装于胶囊中，以适应临床不同的要求。临时调剂室内一般采用市售的空心胶囊手工法填充药物。市售的空心胶囊有普通型和锁口型两类，锁口型又分单锁口和双锁口两种（图 17－8）。普通型由帽节和体节两部分组成，锁口型的囊帽、囊体有闭合用槽圈，套合后不易松开。从节约成本考虑，多使用普通型空心胶囊。

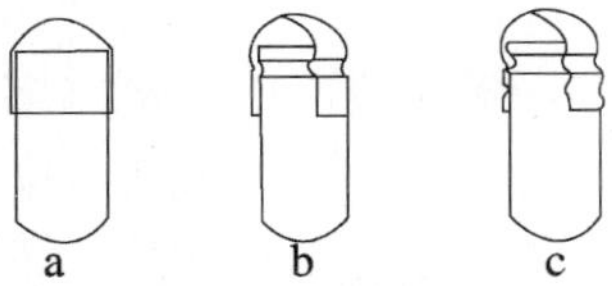

图 17－8　空心胶囊类型示意图

a：普通型　b：单锁扣型　c：双锁扣型

空心胶囊的规格从大到小分为：000、00、0、1、2、3、4、5 号共 8 种，0 ～ 5 号为常用型号（见图 17－9）。胶囊规格的选择一般通过试装或凭经验来确定。通常选用一个剂量使胶囊装满的最小规格，亦可从图 17－9 中找到所需空胶囊的号码。如果已知药物的堆密度（ρ）和重量 W（g），在密度和重量的刻度值之间做虚线连接，该虚线与斜线相交点所对应的胶囊号即为应选择的规格，例如某固体药物 700mg，密度为 1.8g/ml，连接虚线交点对应于应选择的 2 号胶囊。

由于药物填充多用体积控制，而药物的密度、晶态、颗粒大小等不同，所占的体积也不同，故应按药物剂量所占体积来选用适宜大小的空心胶囊。填充药物时先将固体药物平铺在适当的平面上，轻轻压紧，其厚度约为囊体高度的 1/3～1/4，然后带指套捏取体节，切口向下插入物料层，使药粉嵌入胶囊内，反复多次至体节装满（图 17－10），套上帽节即可。

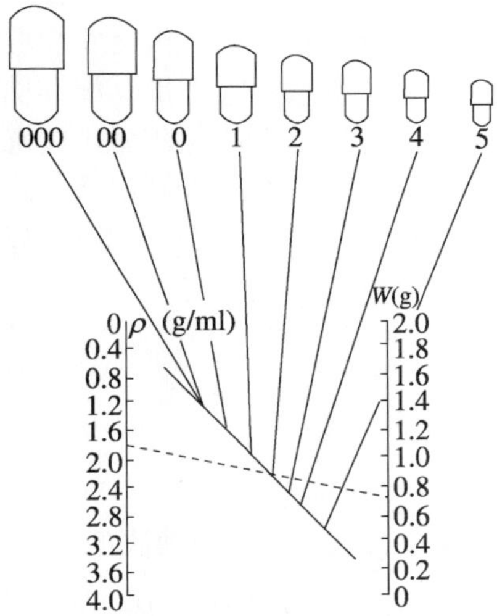

图 17－9　空心胶囊规格与体积关系图

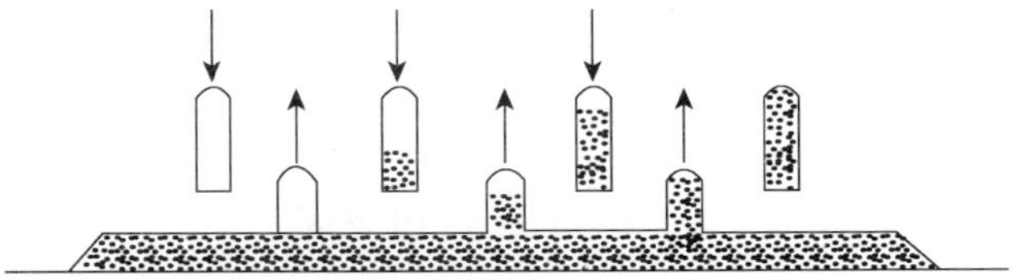

图 17－10　手工填装空心胶囊示意图

17.1.7　调制软膏

一般是指按照医生处方将少量固体或液体成分加入软膏基质中，调匀、装盒并分发给患者使用。调制软膏时要考虑所加入的药物成分，固体成分要精确称量后置乳钵中研成细粉，必要时过筛。应按照处方要求和药物的性质选择软膏基质，油脂性基质有凡士林或凡士林、羊毛脂加少量水制成的含水软膏基质；乳化型基质有水包油乳膏基质和油包水乳膏基质，水包油型乳膏基质使用较多。调制软膏多使用软膏板和软膏刀操作。调制时须遵循等量递加原则，即取按处方量精确称量的基质，按加入药物量的多少，取适量基质在软膏板上与药物调和、混匀，依次逐步加入与前一步等量的基质，继续调和、混匀，直至全部基质加入混匀后既得。调制软膏前应对所使用的器具做清洁和消毒处理，以保证软膏的卫生质量。

17.1.8　药品拆零分装

药品拆零分装是将处方常用药品，与医生协商决定品种、规格、数量后进行预包装的工作。是药房提高调剂工作效率，缩短患者候药时间，防止差错与忙乱的重要环节。具体操作通常是用干净的药匙或定制的数片（粒）板将数好的片剂或胶囊装入药袋（图 17－11）。药房需有独立、洁净的药品分装间，需制订合理的工作制度及操作规程（SOP）如：建立双人核对制度、分装工作登记制度、分装工作操作规程等，才能保证分装工作的质量。

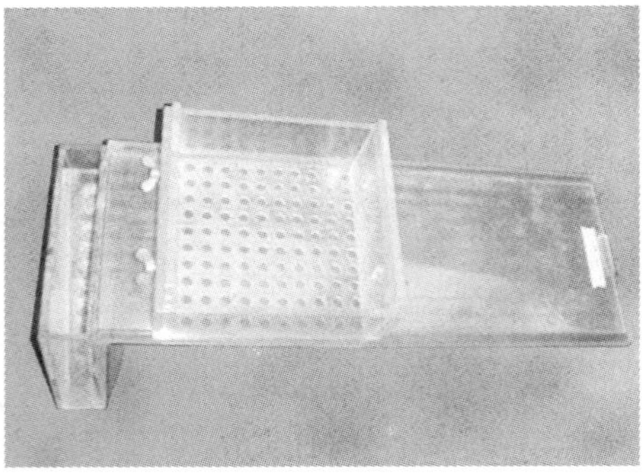

图 17－11　数片（粒）板

分装之前必须检查药品外观质量，发现变质或质量可疑则不得分装。分装时必须全神贯注，保证装量准确，防止错混药。分装前后必须严格查对药品名称、规格、数量。分装前后药品总量应相符，如出现不明原因的数量差异，不得封装。分装完成后贴标签，标签或外包装或药袋上应印上药品名称、规格、包装量、原批号、有效期、包装日期，经核对无误后装在防潮储存箱或盒内备用。发给患者经分装的药品时，应尽量提供必要的书面信息。

由于分装后药品稳定性降低，故一次分装量一般药品以 1～2 周消耗量为宜。

17.1.9　协定处方调剂

"协定处方"是医疗机构为了提高药房调配效率、减少患者候药时间或方便患者服用，经临床医生和药学部门协商，经医院"药事管理委员会"研究审定，事先调配的方剂（多见中药饮片配方）。此方可用于调剂或制剂，按协定处方制备成制剂的，必须进行制剂注册，依法取得制剂批准文号。按医院的协定处方配制的制剂，为"非法定制剂"或"非标准制剂"。

协定处方必须完整写出药品成分、规格、剂量、用法等，处方中不能使用编制的缩写名称，如"胆石一号"、"流感二号"等。很多协定处方是为应对季节性流行病或大面积突发性群体疾病而协商制定的，应注意不能大量调配和储存，以免造成浪费。按协定处方调配药品，应有明确的分工，认真进行检查核对，做好记录。发出协定处方药品，应按处方要求做好必要的用药交代，嘱咐患者正确地使用药品。

17.2　单剂量门诊处方调剂

17.2.1　单剂量门诊处方调剂的概念

单剂量门诊处方调剂，是指药师按照药品一次使用剂量密封在单一包装中配发给患者服用（相互间无配伍变化的可以放一起），可保证患者用药安全有效，杜绝错误。严格的单剂量配药制度（Unite Does Distribution Services UDDS）是指药师将患者所需的每一种药品按每次剂量独立包装后发给患者。需要单剂量包装的药品大部分是固体口服制剂。由于国内传统的单剂量摆药一般缺乏层流的环境，单剂量调剂难免造成药品污染，同时药房调剂工作繁重，因此已有部分医院引进了全自动药品单剂量分包机，这种机器是通过医院计算机系统传送处方（医嘱）信息，将一次服用剂量的药片或胶囊自动包入同一个药袋内，并在上面打印患者用药信息的设备，但存在成本较高、药品未解决大包装等亟待解决的问题。

17.2.2　单剂量药品包装操作

药师将患者需要的单种或多种药品（配伍无变化）按一次使用剂量包装在单一药袋中（药品包装材料须符合药用规格），药袋上除注明患者姓名、药品名称、规格、数量、分包时间等，还应注明服用时间，如：早、中、晚、睡前、餐前、餐后以及必要的注意事项等。为了使患者在服药时容易辨别，不易发生重复服用的现象，还可按星期几标注为周 1 早、周 1 中、周 1 晚，周 2 早、周 2 中、周 2 晚，依次类推。这些操作过程应在清洁环境中进行，应使用专用的分装工具或自动化设备，不可用手直接接触药品。药师或助理药师须做好记录，记录的内容包括药品名称、规格、数量、生产厂商、批号、效期、调剂日期、调剂药师等。

17.3 急诊药房的调剂业务

急诊药房是医院急诊业务流程中必不可少的部门，应24小时服务，主要负责急诊患者治疗用药的供应及用药咨询。由于药品调剂工作是药学技术服务的重要组成部分，所以急诊调剂业务是急诊药房的核心工作，一般按药品的临床使用可分为常规急诊药品调剂、急诊用麻醉和精神药品调剂、抢救药品调剂等。

17.3.1 常规急诊药品的调配

药师应按照急诊药房操作规程调剂处方药品，相关要求参见7.3.3“调剂流程与普通调剂业务操作规程”。

急诊处方开具当日有效。特殊情况下需延长有效期的，由开具处方的医师注明有效期限，但有效期最长不得超过3天。处方用量一般不得超过3日用量。急诊处方中输液用的盐水、葡萄糖或其他液体，有的医院是在急诊治疗室备药，以方便患者使用，药师需发放输液卡片。

急诊药房可根据医院实际设双人同时上岗，也可单人值班。对于调配和发药的双核对和双签字，必须按规定完成，即使单人值班也要按规定核对，两次签名或盖章，以避免和减少差错事故的发生，保障患者的用药安全。单人值班时，可采取两阶段调配的措施。既药师完成审方后，按处方顺序调配，把每种药品放到一处台面上集中，此为第一阶段；接下来再将台面上的药品按照处方一一核对，确认无误后发给患者，这是第二阶段。这种措施条理清晰，步骤明确，不易在匆忙中发生混乱，可以有效地减少调配差错。

17.3.2 急诊用麻醉和精神药品的调配

药师除遵循普通调剂业务操作规程外，还需把握麻醉药品、第一类精神药品注射剂处方为一次用量；其他剂型处方不得超过3日用量，且麻醉药品、第一类精神药品注射剂不能发给患者带回，一般做法是发给患者使用该注射剂的治疗卡片，由给药护士持此卡片到急诊药房取药后在急诊给患者注射治疗。

17.3.3 常见抢救药品的调配

急诊药房的工作任务主要是提供急诊患者所需的各种药物，而中毒的解救或其他疾病的抢救是随时可能遇到的，因此，急诊药房的药师要熟悉常见解毒剂与治疗药物，以更快更准的速度应对急需，必要时能提供药学的专业咨询。

常见的中毒类型包括：药物中毒、天然毒性物质中毒、日用化学品及农药中毒、工业原料与金属中毒等。天然毒性物质中毒包括：食物中毒、中草药中毒、昆虫与动物叮咬中毒等。《中毒与解救速查手册》收录了200多种常见临床药物、约50种天然毒性物质、近百种日用化学品及农药，还有120余种工业原料与金属引发的毒性反应或中毒，可作为药师学习和工作时速查的工具和参考，以帮助药师提供药学的专业咨询、配合急诊遇到中毒患者时进行审方并合理调配药物，从而使患者得到及时救治。为了药师更快速和方便地审方，可参考常见解毒剂、治疗药物与相应的适应证，及部分药物或毒物中毒后可选用的解毒剂（表17-1）。

表17-1 部分药物或毒物中毒后可选用的解毒剂

毒物或相关的问题	解毒剂/救治办法
过敏反应	肾上腺素
抗胆碱药	拟胆碱药
抗凝药	维生素K，各种凝血因子，新鲜冷冻血浆
锑、铬、金、镍、钨、锌或铋剂	二巯丙醇
因心脏药物或毒素引起的心律失常	利多卡因
砷（三氧化二砷除外）	二巯丙醇，青霉胺
苯二氮䓬类	氟马西尼
β受体阻滞剂	异丙肾上腺素
钙拮抗剂过量、氟氢酸、高钾血症	钙
氟化物、草酸盐或枸橼酸盐所致的低钙血症	钙

续表

毒物或相关的问题	解毒剂/救治办法
氨基甲酸酯类	阿托品
铜、汞（烷基汞除外）	二巯丙醇，青霉胺
氰化物	亚硝酸钠，硫代硫酸钠，依地酸钙钠
地高辛	地高辛结合性抗体
药源性心动过缓（强心苷类，β受体阻滞剂）	阿托品
乙二醇、甲醇	乙醇，叶酸
药源性锥体外系作用	苯海拉明
肝素	鱼精蛋白
硫化氢	亚硝酸钠
血管收缩剂所致的高血压	硝苯地平
降糖药	胰高血糖素
心脏抑制药引起的低血压	肾上腺素
铁	去铁胺
铅（烷基铅化物除外）	二巯丙醇，依地酸钙钠，青霉胺
恶性高热	丹曲林〔肌松药〕

续表

毒物或相关的问题	解毒剂/救治办法
代谢性酸中毒	碳酸氢钠
正铁血红蛋白血症	亚甲蓝
甲氨蝶呤	亚叶酸钙（叶酸）
阿片类止痛剂	纳洛酮
有机磷类	阿托品，氯解磷定
对乙酰胺基酚	N-乙酰半胱氨酸
普萘洛尔	氨茶碱，胰高血糖素
拟交感神经药	β-受体阻滞剂
钛	普鲁氏蓝

中毒与抢救药品的调配强调的是快和准，因此，药师除了需按常规药品的调配程序完成调剂业务外，还要尽可能地快速完成。如发现医师的处方有不适宜用药，应尽快与医师取得联系，按普通调剂业务的要求尽快完成。如遇特殊的抢救药品无货或无库存，应尽快通知采购设法联系解决，同时，还要报告上级药师或科主任需抢救人群的数量与程度，以便判断是否需启动应急预案。

17.4 传染科药房的调剂业务

传染科药房的设置和分布一般要根据医院的业务类型等具体情况而定。有的综合性医院因不同程度地诊治各种传染病，也会设传染科药房。有的传染科药房要同时针对不同传染途径的患者服务，如消化道传染病患者和呼吸道传染病患者，这时在药房的设计上必须周全考虑。一般可根据诊室布局和流程采取双向开窗口的措施。这样既可节约药房面积和人力资源，又能避免造成流程混乱和患者交叉感染的危险。为了更好地保护药师和环境，同时又能满足特殊患者群的用药需求服务，传染科药房的调剂应遵循如下操作规程。

17.4.1 岗前准备

药师上窗口工作时除应着装规范、佩戴胸牌、确保工作台面整洁、无任何遗留药品外，还应佩戴口罩和手套，或备用适宜的工具拿取处方。具备计算机信息系统的药房，在开窗口前，要打开计算机，进入 HIS 系统—门诊药房子系统，输入用户名及口令，进入系统正常使用状态。

17.4.2 收方、审方和调配

应与 7.3.3 普通调剂业务操作相同。传染科药房调剂的药品类别与普通药房类似，会涉及普通药品、毒麻精等特殊药品，其调剂的特点是治疗传染病的用药调配更加频繁，因此，药师对不同类别的传染病用药知识要更加熟悉，针对用药与诊断的相符性，要协助医师把好合理用药关，使患者得到有效治疗。

17.4.3 发药交代

由于传染病患者多敏感，非常在意他人的态度，因此，药师更应以关爱之心进行细心地用药交代，不能表现出丝毫地嫌弃或厌恶情绪，使其具有较好的用药依从性。

17.4.4 处方的放置和保管

由于传染科药房的处方多经过传染病患者的

手进行传递，所以，所有的处方应被视作污染物，药师在收方，调配、发药交代及在药房完成工作后，应及时对处方进行清点并按相应要求存放，以避免对环境的污染，中止传染源的播散。

17.4.5　环境与卫生

由于传染科药房的特殊环境，需特别注意消毒与环境卫生的保持。一般每日下班前应使用含氯消毒液擦拭台面和桌面，同时喷洒地面；也可采用紫外线照射 30 分钟的方法进行环境消毒。

17.5　门诊输液药房的调剂业务

17.5.1　门诊输液药房的概念

与国际相比，我国医疗机构门诊患者使用注射剂比率较高，尤其输液的使用更是一种普遍现象。这除了有不合理用药的因素以外，与患者对输液的认识以及就医文化也有密切的关系。医院药师不但应通过宣传教育的手段普及合理用药减少注射剂使用的知识，通过临床药师的工作和管理的手段防止注射剂滥用，同时也应采取措施帮助临床和患者方便、合理地使用注射剂。

门诊输液药房对需要输液患者的药品进行集中调剂和管理，药房一般与门（急）诊输液室设置在一起，药房包括药品调剂室和输液混合调配间。药房通过窗口或轨道式物流系统将调配好的输液传送至输液室。门诊输液药房优化整合了人流、物流和信息流，需要输液的门诊患者不需取药，直接到输液药房即可完成缴费和输液全过程，多次输液患者可通过系统预约输液时间和座位。

17.5.2　门诊输液药房的调剂业务

门诊输液药房的调剂流程包括：收方、审方、调剂、混合调配和检查核对等环节。门诊输液药房的药师从系统接收处方后，应对药物的配伍、处方用药的合理性进行认真审核，确保输液使用的安全、有效。对严重用药不合理的处方应与医生商榷，对有配伍禁忌或使用禁忌的处方应拒绝调剂并记录。对合格处方由药师调剂药品并通过传递窗交给输液混合调配间药师（护士）进行混合调配；混合调配好的药品从传递窗递出交由药师检查核对，无误后传出药房或通过物流系统交给输液护士用药。

门诊输液药房的药师应对滴速和输液的注意事项向护士提出建议，应关注输液过程中的药物不良反应，应通过系统地总结和分析，了解本单位门诊输液使用的特点，有针对性地提出减少输液使用的措施和方法。

通过门诊输液药房的工作，应达到方便患者用药、合理使用输液和加强药品管理的目的。

17.6　临床试验用药品的调剂与管理

17.6.1　药物临床试验与试验用药品

临床试验（Clinical Trial）是指任何在人体（患者或健康志愿者）进行的药品（试验药品、对照药品或安慰剂）的系统性研究，以证实或揭示试验用药品的作用、不良反应及（或）试验药品的吸收、分布、代谢和排泄情况，目的是确定试验用药品的疗效与安全。试验用药品（Investigational Product）则是指用于临床试验中的试验药物、对照药品或安慰剂。试验用药品管理的重要性在于这些药品尚未上市，其安全性和疗效尚有一定的不确定性，药品管理的规范与否直接影响到临床试验的可靠性及受试者的安全。

根据《中华人民共和国药品管理法实施条

例》第三十条规定，“研制新药，需要进行临床试验的，应当依照《药品管理法》第二十九条的规定，经国务院药品监督管理部门批准。药物临床试验申请经国务院药品监督管理部门批准后，申报人应当在经依法认定的具有药物临床试验资格的机构中选择承担药物临床试验的机构，并将该临床试验机构报国务院药品监督管理部门和国务院卫生行政部门备案。药物临床试验机构进行药物临床试验，应当事先告知受试者或者其监护人真实情况，并取得其书面同意。”

17.6.2 临床试验用药品的调剂与管理

药物临床试验必须经国家食品药品监督管理局（SFDA）批准后实施，各期临床试验、人体生物利用度或生物等效性试验均需按《药物临床试验质量管理规范》（GCP）执行。受试者的权益、安全和健康必须高于对科学和社会利益的考虑。伦理委员会与知情同意书是保证受试者权益的主要措施。临床试验用药品应由申办者准备和提供，其制备应当符合《药品生产质量管理规范》。申办者负责对临床试验用药品做适当地包装与标签，并标明为临床试验专用。在双盲临床试验中，试验药物与对照药品或安慰剂在外形、气味、包装、标签和其他特征上均应一致。进行临床试验前，申办者必须提供该试验药品的临床前研究资料，包括处方组成、制造工艺和质量检验结果。研究者必须保证所有试验用药品仅用于该临床试验的受试者，不得把试验用药品转交任何非临床试验参加者。试验用药品不得销售。

试验用药品的使用由研究者负责，需有专人管理，使用记录应包括数量、装运、递送、接受、分配、应用后剩余药品的回收与销毁等方面的信息。有条件的医疗机构应建立科研药房，依据试验用药品特性，正确处理与储存试验用药品，建立试验用药品管理流程及药品管理记录（包括接收、发放数量、储存、调剂、运送、回收/退回剩余药品处理等）。由指定的专职药师对各期临床试验用药品进行统一管理，依相关法规进行调剂，发放药品并做记录。

申办者将试验用药品送至科研药房，由专职药师与 CRA 或科研护士完成接收确认工作，填写接收记录表格，记录相关信息，包括试验名称（或试验编号）、试验用药品名称（或编号）、数量、生产批号、有效期、储存方式、运送温湿度记录等，确保所接收的试验用药品与试验方案、药检报告中药品信息一致。

医生或研究者开具试验用药品需使用印有“临床试验专用”处方，处方上需标明临床试验名称（或临床试验编号）、医师签章、处方日期、受试者代码（或姓名）、试验用药品名称（或编号）、用法、用量、领用数量、调剂药师签章等信息。科研护士或受试者凭“临床试验专用”处方到科研药房领取药品。由专职药师核对临床试验专用处方的内容正确性后调剂、发药。专职药师在试验用药品记录表格上详细记录给药日期、受试者代码、药品编码、领药量、库存量。对于随机双盲对照试验，每个治疗组的研究药物将被包装在有唯一号码的包装盒内。双盲试验可通过基于交互式语音应答技术（Interactive Voice Response，IVR）的中央随机分配系统或双盲信封等方式编盲，而 IVR 电话系统通过计算机程序来编盲，编盲人员不得发放药品。当受试者入组后，研究者只能通过 IVR 电话系统为患者申请药品，由系统自动给出随机编码与药品编号，或根据双盲信封给出。由专职药师核对受试者编号、随机编码与药品盒上的编号一致后方可发药。

受试者前次未用完药品应退回至科研药房，由专职药师依据试验方案回收并详实记录。受试者如因不良反应、试验中止或其他原因退药时需详实记录。临床试验结束或中止后，需将所有剩余药品（含试验方案中规定须回收的试验用药品外包装）清点并退回申办者，详实记录。专职药师应详细记录不良反应，并依据相关法规进行上报。在临床试验过程中如发生严重不良事件，专职药师应立即通知研究者，研究者应立即对受试者采取适当的治疗措施，同时报告药品监督管理部门、卫生行政部门、申办者和伦理委员会，并在报告上签名及注明日期。

任何试验相关记录，不得任意销毁、移交或提供给任何非临床试验参加者。受试者的身份及临床试验相关记录应予保密。所有试验用药品管理记录依据 GCP 进行归档备查，保存期限根据试验方案和协议要求实施。

根据《药物临床试验质量管理规范》中第六十条规定，试验用药品的供给、使用、储藏及剩余药物的处理过程应接受相关人员的检查。

17.7　药师在突发公共卫生事件中的作用

我国是自然灾害多发的国家，突发公共事件也不时发生，国家自 2003 年 SARS 疫情以后，加强了各级应急机构与应急体系的建立，2006 年 1 月，国务院颁布了《国家突发公共事件总体应急预案》及各专项预案，2007 年 8 月还首次发布了《中华人民共和国突发事件应对法》。为了应对灾情、疫情和突发公共事件的需要，国家建立了中央、省市一级的药品储备制度和应急保障预案，成为整个医疗卫生应急体系建设的重要组成部分。

经过参与“非典”救治，“5.12”汶川地震后抗震救灾，2008 年北京奥运会等医疗保障工作，当各种灾情、疫情和应急任务来临，医院药师全程参与药品供应保障，义不容辞承担了直接向患者供应药品和提供用药方法指导的专业责任，药师在突发事件中的作用表现在以下几个方面。

17.7.1　药品紧急储备

1997 年至今，在中央统一政策、统一规划、统一组织实施的原则下，国家建立了中央与地方两级医药储备制度，实行动态储备、有偿调用机制。《药品管理法》明确规定了国家药品储备制度，在发生重大灾情、疫情和其他突发事件时，各级政府可紧急调用省级医药储备，不足部分请求其他省级储备予以支持，仍不能满足需要的，可申请动用中央医药储备。除了国家药品储备制度外，当突发事件造成药品需求集中、数量巨大时，国家有关部门可以紧急调用企业药品，还可以迅速制定指令性生产计划，组织药品生产企业紧急安排生产。

医院药学部门制定突发事件应急预案，对各级各类突发事件需要的药品储备目录进行实时更新，按照医疗救治需求紧急准备药品的品种及数量。一般来说，紧急储备的药品类别应包括：创伤、中毒急救类药品，如止血药、镇痛药、防止破伤风药、抗感染药、外用消毒药、酸中毒纠正药及各种毒物特异性解救药；急救药品类如抗休克药、血容量补充药、升压药、降压药、调节水电解质平衡药；皮肤科、眼科、耳鼻喉科外用药；调节睡眠障碍及抗焦虑、惊恐状态药；环境消毒药。

在医疗队出发前，还应备好医疗队人员自行使用的药品，根据去往救护现场可能发生的医疗问题，备好预防用药，如防暑、止泻、外伤、破伤风、感冒、催眠、皮肤外用、眼药、维生素等共用药品，另外再预备医疗队员日常个人需要的慢性病治疗药品如降压药、降糖药等。医疗队员用药一般交由专人管理，使用时需做好请领登记。

17.7.2　药品供应保障

根据应急医疗救治的需要，药师对医疗队及临时医院需要的药品做好及时准备和供应，随同医疗队带往急救前线的药品往往需要在几个小时之内备齐，并根据运输条件和救灾现场条件做好分类装箱，片剂需要防雨防潮包装；针剂和输液要防止撞击的包装；需要冷藏的药品必须注明醒目的储藏温度及有效期限标示，每一箱内还应附有药品清单及用药方法简要说明，以便临时组建的各类医疗救护人员到达现场后能够迅速得到药品并能正确使用。

后方的药师及时根据药品消耗情况进行补充，要组织负责采购、库房保管的药师进入 24 小时紧急供应状态，保持与供货单位的及时沟通，了解市场供应情况，储备足够的药品。紧急状况下，要向医院申请一笔紧急采购备用资金，以保证及时购入药品。负责药品检验的药师也应进入紧急工作状态，对药品进行查验和抽检，保证其质量安全可靠。

17.7.3　用药方案与处方集制订

国家医疗救治体系由卫生部统一协调和指挥，灾害发生时，卫生部迅速组织专家制定治疗指南或方案，药师根据该方案立即制定储备药品目录和采购计划，同时，应有临床药师参与本医院的专家组，针对本院救治需求制定用药方案。由于应急状态下会有各科医师甚至跨专业的医师参与综合救治，医护人员的用药范围可能突破其日常工作的范围，这时候由药师提供用药方法指导就显得尤为必要和重要，特别需要药师提供一份包含主要应急药品的处方集，处方集内容应包括：药品名称、商品名、适应证及选用特点、剂型、规格、给药途径、常用量、配制方法、主要不良反应、用药禁忌、用药监测、注意事项等。最好根据急救特点，推荐相应疾病或症状的用药组合方法。

对于危重患者抢救，药师可以参与治疗团队，对患者实施全程用药监护，为医师提供个体用药监测意见，药师在抗感染、抗焦虑、镇痛、抗癫痫、营养治疗等方面，都能给予医师合理的建议和帮助。

17.7.4 救治现场药品质量管理

带往灾区及救治现场的药品，应按照常规的药品质量管理原则和方法进行质量验收、登记生产厂家及批号备查，相应的药品质量文件由药剂科保留在医院。药师如不能同去现场，要将药品详细清单交由医疗队指定的护士或医师专人管理。现场药品质量管理的要点是保存条件和有效期，因此，药师必须将每一种药品的有效期和需要特殊保存的药品条件标注在清单和药品包装上，并特别交代给药品管理人员（护士或医师）。特殊保存条件包括冷藏、避光、防潮等。过期药品应立即申报销毁。

17.7.5 短缺药品应对

医院接受突发事件医疗任务后，应及时根据伤员类型及规模制订急救药品和后续治疗药品备用计划，立即采购，紧急储备。开始救治后，需要每天对药品使用情况及储备情况进行评估，一旦发现有短缺药品，应马上向应急指挥中心报告，提出需求药品的品种、数量和预计消耗速度，医院不能自行解决时应随即请求应急指挥中心的支援和调配。

国家和地方储备药品库也不能满足需要的药品，可由应急指挥中心直接向生产及经营企业有偿征用，还可以通过药品监督管理部门组织相应企业生产，以保证和满足应急救治的需要。在不能及时调集药品时，药师可以推荐替代药品以保证临床需要，并与医护人员配合，将紧缺药品优先分配给最需要的患者，并尽早将患者从事发现场转运到大型医院更为有效地进行救治。

特殊情况时，可能需要药师利用简陋条件临时配制制剂，如“非典”期间药师配制了大量的环境和器具消毒液。必要时还可经药监局批准医院制剂调往院外使用。

17.7.6 捐赠药品管理

医疗机构可以法人名义接受来自个人、企业及各社会团体无偿捐赠的药品，也可接受政府部门分配转交的捐赠药品。捐赠药品必须同正常采购的药品一样具备合法的生产和经营资质证明及完善的质量检测报告。资质不全以及质量不合格的药品，药师有权拒绝接收。接受捐赠的数量应与医疗救治任务相适应，避免积压和浪费。

药师负责捐赠药品的接收、质量查验、登记、保管、分发、管理和使用指导。应建立畅通的信息沟通渠道，保证将捐赠药品及时用于突发事件所涉及的患者及相应人群。

17.7.7 医务人员及患者用药指导

应急事件中，药师应尽可能亲临一线或在医院内专家小组中提供用药指导意见，对治疗方案、药品用法、不良反应应对、药品消耗情况等进行监控。

药师配合医护人员合理使用药品的最有效方法，是制作应急药品和捐赠药品处方集，将药品名称、剂型、规格、储存条件、用法用量、配制方法、不良反应、用药禁忌、作用特点、使用注意事项等内容及时以书面形式发给医生和护士。除了药品处方集，药师还可以按照疾病特点，将相应的救治原则、用药方案、预防措施等一同编辑介绍给医护人员，帮助他们选择合理的药物治疗。

有条件的医院和医疗队配备专职临床药师，对患者进行直接的用药指导和用药监护，观察用药效果，预防不良反应，同时从心理上关心患者，通过认真讲解用药目的和用药方法，能够显著提高患者用药依从性，增加药物治疗效果。

17.7.8 药品善后处理

医疗队及医院在完成医疗救治任务后，药师必然会面临剩余药品善后处理的任务，应及时清点、建账并收集剩余药品，将过期、质量破损及污染的药品按照程序进行销毁，同时尽可能收集能确保质量合格的药品，用于临床常规使用。医疗队撤离救治现场时，可将剩余药品转送给当地医院。

有关捐赠药品的善后处理，可依据《药品管理法》、《突发公共卫生事件应急条例》以及《救灾捐赠管理办法》等相关规定办理，灾区医院可将剩余的捐赠药品用于正常医疗工作，但非灾区的医疗机构接受的捐赠药品，原则上应由应急指挥中心统一调配使用。

张　峻　张翠莲　杨　丽　张晓乐

参考文献

[1] 陆彬等. 药剂学. 北京：中国医药科技出版社，2003：157－158.

[2] Winfield AJ. Richards RME. Pharmaceutical Practice. printed in China. 2008：78－84.

[3] 朱珠，梅丹. 中毒与解救速查手册. 北京：化学工业出版社，2006：25－26.

[4] 中华人民共和国药品管理法实施条例（国务院令第360号）.

[5] 药物临床试验质量管理规范.（局令第3号）.

18 中药调剂业务

中药从种植、采摘、炮制、加工到临床应用，处方调剂是其中的重要环节，直接关系民众用药安全有效，是涉及法律责任的重要工作。

中药调剂是以中医药理论为基础，根据医师处方或患者需求，及时、准确地将中药饮片或中成药调配给患者使用的过程，它是一项负有法律责任的专业操作技术。中药调剂学是研究中药调剂理论和操作技能的一门综合性应用技术学科，是中医药学的重要组成部分。它涉及的内容不仅与中医基础理论、中医诊断学、中药学、方剂学、中药鉴定学、炮制学、中药药剂学等相关学科有广泛而密切的联系，还涉及动物学、植物学、药品保管与养护等有关知识。

18.1 中药调剂总论

18.1.1 概述

中药调剂根据所调配中药的性质不同，可分为中药饮片调剂和中成药调剂。

中药饮片是指经过加工炮制后可直接供中医临床调配成汤剂处方或供中成药生产调配处方所用的中药材。中药饮片调剂是根据医师处方要求，将加工合格的不同中药饮片调剂成可供患者内服或外用汤剂的过程。

中成药是指在中医药理论指导下，根据疗效确切、应用广泛的处方、验方或秘方，以中药材或饮片为原料配制加工成具有一定剂型的药品。中成药调剂是根据医师处方调配各种中成药，或根据患者的轻微病症来指导患者购买中成药非处方药的过程。

中国是个多民族国家，民族医药是兄弟民族在长期的医疗实践中逐步形成的本民族独特的医药理论体系，也是祖国传统医药学的重要组成部分。民族药是指我国某些少数民族经长期医疗实践的积累并用少数民族文字记载的药品，在使用上有一定的地域性，如藏药、蒙药、苗药等。

18.1.2 中药调剂的职责和任务

中药调剂是药物用于临床医疗的重要一环。在疾病治疗过程中，除了需要医师临床诊断、处方准确，还要求中药师按照中医处方内容要求和《药品管理法》、《中华人民共和国药典》、《炮制规范》及相关规定，准确无误地将中药饮片和成方制剂，调配成供患者使用的药物，这样才能保证中医理、法、方、药的一致性。

中药饮片调剂具有临时调配方剂的特点，随着地区、季节气候、患者病情、医师用药等的不同而随时变化，因此中药饮片调剂人员应熟练掌握中医药学基本理论知识和调剂业务技能，熟悉相关的专业知识，了解中医药有关学科的新理论、新成果、新技术，遵守调剂工作制度，掌握操作技能、中医处方常用术语、处方应付中药名称、毒麻中药的特殊管理与调剂，并解答中药饮片的用法、用量、使用注意、功效、煎煮方法等用药咨询。

中成药调剂人员应掌握各种中成药的处方组成、剂型、作用与用途、用法与用量、服用及储存注意事项等方面的专业知识。在经营企业的调剂人员还应掌握患者问病购药的专业知识。

18.1.3　中药调剂人员任职资格

（1）从事中药饮片调剂工作人员必须具备下列条件之一，才能从事饮片调剂工作：完成中药专业中专（含）以上学历的学习并取得毕业证书，或取得中药士及以上技术职称者；取得执业中药师资格者；取得国家劳动和社会保障部颁发的中药调剂员国家职业资格证书；中药饮片调剂复核人员，必须具有主管中药师及以上技术职称者；每年健康体检合格者。

（2）有下列情况之一者，不得从事中药饮片调剂工作。未获得相应学历证书或没有取得相关任职资格证书者；患有精神病、严重皮肤病及可能影响药品质量的传染病者。

18.1.4　中药调剂的相关规定

中药调剂应遵守、执行国家相关法律法规。《中华人民共和国药品管理法》规范了中药材、中药饮片、中成药的生产、经营管理；《药品管理法实施条例》、《麻醉药品和精神药品管理条例》、《医疗用毒性药品管理办法》、《药品经营质量管理规范》和《处方管理办法》中诸多涉及中药调剂、中药处方、特殊中药的管理要求。

国家中医药管理局针对医疗机构中药房和中药调剂颁布了一系列条例。《医院中药房基本标准》对医疗机构中药房的人员、房屋、设备作了具体要求；《中药煎药室管理规范》对煎药室的设施、设备，人员作了具体要求，规范了煎药操作方法和煎药室的管理；《医院中药饮片管理规范》

各地区按照各地区用药习惯分别制定了《中药炮制规范》和《中药饮片调剂规程》，对中药饮片提出不同炮制要求，中药饮片处方用名和调剂给付做了详细说明。

18.2　中药处方的相关知识

18.2.1　中药处方

中药处方是医师辨证论治的书面记录和凭证，反映了医师的辩证立法和用药要求，既是给中药调剂人员的书面通知，又是中药调剂工作的依据，也是计价、统计的凭证。中药处方在技术、经济及法律上具有重要意义。

中药处方的格式与西药处方相同，分为处方前记、正文和后记。

中医医师根据治疗的需要和饮片的性质，在开汤剂处方时会对某味药物的煎煮方式或用法提出简明要求，也称为旁注或脚注。用简明的词语指示药剂人员在调剂时要采取特定的处理方法。

脚注的内容一般包括煎法、服法等。常见脚注有先煎、后下、包煎、打碎、冲服、烊化、煎汤代水等。

调剂人员必须按医师注明的要求，认真执行医嘱。有一些需要特殊处理的饮片，在处方中未注明的，仍应按炮制规范的规定执行。

18.2.2　中药处方的组方原则

辨证论治是中医理论的基本特点之一。中药方剂是中医治疗疾病的常用工具。中医处方是医师在辩证立法的基础上，结合具体症状，运用临床实践经验进行随方加减而组成的。因此中药处方既有组方原则，又有灵活性。

（1）方剂的概念：方剂是在辨证审因决定治法之后，选择合适的药物，酌定用量，按照组成原则，妥善配伍而成，是辨证论治的主要工具之一。方剂是理、法、方、药的一个组成部分。

药物的功用各有所长，也各有所短。只有通过合理的配伍，调其偏胜，制其毒性，增强或改变其原来的功用，消除或缓解其对人体的不利因素，发挥其相辅相成或相反相成的综合作用，使各具特性的群药联结成一个新的有机的整体，才能符合辨证论治的要求，更充分地发挥药物的作用，适应对比较复杂的病症的治疗需要。

（2）组方原则：每一个完整的中药处方组成一般包括君、臣、佐、使四个方面。

君药是针对发病原因或主症起主要治疗作用

的药物，是方剂组成中不可缺少的主药，药力居方中之首。

臣药有两种意义：辅助君药加强治疗主病或主症的药物；针对兼病或兼症起主要治疗作用的药物。

佐药有三种意义：佐助药。配合君、臣药以加强治疗作用，或直接治疗次要症状的药物；佐制药。用以消除或降低君、臣药的毒性，或能制约君、臣药的峻烈之性的药物；反佐药。病重邪甚，可能拒药时，配用与君药性味相反而又在治疗中起相辅相成作用的药物。

使药有两种意义：引经药。能引方中诸药至病所的药物；具有调和方中主要作用的药物。

综上所述，除君药外，臣、佐、使药都具备两种以上意义。在遣药组方时并没有一定的程式，既不是每一种意义的臣、佐、使药都具备，也不是每药只任一职。但是，每个方剂的君药是必不可少的，且药味较少，用量较大。方剂的组成不但是单味药效相加或随意组合，而是有严谨的组方原则和内在科学道理，调剂人员应尽量掌握这些内容，才能使调剂工作正确无误。

18.2.3 中药处方书写规定

处方的书写应该按照《处方管理办法》中的要求进行，中药处方的书写按照中医药的特点有一些不同于西药处方的格式要求。如中成药、中药饮片要分别开具处方。中成药处方每一种药品需另起一行。每张处方不得超过 5 种药品。中药饮片处方的书写可按君、臣、佐、使的顺序排列；药物调剂、煎煮的特殊要求注明在药名的左上方，并加括号，如布包、先煎、后下等；对药物的产地、炮制有特殊要求，应在药名之前写出。

18.3 中药处方的常用术语

中医处方术语是在长期的中医药实践中形成的，内容主要包括中药处方用名、中药处方脚注、用药禁忌等内容，每个中医处方术语都有确定的含义。调剂人员正确地理解和运用中医处方术语。

18.3.1 中药饮片的正名和处方常用名

由于中药饮片使用的历史久远、品种繁多以及历代文献记载的不同和地区的差异，一种饮片往往有几个、十几个乃至几十个名称，造成中药饮片名称十分繁杂。中药调剂人员除掌握中药饮片正名外，还应掌握处方常用名。处方常用名一般包括中药别名、处方全名和并开药名。为了规范处方用名，处方中一般不宜使用历史曾用名称、药材产区习用名、药材规格名称、行业简化名称或代码等，避免因饮片名称误解而导致的调配错误。

目前大多数调剂部门还须凭医师书写的处方进行调配，而医师处方中的字体各异，尤其是字体书写潦草或书写笔画类似的药品名称，给调剂人员的辨认带来困难，如桂枝、桔梗、杏仁、枣仁等。若调剂人员稍有疏忽，便会看错药名，发生错付。因此，调剂人员在调配处方时必须专心致志，认真识别，切忌马虎草率，以保调剂正确无误。

随着医院信息化程度的提高，很多医院开始使用医生工作站，打印出电子处方，在一定程度上解决了医生字迹潦草，难以辨认的问题，同时规范了饮片名称的使用。

（1）正名：以《中华人民共和国药典》一部，局、部颁《药品标准》或《炮制规范》为依据，以历代本草文献作参考。中药饮片正名一般都有一定的来历和解释。如大黄、金银花等。

（2）别名：指除正名以外的中药名称。由于地区不同，习惯各异，一种中药除正名外，往往有别名、地区用名、简化名称等。如大黄的别名有川军、锦纹；金银花别名有忍冬花；甘草别名有国老。同一药名的药物可能来源于不同植物，如中药地丁，京津地区应用罂粟科的苦地丁；华北地区应用豆科的米口袋；华东地区应用堇菜科的犁头草等，造成同一个处方但各地区调配的药却不尽相同。

（3）处方全名：一般在中药正名前冠以说明语而构成中药的处方全名。说明语多表示医师对中药饮片的产地、采收季节、新陈程度、形状特征、颜色、气味、修治、炮制等方面的要求。

中药讲究地道药材，医师在药名前常标明产地：如川芎、广陈皮、云茯苓、辽细辛、台党、怀牛膝等。

药材的质量与采收季节密切相关，有的以新鲜者为佳，有的以陈久者为佳。医师根据病情有不同的要求。如绵茵陈、霜桑叶、夏枯草、冬天麻、陈皮、嫩桂枝、鲜芦根等。

药材的颜色、气味、性状等特点可以进行药材的真伪鉴别，而药材品质优劣直接影响到疗效。因此医师对药品质量提出要求。如紫丹参、玉蝴蝶、香白芷、苦杏仁、枯黄芩、紫油厚朴、左牡蛎、全当归、九孔石决明、金毛狗脊、明天麻等。

修治是除去杂质和非药用部分，以洁净药材，保证药品符合医疗需要。如远志去心，山茱萸去核，乌梢蛇去头、鳞片等。

采用不同方法炮制中药，可获得不同的作用和疗效。医师根据医疗需要，提出不同的炮制要求。如酒蒸大黄，泻下作用较缓，以情上焦实热为主；熟大黄泻下作用缓和，减轻腹痛的副作用，并增强活血祛淤之功；大黄炭泻下作用极微并有止血作用；醋大黄以消瘀为主。

（4）并开药名：医师处方时，将疗效基本相似或有协同作用的两种或两种以上药物合成一个药名书写，称为“合写”，也称“并开”，调剂时，应分别调配。这是一种传统用法。处方中常见中药并开药名如二母即指知母、贝母，二术即指苍术、白术，焦三仙即指焦神曲、焦山楂、焦麦芽，龙牡即指煅龙骨、煅牡蛎，全紫苏即指紫苏子、紫苏叶、紫苏梗等。

18.3.2　中药的处方应付

中药处方应付是指中药名称应付，主要是指中药饮片（炮制品）的应付。各地区根据历史用药习惯和多年积累的丰富经验，形成了本地区的一套处方给药规律，即处方应付常规，使医师和调剂人员对处方名称和给付的不同炮制品达成共识，在处方中无需注明炮制规格，调剂人员即可按医师的处方用药意图给药。但各地区存在一定差异，严格地说，处方应付应符合《中国药典》（一部）和局、部颁标准的规定要求。一般来说，处方应付常规有以下几个方面：中药别名应付、并开药物应付、炮制品应付、指示药物数量关系的处方应付。调剂人员应掌握本地区的中药调剂规程。

（1）中药别名应付：中药饮片名称复杂，一种中药常常具有多个名称，这是由于历代文献记载的不同和地区的差异以及错别字等多种原因造成的，前文已述及。调剂人员在掌握中药饮片正名的同时还应熟悉本地区常用的药物别名，结合审方，以保证正确调配药物。

（2）并开药物应付：在处方中以一名代表两种或多种药物的写法成为并开，前文已述。调剂并开药物时，应分别调配（表 18－1）。

表 18－1　常见的并开药物应付

并开药名	调配应付	并开药名	调配应付
二冬 二门冬	天冬、麦冬	生炒蒲黄 生熟稻谷	生蒲黄、炒蒲黄 生稻芽、炒稻芽
二术 苍白术	苍术、白术	桃杏仁 龙牡	桃仁、杏仁 煅龙骨、煅牡蛎
二母	知母、贝母	生龙牡	生龙骨、生牡蛎
二蒺藜 潼白蒺藜	刺蒺藜、沙苑子	猪茯苓 谷麦芽	猪苓、茯苓 炒谷芽、炒麦芽
二地 生熟地	生地黄、熟地黄	青陈皮 乳没	青皮、陈皮 制乳香、制没药
二活 羌独活	羌活、独活	棱术 芦茅根	三棱、莪术 芦根、茅根
二风藤	青风藤、海风藤	炒三仙	炒神曲、炒麦芽、炒山楂

续表

并开药名	调配应付	并开药名	调配应付
二芍 赤白芍	赤芍、白芍	焦三仙	焦神曲、焦麦芽、焦山楂
		焦四仙	焦神曲、焦麦芽、焦山楂、焦槟榔
砂蔻仁	砂仁、蔻仁	忍冬花藤	金银花、金银藤
二决明	生石决明、决明子	金银花藤	
二地丁	蒲公英、紫花地丁	冬瓜皮子	冬瓜皮、冬瓜子
二乌	制川乌、制草乌	荷叶梗	荷叶、荷梗
荆防	荆芥、防风	苏子叶	紫苏子、紫苏梗
知柏	知母、黄柏	腹皮子	大腹皮、生槟榔
炒知柏 盐知柏	盐知母、盐黄柏	藿苏梗	藿香梗、紫苏梗
		全荆芥	荆芥、荆芥穗
酒知柏	酒知母、酒黄柏	全紫苏	紫苏叶、紫苏子、紫苏梗
生熟薏米	生薏米、炒薏米	全藿香	藿香叶、藿香梗
生熟谷芽	生谷芽、炒谷芽	白术芍	炒白术、炒白芍
生熟枣仁	生枣仁、炒枣仁	龙齿骨	生龙齿、生龙骨
生熟麦芽	生麦芽、炒麦芽	红白豆蔻	红豆蔻、白豆蔻

（3）炮制品应付：各地区的用药习惯和炮制方法不同，处方应付全国没有统一的标准，药师在调配时应遵循当地的处方应付规范。一般来讲分为两类：一种是处方中书写药名或炮制品名称时给付炮制品，写生品时才付给生品。如处方直接写麦芽给付炒麦芽，写生麦芽给付生麦芽；写乳香给付制乳香，写生乳香给付生乳香；写杜仲给付盐炙杜仲，写生杜仲给付生杜仲；未注明生用则一律给付炮制品。第二种是处方中书写药名给付生品，写炮制品才给付炮制品。如处方写甘草给付生甘草，写炙甘草给付蜜炙甘草；写柴胡给付生柴胡，写醋柴胡给付醋炙柴胡。

（4）指示药物数量关系的处方应付：因为有并开药名，因此医师在开具并开药时会使用各、全、合等字，调配时应注意不同的含义。各字表示药名中每味药物按处方量给付，如知柏各 10g，调配时应给付知母 10g，黄柏 10g；全字表示一种药材的不同入药部位的合计全量，一般可按 1/2 或 1/3 取量，如全藿香 20g，调配时应给付藿香叶 10g，藿香梗 10g；合字表示药名中每味药物按处方量的 1/2 或 1/3 给付，如焦三仙合 30g，调配时应给付焦山楂 10g，焦神曲 10g，焦麦芽 10g 等，也有地区省略“合”字，但调配时应按处方量的 1/2 或 1/3 给付，如焦三仙 30g，调配时应给付焦山楂 10g，焦神曲 10g，焦麦芽 10g 等。

18.3.3 中药的处方脚注

中药的处方脚注是指医师开汤剂处方时，在某味药的左上方处所加的注解。其作用是简明地指示调剂人员对饮片采取不同的处理方法。脚注的内容一般包括炮制法、煎法、服法等。常见的脚注术语有先煎、后下、包煎、另煎、冲服、烊化、打碎、炒制等。《中国药典》对需特殊处理的品种都有明确的规定。

（1）先煎：为了延长药物的煎煮时间，有些药物需要先煎（或久煎）。一般来说，需先煎的饮片经武火煮沸后文火煎煮 10～20 分钟后再与用水浸泡过的其他药物合并煎煮。有些药物因临床治疗需要可适当延长煎煮时间。

● 矿物类、化石类、贝壳类及动物的角、甲类等饮片因质地坚硬，有效成分不宜煎出，应打碎先煎约 30 分钟，再与群药同煎。如生石膏、生磁石、生赭石、生紫石英、生寒水石、自然铜、生龙骨、生龙齿、生瓦楞子、生石决明、生牡蛎、生蛤壳、生珍珠母、龟甲、鳖甲、鹿角霜、水牛角、羚羊角等。这些不溶或难溶于水的药物一般用量均较大，为了增加溶出效率，使之在煎煮时溶液过饱和或混悬，先煎后再并入其他药物混煎。

● 某些有毒饮片因毒性成分不耐热，易被加热后破坏，可先煎1～2小时，达到降低毒性或消除毒性的目的。如含有毒成分乌头碱的制川乌和制草乌饮片，经1～2小时的煎煮，可使乌头碱分解为乌头次碱，进而分解为乌头原碱，使毒性进一步降低。此外，如附子、商陆、天南星、半夏、大戟、白附子等一些有毒炮制品经先煎后均可进一步降低毒性。

● 有些植物药先煎才有效，如石斛、天竺黄、藏青果、火麻仁等。

（2）后下：后下的目的是为了减少药物因煎煮时间过久所造成的成分散失、破坏而影响疗效。

● 气味芳香、含挥发性有效成分的饮片不宜煎煮时间过久，以免有效成分散失。挥发性成分是在常温、常压下能挥发，可随水蒸馏出来的一类有机化合物，一般为有效成分。气味芳香的药物含挥发性成分较多，一般在其他群药煎好前5～10分钟入煎即可。如薄荷、砂仁、豆蔻、降香、沉香、鱼腥草、香薷、藿香、苏叶、麻黄等。

● 久煎后有效成分易被破坏的饮片也需后下，一般在其他群药煎好前10～15分钟入煎即可。大多数苷类及一些不耐热的生物碱类等成分在煎煮过程中易发生水解、分解等化学反应，煎煮时间越长，破坏的程度也越大。有些药物所含有效成分加热易被分解，不宜煎煮过久，应后下煎煮，以免降低疗效。如钩藤、生苦杏仁、徐长卿、生大黄、番泻叶等。

（3）包煎：包煎是把需包煎的饮片装在纱布袋中，扎紧袋口后与群药共同煎煮。

● 含黏液质较多的饮片在煎煮过程中易黏糊锅底，宜包煎。如车前子、葶苈子、菟丝子等。

● 富含绒毛的饮片宜包煎，以免脱落的绒毛混入煎液中刺激咽喉，引起咳嗽。如旋覆花等。

● 细微饮片或粉性药物因总表面积大、疏水性强，煎煮时宜包煎，引起漂浮或沉积影响有效成分的煎出。如海金沙、蒲黄、六一散、蚕砂、滑石粉、儿茶及矿物、贝壳类加工炮制成的粉末等药物。

（4）另煎：一些需煎煮的贵重中药，为使其有效成分充分煎出及减少有效成分被其他药渣吸附所引起的损失，需用另器单独煎煮取汁，再将药渣并入其他群药合煎，然后将前后不同煎煮的药液混匀后分服。如人参、西洋参、西红花、鹿茸等。质地坚硬的贵重药，如羚羊角，应单独煎煮2～3小时取汁，再将其药渣并入群药中同煎，最后将前后不同煎煮的药液混匀分服。

（5）冲服：一些用量少的细贵中药宜研成粉末后用药液冲服，避免有效成分被其他药渣吸附而影响药效。如三七、鹿茸、羚羊角、紫河车、蕲蛇、金钱白花蛇、琥珀、雷丸、沉香、川贝母、水牛角粉、胡椒、猪胆粉、牛黄、马宝、熊胆粉等均可冲服。

（6）烊化：一些胶类、蜜膏类中药不宜与群药同煎，以免煎液黏稠而影响其他有效成分的煎出及结底糊化。如阿胶、鹿角胶、鳖甲胶、龟鹿二仙膏、饴糖、蜂蜜等。可将此类药置于已煎好的药液中，加热溶化后一起服用；也可将此类药置于容器内，加适量水，用蒸气加热溶化后再与其他群药煎液混匀分服。

（7）对服：对于液体中药，放置其他药中煎煮，往往会影响其成分，故应待其他药物煎煮去渣取汁后，再行对入服用，如黄酒、竹沥水、鲜藕汁、蜂蜜、梨汁等。

（8）煎汤代水：对于质地松泡、用量较大，或泥土类不易滤净药渣的药物，可先煎15～25分钟，去渣取汁，再与其他药物同煎，如葫芦壳、灶心土等。

调剂人员应熟悉处方脚注的含义、特殊处理的方法和品种，调剂时单独包装后再与群药同包。对门诊病人在发药时要特殊交代，为住院病人煎药时要严格执行煎煮操作常规，不可随意简化。其他需要特殊处理的药物视医嘱而定。值得注意的是，对需特殊处理的饮片品种，即使处方中未加脚注，也应按规定处理。

18.4 中药的用药禁忌

18.4.1 中药的配伍禁忌

配伍禁忌是指有些药物相互配合后能产生毒性反应或降低疗效。

历代中医药学书籍对配伍禁忌药物品种的论述不尽一致，其中影响较大的是金元时期所概括的“十八反”和“十九畏”歌诀。这是前人留下的经验总结，而后人对其内涵却有不尽相同的解释，目前也无确切的科学论证。为保证患者用药的安全有效，对歌诀所记述的药对，若无充分的科学根据时，仍应持谨慎态度，避免盲目配合使用，以免造成医疗事故。

(1) 十八反：歌诀：本草明言十八反，半蒌贝蔹及攻乌。藻戟芫遂俱战草，诸参辛芍叛藜芦。

十八反列述了三组相反药，分别是甘草反甘遂、京大戟、海藻、芫花；乌头（川乌、草乌、附子）反半夏、瓜蒌（全瓜蒌、瓜蒌皮、瓜蒌仁、天花粉）、贝母（川贝母、浙贝母）、白蔹、白及；藜芦反人参、南沙参、丹参、玄参、苦参、细辛、芍药（白芍、赤芍）。

(2) 十九畏：歌诀：硫黄原是火中精，朴硝一见便相争。水银莫与砒霜见，狼毒最怕密陀僧。巴豆性烈最为上，偏与牵牛不顺情。丁香莫与郁金见，牙硝难合荆三棱。川乌草乌不顺犀，人参最怕五灵脂。官桂善能调冷气，若逢石脂便相欺。大凡修和看顺逆，炮爁炙煿莫相依。

十九畏列述了九组十九味相反药，具体是硫黄畏朴硝（包括芒硝、玄明粉），水银畏砒霜，狼毒畏密陀僧，巴豆（包括巴豆霜）畏牵牛子（包括黑丑、白丑），丁香（包括母丁香）畏郁金，川乌（包括附子）、草乌畏犀角，芒硝（包括玄明粉）畏三棱，官桂畏石脂，人参畏五灵脂。

为保证用药安全，如遇处方中有上述相反药，应请医师在药名旁重复签字，以示其必须合用。

18.4.2. 中药的妊娠禁忌

能影响胎儿生长发育、有致畸作用，甚至造成堕胎的中药为妊娠禁忌用药。妇女在怀孕期间应避忌或慎用。妊娠禁忌药有毒性大小、性能峻缓之别，对胎儿及母体影响程度也有差别。据此，目前临床又习惯将其分为禁忌用药与慎用药两大类。

妊娠禁用药多为剧毒或性能峻猛的中药，凡禁用的中药绝对不能使用。

《中国药典》(2010 版一部) 收载的妊娠禁用中药有：丁公藤、三棱、干漆、土鳖虫、大皂角、千金子、千金子霜、川乌、马钱子、马钱子粉、马兜铃、天山雪莲、天仙子、天仙藤、巴豆、巴豆霜、水蛭、甘遂、朱砂、全蝎、红大戟、红粉、芫花、两头尖、阿魏、附子、京大戟、闹羊花、草乌、制草乌、牵牛子、轻粉、洋金华、莪术、猪牙皂、商陆、斑蝥、雄黄、黑种草子（维药）、蜈蚣、罂粟壳、麝香。

妊娠慎用药一般包括有活血祛淤、破气行滞、攻下通便、药性辛热及滑利类的中药，慎用的中药可根据孕妇患病的情况酌情使用，但必须有相应的措施，在没有特殊必要时应尽量避免使用，以免发生事故。

《中国药典》(2010 版一部) 收载的妊娠慎用中药有：人工牛黄、三七、大黄、川牛膝、制川乌、小驳骨、飞扬草、王不留行、天花粉、天南星、制天南星、天然冰片（右旋龙脑)、木鳖子、牛黄、牛膝、片姜黄、艾片（左旋龙脑)、白附子、玄明粉、芒硝、西红花、肉桂、华山参、冰片（合成龙脑)、红花、芦荟、苏木、牡丹皮、体外培育牛黄、皂矾、苦楝皮、郁李仁、虎杖、金铁锁、乳香、卷柏、草乌叶、枳壳、枳实、禹州漏芦、禹余粮、急性子、穿山甲、桂枝、桃仁、凌霄花、益母草、通草、黄书葵花、常山、硫黄、番泻叶、蒲黄、漏芦、赭石、瞿麦、蟾酥。

18.4.3 饮食禁忌

患者在服药或用药期间，对某些食物不宜同时进服，称为饮食禁忌或服药禁忌，即通常所说忌口。具体而言，服药期间，不宜吃与药物性味相反或影响治疗的食物。因为各种食物与药物一样，都有不同的性能，因此必须根据疾病和药物的性能特点来考虑如何适当忌口，从而更大程度发挥药效，缩短病程，使病人早日恢复健康。一般地，由于疾病关系，服药期间，凡属生冷、黏腻、腥臭等不易消化及有特殊刺激的食物，都应根据病情予以避免。如肾炎病人及水肿病人不能吃咸；患哮喘、过敏性皮炎、肝炎、疮疖等病人，不能吃鸡、羊、猪头肉、鱼、虾、蟹、韭菜、发菜等食品。服药时宜少食豆类、肉类、生冷及其他不易消化的食物，原则上忌饮浓茶。服清热药时不宜吃辛辣助热类的食物；服解表透疹药宜少食生冷酸味食物；服温中祛寒药时不宜吃生冷助寒类的食物；服健脾消食药时不宜吃油腻类不易消化的食物；服镇静安神药时不宜吃辛辣、酒、浓茶等刺激和兴奋性的食物；服解毒、收敛药时不宜吃“发物”，如姜、椒、酒、鲤鱼等类的食物；服用滋补药宜少饮茶。此外，服用某些药物时有特殊忌口，如薄荷忌鳖肉，茯苓忌醋，蜂蜜忌葱，甘草、桔梗、黄连忌猪肉，紫苏、天冬、麦冬忌鲤鱼、鲫鱼，地黄、何首乌忌葱、蒜、萝卜和血类食物等。

18.4.4　证候禁忌

是指某类或某种中药不适用于某类或某种证候，在使用时应予以避忌的，又名病证禁忌。这是因为每类或每味中药皆有各自的性能特点，具有或寒或热，或升或降，或补或泻，或散或收等不同的偏性。若用之得当，即可以其偏性纠正疾病的病理偏向，达到减轻或治愈疾病的目的；若用之不当，其偏性反会伤害，轻则加重病情，重则导致死亡。鉴于此，凡药不对证，即药物的性能功效与所疗疾病的病证相悖，有可能导致病情加重、恶化者，原则上都属于禁忌范围。如体虚多汗者，忌用发汗药，一面加重出汗而伤阴津；阳虚里寒者，忌用寒凉药，以免再伤阳生寒；阴虚内热者，慎用苦寒清热药，以免苦燥伤阴；脾胃虚寒、大便稀溏者，忌用苦寒或泻下药，以免再伤脾胃；阴虚津亏者，忌用淡渗利湿药，以免加重今夜的耗伤；火热内炽和阴虚火旺者，忌用温热药，以免助热伤阴；妇女月经过多及崩落者，忌用破血逐瘀之品，以免加重出血；脱证神昏者，忌用香窜的开窍药，以免耗气伤正；邪实而正不虚者，忌用补虚药，以免闭门留邪；表邪未解者，忌用固表止汗药，以免妨碍发汗解表；湿热泻痢者，忌用涩肠止泻药，以免妨碍清热解毒、燥湿止痢。又如体虚多汗者忌用发汗力较强的麻黄；虚喘、高血压及失眠患者，慎用麻黄；湿盛肿满、水肿患者，忌用甘草；麻疹已透及阴虚火旺者，忌用升麻；有肝功能障碍者，忌用黄药子；肾病患者，忌用马兜铃；授乳期妇女不宜大量使用麦芽等。

18.5　中药饮片调剂操作规程

中药饮片调剂按工作内容分审方、计价、调配、复核与发药五部分，但在实际工作中，审方虽是调剂的关键环节，一般却不专门设岗位，由计价、调配和复核三个岗位共同完成。即计价人员计价前首先审方，确认处方各项内容齐全、准确、清楚才能计价。调配和复核操作开始时要再次审方，确认无误后才可继续操作，以确保患者用药的安全有效。因此，中药饮片处方调配多设计价、收方、调配、复核、发药五个岗位，收方、发药岗位根据具体情况可由一人承担。

18.5.1　审方、计价、收方

计价之前要先进行全面审方，确认无误后方可计价。审方内容包括：

● 处方前记各项内容及医师签字是否齐全，饮片名称、剂量、剂数、用法、脚注等是否准确。

● 处方内容中有无配伍禁忌药对、超剂量用药、超时间用药，妊娠妇女的处方中有无妊娠禁忌用药，特殊使用的中药是否符合管理要求等，如确属病情需要超常规使用，应请处方医师在此味药旁重新签字。

● 如有临时缺药，应请处方医师改药后重新签字。

● 处方日期超过 3 日的，应请处方医师改药后重新签字。

● 如有药名、剂量等字迹模糊不清或重开药名、漏写剂量等，除重开药名可删去一味外，其余均要经处方医师确认、重新签字后计价。

● 审方时如有自费药，应向患者说明，并经患者同意后计价。

汤剂计价方法：

处方药价＝药价/剂×剂数

药价/剂＝每味药价之和

药价/味＝单味药剂量×单价

现在很多医疗机构使用医生工作站开具电子处方，处方一旦生成，药价已经自动计算出来并在处方上显示，省去手工计价的环节，但是药师收到处方后仍然要对处方内容进行审核。

18.5.2 调配

调配是中药调剂工作中的主要环节。调配工作的质量直接影响患者的医疗和身心健康。

18.5.2.1 **调配器具** 饮片调配过程中使用的计量工具是中药称重的衡器。计量工具的准确与否直接影响药效。常见的衡器有戥秤、天平等。戥秤、天平属于强制检定的计量器具，检定周期一般为一年。

(1) 戥秤（又称戥子，图 18－1）：具有简单易学、使用灵活方便等特点，目前为我国中药饮片调剂的主要计量工具。戥称又分克戥、毫克戥。根据处方药物的不同体积和重量，选用适当的戥秤，一般用克戥，称量范围一般为 1～500g。当称量剂量较少的细货、贵重、麻、毒药品时，使用毫克戥或天平以做到精确称量。

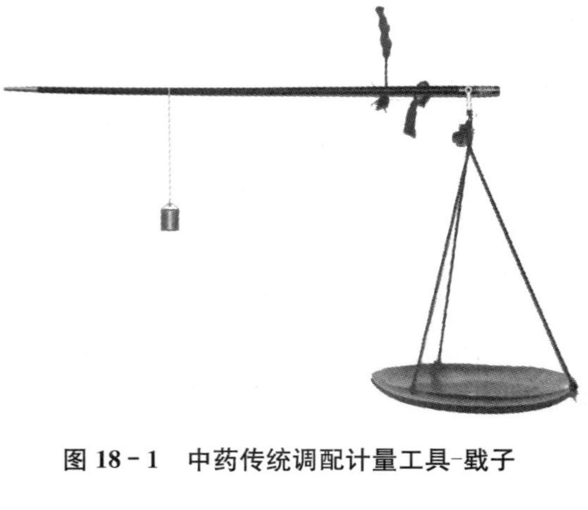

图 18－1 中药传统调配计量工具-戥子

使用戥秤时首先检查戥盘与戥砣的号码是否相符；然后校验定盘星，检查戥砣放在定盘星上的平衡度。提拿戥秤时不宜过远或过近，太高或太低。在称量时，左手握戥杆，稳住砣线，右手抓药放入戥盘内，提起戥纽，目视戥星，左手将砣线在戥杆上移动至欲称量的指数位置上随即放开，当戥星的指数和戥杆取得平衡时，即是所称药物的重量。

戥秤用过后，戥盘应擦干净，将戥砣放在戥盘中，挂在适当的位置，防潮防锈，以免影响准确度。

(2) 天平在调剂中使用较少。托盘天平的一般使用规则：称量时，托盘天平应放在平稳的桌面上，先要调零，把游码拨到标尺左端即零刻度处，检查天平是否平衡。平衡的标准是指针指在刻度盘的中央。如未平衡，先调节游码至标尺的零刻线，然后调节横梁两端的平衡螺母，直至横梁平衡。称量时，先将要称量的质量数选择适当的砝码放至右盘，不足部分移动游码，然后将药物放在左盘，直至天平平衡。称量完毕后，应当把游码拨回零刻度，把砝码放回砝码盒中。一般天平主要是来称量剂量较小的贵重、毒、麻药品。

(3) 中药处方中某些矿物、动物甲壳、化石、果实、种子、形体较少的根或根茎类及性质较特殊的药物，由于生用或不便于切片及特殊用药要求，整体利用不利于有效成分的煎出，影响疗效，故需临时捣碎后入煎剂或另包。捣碎饮片的工具多为铜冲筒（图 18－2）。

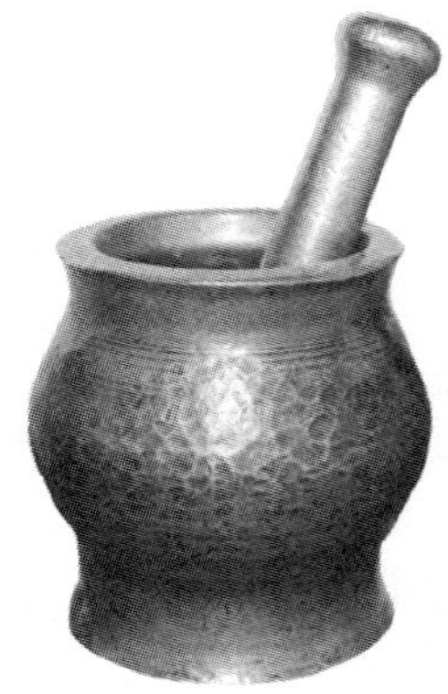

图 18－2 中药破碎工具-铜冲筒

铜冲筒又称铜冲子、铜冲钵、铜捣冲筒或铜缸，由筒体、铜盖及棒槌等组成，使用方法简单，使用前用鬃刷和纱布将筒内刷干净，再将需要捣碎的药物放入，一手拿铜锤，一手按住缸盖，适当用力捣冲，破碎程度以符合用药标准为止。

18.5.2.2 **调配流程及注意事项**

审方：调配人员接到计价收费后的处方，应

再次审核处方，注意有无相反相畏药对、毒性中药的用法用量等，确认无误后方可调配。

对戥：每天调配前先检查定盘星的平衡度是否准确。

称取饮片：先将调剂台面打扫干净，然后将处方置于调剂台上。称药前看准要称取的克数，左手持戥杆，用左拇指将砣弦固定于要称取克数的戥星上，右手取药放入戥盘后，用右拇指与食指提起戥毫，举至齐眉，左手放开，以检视戥星克数与所称饮片是否平衡，如有差异，增减饮片至平衡为准。

分剂量：对一方多剂的处方应按“等量递减”、“逐剂复戥”的原则将称取的饮片倒在包装纸上，不可主观估量分剂或随意抓配。

按处方药味所列顺序称取后间隔平放，不可混放一堆。遇有体积松泡饮片应先称，如淫羊藿、茵陈等，以免覆盖前药；遇有黏度大的饮片应后称，放在其他饮片之上。如瓜蒌、熟地等，以免沾染包装用纸。

如遇需用时捣碎的饮片，应称取后放入专用铜缸内捣碎后分剂量；注意放入铜缸前检查铜缸是否干净、有无残留物；捣碎有特殊气味或毒性饮片后应及时将铜缸洗刷干净。

如遇有需临时炮制加工的饮片，应在称取生品后交专人依法炮制。

遇有需特殊处理的饮片，如先煎、后下、包煎、另煎、冲服和烊化等，应分剂量后单包并注明用法再放入群药包内。有鲜药时分剂量单包，并注明用法后另包，不与群药同包，以便于低温保存。

处方调配完毕经自查确认无误，调配人签字后交复核人员复核。

18.5.3 复核

为了保证患者用药安全，防止调剂错误和遗漏，对调配完的处方必须进行核对，以确保调配质量。复核的内容有以下几点：

按审方要求审阅处方，确认无误后再按处方内容逐项复核。

- 注意调配的饮片是否符合处方所开药味与剂数，有无多配、漏配、错配或掺混异物等现象。
- 检查饮片有无生虫、发霉及变质等现象。有无以生代制、生制不分的处方应付错误，有无应捣未捣的情况。
- 检查是否已将先煎、后下、包煎、烊化等需处理的饮片单包并注明用法。贵重药和毒性药是否处理得当。
- 发现有与调剂要求不符的情况时，要及时请原调剂人员更改。复核无误后在处方上签字，包装药品。包装袋上应写清患者姓名、取药号及剂数。包装时注意外用药要有外用标志，先煎、后下等特殊处理的中药要放在每一包的上面，以便发药人员提请患者注意。将处方固定在捆扎好的药包上。

18.5.4 核发

发药是中药调剂的最后一个环节。发药工作虽然简单，但稍有疏忽错发药剂，后果不堪设想。因此发药时要注意下面的几个内容：

- 认真核对患者姓名、取药凭证和汤药剂数。
- 向患者交代用法、用量、用药禁忌或饮食禁忌，特别要注意需特殊处理的中药的用法，是否有自备药引、鲜药的保存等。
- 检查内服、外用药是否用专用包装，外用药是否标明用法并向患者特别说明。
- 回答患者提出的有关用药的问题。

18.5.5 新型中药饮片调配

随着科学的发展，目前的调配方式除保留传统的调配形式外，又出现了小包装饮片调配和中药配方颗粒的方式。

18.5.5.1 **小包装饮片调配** 所谓“小包装”中药饮片，是指中药饮片厂特制的以全透明聚乙烯塑料或无纺布等作为包装材料的小规格包装的中药饮片（图 18-3）。小包装中药饮片是按设定的剂量包装，调配时能直接“数包”配方的中药饮片。这种小包装饮片调配克服了传统调剂方法逐步显现称不准、分不匀、效率低、复核难、养护难、浪费大、卫生差的不足。但目前尚处于探索阶段，在工作中也显示出了一些实际问题，如小包装饮片包装规格还不能全面满足临床各科医生的用药习惯，需要临方调配；因塑料外包装密不透气，在高温季节，某些饮片由于水分不能挥发导致霉变、生虫；小包装饮片虽符合食品包装的要求，但目前包装材料多为聚乙烯树脂类塑料包装，降解时间长，造成白色污染；煎煮中药时需逐袋拆包，增加了工作量等。

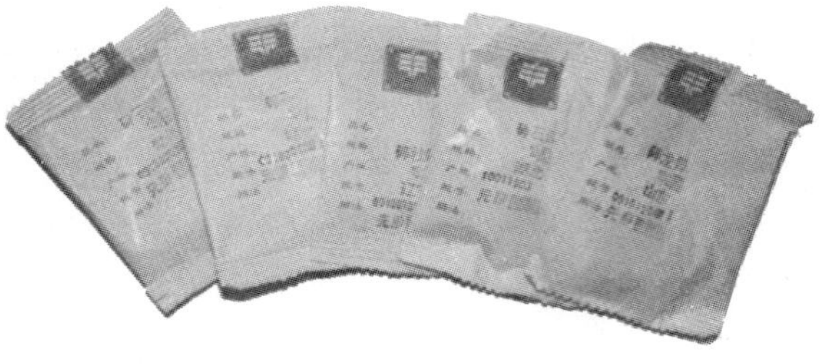

图 18-3 中药小包装饮片

18.5.5.2 **中药配方颗粒** 中药配方颗粒是由单味中药饮片经提取浓缩制成的、供中医临床配方用的颗粒。国内以前称单味中药浓缩颗粒剂，商品名及民间称呼还有免煎中药饮片、新饮片、精制饮片、饮料型饮片、科学中药等。是以传统中药饮片为原料，经过提取、分离、浓缩、干燥、制粒、包装等生产工艺，加工制成的一种统一规格、统一剂量、统一质量标准的新型配方用药。

中药配方颗粒对我们大多数人来说还是比较新鲜的事物。1993 年我国开始研究开发中药配方颗粒，并于 1998 年底通过验收。2001 年 11 月国家食品药品监督管理局发布《中药配方颗粒管理暂行规定》，同年 12 月起将中药配方颗粒纳入中药饮片管理范畴。

中药配方颗粒在工艺上采用了一些先进技术，将传统饮片的合煎改成单味药大生产、小包装，具有剂量准确、免煎煮、直接冲服、服用量少、安全卫生、易贮藏、携带方便、标准统一、易于调剂等优点，可供临床辨证施治（图 18-4）。

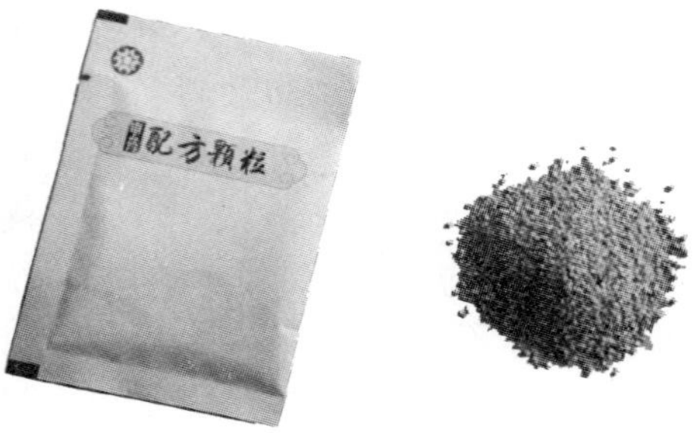

图 18-4 中药配方颗粒包装袋及颗粒

但中药配方颗粒在疗效、价格方面还存在争议。疗效方面，主要是单味中药浓缩颗粒的简单混合使用与饮片合煎可能存在差别而影响疗效，一些矿物类的药物如石膏、硫酸铜在煎煮浓缩后如何入药的问题也有争论；价格也高于饮片。另外，中药配方颗粒的质量标准也是其推广和使用中亟待解决的问题。因此中药配方颗粒可再进一步探讨研究。

18.5.6 调剂用药的供应

调剂需储备一定量的药品，主要是供调配处方使用。中药调剂以饮片为主，药斗中一般常用药以贮存一日用为宜，不常用品种装一斗。

18.5.6.1 **装斗** 调剂室派专人逐日检查药品供应品种及数量情况，对短缺品种要及时登记，随时整理药品，补充所耗品种，以备调剂使用。装斗时应做到以下几点：药斗装量不可过满，防止调剂时抽拉药斗使药物溢出，造成相互掺混；对补充的饮片应事先进行整理；对细粉或细小的种子药品，需垫纸盛装；掌握先入者先出的原则。

18.5.6.2 **查斗** 指检查药斗中药物每日销售量，每斗中储量减少程度。检查时主要检查药名是否相符及短缺品种；检查日间消耗量（即时补量）；检查药品的清洁度、有无生虫变质等情况，并随时做好记录，以此为据来整理和补充药品。

18.5.6.3 **装斗与调配、保管的关系** 装斗、调配、保管三方面工作必须相互配合协作，才能提高工作效率，保证供应及时无缺，且能发现饮片的品质变异情况。

调配工作人员对药斗内的药品数量与质量最为清楚，能监督装斗工作，装斗前应每日检查，以免有失漏，互相协作能提高质量、减少供应失调现象。装斗人员要与仓库保管员紧密配合，由装斗人员将饮片日消耗量、短缺品种等信息及时提供给仓库保管员，作为采购进药的依据。保管人员将购进的新品种及时通知装斗人员，以便供给调剂使用。

此外，装斗人员将每日新添加的饮片规格及等级变动情况及时通知计价人员，以便及时调整价格，免致价格不适当而造成经济上的损失。因此，只有调配、装斗、保管之间密切配合，才能提高工作质量，减少损失，保证调剂用药的供应。

18.5.7 饮片调剂的质量管理

18.5.7.1 **定性管理** 无假冒伪劣饮片，无缺味、错味及处方应付错误，无配伍禁忌药对，需捣碎的药已捣碎，该单包、另包的药物按规定处理，外用药使用专用包装袋。

18.5.7.2　**定量管理**　计价误差应小于0.05元/剂；调剂重量的分剂量误差应小于5%；毒性中药、麻醉中药无超规定量使用。

18.6　特殊中药的管理与调剂

18.6.1　麻醉中药的管理与调剂

对麻醉中药的管理依据2005年8月3日国务院颁布的《麻醉药品和精神药品管理条例》（国务院令第442号）执行。在2007年版的《麻醉药品品种目录》中收录了以下几种中药：大麻与大麻树脂、罂粟壳、罂粟杆浓缩物。

罂粟壳虽属于麻醉药品管理品种，但也是生产某些中成药和医疗配方使用的药物。为了加强对罂粟壳的管理，保证合法需要和用药安全，防止滥用及流入非法渠道造成的不良后果，1998年10月30日国家颁布了《罂粟壳管理暂行规定》。对罂粟壳的调剂与管理应注意以下几点：

● 指定的中药饮片经营门市部应凭盖有乡镇卫生院以上医疗单位公章的一声处方零售罂粟壳（处方保存3年备查），不准生用，严禁单味零售。

● 乡镇卫生院以上医疗单位应加强对购进罂粟壳的管理，严格凭医生处方使用。

● 罂粟壳应与其他药物组成复方后使用。

●《中国药典》（2010版一部）规定罂粟壳的用量在3～6g，由于本品有易成瘾性，故不宜常服，孕妇及儿童禁用；运动员慎用。

● 麻醉严禁罂粟壳定点经营单位从非法渠道购进罂粟壳，非指定罂粟壳定点经营单位一律不准从事罂粟壳的批发或零售业务，禁止在中药材市场销售罂粟壳。

● 开具麻醉药品处方的医务人员必须是执业医师，经省级卫生行政部门考核合格，并能正确使用麻醉药品，授予麻醉药品处方权，需将签名字样交药剂科备案后方可行使麻醉药品处方权。医务人员不得为自己开处方使用麻醉药品制剂。

● 麻醉药处方应书写完整，字迹清晰，签写开方医生姓名，配方应严格核对，配方和核对人员均应签名，并建立麻醉药品处方登记册。

● 经营和使用单位应加强对麻醉药品的管理，禁止非法使用、储存、转让或借用。必须有专人负责，专柜加锁，专用账册，专用处方，专册登记。处方留存3年备查。医疗单位对违反规定、滥用麻醉药者有权拒绝发药，并及时向当地药品监督管理部门报告。

18.6.2　毒性中药的管理与调剂

毒性中药系指毒性剧烈，治疗剂量与中毒剂量相近，使用不当会致人中毒或死亡的一类中药。

为加强医疗用毒性药品的管理，保证患者用药的安全有效，防止中毒和死亡事故的发生，国务院于1988年12月27日颁布了《医疗用毒性药品管理办法》。药品经营企业和医疗单位在经营和使用毒性中药时，应结合本地区的《毒性中药管理实施办法》执行。毒性中药的管理品种由国家药品监督管理部门会同国家中医药管理局规定（表18－2）。

表18－2　毒性中药品种、用法用量及注意事项

名称	用法用量	注意事项
砒石（红砒，白砒）	内服：0.002～0.004g /d，入丸散用外用：研末撒、调敷或入膏药中贴之	有大毒，用时宜慎。体虚者及孕妇忌服。
砒霜	0.009g/d，多用丸散；外用适量	不能久服，口服、外用均可引起中毒
水银	外用适量	不可内服，孕妇忌用
生马钱子	0.3～0.6g/d，炮制后入丸散用	不宜生用、多服、久服；孕妇禁用
生川乌	一般炮制后用	生品内服宜慎。不宜与贝母类、半夏、白及、白蔹、天花粉、瓜蒌类同用

续表

名称	用法用量	注意事项
生草乌	一般炮制后用	一般不内服。配伍禁忌同生川乌
生附子	3～15g/d，一般炮制后用	孕妇禁用。不宜与贝母类、半夏、白及、白蔹、天花粉、瓜蒌类同用
生白附子	一般炮制后用，3～6g/d，外用适量捣烂，敷膏或研末以酒调敷患处	孕妇慎用。生品内服宜慎
生半夏	3～9g/d，外用适量，磨汁涂或研末以酒调敷患处	不宜与乌头类药材同用
生天南星	一般炮制后用，3～6g/d，外用适量，研磨以酒或醋调敷患处	孕妇慎用
生巴豆	外用适量，研末涂患处，或捣烂以纱布包擦患处	孕妇禁用；不宜与牵牛子同用
斑蝥	0.03～0.06g/d，炮制后多入丸散。外用适量，研末或浸酒、醋或制油膏涂敷患处，不宜大面积用	本品有大毒，内服慎用，孕妇禁服
青娘虫	0.05～0.1g/d，外用适量	有剧毒，内服宜慎。体虚者及孕妇忌服
红娘虫	0.05～0.1g/d，外用适量	有剧毒，内服宜慎。体虚者及孕妇忌服
生甘遂	0.5～1.5g/d；炮制后多入丸散用	孕妇禁用，不宜与甘草同用
生狼毒	内服：煎汤，0.9～2.4g/d，或入丸散外用：磨汁涂或研末调敷	有毒，内服宜慎，孕妇及非气壮邪实者禁用。不宜与密陀僧同用
生藤黄	0.03～0.06g/d；外用适量	内服慎用。体质虚弱者忌服
生千金子	1～2g/d，去壳、去油用，多入丸散服。外用适量，捣烂敷患处	孕妇及体弱便溏者忌服
生天仙子	0.06～0.6g/d	心脏病、心动过速、青光眼患者及孕妇忌服
闹洋花	0.6～1.5g/d，浸酒或入丸散。外用适量，煎水洗或鲜品捣敷	不宜多服、久服。体虚者及孕妇禁用
雪上一枝蒿	内服：研末。0.062～0.125g/d，或浸酒外用：酒磨敷	有剧毒，未经炮制不宜内服；服药期间，忌食生冷、豆类及牛羊肉
红升丹	外用适量，研极细粉单用或与其他药味配成散剂或制成药捻	本品有毒，只可外用，不可内服。外用亦不宜持久用
红粉	外用适量，研极细粉单用或与其他药味配成散剂或制成药捻	本品有毒，只可外用，不可内服。外用亦不宜持久用
轻粉	内服：每次0.1～0.2g，2次/日，多入丸剂或装胶囊，服后漱口。外用适量，研末掺敷患处	本品有毒，不可过量；内服慎用；孕妇禁用
白降丹	外用适量	不可内服
洋金花	0.3～0.6g/d，宜入丸散，亦可做卷烟燃吸（分次用，每日最多不超过1.5g）外用适量	青光眼、外感及痰热喘咳、心动过速及高血压患者禁用
蟾酥	0.015～0.03g/d，多入丸散；外用适量	孕妇慎用
雄黄	0.05～0.1g/d，入丸散用。外用适量，熏涂患处	内服宜慎，不可久用；孕妇忌用

毒性中药的管理和调剂制度主要有：

● 毒性中药的收购、经营由各级药品监督管理部门指定的药品经营单位负责；配方用药由认定的经营药店、医疗单位负责。其他任何单位或个人均不得从事毒性中药的收购、经营和配方业务。

● 收购、经营、加工、使用毒性中药的单位必须建立健全保管、验收、领发、核对等制度，严防收假、收错，严禁与其他药品混杂，做到入库划定仓位，专柜加锁保管并由专人专账管理。

● 毒性药品的包装容器上必须印有毒性标志。在运输毒性中药的过程中应当采取有效措施，防止发生事故。

● 凡加工炮制毒性中药，必须按照《中国药典》等国家药品标准进行；若国家药品标准没有规定的，则按各省、自治区、直辖市药品监督管理部门制定的《炮制规范》的规定进行。符合药用要求后方可供应配方和用于中成药生产。

● 制备含毒性中药的制剂必须严格执行生产工艺操作规程，在本单位药品检验人员的监督下准确投料，并建立完整的生产记录，保存 5 年备查。制剂过程中的废弃物必须妥善处理，不得污染环境。

● 医疗单位供应和调配毒性中药，凭医师签名的正式处方；许可经营的药店和调配毒性中药凭盖有医师所在医疗单位公章的正式处方。每次处方剂量不得超过 2 日极量。

● 调配处方时必须认真负责，使用与之剂量等级相适应的戥秤或天平称量，保证计量准确，按医嘱要求调配，并由配方人员和具备资格的药学技术人员复核签名（盖章）后方可发出。对处方未注明“生用”的毒性中药应当付炮制品。如发现处方有疑问时。需经原处方医师审定后再行调配。处方一次有效，取药后处方保存 2 年备查。

● 科研和教学单位所需的毒性中药必须持本单位的有关证明，经单位所在地县级以上药品监督管理部门批准后，供应部门方可发售。

● 群众自配民间单、秘、验方需用毒性中药，购买时需持有本单位或街道办事处、乡（镇）人民政府的介绍信，供应部门方可发售。每次购药量不得超过 2 日极量。

18.7 中药斗谱的编排原则

药斗是盛放饮片必不可少的容器（图 18-5），中药调剂室都以药斗的排列为布置中心。由于中药品种繁多，品质各异，为了便于调剂操作，减轻劳动强度，易于统计盘点，避免差错事故，提高调剂质量及确保患者的用药安全等，药斗的排列应有一定的规律和要求。中药行业通过多年的实践经验，总结出一套存放中药饮片的科学规律，即“斗谱”。

中药斗谱是一组药柜中各斗及斗内前后格饮片存放顺序的规律。斗谱编排是否科学合理，直接影响配方效率和质量。不论是医院药房还是药品经营企业，都不可忽视中药斗谱的编排规律，不可任意改动饮片的排放顺序。否则不仅给调剂人员的工作带来不便，还可导致调剂差错的发生。

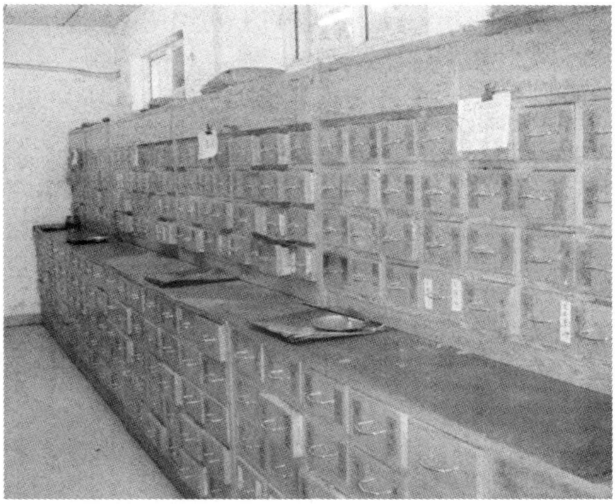

图 18-5 中药调配药柜及药斗

18.7.1 斗谱编排原则

18.7.1.1 常用饮片应放在斗架的中上层，便于调剂时称取。如当归、白芍与川芎；黄芪、党参与甘草；麦冬、天冬与北沙参；肉苁蓉、巴戟天与补骨脂；金银花、连翘与板蓝根；防风、荆芥与白芷；柴胡、葛根与升麻；黄芩、黄连与黄柏；砂仁、豆蔻与木香；厚朴、香附与延胡索；焦麦芽、焦山楂与焦神曲；酸枣仁、远志与柏子仁；苦杏仁、桔梗与桑白皮；天麻、钩藤与白蒺藜；陈皮、枳壳与枳实；附子、干姜与肉桂；山药、泽泻与牡丹皮等。

18.7.1.2 质地较轻且用量较少的饮片应放在斗架的高层。如月季花、白梅花与佛手花；玫瑰花、玳玳花与厚朴花；络石藤、青风藤与海风藤；地骨皮、千年健与五加皮；密蒙花、谷精草与木贼草等。

18.7.1.3 质重饮片（包括矿石类、化石类和贝壳类）和易于造成污染的饮片（如炭药类）应放在斗架的底层。如磁石、赭石与紫石英；龙骨、龙齿与牡蛎；石决明、珍珠母与瓦楞子；石膏、寒水石与海蛤壳等。炭药类，如藕节炭、茅根炭与地榆炭；大黄炭、黄芩炭与黄柏炭；艾炭、棕榈炭与蒲黄炭等。

18.7.1.4 质地松泡且用量较大的药物，多放在斗架最底层的大药斗内。如芦根与茅根；茵陈与金钱草；白花蛇舌草与半枝莲；灯心草与通草；竹茹与丝瓜络；薄荷与桑叶；荷叶与荷梗。

18.7.1.5 经常在配伍中同用的药物，可同放于一个斗中。如麻黄、桂枝；酸枣仁、远志；射干、北豆根；党参、黄芪；桃仁、红花；杜仲、续断；陈皮、青皮；泽泻、茯苓；山药、薏苡仁；板蓝根、大青叶；辛夷、苍耳子；火麻仁、郁李仁。

18.7.1.6 同一药物的不同炮制品，常同放于一个斗中。如生栀子、炒栀子；生大黄、制大黄；生黄芪、炙黄芪；炒白术、土白术；生甘草、炙甘草；生内金、炒内金；生薏苡仁、炒薏苡仁；生山药、炒山药；生牡蛎、煅牡蛎；炒槟榔、焦槟榔；生黄芩、酒黄芩；生首乌、制首乌。

18.7.1.7 药物性能相类似的同放于一个斗中。如金银花、连翘；知母、黄柏；龟甲、鳖甲；桔梗、前胡；防风、荆芥；牡丹皮、赤芍；升麻、葛根；紫苑、款冬花；当归、川芎；砂仁、白豆蔻；生龙骨、生牡蛎；车前子、木通。

18.7.2 特殊存放的中药

有些药物放在一起可能会造成意外事故的发生，因此在摆放时应注意以下几点：

（1）属于配伍禁忌的药物，不能装于同一斗或上下药斗中。如：甘草与京大戟、甘遂、芫花；藜芦与人参、党参、西洋参、丹参、南沙参、北沙参、玄参、苦参、白芍、赤芍、细辛；各种人参与五灵脂；乌头与半夏的品种炮制品、瓜蒌；丁香与郁金；芒硝与荆三棱；肉桂与石脂均不宜放在一起。

（2）形状类似而功效各异的药物，不能装于同一斗中。如：山药片与天花粉片；炙甘草片与炙黄芪片；桂枝咀与桑寄生咀；天南星片与白附子片；血余炭与干漆炭；韭菜子与葱子等。

（3）为防止灰尘污染，有些中药不宜放在一般的药斗内，如龙眼肉、青黛、玄明粉、松花粉、乳香面、没药面、儿茶面、生蒲黄、血竭面等，而宜存放在加盖的瓷罐内，以保持清洁卫生。

（4）有恶劣气味的药物，不能与其他药物装于同一药斗中。如阿魏、鸡屎藤等。

（5）贵细药品不能存放在一般的药斗内，应设专柜存放，由专人管理，每天清点账物。如牛黄、麝香、西红花、人参、西洋参、羚羊角、鹿茸、珍珠、冬虫夏草、海龙、海马等。

（6）毒性中药和麻醉中药应按照《医疗用毒性药品管理办法》和《麻醉药品管理办法》规定存放，决不能放于一般药斗内，必须由专柜、专锁、专账、专人管理，严防意外事故的发生。

18.8 中药汤剂

18.8.1 汤剂的概念、分类与用途

（1）汤剂又称为汤液，系指将中药饮片用煎煮或浸泡去渣取汁的方法制成的液体剂型。汤剂是我国应用最早、最广泛的一种剂型，汤剂最适用于中医辨证施治，可对方剂随症加减。除制备简单易行、溶媒来源广泛、无刺激性和副作用外，还具备液体剂型吸收快、药效发挥迅速的优点。汤剂多为复方，药物在制备过程中能相互促进、相互制约，达到增强疗效、缓和药性的目的，能充分发挥中医方剂中各药物的配伍作用。

（2）汤剂按制备方法的不同可分为四类：

煮剂：应用一般的加热温度和加热时间，将药物煎煮去渣所得的液体剂型。煮剂浓度适中，具有吸收快、发挥药效迅速、作用强的特点。

煎剂：是将经过煎煮去渣的药液再经加热浓缩所得的液体剂型。煎剂加热时间比较长，药液浓度较高，能降低药物的毒副作用。

泡剂：是药物用沸水浸泡一定的时间后去渣所得的液体剂型。沸水泡药，频频饮之，又称饮剂。沸水泡药温度低、时间短，药液味薄气清，常用于清泄热邪、包煎饮品之类。

煮散：是药物粗颗粒与水共煮后去渣取汁而制成的液体药剂。煮散具有节省药物、便于煎服等优点。

（3）用途，分内服和外用两种情况：

内服：主要是口服，药液进入胃肠后直接吸收，产生作用比较快，从而提高疗效。

外用：多用于洗浴、熏蒸、含漱。具有治疗、保健作用，应用较广泛。

洗浴是用药液浸洗人体全身或局部，用于治疗疮疡溃疡，能使药液直达病处，产生清热解毒、生肌止痒的作用。或用于治疗风湿疼痛或保健。

熏蒸是用药液趁热熏蒸肢体，使药物通过肌肤渗入筋骨，发挥祛风、散寒、除湿的作用。

含漱是用药液作用于口腔一定时间，然后漱出，常用于治疗热毒引起的口腔、咽喉疾病。药液不经胃肠吸收，直接作用于患病部位，发挥清热解毒作用。

18.8.2　汤剂制备操作常规

（1）汤剂制备人员收到待制备的药物后，应与处方药味、剂数、重量核对，查看是否有需要特殊煎煮的饮片；核对包装标签所记科别、患者姓名、日期、取药号或病床号等，是否与处方内容相符。发现疑问应及时与医师或调剂人员联系，确认无误后方可加水煎煮。

（2）群药按一般煎煮法煎煮，需特殊煎煮的饮片按特殊煎煮法处理。

（3）每剂药煎好后应及时趁热滤出煎液，以免温度降低后影响煎液滤出及有效成分的含量。

（4）核对包装上标签科别、患者姓名、剂数及取药号或病床号，准确无误后方可发出。

（5）使用煎药机煎药，必须符合中药的煎煮原理，以保证汤剂质量。

（6）药液包装材料，必须符合国家标准。

18.8.3　汤剂的制备方法

（1）一般汤剂的制备方法：汤剂制备用水及加水量：使用符合国家标准的饮用水制备汤剂，如自来水、矿泉水、纯净水等，不宜使用热水浸泡饮片，以免饮片组织细胞内的蛋白质预热凝固而不利于有效成分的溶出。加水量的多少受饮片的重量、体积、吸水能力及煎煮时间等因素制约，一般以浸泡后水面高出饮片 2～3cm 为宜，煎煮滋补药或解表药等应酌情加减水量，用于小儿的汤剂可适当减少加水量。

浸泡时间：根据饮片的性质、大小、厚度，加水后应浸泡 20～30 分钟或 1 小时，使水分充分浸入饮片组织，利于煎出有效时间。

煎煮火候、时间及汤液量：一般先用武火煮沸后改用文火煎煮，保持微沸状态。每剂药煎煮 2 次。

每剂药煎好后，应趁热及时滤出煎液，滤药时应压榨药渣，使药液尽量滤净。

每剂药的总煎出量为 500～600ml，分 2～3 次服用。

煎药容器应当以陶瓷、不锈钢、铜等材料制作的器皿为宜，禁用铁制等易腐蚀器皿。

（2）汤剂制备的特殊处理方法

先煎：先煎药应当煮沸 10～15 分钟后，再投入其他药料同煎（已先行浸泡）。

后下：后下药应当在第一煎药料即将煎至预定量时，投入同煎 5～10 分钟。

包煎：包煎药应当装入包煎袋封口后，再与其他药物同煎。包煎袋材质应符合药用要求（对人体无害）并有滤过功能。

另煎：另煎药应当切成小薄片，煎煮约 2 小时，取汁；另炖药应当切成薄片，放入有盖容器内加入冷水（一般为药量的 10 倍左右）隔水炖 2～3小时，取汁。此类药物的原处方如系复方，则所煎（炖）得的药汁还应当与方中其他药料所煎得的药汁混匀后，再行分装。某些特殊药物可根据药性特点具体确定煎（炖）药时间（用水适量）。

烊化：溶化药（烊化）应当在其他药煎至预定量并去渣后，将其置于药液中，微火煎药，同时不断搅拌，待需溶化的药溶解即可。也可将此类药放置于容器内，加适量水加热溶化或隔水炖化后，再对入群药煎液中混匀。

冲服：将药物的细粉用温开水或群药的汤液冲服。

兑服：将液体药汁兑入群药汤液中同服。

煎汤代水药应当将该类药物先煎 15～25 分钟后，去渣、过滤、取汁，再与方中其他药料同煎。

对于久煎、泡服等有其他特殊煎煮要求的药物，应当按相应的规范操作。

（3）机器煎煮：使用煎药机煎煮中药，煎药机的煎药功能应当符合《医疗机构中药煎药室管理规范》的相关要求。应当在常压状态煎煮药物，煎药温度一般不超过 100℃。煎出的药液量应当与方剂的剂量相符，分装剂量应当均匀。

18.8.4 汤剂的服用方法

（1）服药时间：一般宜在饭后 30～60 分钟内服药。补益药宜早晚空腹服，易于吸收；润肠或泻下药宜饭前 1 小时空腹时服，有助于其发挥润肠荡涤作用；病在下焦的用药宜在饭前服；消食药宜饭后 1 小时服，以助消化；发散解表药或对肠胃刺激性较大的药物宜饭后服；驱虫药、祛湿利水药宜早晨空腹时服；镇静安神药宜在睡前 1 小时服；治疗疟疾的药物宜在发作前 2 小时服。

（2）服药方法：一般药宜温服，忌大热或过冷。解表药宜热服，服药后应避风寒；驱寒药宜热服，有助于温通；清热解毒药及治疗热性病症的药物宜冷服；止吐药的服法是寒吐者宜热服，热吐者宜冷服，并注意少量多次服用。此外，根据病情轻重及患者体质强弱可采用以下服药方法：①分服：对一般较轻的疾病或慢性病，分 2～3 次服；②顿服：急症患者用药不拘时间迅速煎服；危重患者常将一剂两煎汤剂一次服下，甚至一日可服 2～3 剂，以保持药力；③频服：不拘时间和次数，少量多次服用，以减轻胃的负担。

（3）服药禁忌：俗称“忌口”，指服药期间不宜同时进食与药性相反或影响治疗效果的食物，注意服药与调养相结合。

18.8.5 汤剂的质量要求和影响因素

（1）中药汤剂制备的质量要求：调配中药汤剂的药物必须符合药品标准规定和要求。严格按照中药汤剂制备的操作常规和制备方法进行。煎煮后的残渣不得有硬心、白心，应充分煮透，使药效成分溶出而发挥疗效。制备汤剂时应认真负责，控制好煎煮火候和时间。煎煮后的药物不得烧焦糊化，否则影响汤液的质量。煎煮后应充分过滤，药物残渣挤出的残液量一般不得超过残渣的 20%。每种汤剂制备后应具有原方剂中药物的特征气味，不得有焦煳或其他不正常的霉腐异味。每种汤剂制备后应具有相应的色泽，汤液应澄明，少量沉淀物经振摇后能均匀分散。汤液中不得有异物。使用煎药机煎药，必须符合中药的煎煮原理，以保证汤剂质量。药液包装材料，必须符合国家标准。

（2）影响汤剂质量的因素：汤剂在煎煮过程中影响其质量的因素很多，除煎煮方法外，主要有如下因素：

● 饮片规格、类型或粉碎粒度　饮片规格、类型直接影响煎出效率。一般来说，在相同条件下，薄片比厚片煎出效率高；1～2mm 较 2～4mm 的规格煎出效率高。从理论上讲，药物粉碎度与成分煎出效率有密切联系，即粉碎度越大煎出效率越高。但由于中药的质地、性质各不一样，应从实际出发，否则会影响汤液的过滤、澄明度等。据研究认为应遵循三种情况：对全草、花、叶及质地疏松的药物，粉碎度对煎出效率影响不大；质地坚硬、组织机构致密的药物，颗粒状的煎出率高于片状；含黏液质较多的药物，采用片状煎煮效果较好。这是因为颗粒煎煮时大量黏液质浸出，增加药液的黏度，对药物其他成分扩散不利。

● 加水量与汤液的量　煎药时的加水量是一个重要问题，药多水少则成分不能充分溶出；药少水多则给服用带来困难。因此，加水量应根据煎煮时间的长短、水分蒸发量、药物吸水性能及汤液的量等因素来确定。实验证明，一般掌握每分钟平均蒸发量为 15～20ml 较适宜，但必须在一定的容器和温度下进行操作。

汤液量应根据每剂总药量来确定。一般煎液量与煎出率呈正比，但汤液量受服用量限制。有人通过实验发现：当煎液量为 1∶4 时，两次煎液可以达到 70%～80%的煎出率，如将此煎液再浓缩成 1∶2 时，即可便于服用。

● 煎煮次数　据实际调查与实验证明，汤剂煎煮 2 次可提取有效成分 80%以上。但中药所含化学成分复杂，性质各异，对于水溶性成分两煎效果较好。但非水溶性成分或难溶性成分以水作溶媒煎煮 2 次则存在一定的局限性。

18.9　中成药调剂

中成药是按照处方加工成各种剂型的药品，历史悠久，具有应用广泛，安全有效且服用方便等多种优点。中成药的合理应用必须坚持辨证论治的基本思想，切忌不分证候类型，仅凭药名想象用药。

调剂中成药遵从中药调剂工作制度，严格按照审方、计价、调配、复核和发药程序进行。执业药师应熟悉常用中成药的主要成分、剂型特点、功能与主治、用法与用量、注意事项及有效期等，特别是对孕妇、老人和婴幼儿的用药更应引起充分的重视。当患者在药店自行购买非处方中成药时，执业药师应对患者进行指导，帮助患者选用安全有效药物。

中成药的调剂必须注意药品的有效期。药品必须在有效期内使用，超过有效期时，会导致作用降低或毒性增加，因此不能继续使用。

为防止药品过期失效，确保用药安全，调剂部门应注意药品的有效期，加强管理，定期检查，做到近效期药品先用。对效期内的药品也要注意检查药品的外观形状，一旦发现异常情况，应立即停止使用。

中成药中含有妊娠慎用或妊娠禁用的单味中药时，会损伤胎元及母体，妊娠妇女应避免应用。

其他内容参见“第 11 章　门诊药房调剂业务”。

杨毅恒

参考文献

[1] 杨梓懿等．中药调剂与养护学．北京：中国中医药出版社，2005：44－51.

[2] 徐德生等．中药学综合知识与技能. 北京：中国医药科技出版社，2008：152－168.

用药咨询与患者教育 19

药物治疗在医疗工作中占据重要位置，帮助和指导患者合理用药是医院药学工作的核心内容。用药咨询是药师利用自身所掌握的现代系统的医学和药学以及相关学科知识，指导广大患者安全用药。开展用药咨询工作是合理用药的有效措施之一。此项工作可作为增进药师与患者沟通的平台，协助医生和患者更加合理地使用药物，增加患者服药的依从性，减少药物不良反应的发生，减少医疗资源的浪费。用药咨询工作是调剂工作向技术服务型转变的重要起点，也是医院药学工作迈向优质服务的体现。

随着公众健康意识的增强，用药咨询面临着新的挑战。新时代的用药咨询必须在咨询的场地、形式、内容上突破常规的模式，通过充分利用现代网络和通讯手段，将用药咨询和健康宣教相结合，向患者和公众提供全天候的、无障碍的用药咨询服务。

19.1 用药咨询

传统的医院药学工作内容绝大部分体现在医院所需药品的采购、储藏和分发过程中，药师与患者的接触点局限于门诊的取药窗口，由于场地和时间的限制，几乎不可能深入交流。如今，随着医院药学工作模式的转型，医院药学工作的内涵与服务模式都发生了深刻地变化，敞开式大窗口和计算机合理用药辅助工具为开展合理用药咨询服务提供了保证。药师通过提供直接的和负责任的咨询服务，指导患者安全、有效地使用药物，成为现代医疗团队的重要一员。

19.1.1 开展用药咨询的必要性

19.1.1.1 **患者需求** 随着人们生活水平与文化水平的不断提高，公众的自我保健意识增强，对就医和用药方面的需求越来越高，不仅对自己（或亲戚、朋友）的病情、病因要深入了解，而且对所用药物也仔细研究，不再被动接受治疗。与之相矛盾的是国民的基本医药保健知识的严重缺乏和药物说明书的高度专业化。对药物不良反应的恐惧和对药物说明书内容的错误理解已严重影响了患者药物治疗的依从性和安全性。大部分患者和家属希望在药物治疗前和治疗期间能得到专业人员（药师或医师）的指导和帮助。因此，患者和公众对用药咨询的需求已成为医疗保健服务中的一个重要内容。

19.1.2.2 **指导患者合理用药** 随着医药科学的高速发展，药物品种不断增加，处方用药日趋复杂，药品的不良反应也呈现增加趋势。如何安全、有效、经济地应用药物已受到人们的广泛关注。合理用药是医疗的基本要求，药师开展用药咨询服务可以加强对患者的保护，有利于防止或减少因药物不良反应、有害的药物相互作用、药物滥用、药物过量等引起的伤害或药源性疾病的发生。

医师的工作重点在临床诊疗上，不可能掌握完整的药物信息；药师作为药学专业人员，应充分发挥自身所掌握药物知识的优势，向患者传递正确的药物治疗学知识，如药物剂型与合理使用的知识，正确的用法、用量、减轻不良反应带来的危害等相关知识，还可以根据患者的经济情况推荐有效、适宜的药物。

19.1.1.3 **提高患者用药依从性** 关于患者

用药依从性，将在第 26 章中详细介绍。开展用药咨询是提高患者用药依从性的有效的方法之一。

19.1.2 开展用药咨询的条件准备

19.1.2.1　**环境与人员**

（1）环境：通过网络和现代通讯手段进行的药物咨询对环境没有要求，而患者（或家属）与药师面对面的用药咨询必须考虑环境因素对服务的影响。

专门的合理用药咨询室（窗口）可以为患者提供更专业的咨询服务，患者能在比较安静的环境中，从容地提出自己的疑问和担心，与药师进行多方位沟通和深入探讨。咨询室（窗口）应设在相对独立的、远离配药窗口的安静的位置，药师也应时刻提醒其他人员为正在接受咨询的患者（或患者家属）提供适当的空间距离，以保护患者隐私。

在开展住院患者的用药咨询服务时，药师也应该关注咨询的环境，请患者到相对安静的办公室接受咨询；如陪护人员对咨询可能有影响时，可请陪护人员暂时回避。

（2）药师专业知识的准备和个人能力培养：开展用药咨询对药师的专业知识有较高的要求，同时，也是一种个人能力的全面锻炼。虽然进行咨询时面对的是缺乏医药专业知识的患者，但由于患者提出的问题无法预料，可能涉及疾病预防、诊断、治疗、护理等各方面的内容。因此，药师应扩大自己的专业知识面，平时尽可能地多阅读疾病治疗相关的书籍，广泛接受信息，包括市场流行的保健品的信息，以应对可能遇到的问题。当然，一个药师不可能掌握所有与药物、疾病相关的知识，因此，药师在开展咨询时应做到：

认真倾听：认真倾听是对患者的尊重，有助于消除患者的紧张情绪。药师在倾听的过程中收集重要的信息，便于引导患者的思路，有针对性解答问题。

自信回答：与患者相比，药师就是药物的专家，药师在回答自己知道的问题时，一定要自信，这样才能有效消除患者的疑虑。

真诚致歉：当药师遇到自己不了解的问题时，绝不能不懂装懂，当你真诚地告诉患者你暂时回答不了，但你会向其他同事请教，过会儿再给予答复时，患者会对你产生由衷的信任。

19.1.2.2　**软件建设**

（1）咨询平台的建设：有条件的医院应该利用医院局域网或因特网建立一个药师交流的平台，设计一套咨询数据的录入系统，鼓励每个药师把自己接待的咨询规范地录入到系统中，供大家分享，或请其他药师提出更好的解决方案。系统可以组织药师开展专题讨论，培养知识共享的氛围。系统还可以对录入的咨询进行分析、整理，定期“出版”精彩咨询集锦，供其他药师学习。

（2）编写患者用药指导，购买或开发合理用药辅助软件：开展用药咨询的医院应组织药学专家编写常用药物的用药指导、常见疾病的治疗常识等“工具书”，为药师开展咨询服务提供规范化的专业保障，也可以缩短广大药师积累知识、经验的周期，更快地提高用药咨询的水平。

随着计算机在医药行业的广泛应用，合理用药辅助软件已成为药师开展用药咨询的得力助手。医院可以根据情况购买网络版、单机版、手机版的合理用药辅助软件，为药师开展用药咨询提供支持；如果能根据医院的实际情况，自主开发合理用药辅助软件，能使软件发挥更好的作用。

19.1.3 不同形式的用药咨询

患者在治疗过程中随时可能产生疑问，药物不良反应随时都会发生，医院药师应该在患者最需要的时候及时提供咨询服务，把可能发生的药物不良反应降到最低水平，因此，药师应采取各种方法，运用现代通讯和网络技术，为患者提供时间上、空间上均无障碍的用药咨询服务。

19.1.3.1　**伴随处方调配过程的窗口咨询**　患者在第一次取药时，有许多需要咨询的问题，药房窗口的药师通过发药交代，可以较好地解除患者心中的疑问。在工作、时间许可的情况下，药师应主动与患者交流，鼓励患者提出其他的疑问，并及时帮助解答，使患者能准确地按医嘱使用药物；药师在完成发药和咨询后，应告诉患者有疑问及时向药师咨询，并提供联系方法。

19.1.3.2　**门诊咨询室（窗口）的咨询**　专门的合理用药咨询室（窗口）可以为患者提供更专业的咨询服务，患者能在比较安静的环境中，从容地提出自己的疑问和担心，与药师进行多方位沟通和深入探讨。药师也能有充足的时间为患者服务，通过认真倾听、仔细分析，解答患者的疑问；在咨询过程中，药师应把重要内容记录在笔记上，为其他药师开展咨询提供参考。

19.1.3.3 **住院患者的床边咨询和出院用药指导** 药师应对新住院的患者进行合理用药的宣教，让患者和患者家属掌握药物正确使用的基本常识，并告知询问药物相关问题的途径和方法。在医生为患者制定或修改治疗方案后，药师应及时为患者提供床边用药咨询，解答患者的疑问，指导患者准确使用药物、识别药物不良反应和不良反应的处理办法。

住院患者的用药在药师的指导下，在医生、护士的帮助下，能比较准确地得到实施。患者出院后的序贯治疗，更需要药师给予正规的指导。药剂科应该编印出院用药指导的小手册，使用药指导规范化、标准化。

19.1.3.4 **电话和网络咨询**

（1）固定电话、手机咨询：现代通讯手段为药师开展全天候的咨询服务提供了保障。医院应该开设 24 小时的合理用药咨询电话，并把这个电话号码印在药物标签上，以保证患者在急需咨询时能得到及时的服务。医院也应鼓励高年资的药师开展手机咨询服务，为这些药师印制药师名片，随药品发送，便于患者获得高品质的咨询服务。

（2）网络咨询：网络已成为人们日常生活不可分离的一部分，医院药师应积极利用现代网络技术，建立网络咨询平台，开展网络咨询服务。

19.1.4 用药咨询服务的内容

● 一般知识：药品名称、主要成分、规格、剂型、有效期、保存方式、生产厂家、储藏方法。

● 药理知识：药理、毒理、药动学、适应证、功能主治。

● 药物使用知识：用药时间、用药剂量、用药方法。

● 药物不良反应和注意事项：常见药物不良反应、不良反应的处理办法、用药期间的生活注意事项。

● 药物相互作用：多种西药合用的合理性、西药与中药的相互作用、药物与食物的相互作用。

● 特殊患者的用药：儿童、孕妇及哺乳期妇女的用药适宜性，老年人、肝肾功能受损人员的剂量调整，特殊职业人员的用药注意事项。

● 疾病相关的保健知识：疾病的营养知识、保健品的使用等。

19.1.5 用药咨询服务评价

为了不断提高用药咨询的质量，进行用药咨询的服务评价非常重要。通过系统地服务评价，可以了解当前服务存在的不足和患者（及患者家属）最关心的问题，便于针对性地改进和提高；同时，对用药咨询的回顾性分析，可以帮助我们查找临床诊疗活动和药品调剂工作中存在的问题，通过服务流程的改进，解决存在的共性问题。

用药咨询服务评价应分为内部评价和外部评价两部分。

外部评价可以通过用药咨询服务满意度调查表和电话回访的方式进行，了解患者（及患者家属）对药师提供的咨询服务的满意程度（态度的满意度和解决问题的满意度），并征求相关建议。

内部评价可以采取阶段性回顾分析和案例讨论相结合的办法。进行内部评价的基础是药师完成对每一个咨询内容的详细记录，包括咨询者的身份（患者、患者家属、医务工作者等）、性别、年龄、咨询方式（面对面咨询、电话咨询——记录电话号码、网络咨询等）、患者病史、患者用药史、咨询内容分类（药物用法用量、药物不良反应、药物相互作用、特殊人群用药、疾病治疗和保健相关问题等）、详细咨询内容、药师回复等。根据咨询记录进行的阶段性回顾分析可以帮助我们从各个方面了解用药咨询的情况，发现与临床诊疗服务和药品调剂工作相关的共性问题，向相关部门提出流程优化建议。在咨询记录中挑选典型案例进行案例讨论，找出亮点，共同学习，发现缺陷，共同完善。

19.2 用药宣传与用药教育

开展健康科普教育是一项长期工程，我国政府一直坚持不懈地开展各种形式的科普教育，尤其重视在青少年学生中开展科普教育。用药教育，尤其是针对健康人群（儿童、青少年、社区居民）的用药教育，是提高公众合理用药意识、预防药物滥用、降低不良反应和药害事件发生的有效手段。

19.2.1 国内、外用药宣传与用药教育现状

19.2.1.1 国外用药宣传与用药教育的现状 药品说明书是对公众进行用药安全教育的基本形式。美国 FDA 要求制药企业除了编写完整、专业的药品说明书外，还要有一份专门供患者阅读的用药指导（Patient Labeling），以通俗易懂的语言说明药物作用原理、适应证、用法用量、药物不良反应以及药品储藏方法等基本信息。

英美等国充分发挥互联网的作用，十分重视通过官方网站发布权威信息。如美国 FDA 在其官方网站主页上为消费者、患者、少年、儿童等提供有针对性的资讯；在向消费者提供的安全用药须知中，包括了驾驶与用药、镇痛药的误用、非处方药等内容。美国卫生部所属的卫生保健研究质量局也在其官方网站上提供了安全保健 5 步骤、预防医疗差错 20 要素等简明、通俗易懂的公众指导。英国的药品和保健品管理署在网站上提供针对公众的“一般安全信息和建议”专栏，提供在线服务。

世界各国非常重视针对儿童和青少年的合理用药教育，尤其是精神活性物质使用的预防教育。美国自 20 世纪 70 年代开始每年进行 1 次全国入户调查即 NHSDA 和中学生使用精神活性物质调查。前者从 2000 个左右的社会街道中抽取数千户家庭进行调查，代表全国 12 岁以上人口药物滥用现况。此外在美国各大城市公、私立医院还设立药物滥用预警网络（Drug Abuse Early Warning Network），收集用药过度及死亡资料。美国国立药物研究院在全国 20 个大城市联络多位流行病学与滥药专家组成社区滥药调查专责工作组（Community Epidemiology Workshop），定期交流各地区滥药情况、专家研究成果与防治策略评估。在英国，从国家到地方均高度重视对年轻人进行药物滥用预防教育。由于英国政府奉行“防胜于治”的政策，故药物滥用预防教育已被列为全国教学大纲中“科学”一门课程的法定内容，并在其教学大纲中规定不同年龄阶层的中小学生在不同的年级将受到不同的分阶段教育，如 5～7 岁为第一阶段，学习有关医疗用药知识；7～11 岁为第二阶段，学习有关烟草、酒精及其他药物可能对人体产生毒害的知识；11～14 岁为第三阶段，学习关于“滥用酒精、烟草、有机溶剂及其他药物对健康产生的影响；机体自我保护系统的功能可以因免疫反应而加强；吸烟对肺功能的损害”等知识；14～16 岁为第四阶段，学习有关“有机溶剂、烟草、酒精及其他药物对机体功能的影响”的知识。具体的教材或教学方式无统一规定，由负责该课程的教师视具体情况自由选择，目前的教育方法由早期的恐吓型、知识提供型向生活技能训练型转变和过渡。由多部门间合作建立的药物行动小组（Drug Action Teams）负责协调各部门间的关系并使之更有效地合作。

19.2.1.2 国内用药宣传与用药教育的现状 安全用药教育是降低 ADR 发生、提高治疗成功率的有效方法。我国的医务工作者在患者用药教育方面做了大量工作，尤其是老年人的各种慢性疾病的用药教育、儿童哮喘患者的用药教育等，积累了很多经验，也取得了一定的效果，但是采用的方法、方式单一，没有形成系统的用药教育体系；对药物滥用的预防教育，我国大陆地区很多学者也提出了各种建议和呼吁。但针对健康人群，包括中小学生的定向性的正确用药科普知识教育，在我国尚未系统地开展。

19.2.2 用药宣传与用药教育的内容

19.2.2.1 针对患者的用药教育 对患者进行用药教育非常重要，虽然是亡羊补牢，但为时不晚，能显著地提高患者正确用药的水平和用药依从性，提高疗效，降低不良反应的发生。

对患者的用药教育，尤其是慢性病患者的用药教育非常有针对性，内容以专科药物的知识为

主，以掌握使用方法为重点，辅之以饮食的注意事项、辅助工具的使用、不良反应的处理等。如哮喘患者，药师除了介绍治疗哮喘的药物的常识外，还应该指导患者如何正确使用吸入剂，如何计算自己使用急性缓解剂的剂量来评估自己的哮喘控制情况，如何在日常生活中避免诱发哮喘等。

19.2.2.2 **针对儿童、青少年的用药教育**
对于儿童的正确用药教育，内容应以药物的基本知识为主，让孩子知道药物是什么？为什么要把药物做成各种样子（剂型）？为什么要按医生的要求用药？用药前要检查哪些与药物相关的内容？教育孩子不能用别人的药，味道好的药也必须按规定的量使用等。

对于青少年的正确用药教育，内容以药物滥用预防为主。要重点宣传哪些是精神活性物质？精神活性物质会产生哪些严重的危害？怎样抵制第一支烟、第一杯酒？怎样抵制毒品的诱惑？

19.2.2.3 **针对社区人群的用药教育** 生老病死是每个人必定要经历的过程，如何在健康的时候抵御疾病，是我们医务工作者应该为他们提供指导的内容。尤其在人们对日常小病逐渐采用自我治疗的时候，开展正确用药教育可以大大提高人们自我诊断的准确性和在药店购买药物的“靶向性”，提高自我治疗的成功率，降低错误用药导致的不良反应和药害事件的发生。

针对社区健康成年人的正确用药教育，内容以常见病的诊断和治疗为主，介绍各种药物剂型的正确使用方法，介绍 OTC 药物选购的常识，介绍药品的保管知识，介绍药物与食物的配伍知识等。

19.2.3 用药宣传与用药教育的形式

所有的知识传播方法都可用于用药教育。

19.2.3.1 **课堂教育** 这是一种非常有效的讲授大众化知识的方法。进行课堂教育前，药师应充分了解听课对象的年龄、教育背景等情况，做好充分的课前准备。在讲课内容的选择、课件的制作和辅导材料的编写上要充分考虑授课对象的年龄。如，给小学生讲授用药知识，课件要生动、富有色彩；讲课时要尽量把药物知识融入到儿童故事中；辅导材料要简单，多采用卡通图案，增加可读性。

19.2.3.2 **宣传资料和宣传册** 这是一种比较宽松的教育方法，药师在经过认真地撰写、审核、校对后，把用药知识印制成宣传册，向医院中的患者发送，或利用业余时间向社区居民分发。宣传册能较好地向人们介绍一个知识点，而且具有较好的发散效应（图 19-1）。

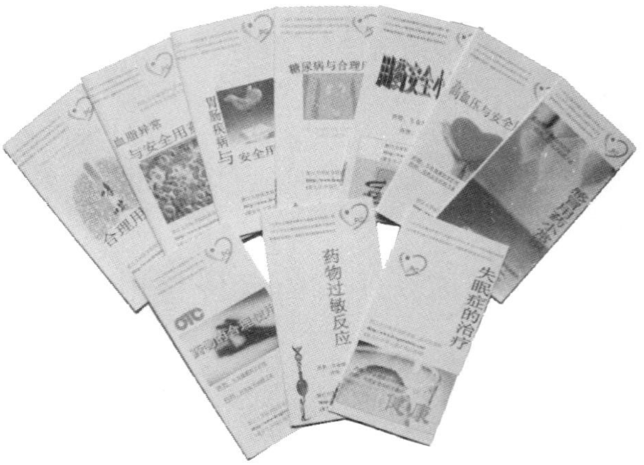

图 19-1 合理用药宣传手册

19.2.3.3 **社区用药咨询和宣传** 走入社区，开展合理用药咨询活动，是提高全民合理用药意识的有效途径，也是提升药师的社会认可度的最佳途径。在用药宣传展板的配合下，社区用药咨询和宣传可以达到个性化的咨询和宣传，而且时间短，参与的药师多，接受咨询和宣传的居民多（图 19-2）。每次社区咨询，都应做好事前的宣传工作，鼓励社区群众积极参与。药师在社区咨询服务过程中，还可以帮助社区居民检查家庭小药箱、帮助分析自我治疗的准确性。

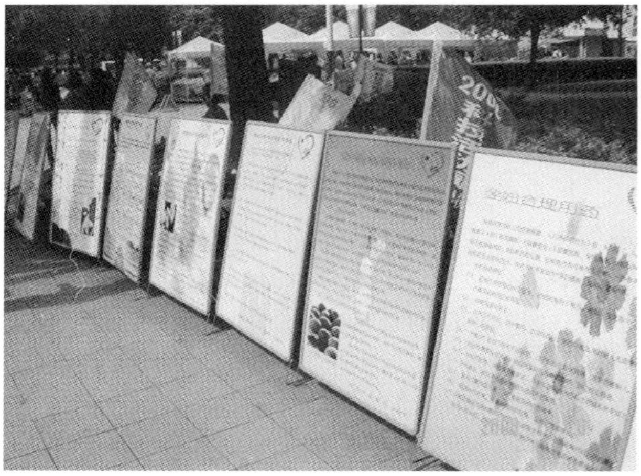

图 19-2 社区合理用药宣传展板

19.2.3.4 **撰写用药教育科普书籍** 科普书籍是进行科普教育的最好的媒介。科普书籍系统地论述能帮助公众全面了解合理用药的各方面的内容。科普书籍的发行范围广，影响面大（图 19-3）。

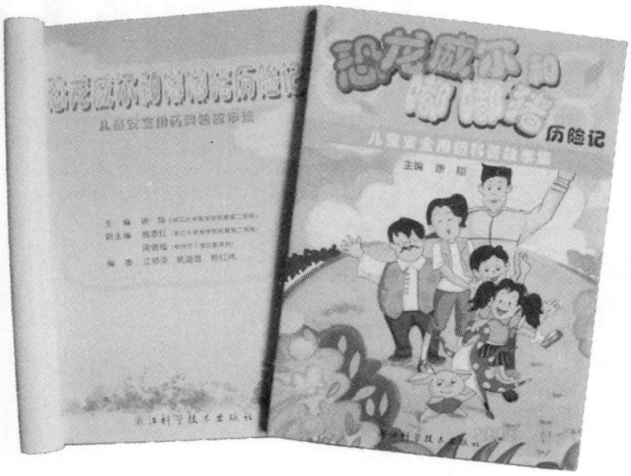

图 19-3 患者用药教育科普图书

19.2.3.5 **利用现代传播手段开展用药宣传和用药教育** 药师应充分利用现代通讯、媒体和网络手段开展用药宣传和教育（图 19-4）。利用手机进行患者出院后的用药教育是非常值得推广的一种用药宣传的方法。开设药学专业网站，开展用药宣传和教育，可以很好地跳出地域和时间的限制，尤其受到青少年的欢迎。报刊和电台拥有巨大的辐射面，是我们药师开展用药教育的理想工具之一。

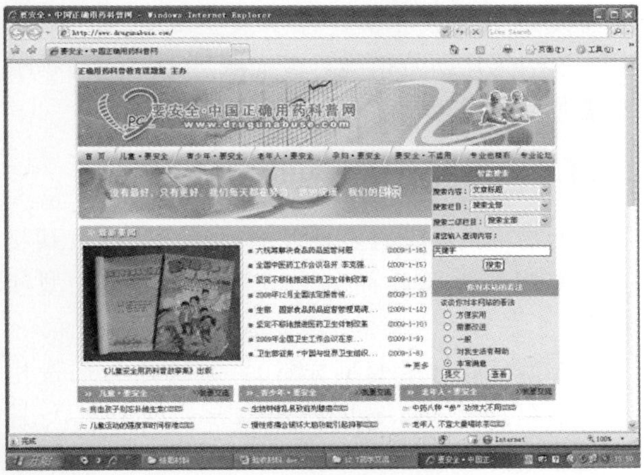

图 19-4 公众用药教育科普网站

徐 翔

参考文献

[1] 徐军红，舒丽芯，顾文华，陈静. 美英针对公众的用药安全教育举措及对我国的启示. 药学实践杂志，2007，25（6）：407-409.

[2] Katz MG，Kripalani S，Weiss BD. Use of pictorial aids in medication instructions：a review of the literature. Am J Health Syst Pharm. 2006，63（23）：2391.

[3] 杨励，黎新异．初中生预防毒品和药物滥用社区健康教育影响评价．重庆医科大学学报，2007，32（11）：1187-1181.

[4] 胡可芹，任伶俐．健康教育对社区糖尿病患者的影响. 中国现代药物应用，2008，2（3）：116-117.

[5] 沈文芳．药师在社区医疗服务中的作用. 医学信息 2007，20（2）：344-345.

[6] 刘文彬，张新平．合理用药教育中应用参与式方法的实践与体会．医学与社会，2008，21（5）：16-18.

[7] 刘琪．医院开展健康教育的意义及方法．职业与健康，2008，24（15）：1578-1580.

[8] 马方．社区健康教育的任务及方法．社区医学杂志，2006，4（1下）：62-65.

[9] 雷松蕙，杨小红，于惠芳，袁广兰，张大敏，曾凌玲，朱秀娥，李娉．改进健康教育方法落实健康教育效果. 现代医药卫生，2005，21（5）：626-628.

药物不良反应/不良事件与药物警戒 20

在合理用药的定义中，首当其冲的就是安全用药。安全用药涉及两个重要的方面，就像一枚硬币的两面，一面是药物不良反应，另一面是用药错误。任何一方面未控制好，都不能做到安全用药。本章论述调剂业务中药物不良反应/不良事件与药物警戒的理论和实践，有关用药错误的内容参见“第28章 调剂安全与用药差错管理”。

20.1 药物不良反应

20.1.1 药物不良反应概述

按照WHO国际药物监测合作中心的规定，药物不良反应（adverse drug reactions，简称ADR）系指正常剂量的药用于预防、诊断、治疗疾病或调节生理机能时出现的有害的和与用药目的无关的反应。该定义排除有意的或意外的过量用药及用药不当引起的反应。

药物的副作用，也叫副反应，是指药品按正常剂量服用时所出现的与用药目的无关的其他作用。这些作用本来也是其药理作用的一部分，例如阿托品具有解除胃肠道肌肉组织痉挛作用，同时也具有扩大瞳孔的作用。当患者服用阿托品治疗胃肠道痉挛性疼痛时，也容易产生瞳孔扩大、视物不清的副作用。因此药物副作用只是药物不良反应的一种类型，不应将两者混为一谈。

药品不良事件（adverse drug event，缩写为ADE）和药物不良反应含义不同。一般来说，药物不良反应是指因果关系已确定的反应，而药品不良事件是指因果关系尚未确定的反应，此反应不能肯定是由该药引起的，尚需要进一步评估。国际上给药品不良事件下的定义为：药物治疗过程中出现的不良临床事件，它不一定与该药有因果关系。

1974年，药物警戒的概念由法国人最先提出，30多年来其概念及含意不断演变和发展。2002年，WHO明确药物警戒（pharmacovigilance）的定义是：发现、评价、认识和预防药物不良作用或其他任何与药物相关问题的科学和活动。也就是说，所有与药物安全性相关的环节与因素，都被纳入药物警戒的范围。药物警戒旨在尽早发现药物或相关产品所发生的各种风险信号，及时采用防范措施，最大限度地减少药物给患者带来的危害。

20.1.2 药物不良反应的分类

药物不良反应有多种分类方法，通常按其与药理作用有无关联而分为3类：A型、B型和C型。

A型反应（量变型异常）：又称之为剂量相关不良反应（dose-related adverse reactions）是药理作用增强或延伸所致，常和剂量有关，一般容易预测，其发生率高而死亡率低。如阿托品引起的口干、抗凝血药所致出血、苯二氮䓬引起的瞌睡。药物的副作用、毒性作用、过度作用均属A型反应；继发反应、首剂反应、撤药综合征等由于和常规药理作用有关，也属A型反应范畴。

B型反应（质变型异常）：又称之为剂量不相关不良反应（non-dose-related adverse reactions）是一种和正常药理作用无关的异常反应，难预测，发生率低而死亡率高。药物变态反应和特异质反应均属B型反应，发生难以预测，有时皮肤试验阴性也会发生不良反应，如青霉素的过敏反应等。

C型反应：一般将不能归入A型或B型反应的药物不良反应称为C型反应。近年来，国外一些专家把一些潜伏期长、用药与反应出现时间关系尚不清楚的药物不良反应如致癌反应，或者药品能提高常见病发病率的反应列为C型反应。

近年有人在此基础上扩展为6类或9类。前者包括A类（剂量相关型 dose-related），B类（剂量无关型 non-dose related），C类（剂量相关与时间相关型 dose-related and time-related），D类（时间相关型 time-related），E类（停药型 withdrawal），F类（治疗意外失败型 unexpected failure of therapy）。现将后者介绍如下：

A类（augmened）为药理作用增强的反应，和剂量有关，停药或减量时，反应停止或减轻。

B类（bugs）促进某些微生物生长而引起的不良反应，如抗生素引起肠道内耐药菌群的过度生长。

C类（chemical）由药物的化学性质引起的反应，如注射液引致静脉炎、口服药引致胃肠黏膜损伤。

D类（delivery）是一种给药反应，和药物剂型的物理性质、给药方式有关。例如，植入药物周围发生炎症或纤维化、注射液微粒引起血栓形成或血管栓塞。

E类（exit）为撤药反应，在停止给药或突然减少剂量时出现不良反应。引起反应的常见药物有苯二氮䓬类、二环类抗抑郁药、可乐定等。

F类（familial）家族性反应，和遗传因子有关，如G6PD缺乏者，用奎宁时易出现溶血。

G类（genetotoxicity）基因毒性反应，一些药物能损伤基因，出现致痛、致畸等。

H类（hypersensitivity）过敏反应，是与药物的正常药理作用和剂量不相关的药物变态反应，如用药后会出现皮疹、血管性水肿、过敏性休克等。药物变态反应（drug allergy）又称之为过敏反应（hypersensitive reaction），是致敏患者对某种药物的特殊反应。药物或药物在体内的代谢产物作为抗原与机体特异抗体结合激发致敏淋巴细胞而造成组织损伤或生理功能紊乱。该反应仅发生于少数患者身上，和已知药物的作用的性质无关，和剂量无线性关系，反应性质各不相同，不易预知。一般不发生于首次用药，初次接触时需要诱导期，停止给药反应消失；化学结构相似药物易发生交叉或不完全交叉的过敏反应，某些疾病可使药物对肌体的致敏性增加。药物引起的变态反应包括速发和迟发反应，临床主要表现为皮疹、血管神经性水肿、过敏性休克、血清病综合征、哮喘等。

U类（unclassified）未分类反应，为机制不明的反应，如药源性味觉障碍。

20.1.3 过敏反应和规避原则

20.1.3.1 **过敏反应的分型** 过敏反应是一种不可预见、和剂量无关、由免疫介导的药物不良反应，约占药物不良反应的5%～20%。药物过敏反应可分4型（表20-1）：

- Ⅰ型是过敏性反应，它是一种急性非特异性反应，当先前已致敏的人与特异抗原接触时即可发生。反应的严重程度从皮肤瘙痒和荨麻疹，到支气管痉挛、呼吸窘迫、喉头水肿、休克甚至死亡。初次接触某种抗原可导致特异性IgE抗体产生，再次接触该抗原，抗原与抗体相互作用并与肥大细胞或嗜碱细胞表面结合，释放组胺或其他介质。
- Ⅱ型是细胞毒反应，它涉及IgG或IgM抗体，可能由三种不同的发病机制引起的。细胞毒性反应常见的临床表现包括溶血性贫血、粒细胞缺乏症和血小板减少。一个众所周知的细胞毒性药物反应的例子是青霉素导致的溶血性贫血，这种反应通常在大剂量青霉素治疗7天后出现。
- Ⅲ型是免疫复合物介导的反应。复合物常沉积于血管壁，导致补体激活和内皮细胞损伤，这些反应也被称作血清病，在接触7～21天内，通常表现为发热、荨麻疹、关节痛和淋巴结肿大。
- Ⅳ型是细胞介导（迟发性）反应。在细胞介导（迟发型）反应中，抗原与致敏T淋巴细胞相结合。尽管可能发生全身性反应，但细胞介导反应中最常见的是接触性皮炎。过敏反应的免疫分型和药物过敏反应的临床特点分别见表20-1～20-2。

另一种分类方法是将过敏反应可分为全身反应、特异性器官反应和假性过敏反应（Pseudo allergic reaction）三类。全身反应涉及多个器官和系统，临床表现为过敏反应、血清病、药物热、药物性血管炎和自身免疫性药物反应。特异性器官反应主要涉及血液、肝、肺、肾和皮肤，其临床表现和主要涉及的药物见表20-3。

表 20-1 药物过敏反应的免疫分型

免疫分型	抗体	机制	常见临床表现
Ⅰ（过敏型）	IgE	药物性半抗原与肥大细胞或嗜碱细胞表面的 IgE 抗体结合导致介质的释放	过敏反应
Ⅱ（细胞毒型）	IgG	半抗原-细胞反应：药物与细胞表面相互作用产生免疫复合物和大量抗体	溶血性贫血
	IgM	免疫复合物反应：药物与循环中的抗体结合形成抗原抗体复合物，与补体结合导致细胞损伤	粒细胞缺乏症
		自身免疫反应：药物介导产生自身抗体对抗红细胞	血小板减少
Ⅲ（免疫复合型）	IgG	与Ⅱ型免疫复合物反应相同（非血清反应）	血清病
Ⅳ（细胞介导）		致敏 T 淋巴细胞与抗原药物相互作用	接触性皮炎

表 20-2 药物过敏反应的临床特点

1. 与该药已知的药理学特性无关
2. 需要一个初次而不是再次接触的诱导阶段
3. 远低于治疗剂量就可发生
4. 常包括皮疹、血管神经性水肿、血清病综合征、过敏反应和哮喘
5. 发生于小部分人群
6. 撤药后过敏反应消失，再次给予小剂量可疑药物或类似结构药物后复发
7. 脱敏疗法可能有效

假性过敏反应是一种药物反应，它表现出过敏反应的临床症状和体征，但不是免疫机制介导的（没有 IgE 的产生），其临床表现可轻可重，危及生命的反应与过敏反应很难区分。假性过敏反应在初次接触药物后就可发生，通常与药物剂量有关，典型的例子是大剂量或快速输注万古霉素出现的“红人综合征”。其他可发生假性过敏反应的药物还包括阿司匹林/非甾体类抗炎药、血管紧张素转化酶抑制剂（ACEI）/血管紧张素Ⅱ受体拮抗剂（ARB）、造影剂、阿片类制剂、鱼精蛋白、右旋糖酐铁注射剂等。

表 20-3 特异器官的过敏反应

受累器官	临床表现	涉及的药物
血液	免疫性血细胞减少，例如粒细胞减少症、血小板减少症和溶血性贫血是由Ⅱ型过敏反应引起的。免疫性血小板减少的典型症状包括寒战、发热、皮肤淤点和黏膜出血。粒细胞减少的临床表现有寒战、发热、关节痛和白细胞计数迅速下降。溶血性贫血的症状可为急性或亚急性，严重的可导致肾衰竭	抗生素是最常见的导致中性粒细胞减少症和溶血性贫血的药物
肝脏	主要分胆汁淤积型和细胞毒型。黄胆通常是胆汁淤积型反应的首发症状，可能伴有皮肤瘙痒，白陶土大便和酱油尿，停用致敏药物后胆汁淤积型反应通常可逆转；细胞毒型反应常涉及单细胞坏死和脂肪变性，如未早停药，可导致不可逆的损害	
肺脏	主要包括哮喘和浸润性反应。哮喘通常看作全身反应的一部分。浸润性反应通常在接触致敏后 2～10 天内发生，表现为咳嗽、呼吸困难、发热、寒战和乏力，表现可以从嗜酸性细胞肺炎到急性肺水肿	
肾脏	间质性肾炎是最常见的累及肾脏的过敏反应，典型表现包括发热、皮疹和嗜酸性细胞增多	甲氧西林、青霉素、磺胺和西咪替丁
皮肤	皮肤是临床药物过敏反应最常见的部位。大多数的药物性皮疹在性质上可分红斑样皮疹、麻疹样皮疹和斑丘疹样皮疹。约 2%的住院患者发生过皮肤过敏反应	阿莫西林、甲氧苄啶-磺胺甲恶唑、氨苄西林

20.1.3.2 **过敏反应的易感因素** 影响过敏反应发生的因素可分为患者相关因素和药物相关因素。

(1) 患者相关因素包括

● 年龄和性别 儿童的敏感性比成人低，原因可能是儿童接触药物的机会少。有研究表明女性患者比男性更容易发生皮肤过敏反应（发生率增加了35%）。

● 遗传因素 有过敏性鼻炎、哮喘或过敏性皮炎史的患者发生全身性药物过敏反应的程度较其他人更严重。药物基因组学是研究药物反应和基因突变关系的学科。患者基因突变将会影响药物的代谢能力，也可能会影响过敏反应的发生率。例如，乙酰化程度慢的患者使用普鲁卡因胺或肼屈嗪等药物时更容易产生抗核抗体（ANAs）和系统性红斑狼疮的症状；遗传性环氧化物水解酶缺乏的患者使用抗惊厥药物时更易发生过敏综合征，其典型症状是发热、全身皮疹及淋巴结肿大；使用头孢克洛出现的恶心症状也可能与患者代谢酶基因缺陷有关。药物基因组学的发展日新月异，识别那些可能导致危及生命的超敏反应（如过敏反应、肝毒性、恶病质及皮肤反应如Stevens-Johnson综合征或中毒性表皮坏死溶解）的基因将会成为可能。

● 相关疾病 伴有EB病毒感染的患者（如传染性单核细胞增多症）、淋巴细胞白血病患者或痛风患者使用氨苄西林治疗时更易出现斑丘疹；约64%的艾滋病患者感染卡氏肺囊虫肺炎用药治疗后出现药物不良反应（如使用磺胺类药物后出现皮疹）。另外，用阿莫西林-克拉维酸治疗HIV阳性的患者中，CD_4^+细胞计数<200/mm^{3}的患者比那些CD_4^+计数水平较高的人有更高的皮疹发生率（62% *vs* 11%）。

● 既往用药史 以前有过敏反应史的药物或结构相似的药物是导致过敏反应最危险的因素，例如有青霉素过敏史的患者，应避免使用所有结构与青霉素相关的药物（如青霉胺），同时应考虑其他β-内酰胺类抗生素也会存在交叉过敏的可能性。

(2) 药物相关因素：药物种类、药物剂量、给药频率和给药途径均会影响过敏反应的发生率，例如青霉素诱导的溶血性贫血需要持续较高的药物浓度。频繁间断给药比持续给药更易导致β-内酰胺类抗生素的致敏作用。给药方法对于过敏反应很重要，局部给药的致敏作用（sensitization）可能性最大，而口服给药可能性最小；肌内注射比静脉注射更易发生致敏作用。已发生过敏反应的患者再次使用该药时，静脉给药发生过敏反应的可能性最大，口服给药的可能性最小，这与药物转运的速度有关。

20.1.3.3 **过敏反应的规避原则** 过敏反应在临床中的表现多种多样，理解免疫发病机制对于诊断和治疗过敏反应是很有帮助的，但有许多药物导致过敏反应的确切免疫发病机制还不是很清楚。另外，患者常表现为许多上面未述及的症状，同时使用多种药物也使得致敏药物的确定非常困难。因此，详细询问患者用药史和诊断试验对患者恰当地诊断和治疗很有必要，详细的用药史是诊断药物过敏反应最有价值的方法。详细用药史应包括以下内容：有无过敏史；药物反应的性质和严重程度；药物和反应是否存在时间上的因果关系（起始时间、持续时间）；有无接触过与导致反应相同或结构相似的药物；停止可疑药物后的反应；有无诊断实验和再激发试验；给药途径等。

为了减少过敏反应的发生，药师在调剂过程中应关注以下事项：首先，严格执行药品说明书中有关过敏反应皮试的要求。说明书具有法律效应，是否皮试应以说明书为准。若说明书要求皮肤试验，则使用前必须进行皮试。其次，加强患者用药史的询问，特别是调剂过敏反应发生率高的药物，如β-内酰胺类抗生素、含碘的造影剂、磺胺类药物等。另外，应关注结构相似药物，例如患者对磺胺过敏，则对布美他尼、塞来昔布、呋塞米、氢氯噻嗪、乙酰唑胺、格列吡嗪等以及含有上述药物的复方制剂（如厄贝沙坦/氢氯噻嗪、氯沙坦/氢氯噻嗪）均可能发生交叉过敏。

20.2 药物不良反应监测的目的和意义

ADR 监测能弥补药品上市前研究的不足，为上市后再评价提供服务。药品上市前的临床研究病例少（Ⅰ期临床试验 20～30 例，Ⅱ期临床试验 100 例，Ⅲ期临床试验 300 例以上）、研究有局限性（试验对象年龄范围窄、用药条件控制较严）、研究时间短（一般只有几个月）、研究目的单纯（观察指标只限于试验所规定的内容）。因而，ADR 监测是确保用药安全性的重要工作。

ADR 监测能促进临床合理用药。开展药物不良反应报告和监测工作，有助于提高医护人员、药师和患者自身对药物不良反应的认识和警惕，注意用药的安全性问题，从而提高合理用药的水平。

为遴选、整顿和淘汰药品提供依据，为药品上市后风险管理提供技术支持。药品上市后再评价的主要内容包括药品有效性、药物不良反应和药物经济学研究。药物不良反应作为药品上市后再评价工作的组成部分，ADR 报告和监测工作在对药物安全性评价方面发挥着重要的、不可替代的作用。

ADR 报告监测有利于及时发现重大药害事件，防止药害事件的蔓延和扩大，保障公众健康和社会稳定，这是药物不良反应监测工作在功能上的重要外延，通过 ADR 监测工作可以发现任何与药物安全性相关的问题（如质量问题、假药问题、不合理用药问题等），这是国家政府部门进行上市后药物安全信号发现和风险管理的重要手段。国家药物不良反应监测中心对收集的药物不良反应信息进行分析、评价、研究，及时发布信息及采取措施，避免同类药害事件的重复发生，以保护更多患者的用药安全和健康利益。

20.3 我国药物不良反应监测体系

20.3.1 我国药物不良反应监测工作的法律法规条款

为了做好药物不良反应监测工作，在《药品管理法》、《药品不良反应报告和监测管理办法》、《药品和医疗器械突发性群体不良事件应急预案》、《药品召回管理办法》、《药品生产质量管理规范》、《药品经营质量管理规范》、《药品注册管理办法》、《医疗机构制剂配制质量管理规范》、《医疗事故处理条例》、《医疗机构药事管理规定》、《中华人民共和国执业医师法》、《疫苗流通和预防接种管理条例》等法律法规中明确提出“国家实行药物不良反应报告制度”，药品生产企业、经营企业和医疗机构必须严格开展药物不良反应监测，执行药物不良反应报告制度。这标志着我国的 ADR 监测工作正式步入了法制化的轨道。

20.3.2 药物不良反应报告制度

药物不良反应实行逐级、定期报告制度，必要时可以越级报告。

药品生产、经营企业和医疗卫生机构必须指定专（兼）职人员负责本单位生产、经营、使用药品的不良反应报告和监测工作，发现可能与用药有关的不良反应应详细记录、调查、分析、评价、处理，并填写《药物不良反应/事件报告表》，每季度集中向所在地的省、自治区、直辖市药物不良反应监测中心报告，其中新的或严重的药物不良反应应于发现之日起 15 日内报告，死亡病例须 24 小时内报告。

（1）国家食品药品监督管理局负责全国药物不良反应监测管理工作，并履行以下主要职责：

● 会同卫生部制定药物不良反应报告的管理规章和政策，并监督实施；

● 通报全国药物不良反应报告和监测情况；

● 组织检查药品生产、经营企业的药物不良反应报告和监测工作的开展情况，并会同卫生部组织检查医疗卫生机构的药物不良反应报告和监测工作的开展情况；

● 对突发、群发、影响较大并造成严重后果的药物不良反应组织调查、确认和处理；

● 对已确认发生严重不良反应的药品，国家食品药品监督管理局可以采取紧急控制措施，并依法做出行政处理决定。

（2）省、自治区、直辖市（食品）药品监督管理局负责本行政区域内药物不良反应监测管理工作，并履行以下主要职责：

● 根据本办法会同同级卫生主管部门制定本行政区域内药物不良反应报告及管理规定，并监督实施；

● 会同同级卫生主管部门组织本行政区域内药物不良反应报告和监测的宣传、教育、培训工作；

● 组织检查本行政区域内药品生产、经营企业的药物不良反应报告和监测工作的开展情况，并会同同级卫生主管部门组织检查本行政区域内医疗卫生机构的药物不良反应报告和监测工作的开展情况；

● 对本行政区域内发生的药品严重不良反应组织调查、确认和处理；

● 对在本行政区域内已确认发生严重不良反应的药品，省、自治区、直辖市（食品）药品监督管理局可以采取紧急控制措施，并依法作出行政处理决定。

国务院卫生主管部门和地方各级卫生主管部门在职责范围内，依法对已确认的药物不良反应采取相关的紧急措施。

（3）国家药物不良反应监测中心负责全国药物不良反应监测技术工作，在国家食品药品监督管理局的领导下履行以下主要职责：

● 承担全国药物不良反应报告资料的收集、评价、反馈和上报工作；

● 对省、自治区、直辖市药物不良反应监测中心进行技术指导；

● 承办国家药物不良反应信息资料库和监测网络的建设及维护工作；

● 组织药物不良反应宣传、教育、培训和药物不良反应信息刊物的编辑、出版工作；

● 参与药物不良反应监测的国际交流；

● 组织药物不良反应监测方法的研究。

省、自治区、直辖市药物不良反应监测中心在省、自治区、直辖市（食品）药品监督管理局的领导下承办本行政区域内药物不良反应报告资料的收集、核实、评价、反馈、上报及其他有关工作。

20.4　医疗机构的药物不良反应监测工作

20.4.1　医疗机构药物不良反应监测工作网络

据我国2008年统计，全国医院、卫生院诊疗人数达35亿人次以上，住院人数1.15亿。若按世界卫生组织报道的不良反应发生率为依据，推算我国住院患者发生药物不良反应人数为500～1500万，其中严重者可达50万到100万人。同时，当前我国的药物不良反应报告主要来源于医疗卫生机构，因此加强医疗机构的药物不良反应监测，完善药物不良反应监测体系具有重大意义。

医疗机构要做好药物不良反应监测报告工作，必须有领导的支持，医师、护师和药师的积极参与，同时应建立和完善药物不良反应报告体系，以提高报告药物不良反应的自觉性，减少漏报和不报，使药物不良反应报告制度落实到实处，为保障公众用药安全做出贡献。

（1）监测模式的建立：医疗机构药物不良反应监测模式应结合自身情况，建立药物不良反应监测制度，制定具体实施办法；成立药物不良反应监测领导小组，由院长或负责医疗工作的副院长任组长，医务处、药学部（药剂科）、护理部主任任副组长，药物不良反应监测专门机构设在药学部（药剂科），由临床药师具体负责落实药物不良反应监测工作。成员由各临床、医技等科室主任和护士长组成；组建药物不良反应监测专门机构（如监测站、组等），配备专（兼）职人员，应用计算机网络等新技术，负责本单位药物不良反应监测工作的落实，建设医院药物不良反应监测网络；医护人员应积极填写《药物不良反应/事件报告表》并进行初步评价，由专职人员收集；大力开展药物不良反应监测宣传、教育、培训，是医疗机构药物不良反应监测的日常性工作。

(2) 药物不良反应监测工作的实施：为使医疗单位药物不良反应监测模式能够顺利进行，药物不良反应监测工作小组首先需做好教育和培训工作。药物不良反应监测工作小组负责全院的教育和培训工作，培训的对象包括药师在内的所有医务人员。其次，应加强医院药学信息工作，收集、整理药物不良反应信息，建立医院药物不良反应数据库。提供药学情报，消除医护人员和患者用药过程中的信息障碍。通过开展药学信息工作，在药物不良反应监测方面可以收集、整理药物不良反应信息，建立医院药物不良反应数据库。根据医院应用药品的状况，制定医院《重点监测药物目录》。对于一些容易发生药物不良反应的抗感染药品、生物制品、中药注射剂、心血管药品、神经系统药品等也应重点监测。第三，结合治疗药物监测的实践，加强对肝肾功能异常者、婴幼儿、老年人、孕期和哺乳期妇女等特殊人群和庆大霉素、氨茶碱、地高辛、苯妥英钠、卡马西平、环孢霉素等特殊药品的药物不良反应监测。第四，要加强药师与患者的沟通，无论是为患者建立药历，还是进行药物不良反应报告，药师与患者之间良好的沟通是非常重要的。通过面对面的交谈和电话访问等方式，药师可以了解患者的用药情况和真实感受，发现可能被忽视的药物不良反应。通过沟通，药师还能使患者正确认识药物的不良反应，促进患者进行自我监测和报告。

(3) 建立制度，明确流程，健全 ADR 监测机制，建立 ADR 监测制度，明确其工作流程是开展工作的有力保障。基层医疗机构必须结合自身实际，制定行之有效的监测制度和流程。如制定《ADR 监测奖惩制度》、《临床科室 ADR 监测员管理办法》、《ADR 报告监测流程》等，将工作细化、具体化。

(4) 培养临床 ADR 监测员，建立三级监测网络：临床科室 ADR 监测员的确定和培养是提高监测效率的关键环节之一。由于基层医院各科室对 ADR 监测的认识和重视程度不一，部分科室不愿报告或对监测不屑一顾，存在科室零报告现象。因此，在各临床科室确定 ADR 监测员，建立监测点对打开局面尤为重要。选择各科责任心强的医师或护士为 ADR 监测员，组织他们集中培训，学习监测知识和 ADR 病例收集方法，学习如何识别患者用药反应。还应定期向其通报国家食品药品监督管理局发布的 ADR 新动态，使临床一线的 ADR 监测员能够更好地了解监测重点，及时捕捉新的 ADR 信息。同时，培养锻炼监测员，使之成为合理用药的宣传员。利用每次病例收集的机会进行合理使用药物宣传，帮助临床医护人员有效避免和减少 ADR 的发生。通过临床 ADR 监测员，把工作做到了临床一线，做到了病房，让广大医护人员和患者都了解 ADR，认识监测的重要意义，提高参与主动性。

(5) 集合医、药、护各专业力量，共同承担监测任务：基层医疗机构 ADR 报告和监测工作不是哪一个部门或技术专业的专职工作，而是医院全体医务工作者共同的责任。临床医师、药剂人员、护理人员要各自利用岗位优势，密切配合，共同承担起 ADR 监测责任。

20.4.2 药房调剂工作中的药物不良反应监测

药房调剂工作直接面对患者，在工作中发现可能与用药有关的 ADR/ADE 需详细记录，需及时汇报给本科室的 ADR 监测员。各科室的 ADR 监测员调查、分析和初步评价 ADR/ADE 后，协助发现 ADR/ADE 的有关人员立即填写《药物不良反应/事件报告表》，如发生群体不良反应/事件，则需填写《药品群体不良反应/事件报告表》，及时上报医院的 ADR 监测中心。

20.4.3 药物不良反应监测报告

为了最大限度地降低人群的用药风险，本着“可疑即报”的原则，各监测点需报告所有药品的不良反应及可疑不良反应。ADR 中心按以下原则对院内收集的报表进行筛选、归类后，按要求上报：凡属监测期内的新药，报告发生的所有不良反应/事件；非监测期内的药品，报告该药品引起的新的和严重的不良反应/事件；进口药品自首次获准进口 5 年内的药品，报告该药品发生的所有不良反应；满 5 年的药品，报告新的和严重的不良反应；报告预防接种及其他药品发生的群体 ADR（“医疗机构药物不良反应报告表”见附录）。

20.5　常见药源性疾病及其防治

人类在预防、治疗、诊断和计划生育等用药过程中，因用药或药物相互作用所引起的与治疗目的无关的不良反应，致使机体某一（几）个器官或某一（几）个局部组织产生功能性或器质性损害而出现各种临床症状，称为药源性疾病。药源性疾病一般不包括药物过量而引起的急性中毒。

20.5.1　概述

药源性疾病的发展与化学药物品种的日益增多有密切关系，自从磺胺类和青霉素问世以及化学药物大量生产以来，药源性疾病无论从数量上还是从性质上，或是从疾病的种类来看，均出现了前所未有的新情况。举例来说，固定性药疹 20 世纪 50 年代在国内极为罕见，但以后随着磺胺类药物的品种和用量不断增多，至 90 年代此药物型药疹便很常见了。再如过敏性休克在 20 世纪 50 年代很少见，而至 90 年代，则已成为临床上相当常见的现象。近 20 多年来，药物品种日益增多，在我国生产的化学原料就有 30 余类，累计达 20 000 多个制剂品种。此外尚有由医院自配与应用的制剂种类，所以实际应用的药物种类为数很多，在如此众多的制剂（包括成药）中，除了药物间的相互作用外，又包含着添加剂、增溶剂、稳定剂、防腐剂、着色剂和赋形剂等，而这些附加成分本身也具有不同程度的化学活性，有些本身还是致敏剂。这些因素使其变得更为复杂。总之，药源性疾病已和其他主要疾病一样，必须予以重视。

20.5.2　不合理用药与药源性疾病

临床上不合理用药有滥用、误用或其他多种情况，可简单概括如下：

（1）处方时，不注意了解患者的用药史、药物反应史以及特异性体质（包括过敏体质和某些遗传缺陷的个人史和家族史），以致引起变态反应或其他不良反应。

（2）忽视药物之间的相互作用，以致显著地加强不良相互作用，从而引起药源性疾病；

（3）由于不了解复方或合剂的配伍成分，过敏反应者再次给予致敏药物，以致引起变态反应。

（4）不注意患者与原有疾病及机体重要脏器（如心血管系统、肝、胆、肾、神经等）的病理基础，如对慢性肝病患者却给予有肝毒性的药物。

（5）误用药物，即把无明确治疗目的的药物任意引进处方；这样就容易造成患者误服，引起胃肠道不必要的药物反应，或发生药物之间不良的相互作用。

（6）滥用药物，如没有明确适应证，也不了解药物的治疗作用和不良反应就擅自用药、决定用药方法、加大剂量和配伍药物等。

（7）该停用的药物没有及时停药，由于用药时间过久，造成药物蓄积，甚至中毒。

（8）对老年、体弱或幼年患者，给予与成年人无区别的剂量，以致造成药物过量或中毒。

综上所述，不合理用药是导致药源性疾病的重要原因，但相对而言，药物引起药源性疾病总是少数，引起严重不良反应，甚至死亡的病例，则更少见。至于对药物具有特异性过敏体质或特殊遗传素质者仅占人口万分或十万分之几，其发生频率往往需待药物投入市场、广泛使用若干年后才能发现。所以总的说来，如果注意合理用药，则绝大多数药源性疾病是可以避免的。

20.5.3　药源性疾病的基本类型

（1）按临床表现分类：药源性疾病的致病药物种类虽然很多，然而所引起的疾病的基本类型却有限。由于一种药物可引起数种基本类型的疾病，因而造成药源性疾病临床表现是很复杂的。药源性疾病的基本类型有：

● 中毒型：细胞生长抑制剂有严重细胞毒作用，有的药物对酶有毒性，如抗代谢药氨甲蝶呤抑制二氢叶酸还原酶，使叶酸生成发生障碍；秋水仙碱有纺锤体毒性，抑制细胞分裂。

● 炎症型：特别见于药物引起的各型药物性皮炎。

● 发育型（胚胎型）：妊娠 3 个月内孕妇使用致胚胎损害的药物，可引起胎儿畸形发育，如“反应停”引起胎儿四肢骨骼的畸形发育。

● 增生型：苯妥英钠可引起牙龈增生（尤见于儿童），有大量浆细胞浸润；苯妥英钠引起的血清病反应，在肿大的淋巴结中有淋巴细胞增殖表现。

● 发育不全型：四环素引起牙釉质发育不全。

● 萎缩型：皮质激素注射后，可引起注射局部皮肤发生萎缩性变化，表皮变薄，表皮乳突消失。

● 赘生型和癌变：如萘氮芥治疗引起膀胱癌；长期使用砷剂，掌、蹠部可产生疣状损害，可演变成鳞癌或基底细胞癌。

● 变性和浸润型：青霉胺治疗可引起天疱疮样皮炎，组织学显示表皮有嗜酸性粒细胞坏死及多形核细胞浸润。

● 血管型（水肿、充血）：多见于药物性变态反应时发生的血管神经性水肿。

● 血管栓塞型：血管造影剂可引起血管栓塞。

● 功能型：药物能引起功能性改变的例子很多，如神经节阻断剂可引起无力型肠梗阻。抗胆碱药和神经药源性疾病的基本类型无特异性，一般说与非药源无病理性质上的差异，因此鉴别诊断主要根据药源性疾病诊断要点。

（2）根据累及的系统或器官，药源性疾病还包括以下分类：

● 肝毒性：能引起黄疸的药物有氯丙嗪、奋乃静、氟奋乃静、三氟拉嗪、地西泮、甲丙氨酯、烟酸、甲睾酮、苯丙酸诺龙、氯磺丙脲、氯霉素、林可霉素、克林霉素、异烟肼、利福平、氨苯砜、氯喹、伯氨喹、磺胺类、锑剂、硝硫氰胺、甲氨蝶呤、别嘌醇和硫唑嘌呤。

● 消化道黏膜损害：非甾体抗炎药引起的消化道黏膜损害最为常见，包括食管黏膜损害、胃黏膜损害，严重可导致胃溃疡。一般表现为恶心、呕吐、上腹痛，严重者也可腹泻或便血。

● 神经系统损害：包括青霉素脑病、普萘洛尔脑病、听觉神经损害、视神经炎、锥体外系反应、诱发和加重癫痫和惊厥、精神症状、周围神经炎。

● 血液系统损害：因药物的有害作用而导致血液系统疾患者，其顺序为粒细胞减少、血小板减少、溶血性贫血、再生障碍性贫血（以下简称再障）。其病死率以再障最高，可达50%。再障和药源性贫血已引起临床高度重视，但如何区分，仍是临床极为关注的问题。

● 呼吸系统损害：药源性呼吸系统疾患常表现为呼吸抑制、支气管哮喘、肺水肿、嗜酸性粒细胞性肺炎、弥漫性间质性肺炎和肺纤维化、肺出血、肺栓塞、结节性多动脉炎、红斑狼疮综合征和肺部继发感染等。一般多在停药后恢复，极少数呈进行性发展。包括呼吸抑制、支气管哮喘、嗜酸性细胞性肺炎、弥漫性间质性肺炎和肺纤维化、肺水肿、肺出血、肺血栓-栓塞性疾病。

20.5.4 药物相互作用与药源性疾病

目前，药物种类日益增多，联合用药的机会也随之增加。药物相互作用引起的药源性疾病也越来越引起人们的注意。

（1）心血管系统：β受体阻断药与硝苯地平合用时，可引起血压过低和心力衰竭。因此，二者合用时，要注意监护患者过度低血压和心脏抑制的症状。β受体阻断药与维拉帕米合用时，可引起严重的心脏抑制（心动过缓、收缩停止、窦性停搏等）。强心苷与钙剂合用，可引起严重的心律失常；强心苷与维拉帕米或奎尼丁合用时，强心苷血药浓度可明显增加，应进行定期监测，调整剂量，避免中毒；强心苷与排钾利尿药合用，可增加强心苷的毒性，二者合用，应严密监测血钾和血镁浓度。单胺氧化酶抑制剂与麻黄碱合用引起恶心、头痛、呼吸困难、运动失调等，严重时，可引起高血压危象、脑出血，甚至死亡。应尽量避免两者合用。

（2）呼吸系统：吗啡与中枢抑制药合用可增强麻醉、镇痛效果，同时也加强了中枢抑制作用。肌松药与四环素合用可使两药的相互作用增强，加重呼吸抑制。临床应用时，应间隔用药，避免同时使用。氨基苷类抗生素与具有神经肌肉阻滞作用的药物合用，如镁盐、肌松药、多黏菌素E、多黏菌素E甲磺酸钠、林可霉素、克林霉素等合用，可增加神经肌肉传导阻滞作用，引起呼吸抑制。

（3）血液系统：抗凝药与其他药物合用，如与巴比妥类合用，可降低抗凝作用；香豆素类抗凝药与某些药物（阿司匹林、广谱抗生素、保泰松、奎尼丁、甲苯磺丁脲、西咪替丁、甲硝唑等）合用，可增强抗凝血效果，延长出血时间，造成出血性疾病。甲氨蝶呤与非甾体抗炎药合用，可使甲氨蝶呤毒性增加，甚至威胁生命。应尽量避免同时使用。

（4）神经系统：卡马西平与红霉素、异烟肼合用可致运动失调、眩晕、困倦、精神混乱等中毒症状。联合用药时，必须进行密切观察并适当减少剂量，否则不予合用。单胺氧化酶抑制剂与哌替啶合用可很快产生一系列神经系统症状，如兴奋、肌强直、高热、面部潮红、意识不清等。氨基糖苷类抗生素与万古霉素、呋塞米、依他尼酸合用，耳聋的概率明显增大，尽量避免联合使用，若必须合用，则使用最小剂量，同时监测氨基糖苷类抗生素血药浓度，以及听力功能的变化。

（5）泌尿系统：氨基糖苷类抗生素和两性霉素、头孢菌素、万古霉素、呋塞米、依他尼酸合用时，可增加氨基糖苷类抗生素的肾毒性引起肾损伤，可致急性肾衰。联合用药时，应密切监测氨基糖苷类抗生素血药浓度，并将剂量减小到最低限度。

20.5.5　药源性疾病的诊断及处理原则

（1）询问既往用药史、过敏史和家族史：药源性疾病的发生于用药之后，因此用药时间与发病时间的关系对于诊断有重要意义。患者的病史和用药史、临床表现、病理学检查、生化检验等资料是诊断的依据。对疑为药源性疾病的病例要求有详细的记录。如有可能，要设法从多种用药中找到致病药物。如氯丙嗪引起的肝细胞胆管型肝病血清转氨酶值升高不明显，但碱性磷酸酶值高度上升，胆固醇也增高。药源性疾病发生有遗传因素，如长期服用异烟肼，快乙酰化易使异烟肼转化为酰肼，后者可生产肝脏损害；慢乙酰化型则易发生周围神经炎。

（2）追溯用药史：在药源性疾病的误诊病例中，有一半以上患者的误诊原因是遗漏或忽略了患者的用药史。所以医师在诊断疾病时，应该常想到药物作为一种致病因子的可能性，认真仔细地询问患者治疗疾病的过程，了解其用药史是诊断的关键。确定用药时间以及剂量与临床症状发生的关系，从开始用药到发生反应或造成药源性疾病都有一个过程，这一段时间叫做药源性疾病的潜伏期，潜伏期长短不一。根据不同的药源性疾病的潜伏期，确定用药时间与临床症状发生的关系密切与否是药源性疾病诊断的重要依据之一。

（3）排除药物以外的因素：由于药源性疾病是在一种或多种原发病治疗的基础上发生的，因此在诊断时，要注意通过一定的诊疗方法排除原发疾病和其所致的并发症、继发症，以及患者的营养状况和环境因素造成的影响，才能确立药源性疾病的诊断。对联合应用的多种药物不能同时停止，以免延误原发病的治疗。

（4）进行必要的实验室检查和相关的试验：嗜酸性细胞计数、皮试、致敏药物的免疫学检查、血药浓度检测、药物不良反应的激发试验等都有助于疾病的诊断。体格检查、血液学和生化学检查、器官系统的功能性检查、心电图、超声、X线等，这些检查为确定该病的受损器官、严重程度提供了依据，并可指导进一步治疗。

（5）进行药物流行病学调研：有些药源性疾病（尤以新药所致）在单个病例发生时，很难得出正确的诊断，而是要依据许多病例报告，或经流行病学的调研后了解确定。此外，对该病的诊断很大程度上取决于医师细心和认真的工作态度，丰富的临床经验和药理学知识，以及该病的认识。

如果怀疑疾病由药物引起，而又不确定某种药物时，首要的是停用一切药物，这不但可即时终止致病的药物对机体的继续损害，且有助诊断。停药后，临床症状的减轻或缓解，常可提示疾病为药源性。其次，根据病情采取治疗对策。由于药源性疾病多有自限性特点，大多为轻型表现，因此，停药后常无需特殊处理，经数天后，由于药物的排泄，患者症状可逐渐缓解。严重者需采取对症疗法，除给予支持疗法，促进药物排泄等外，如致病药物非常明确，患者中毒情况比较严重者，可酌情采用拮抗剂。如系药物变态反应，医师将致病药物告知患者，防止以后再发生。根据患者的致病药物，及所引起的临床病理类型，对预后可做出合理判断。

综上所述可知，药源性疾病是难以避免的。但是，通过采取一些适当的措施，如控制剂量、注意给药时间与配伍禁忌、密切观察临床反应等，便可在一定程度上减少其反应发生的程度和范围。

20.5.6　药源性疾病的治疗

及时停药，去除病因是该病最根本的治疗措施，可达到釜底抽薪的治疗效果，绝大多数轻型患者在停用相关药物后疾病可以自愈或停止进展。

对于一些与剂量相关的药源性疾病的治疗，可采用静脉输液、利尿、导泻、洗胃、催吐、毒物吸附剂，以及血液透析等方法加速药物的排泄，延缓和减少药物吸收。

利用药物的相互拮抗作用来降低药理活性，减轻药物不良反应。过敏性休克的治疗必须争分夺秒，就地抢救切忌延误时机。立即使患者平卧，抬高下肢，吸氧，开放静脉通道，注意保暖。并用抗过敏的药物治疗。

对药物引起的各种系统器官损害要采取相应器官损害的治疗方法治疗。

20.5.7 药物过敏反应的抢救

由过敏反应导致的休克，称为过敏性休克，抢救不及时，常可造成死亡。除过敏性休克外，药热也是全身过敏反应之一。除上述全身过敏反应外，各种皮肤反应也属于全身过敏反应。

过敏性休克：当发生药物过敏性休克时，应立即停止使用此药，并分秒必争地就地抢救，以免延误救治时机。因此，在使用易引起过敏性休克的药物时，应注意做好急救准备。对大多数过敏性休克，最常用的急救药物是肾上腺素，还可加用糖皮质激素，并给予保持气道通畅、吸氧等措施。

皮肤黏膜等过敏反应：可口服氯苯那敏、布克力嗪、异丙嗪、苯海拉明等抗过敏药物，还可视病情和需要使用糖皮质激素。皮肤局部治疗等如继发感染，可给予抗菌药物治疗。在使用抗感染药物时，要考虑到患者可能处于高敏状态，原发反应可能就是由于抗生素引起或发生交叉过敏反应，应注意选择患者不会过敏的药物谨慎试用，并密切观察；所用药物种类不宜过多，亦不要随便增加或调换药物，以免出现新的反应导致病情恶化。

20.5.8 小结

药源性疾病是一门新的医药学边缘学科，要减少药源性疾病的发生，医务工作者必须重视药源性疾病的危害性，提高临床安全用药水平，加强药物安全信息的收集和交流，有效地指导临床安全合理用药。要严格掌握药物使用的适应证和禁忌证，综合考虑患者的性别、年龄、生理、肝肾功能、遗传等各方面因素。了解患者药物不良反应史（特别是过敏史）；高度重视特殊人群（老年人、儿童、孕妇、肝肾功能下降者）的用药；用药要有明确的指征；选用药物要权衡利弊，尽量做到个体化给药；注意药物的用法与用量，避免不必要的联合用药；应用新药时，必须掌握有关资料，严密观察；应用对器官功能可能有损害的药物时，需按规定定期检查器官功能；对于治疗安全范围窄的药物，要进行血药浓度监测。注意发现药源性疾病的早期症状，以便及时停药和处理，防止进一步发展。

20.6 中药的药物不良反应

20.6.1 概述

长时间以来，许多人都片面地认为中药源自天然，药性平和，无不良反应。中药的不良反应问题往往被忽视，但近年有关中药不良反应的问题凸显，中药不良反应的报道呈大幅上升趋势。因此，中药安全无毒的旧观念必须改变。中药引起不良反应大致有以下几个因素：

超量使用：人们普遍存在一种误区，认为中药无不良反应，用量多并无大碍。有些医生随便加大方药的用量，导致患者超量服用；有的患者自行加量服药。实际上，由于超剂量用药而引起的不良反应时有发生。

个体差异：患者的体重、性别、体质各不相同，患者对药物的反应往往因个体的差异而有极大的不同，其中女性药物不良反应比男性多，婴幼儿、老年人不良反应比青壮年多。

药物自身因素：某些中药本身就含有毒性成分，不良反应出现较多，如附子、川乌、大黄、细辛等，过量服用即可中毒，导致人体内各系统的异常表现。中成药的包装说明不清晰，或中药被农药污染或变质，假冒伪劣品种的混杂等也是导致不良反应发生的重要原因。

20.6.2 中药药物不良反应发生的特点

（1）与性别、年龄的关系：中药不良反应发生率与性别及年龄有关。有统计表明，女性的中药不良反应发生率高于男性。年龄60岁以下者不良反应发生率为6.3%，60岁以上为15.4%，80岁以上为25%。由此可以看出，中药不良反应以中、老年人多见。

（2）发生的部位：中药不良反应几乎发生于人体的各个系统，其中尤以皮肤黏膜的发生率为最高。据统计，111例不良反应患者中变态反应（过敏反应）占66.67%，消化系统反应占7.21%，泌尿系统反应占2.70%，心血管系统反应占1.80%，血液系统反应占0.90%，神经系统反应占7.21%，呼吸系统反应占0.90%，其他反应占12.61%。

（3）与剂型的关系：中药不良反应与剂型的关系较大。在所有的中药不良反应中，中药注射剂致不良反应位居第一。据报道，在392例中药不良反应中，静脉给药占77.04%，口服剂型占20.66%，外用剂型占6.25%。

（4）中药不良反应类型：中药不良反应分A型和B型两种，A型为量变型变异，与剂量有关，危害轻，可预知；B型则恰好相反，与剂量无关，危害重，很难预知。总体看来，中药不良反应以A型的发生率高于B型。有学者分析A型中药不良反应375例，其中心血管系统比例最大（20.73%）；B型反应916例，其中皮肤黏膜损害最大（41.6%）。造成重度损害者达373例（28.89%）。

（5）中药所致过敏反应：在众多的中药不良反应中，以过敏反应为最多。其中包括过敏性休克、皮疹、药物热和剥脱性皮炎等，而皮疹的发生率为最高。通过对中药及其制剂致过敏性休克131例的分析结果表明，中药注射剂过敏性休克在不良反应中位居第一。临床表现具有多样性，除造成皮肤黏膜的损害外，还常涉及消化、泌尿、心血管、血液、神经和呼吸等多个系统和器官。有专家通过分析了38例雷公藤引起的不良反应后认为，雷公藤不良反应常累及2个以上系统，其中血液系统最为主要和严重。

（6）多种活性：临床使用中药以复方为主，成分复杂，多种成分生理活性物质、多靶点起作用是中药ADR发生的物质基础和根本原因。因此，从理论上来讲任何中药都会发生ADR，只是当中药用于特定的患者，在特定的时间才表现出来。在治疗特定病症时，其他活性便表现为ADR，如当归养血、活血、润肠，用其养血、活血时，润肠的功能便成为副作用，可引起腹泻或慢性腹泻加重。

（7）中药ADR发生率低且总体程度较轻：在中医理论指导下经辨证使用中药，注意症候禁忌，正确使用，则ADR发生率低。据专家表示中药造成的ADR仅为西药的1/6。此外，中药ADR一般较轻，罕见大规模损害。

（8）中药ADR难于被发现：中药的安全性基于长期临床实践，临床较少使用单味中药，ADR难以暴露。因缺乏循证医学的大样本研究，临床疗效很大程度取决于临床辨证用药的准确性，中药研发中动物实验和临床试验样本有限，上市前ADR很少发现。患者存在个体差异，现在药理学认为，千差万别的个体，对药物作用的反应不同，有的人机体应激性强，有的人机体应激性弱，有的人对药物耐受性大，而有的人则属高敏体质等。同一药品在不同患者身上可产生不同反应，表现的无规律性往往不被重视。

中西药、多种药物合用，有些中药成方制剂之间、中西药之间配伍应用，无法从活性成分、体内过程、作用靶点等角度判断两者配伍应用的合理性，药物相互作用也易导致ADR，但诱因难以确定，使得中药ADR难以被发现。

（9）异药同症：不同患者使用不同中药，可产生相同ADR，如苦参和地龙都可引起过敏性厥证，许多中药都可引起患者恶心、呕吐等。

20.6.3　中药药物不良反应的防治

（1）加强中药制剂安全性的研究：首先要以科学的态度认识中药的药效和毒性，纠正“中药无毒”的片面观点。对有关中药制剂导致各种病症的临床资料应加强分析和研究，证实其毒性类型，弄清其毒性成分、作用机制、用药剂量等，使临床医生用药时能心中有数。对中药制剂的原药采集要正本清源，弄清中药品种。同一种中药往往因来源不同，品种繁多，使临床应用产生混乱，而其中某一个品种出现毒性反应，则祸及无辜。对有毒性药材要寻找其代用品，如确知关木通具有肾毒性而白木通、三叶木通没有肾毒性，因此可用其替代马兜铃科木通以减少毒性。

（2）加强中药及其制剂的管理：应建立中药不良反应报告和统计制度。有关管理机构应制定中药材和中药制剂的安全性质量标准及农药残留、重金属、真菌及其毒素、各种有害物质化学成分的限量标准，同时还应对发生在国内外影响较大的中药中毒事件进行专题研究。

（3）加强监测管理力度：尽快建立健全药监系统的不良反应监测中心，安全监测、督查应做到具体细化和规范化。对毒性中药的种植、生产、加工、炮制、经营、研究、使用等部门，均应按照法律法规及其他有关规定做好全过程的管理工作。值得注意的是，应将不良反应发生率高的药品参照毒性药物管理办法进行监管。

（4）合理使用中药制剂：严格掌握药物的适应证是做到合理用药的保证。近年来人们往往忽视中医理论，而是简单地按照西医西药的思维方式去使用中药及其制剂，结果引起了严重的不良反应。所以，只有严格按照中医药理论使用，才可能使中药及其制剂发挥良好的治疗效果，否则，不但疗效欠佳，还可能导致不良反应。中药师对中药的来源、炮制、制剂等有较多的了解，并具备一定的中医理论知识，故应积极参与临床用药的指导和评价，配合医师针对病症更安全、合理、有效地使用中药制剂。

（5）积极开展临床药学工作，提高临床用药安全，注意药物间的相互作用和配伍禁忌，尤其是中、西药物间的配伍禁忌，避免不合理配伍导致中药不良反应的发生。

（6）药剂人员应自觉加强学习，不断更新知识结构，努力提高自身业务素质，把好调剂关，正确指导患者合理用药。

20.7 药物依赖与药物滥用

20.7.1 药物依赖的定义

药物是人们用以防治疾病的重要武器，但某些药物被患者反复使用却会导致用药者依赖，这种特性称为药物依赖性。定义为由药物与机体相互作用造成的一种精神状态，有时也包括身体状态，表现出一种强迫性地定期用该药的行为和其他反应，为的是要体验精神效应，有时也是为了避免由于断药所引起的不适，同一人可以对一种以上的药物产生依赖性。

20.7.2 药物依赖的分类

药物依赖性又可进一步分为身体依赖性和精神依赖性。身体依赖性有时亦称生理依赖性，它是由于反复用药所造成的一种适应状态，中断用药后产生一种强烈的躯体方面的损害，即戒断综合征，它使人非常痛苦，甚至有生命危险。致身体依赖性的药物主要有阿片类和以巴比妥类为代表的镇静催眠药等，可卡因和苯丙胺类中枢兴奋剂也可产生身体依赖性。精神依赖性又称心理依赖性，它使人产生一种舒适、愉快的感觉，并且在精神上驱使该用药者具有一种需周期或连续用药的欲望，产生强迫觅药行为，以便获得满足或避免不适感。断药后一般不出现躯体戒断症状。

20.7.3 具有依赖特性的药物（或物质）

（1）麻醉药品：阿片类包括天然来源的阿片及其中所含的有效成分，如吗啡、可待因，也包括人工合成或半合成的化合物如海洛因、哌替啶、美沙酮、芬太尼、可卡因、古柯叶、大麻等。

（2）精神药物：镇静催眠药和抗焦虑药如巴比妥类和苯二氮䓬类等；中枢兴奋剂如苯丙胺、甲基苯丙胺等；致幻剂如麦角二乙胺。

（3）其他：如酒精、烟草、挥发性有机溶剂等。

20.7.4 药物依赖与药物滥用的关系

药物滥用指与医疗目的无关的反复大量使用有依赖性或潜在依赖性的药物，用药者采用自身给药形式，导致精神依赖性和身体依赖性，造成精神混乱和一些异常行为，其后果除损害滥用药者的身体健康外，还会带来严重的社会问题。药物滥用与药物依赖性之间有非常密切的关系，往往互为因果。

药物的精神依赖性是药物滥用的必要药理学特性，它引起强迫性觅药和反复地或无节制地用药。这种滥用行为会进一步加重依赖状态，而药物滥用又是导致产生耐受性和依赖性的原因。

20.7.5　药物滥用现状

当今，药物滥用问题已成为席卷全球的社会公害。在许多国家，药物滥用现象已波及社会各阶层及所有年龄组的人群，特别是青少年。妇女在滥用者中所占比例日趋增加，这无疑会给社会的发展和人类的健康带来严重威胁。合理应用致依赖性药物并防止滥用，早在第一次世界大战以前就引起关注和重视，全世界人民为遏制全球药物滥用一直在努力工作，如国际国内均设置专门机构，负责该项工作，并制定公约和管理办法。

20.7.6　药物依赖性的治疗

对药物滥用者进行治疗的最终目的是戒除毒品，所采取的共同措施是：

- 明确诊断，包括毒品种类和滥用程度；
- 有无其他指征使得有必要改变通常的戒毒措施；
- 给患者药物以缓解严重的戒断症状。

20.8　药物警戒

20.8.1　药物警戒的定义

2002年，WHO明确药物警戒的定义是：发现、评价、认识和预防药品不良作用或其他任何与药物相关问题的科学和活动。也就是说，所有与药物安全性相关的环节与因素，都被纳入药物警戒的范围。药物警戒就是研究、收集、监测、发现和评价来自企业、医务人员和患者，关于草药（植物药）、民族药和食品添加剂、生物制品、血液制品、疫苗以及医疗器械所致的各种不良事件信息的一门学科。旨在尽早发现上述相关产品所发生的各种风险信号，及时采用防范措施，最大限度地减少药品给患者带来的危害。

20.8.2　药物警戒与药物不良反应监测的区别

从药物警戒的定义或职责范围可以看出，它与目前全球广泛推行的药物不良反应监测既有区别又有内在联系，区别在于药物不良反应监测对象是针对上市后药品所发生的各种不良事件，而药物警戒关注的则是药品的整个生命周期，包括上市前新药的设计、药品的构效关系、药动学、药效学及其代谢性相互作用、毒理学、复方制剂的处方组成、临床前的各项研究以及上市后的监测等，可以说，ADR监测是药物警戒内容之一，是其强有力的基础，而药物警戒则更为广泛，更为深入具体。

20.8.3　实施药物警戒的必要性

认真分析历来发生的无数药品不良事件，发现其根源有两个方面：

（1）药品本身分子结构：如青霉素的过敏反应，沙利度胺（反应停）的致畸、芬（右芬）氟拉明、培高利特的心脏瓣膜缺损、苯丙醇胺（PPA）的脑出血事件、罗非昔布（万络）的心脑血管事件、NSAID的消化道反应、加替沙星的血糖紊乱、含钆造影剂的肾源性全身性纤维化（NSF）以及以关木通为代表的马兜铃酸的肾衰事件和多种中药注射液的严重过敏反应等，这些典型的药物不良反应与药物的化学结构以及生物学效应紧密相关。

（2）人为原因：发生在生产、使用、储存过程，这也是我国药品不良事件频发的主要原因之一，除臭名昭著的假冒伪劣药品黑桃K、糖脂宁之外，最具代表性的就是安徽华源制药公司的“欣弗”事件、齐齐哈尔第二制药厂的“亮菌甲素事件”、上海华联厂的“甲氨蝶呤事件”等，以及用药不当的“茵栀黄注射液事件”、水淹污染云南红河州“刺五加注射液事件”等。由此可知，ADR监测仅能解决药品使用后所发生的诸多问题，而无法解决药品先天不足的问题。时至今日，药学家们方才醒悟，原先曾认为药品质量（安全性）是检验出来的，后来又提出药品质量（安全性）是生产出来，如今这些观点已经过时（不全面），仅靠GMP、GCP、GLP、GAP不能完全解决药品的安全性问题的。

目前，全球已有许多国家建立或改建药物警戒中心，或在原有ADR监测中心增加编制，积极开展药物警戒工作。总之，将ADR监测工作进行战略性前移是当务之急。

20.8.4 做好药物警戒的措施

（1）建立国家级药物警戒领导组织。

（2）建立药物警戒的主力军：一支高素质团队，由医学、药学、流行病学、医疗管理学等专家组成，其任务就是要在浩如烟海的信息中，发现、提取最有价值的信号，经过分析、评估、随访后，做出各种处置决策。

（3）认真学习、研究药物相互作用，尤其是代谢性药物相互作用，它已成为引发严重 ADR 的主要原因。

（4）认真学习、研究药物遗传学与药物疗效及不良反应的关系，尤其是要了解参与药物代谢酶的基因多态性。

（5）积极推广条形码（Barcode）在医药运行中的应用。条形码同条形码扫描仪和计算机数据库连接，共同组成条形码系统，使医务人员能够方便核对是否将正确的药物通过正确的给药途径和剂量在正确的时间给予正确的患者。

（6）应充分发挥临床药师的作用。临床药师是药物信息评价的主要力量。当今，临床药师制的逐步建立和临床药学工作的开展，为药物警戒工作的顺利开展提供了契机。

胡　欣　张亚同

参考文献

[1] 张宪安. 实用药源病学. 北京：中国医药科技出版社，1997，4－42.

[2] I Ralph Edwards、Jeffrey K Aronson、陈关君. 药物不良反应：定义、诊断与管理. 药物不良反应杂志，2001，(2)：93－99.

[3] 蔡伟，纪冬霞，赵贤. 药物警戒与药物不良反应监测辨析及其意义. 国际医药卫生导报，2006，(20)：48－50.

[4] 杜文民. 药物不良反应与药物安全. 2005 年浙江省合理用药与药品不良反应监测学术研讨会：2005，21：20－25.

[5] 余晓东，张萍. 中药药源性疾病的发生与影响因素. 齐鲁药事，2006，(10)：610－612.

[6] 陈丽娟. 药源性疾病的主要原因及防治原则. 浙江临床医学，2007，(12)：1690－1691.

[7] 刘岩. 药源性疾病的防治与合理用药. 中国医药指南，2008，(22)：163－164.

[8] 阎敏，李新中，尹桃. 392 例中药不良反应报告分析. 中国医院药学杂志，2005，(11)：1100－1101.

药学信息服务与调剂智能化系统

21

在我国人民生活水平不断提高和医药科学不断进步的背景下，广大患者希望获得更高水平的医疗卫生服务。因此，药房调剂工作必须适应时代要求，采用当代最新科技成果提高服务水平，改善服务质量。药学信息服务及电子处方系统、合理用药监测系统、处方与医嘱评价系统的应用，帮助医生、药师在用药过程中及时准确地利用医药知识，有效地规范和提高处方质量，保证了患者安全、有效地药物治疗；整包装药品发药机和单剂量药品分包机等调剂智能化系统代替手工调配操作，优化了调剂业务流程，改善了调剂工作绩效，使药房调剂工作更多地体现药师知识和技术的价值，为提高药房服务水平发挥了重要作用。

21.1 药学信息概述

21.1.1 药学信息的概念

药学信息（ pharmaceutical information）是包含药学领域所有知识的数据，它的内容非常广泛，涉及药物的研究、生产、流通和使用各个领域，既包括与药物直接相关的药物信息，如药物作用机制、药动学、药物不良反应、药物相互作用、药物经济学、药事管理、药学教育信息等，也包括与药物间接相关的信息，如疾病变化、耐药性、生理病理状态、健康保健信息等。作为信息科学的一个分支，药学信息已发展成为一门独立的学科。

药物信息（drug information）是药学信息的重要内容，主要反应药物的自然属性，借助药物这个有形载体传递的药物相关知识和讯息的集合，是临床药学工作中的一项重要内容。

药物信息系统：是与药物的性质、作用、生产、库存等有关的信息系统。包括药物文献的检索系统；各种药物的数据库；药品生产、销售、管理系统；计算机药物处方的编辑系统；计算机控制的药房给药系统。

经过专门训练，掌握药学信息并从事药学信息服务的专职人员称为信息药师（information pharmacist）。

21.1.2 药学信息服务

21.1.2.1 **药学信息服务的特点和要求** 随着医务人员对药学信息需求的不断增长，药师对药学信息依赖的日益增加，药学信息服务已经成为医院药学的重要业务。

药学信息服务的特点主要表现在以患者为中心，强调服务的最终受益者是患者；以知识为基础，承担此项业务的专业人员必须具有较高的专业知识水平、长期的知识积累和较高的外语水平；以高科技为依托，以计算机、信息高速路和全球信息网为标志的现代信息技术将是药学信息服务的主要技术支持和来源。

药学信息服务既有其自身的特点，又具有一般信息服务的共性，它强调信息的可靠性、实用性、新颖性、及时性、公开性和先进性。

21.1.2.2 **药学信息服务的范围** 在医院药

学的基本任务中，药学信息服务的内容和功能相当广泛，其基本内容主要有：

- 以疗效、安全性、费用和患者因素为科学依据，建立医院基本药物目录和协定处方集，为国家和主管部门制定和修订与药物有关的方针政策提供依据；
- 向患者、家属、医疗专业人员和其他人员提供药学信息服务；
- 参与药品不良事件的监测和分析；
- 建立和维护药学信息检索系统；
- 定期或不定期出版《药讯》，对医生、护士、药师进行合理用药宣传；
- 对各类药学专业人员进行在职教育和培训；
- 对药品的使用进行评价；

21.1.3 医院药学信息服务新模式的建立

21.1.3.1 *服务对象的扩展* 医院药师开展药学信息服务，首先要立足于医院这一基础阵地。不仅要全心全意为患者服务，为他们解决有关药物使用的问题，还要重视为临床医务人员服务。应该改变过去被动回答医务人员咨询的方式，主动下临床，针对医务人员的实际需要提供相应的信息服务。不仅要面向临床治疗，还应为医院管理决策服务，如为药品供应管理、医疗成本管理等服务。另外，也不能忽视为药学部（科）内部人员服务。药学信息服务应该主动承担起为药师日常工作和继续教育提供技术支持的责任。

21.1.3.2 *信息传播渠道的增加* 向患者、医务人员和社会公众传播药学信息是药学信息服务的基本任务之一。因此，在药师-患者、药师-医师之间建立更广泛、更畅通、更方便、更及时的交流渠道，显得尤为重要。可以在医院信息系统平台上建立医院内部药学网站，设立 BBS、聊天室和电子信箱，甚至可以在临床医师和药师之间建立 OICQ 通道，从而实现一名药师坐在计算机前就可为全院所有医师提供实时药学信息服务。在互联网上设立药学网站，既可充分整合利用药学网络资源，又可突破时空的障碍为社会公众提供药学信息服务。

21.1.3.3 *信息储存方式的变革* 提供药学信息服务的前提之一是拥有大量的药学信息储备，仅仅依靠药师个人所掌握的信息量是远远不够的，必须充分借助外界信息资源。利用现代数据库技术，结合本单位实际需要，建立各种药学数据库是非常值得推荐的做法。将图书、期刊等纸质信息源转换为数据库等数字化信息源，不仅节省信息储存空间，而且大大加快信息查询速度。

21.1.3.4 *参与临床医疗决策* 药师下临床参与药物治疗方案的制订是药学服务的一项基本工作。药师可以通过与计算机研究人员及临床医师合作，构建临床药物治疗决策支持系统。这样既可弥补药师医学知识的先天不足，又可充分发挥自身的药学资源优势，从而为药师参与临床医疗决策打开一个新的突破口。

21.1.3.5 *参与医院管理决策* 药品供应和调配是医院药学部（科）的基本职责之一。在我国现行医疗体制下，药品供应管理是医院管理的重要组成部分。而利用数据挖掘技术，分析医院药品供应的既往数据，找出临床用药的规律和问题，从而提高药品供应管理的科学性，为医院创造更大的经济效益和社会效益。

21.1.3.6 *开发医药信息产品* 目前，患者、医师、药师乃至全社会对药学信息的需求日益增加，但现行药学信息服务模式却严重滞后。解决这一矛盾的最佳方法之一就是利用现代信息技术，开发医药信息产品。例如，可以采用知识工程的方法，分析整理有关药物相互作用的文献，建立药物相互作用智能提示系统；可以在医院信息系统之上，甚至是在互联网上建立电子病历和电子药历系统；可以综合利用数据挖掘和循证医学的方法，建立药物不良反应监测智能系统；可以采用人工智能方法，结合药物治疗学和药物经济学，为临床药物治疗方案的制订和“医保”药品费用管理提供决策支持。

21.2 药学信息的收集

药学文献资料种类繁多，为使用与研究之便，可按不同的标准划分为不同的类型。

21.2.1 药学信息的种类

21.2.1.1 *按文献的存储介质分类* 按文献

的存储介质分类可分为印刷型文献、微缩型文献、机读型文献、声像型文献、光盘型文献等。光盘型文献是最新的一种文献形式。它的信息存储量大，并具有存取时间短，读写速度快，使用寿命长等优点。此类文献的广泛使用，不仅提高了文献的质量，更重要的是使科技文献的生产、储藏、利用进入了现代化。

21.2.1.2　**按文献的内容性质分类**　药学信息库按文献的内容性质分类可分为一次文献、二次文献、三次文献和零次文献。

一次文献又称原始文献。是作者本人的工作或科研成果创作的原始论文，一般而言，期刊论文、研究报告、会议文献、学位论文、专利文献等，均属一次文献。一次文献是情报的基本来源，常标志着某一学科的新进展，是检索的主要对象，称之为情报源。

二次文献是对一次文献进行搜集、整理、加工，编制而成，以检索工具的形式发表。包括目录、索引、文摘等。它是进行文献检索的主要工具与手段。

三次文献包括以论文形式发表的综述、评论、述评、进展等，以图书形式发行的教科书、指南、手册、百科全书、年鉴、辞典等。

零次文献是指在形成一次文献之前的信息、知识，即尚未形成文字记载的知识或未公开发表的文字材料，或非出版型文献。如书信、手稿、笔记、记录等。

21.2.1.3　**按文献的出版形式分类**　药学信息库可分为图书、期刊和内部资料三大类。图书包括教科书、百科全书、专著、论文集、汇编、指南、丛书、年鉴、手册等。期刊包括杂志、学报、通报、公报、快报、评论、文摘、索引杂志等。内部资料是指那些不公开出版发行的资料，如科研总结、内部刊物、会议交流资料等，也包括专利说明书、产品说明书等。

21.2.2　药学文献的查阅

21.2.2.1　**重要工具书**

(1) 药典：在中国，药典指由国家组织编纂并由政府颁布施行，具有法律约束力的国家的药品质量规定的法典。一般 5 年修订 1 次，现行最新版具有国家法规的性质。《中国药典》现行版为 2010 年版，本版药典在保持科学性、先进性、规范性和权威性的基础上，着力解决制约药品质量和安全的突出问题，重点提高药品标准质量控制水平，充分借鉴了国际先进技术和经验，较客观地反映了中国当前医药工业、临床用药及检验技术的水平。《美国药典》(《ThePhamacopeiaoftheUnitedStatesofAmerica》，简称 USP)，初版于 1820 年，自 USP20 版（1980 年刊行）开始，与 NF（《国家处方集》）合刊。现行版为 USP28－NF23。《英国药典》(《BritishPharmacopoeiu》，简称 BP）初版于 1864 年，近期新版为 2004 年版。另外，影响较大的还有《日本药局方》、《德国药典》(《Deutschs Arzneibuch》）和《法国药典》(《Pharmacopee Franaise》)。

(2) 词/辞典：有关药学的词/辞典多为专业性的词/辞典。专业性词/辞典是汇集某一个或几个有关学科的名词、术语的词典，如《有机化合物辞典》、《应用化学词典》。常用的化学化工词/辞典有《默克索引》(The Merk Index)，Susan Budavari 主编。收录了化学制品 10100 余种，是一部集化学制品、药物制剂和生物制品于一体的大辞典，辞典按标题化合物的字母顺序排列，标题后面列出美国化学文摘采用的名称及其他可供使用的名称、药物编号、商品名、化学式、分子式、参考文献、结构式、物理数据、衍生物的普通名称和商品名、用途等内容。

(3) 药品集：常用的有《新编药物学》，是我国目前知名度最高、发行量最大的药品集。该书对国内外常用药品的性状、药理及应用、用法、注意及制剂均有介绍，尤其是引论和附录两部分对读者在实践中遇到问题的解决帮助最大。《中国国家处方集（化学药品与生物制品卷）》于 2010 年初由卫生部发布，所遴选的药品品种涵盖了国家基本药物目录、国家医保药品目录中的全部药物和其他一些常用药物，基本满足了临床常见病、多发病及重大、疑难、复杂疾病抢救、治疗的需要。在编写模式上，采取“以病带药”的方式，以优先使用基本药物为药物选用原则，充分结合各专业临床经验和国际共识，就临床上常见的各系统疾病用药提出了用药原则和具体药物治疗方案。《中国国家处方集》是根据世界卫生组织关于制定国家处方集指导临床合理用药的倡导与建议，在借鉴英国等西方发达国家以及世界卫生组织编写处方集经验的基础上，结合我国地域分布、疾病谱、临床治疗习惯、经济文化等因素编写而成的。此外还有《Martindale The Extra

- Pharmacopoeia》（马丁代尔药物大典），《Physician's Desk Reference》（医师案头参考），以及《AMA Drug Evaluation，Annual》（美国医学会药物评价）等。

（4）大全、丛书和年鉴：主要的大全如《全国医药产品大全》、《化工大全》等。主要的年鉴有：《中国药学年鉴》，由人民卫生出版社出版，1984 年后每年出版 1 部；《中国医药年鉴》，由国家药品监督管理局和中国医药科技出版社组织编辑出版。

21.2.2.2 国内出版的检索期刊

（1）《全国报刊索引》：是综合性题录式的索引刊物，分为自然科学技术版和哲学社会科学版两个分册，月刊，由上海图书馆编辑出版。它汇编中央和各省、市、自治区出版的报纸和期刊所登载的文章目录。具有收录范围广、报道量大和时差短等特点。它除了收录医学报刊外，还收录了与医学相关的边缘学科报刊，其收录量和涉及的学科范围均多于其他中文医学检索工具。

（2）《中文科技资料目录》（医药卫生）：是大型题录式科技检索刊物《中文科技资料目录》的分册，月刊，由中国医学科学院医学信息研究所编辑出版。主要收集国内医学和与医学有关的期刊、汇编、学术会议资料等，年报道量约 4 万条。是查找国内医学文献的主要检索工具，时差约一年。

（3）《国外科技资料目录》（医药卫生）：是国外科技资料的大型题录式检索刊物，医药卫生为其分册之一。由中国医学科学院医学信息研究所编辑出版。本刊收编英、法、德、俄、日文种的 546 种期刊，其中包括世界卫生组织出版物 10 种以及世界卫生组织推荐的核心刊物 200 种，美国医学索引（Index Medicus）未收编的刊物 60 余种和中国科学技术情报所入藏的医学特种文献。每期收编译成中文的资料题录约 4000 条。可供查阅国外期刊、专题论文、会议录、研究报告、技术报告等资料。

（4）《中国医学文摘》：是由国内有关医疗单位分别编辑出版的医学文献检索体系，共 15 个分册。它用文摘、简介、题录的形式全面报道国内公开发行的医药卫生期刊、医药院校学报、科研单位编辑出版的定期刊物。以论著、病例报告、科研成果、先进技术等文献作为摘录重点。

（5）《中国药学文摘》：为月刊，由中药资料计算机检索中心、国家医药管理局医药技术情报所和中国医学科技情报研究所编辑，是以中药为主的药学文献检索式刊物，收载我国公开发行的药学杂志、医药杂志、医学杂志、医药院校学报、化工、植物、微生物杂志近 260 余种。以文摘形式为主，部分以提要、简介和题录等形式报道。每年报道约 9000 条，每年 1 卷，每卷出版累积主题索引和外文药名索引。

21.2.2.3 国外出版的检索工具书

（1）美国《医学索引》（Index Medicus，IM）：是当今世界上最著名的大型生物医学文献题录型检索刊物，1879 年创刊，由美国国立医学图书馆（the National Library of Medicine，NLM）编辑出版。IM 具有以下特点：收录范围广，收录全世界 43 种语言的生物医学相关期刊 3000 余种，年收录量约 30 万篇，英文文献占 70%以上。时差短，平均时差 3 个月。1964 年起，NLM 建立了医学文献分析和检索系统 MEDLARS（Medical Literature Analysis and Retrieval System），采用计算机技术加工文献，从而加快了出版报道速度。内容全面，但对临床稍有侧重。

（2）荷兰《医学文摘》（Excerpta Medica，EM）：是一种文摘型医学英文检索工具，1947 年创刊，由总部设在荷兰阿姆斯特丹的医学文摘基金会（The Excerpta Medica Foundation）编辑出版，故称荷兰《医学文摘》。1972 年改由爱尔泽科学出版社（Elsevier Science Publishers B. V.）编辑出版。EM 涉及面广，文摘量大，收录 110 多个国家和地区的 3813 种医学刊物。内容包括临床、药物、基础生物医学研究、卫生等。

（3）美国《生物学文摘》（Biological Abstracts，BA）：创刊于 1926 年，由《细菌学文摘》和《植物学文摘》合并而成，现由美国生物科学信息服务社（Bioscience Information Service，BIOSIS）编辑出版。BA 是生命科学的重要文摘型检索工具，收录 110 多个国家和地区的 7000 多种期刊，尤其是欧美各国有关生物学、医学、农业方面的文献。在医学方面，报道的重点为神经系统、肿瘤及肿瘤因子、分子生物学、药理学、心血管系统、遗传、公共卫生、生态学、免疫学、微生物、毒理等方面，尤其在生物实验研究方面有独到价值。

（4）《国际药学文摘》（InternationalPharmaceuticalAbstracts，IPA)：由美国健康系统药师协会编辑出版，收录了800余种刊物的有关药学文摘，每年1卷，24期，文摘内容的顺序与CA相似，文摘检索可以根据主题类目直接检索，也可利用索引检索。

21.2.2.4　**专利文献检索**　目前，世界上已有160个国家和地区建立了专利制度，专利事件每年大约以100多万件的速度递增。我国于1985年实施专利法，1993年1月1日实行药品专利。可以作为专利文献检索的专利信息特征有：专利分类号、主题词（或称关键词）、申请人（专利权人）、发明人、申请号、文献号以及其他专利文献著录项目。我国专利文献的检索工具有专利公报（按类型分为《发明专利公报》、《实用新型专利公报》、《外观专利公报》）和专利索引《中国专利索引一分类年度索引》、《中国专利索引一申请人、专利权人年度索引》)。

21.2.3　计算机文献检索

计算机情报检索系统有脱机情报检索系统、联机情报检索系统和网络情报检索系统。检索服务方式有定题检索、追溯检索、数值型或事实型数据检索。计算机文献检索改变了小规模手工检索专业机构，进一步发展成专业化、网络化、社会化、国际化的情报检索系统。利用计算机进行文献检索实现了查找文献快、新、准、广。

21.2.3.1　**期刊文献数据库**

(1) 中国生物医学文献光盘数据库（CBMdisc)：CBMdisc由中国医学科学院医学信息研究所开发研制的综合性生物医学文献数据库，收录有1981年以来900多种中国生物医学期刊以及汇编、会议论文的文献题录总计约160万篇，年增加量18万篇左右。该库涵盖了《中文科技资料目录（医药卫生)》、中国生物医学期刊目次数据库（CMCC）中收录的所有文献题录，并将陆续增收引文数据，全部题录均进行主题和分类标引。

(2) 中国学术期刊光盘（CAJ－CD)：是我国第一个以电子期刊方式按月连续出版的大型集成化学术期刊现刊原版全文数据库，由中国学术期刊（光盘版）电子杂志社出版。收录3500多种期刊，其中医药卫生专辑收录期刊400多种。

(3) 中国中医药期刊文献数据库（TCMARS)：由国家中医药管理局中国中医药文献检索中心研制，是国内外存储量最大、内容最全面的中医药文献数据库。TCMARS收录了1949年以来的国内公开出版的800多种生物医学期刊中有关中医、中药、中西医结合、各民族医药、针灸、气功、按摩、养生等方面的文献，约42万条，其中40%附有文摘。

(4) 中国药学文献数据库：由国家医药管理局科技信息所研制。收集了300余种国内公开发行的药学、医药、化工、植物、微生物、医药院校学报的期刊中的有关中西药学理论、药物的研制、生产技术、药剂、药理、临床试验、药物评价、药品生产管理和质量管理、制药设备、新药介绍、综述等文献。

(5) MEDLARS系统（Medical Literature Analysis and Retrieval System，医学文献分析检索系统)：由美国国立医学图书馆研制，是当今世界上最有权威性的医学文献数据库检索系统。现已有40余个数据库，收录了自1965年以来世界范围内的生物医学文献1300多万篇，含有书目、题录、文摘及声像资料，涉及医学、药学、卫生学、毒理学、化学数据、癌症治疗方案等信息。可通过国际互联网络检索（http：//igm. nlm. nih. gov)。

(6) EMBASE：是由Elsevire Science B. V.出版的荷兰医学文摘的光盘版，提供世界范围内的生物医学和药学文献。Silver Platter公司生产的EMBASE光盘的使用与MEDLINE光盘数据库的使用方法相似。

(7) IPA（International Pharmaceutical Abstracts，国际药学文摘数据库)：由美国药师协会出版。内容包括临床用药、药物技术、药学实践、药学教育和药理及药品的立法，收录了世界范围内公开发表的750多种药学杂志以及一些主要会议录，同时也有药学专业的博士、硕士论文。

21.2.3.2　**专利文献数据库**

(1) 中国专利数据库（CNPAP)：由中华人民共和国专利局研制，目前提供光盘版和国际互联网（http：//www. cpo. net. cn）检索。收录了自1985年我国实施专利以来批准的47万余项专利，其中含有大量的中医、中药、保健等方面的专利文献，每条专利附有文摘和权力保护等内容，可通过全文或字段控制进行检索。

(2) USPTO Web Patent Databases系统：

该系统是由美国专利与商标办公室研制，含有3个数据库，即美国专利文献全文数据库、美国专利文献数据库和艾滋病专利数据库。收录了1976年以来的相关专利，其中艾滋病专利数据库包括美国、欧洲和日本的相关专利。可通过国际互联网络检索（http：//www. uspto. gov）。

21.2.4 互联网上的药学信息检索

21.2.4.1 免费生物医学数据库

（1）Pubmed（http：//www. ncbi. nlm. nil. gov/pubmed）：Pubmed是美国国立医学图书馆（NLM）附属国立生物技术信息中心（NCBI）研制开发的，它主要收录有Medline、Premedline两个医学数据库。Medline收录1966年以来70多个国家近4000种生物医学期刊中的大多数文献。Premedline则每天收录上述期刊的全部内容，这些内容每周经MeSH标引后，转入Medline。

Pubmed设有Automatic Term Mapping转换功能，它将检索词逐一对照MeSH、期刊目录、索引词表、著者索引等，然后自动转换索引中相应的词，检索词间默认逻辑关系为AND，进行检索。如果在短语上加双引号，Pubmed将不执行该功能，而将其作为特定短语进行检索。

（2）Biomednet（http：//www. bmn. con/）：Biomednet是为生物医学研究者建立的互联网团体，是由Elservier Science Limited创办，在英国和美国各有一个总部。利用它可免费进行检索，并下载文献记录。它覆盖了医学、护理学等领域的约4000余种生物医学期刊中的文献。

21.2.4.2 生物医学专用引擎及数据库

（1）Medical Metrix（http：//www. medmatrix. org/index. asp）：是一种由概念驱动的智能网络检索工具，包括4000多个医学网址，分类排列，使用时只需逐级点击，即可免费获得相应的内容。它的使用方法与其他Internet信息检索工具基本相同，有分类检索和关键词检索两种检索方式。分为7个大类：专业和疾病、临床实践、文献、教育、卫生保健和职业、计算机和医学交互网技术以及市场。它是一个巨大的Internet临床医学信息资源数据库，也是检索网上医学资源的首选检索工具。

（2）Medscape（http：//www. medscape. com/）：该网址收录了15个临床专业学科的文献，为临床医师所常用。是网上最大的免费提供临床医学文献全文和医学教育资源的网点。

（3）HealthGate（http：//www. healthgate. com/）："健康之门"包括医学各学科、领域热点课题，检索到的结果有文摘、题录和全文，是医学领域广为利用的网址，内容丰富，涉及面广，操作简便。

（4）HealthAtoZ(http：//www. healthatoz. com)：HealthAtoZ是一个功能强大的Internet医学信息资源搜寻器。它能对与医学有关的信息进行准确、有效地搜寻。它所收集的信息均经过医学专业人员的人工编排，以保证搜寻的准确性及方便性。所收集的内容每周均进行更新。可按分类及关键词的方式进行检索。

（5）Cliniweb International（http：//www. ohsu. edu/cliniweb/）：是网上临床信息的索引及目次页，可用英、德、法、西、葡五种文字检索。它可联通Medline免费检索文献，可输入自由词或MeSH主题词，也可从分类途径查找，如利用"疾病系统（Disease Tree）"入手，其下有动物疾病、细菌真菌病、病毒疾病、心血管、消化系等24个类目，还可查到相关网站。

（6）WHO（http：//www. who. int/）与WHOSIS（http：//www. who. int/whosis）：世界卫生组织根据其使命，建立了具有特色的网页信息资源。在预防医学、世界卫生事业、重大疾病防治、各种标准、全球卫生统计数据方面特色突出，非常重视发展中国家。WHOSIS为世界卫生组织统计信息系统，它包含了WHO的全部统计信息，按主题或疾病分类。

21.2.4.3 药学信息库

（1）PharmWeb（http：//www. pharmweb. net）：PharmWeb是1994年第一个在Internet上提供药学信息服务的机构。PharmWeb由国际专门组织利用最新的Internet技术向患者和保健专家提供高质量的信息服务。PharmWeb网页上有药学方面重要的网点，其索引按字顺列出了有关药学、生物学、化学、教育、杂志、医学、制药公司、世界各国的药学网、出版物、药学院校等167个与药学有关的网点，用户可根据需要很方便地就可连接上，检索所需信息。此外，其网页上还设有检索框，可用关键词进行检索。

（2）Pharmacy（http：//www. pharmacy.

org)：是一个内容全面、非常实用的药学网址。提供网上许多药学资源的链接。其中①Journals and Books：提供世界各国发行的期刊与图书的链接。按字母顺序排列，可以得到文献的摘要，部分可以获得全文。②Databases on the WWW：提供对各种医药网数据库的链接。

(3) Rxlist (http://www.rxlist.com)：网上处方药物索引，是美国的一个处方药物查寻网址，其数据库含有5000种以上药物，它的一大特点是列出了美国处方药市场每年度前200个高频使用药，占美国处方中处方药出现次数的2/3。对其品种的分析，可以给国内医药工业研究人员带来很多启发。同时，该网站对具体药物又有极为详细的介绍，在医院药师面对更新快速的新药市场时，可以有个同样更新速度的处方药物手册支持查询。

Rxlist有14个栏目，分别为关键词检索（Keyword Search）、顶尖200（TOP 200）、备用治疗（Alternative medicine）、已知链向Rxlist的网址（Known links to Rxlist）、小型调查（mini-survey）、印象检索（Rxlist-ID）、新增内容（what's new）、关于Rxlist（About Rxlist）、统计报告（Rxlist Statistics）、轻松漫画（Rx laughs）、患者教育（Patient Education）、Rxlist网上商店（The Rxlist Store）、药物论坛（RX-BOARD）和Rxlist搜索编码（Rxlist html Code）。

Rxlist对具体药物提供描述（description）、临床药理（clinical pharmacology）、适应证（indication）、剂量和用法（dosage and administration）、包装（how supplied）、警告（warnings）、禁忌（contraindications）、注意事项（precautions）、副作用（adverse reactions）、药物相互作用（drug interactions）、药物过量（over dosage）、患者报告（Patient Information）等方面的信息，项目齐全，更新也快，非常有利于国内医院药师了解国外处方药情况。

21.3　利用互联网获得药学信息的方法

计算机网络技术高速发展，使得网络检索应用得十分广泛。但Internet网上存在着数以百万计的主机，在网上遨游，如同走进图书馆，在书架上直接翻看图书。面对数量庞大、高度分散，且发展迅速的信息资源，往往很难快、准、全面地查获所需要的信息。因此如何利用因特网，快速、准确获得药学信息资料对药学工作者更好提供药学信息服务有着非常大的帮助。

21.3.1　分类检索

Internet上有一些优秀的检索工具，将普通信息系统地分门别类，每一大类下又分成若干小类，用户可根据自己的需求，直接到各个类目下去查找，然后层层展开，检索所需信息。具有代表性的目录式分类搜索引擎是Yahoo。它可以使用户清晰方便地查到某一大类信息，尤其适合希望了解某一方面、某一范围内的信息而并不严格限于查询关键词的用户。

目前，设有药学类目的优秀检索工具主要有：Yahoo：是目前最流行的检索工具，收载信息量大，更新速度快。其健康类目分为医学、疾病、药物与保健等小类。Infoseek：是1995年推出的，其优良的检索手段，使其很快风靡全球。Infoseek主要提供对WWW，FTP，Gopher，Usenet Newsgroups及与计算机相关的报纸、杂志等网点进行全文搜索，检索的数量大、精确度高，查到的节点一般都与你的要求相符。Infoseek的检索结果按其相关程度依次显示，并提供很好的描述。FDA：是美国食品与药品管理局的简称。该机构收载了大量药物方面的信息，并将这些信息分为12大类。用户可直接进入FDA相关类目进行检索，检索结果准确、新颖。

此外，还有一些优秀的检索工具，如Magellan Internet Guide、Excite等也有分类检索功能，其中的健康、医学等类目中都包含有药物类信息。

21.3.2　关键词检索

目前最快速方便的检索方式是关键词检索。利用Internet网上的搜索引擎，将需要查找信息的关键词，输入搜索框内，然后按下检索按钮，即可检索出所需信息的结果。这种检索方法针对性强，缩小了检索范围，达到事半功倍的效果。具有代表性的全文搜索引擎是北京大学的“天网中文搜索引擎”。它给用户以最全面、最广泛的搜索结果，但同时也给人一种繁多而杂乱的感觉。

常用进行关键词检索的搜索引擎有：

“百度”搜索引擎（http：//www. baidu. com）是一个多样检索方法，具有完备的查找手段的搜索引擎，它的特点是类型丰富，可网页、新闻、图片、歌词等信息进行检索，检索全面，迅度快。

GOOGLE（http：//www. google. com）为专业的搜索引擎，合理地应用关键词检索，可以找到符合要求的类目。

21.3.3 药学资源

在 Internet 的“信息海洋”里，药学资源虽占很小的一部分，并且分散在这“大海”的各个地方，要寻找自己所需的信息，似“大海捞针”。药学专业网站是获取信息的重要途径，除上节已介绍的药学专业信息数据库以外，现提供一些药学专业网站的网址，以供大家参考：

21.3.3.1 药政网站

（1）国家食品药品监督管理局（http：//www. sda. gov. cn/）：国家食品药品监督管理局负责对药品的研究、生产、流通、使用进行行政监督和技术监督；负责食品、保健品、化妆品安全管理的综合监督，组织协调和依法组织开展对重大事故查处及负责保健品的审批。

（2）中国药品生物制品检定所（http：//www. nicpbp. org. cn/）：中国药品生物制品检定所是国家药监局的直属单位，是国家检验药品生物制品质量的法定机构和最高技术仲裁机构。

（3）美国食品与药物管理局（http：//www. fda. gov）：是美国 FDA 的官方网站，具有权威性。内容分为食品、药品、医疗器械、生物制剂、兽用药物、化妆品、放射产品七大类。其中收载了大量的药物信息，用户可直接进入 FDA 相关类目进行检索，也可用关键词检索或高级检索。

（4）国际人用药协调协会（ICH）（http：//www. ich. org）：ICH 是一个组织，它的努力方向是在世界范围内，对人用药品做出一个公认与规范的准则的交流。

21.3.3.2 常用数据库

（1）中国知网（http：//www. cnki. com）：CNKI 指中国国家知识基础设施（China National Knowledge Infrastructure），是由清华大学、清华同方发起，在党和国家领导以及教育部、中宣部、科技部、新闻出版总署、国家版权局、国家计委的大力支持下，在全国学术界、教育界、出版界、图书情报界等社会各界的密切配合和清华大学的直接领导下开发的具有国际领先水平的数字图书馆。该库是目前世界上最大的连续动态更新的中国期刊全文数据库，收录国内 8200 多种重要期刊，以学术、技术、政策指导、高等科普及教育类为主，同时收录部分基础教育、大众科普、大众文化和文艺作品类刊物，内容覆盖自然科学、工程技术、农业、哲学、医学、人文社会科学等各个领域，全文文献总量 2200 多万篇。

（2）万方数据资源系统（http：//www. wanfangdata. com. cn/）：由科技信息、数字化期刊和商务信息三部分组成。

（3）维普资讯网（http：//www. cqvip. com）：重庆维普资讯有限公司的主导产品《中文科技期刊数据库》是经国家新闻出版总署批准的大型连续电子出版物，收录中文期刊 12000 余种，全文 2300 余万篇，引文 3000 余万条，覆盖了社会科学、自然科学、工程技术、农业科学、医药卫生、经济管理、教育科学、图书情报等方面的内容。

（4）中国医药信息网（http：//www. cpi. gov. cn）：由国家药监局信息中心提供，设要闻、信息服务、业务咨询、药材市场、综述与论坛等部分。其中“信息服务”侧重于药学数据库检索，含数据库查询、实时信息、信息快递 3 部分。包括药学文献库、企业库、制剂库、药品专利库、新药库、药品出/进口库信息、OTC 库等 32 个药学专业数据库。

（5）中国中医药信息网（http：//www. cintcm. com）：由国家中医药管理局主办，中国中医研究院中医药信息研究所承办。目前拥有中医药文献库、中药文献库、中药化学成分库、方剂库、新药品种库、中国藏药库、国外植物药生产经营机构库、企业库、产品库、医院库等 26 个文献及事实型数据库。该网站提供多库融合检索平台，用户可同时在不同的数据库中检索，也可只选择一个数据库进行查询。

(6) 中国天然药物网站（http：//www. cnmed-line. com/）：是中科院成都文献情报中心创办的有关天然药物的网站，是我国首家发布天然药物研发、生产、销售等综合信息的专业门户网站。

(7) 临床试验数据库(http：//www. centerwatch. com/)：收集4万多种药物临床试验方法和新的药物疗法等信息。该网站分：①Patient and General Resources：设聘受试者、临床研究、药品目录等栏目。其中“药品目录”提供最近通过FDA审批的药物清单、新疗法的周试验结果、当前处于临床试验的药物、医生指导用药等信息。②Industry Professional Resources：其中“临床试验药物数据库”提供新治疗方案Ⅰ～Ⅲ期临床试验的详细内容、世界上2000多种药物和800多种疾病的信息。为收费网站。

(8) springer全文数据库（http：//springer. lib. tsinghua. edu. cn/）：德国施普林格提供学术期刊、电子图书在线服务，含439种学术期刊，其中近400种为英文期刊。分医学、化学、生命科学等十二大类。大部分期刊可阅读全文，全文是PDF文件格式。

(9) High Wire Press （http：//intl. highwire. org）：斯坦福大学High Wire Press提供免费检索的期刊为336种，包括药学、生物医学等领域的核心期刊，及来自4500多种Medline期刊中的126万篇文献。可免费提供的论文全文达58万篇。

21.3.3.3 药品专利

(1) 中国知识产权网 （http：//www. cnipr. com/）：由中国知识产权局主办。设专利申请、审查、保护、代理等栏目。专利数据库的基本检索是免费的，高级检索是收费的。

(2) 中国专利数据库 （http：//www. patent. com. cn/）：该网由中国专利局检索咨询中心与长通飞华信息技术有限公司联合开发创建，收集1985年以来所有的中国专利法信息，包括发明专利和实用新型专利。该检索系统为全文检索，其特点是使用简单、方便、快捷，查全率高。

(3) 中国专利文摘数据库（http：//www. beic. gov. cn/patent/whole/search. html)：由北京经济信息网（BEIC）提供。该数据库包括1985年以来国家公布批准的所有发明专利、实用新型专利和外观设计专利。

(4) 中国失效专利数据库（http：//www. exin. net/patent/indexasx. jsp)：北京易信网提供失效专利资料，用户点击“失效专利文摘数据库”下的相应类目即可进入；用户也可点击“进入高级检索”钮进行检索。

(5) 世界知识产权组织（http：//www. wipo. int/)：该网站主页分WIPO、知识产权、新闻与信息、活动与服务四大部分，并提供中文版界面。用户在使用前，要先注册。数据库每周更新，扫描图形是公开14天后放入数据库。可免费获取专利全文及其图片。

(6) 欧洲专利局 （http：//www. european-patent-office. org/)：欧洲专利局EPO网上专利检索数据库有50多个国家的专利，专利说明书是以图形方式存储。支持语种为英、德、法。突出特点是可通过优先权号检索同族专利。

(7) 美国专利商标局 （http：//www. uspto. gov/)：由美国专利商标局提供。①授权专利库：收录了1790年7月31日至今的美国专利；②申请专利库：对2000年11月9日起递交的专利申请进行公开。数据库每周更新。免费提供1790年至今的全文图像说明书以及1976年至今的全文文本说明书。提供三种检索途径：两词布尔逻辑检索、高级布尔逻辑检索、号码检索。1790—1975年的专利只能从专利号、美国专利分类号进行检索。

21.3.3.4 **在线药学期刊杂志**

中国药学杂志 http：//zgyxzz. periodicals. net. cn/default. html

中国药师 http：//zgys. periodicals. net. cn/default. html

中国医院药学杂志 http：//zgyyyx. periodicals. net. cn/default. html

中国新药杂志 http：//zgxyzz. periodicals. net. cn/default. html

中国药理学报 http：//zgylxb. periodicals. net. cn/default. html

药物分析杂志 http：//ywfxzz. periodicals. net. cn/default. html

医药导报 http：//yydb. periodicals. net. cn/default. html

中国临床药学杂志 http：//zglcyxzz. periodicals. net. cn/default. html

药学学报 http：//yxxb. periodicals. net. cn/default. html

21.3.3.5 **图书馆资源**

中国医学科学院图书馆 http://www.imicams.ac.cn/chinese/library.html

北京图书馆 http://www.nlc.gov.cn

美国国家医药图书馆 http://www.nlm.nih.gov

虚拟药学图书馆 http://www.cpb.uokhsc.edu/pharmacy

台湾中国医药学院图书馆 http://www.cmc.edu.tw/cmctai/library

广东药学院图书馆 http://www.zhangjiang.gov.cn/personal/xia/gdplib.htm

美国国立医学图书馆 http://www.nlm.nih.gov 等。

上面列举了因特网上的一些主要的药学信息资源，通过浏览这些网页，我们可以从中得到我们所需的资料。此外，我们还可以通过因特网提供的其他服务如远程登录（telnet）、电子邮件（E-mail）、匿名文件传输（FTP）、邮递列表（mailing list）、新闻论坛（usenet）、文档服务器（archie）、电子公告栏（BBS）、查访信息（gopher）、联机交谈（talk）等形式来获取所要的信息资源，从而了解国内外医药界的新动态，使广大药学工作者从中受益。

21.4 调剂信息化系统

在我国人民生活水平不断提高和医药科学不断进步的背景下，广大患者希望获得更高水平的医疗卫生服务。因此，药房调剂工作必须适应时代要求，采用当代最新科技成果提高服务水平，改善服务质量。电子处方系统、合理用药监测系统、处方与医嘱评价系统等调剂服务信息化系统的应用，帮助医生、药师在用药过程中及时准确地利用医药知识，有效地规范和提高处方质量，保证了患者安全、有效的药物治疗。

21.4.1 电子处方系统

21.4.1.1 **电子处方系统的概念** 电子处方系统是指通过医院信息系统（Hospital Information System，HIS）实现的数字化和无纸化处方。电子处方系统按流程包括挂号、就诊、收费、配药四部分。患者到医院初诊挂号时就会在系统中登记姓名、性别、年龄、联系电话、家庭住址等基本资料，获得 IC 卡，医生问诊后直接在计算机上开电子处方。患者就诊完毕即可持 IC 卡缴费取药。电子处方系统在门诊药房的运行方式与传统的方式一样，只是将许多人工手续计算机化，从而加快各科室的工作效率，方便了患者。

21.4.1.2 **电子处方系统的特点** 电子处方系统的应用给医院和患者带来了很多好处，医生开具处方实现了简便快捷，也进一步加强了对药品的科学、规范管理，同时，简化了就诊工作流程，缩短了患者候诊、交费和取药时间。综合目前应用电子处方系统的现状，主要有以下特点：

- 输入方便：医生在输入电子处方时，只要通过刷卡即能调出患者的基本信息（包括患者姓名、性别、年龄、住址、联系电话、日期等），大大节省了医生和患者的时间，提高了录入数据或信息的准确率。
- 规范了药品管理：医生在输入药品时，只需输入药品代码，调出药品名称，系统会自动给出其常用的规格、单位、每次剂量、用法、途径等，以上选项均是预先设定好的，特殊情况医生可以自行修改，这样大大减少了医生的输入项，不仅减轻了医生的工作量，还可以有效降低处方的差错率。对于针剂药品，医生只需输入用法和用药天数，系统会自动计算出药品数量。对于不拆包装的口服药，医生只需输入总数量即可。
- 灵活多样地选择药品：医生输入药品的选择方式也有多种，除了拼音码外，系统中还可以设置按药品分类、某种疾病常用药品，以及按套餐选择等输入方式。药品分类包含了医院所有的库存药品，可以分门别类地查找，选定以后加入到处方；按常用药品分类则按疾病名称分类列出了一些常用药品以供选择。按套餐是比较简洁的一种输入方法，医生可以设置好各种常用疾病的套餐，（包括个人、科室和全院公用的套餐），需要时可以全部选中或选其中的几个，非常方便。
- 录入药品快捷：医生在录入药品时，所有的药品（西药和中成药）在同一操作界面输入，医生在输完患者所需的药品之后一同保存，而在打印时，西药和中成药处方会自动分开，分别打印出西药处方和中成药处方。

● 有效地控制了药品的使用范围：如果是医保或公费患者，系统会自动显示其所用药品的费用类别和自付比例，供医生参考。对于医保或公费限量的药品可以通过计算机设定限量，严格把关。有些医保药品有适应证，医生输入该药品代码，会弹出一对话框，告知医生医保对于此药的用药范围（相关的适应证），让医生选择患者是否符合此适应证。如不符合，则该药只能作为自费处理。

● 开具处方时具有提示预警性：针对不合适使用的药品，可事先在药品的属性中做好维护，可以避免一些用药差错。例如，只要在门诊诊断中有“早孕”或“孕×周”等相关信息，医生在开具某些药品时，系统会自动弹出提示框，提醒医生有这药是禁用或慎用的，让医生慎重考虑。

● 对于用法特殊的药品说明：有些药品的用法比较特殊，比如用于妇科炎症的“伊曲康唑”，需要夫妇同服；有些激素药，需要在月经第几天开始服用，或服用几天后再加服另外药等。这些说明都可以预先编辑好，医生需要用时点击备注栏的下拉框，选择其中的一个或几个，也可以选定后再对这段说明加以编辑，使用非常灵活。

● 工作流程更加优化：患者交费后，后台药师即能看到患者的处方并开始准备药品，配好后交于前台药师，同时将患者姓名发送到 LED 电子显示屏通知患者到相应窗口取药，增加了工作的主动性，缩短了患者等候的时间。

● 处方内容清晰、规范：以往手写处方存在医生字迹潦草、处方不规范等弊病，容易造成配药差错。采用计算机打印的处方字迹清晰、格式规范，大大减少了差错的发生。

● 患者的知情权得到最大体现：手写处方多数使用拉丁文或英文，加上字迹潦草，患者不知道医生开的是什么药，药品的价格、公费比例等也要等收费时才知道。使用计算机开方，药品的价格一目了然，患者有一定的选择权。

● 改善处方质量，提高工作效率：以往的手工处方在一张处方上同时出现拉丁文、英文、中文书写药品名称的情况；经常有医生写错药名或药品规格的现象，按照处方制度，医生必须修改并签名，遇到药品缺货等情况也要求医生修改。使用了计算机联网管理药品，只要输入药品代码，药品名称、规格、包装库存数量等立刻显示，医生只需输入数量，有效地减少了书写差错，提高了工作效率。

● 有利于对用药的控制和监督：以往医院门诊用药种类和总量等方面的统计依靠人工完成，不仅工作量大，还容易出差错。使用电子医嘱以后，能准确、实时地了解整个门诊各类药品的使用情况，以便医院的决策者及时进行宏观调控。

● 患者用药记录全，方便查询：每个患者的每一张处方都存储在系统中，形成患者的药历，如果需要，可以很方便地查询到患者以前的用药情况，作为医生用药的参考。

21.4.1.3 **美国电子处方使用情况** 美国是电子处方系统使用较早而又普遍的国家之一，在开发与应用方面也有丰富的经验和成熟的技术。其开发电子处方系统的初衷，主要是为了有效地避免处方差错和药物不良反应等问题的发生。

美国一个由卫生保健公司和高技术公司组成的联盟率先发起一个项目，旨在让美国每一个医生都可以免费使用电子处方。这个名为“全国电子处方患者安全倡议”（NEPSI）的项目，计划耗资 1 亿美元，在 5 年内向美国的医生们提供一种叫“eRx Now”的软件，以保证处方的正确性和安全性。该程序将联网美国各地的 5 万多家药房，它是一个基于互联网的辅助工具，医生可用它来开电子处方，检查可能危害患者身体的药物作用，确保医药公司提供适当的药物和剂量。这种系统不但能够减少医疗失误，还能提高医院的整体工作效率。发起这一项目的芝加哥卫生保健技术公司 Allscripts 的首席执行官格伦·图尔曼说：“每年有数千人因医生字迹潦草的处方而离开人世，多少年来我们就在讨论这个问题。这是多么的疯狂！我们今天已经拥有可以避免这些医疗失误的技术，但为何惨剧仍在继续上演?”有些私营企业家在自身接受医疗服务的过程中受到启发，并将自身的经验和资源用来解决电子处方的问题。

Netscape 的奠基人 Jim Clark 在就医之后有感而发，创办了一个公司——Healtheon，该公司致力于用电子化的方式将医疗费用支付者、医疗服务提供者和患者完全、有效地连接在一起。该公司与 WebMD 合并（合并之后的公司叫做 Emdeon），并且继续致力于电子数据的交换和处理。虽然将医疗费用支付者、医疗服务提供者和患者完全连接在一起的理想还没有实现，但是，WebMD 将会成为消费者以及医生在线医疗信息的一个重要来源。

一些政府机构积极介入电子处方系统的研发与推广工作，如退伍军人管理局（Veterans Administration，VA）开展的创新性计划“MyHealthyeVet”。该计划从 2005 年开始实施，将退伍军人建立个人的健康记录通过互联网安全地填到处方上。通过 VA 的电子医疗记录处理退伍军人的医疗需求（在这一领域，VA 走在了前面），从而可以保证处方的准确性和适用性，然后再将处方用邮件发给退伍军人。Mayo 门诊部在该领域也处于领先地位，它拥有系统、完整的电子医疗记录，包括 2005 年以来的电子处方。

美国医生协会前会长南茜·迪克认为，电子处方的使用能够提高患者药物治疗的安全性。新泽西州哈肯萨克大学医学中心在医院信息化方面领先多年，并且可以作为美国医疗保健体系变革的研究案例，为其他医院提供良好的信息化样板。该院已经成功地应用电子处方系统，实践证明：该系统提高了哈肯萨克医院的获利能力，并降低了 80%处方错误率。在过去 4 年中，哈肯萨克医院患者死亡率下降了 16%。在美国阿拉巴马伯明翰的文森特街区医院，它通过电子处方系统，以提高临床护理信息的质量和及时性。该院电子处方系统能够自动管理登录、准备、交付和检查患者的药物过敏史和药物冲突，通过消除处方和转写错误来拯救生命。这些系统使具有手持式设备的服务人员，能够将条形码编码的药物和条形码标识的患者以及医生 ID 相匹配，建立一个正确、全部归档的“药品信息供应链”。

据美国《纽约时报》报道，现在越来越多的美国人选择与自己的医生在网上交流，而医生们也通过电子邮件给患者开处方。据了解，网上就诊还可以刺激电子医保信息系统的完善。有了医生的电子处方记录，电子医保系统可以更好地记录患者的病情，并向药房及时传送处方。而对于那些无力投资计算机的私人小诊所来说，电子邮件就诊的方式可以成为他们迈向医保信息技术的第一步。

21.4.1.4 **电子处方系统的问题**

（1）技术问题：如何保证电子处方在存储和传输中的保密性，以及对电子处方数据输入者身份的有效识别是电子处方面临的主要技术问题。单纯的口令验证显然无法满足其保密要求，这就需要将电子签名技术应用于电子处方系统。处方的电子签名就是将医生开具的处方信息、手写体签名以及得到认可的第三方提供的个人数字证书绑定，通过安全的加密算法，生成新的签名信息。这样，数据可以安全地交换，电子签名与物理签名具有同等的效力。

（2）法律问题：我国 2005 年 4 月 1 日起实施的《电子签名法》；未将电子处方等医疗文书列入不适用电子签名的文书。鉴于医疗服务行业的特殊性，是否适用该法却不能定论。这需要国家卫生主管部门和法律部门在《电子签名法》的基础上，结合卫生行业规范确立符合电子签名法的电子处方的法律地位。另外，2007 年 5 月施行的《处方管理办法》第 28 条指出，“医师利用计算机开具、传递普通处方时，应当同时打印出纸质处方。”但却没有规定急诊处方、毒麻药品处方、精神药品处方以及儿科处方是否同样适用，这对电子处方系统的大规模应用造成很大的障碍。对于这些问题，也都需要出台新的法律法规或补充规定加以说明。

（3）共享问题：不同医院间的电子处方兼容性较差，使大量有价值的医疗信息无法共享，造成资源的浪费，而且电子处方的关键要素——电子签名尚不能交叉认证，无法保证外购处方的有效性。因此，各医院药房及所有药品销售终端实现标准化对接还任重而道远。电子处方作为一个新生事物，其数据安全性及应用的合法性方面还存在着一定的问题，有待进一步完善和提高。但其拥有的天然优势决定了它的发展与普及是必然趋势。合法、安全、高效的电子处方系统符合我国医院信息化的要求，更有助于为患者提供更优质的医疗服务，值得医疗卫生系统大力发展与推广。

21.4.2 安全合理用药监测系统

合理用药监测系统（Prescription Automatic Screening System）是根据临床合理用药专业工作的基本特点和要求，采用计算机数据库组织原理和技术，对科学、权威和更新的医学、药学及其相关学科知识进行信息标准化处理，可实现医嘱审查和医药信息查询，帮助医生、药师等临床专业人员在用药过程中及时有效地掌握和利用医药知识，预防药物不良事件（ADE，Adverse Drug Event）的发生，促进临床合理用药工作的应用软件系统。

该系统既可在单机上独立应用，也可作为医院计算机信息管理系统（HIS，Hospital Information System）的一个组成部分，嵌套入 HIS 系统的医生工作站、护士工作站、临床药师工作站和静脉配置中心工作站等子系统中，使其具有医嘱审查和医药信息查询功能。

21.4.2.1　**合理用药监测功能**　系统可以对药物医嘱中可能存在的药物-药物相互作用、注射液体外配伍、重复用药、过敏药物、禁忌证、副作用、用法用量和特殊人群用药等潜在不合理用药问题进行及时性监测，将监测信息提示给医生或药师，使其更好地考虑用药方案、防范用药风险，达到合理用药的目的。系统可以提示两种药品同时或间隔一定时间给予同一个患者时，可能出现的药理学效应，并对每一类药物相互作用均提供详细的综述性专论，内容包括该药物相互作用的严重程度、作用机制、患者处理、讨论和参考文献（图 21-1）。

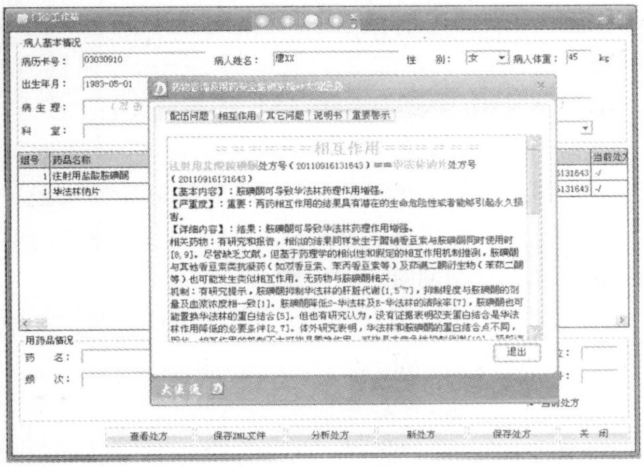

图 21-1　药物相互作用审查界面

进行药物过敏史审查。系统能够在获取患者既往过敏药物信息的基础上，提示患者用药处方中是否存在与患者既往过敏药物相关的、可能导致类似过敏反应的药品。

注射剂配伍审查。依据注射剂配伍的国内、外文献资料，提示在同时进行输注的处方药品间可能存在的体外配伍问题。

特殊人群患者用药审查。当患者为老年人、儿童、妊娠期、哺乳期妇女时，检查其处方药品中是否存在应禁忌或慎用的药品（图 21-2）。

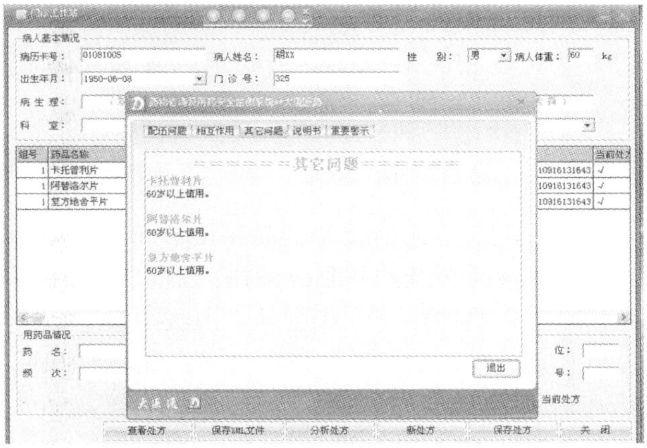

图 21-2　老年患者用药审查界面

禁忌证、不良反应、重复用药等审查（图 21-3）。提示处方药品是否存在与患者生病状态相关联的禁忌证、不良反应。提示处方中的两个或多个药品是否存在相同的药物成分，可能存在重复用药问题。

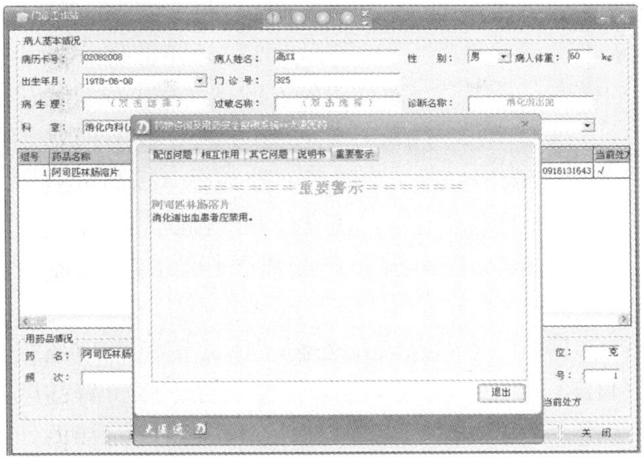

图 21-3　禁忌证审查界面

21.4.2.2　**药物信息查询功能**　合理用药监测系统一般都提供医药专业信息的在线查询功能。包括药物临床信息参考、药物说明书（内容涉及药物的名称、药理、临床应用、注意事项、不良反应、相互作用、给药说明、用法与用量、制剂与规格等），以及药物评价的专论、患者用药教育资料、临床实验室检查值的意义、医药学常用计算公式、医药法规等。

21.4.2.3 **统计分析功能** 系统在进行用药监测时可对监测结果数据进行采集和保存，并提供全面的药物监测结果统计分析功能，用户可根据需要对“科室”、“医生”、“药品”、“时间”、“监测项目”、“监测级别”等任意条件范围内的患者用药处方进行监测结果的全方位统计，为医院相关部门提供医院用药管理的基础数据。

21.4.3 处方评价系统

处方点评是根据相关法规、技术规范，对处方书写的规范性及药物临床使用的适宜性（用药适应证、药物选择、给药途径、用法用量、药物相互作用、配伍禁忌等）进行评价，发现存在或潜在的问题，制定并实施干预和改进措施，促进临床药物合理应用的过程。

《处方管理办法》第四十四条指出，医疗机构应当建立处方点评制度，填写处方评价表，对处方实施动态监测及超常预警，登记并通报不合理处方，对不合理用药及时予以干预。

2010 年 2 月，卫生部为规范医院处方点评工作，组织制定了《医院处方点评管理规范（试行）》。《规范》要求医院药学部门应当会同医疗管理部门，根据医院诊疗科目、科室设置、技术水平、诊疗量等实际情况，确定具体抽样方法和抽样率，其中门（急）诊处方的抽样率不应少于总处方量的 1‰，且每月点评处方绝对数不应少于 100 张；病房（区）医嘱单的抽样率（按出院病历数计）不应少于 1%，且每月点评出院病历绝对数不应少于 30 份。按处方点评工作表的项目进行点评。

目前，多数医院都安装了医院信息管理系统（HIS）系统，实现了患者信息、处方划价等的电子化，因此，使用直接与医院 HIS 系统对接的处方点评系统，必然会提高处方点评工作的效率和准确性，提高超常预警工作的时效性。

点评时，患者医疗信息从医生工作站传入 HIS 系统后，处方评价服务器可直接从中抓取处方信息，药师可根据现有的 35 项评价指标（包括抗菌药物、中药注射剂、非处方药品、医保药品的使用百分率及处方用药百分率等），对以上数据进行快速评价。该系统可通过对医疗机构处方全样本、大规模地评估，为医院管理、政策制定及药物流行病学研究等提供数据支撑。

2009 年，解放军总参谋部总医院（解放军第 309 医院）和国药集团药业有限公司共同开发了处方评价与药物利用研究系统。该系统由药学专业网站、药事管理平台、药学服务呼叫中心、短信依从性管理系统、网络及手机药品词典系统、处方审核系统、处方评价与药物利用研究系统等功能模块构成。利用该平台，医院实现了结核、移植术后及慢性病患者基于手机短信的依从性管理服务，实现了实时与非实时的网络用药咨询呼叫服务，实现了新药遴选与审核的无纸化与自动化，实现了药品信息的实时查询，实现了处方的全样本点评与药物利用研究等先进的药学服务理念。

21.4.4 抗菌药物监测网

为贯彻落实《抗菌药物临床应用指导原则》，加强医疗机构抗菌药物临床应用的监督和管理，促进合理用药，提高我国抗菌药物临床应用水平，保护患者用药权益，卫生部、国家中医药管理局和总后卫生部于 2005 年 8 月下发《关于建立抗菌药物临床应用及细菌耐药监测网的通知》（卫办医发［2005］176 号）（以下简称《通知》），在全国建立了“抗菌药物临床应用监测网”和“细菌耐药监测网”。

段京莉

21.5 调剂智能化系统

21.5.1 概述

在医院药学工作中，无论从工作量承担还是从人力资源占用方面，药品的调配发放往往都占据着常规保障工作最主要的部分。然而，多年来配方发药工作一直采用全手工方式，没有什么改进提高。由于工作单调、繁复、机械，加之工作人员对发错药品进而引起医疗纠纷的恐惧心理，导致药师常处于精神紧张状态，在长时间的高度精力集中过程之后，引发疲劳状态，有些人甚至会出现强迫综合征现象：在一天的工作完成后，对自己调配发出的药品是否正确要反复回忆，却难于肯定。因此，研制开发智能化的调剂发药系统，提高工作效率，减少发药错误，减轻药师心理负担，改善服务水平，成为国内外众多学者关注的课题，并一直不懈地付诸行动。上世纪 80 年代大医院的药房就装备有基于震荡原理的半自动分包机；国内成都军区总医院曾尝试开发 WH－1型自动发药机，还有根据国情研发应用的中草药颗粒剂自动发药系统，但未能有实质性进展，未能实现商品化。而国际上有多家公司坚持开发、逐步完善并推向市场。

近年来随着计算机技术的发展，构建信息化药品供应保障体系、确保药品安全合理使用，医院药学信息化、智能化建设的发展力度和步伐不断加快。据统计，美国大部分医院设有药物集中调配系统。全自动摆药机和智能化机器人的利用率分别为72%和15%，发药过程中的自动化技术比重逐渐增加，9.4%的医院应用了条形码技术，32.2%的医院中配有智能输液泵。在我国，医院的局域网信息系统不断完善，已经有多家大型医院陆续引进并建立起智能化的药品调配系统，有效提高了调剂服务质量。

调剂智能化系统（Automatic Dispensing System）是指通过计算机调控，与其他智能化发药机械配合，替代人工作业迅速完成药品调配的操作系统。其应用能提高发药速度，提升调配准确度，调高工作效率。根据调剂发药系统安置地点、服务对象、服务方式的不同，所选用的智能化调剂设备也各有不同，用于整包装药品调剂的设备有整包装药品发药机（Automatic Whole Pakaging Drug Dispensing Machine）、用于单剂量药品调剂的设备有口服药品单剂量分包机（Automatic Single Dose Oral Drug Dispensing Machine）、针剂摆药机（Automatic Injection Dispensing Machine）以及相关辅助设备。智能化调配机器的组成一般包括用于信息处理的计算机控制系统、发药系统以及标签打印系统等。计算机控制系统负责完成处方审核、计价、信息管理，并指挥与协调系统其他硬件的工作；发药系统是智能化调剂设备的执行机构，主要构成包括放置药品的储药系统如药架、药盒等药品存储器、药品封装系统、药品传送装置和控制电路等。虽然目前医院局域信息网的发展已经为智能化调剂设备的应用提供了较好的发展平台，但由于价格和成本问题，智能化调剂设备短期内的普及还不容乐观。

21.5.2 智能化调剂设备分类

目前供医疗机构使用的智能化药品调剂设备主要有整包装药品智能化调剂设备、口服药品单剂量调剂设备、注射药品单剂量调剂设备、散剂智能化调剂设备、病区智能化药品柜等，其中使用最多的是前 3 种。

21.5.2.1 **整包装药品智能化调剂设备** 整包装药品发药机主要用于医院门诊药房、零售药店、社区药房整盒（整瓶）药品的自动调剂，也可用于住院患者出院带药的药品调剂。单台设备占地面积一般在 4～10m² 之间，可储存 1 万～3 万盒（瓶）药品，单张处方的调配速度在 10 秒左右。设备由药品储存系统、药品填装系统、药品发放系统、药品传输系统和控制系统等 5 部分组成，不同厂家产品的主要区别在于药品填装方式不同，可分为全自动填装、半自动填装和手工填装 3 种。

图 21－4 为设备的结构示意图，全套设备由药品储药柜（图片中间的主体部分）、传输带和出药口（图片左侧部分）和控制系统（图片右侧悬吊装置）等部分组成，出药系统安装在药品储药柜的正面，其背面为药品填装入口。

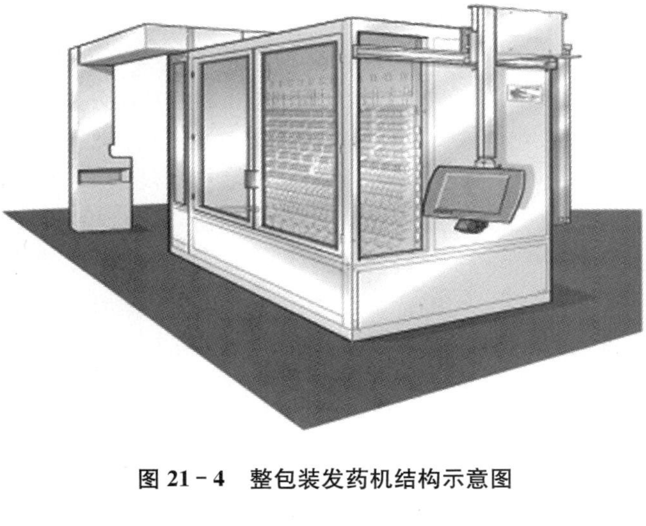

图 21－4 整包装发药机结构示意图

药品储存系统由多个药品轨道组成，轨道由铝合金材料制成，每条轨道长约 2m、宽约 10cm、深约 3cm，单条轨道被 0～4 个挡板划分成 1～5 个不同的储药槽，储药槽内壁光滑并有多个凸起以减少药品在轨道内滑动的阻力，储药槽有 5 种不同的宽度以适应不同大小的药盒（药瓶）。根据挡板的数量和位置不同，药品轨道共有 7 种类型。不同轨道在药品储药柜中分层平行放置，轨道的一端为上药口、另一端为出药口，出药口的位置比上药口稍低，填装药品时，药品会在重力使用下自动滑向出药口。在储药柜中，药品的位置由 3 个编号决定：轨道所在的层数、同层轨道的编号以及轨道中储药槽的编号（图 21 - 5）。

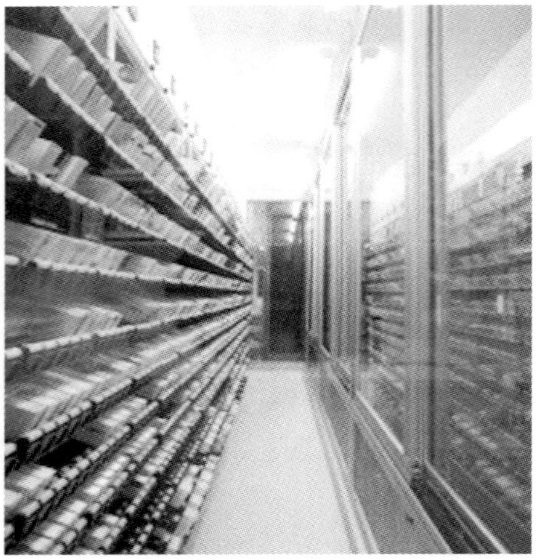

图 21 - 5　整包装发药机的药品储存系统

药品填装由计算机控制，填装可分为缺药填装和随机填装。缺药填装多用在药房工作量较大的高峰时段，随着药品不断发出，当某个储药槽内的药品少于设定数量时，控制系统会发出缺药警告，通过设备的状态警示灯提醒工作人员补充药品，同时储药槽上药口的 LED 灯也会发出信号指示上药位置。如果药品包装盒上有条形码，则只需扫描条码，显示屏即可显示药品名称、规格、所在储药槽、药槽内剩余药品数量等信息，同时相应储药槽的 LED 灯也会闪烁，提醒工作人员加药。补充药品后，系统会根据上药数量自动修改药槽内的剩余药品数；如果药品包装盒没有条形码，则需要在触摸屏上点击确认。在随机填装模式下，工作人员可通过扫描条形码或点击确认补药品种，随时对轨道内的药品进行补充，多用于非高峰时段的轨道上的药品添加（图 21 - 6、21 - 7）。

调配处方时，窗口药师通过扫描处方上的条形码（如未使用电子处方，可通过录入患者姓名或处方编号等信息查询）并获得处方上的药品信息，该信息发送给整包装发药机后，相应储药槽

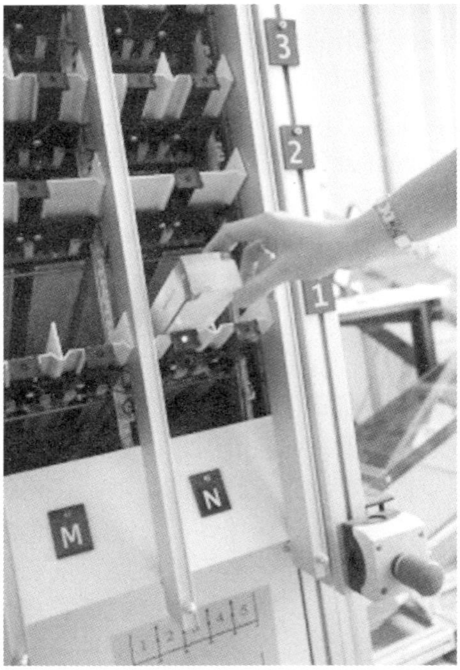

图 21 - 6　整包装发药机的手工药品填装方式

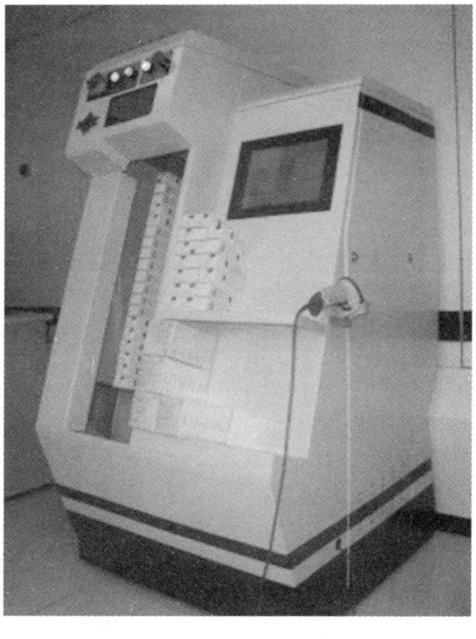

图 21 - 7　整包装发药机的半自动药品填装装置

前端的药品弹出装置开始动作（图 21 - 8），出药口的一个弹簧拨片将药品抬起，并通过滚轮（图中白色装置）的转动将药品送出，同时药盒下方的光电二级管对弹出药品的数量进行计数，弹出所需数量后弹出装置终止动作，控制系统同时修改储药槽内的剩余药品数量。

弹出的药品自然下落到储药柜底部的传送带上，当处方调配完成后，由传送带和升降机组成

的药品传输系统将药品送到发药窗口，一般情况下单台设备可承担 2～4 个发药窗口的药品调剂任务。为防止药品在传输过程中破损，传送带、升降机和药品通道都使用了弹性材料，并通过坡道或加装活动减速隔板来控制药品下落的速度（图 21－9）。

由于整包装发药系统可以通过传送系统将发出的药品直接送达发药窗口，因此系统的存储和发药设备可以和发药窗口安排在不同的楼层上。在图 21－10（1）和图 21－10（2）的设计中，发药机的药品储存系统放到了药房的上一层，药品的填装工作均在一个独立的空间进行，下层的药房仅保留出药口（图 21－11）。

采用全自动药品填装模式的整包装发药机其系统组成和工作原理与上面介绍的设备相似，两者的主要区别在于上药、发药的方式不同。全自动药品填装模式的整包装发药机采用智能化方式填装药品，整套设备共用一个进药口，只要药品包装盒上有条形码，进药装置会自动识别药品并补充到储药柜中对应的位置。在调配药品时，利用计算机控制的机械臂将储药柜中的药品抓取到出药口。与手工填装设备相比，自动上药设备的优势在于：

● 不需要人工寻找储药槽，降低了出现人为差错的可能性；

● 储药柜内部使用机械臂取药，除了进药口和出药口外，整个储药柜不需要其他的常规开口，密封性更好，设备和药品受外界环境（如灰尘）的影响更小。

缺点在于：

● 必须依靠包装盒上的条形码填装药品，而国内销售的药品中约有 30％左右包装上无条码，这些药品需要逐盒打印或贴上条形码，增加了额外的工作量；

● 储药库密封，一旦机械臂出现故障，无法改用人工方式调剂药品。

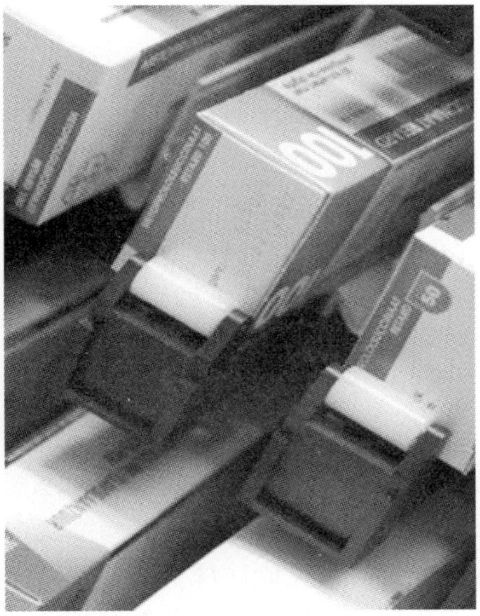

图 21－8　整包装发药机的药品弹出装置

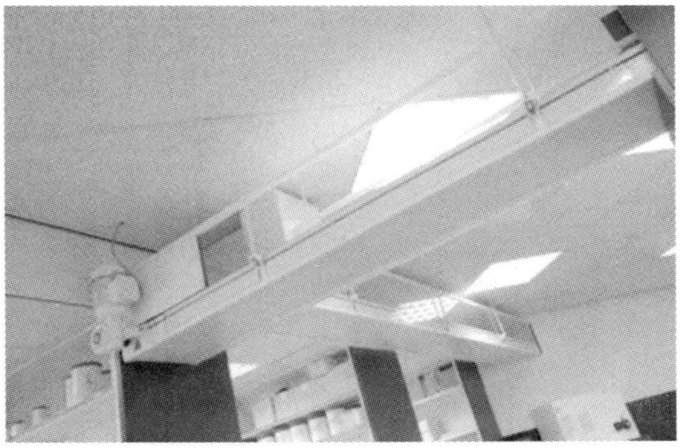

图 21－9　整包装发药机的药品传送带

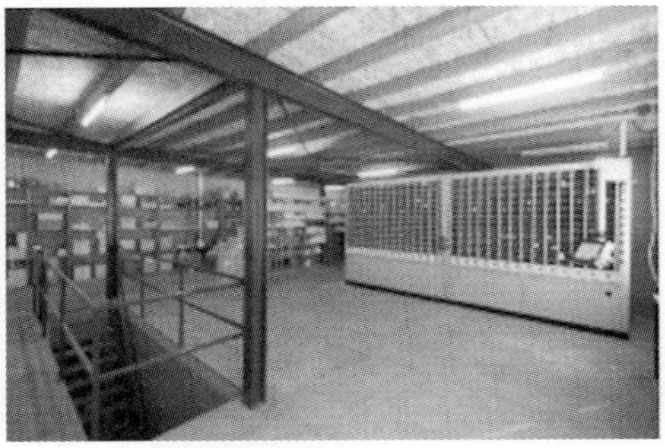

(1)储药柜和上药口

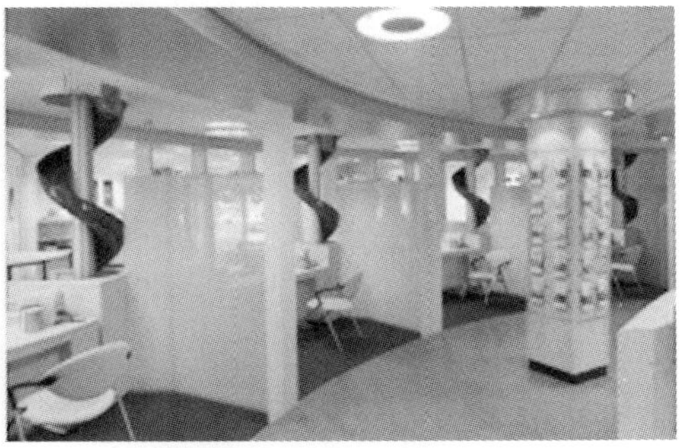

(2)药师工作台和出药口

图 21－10　采用分楼层设计的整包装发药机系统

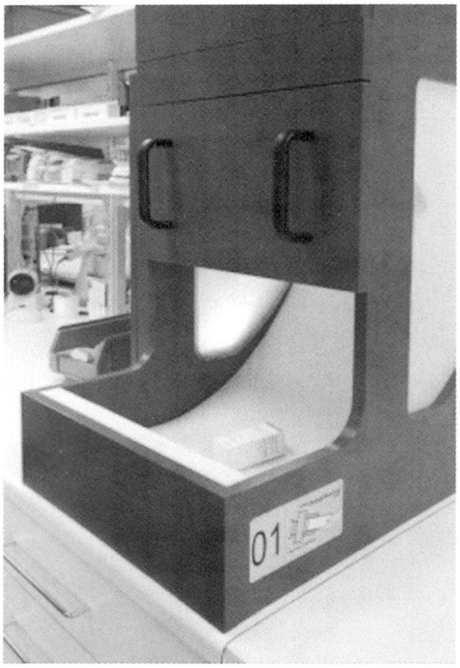

图 21 - 11　整包装发药机出药口

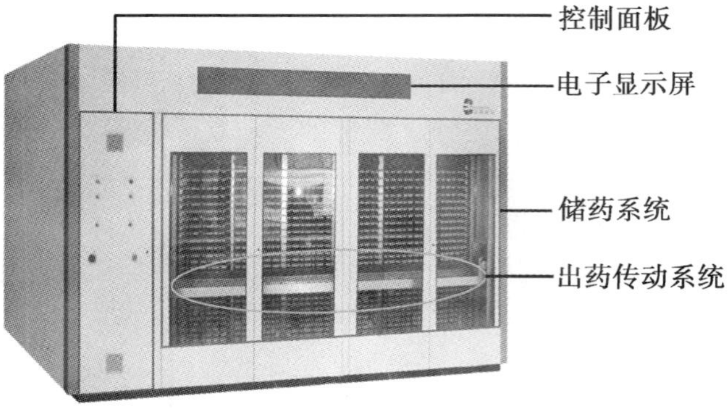

图 21 - 12　国产整包装发药机的结构

整包装发药机的生产厂家多为欧美企业，设备价格较高，并且还要额外增加计算机系统的中、英文字符对应和操作系统汉化工作。国内开发研制的整包装发药机由于更加了解医疗机构的需求，客户响应好，适应性更强，其质量和水平也正在接近国外产品。国内产品大多采用半自动药品填装方式，将加药信息通过扫描条码或人工方式输入系统后，设备后方的上药口可以一次性加入十几盒甚至几十盒药品，设备将药品逐盒送入并通过机械手加入储药槽。正在研发中的设备可以一次加入多种药品，由设备逐一送入储药槽。这种半自动方式不要求药品都有条码，上药速度快，效率高。也有通过电子扫描装置获得药盒长、宽、高尺寸并和数据库中该药盒的尺寸数据进行对比，判断药盒是否正确从而进行上药操作的。设备的出药系统由皮带输送机和若干套分拣机构组成，输送机可在储药柜中上下移动，始终位于储药槽出口的正下方，这样就最大限度地避免了药品从储药槽出口落下造成破损（图 21 - 12）。

21.5.2.2　**单剂量药品智能化调剂设备**　住院患者用药一般以单剂量方式提供。在多数医院中，患者所需的口服药品通过住院药房摆药，以单次服用量为单位提供给患者，而注射药品则药房集中调配后由护师分拣或配液后提供给患者。单剂量药品智能化调剂设备取代了传统的摆药模式，全面提高了住院药房的工作质量，大大减轻了病区护师的药品调配工作量。

（1）口服药品单剂量智能调剂设备：口服药品单剂量智能调剂设备即口服药品单剂量分包机，简称片剂摆药机。设备可自动将片剂（包括素片、糖衣片、异形片等）、胶囊剂（包括软胶囊）、丸剂等口服药品按服药顿次自动分包。该设备由储药系统、分拣系统、包装系统、打印系统和控制系统 5 部分组成：储药系统由一系列不同规格的储药盒组成，每个药盒储存一种脱去外包装的药品；分拣系统由传动装置、计数器，以及药品下落通道构成，药盒底部的传动装置控制药品以单片或单粒的形式通过，同时计数器会记录通过的药品数，离开药盒的药品在重力作用下落到储药系统下方的收集器；当每个单包装药品全部滑落到收集器后，包装系统对药品进行分包、密封，然后由打印系统在包装袋上打印相关的信息；设备由一台计算机控制，能从医嘱中提取药品分包信息并控制摆药机完成相应的分包动作。

市售的片剂摆药机有多个生产厂家，在结构和设计上主要的不同之处在于储药盒的排列方式（分转桶式和直列式）、药品分拣方式（分滑落式和直落式）和药品分包方式（国内多使用袋装、欧美多使用瓶装）不同。下面以某型号自动片剂摆药机（图 21-13）为例作一具体介绍。该设备为转桶式储药盒设计的片剂自动摆药，最多可容纳 520 种药品，设备的主要参数见表 21-1。

药品储存在不同规格的储药盒内，储药盒由储药部分和分拣装置 2 部分组成［图 21-14（1）］。储药部分用不透明或深色透明塑料制成，可避免光线（特别是紫外光）对药品的影响，盒上有盖，盖内侧可安装干燥剂［图 21-14（2）］。储药盒需要根据所存放的药品形状、规格定做，每一个储药盒只能存放特定的药品，如果放置其他药品则会出现不出药或出药数量不准的现象。多个储药盒安装圆桶形的盒架上，盒架分内、外 2 层，可左右旋转以暴露出任意一个储药盒（图 21-15），这种设计的好处是当需要给某个储药盒添加药品时，其他储药盒仍然可以继续出药，提高了药品的分包速度。

表 21-1　某型号自动片剂摆药机的规格参数

指标	参数
分包速度	最大 60 包/分钟
片剂检测方式	光检测方式
片剂分拣方式	中心滑落方式
储药盒	LL 型 16 种、L 型 32 种、LM 型 54 种、LS 型 120 种 M 型 64 种、S 型 540 种、SS 型 180 种
DTA 适配器	96 包/次
药包打印	自定义格式
空包数量	单独分包：2 包 连续摆药：0-n 包（n 为设定值）
设备尺寸	1288mm×1280mm×2077mm
电源	220V，700W（最大）

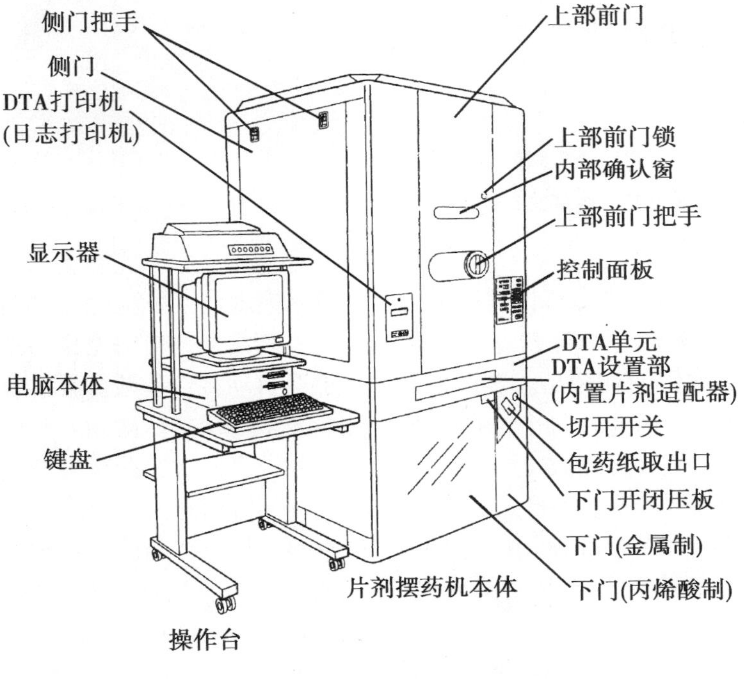

图 21-13　自动片剂摆药机的结构示意图

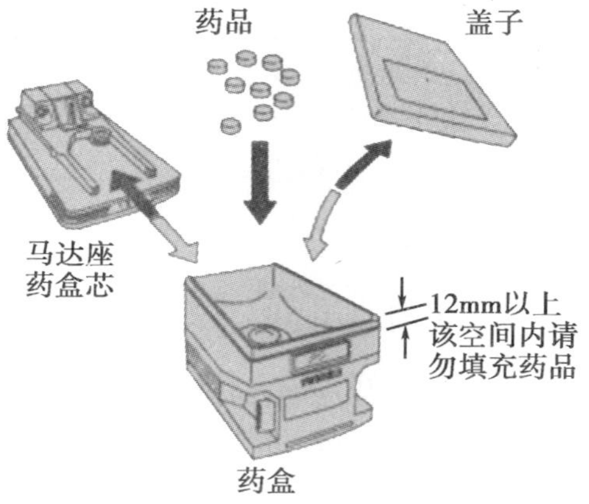

图 21-14（1） 储药盒结构示意图

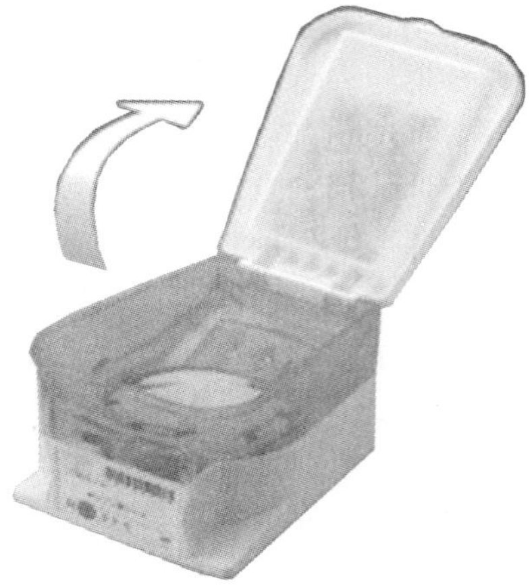

图 21-14（2） 储药盒外形图

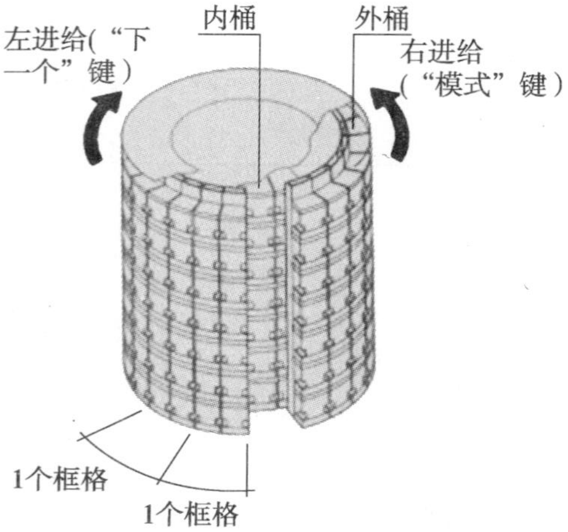

图 21-15 储药盒及药盒架（转桶式）的结构

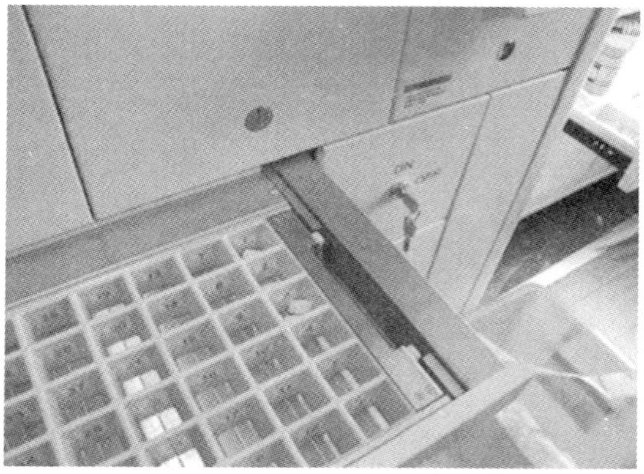

图 21-16 片剂摆药机的 DTA 适配器

对于用量比较大的药品，除了可以选择大的储药盒存放外，还可以选择“子母药盒”的形式，即用多个储药盒存放同一种药品。该设备最多可对 80 种药品设置子母药盒，每个母药盒最多可设定 6 个子药盒。在出药方式上，可选择子、母药盒同时出药或逐盒出药 2 种形式。

患者有时需要使用半片药或所使用的药品还没有定制储药盒，如果想将这些药品一并分包，则可使用 DTA 适配器。DTA 适配器是一个扁平的托盘，上面被分割成一个个小格子，格子底部是一个活动阀门，打开时可将格子内的全部药品滑落到收集器中（图 21-16）。需要通过 DTA 加药时，储药盒出药会暂停，控制面板会显示需要加药的 DTA 小格子编号，操作人员在对应的小格中加药后，DTA 适配器收回，药品滑落后与其他药品一起分包。DTA 适配器也可一次向多个格子中补充药品，以减少连续摆药过程中的停顿，加快摆药速度，但需事先设定好顺序和编号。

药品分包使用无毒的塑料包装纸，分包时机器会自动将包装纸折叠，装入药品后在药包的前后及上沿用热压融封，将药包密闭。分包时，打印系统会同时在药包上打印患者姓名、床号、服药时间等信息。药包的正面是毛玻璃样的半透明材料，用于打印信息，背面是透明的包装纸，方便查对药包内的药品。由于药包可打印面积较小，新型的设备增了条形码（或二维条码）打印功能，每个药包都有一个唯一的条形码，通过扫描条形码就可以获取药包内药品的详细信息，节省的打印面积可以印上供患者阅读的提示信息，如图 21-17 显示了一个已分装好的药包正、反面的信息。

使用片剂摆药机虽然能够提高药品调剂的准确性，但仍然会出现一些差错，特别是在设备刚投入使用时差错率会更高。除人为因素（如 DTA

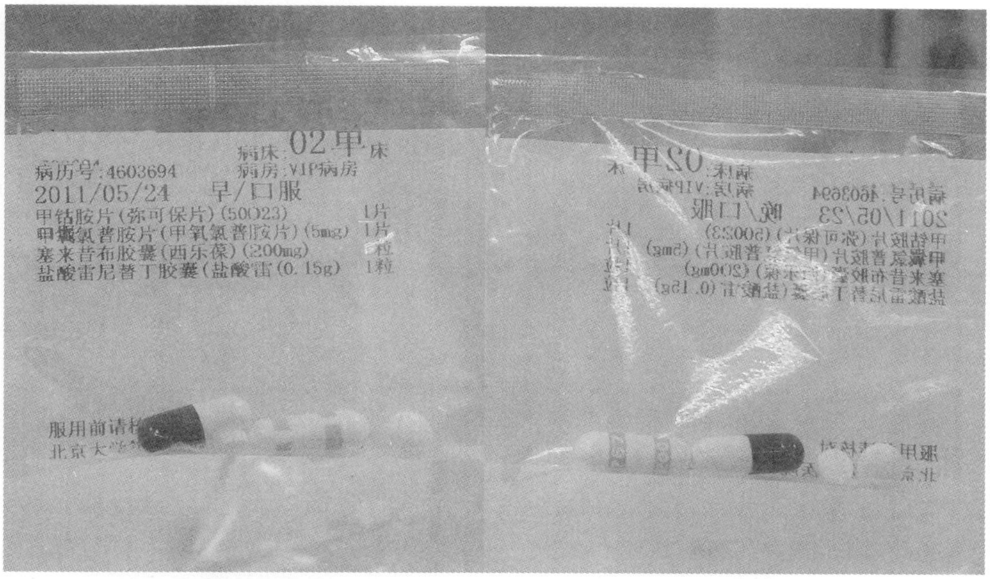

(1)正面 (2)反面

图 21-17 装好药品的药包

加药位置错误）外，最常见的错误是药包内药品数量错误，主要原因有：储药盒出口变形，导致一次掉出多片药品；药盒内的药品粉末、碎片、残留的药品包装碎屑（如小片铝箔）引起计数器误操作；药盒内的药品大小、形状、重量均一性不好导致出药错误等。药品串包（即药品被密封到下一个药包中）也是比较多见的错误，其主要原因是药品在滑落到收集器上时可能会出现弹跳的现象，如分包速度过快，弹跳后再次下落的药片就会被分到下一个药包中。

根据实际应用的经验和体会，片剂摆药机在使用中还应当注意以下几个方面：

● 机摆药物的选择：摆药机的储药盒是依据药品的大小、形状和重量来准确分拣药物的，某些药物并不适合机器摆药，包括：大小、形状和重量均一性差的药物，如丸状中成药；易碎的药片，会在药盒内留下碎片或在滑落过程中破碎；易掉粉的药片，可能影响计数器的准确性或污染药品滑落的通道；易受潮的药物，受潮后会引起药片变形而影响出药；表面有黏性的药物，易粘连在通道或收集器上；易脱色的药品，会沾染通道和其他药品；异形片，较圆形药片出现分包错误的概率更大。

● 分包速度：摆药机的分包速度可在一定范围内自行调节，但考虑到药品会在收集器上弹跳等因素，应适当控制分包速度。将易弹跳的药品放在下层药盒也是一个很好的选择。另外，由于分包过程使用了热压的方式将包装纸融封，连续摆药时会造成收集器或药包内的温度升高，一些不耐热的药品（如一些软胶囊）会出现粘连的现象，这时应调低分包速度或暂时中断摆药以降温。

● 分包内的药品选择：一般来说，摆药机会将单顿次服用的药品分在一个药包内。但在某些情况下建议做额外分包处理，比如大小、颜色、形状相似的药品可以设定为不能分到同一个药包内，以方便药品查对；毒性较大或有特殊服用方法的药品（如含片）也建议单独分包。

● 及时清洁药盒和通道：及时对设备进行洁净，一方面可以提高调配的准确性，另一方面也可以降低患者用药的安全风险，如果药物的粉尘掉落到其他患者的药包内可能会影响到患者的治疗。

与传统的住院药房药杯摆药方式相比，自动片剂摆药机在调剂的安全性、减轻工作人员劳动强度等方面表现出了明显的优势，但其在国内医院大面积推广还存在着一些问题：一是国内目前还没有适合摆药机使用的大包装药品，药品的拆包工作相当繁琐；二是包装材料的成本较高，在不允许收取包装材料费的前提下医院负担较重；三是由于药品招标等原因，国内医院所使用的药品经常更换厂家、规格，需要频繁订制新的储药盒。

（2）针剂单剂量智能调剂设备：针剂单剂量智能调剂设备通常称之为自动针剂摆药机，可依据医嘱内容对住院患者所使用的小容量注射药品（包括安瓿、西林瓶、塑料瓶）进行单剂量摆药。

摆药模式有两种：按患者用药的时间点摆药和静脉配液摆药，前者多用于不需要配制即可直接注射的药品，后者则用于需经配液后才能使用的药品。针剂摆药机主要由储药系统、分拣系统、传动系统、打印系统和控制系统5部分组成。其工作原理是控制系统提取医嘱中的用药信息，按设定的摆药模式进行分拣，传动系统将分拣的药品输送到指定位置，同时附上由打印系统印制的药品清单或标签。经过针剂摆药机摆好的药品可以直接打包后提供给病区护理站，或者配上大输液溶媒后进行静脉集中配液。

图21－18为针剂摆药设备，图中自左往右分别为供筐机、整列摆药机、散装式摆药机、控制系统和打印系统、码筐机。

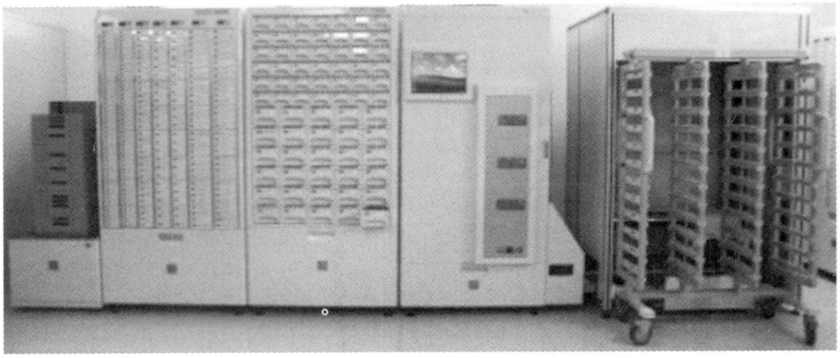

图21－18 针剂摆药机成套设备

整列摆药机和散装式摆药机承担药品储存和分拣工作，可单台或多台串联使用，需要冷藏的药品还可加装冷藏单元。整列摆药机的储药系统由一系列抽屉样的药盒组成（图21－19），用于储存安瓿或塑料瓶包装的小针剂，图21－18所示的产品最多可以容纳240种药品。单个药盒长约60cm，前端（朝向机器正面）有一个活动挡板，可在弹簧的作用下将药盒中的药品推向后端，以保证药盒中的药品排放整齐、紧密；后端为出药口，可在计算机的控制下将所需数量的药品逐支推送到药筐中；药品在药盒应单层排放，并且摆放方向需一致。散装式摆药机用于安瓿、塑料瓶或西林瓶包装小针剂的储存和分拣，配有72个不同规格的药盒（图21－20）。散装式摆药机的药盒形状与整列摆药机类似，但药盒中的药品可以重叠放置，药品摆放也不像整列摆药机那样严格，单个药盒可以储存的药品数量也更多。与整列摆药机不同，散装式摆药机使用了一个"旋转漏斗"装置分拣药品。

针剂摆药机使用了特制的药筐来存放分拣好的药品，供筐机将药筐逐个送到整列摆药机、散装式摆药机和打印单元中，最后码筐机用机械臂将调配好的药筐码放到推车上，图21－21是一个调配好的药筐，内装调配好的药品及相应的药品清单和（或）贴签。

针剂摆药机在使用中应当注意以下几点：

● 机摆药品的选择：无论是整列还是散装式摆药机，药瓶的大小和形状都会影响出药的准确

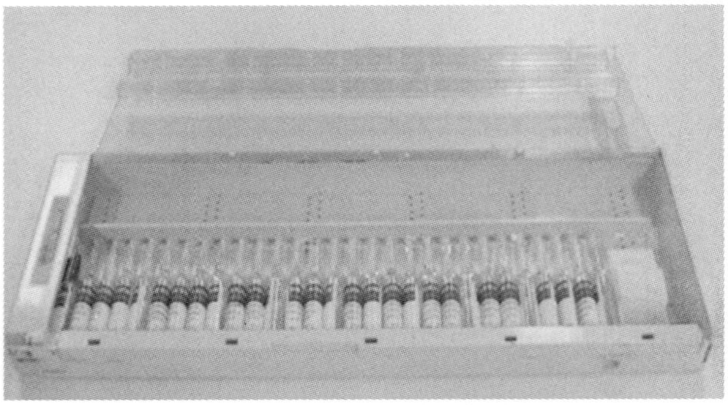

图21－19 整列摆药机的药盒

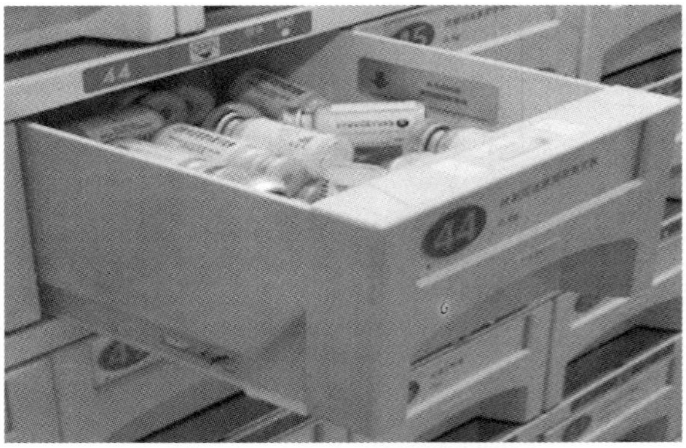

图21－20 散装式摆药机的药盒

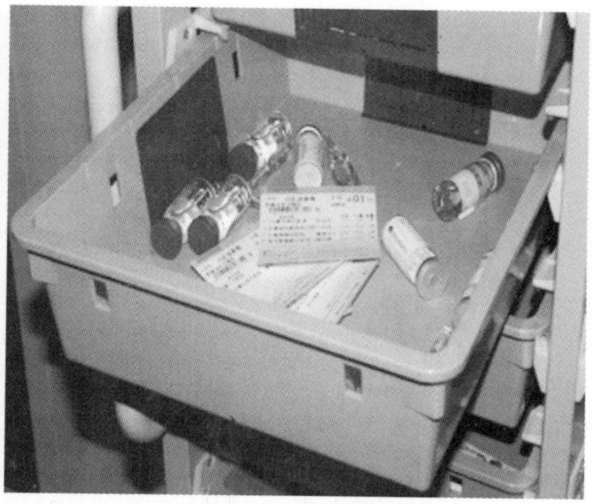

图 21－21　完成调配过程后的药筐

性，应选择药瓶不易破碎、形状规则、大小均一药品作为机摆药品。某些安瓿装的注射剂因为采用高温融封的生产工艺，生产出的安瓿长短不一，容易造成出药数量差错，个别过长的安瓿还可能在机器内部折断，导致药液腐蚀电路、损坏设备的严重后果；还有些西林瓶包装的药品，药瓶上的标签会脱落或折角，也会影响设备的正常运转。

● 设备安装的要求：整套针剂摆药机由多个单元组合而成，药筐通过传动系统在各个单元中传递，在安装时对位置的精度要求很高。安装完成后应注意不要碰撞或移动各组件，摆药机附近也不要使用能引起地面震动的机器。

（3）中药智能化调剂设备：中草药在我国的应用已有几千年的历史，但中草药的调剂工作一直是手工操作，始终存在着速度慢、效率低、误差大、工作人员劳动强度大的缺点。从 20 世纪 70 年代开始，国内的研究人员就一直在进行中草药调剂智能化的相关研究，尽管至今还没有一个令人满意的、成熟的解决方案，但不可否认，中草药智能化调剂仍然是一个充满希望的发展方向。

中草药进行智能化调剂的主要困难在于药材饮片形状大小不一、性状千差万别，即使是同种药材，饮片的大小、形状也不尽相同。综合已有的研究，解决中药智能化调剂问题主要有 3 种思路：

● 不改变现有中草药饮片的性状，通过设计精巧的机械装置直接抓取、称量将中草药饮片存放在储药盒内，药盒设上药口和出药口，药架上的每个药盒有一个唯一的编号，通过编号来确定某种具体药材的位置。饮片出药由机械臂直接抓取，通过震动储药盒使饮片下落，或抓取和震动下落相结合等 3 种方式。药材称量有增量法和减量法两种办法，增量法使用安装在机械臂或饮片托盘中的电子秤直接称量出药的饮片重量，减量法通过测量储药盒重量的变化计算出药数量。该解决方案的优点是：不改变药材的大小和性状，无需对饮片进行进一步的加工；调剂完成的药材易分辨、易鉴别，且不影响后继的煎煮过程。缺点是：要求机械装置能适应不同性状的饮片，做到准确抓取和称量，设计要求高、实施难度大；对叶状药材、轻质粉末状药材、有黏性的药材称取困难，实际应用有局限性。

● 对草药饮片进行粉碎，按标准式样包装后再进行自动调配。该方案首先将中药材饮片进行粉碎，包装成标准规格大小，由于药包规格相同、大小一致，并且每个药包的内容物重量固定，称药重量可以直接换算成药包数量，使用现有的智能化分拣设备即可完成自动调剂。该方案的优点是对调剂设备的要求较低，实施难度较小。缺点是：需对饮片进行再加工，并且加工后的饮片很难辨认和鉴别；煎煮时需去除每一个小药包的包装，繁琐且增加成本。

● 提取中草药有效成分，制成固体颗粒后再进行自动调配。即先将每味中药材提取、浓缩、干燥，制成细颗粒状（颗粒饮片）。再将颗粒饮片放入储药盒，通过震动下落的方式实现自动调配。与第二种方案相比，该方案的优点不需要将每味药再分成独立的小包装，缺点是对药材的加工难度更大，需要专门的生产机构提供现成的中药颗粒。另外，传统中医汤剂是将饮片共煎共煮，其有效成分之间发生未知的相互作用。而颗粒饮片将单味中药煎煮提取并浓缩成颗粒，与传统中药汤剂存在差异。

除了上面介绍的智能化调剂设备以外，已经有商业产品销售的还有病区智能化药品柜、散剂智能化调剂设备，以及患者自我药疗使用的单剂量供药系统等。病区智能化药品柜是一种智能的病区药品存储设备，药品柜内有多个储药盒分别存放着病区常用的药品，护师取药时先在计算机确认患者医嘱（或直接选择药物），智能化药品柜会弹出相应的储药盒并提示本次取药的数量。智能化药品柜会自动记录取药护师的姓名、取药时间、所取药品的品种和数量，部分设备还配有指纹扫描装置，因此该设备很适合用于病区毒麻药品或高风险药品的调剂。部分患者，特别是儿童患者经常会遇到服用1/2片甚至1/4片药品的情况，散剂智能化调剂设备可将药品粉碎并加入适量的赋形剂，最后分包出准确的给药剂量。患者使用的单剂量供药系统是一种袖珍的自动药盒，药盒内分成多个小格，每个小格盛放一次服用的药品，设定好给药时间后，该设备会按时打开相应的药盒，并提醒患者用药。

21.5.3 门诊药房调剂智能化系统

21.5.3.1 **系统组成** 门诊药房是药师直接面对患者提供服务的窗口，也是体现医院整体服务水平的一个重要部门。越来越多的患者在取药后，比以往更加关心药品的使用方法，有些还会积极主动地寻求药师的帮助，因此，门诊药房传统地单纯发药模式已经不能满足患者对用药安全性的需求，药房窗口服务中知识和技术所占比重越来越大。门诊药房智能化建设“以患者为中心”，通过提高调剂工作的技术含量和效率，将药师从繁复的手工劳动中解放出来，从而使他们有更多的时间与患者交流，进行用药指导服务和人文关怀，进而使药房的服务功能得到拓展和深化。

整包装药品发药机通常安置在门诊药房，也可用于社区药房以及住院药房对慢性患者出院带药的调配。设备中的计算机控制系统与医院信息系统（HIS）实施无缝对接后，即组成了能够更好地为门诊患者提供药品调配服务的门诊药房调剂智能化系统（Automatic Dispensing System in Outpatient Pharmacy)。该系统通过HIS传送门诊处方信息，将整盒/瓶药品自动从储药系统弹出，经传送系统输送到相应窗口，并能够达到不间断运行。其发药主体为一整套的电子控制智能化调剂设备群，主要包括计算机控制系统、药品传送系统和大容量的储药系统。该系统将原有的药品存储、调剂、发放等多项程序融为一体，可以严格按照处方发药，同时帮助药师提高药品调剂的准确性，避免人为发药可能发生的错误，提高患者用药的安全性。而且机器占地面积相对少，可摆放药品量大，发药速度快。药师收方后无需在一排排药架之间往返取药，只需通过计算机发出指令，患者所需的药品就会被机器准确无误地发出，并由自动传送系统送达药师所在的发药柜台。一般情况下，这一过程在调配发放单药处方时只需10秒钟左右。

21.5.3.2 **系统工作流程** 门诊医生利用计算机系统完成电子处方录入，打印后签字并盖章交与患者，门诊收费处收费后在处方上盖上收费章，发药窗口药师收取患者处方后进行审核，审核无误，经过红外线扫描提取电子处方信息，进行确认，传至整包装药品发药机系统进行自动调配，不适合进入机器的药品可选择人工调配。调配好的药品从设备中送出，药师根据处方信息核对药品，准确无误后发给患者。信息数据确认后自动存入数据库，进行处方统计（图21-22)。

21.5.3.3 **门诊药房智能化调剂系统的优势与问题**

（1）门诊药房智能化调剂系统的优点：

● 提高调剂质量：传统的药房由药师人工调配发药，难免会出现人为原因导致的差错事故。而整包装药品发药机无论是上药还是出药，都能够借助机器的定位提示与控制功能，提高药品调配的准确性，更好地保证了患者的用药安全。

● 提高工作效率：智能化药房调剂系统应用后，每个发药窗口都兼有收方、核对、发药的功能，而且智能化快速出药系统的取药时间较之传统手工取药方式大为缩短，能够显著减少患者的等候时间，提高药品调配工作效率。某医疗机构统计结果表明，在年处方量同比增长15%的情况下，高峰期每个窗口等候取药的人数由原来的平均15人减少到10人，大大缩短了患者等候时间，改善了侯药厅内拥挤的状况，提高了患者服务满意度。

● 提升服务功能：传统的药房中，药师忙于在窗口和药架间取药发药，往往无暇给患者提供药学咨询与药学教育等服务，难以提供患者药品安全知识。门诊药房引进使用整包装药品发药机后，前台人员的工作不再是单纯地核对、发药，其工作重心由原来传统的单纯配方发药更多地转移到药学服务上，因为在发药过程中，药师有更多时间更多空间与患者沟通与交流，向患者提供合理用药及健康咨询服务，从而提高了门诊药房的服务质量，改善了药师的职业形象。

● 提高药房管理水平：与传统药品架的药品摆放方式相比，智能化药品调配设备中的药品摆放更为密集。引进整包装药品发药设备时，可以根据药房的具体布局、面积等情况选定储药系统

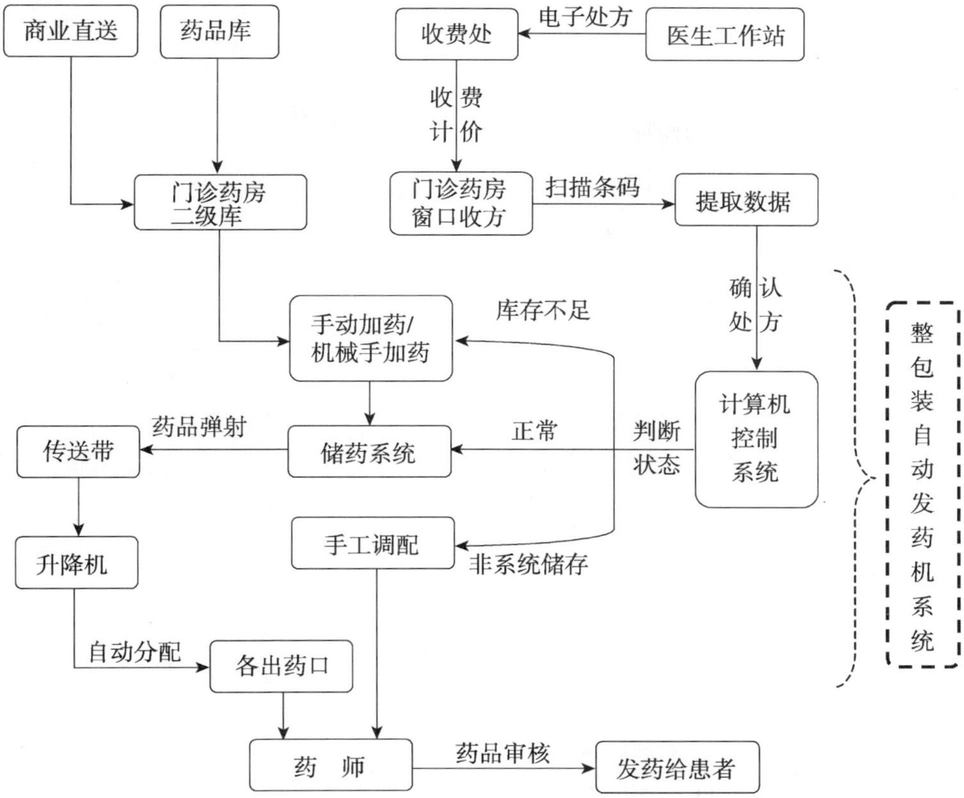

图 21－22　智能化门诊药房系统工作流程

的尺寸，设计其距离发药窗口的适宜位置，提高空间有效利用率，使得药房空间布局更加紧凑、合理，提高药房的现场管理水平。同时，整包装药品发药系统促进了药品管理信息化水平的提高，可以进行药品的实时盘点、药品的批号追踪，降低药房的管理成本，提升经济效益。

● 减轻劳动强度、改善工作环境：整包装药品发药机由计算机控制，界面清晰、易于操作。智能化的快速出药系统解放了传统药房中药师的双手，有效地减轻了药师取药、调剂药品等工作的劳动强度。在机器处理处方信息的大部分时间里，药师可以在发药窗口前向患者提供合理用药及健康用药的咨询服务，从而将药师从繁重的体力劳动中解放出来，有更多的时间和精力加强学习和内部管理，为患者提供更快捷、安全、完善的窗口服务，同时改善了药师的工作环境，缓解了工作紧张程度。

（2）门诊药房智能化调剂系统的问题

● 前期准备的重要性：为了保证调剂品种与数量的准确性，在安装前期的准备工作中，必须做好充分的准备工作，重点是入机药品及手工调配药品的前期分类。认真测量拟入机药品外包装的长、宽、高、重量，对药品的通用名、剂型、规格、厂家信息做详细登记，并准确录入整包装自动发药机控制系统内，保证其机内唯一码与HIS码对应的唯一性。对使用频率高的药品可适当调整增加存药数量，减少加药频率，提高工作效率。日常维护中注意保持内外环境的清洁卫生，尽量减少因灰尘增加轨道摩擦力，影响药品弹出而导致的调剂数量不准确。

● 设备尚需进一步完善：整包装药品发药设备现有程序功能方面尚有可改进之处，如增加效期药品管理功能、提高药品库存信息量与实物量相符程度和调剂药品数量准确度等。另外目前医院的药品虽然以四方形盒子为多，但仍有很多为异形包装，加之还有一些需要冷藏环境的品种，均无法进入轨道或被机械手确认。

● 成本效益评估尚不理想：智能化设备的价格较为昂贵，多数大医院都有不止一个药房，但能够同时引进很多套设备的医院屈指可数，一般的引进只能解决部分的、有限的问题和需求。智能化设备的设计理念来源于欧洲药学服务市场，其出发点是因为国外人力成本高，而我国的情况恰恰是劳动力资源多，人力成本低，因此试图通过引进设备谋求节约成本是行不通的。

21.5.4 住院药房调剂智能化系统

21.5.4.1 **系统组成** 住院药房的药品调配在医院药品供应保障中占据着最大的比例，也是建立住院患者供应保障链条中优良药品质量体系的最后关卡；医院药学工作的发展，要求药品的全程质量控制应当延伸到药品被应用到患者前的调剂、配制、发药等各个环节。近年来，各部门出台有一系列保障药学服务质量的管理规章制度指南等；也有一些医疗机构围绕着药品调剂开展了不同实践与尝试，但从实施全面的综合质量管理来看，多数单位仍限于局部环节的改善，整体上仍然沿袭传统的模式，尚不能体现预防型质量管理的特点，不能保证对全部供应药品的每一个环节的严密监控。智能化设备作为药房的硬件投入，是实现规范化药品管理的有效手段之一，有利于提高医院药学服务水平，保证患者用药安全。到目前为止，住院药房调剂智能化系统（automatic dispensing system in inpatient pharmacy）中的智能化设备引进主要包括口服药品单剂量分包机、针剂摆药机以及相关辅助设备。

在供应住院患者用药的调剂、配制、发药等各个环节中，口服药物的摆药操作被公认为是医院药学工作各环节中比较复杂、易出差错且风险性较大的环节，更是成为改进中关注的重点。因为在药品调剂方面，很多医院已实行了多年的单剂量配方发药：即将每种药按照单次服用剂量发给患者，方便患者合理用药，减少发药差错，既避免了药物的浪费，也避免将一个疗程或几天的药一次性发放，造成患者服药过量或漏服等情况，使患者用药更安全、经济、合理。住院药房摆药，一般根据病区治疗单或医嘱由药师在药房将药品摆入患者的服用杯内，经病区治疗护士核对后发给患者服用。药师摆药都需要依靠手工操作完成，摆药工作量巨大，出现调剂差错的几率也较大。操作环境多为普通工作间，没有配置防尘、控制温湿度等必要设施，没有独立的密封包装。因此，由于调配环境、容器、人员操作等多种因素的影响，在摆药操作中药品面临可能被污损的多种风险，药品质量难以保证。而全自动口服药品分包机的引进，能够对口服药物实施多品种多规格单剂量密封包装调剂，药品基本上不存在直接暴露空气中的机会，杜绝了药品入口前的污染和差错，切实保证了药品质量。目前，口服药品单剂量分包机已经在国内数十个医疗机构引进使用，不仅为患者提供了更高质量的个体化药品保障，还满足了临床需要，继续保持了以每次用药为独立单位的调剂工作模式。

口服药品单剂量分包机主要构成分为三大块：用于显示设备状态及诊断测试信息的控制中心；用于药品储存分发的药品盒及药品装载柜，其中药品转接器（简称 DTA）用于投放非整片（如半片）药品及非机摆药品；以及用于封装药品及药袋打印的机械部分。药品装载柜大小决定了口服药品单剂量分包机单机能够容纳的品种数量，药盒也可根据药品的大小形状做不同的选择，各个医院引进时可根据床位数以及临床常用口服药品种数选择不同规格设备。

针剂摆药机用于实现病区患者用药医嘱中的注射类药品的单病人自动分发，其调配工作高效、准确、智能、规范。其组成部分有：①药筐供给装置：每个病人的药品摆放在一个药筐之内，供给装置中可一次放置数十个药筐，并能够在药筐数量不足时自动提示操作人员及时补入。②全自动的整列式或散装式分发机：这是针剂摆药机的核心部分，用于药品的存储和分发，每一组全自动针剂摆药机可视药房实际需要情况选择配备多个整列型或散装式存储机。操作人员还可以根据信息显示框自动显示药盒中注射剂存储情况，对缺药的药盒实行不停机补充药品。③打印装置：可打印医嘱摆药单和输液标签并自动放置到对应的药筐内。④药筐排出装置：可自动判断药车上未摆放药筐的空位，并将药筐自动排放到位；这一过程中的全部机械动作不需要人为参与，通过“机械手臂”即可完成。

21.5.4.2 **系统工作流程** 病区医嘱下达后传至住院药房，药师通过 HIS 系统提取医嘱进行审核后，医嘱数据拆分进入不同处理程序，需要进入机器摆药程序的医嘱数据即传至控制系统进行自动摆药（图 21-23）。

进入口服药品单剂量分包机摆药程序的医嘱数据，先打印口服药品医嘱摆药单，系统自动记账，经由片剂摆药机将患者一次服用的药品密封至同一药袋中，药袋上打印患者信息、药品信息及服药信息。医嘱中非整片的药品或非机摆药品，可根据系统提示的加药信息（药品名称、数量及 DTA 加药位置）通过手工操作添加至 DAT

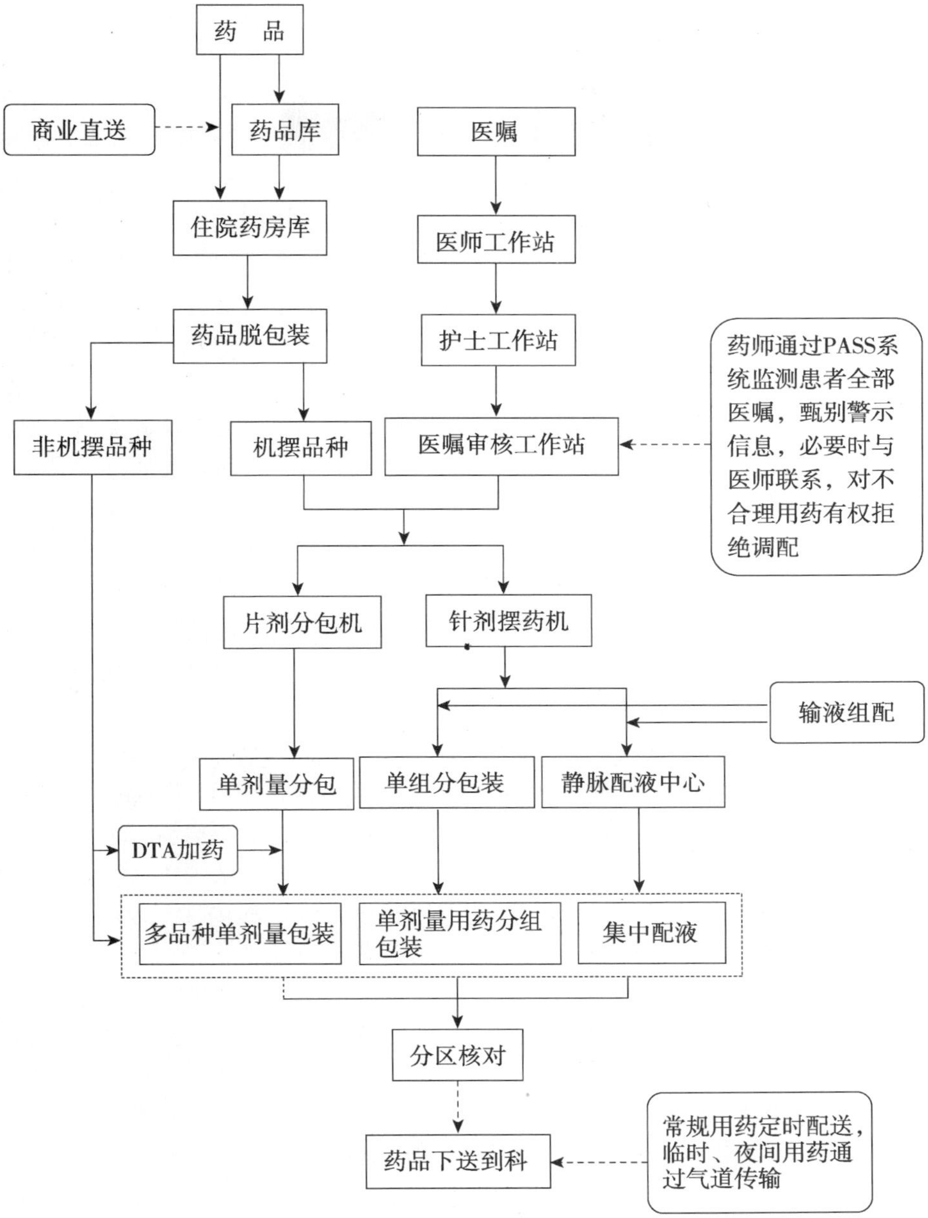

图 21－23　住院药房调剂智能化系统工作流程

中，添加的药品可与同时服用的其他药品密封至同一药袋中。不适合分包装的口服药品可选择人工摆药。摆药机按照护理单元、病床号、患者服药时间等顺序自动摆药，药品以流水排列的药包形式从设备中送出，药师根据摆药单信息核对药包中的药品，无误后下送至病区。

通过 HIS 系统拆分的针剂单剂量医嘱经过机摆、手摆方式确定后，人工排药和摆药机排药同时进行。未进入摆药机药盒的药品为需要手工排药的药品，汇总打印手工摆药单后进入人工排药；需要机摆的医嘱数据转换成机摆数据后，传至针剂摆药机内控制系统，机器自动按病区病床进行单组或单人针剂摆药，并打印输液标签，印有扫描用条形码、病区、病床号、患者姓名、ID 号、药品及用药时间、贴签人、核对人、复核人、配置人等信息。根据打印出来的输液签按单剂量进行排药（需要手工排药的药品包括低温保存药品、大于 20ml 装量不能装机的药品以及配置用大袋液体）并贴好签后，药师通过条码扫描进行排药复核登记，保存单据，并按照各护理单元的病床号置于排药架上。待 PIVA 配置结束后，药师根据条形码扫描信息核对药品，无误后下送至病区。

21.5.4.3　**住院药房智能化调剂系统的优势**

和问题 住院患者药品保障工作的智能化、信息化和人性化要求已经是当今和未来的发展趋势，这要求药学部门要通盘考虑涉及住院患者药品供应的所有环节。而引进现代化的药品自动调剂设备，有利于优化与改进传统的药品调剂流程，完善相应的现代化物流管理模式，有效地防范药品保障过程中各个环节可能出现的用药不安全因素，使住院药房成为集智能化调配、数字化管理、标准化调剂管理操作、专业化和人性化服务为一体的药学服务“窗口”。通过全程实施以预防为主的药品质量管控，保证药品质量，提高药疗水平和整体医疗质量。

（1）住院药房调剂智能化系统的优点

● 改善卫生状况，减少药品污染：住院药房摆药，其药品多是敞开式摆放于药杯中，无论是药师的摆药过程、还是护士核对药品的过程中，难免手与药的直接接触，特别是各病区的护士接触的是各种病种的患者，有可能导致药品被污染的风险；而且由于药品的非密闭摆放，摆药车由药房去往病区的途中以及摆药杯的循环使用等各个环节都可能造成污染。应用自动摆药机后，药品的摆药、核对、运输、病房存放、发药等全过程都处于单剂量密封袋中，减少了手工操作的多个开放式环节，最大可能地减少了污染机会，显著地改善了口服药摆药的卫生状况。

● 提高摆药速度和准确性：摆药机用于分包的速度最快可达到每分钟 60 袋，药师在药品准备及 DTA 加药过程中与摆药机提供的加药信息进行核对，同时摆药机控制系统可协助药师把关，当向药盒加药发生错误及 DTA 加药位置发生错误时，摆药机会在分包过程中提示。计算机中设有补充药品的最低储药量，当药盒中药量低于该药量时，可以自动提示药量填装，以免在摆药过程中出现缺药，影响摆药速度。摆药机自动分包过程可避免投药差错，且完成摆药后由药师再次进行核对，大大提高了口服药摆药的准确性和工作效率，保证患者的用药安全。

● 增强患者用药依从性：全自动药品分包机将 1 次药量的药片或胶囊自动准确装入同 1 个药袋内，并在药袋上打印患者 ID 号、姓名、科别、药品名称、服用方式和时间等内容。服用时间除了标明用药的日期和早、中、晚外，还可以具体到准确地注明饭前 0.5 小时或饭中、饭后、睡前等，而且考虑到个别患者文化程度不高，可在药袋上打印简单明了的示意图：如早上以半个太阳为标示，中午以整个太阳为标示，晚上以月亮为标示。药袋上打印的药品相关信息可以事先甄选，方便患者了解用药信息，满足了患者知情权，增强患者对治疗的依从性，防止发生吃错或漏服药品等用药错误。

● 提升知识和技术服务含量，促进合理用药：随着医疗卫生领域改革的不断推进，医院药学工作正由以药品为中心、保障供应为主要任务，逐步转向“以患者为中心”，确保患者用药安全、有效、合理。智能化调配系统为变革药学服务工作模式提供了机遇，为实现上述转变提供良好的支持和保证。全自动摆药机应用于药房调剂后，由原来的药师摆药、核对，变为药师进行用药医嘱审核后，摆药机摆药，药师进行核对（由于自动摆药机差错率极低，部分医疗机构不再进行摆药后的核对，或仅对高危药品和重点药品进行核对，进一步提高了工作效率）。药师从简单重复性劳动中得以解放，传统住院药房摆药模式得以改变，也促进了药学部门内部管理的强化。通过人力资源的再分配，可以安排更多的人员、时间和精力投入专职临床药师和药理研究等更深层的工作，提高了药师的职业价值和药学服务水平。

● 提高药品管理水平，有效减少浪费：摆药机控制系统提供的功能还包括药盒内药品数量的查询、药盒缺药提示、患者摆药信息查询、按摆药时间和护理单元查询摆药记录以及查询摆药过程中出现的错误记录等。可实现机摆药品的动态管理，当药盒中药品数量低于系统中设置的库存低限时，系统可提示药师加药，避免发生缺药。药师向药盒加药的同时需在系统软件监视程序窗口中输入药品批号、数量、效期及其他信息，摆药机与人工摆药相比，摆药过程中由于操作失误造成的药品损耗相对减少。操作人员利用统计查询功能进行药盒内剩余药品查询，能很方便地完成药品清点工作。统计单位也由盒、瓶等细化到药品的最小单位片、粒等。

● 改善工作环境，提供有效防护：摆药机采用触摸屏操作模式和实时控制方式，操作简单易于掌握，有指令的可纠正和可回复性；所有的储备、操作、维护简单方便，而且在提供全自动控制模式同时，也提供有必要的手动模式，操作方便灵活，兼有异常状态下的应急手段和措施。与传统手工摆药相比，药师能够更多关注药品审核、管理等，工作压力适度缓解，工作环境更为人性化。针剂摆药机配合智能化的配液机器人可全自动完成针剂摆药、配液工作，尤其适用于细胞毒性药物，大大减少调剂和配液过程中抗肿瘤药物对工作人员造成的职业危害。

（2）住院药房智能化调剂系统的相关问题

● 涉及日常管理工作的相关问题：引进了成套的智能化设备后，应不断完善与智能化系统相适应的工作模式和信息化、数据化的配套环境。同时药房工作的标准化建设、各个环节的管理会有相应更高的要求，应开展对工作人员的相关培训，应通过规范化、制度化的管理，使药师职能分工得以强化，从而最大程度发挥现代的智能化设备的优势。这包括准确掌握基本的机器操作、维护、保养等。例如虽然摆药机分包速度很快，但摆药速度还取决于需人工 DTA 加药的品种和速度，应安排专人负责，强化这一工作环节的速度和质量。

住院药房智能化调剂系统的建立，使得围绕临床开展的药品保障与服务更加精细化。但在为临床医护人员提供高质服务、解放护士的同时，药师承担的责任和风险也显著增加，这些问题尚需在实际工作中进一步探索解决的办法。

● 涉及药品包装的相关问题：由于分包机药剂盒内的药品必须以散片的形式加以补充，而多年来形成的市场供应方式以小包装为主，绝大多数药品在添加到分包机内之前，必须将药品剥离出来，拆片工作费时费力。即使引进辅助设备如口服药剥片机，也仍有一些药品在拆除包装过程中易出现碎、裂而必须由人工剥出备用。机器加药前的这一退包装程序，增加了较大的备药工作量；如果生产厂商能够直接提供单剂量分包机专用的大包装量药品，就能够更大程度地降低劳动成本，并将更大程度地提高智能化调剂系统的工作效率。

有些注射剂品种包装瓶体过薄，摆药过程中出现药瓶破碎；个别国产药品同一品种药瓶尺寸规格间存在差异大，因药瓶卡住而造成机器运行障碍等；有些国产口服药品易裂易碎，其形状规格和质量的差异（如大小不一、厚薄不一、光滑度不一）过大，导致出现分包量不准确或药品破损情况等。如果药品生产厂家能够提供大包装产品，并能够减少形状规格和质量的差异，那么药品摆发的准确性和机器运行的稳定性就能得到切实保证。

此外由于异型包装不能进入、需要低温保存或用药频次偏低以及变换速度快的药品不能/不宜进入针剂摆药机；由于药品招标换标、药品供应等因素的影响，医院药品的变动性很大，而后期制作更换药品盒需要国外原厂定做，定做周期较长影响正常使用。

● 涉及成本支出的相关问题：药品智能化调剂系统在实现智能化、信息化等诸多优势的同时，也存在先期投入成本高、后期耗材成本尚无法收费等问题。此外储药盒为根据医院用药品种订做专用，由于药品形状、规格不同，药盒不可随意更换，当由于药品招标换标、药品供应等影响到用药品种变化时，需要后期继续投入制作药盒的费用，造成了资源浪费，成本增加。在将药品从原包装剥离出来的过程中，也造成包装资源的浪费；药品包装拆除过程中需要额外投入大量的劳动力，而且也难免会造成部分的药物损坏，这又是一种成本支出。

21.5.5　结语

药房智能化调剂设备已经成为现代化药房建设的一个重要组成部分，不仅为患者和临床提供了高质量的药学服务，同时改善了工作环境，提升了药师职业价值，并形成良性循环。虽然目前智能化设备的应用存在着一定的问题，不同单位引进时尚需权衡对比智能化设备各自特点，并逐步探讨、完善使用方法，以发挥其最佳效益。但是随着医院药学事业的发展，药房调剂智能化系统必将成为今后医院药房建设发展的趋势。

郭代红　刘皈阳

参考文献

[1] 杨樟卫，王卓，胡晋红. 上海市 15 家大型综合性医院药房调剂管理现状调研. 中国医院管理杂志，2002，22（12）：12－14.

[2] 陈宜彬，曾仁杰. WH－1 型自动发药机及信息处理系统的研制. 中国药房，1994，5（3）：25－26.

[3] 徐多勇，李志蜀，袁小玲. 基于 UML 对中药配方颗

粒自动发药机建模. 微计算机信息，2008，24 (11)：214 - 216.

[4] 李红霞，赵志刚. 美国医院药师协会医院药学监护全国调查：调剂和用药. 中国医院药学杂志，2007，27 (12)：1767 - 1770.

[5] 郭代红，刘皈阳，孙艳等. 构建肿瘤住院药房全方位一体化保障系统. 中国药师，2008，11 (6)：712 -714.

[6] 宁华，闫建民，赵金环等. 全自动口服药品摆药机在我院药房的应用及体会. 中国药房，2008，19 (13)：991 - 992.

[7] 谭玲，孙春华. 有助于提高医院药学服务水平的全自动口服药品摆药机. 中国药房，2006，17 (3)：228 - 229.

[8] 韩晋，刘丽萍，谢进，等. 自动化设备对医院药房的影响. 中国药房，2006，17 (19)：1469 - 1470.

[9] 马琳，邹晓雯，郭新力. 实现医院药房药品调剂自动化的关键在于降低运行成本. 中国药房，2008，19 (4)：279 - 281.

[10] 袁欣. 全自动药品单剂量分包机在门诊药房的应用. 中国药房，2006，1434 - 5.

[11] 魏宇宁，侯永春，郭代红，等. 整包装自动发药机应用于门诊药房的实践与体会. 中国药物应用与监测，2008，5 (5)：4 - 6.

[12] 刘丽萍，贺承山，谢进，等. 我院洁净药房的设计与实施. 中国药房，2003，14 (5)：274 - 275.

[13] 刘晔. 全自动药品单剂量分包机的应用与探讨. 解放军医院管理杂志，2006，l3 (6)：534 - 535.

[14] 杨龙频，李寅. 自动包药机在优化药品调剂流程中的应用. 中国医学装备，2006，3 (7)：49 - 51.

[15] 江会，李武平，付菊芳，抗肿瘤药物对护理人员血象、肝功能影响的研究. 解放军护理杂志，2005，22 (8)：10 - 11.

调剂过程中的药品质量保障 22

药品质量是医疗质量的综合反映指标之一，而药品调剂工作是药品质量体系的终端环节，是医疗机构保证药品质量不容忽视的重要因素。但我国药品调剂的质量监控和管理一直缺乏科学、规范、符合实际的质量管理规范，也没有公认的检查（包括自检）、验收标准。多数医院药房工作模式简单、被动，一直沿袭传统的摆药、发药形式，药品调剂环境、从业人员、设备、卫生、操作规程及质量控制等环节缺乏相应的规范标准。

质量保证（Quality Assurance，QA）是一套基于监督和评估以发现不足或隐患并提供改进机制的有计划性的体系。药师通过质量保证体系对相应领域进行评估，并提供改进依据和建议。近年来，国内一些医院运用现代质量管理理念和方法建立了“药品调剂质量管理规范”并全面实施，对从业人员、房屋设施设备、工作范围和流程及工作质量评估等做出硬性规定，加大医院对药品调剂工作的投入力度对患者用药最终环节实行严密监控，改变以往住院药房的运行模式，是提高医院核心竞争力的重要举措。

22.1 调剂的药品质量管理体系

22.1.1 质量管理组织与职责

为保证调剂工作质量，在药事管理委员会或药事管理和药物治疗委员会下设药品质量管理领导小组或分会，由主管医疗的院长领导，药学部（药剂科）主任负责，药品质量监督员（一般由药检人员承担）检查，各调剂组兼职药品质量管理员执行，负责全院的药品质量管理。

主管院长的职责为：负责执行国家有关法律、法规，对本院所经营的药品质量负领导责任。

药学部（药剂科）主任的职责为：

● 在院长领导下，贯彻执行药事管理相关法规，做好药品质量管理组织工作。组织、实施、监督各项药品质量管理的规章制度及执行情况。

● 定期召开质量管理工作会议，研究、解决质量工作方面的重大事项。

● 督促、检查各岗位质量职责，监督质量管理制度的落实、执行情况。

药品质量监督员职责为：

● 定期到各调剂组对药品和制剂进行抽检，抽检结果填“药品质量抽检记录”报科主任。

● 检查情况及时反馈给调剂组。

● 严格控制药品在有效期内使用，对接近有效期的药品提前 3 个月向组长报告并提出处理意见。

● 及时发现影响药品质量的内外因素，并及时解决，及时向科主任报告。

● 培训全科人员的药品质量管理的相关知识。

药品质量管理员职责为：

● 每月对本组药品和制剂进行抽检，内容包括：药品名称、生产厂家、批准文号、生产批号、有效期、剂型等项检查，并观察药品内外包装是否完好，药品外观是否有变色、受潮、沉淀、糖衣脱落、碎片、发霉、变质、虫咬等现象，抽检量不得低于本室所有品种的 1%，抽检结果填“药品质量抽检记录”报药品质量监督员。

● 日常组织本组人员经常对药品质量进行检查。

● 严格控制药品在有效期内使用，对接近有效期的药品提前 3 个月向组长报告并提出处理意见。

● 药品按法定条件放置，如：冷藏、避光等。

● 及时发现影响本室药品质量的内外因素，并及时解决，及时报告。

● 药品质量监督员（组）到各组检查时，要陪同进行检查并与组长联系负责及时解决药品质量问题。

● 发现本组的药品存在质量问题时，要及时与药库保管人员和药品质量监督员联系，立即停止使用并向组长报告。

● 对药品质量检查情况应有详细的记录。

22.1.2 药品质量监督管理制度

药品是特殊商品，每种、每批药品都必须符合国家标准，其生产全过程应完全符合质量管理规范，生产供应品种适宜、安全有效、价格合理的药品，是保证满足医疗需求和安全用药最重要的环节。

各级医疗机构应在药品的购进、储存、调剂等环节实行质量管理，建立包括组织机构、人员职责、管理制度、药品购进、仓储管理、设施设备等方面的药品质量保证体系。医疗机构应当建立健全下列药品质量管理制度，定期检查和考核制度执行情况，做好相应记录并建立档案。

（1）药品质量管理责任制度：国家食品药品监督管理局主管医疗机构药品使用质量的监督管理工作。医疗机构应建立相关责任制度，药事管理组织、药品质量管理小组、专职或兼职药品质量管理人员等各级人员应明确职责。调配处方应当由依法经过资格认定的药学技术人员或者执业药师担任。

（2）人员培训制度：医疗机构应组织从事药品采购、验收、储存、养护、调配的人员进行定期培训，并建立培训档案。

（3）人员健康状况管理制度：医疗机构直接接触药品的工作人员，每年应当进行健康检查。对直接接触药品的工作人员应当建立健康档案。发现有传染病、皮肤病等可能污染药品的疾病患者，应立即调离直接接触药品的岗位。

（4）药品进货检查验收制度：药库管理人员负责全院的药品进货工作，根据每月由微机输出各类药品消耗动态，按时编制药品分期采购计划，经有关领导研究批准后方可采购，特别注意解决药品紧缺与积压两方面矛盾，摸准用药规律，把握药品市场动态，掌握供求信息，严把质量关，不进“三无”及伪劣药品和非药品，畅通购药渠道，坚持按主渠道进药，健全外部调整网络和内部流通体系，预见药品前景，把握最佳购入时机，对抢救急用药品积极组织进货，保证医疗需要。

购进、调进或退库药品，由药库管理人员、采购人员严格验收。对品名、规格、数量、批准文号、生产批号、生产厂家注册商标、有效期限、外观质量、包装情况及进价等项进行验收核对，全部合格逐项填写药品验收入库记录本，经与原始单据核对无误，采购、保管人员双签字后方可入库，交有关领导签字办理专账付款。医疗机构应当从合法的药品生产企业或者经营企业购进药品，严禁临床科室或者医务人员擅自采购、推销药品。

（5）药品质量信息管理制度：质量信息是指企业内外环境对企业质量管理工作产生影响，并作用于质量控制过程及结果的所有相关因素。质量信息的内容包括：国家有关药品质量管理的法律、法规及行政规章等；药品监督管理部门公告及药品监督抽查公告；市场情况的相关动态及发展导向；药品供应单位经营行为的合法性及质量保证能力；客户及消费者的质量查询，质量反馈和质量投诉等。

质量信息的收集方法：各种传媒，如广播、电视、报纸、杂志、信息、简报等；业务往来中信息交流；工作过程各环节的信息传递及反馈；患者反映，如建议、意见、投诉、表扬；会议交流和信息文件；通过电子信息媒介收集质量信息。应从各种渠道收集药品质量信息，建立完善的质量管理信息反馈处理系统。

（6）药品储存、养护管理制度：药剂人员要认真执行。对麻醉药品，医疗用毒性药品、精神药品、贵重药品、自费药品，必须按其有关规定严格管理。保管药品库房建筑必须坚固、干燥、通风。易燃易爆药品需入危险品库内保管。防火安全设施要齐备。

库存药品按性质、剂型分大类，再按药理作用系统存放，注意药品要求温度。

医疗机构应当设置与诊疗业务相适应的药品储存场所。药品应当根据其温度、湿度要求，按照规定的储存条件存放。

麻醉药品、第一类精神药品、医疗用毒性药品，应当专库或者专柜存放，双人双锁保管，专用处方，专账记录，做到账物相符。

（7）卫生管理制度：应保持营业场所和仓库的环境整洁、卫生、有序，每天早晚各做一次清洁，无污染物及污染源；货架及陈列的药品保持无灰尘、无污损、柜台洁净明亮，药品陈列规范有序；营业场所和仓库环境整洁、地面平整、门窗严密牢固，物流畅通有序，无粉尘、污染物，并有防虫蛀、防鼠设备；仓库要定期打扫，做到“四无”，即无积水、无垃圾、无烟头、无痰迹，保持环境卫生清洁。保持药房和库房内外清洁卫生，严格把生活用品和其他物品带入库房，放入货架。个人生活用品应统一放于专门位置，不得放在药品货架或柜台中。在岗职工应着装整洁，佩戴胸卡上岗，勤洗澡、勤理发，头发、指甲注意修剪整齐。

（8）药品拆零管理制度：药品拆零使用的工具、包装袋应符合卫生和质量要求，不得对药品产生污染。拆零药品应保留原包装，不得混批号存放；如保留原包装确有困难的，应当在存放拆零药品的器皿上标明药品品名、批号、有效期和拆零分装日期并做好记录。拆零药品记录的保存期限不少于 2 年。

（9）不合格药品及退货药品管理制度：质量不合格药品不得采购、入库和销售。凡与法定质量标准及有关规定不符的药品，均属不合格药品。包括内在质量、外观质量、包装说明书及标签不符合国家法定标准及有关规定的药品。

在药品验收、储存、养护及使用过程中发现不合格药品，应存放于不合格区，挂红色标识，必要时及时向药监部门报告。

药品监督管理部门监督检查、抽验发现不合格药品，医疗机构应立即停止销售。同时，将不合格药品移入不合格药品区，挂红色标识，做好记录，等待处理。

不合格药品规定的报损和销毁由质量管理人员负责，其他岗位不得擅自处理、销毁不合格药品。不合格药品销毁时应在质量管理人员和其他相关部门的监督下进行，并填写“报损药品销毁记录”。记录应妥善保存至少 5 年。

对质量不合格的药品，应查明原因，分清责任，及时制定与采取纠正、预防措施。

（10）药品质量事故报告和处理管理制度：质量事故，是指药品经营过程中，因药品质量问题而导致的危及人体健康或造成企业经济损失的情况。质量事故按其性质和后果的严重程度分为：重大事故和一般事故。重大事故包括：违规购销不合格药品造成严重后果者；未严格执行质量验收制度，造成不合格药品入库者；由于保管不善，造成药品整批破损、污染等不能再供临床使用，造成重大经济损失者；销售药品出现差错或其他质量问题，并严重威胁人身安全或已造成医疗事故者。一般事故包括：违反进货程序购进药品，但未造成严重后果者；保管、养护不当，致使药品质量发生变异。

医疗机构在药品使用过程中发现质量可疑药品或者国家、省药品监督管理部门要求暂停使用的药品，应当立即停止使用，妥善保存并及时向所在地药品监督管理部门报告。药品监督管理部门应当及时依法处理。

对已被药品监督管理部门确认的假药、劣药，医疗机构应当立即停止使用，并及时向所在地药品监督管理部门报告，由其依法处理。医疗机构不得擅自做退货、换货或者销毁处理。

医疗机构对存放在本单位的过期、损坏麻醉药品和精神药品，应当向卫生主管部门提出申请，由卫生主管部门负责监督销毁。

22.2　药品的稳定性与调剂

安全、有效是药物制剂的基本要求，但制剂的体外稳定性也是不可忽视的重要方面。广义上说，药品的质量应包括化学稳定性、物理稳定性、生物学稳定性。化学稳定性是指药物由于水解、氧化还原等化学反应造成药品颜色、含量（或效价）等发生变化。物理稳定性系指制剂的物理性能发生变化，如混悬剂中药物颗粒结块、结晶生长；乳剂分层、破裂；胶体制剂老化等。

生物稳定性一般指药物制剂受微生物污染，致使制剂变质、腐败。实际工作中，并不能简单地根据主药的标示量限度确定药物的储存期，还需要考虑其他质量相关因素，包括储存过程中制剂的吸潮、结块、溶出度下降、霉变、产生降解产物等。

22.2.1 药品的性质和变化

药品是一种特殊商品，储藏得当，能保持药品原有的疗效，反之，药物则会受到外界环境的影响而变质失效，有些药物降解后还会生成有毒物质，直接危害患者的健康和生命。因此，充分了解各种药品的理化性质，熟知各种因素对药品所产生的影响，探求出正确而合理的储藏方法，才能有效地保证药品质量。

22.2.2 影响药品稳定性的因素

（1）影响药品质量的内在因素

● pH 值：药物溶液的 pH 值对药物稳定性有较显著影响，这是由于许多酯类、酰胺类药物受 H^+ 或 OH^- 的催化而水解。这类药物的水解速度主要由 pH 值决定，溶液 pH 变化一个单位甚至可能使药物的降解反应速度变化超过 10 倍。

● 溶剂：易水解的药物需要制成液体制剂时，有时采用水溶性的低分子量非水溶剂，如乙醇、丙二醇、甘油、聚乙二醇等以稳定药物，溶剂对药物制剂稳定性的影响较为复杂，难以预测。溶剂系统或溶剂活度系数的改变，还可引起物理化学参数，如 pKa、表面张力、黏度等的变化。增加溶剂中的乙醇浓度，阿司匹林的降解途径改变，形成乙酰水杨酸乙酯。另一方面，溶剂改变可能增加药物的稳定性。如巴比妥在水中的水解速度是 50％乙醇溶液中水解速度的 7.7 倍，比 50％甘油溶液中水解速度快 2.6 倍。

（2）影响药品质量的外在因素

● 湿度与水分：水是化学反应的媒介，而水解又是药物降解的重要途径。影响药物水解的因素很多，主要是水分、湿度、化学结构等。其中化学结构是药物水解的内因，一些具有酯类、酰胺类及苷类药物容易发生水解，如阿司匹林、抗生素类、维生素类、巴比妥类等。水分在这些固体制剂的表面形成肉眼不易察觉的液膜，化学反应就在这些液膜中进行。一般来说，固体药物受水分影响的降解速度与相对湿度成正比，水分含量越高，分解越快。所以这类药品在包装时多采用玻璃容器，紧盖密封，时时注意通风防潮。为了防潮还可采取以下方法：第一，堆放药品时，地下架设枕木或垫高，箱与地面有足够的距离；第二，用吸湿剂吸潮，常用的吸湿剂有生石灰、氯化钙、炉灰，木炭也有一定的吸湿能力。在室内外设置温湿度计，采用密封、通风与吸潮相结合的方法，将湿度控制在 60％～75％。以保证该类药品质量的稳定。

● 光线：在光的影响下进行的化学反应称为光化反应，这主要是由光波中的短波所引起的，尤其是紫外线的作用最为显著。紫外线常起着催化作用而使药品氧化分解或加速这些过程，使药品分子内部发生复杂的聚合、缩合等作用，生成有色或颜色不同的物质。例如肾上腺素受光的作用变为肾上腺素红，含碘制剂可析出游离碘而呈棕黄色；水杨酸、对氨基水杨酸、咖啡碱氧化产生有色物质或使之分解，生成有毒物质；吗啡阿托品注射液遇光后变质生成双吗啡毒性增大。这类易感光变质药品必须盛于棕色玻璃瓶中，或在普通容器外面包上不透明的黑纸，密闭储藏于避光处，避免光照氧化。医院门诊药房药架上药，宜小量分装，用完再添加。每次添加药品时，应把瓶子擦洗干净。

● 温度：有些药品需要有稳定而适宜的温度，过热或过冷都会促使其变质，尤其是对生物制品、脏器制剂、抗生素及维生素等药品影响更大。温度升高可加快药品的化学反应速度，促进氧化作用，使药物发生化学变化或物理变化。一是加速变质，例如，蛋白质变性、脏器制剂长霉、糖浆剂发酵变酸等；二是挥发减量，温度过高可使具有挥发性或沸点低的挥发油、薄荷脑、樟脑、乙醚等药品加速挥发，挥发后可因含量的变化而影响疗效。伤湿止痛膏受热后不仅芳香药味挥发，还会失去黏性不能使用；三是破坏剂型，如栓剂软化、糖衣片粘连、软膏溶化分层及胶囊碎裂等失去原有剂型的作用。某些抗生素、胎盘球蛋白针、内毒素、血浆、催产素以及各种疫苗等对热特别敏感，应将这些药物放在阴凉处低温保存以延缓药物的分解。温度过低可使一些药品产生沉淀、冻结、凝固，有的变质破坏，有的则使容器破裂而损失。如蛋白质制剂以及抗毒素等生物制品、乳剂、胶体溶液等，温度过低易析出沉淀或分层而变性。葡萄糖酸钙注射剂等过饱和溶液在冷处久置，析出结晶，不易再溶解。因此对这类怕热防冻药品的储藏要注意，在夏季应将怕热药品放在阴凉干燥处，或放冷库内，在仓库向阳面应将门窗装上席棚或窗帘，防止日光照射。在冬季应有暖气设备或用火炉提高温度，也可因地制宜，根据当地情况，制作冬暖夏凉的地窖，简单易行，大至医药公司，小至村保健室，均可采用。

● 时间：药物储存过久，也会逐渐变质失效。因此，一些药物如抗生素类、生物制品类、各种疫苗都规定了有效期。这对保证药品质量，确保用药安全有效，有着重要作用。凡是购进这类药品除了在采购时注意把关外，在药品入库时要严格建立效期药品登记簿，出库时坚持执行先进先出，近期先出的原则，对存量较多、有效期较长的药品，应经常检查其质量，到了有效期的药品即使保存完好，也不宜再用。

● 微生物：水溶液易被微生物所污染，尤其在含有营养性物质如糖、蛋白质等时，更易微生物滋长与繁殖。如葡萄糖注射液、各种糖浆剂，中草药糖浆剂以及中草药的水溶性浸出制剂等均易滋长微生物。有些输液染菌后出现霉团、云雾状、混浊、产气等现象。如果使用这种输液，会引起脓毒症、败血症、内毒素中毒甚至死亡。有些药品即使含菌素很多，在外观上也没有任何变化。因此，这类药品除了在生产中需要严格无菌外，在储藏时务必保持包装完整、瓶塞紧盖、封口严密，置于25℃以下避光保存。目前，一些基层医院，特别是乡、村卫生院、医务室，由于条件有限和重视不够，大多数没有按照药物的不同性质分类存放，该冷藏的没有冷藏，该避光的没有避光。有些药品虽然在外观上看没有什么变化，但实际上已变质失效，这无疑在药物的库存过程中制造劣药。所以应重视并创造药品储藏条件，以确保药品的质量。

22.2.3　药品的保管与养护

药品应按规定的储存要求分类存放、保管，并做到按药品特性和温度、湿度要求储存于相应的库房或设施设备中；在库药品均应实行色标管理。其中合格药品库（区）为绿色，待验药品、退货药品库（区）为黄色，不合格药品库（区）为红色；药品与库（区）地面、墙、顶、散热器之间应有相应的间距或隔离措施；药品与非药品、内用药与外用药（之间）应分开存放；易串味的药品、中药饮片以及危险品等应与其他药品分开存放。

在库或药房药品的日常养护应做到：库房和药房应配备温湿度监测与调控设施，每日应对温湿度进行监测并有记录，对不符合温湿度要求的应及时采取通风、降温、除湿等调控措施；对质量不稳定的药品、拆零药品、近效期药品、长时间储存的药品应作为重点养护品种，加强养护，中药饮片应按其特性，采取干燥、降氧、熏蒸等方法进行养护；药品养护人员应对库存药品根据流转情况定期进行质量检查，发现问题及时处理并有记录。

医疗机构应对质量不合格药品进行控制性管理，并做到发现不合格药品应按规定的要求和程序上报，并及时查明质量不合格的原因；不合格药品要单独存放，并有明显标志；合格药品的确认、报告、报损、销毁应有完善的处理程序和记录。

凡有质量问题的药品，不得给患者使用。

医疗机构库房、药房用于储存和陈列药品的货柜、橱窗应保持清洁卫生、干净整洁，并做好防盗、防火、防潮、防腐、防污染、防鼠等工作。

药房陈列药品应按系统、类别、剂型或用途整齐摆放，药品分类标志醒目。

（1）易受光线影响变质药品的保管方法

● 凡遇光易引起变化的药品，如银盐、过氧化氢溶液等，可采用棕色瓶或用黑色纸包裹的玻璃器包装，以防止紫外线的透入。

● 需要避光保存的药品，应放在阴凉干燥、光线不易直射的地方（门、窗可悬挂遮光用黑布帘、黑纸，以防阳光照射）。

● 不常用的惧光药品，可储存于严密的药箱内，存放惧光常用药品药橱或药架应以不透光的布帘遮蔽。

● 遇光易氧化、分解的药物如肾上腺素、乙醚等，必须保存于密闭的避光容器中，并尽量采用小包装。

（2）易受湿度影响变质药品的保管方法

● 对易吸湿的药品，可用玻璃瓶软木塞塞紧、蜡封、外加螺旋盖盖紧。对易挥发的药品，应密封，置于阴凉、干燥处。

● 控制药库内的湿度，可设置除湿机、排风扇或通风器，也可辅用吸湿剂如石灰、木炭等。

此外，根据天气条件，分别采取下列措施：即在晴朗、干燥的天气，可打开门窗，加强自然通风；当雾天、下雨或室外湿度高于室内时，应紧闭门窗，以防室外潮气侵入。

（3）易受温度影响变质药品的保管方法：一般药品储存于室温即可。通常，对多数药品储藏温度在 2℃以上时，温度越低，对保管越有利（注："室温"一般指 25℃；"阴凉处"或"凉暗处"是指不超过 20℃；冷处是指 2～10℃）。

（4）易燃、易爆危险品的保管原则和方法

● 此类药品应储存于危险品库内，不得与其他药品同库储存，并远离电源，专人负责保管。

● 危险品应分类堆放，特别是性质相抵触的物品（如浓酸与强碱）。灭火方法不同的物品，应该隔离储存。

● 危险品库应严禁烟火，严禁明火操作，并应有消防安全设备（如灭火器、沙箱等）。

● 危险品的包装和封口必须坚实、牢固、密封，并应经常检查是否完整无损、是否有渗漏，出现情况立即处理。

● 如少量危险品必须与其他药品同库短期储存时，亦应保持一定的安全距离，隔离存放。

● 氧化剂保管应防高热、日晒，与酸类、还原剂隔离，防止冲击摩擦。钾、钠等金属应存放于煤油中；易燃品、自燃品应与热隔绝，并远离火源，存放于避光阴凉处。

（5）特殊药品的储存与保管

● 麻醉药品和一类精神药品的储存保管方法：必须严格实行专库（专柜）保管；二者可存放在同一专用库（柜）房内。专库（柜）必须执行双人双锁保管制度，仓库内须有安全措施，如报警器、监控器。建立麻醉药品、精神药品的专用账目，专人登记，定期盘点，做到账物相符，发现问题，立即报告当地药品监督管理部门。麻醉药品入库前，应坚持双人开箱验收、清点，双人签字入库制度。麻醉药品、一类精神药品出库时要有专人对品名、数量、质量进行核查，并有第二人复核，发货人、复核人共同在单据上盖章签字。由于破损、变质、过期失效而不可供药用的品种，应清点登记，单独妥善保管，并列表上报药品监督管理部门，听候处理意见。如销毁必须由药品监督管理部门批准，监督销毁，并由监督销毁人员签字，存档备查，不能随便处理。麻醉药品的大部分品种，特别是针剂遇光变质，库（柜）应注意避光，采取遮光措施。二类精神药品，可储存于普通的药品库内。

● 医疗用毒性药品的储存保管方法：毒性药品必须储存于专用仓库或专柜加锁，并由专人保管。库内需有安全措施，如警报器、监控器，并严格实行双人、双锁管理制度。毒性药品的验收、收货、发货均应坚持双人开箱，双人收货、发货制度，并共同在单据上签名盖章。毒性药品在建立收支账目、定期盘点，以及对不可供药用的毒性药品的销毁等规定与要求与麻醉药品相同。

● 放射性药品的储存保管方法：放射性药品应严格实行专库（柜）、双人双锁保管，专账记录。出库验发时要有专人对品种、数量进行复查。过期失效而不可供药用的药品，不得随便处理。放射性药品的储存应有与放射剂量相适应的防护装置；放射性药品置放的铅容器应避免拖拉或撞击。

（6）退货药品的管理：药品经营企业对销后退回的药品，凭销售部门开具的退货凭证收货，存放于退货药品库（区），由专人保管并做好退货记录。经验收合格的药品，由保管人员记录后方可存入合格药品库（区）；不合格药品由保管人员记录后放入不合格药品库（区）。退货记录应保存 3 年。

（7）药品的养护：在规定的储存条件下仍易变质的品种要进行重点养护。主要包括：

● 易氧化的药物：包括溴化钠、碘化钙、硫酸亚铁、硫代硫酸钠、亚硝酸钠、亚硫酸钠、苯甲醇、麻醉乙醚、肾上腺素、水杨酸钠、吗啡类、左旋多巴、己烯雌酚、维生素 E、磺胺、盐酸普鲁卡因、安乃近、盐酸异丙嗪、盐酸氯丙嗪、奋乃静、松节油、维生素 A、维生素 D、维生素 C、叶酸等。

● 易水解的药物：包括硝酸甘油、阿司匹林、丙酸睾酮、甲丙氨脂、氯化琥珀胆碱、棕榈氯霉素、盐酸普鲁卡因、硝酸毛果芸香碱、葡醛内酯、氯霉素、四环素类、青霉素类、头孢菌素类、巴比妥类、洋地黄毒苷、毒毛花苷等。

● 易吸湿的药物：包括蛋白银、枸橼酸铁铵、氯化钙、山梨醇、甘油、乳酸、胃蛋白酶、淀粉酶、青霉素类、洋地黄粉等。

● 易风化的药物：包括硫酸钠、咖啡因、磷酸可待因等。

● 易挥发的药物：包括麻醉乙醚、乙醇、挥发油、樟脑、薄荷脑、碘仿、酊剂、十滴水等。

● 具有升华性的药物：包括碘、碘仿、樟脑、薄荷脑、麝香草酚等。

● 具有熔化性的药物：包括以香果脂、可可豆脂为基质的栓剂，以及水合氯醛、樟脑、薄荷脑等。

● 易发生冻结的药物：包括鱼肝油乳、松节油擦剂、镁乳、氢氧化氯凝胶等。

● 具有吸附性的药物：包括淀粉、药用炭、白陶土、滑石粉等。

22.2.4　药品稳定性对调剂工作的影响

在调剂过程中应密切注意药品的稳定性，调剂过程中药品拆零现象极为常见，分剂量操作过程中将原本合格的药品暴露在开放的环境中，采用一些拆零的工具进行分拆，再对拆零、分剂量后的药品进行二次包装。这一系列的过程如果没有严格的环境控制、操作规程，必然导致分拆、分剂量药品受到拆零所处环境的污染，操作者、所用工具、材料对药品也存在不同程度的污染。

药品一经分拆其储藏环境温度、湿度、光线、卫生环境等就被改变。目前药品有效期的确定是根据药品在规定的储藏条件下药品质量的稳定性来确定的。而药品使用期间的开放储藏环境有可能比药厂规定的储藏条件更为恶劣，而药物的分子结构中多含有各种不稳定的基团（酚羟基、双键等），它们的降解、分解、氧化等化学反应常受温度、光线、水分的影响，从而使药品加速失效出现有效期内的药品变质问题，甚至产生不应有的毒副作用。据文献报道将硫酸庆大霉素糖衣片、盐酸雷尼替丁胶囊、维生素 E 滴丸的瓶塞打开，硫酸庆大霉素糖衣片在不到 1 个月就变质，盐酸雷尼替丁胶囊在 3 个星期后就被氧化，维生素 E 滴丸也很快吸潮。

调剂过程中应对药品密切观察，如果胶囊剂有软化、碎裂或表面发生粘连现象；丸剂有变形、变色、发霉或臭味；药片有花斑、发黄、发霉、松散或出现结晶；糖衣片表面已褪色露底，出现花斑或黑色，甚至崩裂、粘连或发霉；冲剂受潮、结块或溶化、变硬、发霉；药粉吸潮成发酵变臭；药膏出现油水分层或有异臭，均不能使用。内服药水尤其是糖浆剂，不论颜色深浅，都要求澄清，如果出现絮状物、沉淀物，甚至发霉变色，或产生气体，则表明已经变质了。眼药水除了极少数为混悬液以外，一般都要求澄清，而且不得有冕点纤维，也不能有混浊、沉淀、变色；注射液不允许有变色、混浊、沉淀或结晶析出等现象。还有一些药品在外观上没有明显的变化，但内部已经变质了。因此，凡是过了“有效期”的药品不能再使用。另外，如果药品保管不当，即使在有效期内，也可能引起变质失效。

22.3　药品的批号和效期管理

药品效期是指药品在规定储存条件下能保持有效质量的期限，具有科学性和法律效力，是药品采购、保管、使用等过程中进行质量监管，保障用药安全有效的重要依据之一，是用药者人身安全的保障。所以，做好医院效期药品的管理工作十分重要。

22.3.1　药品的批号和效期识别

（1）什么是药品批号：《药品生产质量管理规范》第六十九条作了这样的解释：“在规定的限度内具有同一性质和质量，并在同一连续生产周期中生产出来的一定数量的药品为一批。”那么，什么是药品的批号？《药品生产质量管理规范》第八十五条对“批号”的含义作了这样的解释：“用于识别‘批’的一组数字或字母加数字。”

（2）确定批号的原则：《药品生产质量管理规范》对确定批号的原则作了这样的规定：

无菌药品：

● 大、小容量注射剂以同一配液罐一次所配制的药液所生产的均质产品为一批。

● 粉针剂以同一批原料药在同一连续生产周期内生产的均质产品为一批。

● 冻干粉针剂以同一批药液使用同一台冻干设备在同一生产周期内生产的均质产品为一批。

非无菌药品：

● 固体、半固体制剂在成型或分装前使用同一台混合设备一次混合量所生产的均质产品为一批。

● 液体制剂以灌装（封）前经最后混合的药液所生产的均质产品为一批。

原料药：

● 连续生产的原料药，在一定时间间隔内生产的在规定限度内的均质产品为一批。

● 间歇生产的原料药，可由一定数量的产品经最后混合所得的在规定限度内的均质产品为一批。混合前的产品必须按同一工艺生产并符合质量标准，且有可追踪的记录。

生物制品：应按照《中国生物制品规程》中的“生物制品的分批规程”分批和编写批号。

中药制剂：

● 固体制剂在成型或分装前使用同一台混合设备一次混合量所生产的均质产品为一批。如采用分次混合，经验证，在规定限度内所生产一定数量的均质产品为一批。

● 液体制剂、膏滋、浸膏、流浸膏等以灌装（封）前经同一台混合设备最后一次混合的药液所生产的均质产品为一批。

（3）药品生产企业表示批号的几种类型：根据《药品生产质量管理规范》，标示药品批号的基本类型有两种：一组数字；一组字母加数字。第一种是全部由阿拉伯数字组成的批号，一般6位至8位，也有8位以上的。这些数字通常都与生产药品的年月日有关。第二种是由一个字母加几位阿拉伯数字组成，也有几个字母加几位阿拉伯数字组成的，其数字基本上和生产药品的年月日有关或和生产药品的年流水号有关，其长度基本上在8位以内。

（4）目前市场上常见的药品批号类型：目前市场上常见的药品批号类型有：

● 6位阿拉伯数字组成的批号，表示生产药品的年月日。如：生产批号（批号）030610。

● 8位阿拉伯数字组成的批号，其中前4位表示生产药品的年份，后4位表示生产药品的月日，如：生产批号（批号）20030610。

● 字母加数字组成的批号。有1个字母的，也有几个字母加数字组成批号的；字母有在前的，也有在后的、在中间的，其长度大都在5位以上。

● 一组数字后跟有一杠及1～2位数字的批号。如生产批号030610－1。这在药品生产企业，通常被称为“拖号”。

● 一组数字或字母加数字后不紧密相连地跟有1～2个数字或字母的“批号”。如：生产批号（批号）20030610 A（或030610 A）。

● 一组数字或字母加数字后不紧密相连地跟有几位数字（最常见的是电话区号）的“批号”。如：生产批号（批号）20030610 0573（或030610 0573）。

上述后三类型的批号绝大部分不具有《药品生产质量管理规范》第六十九条所规定的批号性质，即不是该药品的真正批号。

如何认定不规范的药品批号，现有的法律、法规、规章及法规性文件都没有规定，一般可以通过以下两种方法：第一种，按药品最小包装单位上印有或贴有的批号来认定。第二种，依据药品生产企业的检验报告书来认定。

（5）效期识别

● 国家食品药品监督管理局（SFDA）2000年发文要求药品效期格式为“有效期至×年×月”，如有效期为“2006年10月”，则表示该药可用到2006年10月30日，从2006年11月1日起失效；若有效期标示到某日，则表示从下一工作日起失效。

● 直接标明失效期为某年某月某日，如失效期为“1998年10月”，则表示该药可使用到1998年9月30日，到1998年10月1日失效；若失效期标示到某日，则表示该药可使用到前一工作日。

● 直接表示有效期为几年，如药品批号为“981023”，有效期为2年，则表示该药可使用到2000年10月23日，2000年10月24日起失效。

进口药品表示有效期的单词有“doe，duration，validity”等，表示失效期的单词有“expiry date，exp，expiration date”等，“use before”或“use by”意为“在……之前使用”，等同失效期。对于效期数字标示，各国不一，国外厂商多以“×日×月×年”为序，英国按“×月×日×年”为序，日本按“×年×月×日”为序。对进口药品若在效期理解上存在偏差，可查看其中文说明书效期标识。

22.3.2 药品效期管理

药品效期的管理在调剂学管理中是一个比较复杂且难于解决的问题，长期以来一直困扰着药学人员。近来国内有医院运用ISO9001过程方法对药品效期进行了规范化管理，达到了加快药品周转、减少损耗、节约成本的目的，现介绍如下。

在 ISO9001 体系中，过程是指一组将输入转化为输出的相互关联或相互作用的活动，包含 3 个要素：输入、输出和活动。

（1）药品效期管理流程描述：为取得预期结果，需识别和确定所必须进行的活动，特别是关键活动，确定药品流程图，根据流程图定义药品效期管理组合图（图 22－1，22－2）。

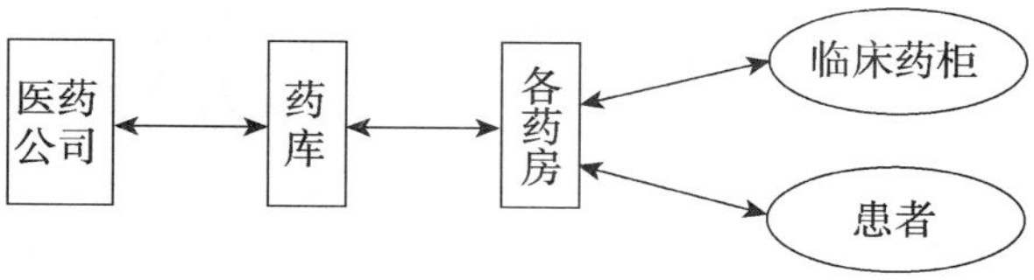

图 22－1　药品管理流程图

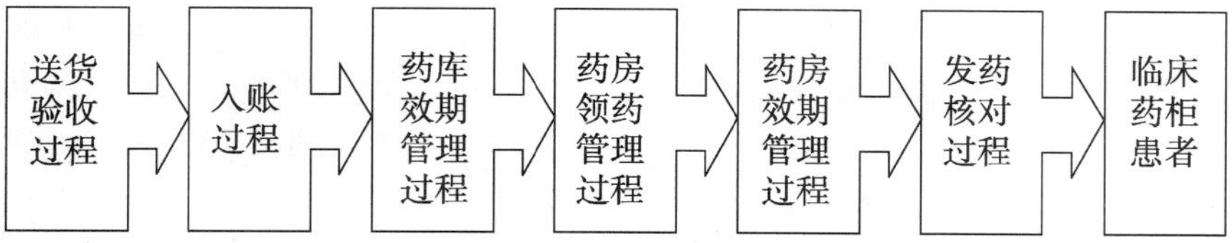

图 22－2　药品效期管理过程组合图

（2）识别和测量各过程的输入和输出：为取得预期结果，需识别和确定所必须进行的活动。识别过程的输入和输出，有利于过程控制，分析并测量过程的可操作性，可确保及时对影响过程的因素作出反应，评价过程的有效性及效率，实现持续改进的目的。

● 送货验收过程，输入是采购药品，输出是送货凭证；

● 入账过程，输入是送货凭证，输出是正确药品信息；

● 药房领药过程，输入和输出都是请领药品；

● 平时效期管理过程，输入是库房全部药品，输出是失效期药品、近效期药品、远效期药品；

● 发药核对过程，输入和输出都是有效期内药品。

（3）运用组织职能识别各过程接口：

● 送货验收过程和入账过程的接口位于药库和核算室之间，控制要点：药品效期是否在半年以上，若＜ 3 个月，要与医药公司签订回收协议，药品建账时效期录入要准确。

● 入账过程和药库效期管理过程的接口位于核算室和药库之间，控制要点：效期录入的准确性；

● 药库效期管理过程和药房领药核对过程的接口位于药库和药房之间，控制要点：药库近效期药品和远效期药品是否分开摆放，药房所领同一药品中是否掺杂有近效期和远效期药品，所领药品能否在有效期内用完；

● 药房效期管理过程和发药核对过程的接口位于药房内部，控制要点：药品是否按效期摆放，配方时是否做到先进先出、推陈储新、交流使用，效期在 3 个月内的药品在发药时要注意向患者解释。

（4）识别过程的内部和外部监管者、供方和相关方：

● 送货验收过程，内部监管者是库管，外部监管者是账管，供方是医药公司，相关方是采购；

● 入账过程，内部监管者是账管，供方是库管，相关方是医药公司；

● 药库效期管理过程，内部监管者是库管，相关方是医药公司、各药房；

● 药房领药核对过程，内部监管者是库管，供方是药库；

● 药房效期管理过程，内部监管者是库管，相关方是药库；

● 发药核对过程，内部监管者是药师，外部监管者是临床药柜和患者，供方是药房。

（5）评价各过程对监管者、供方及其相关方的可能影响、后果及风险。

● 送货验收过程，库管要仔细核对药品效期，若药品采购数量大、效期短，则直接影响到药品的使用，可能会造成积压；

● 入账过程，入账的及时与准确直接影响到计算机管账的好坏，录错效期会造成信息混乱；

● 药库效期管理过程，是效期管理中难点，应设立专人专管，要有良好地与药房和医药公司沟通技巧，平时应注意近效期药品与远效期药品分开摆放，建立6个月内近效期药品药房申报制度和1～3个月内近效期药品退回制度；

● 药房领药核对过程，要仔细核对药品效期和请领数量，重点估算近效期药品能否在失效前1～3个月内用完，以免造成浪费；

● 药房效期管理过程，是效期管理的关键，应建立专人管账、全员参与、药柜管理到人的制度，做到近效期药品每月上报一次，并及时与药库和其他药房沟通；

● 发药核对制度，效期在3个月内的药品，应交代患者注意，效期在1个月内的药品，除非患者要求，且能保证在失效前用完，方可发药，否则应承担用药风险。

（6）为管理各过程需明确相应的职责和权限：

● 送货验收过程，由库管验收药品效期，对于近效期积压药品可退回医药公司；

● 入账过程，由账管负责录入准确信息；

● 药库效期管理过程，由指定专人负责清理、登记全院所有近效期药品，及时与医药公司或各药房联系，确定退回药品；

● 药房领药核对过程，由药房管理人员决定请领药品数量，在明知是近效期药品的情况下，若大量请领，造成积压，则需承担连带责任；

● 药房效期管理过程，专人负责效期管理，每月底负责收集本药房所有近效期药品信息，并登记上报给药库，遗漏登记药品由各药房自行报损，并扣当事人一定分值，以示警戒，已经上报品种没有及时清退而失效，则由药库承担责任；

● 发药核对过程，窗口药师为发药第一责任人，对所发药品效期负责，若将失效期药品发给患者，视为重大差错，相应的效期管理者和管理该药药柜的责任人承担连带责任。

通过定义药品效期管理过程，识别和测量各过程的输入和输出，识别各过程接口、内部和外部监管者、供方和相关方，评价各过程可能产生的影响和存在的风险，明确各方职责，来规范医院药品效期管理过程，以减少损耗，降低成本，实现“以患者为中心和以质量为核心”的方针。

22.3.3 药品效期管理制度

药品的效期管理制度对下列问题做出严格规定：药品应注明有效期，未注明有效期或更改有效期的按劣药处理，验收人员应拒绝收货。距效期不到6个月的药品不得购进，不得验收入库。药品应按批号进行储存、养护，根据药品有效期相对集中存放，按效期远近依次堆码，不同批号的药品不得混堆。对有效期不足3个月的药品应按月进行催销。对有效期不足6个月的药品应加强养护管理、核查及使用控制。对过期失效的药品要及时处理，严禁杜绝过期失效药品使用。

22.4 药品召回

提起药品召回制度，现在人们已并不陌生。2002年的PPA事件至今还让人记忆犹新；2003年又发生了龙胆泻肝丸造成尿毒症的事件；2004年，在武汉市药品监督管理局的倡导下，该市20家药品生产企业联名向社会倡议并公开承诺对问题药品实施召回；2005年，北京市食品药品监督管理局宣布，自2006年起北京将逐步在一些大型药品生产企业中试推行药品召回制度。这些新闻使人们逐步熟悉了药品召回制度。其实，药品召回制度是国际上盛行的、非常成熟的药品市场管理制度。美国、日本、英国等很多发达国家都制定了完备的召回标准，在药品召回的程序、监督和赔偿等方面的规定都非常明确。但是，到目前为止，我国并没有建立药品召回制度。据国家食品药品监督管理局药品安监司透露，自2001年11月到目前为止，我国已通报了30多种药品的不良反应信息。但是，由于受经济、社会发展水平的制约，我国药品不良反应报告的现状同发达国家相比还有较大差距，对药品的召回也属空白。因此，非常有必要以构建我国药品召回制度的必要性为逻辑起点，在分析构建我国药品召回制度的不利因素和有利条件的基础上，提出构建我国药品召回制度的具体方案。

22.4.1 药品召回的定义

药品召回，是指药品生产企业（包括进口药品的境外制药厂商，下同）按照规定的程序收回已上市销售的存在安全隐患的药品。

22.4.2 药品召回管理措施

现阶段我国对药品不良反应报告监测工作十分重视，一直努力完善药品不良反应预警-药品不良反应应急-药品不良反应补偿这一机制体系的建设。但是，药品不良反应监测的最终目的就是要及时发现问题药品，保护消费者的安全和权益，如果只发现问题却不能有效解决，对消费者来说于事无补。而要提高解决不良反应的比率，构建药品的召回制度是至关重要的。参照美国FDA药品召回制度，我国药品召回制度应包括以下两个方面的内容：

第一，召回制度的方式和分级。

在美国等发达国家药品召回制度、召回方式一般有两种，第一种是主动召回（voluntary recall），第二种是强制召回（compulsory recall），无论是哪一种召回，都必须在政府行政部门主导下进行。根据我国的实际情况，我国的药品召回制度应当在药品监督管理机关的主导下，采取鼓励自动召回为主，强制召回为辅的召回方式。

根据药品缺陷引起的损害程度，我国召回的药品可分成3级：第一级是最严重的，消费者服用了这一类药品将危害身体健康，或者严重延误病程，甚至导致死亡；第二级是危害较轻的，消费者服用了这一类药品可能不利于身体健康，或者延误病程；第三级是一般不会不利于身体健康，但若服用，可能不利于身体的康复，如因标签、标示有错误，不能完全反映药品的内容等情况。召回级别不同，召回的规模、范围也不一样，召回可以在批发层、零售层进行，也可以在消费者层次进行。

第二，召回的启动和程序。我国药品召回制度的启动方式可以分为两种：一是依申请，药品的生产企业和经营企业在发现其生产或销售的药品存在缺陷时，应当及时向药品监督管理机关报告；二是依职权，药品监督管理机关得到消费者举报或者从其他渠道得到药品有缺陷的信息，应当责令生产企业作出报告。

药品召回启动后，可以依以下程序进行：首先，药品监督管理机关收到企业报告或消费者举报后，应立即对药品是否存在缺陷进行评估，并根据药品上市时间、进入市场的数量、流通方式和消费群体等资料评估危害程度，评定等级。第二，认定药品有缺陷并应当召回的，生产企业应立即作出召回计划，经药品监督管理机关批准后立即实施；认定药品虽然有缺陷但可以不召回，而生产企业为了自己的信誉，主动自愿召回的，药品监督管理机关应当鼓励。在药品监督管理机关作出评估报告之前，生产企业勇于承认问题，并主动自愿召回自己生产的药品的，药品监督管理机关可以宽大处理，可以减轻对其的行政处罚。最后，由政府主管部门根据企业的召回评价报告，决定何时结束召回，并书面通知生产企业，结束召回程序。

崔一民 周 颖 马英玫 韩 婧

参考文献

[1] 李小军．药品变质的因素及其控制措施．湖北民族学院学报（医学版），2001，18（1）：50.

[2] 徐蔚芝．药品调剂差错事故的预防和处理．护理研究，2005，19（6）：1091.

[3] 吴朝阳．药品调剂对药物治疗质量的影响．海峡药学，2005，17（3）：171.

[4] 郑东明、于春华、王美云．浅谈基层医院如何加强药品质量管理，保证用药安全有效．中华临床医学研究杂志，2008，14（2）：280.

[5] 梁艳．医院药房的质量管理探讨．中国医药导报，2008，5（9）：97.

[6] 汤光、李大魁、袁锁中．优良药房工作规范（2005年版）．

[7] 袁进、波、赵树进．ISO9001过程方法在规范药品效期管理中的应用．医药导报，2006，25（10）：1098.

23 调剂学教学与研究

在美国和欧洲，调剂学都是药学专业学生的必修课程，但目前我国还没有一本调剂学本科生教材，也未将其纳入本科生的教学，药学专业教学往往忽视了调剂学的内容。目前中央广播电视大学在药学专业（专科）新设置了《调剂学》作为专业必修课，72 学时，4 学分。随着我国医院药学的不断发展以及药学服务理念的提出，医院和社会药房的药师工作内容发生了重大变革，药师们不再只是发挥简单的调剂职能，而是在药物治疗中发挥着越来越多的作用。这些都会对药学专业教学内容和模式产生新的需求。调剂学课程也将会纳入更多学校的教学体系中来。同时，因为调剂学是一门应用学科，具有强烈地实践性，故调剂学教学应十分注重学生实践能力的培养。

医院调剂工作是医院药学的重要组成部分，是技术性、业务性很强的工作，调剂工作的质量直接关系到医疗质量。做好调剂工作，不但需要掌握处方管理的有关法律法规，了解药品和调剂的概念及其质量管理，熟悉调剂工作的主要内容及特点，而且需要加强调剂业务的研究，注意把相关学科最新的知识、技术和经验引入调剂学领域，促进调剂业务的不断进步。

23.1 调剂学教学概论

《调剂学》是药学领域一门重要的应用学科。学习本课程旨在培养学生综合应用药学及其他相关学科的知识从事药品调配、药品管理和药学服务的能力。调剂学在医疗卫生事业中的任务是研究和指导药品的正确合理使用，为患者提供安全、高效的药学服务。即：

- 通过审核、调配处方及发药，提供安全、有效及经济的药品；
- 解说药物合理应用的方法及相关知识；
- 回答患者咨询、开展患者教育，为患者提供相关药学服务；
- 社会药房的调剂工作还要担负配售卫生用具、医疗器械等任务。

调剂学有狭义和广义之分，狭义的调剂学一般系指依据医师的处方或医嘱，调配药品（fill a prescription，现代汉语词典，P. 1901），或制成外观适宜，方便投药，能发挥预期疗效的剂型发给患者，并进行用药交代和回答患者咨询的服务过程。研究此种技术和服务的学问称为调剂学（Dispensing Pharmacy）。而广义的调剂学涉及联系上述技术和服务的诸多学科，如药剂学、临床药理学、临床药学、医学伦理学、信息技术以及药事管理、服务管理等，是涉及药学诸学和相关人文科学的综合性、应用性学科。

23.2 调剂学课程设置

在学习调剂学课程之前，除基础学科外，还应学习药理学、药剂学、药物治疗学和药事管理学等前期课程。

调剂学课程可以由调剂学概论、调剂学技术以及服务等模块组成，调剂学概论包括调剂学的概念、医院的调剂部门、药品、药师，以及国家卫生行政法规和与调剂相关的药事法规；调剂学技术包括调剂室与调剂设备、处方、处方手册与处方集、各类药房的调剂业务、静脉药物调配、特殊患者调剂与用药指导、患者咨询与患者教育、药学信息服务与调剂智能化、调剂过程中的药品质量、调剂学涉及临床药学与药学计算等；调剂服务与管理包括调剂服务的礼仪、与医生患者的沟通、药品的供应、特殊药品的管理、调剂风险及绩效的管理等。

由于这是一门理论与实践紧密联系的应用型专业学科，在学习过程中应以文字教材为基础，全面系统学习调剂学基本理论，同时要进行调剂学操作技能的学习。并且，尽可能地到药房进行实践练习。只有通过大量观察及实践，才能更好掌握所学知识。

中央广播电视大学的《调剂学》课程由文字教材、录像教材和网上辅导等部分组成。文字教材是主媒体，提供了学生必须学习的内容。录像教材是结合文字、图片和实拍场景讲解重点、难点及一些调剂操作技术。帮助学生理解、记忆。网上辅导针对学生提出的问题及时做出回答，并且提供相关学习的参考资料。其主要课程设置及学时数见表 23－1。

表 23－1　中央广播电视大学的《调剂学》课程教学内容及学时分配表

序号	教学内容	课内学时	录像学时
	绪论	2	0.5
上篇　调剂学基础	第一章　药房	3	0.5
	第二章　药品	3	0.5
	第三章　药师	3	0.5
	第四章　国家医疗卫生保障制度与相关法律、法规	4	0.5
	第五章　调剂业务的合理用药基础	4	1.5
	第六章　调剂服务与调剂伦理	3	0.5
下篇　调剂技术与应用	第一章　调剂总论	6	2
	第二章　处方、处方手册与处方集	2	0.5
	第三章　药品的包装、标签与说明书	2	0.5
	第四章　医院门诊药房调剂业务	4	1
	第五章　医院住院药房调剂业务	3	0.5
	第六章　社会药店调剂业务	4	1.5
	第七章　不同剂型药品的调剂	3	0.5
	第八章　特殊人群的药品调剂	3	0.5
	第九章　特殊调剂与药品分装	2	
	第十章　中药调剂业务	4	
	第十一章　调剂信息化与自动化	3	0.5
	第十二章　药品管理	4	0.5
	第十三章　调剂差错与风险控制	4	0.5
	第十四章　用药咨询与患者教育	4	0.5
	第十五章　调剂学展望	2	0.5
合计		72	14

23.3 调剂学的教学模式

23.3.1 基于问题导向教学法

基于问题导向教学法（PBL）于1969年由美国神经病学教授Barrows在加拿大McMaster大学首先引入医学教育领域，该方法在20世纪90年代被引入美国俄亥俄州医学院的课程并被证明是学习者采纳的最普遍的学习手段。目前，其已成为国际上流行的一种医学教学法。

该方法由导师引入一个实际问题，再通过该方法来学习隐藏于问题背后的医、药学知识，培养学生解决问题的能力，目的是帮助学习者通过解决问题来获得某种临床概念或原理及知识，达到专业知识再构建，储备今后为临床药学服务所需的背景知识。此外，导师提出的常常是开放性问题，而不是有标准答案和解法的问题。

调剂学的教学是理论与实践相结合的模式，因此采用PBL教学法可以起到非常好的作用，既可应用于学生的课堂教学，也可以应用于实践教学中。在教学中首先提出某种用药的问题，可以是针对某种疾病的药物选择，可以是药物不良反应、相互作用，也可以是特殊患者的用药问题，学生通过预习独立思考后，阐明自己的观点，在课堂的小组讨论中，通过教师引导，同学间相互交流，又能从中发现问题，再经过同学间和师生间的讨论后解决问题。从获得问题——思考问题——发现问题——解决问题的过程中，加深学生对课程知识的剖析和理解，使学习的知识记得更牢，掌握得更好。

PBL与传统教学方法有显著差别，它用以学生为中心，以小组交互式学习替代传统的以教师为中心，大班灌输的授课模式。传统的灌输式教学一般是“老师讲，学生听”，这种方式是以教师为中心，以知识为本位，学生处于被动的地位。PBL教学克服了教师讲，学生听的传统灌输式教学模式，使学生从被动听取知识，为主动思维，自主学习获取知识。

23.3.2 角色扮演教学法

最初，“角色扮演法”（role play teaching method）是美国精神病学家莫雷诺（Moreno）于1960年所创建的一种社会心理技术，就是使人暂置于他人的社会位置，并按这一位置所要求的方式和态度行事，以增进对他人社会角色及自身角色的理解，从而学会更有效地履行自己的角色。当前，它已被广泛地应用于教育、管理、医疗行业等领域之中。

在教育教学领域中，“角色扮演法”又称“情景模拟教学法”，它在假设而又逼真的情景中进行，要求教师根据教学内容和背景材料设计场景。学生根据情节在仿真场景中扮演一定的角色，身临其境地按设定岗位的职责、任务、工作程序、人际协调等提出观点、方案或进行实际操作，从而掌握一定的知识和技能。

调剂学是一门实践性很强的学科，不仅需要扎实的理论知识，而且还需要熟练的调剂技术，通过有效地沟通，灵活解决实际问题。采用角色扮演教学法，由学生分别扮演药师、患者、医生、护士，通过角色的扮演加深对课堂知识的理解和记忆，提高学生与患者以及与同行之间的沟通能力。并且，通过扮演患者，也可以帮助学生按患者的观点考虑事物，理解为何患者会产生如此行为？设身处地为患者着想，提高学生对患者角色的认同性，从而在今后的工作中更加关心和爱护患者。

在角色扮演实施之前，教师需要一个充分的准备阶段，选择一个恰当的内容，根据学习内容制定一个详尽的角色扮演实施计划；给学生进行分组，一般为4～6人为宜，尽量所有组内人员均有角色扮演；按照计划将教学目标、学习内容、参考资料、扮演时注意事项提前以书面材料形式发给各组，各小组学生可以自由讨论并预先准备；角色扮演时教师不需要过多干预；扮演结束后以小组为单位互相讨论和评价，教师要把大部分时间留给学生，让学生充分交流自身的感受，鼓励学生积极发现扮演过程中的问题，调动学生的积极性，继而将教学内容进行总结以使学生有更大的收获。

虽然角色扮演法需要花费教师与学生双方较多的时间和精力，不易开展太多学时，但是选择性开展角色扮演法可充分发挥学生的主观能动性，增强职业的荣誉感和紧迫感。

23.3.3 模拟药房

药房的实践是药学生必不可少的内容，在校学习期间，为更好掌握调剂学的知识，可以设立“模拟药房”。模拟药房可以说是学校的一种调剂学“实验室”，它以仿真的形式在学校里开设一家“药房”，有柜台、货架、药品等。学生学习了理论知识后，可以到这个地方进行实践。

模拟药房是调剂学实践教学的平台和载体，通过建立模拟药房这个实训平台，学生可以在教师指导下完成处方审核、药品调配、药品咨询与指导、药品养护等活动设计项目，把调剂学理论知识转化为具体的操作技能。

在模拟药房中，学生可以采用前面所述的角色扮演的教学模式，进行收方、审方、调配、复核发药，以及用药指导，其中审方和复核是调剂活动的关键环节。在实践时，每个组可安排一定人数的药师和患者，由充当患者的学生事先设计一些不合理处方，用于考查充当药师的学生的审方能力。另外，病区药房的调剂操作可由学生扮演护士角色，进行病区药品的核对，学生在这种活动设计教学中，不仅可以熟悉药房调剂操作的程序，培养调剂操作必须具有的能力，还可意识到作为药师必须具有灵活处理医患关系的能力。

模拟药房中也可以进行药品管理的教学与实践，包括采购管理、库存管理、供应和使用管理，活动设计中，角色扮演可以在药房工作的药师和药库的药师或管理人员之间进行，也可在药库采购人员和药库管理人员之间进行，甚至可以由学生扮演药监局人员对特殊药品（麻醉药品、毒性药品精神药品等）的管理进行检查。通过这样的活动，可使学生为将来走向医院药房的各种岗位打下基础。

无论是PBL教学，还是角色扮演法和模拟药房教学平台，都要求教师由传统的知识讲授者变为学生的引导者或辅助者，其作用在于设计教学方法，提供实践环境，对整个教学活动进行监控与评价。这些教学活动的主题都是学生，从关注如何教转向如何学，注重对学习主体和学习过程的研究，让学生在实践中学习和应用知识，培养并提高其职业能力。在教学过程中，教师要始终以学生自主探索为主，教给学生思考与解决问题的方法，对于学生学习中出现的具有共性、典型性及重要性的问题，要及时组织讨论并点评和总结。这对教师提出了更高的要求，要从总体把握教学目标，以理论知识来指导实践，并根据实践中所获得的认识补充理论知识。

在调剂学教学中开展PBL教学、角色扮演以及模拟药房等教学活动能把理论知识与操作技能有机结合起来，提高学生学习效率，是一种行之有效的培养学生综合素质的教学方法。

23.4 调剂学实习

实习是学生理论联系实际、巩固和提高所学的专业知识、熟悉掌握基本技能和临床工作方法、培养分析问题、解决问题和独立工作能力的重要环节，也是职业素质初步形成的重要阶段。调剂学的实习主要在医院的药房完成，而药品是特殊的商品，它关系到患者的生命安全，卫生行政部门对药品的流通有明确的管理规定，所以医院药房有严格的工作制度和操作规程。而且药房是一个动手操作性较强、体力消耗较大的地方，与学生在教室学习理论知识有较大区别。但调剂学的实习不是简单的体力劳动，而是要在工作中学习知识和技能，学习在学校里、课本中没有接触过的各种相关知识，如药物的名称、剂型、规格、包装、保管、养护等，并将《处方管理办法》等相关的法律法规熟练地应用到工作中。

23.4.1 调剂部门实习授课

调剂学的实习主要采取在医院药剂科不同部门的轮转来完成，因此在实习前，药剂科应根据不同院校、不同专业的要求，制定各部门的实习计划，并由具有丰富理论与实践经验的高年资、高职称药师进行实习前培训。这一培训主要是让学生了解实习的主要目的，通过实习培养良好的职业道德和责任感、严谨的科学态度和工作作风，巩固所学的理论知识，提高分析、解决问题的能力，尽早发挥药学专业人员的作用。同时，在实习前的培训中还要向学生介绍医院以及药剂科的部门设置、人员结构等情况，以及各部门的工作性质和任务等，此外还包括与医院药学工作相关的法律法规及规章制度，如药品管理法、处方管理办法、麻醉药品、精神药品和毒性药品的管理等，以药品的安全、合理使用为核心，强化药品质量和安全意识。

在实习的过程中，各个部门的药师还应给学生进行一定的理论授课与示范教学，包括各实习部门的工作特点，需要掌握的基本技能和基本知识，工作中应该注意的事项，以及以何种状态投入到工作中，从而激发他们对药学工作的热情。同时传授与患者的沟通技巧，强化主动意识，使学生主动熟悉环境，主动应用专业知识和技能，主动参与工作。

在实习的授课过程中，同样可以采取课堂教学、PBL 教学、角色扮演等教学方法，由于实习多为分组进行，更有利于这些教学方法的实施。

23.4.2 调剂部门实习指南

为了顺利完成实习，并能在实习中更好掌握专业知识与技能，必须要制订实习计划和指南，以规范学生在各个部门的轮岗时间和学习目的。根据实习学生的不同程度和学校的需求制定合理的实习轮岗计划，使得学生能够了解和初步掌握各个调剂部门的工作特点，掌握基本的调剂专业知识，完成实习要求。在编制实习计划时，既要让学生全面了解医院药剂科的工作性质，又要根据专业不同有所侧重。对不同的实习生（中专、大专和本科），各实习部门根据知识层次不同调整实习带教的重点，相应有所延长在一些实习部门的实习时间，以使他们学习到更多的知识和技巧，为今后走上工作岗位、适应医院药学工作储备更多的知识和技能。

以本科生 3 个月的实习为例，可以制定如下的实习指南。

（1）实践目的：通过实践将学生所学的专业理论、专业知识与医院药房的实际工作密切联系起来，并通过实践熟悉和了解药剂科工作的各个方面，为开展今后的医院药学工作打好基础。

（2）带教要求：各实践部门带教老师应按照计划进行指导，使学生掌握药学相关理论和实践知识，以达到巩固、加深和提高学生所学的理论与专业知识的理解与掌握。

（3）实践部门：门诊西药房、门诊中药房、病房药房、静脉药物配置中心、药库。

（4）各部门实践计划：

门诊西药房（4 周）：要求熟悉处方格式、内容及正确书写方法；了解处方管理制度；熟练掌握调配工作的流程（收方、调配、核对、发药、统计等）；掌握处方审查的原则，药物配伍禁忌、药物相互作用与注意问题；熟悉麻醉药品和特殊药品的种类及管理办法；掌握常用药品的名称（通用名、商品名）、药理作用、用途、剂型、规格、剂量、用法、不良反应，药物的相互作用及配伍禁忌等。了解如何减少调剂工作的差错和差错处理方法；学会如何与患者、医师沟通、交流；了解门诊用药咨询工作的意义，学习如何对患者进行用药教育。

病房药房（4 周）：要求了解病房药房调剂相关工作及有关要求；学会查看摆药单及药物相互作用及配伍禁忌；掌握药品不良反应监测的方法；了解病房药房开展临床药学工作的特点，学习如何对出院患者进行用药教育。

在完成门诊和病房的西药调剂实践后，应掌握 200 种常用西药的名称（通用名、商品名）、药理作用、用途、剂型、规格、剂量、用法、不良反应，药物的相互作用及配伍禁忌等。

门诊中药房（2 周）：要求掌握处方结构、调配程序及原则；饮片调剂基本操作如称量、临用前炮制；熟悉中药配伍禁忌及相互作用，孕妇禁忌用药；熟悉中药饮片的处方应付，特殊处理及不同炮制品应付，蜜炙、酒炙、盐炒、醋炙、煅炭、炒焦、煅制等品种；了解 50 种中成药的主要组成、功效主治及用法用量。

静脉药物配置中心（1 周）：要求熟悉静脉药物配伍的相关知识；学会 TPN 的配制；熟悉静脉药物配制及使用流程；学习通过 PIVA 促进临床合理用药的方法。

药库（1 周）：要求了解药库的工作任务、基本管理制度；熟悉各类药品的摆放、保管、应用方面的基本知识；了解药品在库流程：入库、养护、出库、采购等；熟悉药库的设施和设备使用要求。

23.4.3 调剂实习过程中的指导与管理

在实习过程中，由带教老师详细讲解药品分类、保管方法和存放位置等，介绍在实习过程中的一些注意事项，强调基本功的练习。如在药房窗口发药，必须由带教老师检查实习生调配处方的正确性，指导实习生在将药品发放给患者时需要向患者交代的药物使用方法、注意事项等，以及如何避免差错事故的发生、对于患者的用药咨询如何正确的给予解答等，最终使学生能够独立审方，对处方用药能进行评价；在药库实习时，指导学生如何合理地进行药品采购计划的编制，熟悉药品入库验收时需进行的相关手续和检查项目，如何根据库存药品的性质进行科学的管理，以及购药发票的归纳整理和汇总等。

在实习过程中带教老师应注意培养学生的动手能力，这是发挥学生主观能动性的方法之一。实习学生在初步熟悉各部门工作内容和流程的基础上，由带教老师进行指导和监督，单独完成各项工作任务，发现错误之处，及时进行纠正，指出问题所在，进行总结，并在以后的操作中多加练习，加以巩固。

实习学生在不同实习部门完成实习后，首先由实习生进行自我鉴定和总结，然后由部门负责人对实习生的实习情况进行考核和评价。鉴定和总结的表格可参见表 23-2。

对于在实习过程中遇到的一些问题，经过归纳和总结后，教师应及时与医院教学管理部门和学校实习管理部门，以及实习生班级辅导员进行沟通和解决，使相关部门及时掌握和了解实习生的思想动态和专业动向，便于今后做出相应的调整，保证整个实习阶段顺利、圆满地完成，达到预期的实习目的。

表 23-2　调剂学实习总结和鉴定表实例

实习部门：	实践时间：　　　　至
实践内容及要求：	
实习记录及收获	
部门评定：	教师签字：
出勤情况	
学习态度	
专业知识	

23.5　调剂学的考核与评估

调剂学课程的考核可采用笔试的方法，题型可以由填空、选择、名词解释以及简答等组成。实践考核可进行综合评估。将平时实习的表现与实习结束的考核相结合。实习结束的考核亦可分为理论考试与实践技能考核。理论考试类似于课程考试，技能考核可在药房或模拟药房中进行，考察学生的调剂能力与相关知识掌握程度。服务对象可以是真实来药房取药的患者，也可以是由指定的教师或学生扮演的患者，在考生为患者服务的过程中，教师或考核小组考核学生审核处方的能力、对药物相关知识的熟悉程度、与患者沟通的能力等，继而，考核教师可对学生进行相关知识的口试，考察学生的知识掌握程度及口头表达能力，最后形成综合评估的分数。表 23-3 为综合评估的参考表格。

表 23-3　调剂学实习综合考核参考表格

项目	评分细则	分值	得分
平时表现		50	
医德医风	工作责任心强，服务态度良好	15	
工作量	完成培养方案的要求，转科记录填写准确、完整	20	
劳动纪律	遵纪守法，遵守各项规章制度	15	
出科考核		50	
合理用药思维	思路清晰 回答全面	15	
调剂技能	操作熟练 步骤正确	15	
理论考试	专业知识试卷 专业英语试卷	20	
合计		100	
加分项目	撰写临床科研文章	10	
评语			
考试小组成员签字：			
		年　　月　　日	

23.6 调剂学研究概论

23.6.1 调剂学研究的目的和内容

调剂学研究是参考和借鉴国内外的调剂模式、技术及管理经验，运用科学研究的方式方法，调查和分析调剂工作各个环节和整个流程，查找存在的问题，探索改善的办法及改进后的效果。调剂学研究应该借鉴和引入相关学科最新的知识和技术，以改善调剂工作的质量，提高调剂服务的水平。

影响调剂质量的因素很多，例如：调剂室的设施和设备、调剂室的环境条件与现场管理、调剂模式与流程、调剂人员的资质与上岗资格标准、服务态度与职业道德、医生处方行为的规范、计算机信息系统的管理构架与信息服务模式、调剂工作制度的建立与完善、药房工作人员的绩效管理、药品遴选与管理、药品质量保障体系建设、患者用药咨询与用药教育、处方点评与分析等，都关系到以患者为中心的药学服务是否真正落到实处，同时也是调剂学研究的重点领域。

由于调剂学涉及药学及管理和服务领域的诸多学科，如药剂学、临床药理学、临床药学、医学伦理学、信息技术以及药事管理、服务管理等，并与这些学科交叉、融合，研究调剂学和调剂工作的文献往往分布在医院药学、药事管理学、临床药学和药物经济学等专业领域中。同时，近代对医院药学产生巨大影响的循证医学、药物经济学等也渗透到调剂学领域，研究调剂学的药学工作者要善于从这些相关学科中吸收营养，丰富调剂学的研究内容。

23.6.2 调剂学研究的思路与方法

23.6.2.1 *调剂学研究的思路* 各医疗机构的医疗方向和经济实力不同，调剂工作中所具备的软件和硬件状况也不尽相同。调剂学研究可以从以下方面入手：

（1）优化业务流程，提高工作绩效：Joe Peppard and Philip Rowland 对流程技术曾有过十分精辟的论述：以往商战中的赢家是因为发明了新的产品，但进入 21 世纪，竞争的优势更多地来自于新的流程技术而不是新的产品。工艺技术渐渐变为一种艺术的形式了。新产品很容易制造，过去发明一个新产品是第一位的，而现在，新的流程技术却变得更为重要了。由此可见，流程对取得竞争优势有多么重要。

医疗机构是一个十分复杂的体系，对调剂系统而言，合理地组织流程，能提高效率、改善服务、缩短患者等候时间，这些方面有极大地空间需要我们去研究和提高。例如，药房窗口的设置从封闭到开放，从小窗口到大柜台形式或单间隔断形式，各家不一，没有一定之规；药房窗口数量应该多少合适？收方窗口与发药窗口的比例如何掌握？药品调配流程与患者取药流程是否可以优化？如何制定调剂人员的资质与上岗资格标准？对不同学历背景、不同工作经历的人员如何做岗前培训？应采取哪些措施来规范医生处方行为与书写？如何设置和改善计算机信息系统的管理模式与信息服务模式？调剂工作制度中哪些环节需要不断完善？如何进行药品遴选、采购、入库、请领与有效期管理？如何优化库存药品贮量控制？如何保障药品质量与医疗安全？所供应的品种是否满足临床需求？本领域有哪些适合本单位的新理论、新技术、新方法、新材料？上述这些问题，都是思考和改进调剂工作流程和绩效的切入点。

（2）改进药学服务质量，提高患者依从性：调剂工作直接面对患者，为患者服务的内容应包括研究患者心理、做好用药教育，普及合理用药知识；对医师、护士的服务，主要侧重于提供相关药物知识，给对方以参考。因此，了解服务对象的心理和需求，比较干预前后的变化，有助于把“以患者为中心”的药学服务落到实处。具体而言，药师应该具备哪些专业医学知识和药学知识？怎样获取这些必要的知识？患者的哪些想法和用药习惯是需要纠正的？患者对药学服务的认知度和实际需求是什么？常用药物剂型的正确使用方法是什么？如何对不同文化程度的不同用药需求进行恰当地用药教育？如何进行用药咨询的记录和反馈？如何恰当地评估和总结药学服务的效果？在药师进行用药教育和干预前后，患者的用药习惯和依从性发生了怎样的变化？等等。这些都值得我们去研究和关注。

（3）改善人文服务质量，提高患者满意度：药学服务是指药学人员用自己的专业知识为患者和其他医务人员服务。要做好这项工作，除要求药学工作者具有广博的药学知识以外，必须具备较强的服务意识、较高的综合素质、有效的服务方式和有针对性的服务内容。

调剂工作人员应该具备哪些服务意识和综合素质？哪些服务是患者及家属真正需要的服务？如何通过综合措施的改善提高患者的满意度？怎样通过研究患者心理培养患者良好的用药习惯？怎样把现代管理理论引入调剂服务管理，提高人文服务质量？所有这些也属于调剂业务研究的范畴。

（4）关注用药安全，防范用药错误：药房调剂是整个医疗过程的最后一个环节，保证患者的用药安全，是调剂药师的第一要务。从医生和药师在药物治疗领域的职业分工来看，药师应着重关注患者用药的安全性，因此，用药安全也是调剂学研究的重要领域。怎样建立一种好的用药安全文化？如何建立用药错误报告系统？在调剂业务范畴内，如何审方？如何减少调配和发药错误？哪些措施可以减少和防范用药错误？这些重要的课题十分值得我们去关注和研究。

23.6.2.2 ***调剂学研究的方法*** 与以往的科学研究相似，调剂学研究需要选题、文献调研、寻找适宜的研究方式与指标、研究设计、数据采集与分析、比较与讨论，等等。其中需要注意的是：

（1）选题应注意结合医院药学工作的实际，解决科室、调剂工作中及患者中存在的药学问题，避免纸上谈兵。

（2）研究方式应切合实际，结合本单位现有条件；必要时可以与科研院所横向结合。

（3）课题立意创新，借鉴他人长处，观察入微，采集足够的数据量，使所得结果有说服力。

（4）研究方法应科学，探讨透彻，为改进工作提出切实可行的建议。

（5）发挥科室的人员优势和资源优势，组成课题小组，挖掘身边习以为常的数据和细节；由高年资的药师带领和指导，低年资的药师在工作和思考中学习和提高，互帮互学，形成和带动科室的学习风气和刻苦钻研精神。

（6）兼职与专职相结合。医院药学工作本身具有科研性质，如个体化给药方案的制订、药物分析方法的改进、药品新用途的发现等，这种日常工作性质造就了药学工作者兼备了科研的品质和能力；医院药学人员，身在第一线，对药物治疗工作中存在的问题，以及这些问题如何解决，都比较熟悉，研究起来很易掌握要领，比不了解内情的基础药学研究人员更得心应手。根据课题时限和工作时间，可抽出下午或一段时间脱产进行研究。

（7）把进修生、实习生、研究生的学习任务与本单位的科研结合起来，让学生参与本单位的课题研究。题目的选择视学生水平和时间而定，在专业药学人员（导师）指导下进行，教与学双方各有所得。

（8）把调剂学研究融入医疗机构的整体研究氛围中，参与医疗机构内部和（或）行业内的科研基金管理与学术交流。

（9）科室应建立和采取适当的激励措施，鼓励一线调剂人员的钻研和奉献精神，鼓励高年资药师和科研人员对一线调剂人员的支持与合作，鼓励和营造员工们为科室发展献计献策、团结向上的氛围。

23.7 药物经济学在调剂业务中的应用

23.7.1 药物经济学的定义

药物经济学（pharmacoeconomics 简称 PE）是研究如何利用有限的药物资源（limited resources）实现健康水平最大限度地改善和提高（maximum health outcomes）的科学。具体地说，它是应用经济学等相关学科的知识，研究医药领域有关药物资源利用的经济问题和经济规律，研究如何提高药物资源的配置和利用效率。它是一门为医药及其相关决策提供经济学参考依据的应用性学科。

23.7.2 药物经济学的发展简史

世界范围内药物经济学的建立始于 20 世纪 60 年代末，1966 年瑞思（Rice）发表了《疾病成本估计》一文，它首次将经济学的理念引入了医疗领域。1970 年埃克顿（Acton）对心肌梗死预防的研究是成本结果分析在医疗卫生领域的首次重要应用。1975 年纽荷赛（Neuhuaser）和鲁维齐（Lewick）首先应用成本-效益分析法发表了有关便潜血的研究，他们通过第一次至第六次便潜血检查的边际增量成本效果分析，揭示第六次便血检查的成本大于效益，从而确立了便潜血的临床诊疗标准。1977 年温斯坦（Weistein）和史太生（Staton）发表文章，阐述了为了合理分配和利用有限的卫生资源，应用成本-效益分析和成本-效果分析进行卫生决策的方法学研究，这两篇文章标志着成本-结果分析逐渐为临床医务人员和卫生决策者所关注。1991 年第一本药物经济学专著《Principals of pharmacoeconomics》问世，1992 年《Pharmacoeconomics》杂志发行，药物经济学作为一门独立学科已经形成。1993 年 1 月澳大利亚的药物经济学评价指南实施标志药物经济学评价开始作为药物评审的一项正式指标，与药物的功效和安全性评价得到同等考虑。1993 年国际药物经济学学会成立，它的全称为国际药物经济学与结果研究协会（The International Society for Pharmacoeconomics and Outcomes Research，ISPOR），其使命是将药物经济学和结果研究成果赋予实践。每年均有年会及活动主题，以促进药物经济学的发展。药物经济学评价研究作为促进医疗卫生资源有效利用的一个重要手段，在欧美发达国家得到了普遍的应用和重视。

国内的药物经济学研究始于 1993 年张钧等在《中国药房》杂志上对其的简要介绍，同年许世斌等人在上海开展了首例临床分析研究。但该学科的快速发展只是近几年的事，文献资料检索发现从 1993 年到 2005 年国内发表的药物经济学评价的研究文献 935 篇，主要发表在 1999 年以后，其中作者单位为医疗机构论文量占总文献收录量的 84.81%，且大部分为药学工作人员撰写。以促进临床合理用药为目的，进行 3～5 种药物或治疗方案的成本效果分析或最小成本分析之论文居多，评价优选出经济效果最佳的方案，这说明医疗机构是中国药物经济学应用研究的主要阵地，目前药物经济学研究已融入到药品调剂与使用相关层面。我国的科研院校也大力加强了药物经济学研究力度，复旦大学在 2002 年成立了药物经济学研究与评估中心，北京大学光华管理学院在 2003 年成立了中国医药经济研究中心。中国药科大学和沈阳药科大学均设有相关研究生教育专业。2006 年 6 月《中国药物经济学》杂志创刊，2008 年中国药学会药物经济学专业委员会成立，这些工作和努力进一步推动了药物经济学在我国的开展和应用。

23.7.3 药物经济学的基本术语

（1）成本：成本是指实施预防、诊断或治疗项目的整个过程中所投入的全部财力资源、物质资源和人力资源的消耗，以货币金额（钱数）作为费用指标。我们常见的临床试验中的成本可分为直接成本、间接成本和隐性成本。

直接成本包括直接医疗成本、直接非医疗成本。前者指疾病治疗中消耗的医疗资源的成本，直接与疾病的诊断、治疗、康复及预防相关的费用，如门诊和住院费、药费和化验费等，后者指治疗中消耗的非医疗资源的成本，如患者的交通食宿费、陪护费等。

间接成本指因病缺工、误工、失业等对患者及家属劳动力降低而造成的经济损失，间接成本在计算中不易标准化。

隐性成本指患者在患病和治疗中的不适造成的无形经济损失，一般很难计算。

每例患者治疗的总成本＝直接成本＋间接成本＋隐性成本。因为间接成本和隐性成本目前较难确定，故实际较少计算，主要计算直接成本。但是直接采用实际的医疗费用作为成本是不全面的，往往医疗费用要低于实际的医疗成本消耗。

在调剂学所涉及的药物经济学分析中，要特别区分疾病成本和疾病治疗成本的区别。两者的组成部分（直接成本、间接成本、隐性成本）定义相同，但是由于分析的角度不同，其包含的内容不完全相同。疾病成本是从患者角度出发，包括的成本是疾病给患者带来的资源消耗的价值。治疗成本是从一个治疗措施出发，包括的成本是使用该治疗措施所带来的资源消耗的价值。在研究疾病负担时，我们通常关注疾病成本，在治疗方案的经济学评价时则通常关注疾病治疗成本。

（2）结果：在药物经济学中，结果（Outcomes）又被称为产出，是指实施预防、诊断或治疗措施而产生的有利或有益的结果。结果可以根据选用的分析评价方法分为效果（effectiveness）、效益（benefit）和效用（ utility ）。

（3）效益：效益是用货币表示健康结果的指标，包括可直接测量的和不可直接测量的结果。前者如节约的药费、减少的住院费等，后者比如减少误工时间、生命延长带来的收益。

（4）效果：效果具有满足人们各种需要的属性，是由各种使用价值构成，是用物理单位表示结果，它可以是临床生化指标、疾病终点指标、生存终点指标、生命延长指标，例如血压降低值、生命延长时间、人群健康的期望寿命、疾病的治愈率、好转率、死亡率、免疫接种的覆盖率和接种有效率等。这些指标同临床结合紧密，易为临床医务工作者掌握，是目前应用最广泛的评价指标。

把以上这些指标进行分类，大致可以分为中间健康问题、最终健康问题和生存率。中间健康问题一般只是临床治疗取得的短期疗效指标，如把血压降低值作为血压下降的指标，把血糖降低值作为糖尿病治疗的指标。这些指标在具体研究中容易获得而且比较直观，但它很难解释清楚其产生的后果是什么，如降低 1mmHg 的血压，其对成本的意义是什么？但是中间健康指标会直接或间接地影响最终健康问题，如果能确立两者的关系，如建立血压下降程度对中风或心脏病发生的关系模型，那么可以采用中间健康指标进行成本-效果分析。最终健康问题可定义为发生和不会发生两种结果，如通过预防减少心脏病发作的次数或溃疡的数量，这样的指标与临床治疗目标密切相关，可有效地解释了成本-效果分析结果，比如为降低心脏病发作的次数需增加的成本是多少。生存率是考察疗效最为有效的目标之一，以此为效果指标具有重要的临床指导意义，通常使用 1 年、3 年、5 年、10 年的生存率。但是需要注意的是生存率只是个量度指标，它无法体现患者的生存质量。

（5）效用：效用指产品和服务满足人们欲望和需要的能力或满意程度。以人们接受预防或诊治项目给自身健康状态带来的结果的满意程度为指标，最常用是质量调整生命年（Quality Adjust Life Years，QALY），它结合了生命质量和数量，是通过获得的生命年限乘以反映健康相关生命质量的标准权重（0.0～1.0）计算而来（0.0 代表完全死亡，1.0 代表完全健康）。权重越大，说明个体越健康，此权重即为健康效用值。对于疾病状态下的生命质量，通过健康效用值的调整，可转化为相当于完全健康人的生命质量年数。例如，假定完全健康人对生命质量的效用评价为 1，而瘫痪患者对生命质量的权重为 0.2，那么瘫痪患者活过 1 年的生命质量，感觉只相当于活过 0.2 个完全健康的生命质量年。近年来在 QALY 基础上还出现了伤残调整生命年（DALY）、健康当量年（HYE）和挽救年轻生命等值年（SAVE）。

（6）敏感度分析（ sensitivity analysis）：分析在一个确定的决策模式中某一变量的变化和变化的幅度对决策结果所可能产生的影响。

（7）决策分析（decision analysis）：在事物具有某种风险和不同概率的环境下，利用概率论、决策标准和经济学评价方法衡量利弊得失。比较不同卫生保健干预方案的成本效益和风险，选择适宜方案的一种技术经济方法。

23.7.4　药物经济学研究的基本方法

（1）最小成本分析 ：最小成本法是指对于某种疾病的几种治疗方案，完成治疗后某一方案的总成本最小；或在疾病的药物治疗中，完成治疗后某一方案的药物成本最小。它的应用前提是被比较的两个治疗方案所获得的效益或效果可认为是相等或相同，此时成本最小的方案认为是最理想的方案。

例如两种治疗直肠癌的方案比较：一种是口服卡培他滨（Capecitabine），另外一种传统方案（FOLFOX4）：静脉滴注 5 -氟尿嘧啶（5 - FU）、奥沙利（L - OHP）和甲酰四氢叶酸钙（CF）。经统计学比较，两组疗效比较无统计学差异。但是，前一种方案的总体医疗费用，包括化疗药费、检查费、诊疗费、住院费、不良反应处理费和误工陪护费要远小于传统方案。从这个例子看出，采用口服卡培他滨治疗直肠癌的成本最小。

（2）成本 - 效益分析：成本 - 效益分析（CBA）是比较某一治疗方案或干预项目所耗费的全部资源成本的价值和由此产生结果（效益）的一种方法。CBA 的优点在于它可对不同治疗方案间进行直接比较。成本效益分析法评价指标主要是净效益和效益成本比。

● 净效益（net benefit）：从总效益中减去总成本即为净效益。净效益为正值，表示方案效益大于成本，说明该方案具有经济性。反之则方案不具有经济性，应当放弃。在评价几个备选方案时，净效益越大，说明方案可以带来更多的社会财富的增加。

● 效益成本比（benefit cost ratio）：总效益与总成本的比值即为效益成本比，即 B/C，表示每单位投入的成本所能获得的收益。当 B/C>1 时该方案的效益超过成本，方案具有经济性，可行；当 B/C<1，则说明该方案在经济学上没有获益，方案不可行。在评价几个备选方案时，比值最高的方案最佳。

（3）成本-效果分析：成本-效果分析（CEA）是以特定的临床治疗目的或临床效果为指标，比较不同治疗方案单位治疗效果的成本高低。由于其方法简单易懂，易为临床医务人员掌握和接受，因此应用较为广泛，目前国内期刊上发表的 PE 研究性文章基本都采用此方法。常用的评价方法是成本-效果的比和增量成本-效果比。

● 成本效果比（cost effectiveness ratio）：总成本/效果指标或效果指标/总成本，即采用单位效果所花费的成本（如每花费一元钱）所产生的效果来表示（如每延续生命 1 年所花费的货币数）。成本效果分析的指导思想就是以最低的成本去实现确定的计划目标，或是消耗一定的卫生资源如何获得最大的卫生服务效果。对于经济学家来说，任何达到目标的计划方案成本越低，该计划方案的效果被认为越好，但是医师、患者或付费方对此会存有不同的看法，尤其是对相对增加效果而多花费的成本考虑的重点不同，因此会做出不同的选择。

● 增量成本效果比（incremental cost effectiveness ratio，ICER）：是某种治疗方案与另一种治疗方案所增加的成本和产生的额外效果进行的成本效果分析，增量成本效果比反映的是两种备选方案之间效果差异的单位成本，用于考察增加的成本是否值得，其计算公式如下：增量成本效果比＝（A 方案的成本－B 方案的成本）/（A 方案的效果－B 方案的效果）；ICER＝（C1－C2）/（E1－E2）。进行增量分析更有助于经济学分析中的正确决策。

（4）成本-效用分析：成本效用分析以质量调整生命年等类似的单一性指标作为结果，比较投入的成本与结果，以此来评价或比较各种干预措施。常用的评价指标是成本效用比（cost utility ratio，CUR）和增量成本效用比（incremental most utility ratio，ICUR）。

● 成本效用比：方案总成本/质量调整生命年数。表示方案每获得 1 个质量调整生命年所消耗或增加的成本量。比值越高，表示方案效率越低；反之，则方案的效率越高。

● 增量成本效用比，反映两种备选方案之间效用差异的单位成本，用于考察增量的成本是否合适。计算公式如下：增量成本效用比＝（方案 A 成本－方案 B 成本）/［方案 A 质量调整生命年数－方案 B 质量调整生命年数；ICUR＝（C1－C2）/（QALY1－QALY2］。

23.7.5 药物经济学在调剂业务中的应用

23.7.5.1 **指导建立医院处方集** 目前我国许多省市为了控制医疗费用的迅速上涨，实行了“总量控制，结构调整”政策。其基本思想是提高医务人员的劳动价值，降低医院的药品收入，使药品费用的增长幅度控制在一定的范围内。这一政策的推行，对医院的药品使用提出了新的要求。市场供应的药品品种近一万多种，如何从中进行选择制订医院处方集，这不仅要考虑药物的质量和安全性，同时也要充分考虑药物的经济性。在临床用药中，原创药与仿制药在理论上疗效是相同的，按照最小成本分析的原则，应当采用仿制药，以降低医疗成本，但是在某些情况下，国产仿制药和进口药品在临床实际疗效上总有差别，特别是在不良反应方面，此时应采用成本-效果分析，进行权衡比较。在美国，医院用药目录的制订及医师用药均有非常严格的程序，往往需要经过全国性的抽样调查，以了解药物的社会经济价值，包括临床有效性、安全性、治疗费用、费用及效用、生命质量等。

23.7.5.2 **医院新药准入的经济学评价** 新药的不断出现，给临床提供了作用更强、不良反应更小的药物选择，但新药往往价格较贵，为提高临床疗效，医师常常希望使用新药，此时最好用药物经济学方法对它们的成本和临床效果（益）进行评估。例如，第四代头孢菌素头孢吡肟与第三代头孢菌素头孢他啶在治疗中、重度肺炎的成本效用比较。此研究采用了多中心、随机开放、平行对照试验设计。以 APACHE II 评分、生活质量评分和临床疗效作为结果判定指标。两组治疗总有效率分别为88%和79%，APACHE II评分无统计学差异。头孢吡肟在用药过程中能够更有效地改善患者生活质量，每例可节省直接医疗费用3800元左右。研究分析认头孢吡肟在治疗中、重度肺炎中比头孢他啶更具有成本效果。

23.7.5.3　*优化临床治疗方案*　药物经济学的特点就是同时评价特定治疗、药物或服务的成本和结果。如果分析研究中，只对成本进行比较，不考虑结果差异，则毫无意义；而只考虑效果，不顾耗费的成本，会造成有限卫生资源的极大浪费。药物经济学的分析关键在于平衡成本和结果，在二者之间寻找一个最佳契合点。减少药品费用，仅是药物经济学分析的目的之一，更重要的是使药品得到合理使用，减少药源性疾病和不良反应的发生，在合理用药中重视经济性的原则，在取得最佳效果的同时治疗费用达到最合理水平。

调剂学中涉及的药物经济学分析内容可包括：同种药物给药途径或给药频率不同；同种药物不同来源或是不同剂型；同一疾病不同的药物治疗方案；药物治疗与其他疗法的经济学评价。

在治疗中多数患者特别关注药物的单价，而忽视了不同药物因使用的频率、疗程的不同，以及有效率和不良反应发生率的不同而引起不同治疗效果，以及由此所涉及的医疗成本的不同。因而在选择药物时，应考虑整体费用，而不仅仅是药物的单价。例如，一般中度下呼吸道感染需要采用抗菌药物治疗，以往的经验是先采取价格相对便宜的头孢唑啉，如果治疗效果差或失败，则再改用第三代头孢菌素如头胞曲松治疗，这样部分患者（有效的患者）节约了药品费用，但对治疗失败的患者，则总治疗成本增加。如果将延误治疗时机给患者带来的身心损伤及工资损失等考虑在内，成本的增加更多。同时，这种治疗也增加了细菌产生耐药性的可能，使以后治疗更困难。

23.7.5.4　*辅助新药开发研究*　新药临床研究绝大多数在医院中进行，医院的药物临床试验机构负责新药的临床试验管理及实施，医院应利用这得天独厚的便利条件，在开展临床试验的同时开展前瞻性的药物经济学研究。如在新药II、III期着手开展，可以更全面地预测新药的市场前景并且可优化临床药物治疗方案。II期人体试验中，综合评价药物在临床治疗中的效果及消耗的成本；III期为多中心前瞻性临床试验，将更加客观全面地比较新药与其他药物的疗效、不良反应，开展经济学评价，预测药物的市场前景。IV期上市后药物评价，包括系统性地回顾或前瞻性监测药物疗效及不良反应，进行新药大规模人群应用后的经济学评价结果。

23.8　药物利用研究在调剂业务中的应用

23.8.1　药物利用研究的定义

药物利用研究（drug utilization research，DUR）始于20世纪60年代初，世界卫生组织对DUR的定义为：对全社会（包括医院）的药物市场、供给、处方及使用的研究，研究的重点是药物利用所引起的医疗的、社会的和经济的后果。狭义地说，DUR是对药物处方、调剂和摄入的研究，目的是促进用药的合理性、安全性和经济性。

23.8.2　药物利用研究的分类

DUR根据研究目的不同分为定性研究和定量研究。定量研究以获得药物利用状况的量化数据为目的，是一种简单的描述性研究。目前国内期刊上发表的大部分DUR论文皆是定量研究。定性研究是在定量研究的基础上，对药物利用的质量、必要性和恰当性进行的一种评价性研究。

23.8.3　药物利用研究的作用

药物利用研究的范围十分广泛。在调剂学范围内其作用在于：

（1）通过对药物消费量、金额等基本状况的统计调查，可以形成适合医院用药的药物消费结构；

（2）通过对给药方式、药物剂量、使用频率、治疗进展的研究，确定药物治疗的安全性、有效性和经济性，揭示药物应用的规律和模式；

（3）通过揭示药物消费分布与疾病谱的关系，制定医院用药目录，有计划、有目的地引进新药品种；

（4）还可以对某些药物的不良反应、药物相互作用进行及时、全面的监测，防止滥用药物。

23.8.4 药物利用研究的计量单位

计量单位是 DUR 分析的基础，首先了解主要的 DUR 剂量单位定义，根据医院用药情况及分析目的不同，选择适当的计量指标。

（1）限定日剂量（defined daily dose，DDD）：它是专门为药物利用研究制定的标准化的计量单位，已在许多国家广泛应用。指某一药物应用于主要适应证的成人的平均日剂量。是人为设定的尽量接近实际情况的某药品日平均剂量，而不是治疗的推荐剂量。需要注意的是限定日剂量不是药物的自然剂量单位，而是为便于进行药物利用研究专门制定的技术性测量单位。采用限定日剂量作为标准，可根据药物的总用量来估计用药的总人数，计算可能接受某一特定药物治疗的人数，使用药人次的计算标准化，实现各种水平的比较。它的局限性在于只考虑药物的主要适应证的用药剂量，而且不包括病程不同时期的剂量调整，合并用药时的剂量调整，也不考虑患者依从性的问题。另外它限定为成人用药平均日剂量，老人和儿童的用药情况不在计算范围内。确定 DDD 值应尽量与临床用药相吻合，并参考文献中推荐的剂量、生产厂家说明书及临床应用的实际情况来综合制定。

（2）处方日剂量（prescribed daily dose，PDD）：是用作论证 DDD 合理性的另一计量单位，它是指治疗主要适应证时平均一日处方剂量。为了某种目的而欲了解用药模式的实际波动时，选用 PDD 为单位更合适，它较 DDD 方法更能准确地反映人群药物的利用信息情况。PDD 值可用于暴露药物治疗人群的测算，但这一衡量方法不能以超出安全剂量或低于有效剂量的处方样本用作药物利用的定量研究。

（3）金额指标：金额指标不受药品种类、剂型、规格的差异限制，使不同性质、不同规格、不同计量单位的药品具有量的可加性和可比性，它对药品经济学、药品市场信息等商品属性研究有相当的参考价值。由于金额与疗效并不平行，金额等值的药品并不提供等效的治疗时间，它不能精确地描述人群用药量或“相对治疗强度”，对治疗属性来说它不是合理的计量单位。

（4）处方数：用处方数量为计量单位，可以反映一个时期医师与患者的关系及其变化。但由药房提供的以处方量高或低为特征的单张定量化数据，并不能完全反映医师治疗患者数的多少和疾病的分类与严重性。其研究得到的单位含量的测算都只能是真正消耗量的近似值。所以在调查项目中没有明确诊断和有关信息时，用处方量来表示药物的使用情况须进行校正。最好考虑当时患者的适应证、性别、药物剂量、药物使用方式等因素。

（5）药物利用指数（drug utilization index，DUI）：采用药物利用指数作为分析技术指标，衡量医师使用某药的日处方剂量，对医师用药合理性进行分析的一种方法。药物利用指数＝总限定日剂量数/总用药天数，其中总限定日剂量＝药物的总剂量/相应限定日剂量值。当药物利用指数超过 1.0 时，说明医师的日处方剂量大于限定日剂量；当药物利用指数小于 1.0 时，说明医师的日处方剂量小于限定日剂量。

（6）销售量：以销售包装为单位进行研究的计量指标，它比金额描述药品消耗更加精确，但同一产品的剂型、规格和包装在不同的厂家有较大差别，而且随时代的发展，包装和剂型都将会更新，所以，以此为单位进行不同地区或不同时间的比较研究意义不大。

23.8.5 药物利用研究评价医院用药的基本方法

目前药物利用研究主要涉及用药处方的合理性以及对临床和经济方面的影响。在我国常采用金额指标、限定日剂量（DDD）、处方数等计量单位，对药物进行金额排序分析，用药频度分析，用药趋势分析，处方行为研究及药物经济学分析等进行回顾性评价。

（1）购药金额分析：按选定的某一区域的某段时间内以医院购药金额进行排序，作购药金额增减率统计及购药金额药品类别统计，用于分析医院用药特点和用药趋势，可总结医院自身的经济运行机制。对 DUR 工作的开展起到了促进作用。

（2）用药频度分析：用药频度分析是通过分析某医院某时期药物的使用频度，达到评价药物在临床应用中的地位和医师用药合理性的目的。用药频度分析研究方法可选用的指标包括限定日剂量、处方日剂量或药物利用指数。其中限定日剂量（DDD值）的应用最为广泛。

通过用药频度分析，了解每日用药费用、购药与用药人次的关系、剂型与用药人次和购药金额的关系、药品使用频度与疗效的关系等，可以估计药费可接受水平，评估地区用药水平，分析药品消费结构和市场分布。但用此法也有它的不足，DDD值不是推荐给临床的实用剂量，也不是处方平均剂量，它只考虑主要适应证，也未能包括病程不同时期的给药剂量、合并用药情况以及患者的依从性等问题，所以在应用中要注意其限度。当适应证已明确为一种，且需维持治疗时，有人提出用DDD/人为单位作为药品消耗数据，这样可粗略地与发病率相吻合。另外，评价药物在临床应用中的地位，还可以利用在一定时间内国内外期刊中药物报道的频率，即药物名词频数，进行药物文献计量学分析，以药物在文献报道中所占的份额，与其在临床应用中的治疗价值相对应。

（3）医院处方分析：处方分析的目的是评价处方的规范性；评价某一药物的使用合理性以及描述某一类疾病的用药情况及趋势。该法通过逐一审查统计处方中规定项目是否完善，检查处方正文是否书写正确、清晰，医师、药师、复核人员是否按规定签字，以及特殊药品、自费药品的处方等是否按规定管理，从而分析处方及处方管理中存在的问题。常以1个月、半年或1年的时限进行处方统计处理，也可对不同年份相同月份的门诊或住院处方进行比较分析。统计内容包括药品的品种、日剂量、总剂量、使用天数、用法、费用、科别、就诊医师、患者姓名、年龄、性别等。通过分析，可提供不同年龄、性别或诊断的患者的用药模式；研究药物利用与其适应证的关系；确定治疗最频繁的病种，为药物使用管理、药品采购供应、药厂生产的市场信息等提供参考依据。

（4）趋势预测分析：趋势预测是对药物规范化管理的良好手段，它是对原始资料的延伸分析、计算和推测。基于过去或现在规律能够延续到未来的设想，从而对未来需求作出正确的估计。现国内已采用的方法有：金额排序法、回归分析法、灰色系统建模法等。

23.8.6 药物利用评价中的定性研究

药物利用评价中的定性研究是在定量研究的基础上，对药物利用的质量、必要性和恰当性进行的一种评价性研究，以促进临床用药合理性为目的，根据研究目的和研究背景，事先确定一套药物利用标准，收集特定研究机构某一时间段的临床处方资料，对该机构中的药物利用模式和状况进行评价。在美国，药物利用定性评价是医院必须开展的临床药学项目之一。

（1）研究类型

- 回顾性研究：对已完成的治疗、处方或病案资料进行分析，了解与拟定的准则或标准符合情况。这类研究不直接影响已完成的治疗，也不推迟治疗的过程，但其结果可以用来改善以后同类患者的治疗。
- 前瞻性研究：在治疗实施之前，按照拟定的准则或标准对处方、医嘱或病案进行分析，防止治疗中重复用药或取药、不恰当的剂量或用药频度避免药物相互作用或药物不良反应发生。前瞻性研究的优点为可预先调整治疗方案，从而提高治疗的效果、安全性、效价比和患者的依从性。它的缺点是会推迟治疗的启动。
- 同步性研究：在治疗开始至结束之间，按照拟定的准则或标准对处方、医嘱或病案进行分析。这类研究的结果可用来调整治疗方案，增强医务人员的责任感，患者也可通过诉说治疗的感受参与研究，但这类研究也可能干扰药物治疗的进程。

（2）研究目的：明确研究的目的和拟要解决的问题。

- 当医院新引入了临床指南或药物治疗规范后，通过处方资料考察了解实际遵循的情况；
- 新的联合用药方案被采用的情况；
- 因不良反应或经济学原因限制应用的“特殊”药物实际应用的范围；
- 对可能因为过度使用或用量不足而影响疗效的药物的使用情况；
- 了解患者用药的依从性；考察临床某些干预措施的效果等；

在进行药物利用研究时，评价的药物多具有如下特点：

- 在医院药品消耗中所占比例较高或易发生滥用的品种，如抗生素类药物；

● 治疗风险较大的药物：如华法林、地高辛等；

● 需评价药物长期使用存在潜在危险的药物，如抗高血压药、糖尿病药、抗抑郁药等。

（3）制定标准：制定准则和标准是该类研究的必备条件。为了达到预期的治疗效果，对药物的处方、调剂和使用进行规范或限定的陈述，其内容必须中肯，且贴近临床实际情况。准则为医疗专家拟定的合理用药文件，必须被药品说明书和（或）最新的高质量的研究文献所支持。标准是为了达到预期的治疗目标，执行准则时容许变动或调整范围。通常一个特定的评价方案只适用于特定的医疗机构，因为用药的标准或指标是根据各医疗机构自身的特点而设定的。

制订准则或标准的资料来源于：

● 具有审评程序的共识性临床指南；

● 经过严格和科学评价的临床文献；

● 医疗专家的共识性实践经验；

● 药品说明书；

●“权威”性论述或报告，如美国药典、国家处方集、Cochrance 综述，及公开出版的药物评价杂志。

准则或标准的制订必须公开化，且建立于商讨一致的基础之上。

（4）资料收集：研究对象的入选标准和排除标准。设立对照组，以检测干预措施的作用、采集数据或资料的方法、类型和项目。资料的类型包括计算机记录、医师处方、患者记录（患者卡）、药师调剂记录、患者用药记录、商业数据库或医疗卫生数据库等。收集的资料必须与准则或标准相吻合，并包含适当扩大的额外资料或数据。

（5）资料评价：根据收集得到资料的类别、内容和性质进行分类、编码和统计，资料的分类和编码应和事前确定的标准一致，这样便于评价和衡量。通过用药模式和标准比较，做出是否符合标准的判断，如果有偏差，则应做出偏差大小的判断。对所得的结果进行验证，明确是否存在具体的用药问题。如无指征用药问题、忽略用药禁忌证问题、给药剂量不适当问题、缺乏用药监测等问题，以及问题的严重程度。根据分析结果，明确责任方。需明确采用的统计方法和分析工具；防止分析过程中出现偏倚的措施。

（6）研究结论：根据分析结果，得出研究结论，撰写研究报告。药物评价的最终目的是改进药物的治疗过程，达到药物治疗的最优化，因此明确用药过程中存在的问题后，应对有关人员进行教育，对相应的方法加以纠正。对不适当的制度进行修正。纠正或改进的方法是否有效，一般在实施纠正的 3～12 个月后，需要采用回顾性方法进行药物利用再评价才能确定。

23.9 循证医学在调剂业务中的应用

23.9.1 循证医学的基本概念

循证医学（Evidence-Based Medicine，EBM）即遵循证据的临床医学。核心思想是医务人员应认真、慎重地将在临床研究中得到的最新、最有力的科学研究信息用于指导解决临床问题。EBM 将最好的临床研究证据与临床实践（临床经验、临床决策）以及患者意愿三者相结合，最好的临床证据来自医学基础学科和以患者为中心的临床研究，临床实践是指应用临床技能和经验。EBM 强调在给予患者健康服务前，应在采集病史和体格检查的基础上，根据临床实践中需要解决的问题，进行有效的文献检索，对其进行评价，找到最适宜和有力的证据，通过严谨的判断，将最适宜的诊断方法、最精确的预后估计及最安全有效的治疗方法用于具体的患者身上。

EBM 提倡将个人的临床实践和经验与从外部得到的最好的临床证据结合起来，两者相辅相成。传统医学是以经验医学为主，即根据医师的经验直觉或病理生理等来处理患者的治疗问题。如果缺乏最好、最新的外部证据，有可能导致使用过时或错误的方法给患者造成损失；但是忽视临床实践经验，即使得到最好的证据也可能导致错误，因为最好的临床证据在用于每一个具体患者时，必须因人而异，结合临床资料进行取舍。EBM 倡导的将医学研究结果用于临床实践的做法已经被广大医务工作者和患者所接受。

23.9.2　循证医学的发展历史

循证医学的哲学根源可追溯到19世纪中叶的巴黎、甚至更早的中国乾隆时代。到了20世纪80年代，随着临床随机对照试验（randomized controlled trial，RCT）在医学上的广泛开展，根据临床研究结果来处理患者的观点已经形成。大样本、多中心的RCT取代了以前分散的个别的观察性研究以及临床经验总结。许多人体大样本随机对照试验结果发现，一些理论上应该有效的治疗方案实际上无效或害大于利。而另一些似乎无效的治疗方案却被证实利大于害。例如心血管领域的临床试验证实，利多卡因虽纠正心律失常但增加死亡率。而β阻滞剂在理论上纠正心律失常不及利多卡因，但实际上显著降低心肌梗死的死亡和再发。RCT的研究为循证医学的发展奠定了最重要的基础。

循证医学（EBM）一词在1992年才正式提出。著名的临床流行病学家Sackett在1996年定义循证医学是“有意识地、明确地、审慎地利用现有最好的证据制定关于个体患者的诊治方案”。2000年Sackett在其主编的第二版《循证医学实践和教学》一书中进一步指出，EBM是最佳的证据、临床经验和患者价值的有机结合。

随着循证思想逐步为人们接受，循证药学的概念在20世纪90年代末期出现，在此之前，临床药物治疗方案选择和治疗效果的评价大多以临床医师的经验和推论为基础，临床药师也是以散在的药物临床研究资料、药动学研究资料为依据，凭经验并借助TDM结果参与临床药物治疗。1997年英国皇家药学会正式提出循证药学的概念，促进药学中的循证实践将为药学服务开辟新纪元。1998年Etmisnan M等学者提出循证药学或称为循证药物治疗学（evidence-based pharmacotherapy）就是以证据为基础的临床药物治疗学，其核心内容和基本精神就是寻找证据、分析证据和运用证据，以做出科学合理的用药决策。2001年Phil Wiffen教授著述的《Evidence-Based Pharmacy》一书出版，强调了21世纪的药学实践应该以证据为基础。

作为循证医学的一个分支领域，循证药学遵循循证医学的原则，结合临床药学和药物流行病学的知识基础来研究评价药物的临床应用，其侧重在药物的疗效、安全性、经济学等方面的研究资料，评估其在制订合理用药方案中的作用，并以此做出临床药物治疗决策的临床实践的方法与过程。在临床药学实践中，药师面临新药和老药新适应证的不断提出，面对蜂拥而来的大量资讯，如何正确地搜集和利用有效的文献，判断研究报告中可能的偏倚，如何去伪存真，掌握和使用正确的文献评价方法成为关键。循证药学是行之有效的范例，它并不强调根据直觉所得的非系统临床经验，而是强调临床证据，要求临床医师和临床药师用新的技巧广泛搜集有效的文献，运用正确的评价指南，筛选最有效的应用（即证据）指导临床实践。

23.9.3　循证医学实施的基本步骤

围绕着最佳证据展开的循证医学研究，实质上是要回答这样几个问题：为什么要寻找证据、如何寻找和提炼证据、怎样运用找到的证据。其具体实施包括5个步骤。

（1）临床问题的形成与提出：世界上不存在完全相同的患者和病情，如何确立某种疾病的病因；怎样基于有效性、安全性和经济性等因素来选择治疗药品，怎样为患者选择利大于弊的治疗方法等。针对上述问题，作为一个医师一个药师有限的知识和经验来讲远远不够，甚至作为医学界现有的医学知识来讲，可能也是难以回答或者答案是不确定的。但问题的解答不仅可提高对患者诊治的医疗服务质量，而且有利于提高医务人员的专业水平。循证医学问题的提出本身就是一个从临床工作中的感性认识出发、从模糊地感觉到疑问的生成（发现问题），以至于最后形成明确表述出来（提出问题）的理性思维的认识发展过程。并不是临床上所有的疑难问题都可以作为循证医学研究的对象，不能提出合适的问题，必将影响后面证据的收集和评价。

（2）查询相关的文献资料：根据第一步确定的临床问题及其背景知识，对问题做主题分析，将其转化为若干个用以表达问题的关键词及其组合，即检索策略。利用现代化的检索手段，从各种光盘数据库或网上信息资源中进行系统全面的文献检索。根据查得的线索进一步收集、积累大量相关一次文献。由于循证医学特别强调要尽可能系统、全面地占有相关文献资料，因此，在文献检索时需特别注意查全率和查准率的问题，其关键就在于检索词的选定（包括词类、词型等）

以及检索策略的调整。

（3）对文献资料的评价与综合：将收集到的文献资料运用临床流行病学及循证医学质量评价的有关标准，对证据的真实性、可靠性、有用性等做出具体评价。常根据证据的性质将其分为5个推荐的等级：一级：设计良好的随机对照试验（randomized controlled trials，RCT），并进行系统评价 Systematic Review（SR）或 Meta-分析。二级：单个的样本量足够的 RCT 结果。三级：设有对照组但未用随机方法分组。四级：无对照的病例观察。五级：专家意见。

（4）应用研究结论指导临床决策：获得最佳证据以后，一方面要对其真实性及临床重要性做严格评价，另一方面就要考虑结合患者的具体情况的实施。由于每一位患者的病情、所处医疗环境和条件、社会经济状况的不同，同样的方法和措施不一定能取得同样理想的效果。所以循证医学强调决策的前提是将最佳的证据与医务人员的经验和患者的情况三者完美地结合，以避免对最佳证据不问时间（如患者的病程、病情轻重缓急等）、条件（患者的经济负担能力等）和地点（什么水平的医院）的盲目采信。

（5）对整个工作的总结和评价：循证医学研究的成败与否，取决于对临床实践工作指导的效果如何。通过对前面1～4步的总结与评价，使认识得以深化、升华和发展，以便在下一次实施中加以改进。所以循证医学研究的完整过程是一个循环往复的渐进过程。

23.9.4 循证医学在调剂业务中的应用

（1）新药准入：新药通常指未曾上市销售的药品，但在制定医院用药目录时又常界定为临床中尚未使用过的药品。目前随着新技术、新产品、新剂型的不断开发，医院可以选择的范围越来越广。引进的新药对某种疾病是否有特殊疗效、疗效是否较现有的药物好、不良反应是否较现有药物减少、药费是否明显降低等，这些问题在无法得到相应新药准入直接证据的情况下，可利用循证药学分析方法对现有的研究资料进行分析、评价，获得更客观、准确的证据。通过文献资料的分析，找出需引进药品的研究中的对象、研究对照、治疗的措施（包括对照药品、剂量、用药途径、疗效）、卫生经济评价采用的方法、疗效判定指标，最后综合对疗效、安全性及药物经济学进行评价。通过综合对收集资料的分析以及对药品疗效、安全性的评价，列出需引进药品的治疗目的（属治疗还是预防疾病），最后总结该药品的优点及缺点给出结论。

例如某医疗机构对治疗急性脑梗死的新药依达拉奉进行了循证分析。对依达拉奉治疗脑梗死的系统评价（SA）发现：9个研究中只有1项研究提供了随访期，显示对照组与依达拉奉组随访1年的死亡和残疾发生的差异无统计学意义。9个研究中仅有2个研究（n=413例）对卒中患者远期日常生活能力进行了评分。其中1个研究显示两组神经功能缺损评分改善差异有统计学意义。另一个研究则显示两组差异无统计学意义，研究结果显示依达拉奉可改善脑梗死患者的神经功能损害。9个研究中依达拉奉组发生可能相关的不良反应为肝功能异常、皮疹。另外日本厚生省在药物不良反应公告上发布信息，依达拉奉有导致急性肾衰竭的危险性，且绝大多数发生于老年患者，要求限制其在有肾功能障碍者中使用，并对老年患者进行严格监护。

（2）发现药物不良反应：硝苯地平，经临床观察能有效降低血压，又无明显的肝肾毒性，大多数患者也能耐受，曾被认为是一种安全、有效、经济的降压良药，从而被广泛应用于临床。但是经循证医学的多中心、大规模的随机对照试验表明，尽管硝苯地平能有效地降压，但有可能促使心肌缺血事件的发生，增加心肌梗死和死亡的危险，而且随着用药剂量的增大，此危险就越大，因而一种广泛应用了20年的药物最终被发现有安全问题。

（3）干预不合理用药：据世界卫生组织统计，全世界范围内都存在不合理用药问题，例如在死亡的患者中，约有1/3死于用药不当，而我国在合理用药方面同样存在较大隐患，比如抗生素不合理使用。造成不合理用药的因素很多，政策层面上管理办法缺失、管理机构不健全；生产厂商肆意夸大产品疗效和适应证，甚至进行不法促销活动；患者或其家属盲目相信贵药、保健药；但更重要的是众多临床医药人员缺乏系统评估药物疗效的意识，趋易避难，遵循经验，拘泥于药品说明书。循证医学可以用科学的手段解决困惑临床合理用药的问题。例如人血白蛋白（human serum albumin，HSA），由于被认为有利于提高病情危重、低蛋白血症和营养不良患者的生存率，目前在国内的重症监护病房 HSA 制剂应用十分广泛。然而作为一种生理性物质，它的有效性、安全性证据的建立与收集未受到足够的重视。刘芳、翟所迪等人对 HSA 的临床应用进行循证评价，检索获得一项大规模随机对照研究和多个系统评价结果。通过综合分析得到如下结论：HSA 对危重患者的疗效和晶体液或其他胶体液相比，目前的证据不支持 HSA 能降低死亡率和并发症的发生率。需进一步进行临床研究区分不同的患者群体，在某些特征性的群体中，HSA 可能有助于降低死亡率和减少并发症。此外，目前的证据还表明，在腹主动脉手术、急性缺血性卒中、早产儿、卵巢过度刺激综合征中作为液体治疗，和晶体盐溶液相比 HSA 无明显益处。

Bjelakovic G 在评价抗氧化物是否要作为一种预防药物，用于降低健康人群和多类疾病患者群的死亡率时进行了循证研究，研究共收纳了 67 个 RCT，共 232 500 个观察者被随机分配到试验组（接受 β-胡萝卜素、维生素 A、维生素 C、维生素 E 和硒的干预治疗）和安慰剂（或空白）对照组。通过对纳入试验的分析发现，现有证据不支持抗氧化物作为预防性药物的应用。相反，维生素 A、维生素 E 和 α-胡萝卜素的使用还有可能会增加死亡率，需要进一步 RCT 来论证维生素 C 与硒在预防作用方面的可能疗效。因此，抗氧化物若要作为药物进入临床使用还需要足够的证据。

（4）评价药物疗效：临床试验是临床疗效评价的一种前瞻性研究方法，其中随机对照试验在各种临床疗效考核方法中论证强度最高，最真实地反映研究药物的临床疗效。但由于人力、财力等诸多条件的限制，临床试验不可能使样本量足够大，也不可能都是多中心的，因此往往会出现偏倚的结论。借助于循证医学，通过对临床试验的系统评价可解决这一问题。例如：单个小样本临床试验结果显示，阿司匹林可预防男性脑血管疾病，对女性无效；而 1994 年发表的系统评价包括了 145 个随机对照试验共 70 000 例患者，证实了阿司匹林对男女脑血管疾病都有预防作用。在临床中会触及多种合理用药的问题，如何优选或制定最佳的治疗方案，是药师配合医师的主要工作。例如对于伴有冠心病的老年房颤患者，抗凝药物华法林是否比阿司匹林（ASA）更适合用于预防卒中的发生。经过 MEDLINE 检索筛选获得 4 个比较两种药物作为非风湿性瓣膜病房颤（NRAF）患者卒中预防措施的有效的随机对照临床试验。对文献的评价发现，除一篇可信度略有欠缺的试验外，其他 3 项试验未发现抗凝药物华法林预防中风的疗效优于 ASA。最后根据卒中患者危险度 4 级分类，得到的结论为：华法林适用于高危患者，对于低危患者，考虑获益和风险的大小、治疗费用与效益等因素后，使用 ASA 更为合适。

23.10　药物再评价

23.10.1　药物再评价的定义与意义

药品上市后再评价是指根据医药的最新学术水平，从药理学、药剂学、临床医学、药物流行病学及药物政策等方面，对已批准的药品在社会人群中的疗效、不良反应、用药方案以及药物稳定性、药物经济学等方面进行科学评估。它的意义在于应用新的科学技术，通过再评价的方式对上市药品的临床使用情况进行调研与分析，不仅可以为医药行政监督管理部门政策的制定与实施提供依据，如制定国家“基本药物目录”、“非处方药”、“医保目录”等，也可以提高药品监管水平，保证人民用药的安全有效。它还可以鼓励创新药品的研究与开发，确认新发现的适应证，对指导和规范临床合理用药、加强药品市场管理等均具有重要意义。理想的医疗模式应该是用最少的花费，在最短的时间，患者承受最小的痛苦，承担最低的风险，获取最大的利益。药物再评价就是通过一个较长时间的分析和监督，在安全、有效、经济的多维空间中衡量药品的价值，从而得出科学、客观、合理的结论。

2007 年 4 月 17 日国务院办公厅印发的国家食品药品安全“十一五”规划中提出，要完善上市后药品监管体系，完善药品不良反应监测网络，规范药品不良反应报告和监测制度，强化药品不良反应报告责任；制定实施《药品再评价管理办法》，制订配套的技术规范与指南，对已上市药品分期分批开展再评价研究；建立并完善上市后药品监测、预警、应急、撤市、淘汰的风险管理长效机制。

23.10.2 药物再评价的主要内容

(1) 药品有效性研究（疗效评价）：鉴于上市前药品研究的局限性，药品在广大人群中应用的有效率、长期效应、新的适应证以及临床中可能存在的影响药品疗效的各种因素（治疗方案、患者年龄、生理状况、合并用药、食物等）是药品上市后再评价的重要内容。上市后的有效性再评价可以补充上市前研究的不足，对全面认识药物的性质、掌握应用规律具有重要的意义。有效性再评价的内容包括对现有临床疗效的再评价、新适应证疗效的再评价，并根据具体情况采取相应措施。药品的有效性评价可借助于药效学、药动学、药剂学等研究方法及临床疗效评价的方法。表 23-4 列举了上市后评价中开发的新适应证药物。

表 23-4 药品上市后临床实践中开发的新适应证

药 品	原适应证	新适应证
普萘洛尔	抗心律失常	降压、偏头痛、预防心肌梗死
阿罗嘌呤	辅助抗 Ca	抗痛风
利多卡因	局麻	抗心律失常、复合麻醉
三环类	用于安定	主要用于抗忧郁
异丙嗪	抗组织胺	强化麻醉
金刚烷胺	抗病毒	抗帕金森病
特拉唑嗪	降压药	良性前列腺增生症治疗药
盐酸坦索罗辛	降压药	前列腺增生

又如心血管治疗药磷酸二酯酶 V 抑制剂西地纳非与肾上腺素能 α 受体拮抗剂甲磺酸酚妥拉明均被开发为治疗男性性功能减退引起阳痿的药物。再如治疗良性前列腺增生症的 5α 还原酶抑制剂非那甾胺（5mg 片剂的商品名保列治）现又将其 1mg 片剂开发为治疗男性型脱发的药品（保法止）。

(2) 药品不良反应研究（安全性评价）：药品安全性评价是药品再评价工作中最重要的组成部分。据不完全统计，近 100 年来世界上发生的重大药害事件有 40 多次，造成超过 1 万人死亡；我国一千多万听力残疾人中，有 60%～80%与药物不良反应有关。世界各国都把药品安全性评价放在越来越重要的位置上。在广大人群中考察经长期应用药品发生的不良反应，以及停药后发生的不良反应，同时研究不良反应发生的因素（机体、药品、给药方法、药物相互作用等）。采取回顾性或前瞻性方法对药品的不良反应病例进行分析，必要时采取流行病学方法进行研究，以便得出准确的评价结果，然后根据评价结果采取必要措施。一些发生频率低于 1%的不良反应和一些需要较长时间应用才能发现或迟发的不良反应更需要长期的药品监管和评价。表 23-5 列举了 FDA 近 20 年来因不良反应被召回的药物及其原因。

(3) 药物经济学研究（经济性评价）：药物经济学研究是利用成本（投入）和结果（产出）进行的完整评价。经济学评价的目的是通过合理地选择和利用药物，高效、安全、经济、节约地提供医疗保健服务，使患者得到最佳的治疗效果并承受最小的经济负担。20 世纪 80 年代兴起的药品经济学从社会角度出发，运用药物经济学的理论与方法，通过对临床采集数据的分析，选择出最佳的医疗服务方案，成为药物再评价工作的新兴内容之一。主要的分析方法：最小成本分析方法（cost-minimization，CMA）、成本效果分析法（cost-effectiveness analysis，CEA）、成本效用分析法（cost-utility analysis，CUA）、成本效益分析法（cost-benefit analysis，CBA）等。具体内容在本章第 5 节中已有详述。

(4) 质量稳定性研究（质量评价）：药品质量评价是药品上市后再评价的重要内容，通过不断提高药品的控制标准和检测方法的准确性与精确性，为药品上市后安全有效、经济合理地使用提供保障，其中包括：药品质量（效价）与疗效的关系、药品质量（生物利用度）与治疗方案的关系、药品质量（生产工艺）与制剂配伍的关系、药品质量（杂质含量）与不良反应的关系。目前医院仍是药品流通环节的最主要的终端。我国药品市场存在的问题是规格、品种结构不合理，仿制药、进口药与合资药并存，品牌林立，特别是品种间质量参差不齐。从中优选质量上乘的药物提供给患者是医院药师面临的实际问题。上市后药物的质量稳定性评价工作可为医院临床选择用药、改进药品质量、管理部门制定和提高标准提供参考。从文献来看，很多临床药师在已经开展了以具有临床意义的药剂学指标为评价标准，对同品种不同厂家间的、不同批次的产品进行体外比较的研究。选择的药剂学测量指标可以为：含量、组分、均匀度、有关物质、残留溶剂、溶出度、不溶性微粒、黏度、澄清度、颜色、水分、pH 值、高聚物、稳定性、吸附、释出、包装外壁残留等。参照的标准可以是国家药典或参考国内外同类产品质量标准。

表 23-5 FDA 近 20 年因不良反应被召回的药物

药物名称	治疗用途	不良反应	上市时间	撤市时间	备注
替尼酸	利尿降压剂	明显的肝脏毒性	1979	1980	
诺米芬辛	抗抑郁剂	发热、肝炎、溶血性贫血	1985	1986	
恩卡尼	抗心律失常药	增加患者死亡率	1987	1991	
特非拉定	抗组织胺药	与影响其代谢的药物合用时会导致心律不齐	1985	1998	
替马沙星	抗菌药物	溶血性贫血、肾功能损害、肝中毒、低血糖	1992	1992	
氟司喹南	抗高血压药	死亡率增加	1992	1993	
芬氟拉明	减肥药	可引起心瓣膜损伤，FDA 估计引发心瓣膜损伤的患病率为 20%～30%	1973	1997	
右芬氟拉明	减肥药	同上	1996	1997	
苯恶洛芬	非甾体抗炎药	肝脏毒性	1982	1982	
佐美酸	非甾体抗炎药	过敏性休克	1980	1983	
舒洛芬	非甾体抗炎药	肾脏毒性	1986	1987	
溴芬酸钠	非甾体抗炎药	肝脏毒性	1997	1998	
阿司咪唑	抗组织胺药	诱发心脏毒性	1988	1999	
罗非昔布	治疗风湿性关节炎	增加患者患心脏病和中风的几率	1999	2004	
非尔氨酯	抗惊厥药	再生障碍性贫血和肝脏毒性	1993	1994	1995 年重新上市，但使用有严格限制
美贝地尔	抗高血压药	强效肝药酶抑制剂，与其他心血管药物并用时易发生代谢性相互作用，导致一系列严重不良反应	1997	1998	
格帕沙星	抗菌药	严重的室内传导阻滞引起的死亡	1997	1999	
司帕沙星	抗菌药	光敏反应，心电图 QT 间期延长	1997	1999	
曲伐沙星	抗菌药	急性重型肝炎	1997	1999	
加替沙星	抗菌药	诱发严重糖代谢紊乱	1997	2006	
曲格列酮	胰岛素增敏剂	肝脏损伤	1998	2000	
西沙必利	胃动力药	心律失常	1993	2000	
阿洛司琼	5HT3 拮抗剂，用于治疗妇女的肠易激综合征	缺血性结肠炎及严重便秘	2000	2000	2002 年重新上市，但说明书中添加用药警告

续表

药物名称	治疗用途	不良反应	上市时间	撤市时间	备注
苯丙醇胺	α受体激动剂	出血性中风	1963	2000	
西立伐他汀	调血脂药	横纹肌溶血症	1999	2001	
甲磺酸培高利特	治疗帕金森病症	增加心脏瓣膜损害的风险	1988	2007	
替加色罗	女性便秘型肠易激综合征	增加心血管缺血事件的风险	2002	2007	

例如目前国内市场上生产注射用头孢曲松的厂家有数十个之多。头孢曲松聚合物会引发过敏反应，国标已规定其限量。引发过敏反应的聚合物主要来自生产过程，也可来自储存过程和临床应用复配后的阶段，它的产生与溶液 pH 值、水分、复配温度、时间都有关系。梅丹等人参照中国药典、美国药典、英国药典、欧洲药典、原研发厂厂标，对 7 厂家生产的 17 批产品进行了质量评价。发现 17 批产品如按照中国药典的要求，所测各厂市售产品均合格，但如依更严格的标准来衡量则可发现差异很大。比如各产品的不溶性微粒上具有差异，在复配液浊度上也有相应体现，且与溶液 pH 值有关联，提示有些厂家需进一步加强原料质量及生产环境控制。Wetterich 评价了 9 国 15 种头孢噻肟钠制剂中副产品和残余溶剂，与原研发厂家相比，仿制品的副产品量要高出 1.5 倍以上，多含有大量异丙醇，有 10 种制剂甲醇含量高于 0.05%，约半数制剂的醋酸乙酯量在 0.03%～1.15%，尚有 2 种制剂含已烷。

脂肪乳在临床主要用于肿瘤及其他恶性病和由于某种原因不能经胃肠道摄取营养的患者，它是由大豆加入一定量的磷脂酰胆碱（卵磷脂）乳化而成的脂肪乳剂，以微粒形式进入体内。其分布、吸收、代谢和排泄与一般溶液型注射液相比影响因素较多，已经报道具有中枢神经系统不良反应、变态反应、急性肾衰竭、肝功能损害、脂肪超载综合征、弥散性血管内凝血（DIC）及低血糖等其他罕见不良反应病例。为探讨其不良反应与产品质量的关系，临床药师参考国内外同类产品质量标准，对两个厂家脂肪乳注射液的性状、pH 值、密度、乳粒大小、游离脂肪酸、甘油、甘油三酯、磷脂、溶血磷脂含量、过氧化值、甲氧基苯胺和细菌内毒素等指标进行比较。结果显示两个厂家在原料药磷脂质量、乳化剂含量和过氧化值数据上均有差异。

除去考察药物本身的差异，还可考察不同包装材质对药物临床使用的影响。孙丽丽等人采用高效液相色谱法检测考察 15 种药物在 3 种不同材质输液容器（PVC 输液袋、M312C 非 PVC 输液袋、玻璃输液瓶）中的吸着性。结果发现 PVC 输液袋会对一些药物有明显的吸附作用：比如胺碘酮、氯丙嗪和表柔比星在 PVC 输液袋中混合 48 小时后，药物含量下降至 76.76%～89.84% 之间；在 M312C 非 PVC 输液袋及玻璃输液瓶中，药物含量的下降均小于 10%（不包括水溶液中不稳定药物）。

23.10.3 上市后药品不良反应监督

（1）安全性再评价的重要性：药物安全性评价是上市后再评价中最主要的组成部分。目前，我国的上市后评价也主要围绕着药物安全性监督展开进行。当人们在接受药物治疗时，总是希望药物安全有效。管理部门在审批药品的时候，也以尽量做到最大限度保障药品安全有效为出发点，但是药品二重性的基本属性总是存在的，所以审批合格的药品虽然具有一定的安全性，同时也隐含不确定的风险。审评机构只能要求获得批准的药品能够最大限度地获得预期效应，却不能阻止该药品在上市后出现非预期不良反应。药品上市后，在广大人群中使用，临床前试验和临床试验中未能发现的问题容易暴露。这就是药物需要进行安全性再评价的根本原因。上市前的评价只是药品进入市场的准入评价，是在有限条件下对药品安全性和疗效做出的初步评价。显然，药品上市之后暴露出来的种种问题需要加以管理，需要对这些问题从技术上进行分析、评估。从管理角度讲，药品上市后再评价工作是对上市前评价的延续、补充和完善。美国药品上市后风险评价机构同样也认为：在药物临床试验阶段“安全性并不能完全被测定，任何药品都不是绝对安全的”。因此，“完整的药品评价应贯穿于整个药品的生命周期”。

(2) 药品安全监督的目的：有效的药物安全监督可明显降低严重不良反应及不良事件的发生率。药物的严重不良反应和不良事件发现的越早，患者受到的伤害就会越小。尤其是对于重大、突发和群发事件具有十分重要的意义。2007年发生的“齐二药”事件，就充分说明了早期发现对于最大限度控制安全性问题扩大的重要性。整个事件过程，从广东中山大学第三附属医院上报1例可能与药物相关的急性肾衰竭患者，到广东省药检所明确检出留样产品（齐齐哈尔第二制药厂生产的亮菌甲素注射液）含有二甘醇，历时16天。在此短短的16天中，历经排查原因、会诊、封存怀疑药品、制定抢救方案、全国暂停等一系列寻找原因、抢救患者、最大限度控制药品和事态蔓延等技术和管理措施。正是中山三院对可疑患者的早期发现、迅速上报，为整个药品安全监测体系的快速反应和及时判断争取了时间，才使得整个事态几乎在最短的时间内得到控制。与历史其他国家的“二甘醇”药品安全事件相比，死亡人数最少，控制时间最短。

上市后药品再评价与药品注册很大的一个区别点在于，上市后药品再评价的启动与开展需要有一个原因，并且通常来讲，安全性是非常重要的一个因素。故此，通过药品安全性监测，发现药品安全性问题和隐患，进而确定风险因素，对药品风险/效益进行综合、定性、定量评价，探索发生的内在机制和原因，是上市后药品再评价非常重要的一个方面。

上市后药品安全性评价的整个过程，不仅是药品监管非常重要的组成部分，而且在实施的过程中，通过各种问题和潜在隐患的逐步呈现，进行反馈，促进药品研发、生产、流通、使用等环节的完善和加强。同时，在此过程中，信息的及时反馈，可以深入分析引发安全问题的深层次因素，从而有助于推动与公众在药品安全性方面的有效交流、促进理解、宣传教育和临床培训。

(3) 上市后药品安全性评价的4个环节：药品安全性评价是从“信号”的发现开始的。所谓信号可以是一份药品不良反应/事件的病例报告表，可以是一个药品群体性事件，可以是一条载于媒体的与药品安全性有关的消息，可以是一个政府对于一个或一类药品所做的任何行政处理决定。实际上，也可以是上市前在研发过程中，任何提示出的可能影响到药品安全性的试验结果。

发现：任何一个有关药品安全的信号从其发现本身就是发现者或者报告人对这个安全性问题的关注，而其关注的过程，无论作为医护人员还是研究人员，均会自觉、不自觉地对问题进行分析、评价以至控制。当然，这个过程通常是在一个较小的范围内被进行着。

报告：从一个国家或者政府角度，在药品监管体系中建立上市后药品安全性监测体系是其十分重要的一项职能工作。而一个信号在一个小的范围内关注，对于国家和社会而言，往往是不够的。从某种意义上讲，只有当某一个安全性问题作为多个信息被汇集并且被在监测体系内传递时，才最能达到其应有的效应。这个环节就是监测体系中非常重要的一个步骤——报告。

评价：任何一个品种被上报可能存在的安全性问题，即使是最常见的青霉素过敏引发的皮疹（目前一般、常见药品不良反应/事件在我国药品不良反应病例报告数据库中占绝大多数），不但对于我国构建和完善尚处于初级阶段的药品不良反应监测体系具有非常重要的实践意义，而且报告人填写任何一份《药品不良反应/事件监测病例报告》的过程，均是一个思考的过程，是一个对某药品和某药品不良反应/事件分析、评价的过程，这个过程伴随着病例报告的逐级上报，不断被加强和深入。按照我国目前设定的药品安全性监测体系，不但医疗机构和各级管理部门会对药品与不良反应/事件进行关联性评价，国家药品不良反应监测中心也将定期不或定期地、有重点地对有关品种进行单个评价和系统评价，这也是整个监测技术体系最核心的工作。

控制：监测的最终目的，也是最终一个环节，就是采取有效措施对已发生的或者潜在的药品安全性问题进行控制。控制具有非常强的针对性，这就难以避免带有时间性和局限性。针对性是任何具体控制措施均是针对评价结果而制定的，是离不开具体品种的。而其时间性和局限性是，由于对任何品种和安全性问题的评价受客观情况、科技、认识等诸因素的影响，很难一步到位，是一个不断加强、不断深入的过程，并且是一个非常复杂的过程。甚至在经历了一段时期认识之后，会做出完全不同的控制措施。

总的来讲，上市后药品安全性监测包括发现、报告、评价和控制4个环节，这4个环节逐一递进，缺一不可。同时，又是不断往复，逐渐加强，在往复的过程中随着认识的深入被不断地修正的过程。

23.10.4 国外药品上市后再评价制度简介

世界发达国家对药品的研发、审批、生产、流通、经营和使用已经有了较为成熟、完善、规范的管理模式。许多国家已将或逐渐将工作重点从药品的上市前审批转移到上市后评价。近20年以欧洲、日本、美国为代表的国家在上市后药品管理的道路上摸索出一些有益于我们借鉴的管理方法。参考和借鉴国外上市后药品管理经验是当前探索我国再评价工作的重要依据。

（1）美国药品上市后再评价状况：美国是全球公认的药品管理最严、最好的国家之一。在药品不良反应监测方面构筑了比较系统完备的监测体系。

其主要的监测手段包括：

- 药品不良反应的自发报告系统 MedWatch；
- 疫苗不良事件报告系统；
- 医疗器械不良事件自发报告系统；
- 血液及血液成分的不良事件自发报告系统。

MedWatch（FDA安全信息与不良反应报告程序）于1993年建立，它提供了4种报告不良反应的途径：免费电话、传真、邮件、MedWatch网站。所有的报告都迅速地进入相应的评价中心及数据库。以协助医务人员、药师、患者和一般公众自愿报告医药产品不良反应。MedWatch下设不良事件报告系统、生物制品评价与研发中心、药品质量报告系统和医疗差错报告。在不良事件报告系统中，当检测到潜在不良反应信号时，评估者将结合可利用的过往数据，并咨询药学专家、医学专家及流行病学专家，对相关药品的风险进行评估。通过流行病学方法及其他数据库分析，进行汇总研究后，FDA将决定是否发布风险信息及信息发布的途径，例如，通过向医师发放信件或采用其他的法律手段。

目前FDA数据库中大约有不良事件报告300万份，其中90%由生产企业主动上报。从20世纪80年代，美国法律规定生产企业必须报告本企业产品的ADR，如果企业不按规定的要求和时间（新药批准后前3年内每季度报一次）报告即被认为是违法，FDA有权予以相应处罚。FDA不仅收集药品正常使用情况下的ADR，而且收集药品过量使用情况下的ADR。此外，药品缺乏疗效也被认为是不良事件。因此，药品的安全性大大提高，同时药品淘汰率也显著升高。

FDA为了保证药品不良反应监测的有效性和可靠性，采取了许多措施来提高药品不良事件监测的可控性和可评价性。比如他们通过应用其他医疗卫生数据库中的数据来权衡FDA内部专家的意见和所监测到的数据，从而加快安全性评估的速度；对未知但有潜在严重风险的治疗性产品进行注册，通过对患者及其相关信息的注册，有助于长期的用药安全评价。

（2）英国药品上市后再评价状况：20世纪60年代，英国成立了药品安全委员会，并建立了药品上市后监测制度（黄卡）。20世纪80年代，设立了药品调查研究中心，建立了处方-事件监测制度（绿卡）。1993年11月英国药品管理局制定《英国上市后药品安全评价的指导原则》。该指导原则是英国药品上市后再评价的主要依据，涵盖了门诊患者和住院患者为受试对象的临床研究以及所有公司主办的对上市药品评价的研究，提供了一个用于上市后药品安全性数据收集方法的框架，当研究设计需要适应特殊药品和遇到危险时还规定了一些适应于多种情况的原则。其主要内容如下：

指导原则中框定了进行上市后药品安全性评价的研究范围，明确研究是以评价临床用药的安全性为目的。研究设计包括观察队列研究、病例监测或病例对照研究，研究对象应尽可能地代表使用者总体，除特殊情况外，研究对象不可以限定在某一类别。政府对开展药品上市后研究的企业进行鼓励，在开始阶段可与药品管理局讨论研究计划的方案，但研究不能成为公司的一种促销手段。评价研究应在指定的英国注册医师监督下由企业医学部负责，监督医师的姓名必须记录在研究文件中。医师应获得一定报酬，研究过程必须遵循专业行为和秘密性的最高标准。同时指导原则中明确了投诉程序。

（3）日本药品上市后再评价状况：日本是第一个以法规形式要求制药企业开展药品上市后监测（Post-Marketing Surveillance，PMS）的国家。PMS的主要目的是收集已上市药品的情报，并作分析和评价，定量掌握已知的有效性和副作用，发现新的疗效、适应证和副作用等，并将这些情报准确、迅速地提供给医务人员。日本的PMS分为以下3个部分：

● 药物的不良反应监测制度：主要依靠医院药房、制药企业和医务人员协作实施，不仅要报告新药的不良反应，而且包括全部药品的用药效果调查、医务人员的药物不良反应自发报告，以及发表在期刊上的药物不良反应研究报告等。

● 再审查制度：它规定研制、生产新药的企业在得到官方批准生产、销售许可后还得继续进行该新药安全性和有效性调查，并每年向厚生省报告一次调查结果，到第6年厚生省重新对该新药的有效性和安全性进行裁定审查。

● 药物再评价制度：在1973—1988年间共进行了2次，对98.6%的单方制剂和92.8%的复方制剂进行再评价，总共18 920个品种，占全部上市药品的98.2%。再审查制度和再评价制度是对制药企业的硬性规定。

吴久鸿　朱　珠　段京莉　史　宁

参考文献

[1] 张钧，郭震洲，王力强. 药物经济学概论及在我国运用的几点设想. 中国药房，1993，4 (5)：11.

[2] 许世斌，俞顺章，陈洁. 上海市2所医院鼻咽癌病例诊断治疗的成本-效果分析. 中国卫生经济，1993，12 (5)：38.

[3] 顾海，蒙志莹. 药物经济学在中国. 中国药物经济学，2006 (1)：3.

[4] Lyles A. Managed care pharmacy, socioeconomic assessments and drug adoption decisions. Soc Sci Med，1997，45 (4)：511-521.

[5] 陈文，胡善联. 头孢吡肟和头孢他啶治疗中重度肺炎的成本效用比较. 中国临床药学杂志，2000，9 (4)：237～241.

[6] 王晓稼，陈占红，叶魏武. 卡培他滨治疗消化道恶性肿瘤的药物经济学评价. 中国药房，2005，16 (2)：115.

[7] 傅翔，汪蓉. 对国内近十年药物利用定量研究文献的分析. 中国药师，2006，9 (7)：678-679.

[8] 李华，张朝利. 运用循证药学原则完善医院新药引进工作. 中国医药导报，2007，4 (27)：130-131.

[9] Furberg CD，Psaty BM，Guyatt GH，et al. Nifedipine：Does related in - crease in mortality in patients with coronary heart disease. Circulation，1995，92 (6)：1326-1328.

[10] 刘芳，翟所迪，田荣萍. 临床应用人血白蛋白的循证医学评价. 中国药学杂志，2007，42 (6)：478-480.

[11] 刘鸣，田明浩. 循证医学与内分泌代谢疾病. 中华内分泌杂志，2000，16 (1)：330-332.

[12] 梅丹，杜小莉，李大魁. 市售注射用头孢曲松钠部分产品质量比较. 中国药学杂志，2004，39 (6)：3-6.

[13] Wetterich U，Mutschler E. Quality of cefotaxime sodium preparations. Drug Res，1995，45 (1)：74.

[14] 梅丹，李大魁，赵彬，孙佩东. 市售中长链脂肪乳注射液的质量评价. 中国临床营养杂志，2004，12 (4)：239-243.

[15] 孙丽丽，鲁红，徐小薇，孙路路，李大魁. 3种不同材质输液容器对15种药物的吸着性研究，中国药学杂志，2007，42 (2)：317-318.

[16] 陈易新. 如何通过上市后药品安全性监测实现药品风险管理. 中国药师，2004，10 (4)：375-377.

调剂业务的临床药学基础 24

临床药学（Clinical Pharmacy）是在现代药剂学、临床药理学和药物治疗学等新理论、新技术基础上发展而形成的，以患者为中心，结合临床实际情况，研究用药规律与安全用药并使药物发挥最佳疗效的综合性学科。该学科以生物药剂学、药效学、药动学为基础理论，以合理用药为核心，最终目的是保证患者用药安全、有效、合理、经济。临床药学的研究内容十分丰富，包括临床药动学（clinical pharmacokinetics）、临床药效学（clinical pharmacodynamic）、药物相互作用（drug interaction）、药学情报资料（drug information，DI）、治疗药物监测（therapeutic drug monitoring）、药品不良反应监测（adverse drug reactions monitoring）、药物利用度评估（drug use evaluation，DUE）、药物经济学（pharmacoeconomics）等。

调剂工作是医院药学工作的重要组成部分，随着医院药学事业的发展，医院药学工作的内容发生了变化。调剂工作的中心也由物转向人，即以患者为中心，确保患者用药安全、有效、经济。调剂工作是医、药、护结合的桥梁，也是临床药学工作的前沿。医院药学调剂药师直接面对医师处方和患者用药，是确保患者合理用药的最后一道关卡。因此，应将临床药学的基础理论引入到调剂工作中去，以便能为患者用药提供更好地药学服务，适应新世纪医院药学发展的需要。本章主要从不同给药途径的药动学、药物不良反应及治疗药物监测等方面介绍调剂工作的临床药学基础。

24.1 调剂的药动学基础

药动学（pharmacokinetics，PK，药物代谢动力学，药动学），是运用动力学原理研究药物的体内过程，即定量研究机体对药物的吸收、分布、代谢和排泄过程及其变化规律，而这种复杂的变化规律可以用较简单的数学模型和公式来描述。通过对个体的药动学研究，实现用药个体化，发挥药物最佳的作用，同时减少不良反应。通过群体的药动学研究，可明确药物浓度与药理效应之间的相互关系，各种生理及病理状态下机体对药物吸收和处置的影响等，有利于制定最佳给药方案，指导合理用药。

24.1.1 药物的体内过程

药物的体内过程是药物从给药部位进入体内直至排出体外的过程，包括药物的吸收（adsorption）、分布（distribution）、代谢（metabolism）和排泄（excretion），即ADME 4个基本过程。

24.1.1.1 **药物的吸收**（adsorption） 药物的吸收是指药物从用药部位向血液循环中转运的过程。多数药物吸收过程属被动转运，吸收的速度和程度主要由药物（脂溶性、解离度等）和机体（胃排空、肠蠕动、血流量等）两方面因素决定，同时受给药途径、药物剂型等影响。口服给药，某些药物在通过肠黏膜及肝脏时因经过代谢或降解而进入体循环的药量减少，称为首关效应（first-pass effect）。首关效应强的药物可改变给药途径，如舌下或肛门给药。

24.1.1.2 **药物的分布**（distribution） 药物的分布是药物从血液向组织、细胞间液和细胞内液转运的过程。药物体内分布与药物的理化性质、血浆蛋白结合率、组织血流量、组织对药物亲和力、体内特殊屏障等因素有关。药物在血浆中可与血浆蛋白可逆性结合，但一般仅游离型药物可穿过生物膜在体内组织中自由分布，并发挥相应的作用。与血浆蛋白结合的结合型药物是药物的一种暂贮形式，可延长药物作用的持续时间并影响其作用强度。需要注意的是，血浆蛋白结合率高的药物之间联合应用，可发生竞争性排挤现象，并影响药物的作用。

机体的各种屏障也可影响药物的分布，较重要的是血脑屏障。该屏障是血液与脑细胞、血液与脑脊液、脑脊液与脑细胞之间 3 种隔膜的总称。许多分子量大、极性高的药物不能透过血脑屏障而进入脑组织。

24.1.1.3　**药物的代谢**（metabolism）　药物代谢又称药物的生物转化，是指药物在体内经酶系统或其他作用而产生结构转化的过程。药物代谢反应通常分两型：

- Ⅰ相反应，在酶的催化下进行氧化、还原、水解等反应。大部分药物在此反应后失活，少数药物由于生成活性代谢产物而使作用增强。
- Ⅱ相反应，药物或代谢物与体内某些物质（如葡萄糖醛酸、甘氨酸、硫酸等）结合或甲基化、乙酰化，药物经过结合后一般水溶性增加，有利于排出体外。

参与生物转化的酶有两类：专一性酶和非专一性酶。其中较为重要的是非专一性酶——肝脏微粒体混合功能酶系统（又称为肝药酶），该系统中主要的酶系为细胞色素 P450（简称 CYP），其对底物的选择性不高，可参与 90%以上的药物代谢。许多药物代谢 CYP 酶具有遗传变异性，并受种族和地域差异影响，因此，在联合用药时一定要注意。同时，生理（如年龄、性别、妊娠等）和病理（如肝功能不全）状态同样影响生物转化。

24.1.1.4　**药物的排泄**（excretion）　药物的排泄是指药物以原型或代谢物的形式排出体外的过程。肾脏是药物主要的排泄器官。当肾功能损害时，肾脏排泄药物的能力减弱，此时须酌减药物用量与给药次数。此外，药物还可通过胆汁、肠道、肺及汗腺等排出体外。

有些药物可经肝脏排入胆汁，再随胆汁进入肠道，而进入肠道的药物部分又可被重吸收利用，此过程称为“肝肠循环”。肝肠循环使药物作用时间延长。

24.1.2　药动学的基本概念

24.1.2.1　**药-时曲线**　药物进入体内后，随时间迁移发生变化，以药物浓度（或对数浓度）为纵坐标，以时间为横坐标绘出曲线图，称为药物浓度-时间曲线图（concentration - time curve，C－T curve），简称药-时曲线、浓度-时间曲线或时-量曲线。图 24－1 即表示血管外单次给药后的药-时曲线，该曲线反映出药物在体内吸收、分布、代谢和排泄的动态关系。

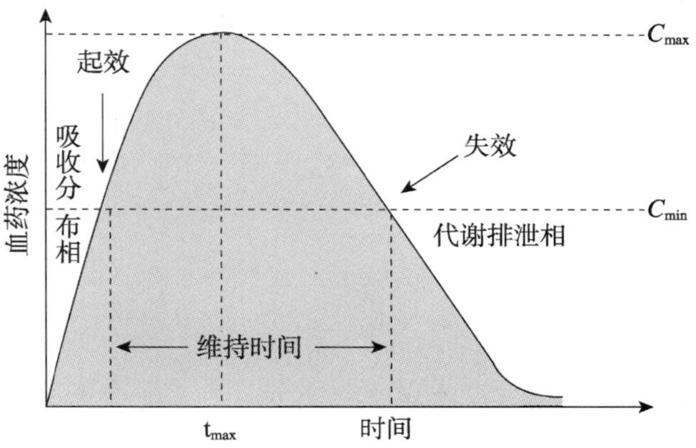

图 24－1　血管外单次给药的药物浓度-时间曲线图

药-时曲线的上升段主要是吸收相和分布相，当大部分药量吸收后分布即占主要部分，与此同时也有很少量的药物开始代谢和排泄。药-时曲线的下降段主要是代谢相和排泄相，当药物在各组织间的分布达到相对平衡后，代谢和排泄逐渐占据主要部分。

24.1.2.2　**隔室模型**　药物通过各种途径进入机体后，体内各部位的药物量处于不断变化的过程中，隔室模型（compartment model）又称房室模型，是用于描述这种复杂变化过程最常用的药动学模型。该模型将复杂的机体模拟为隔室的组合，药物在体内的过程则描述为各隔室间药物量的变化过程，从而进行药动学研究。单室模型和双室模型在数学处理上较为简单，应用最广泛，多室模型的数学处理相当繁琐，因而应用受到限制。

（1）单室模型（single compartment model）：单室模型假设药物进入体内后，能迅速向各组织器官分布，并且能很快在血液与各组织器官之间达到动态平衡。单室模型并不意味着在机体各组织中任何时刻的药物浓度都一样，但要求其能随血浆药物浓度的变化平行发生变化。将单室模型的血药浓度C以对数形式与时间t作图，其浓度-时间曲线表现为一直线（图24－2A）。

（2）双室模型（two compartment model）：药物进入体内后，能迅速到达机体部分组织，但另一些组织则需要较长时间才能完成分布。根据速度论的观点将机体划分为药物分布均匀程度不同的两个独立系统，即“双室模型”。在双室模型中，一般将血液及药物分布能瞬时达到与血液平衡的组织划分为一个“隔室”，称为“中央室”，而其他组织则划分为“周边室”或称“外周室”。将双室模型的血药浓度C以对数形式与时间t作图，其浓度-时间曲线为一折线，初期血药浓度迅速下降，为分布相（phase of distribution），主要反映药物的分布过程；分布达平衡后，曲线则转入较平坦的消除相（phase of elimination），主要反映药物的消除过程（图24－2B）。

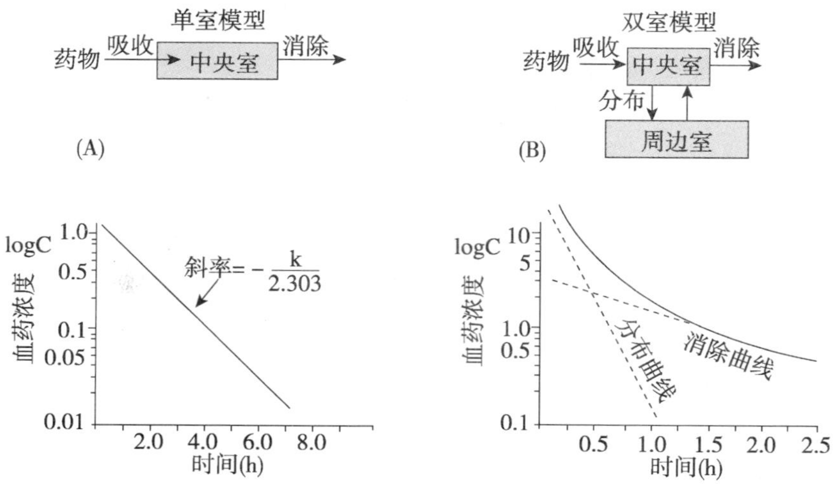

图24－2　单室及双室模型血药浓度-时间曲线图及示意图

（3）多室模型（multicompartment model）：在双室模型的外室中如有一部分组织、器官或细胞内药物的分布更慢，则可从外室中划分出第三隔室。分布稍快的称为“浅外室”，分布慢的称为“深外室”，由此形成三室模型。按此方法，可将体内分布速率有多种水平的药物按多室模型进行处理。

由上可知，隔室模型中的“隔室”不是根据生理解剖部位划分的，而是以速度论的观点，即以药物分布的速度与完成分布所需要的时间来划分，因此隔室模型不具有解剖学的实体意义。但“隔室”仍然具有客观的物质基础，对多数药物而言，血管分布丰富、血液流速快、流量大的组织器官可以称为“中央室”，如：血液、心、肝、脾、肺、肾等；而血管分布相对较少、血液流速慢、流量小的组织器官可以称为“周边室”，如：骨骼、脂肪、肌肉等。

尽管药物复杂的体内过程用多室模型更能真实表现出来，但从实用角度看，一般以隔室数不多于3个为宜。

由于房室模型存在一定局限性，近年来又出现了非房室模型（non-compartment model）、生理药动学模型（physiological pharmacokinetic model）及药动学和药效学结合模型（PK-PD combined model）等和相应计算机应用程序包，以适应不同的临床实践。

24.1.2.3　*药物转运的速度过程*　药物通过各种给药途径进入体内后，体内药物量或血药浓度处于动态变化过程。在药动学研究中，通常将体内药量的减少与药物在体内浓度关系分为3个类型。

（1）一级速度过程（first order processes）：一级速度过程是指单位时间内，药物量按血药浓度的恒定比例进行消除，其消除速率与血药浓度成正比。若以血药浓度（C）的对数与时间（t）作图，为一直线（图24－3）。大多数药物在体内的消除都是一级速度过程。

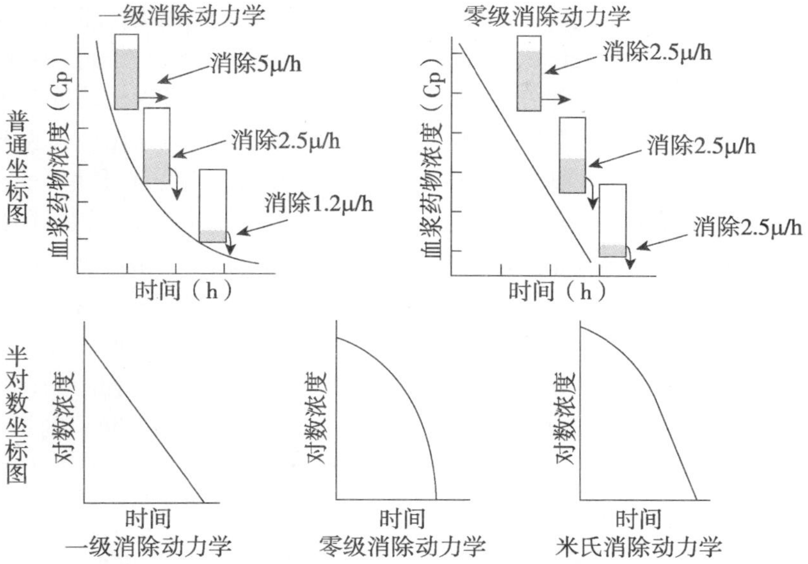

图 24-3 不同类型消除动力学消除浓度-时间曲线图

（2）零级速度过程（zero order processes）：零级速度过程是指药物的转运速度在任何时间都是恒定的，与药物量或浓度无关。

临床上恒速静脉滴注及采用控释制剂给药均为零级速度过程。

（3）非线性速度过程（nonlinear processes）：非线性速度过程是指包括零级和一级速度过程在内的混合型消除方式。非线性速度过程的产生，通常是由于药物的体内过程有酶和载体的参与，当药物在高浓度时药物的代谢酶被饱和或参与药物转运过程的载体被饱和，则表现为零级动力学过程，之后随着体内药量的降低，逐渐转为一级动力学过程。因此，非线性速度过程的产生大都与给药剂量有关。

此时，药物体内动态变化过程可用 Michaelis-Menten 方程描述，也称为米氏动力学过程。

24.1.2.4 **药动学参数**

（1）吸收动力学参数

● 峰浓度（C_{max}）和峰时间（t_{max}）：指血管外给药后药物在血浆中的最高浓度和出现时间（图 24-1），代表药物吸收的程度和速度。给药途径、药物剂型均可影响药物吸收的程度和速度。临床上可通过选择适宜的给药途径及药物剂型，来获得预期的 C_{max} 和 t_{max}。

● 曲线下面积（AUC）：指药-时间曲线和横坐标围成的区域，表示一段时间内药物在血浆中的相对累积量（图 24-1），是计算生物利用度的重要参数。

● 生物利用度（bioavailability，F）：指血管外给药后药物能被吸收进入血液循环的程度和速度。计算公式为：

绝对生物利用度

$$F=\frac{AUC_{\text{血管外给药}}}{AUC_{\text{血管内给药}}}\times 100\% \qquad (24-1)$$

相对生物利用度

$$F=\frac{AUC_{\text{供试药}}}{AUC_{\text{对照药}}}\times 100\% \qquad (24-2)$$

绝对生物利用度用以评价同一药物不同给药途径的吸收情况。相对生物利用度则用以评价药品制剂之间、厂家之间、批号之间的吸收情况是否相近或等同，也是新制剂生物等效性评价的重要参数。

（2）分布动力学参数

● 表观分布容积（apparent volume of distribution，V_d）：指理论上药物均匀分布应占有的体液容积，单位是 L 或 L/kg。表观分布容积是一个数学概念，并不代表具体生理空间，但通过此数值可以了解药物在体内的分布情况。如体重 70kg 的正常人其 V_d 为 5L 左右时，表示药物大部分分布于血浆；V_d 在 10～20L 时，则分布于全身体液中；V_d 大于 40L 时，则表示药物分布到组织器官中；V_d 大于 100L 时，则药物集中分布至某个器官内（如碘集中于甲状腺），或深部范围组织内（如药物分布于骨骼或脂肪组织中）。一般来说，分布容积越小药物排泄越快，在体内存留时间越短；分布容积越大药物排泄越慢，在体内存留时间越长。

● 血浆蛋白结合率（plasma protein binding rate，PPB）：指血液中药物与蛋白结合部分占血浆中总药量的百分比。结合型药物暂时失去药理活性，为药物在血液中的一种暂时储存形式。影响蛋白含量的因素可影响结合率，从而影响药物的作用时间和作用强度。血浆蛋白结合率高而治疗范围窄的药物，如苯妥英（蛋白结合率 89%±2%）、华法林（蛋白结合率 99%±1%）及环孢素 A（蛋白结合率 93%±2%）等，在临床应用时需注意发生与血浆蛋白竞争性结合而产生相互作用。

（3）消除动力学参数

● 消除速率常数（K_e）：指单位时间内消除药物的分数。如 K_e为 0.18/h，则表示每小时消除前一个小时末体内剩余药量的 18%。K_e是体内各种途径消除药物的总和。对正常人来说，K_e基本恒定，其数值大小反映药物在体内消除的快慢。K_e的大小只依赖于药物本身的理化性质和消除器官的功能，与剂型无关。

● 半衰期（half - life，$t_{1/2}$）：指血浆中药物浓度下降一半所需的时间。当药物在体内属于一级速率变化过程时，$t_{1/2}$为一恒定值，与血浆药物浓度水平无关。$t_{1/2}$反映药物消除快慢的程度，$t_{1/2}$长则消除慢，反之消除快。单次用药后经过 4～6个 $t_{1/2}$后，体内药量消除 93.5%～98.4%。定时定量多次给药，则经过 4～6 个 $t_{1/2}$后，体内药量可达稳态水平的 93.5%～98.4%。$t_{1/2}$对调整用药剂量和用药间隔时间有重要指导意义，如当患者肝、肾功能不全时，一般药物 $t_{1/2}$会延长，此时则需对用药剂量和间隔时间进行调整。

● 清除率（systemic clearance，CL_s）：指单位时间从机体消除的含药血浆体积或单位时间机体消除的药物表观分布容积。它是肝清除率（CL_H）、肾清除率（CL_R）和其他消除途径清除率的总和，又称为体内总清除率（total body clearance，TBCL）。即 $CL_s = CL_H + CL_R + \cdots$。$CL_s$的变化通常与 $t_{1/2}$的变化相一致。

（4）多次给药的药动学参数：临床上，多数药物都是按照一定剂量，一定给药间隔，多次重复给药，直至达到期望的血药浓度并保持在一定浓度范围内。这个浓度范围称为稳态血药浓度（steady-state concentration，C_{ss}）。

达到稳态血药浓度需要一定的时间，在多次重复给予一定剂量的过程中，体内药量逐渐累积，直到在每一个给药间隔内，药物在体内的消除速率等于给药速率时，体内药量或血药浓度才达到动态平衡，此时血药浓度在一定范围内上下波动。达稳态后每一次给药都会出现稳态最大血药浓度（峰浓度，$C_{ss.max}$）和稳态最小血药浓度（谷浓度，$C_{ss.min}$），两者的平均值即为稳态平均血药浓度（$\overline{C}_{ss}$）。给药后，一般经 4～5 个半衰期，达稳态浓度（4 个半衰期达稳态浓度 94%，5 个半衰期达 97%）。因此，半衰期长的药物达稳态时间也长，如药物半衰期为 24 小时，则需要 4～5 天达到稳态，此时可采取给予负荷剂量（loading dose）或首剂加倍，使血药浓度尽早达到稳态发挥疗效，然后给予维持剂量。

24.1.3 群体药动学简介

群体药动学（population pharmacokinetics，PPK）是在药动学基础上发展起来的，药动学是研究药物在体内的吸收、分布、代谢和排泄过程。群体药动学是将经典的药动学模型与群体统计学模型结合起来的新型药动学研究方法，即定量研究影响药动学的因素，包括群体典型值、固定效应参数、个体间差异和个体内变异，研究给予标准剂量方案时个体间药动学特征的变异性。如果患者都一样，那么同样的剂量对所用的人都合适。然而，患者不同，所以需要根据个体间差异的大小实施个体化给药。使临床给药方案更加方便、合理、有效，从而提高疗效，减少不良反应。

群体药动学与药动学相比的优点主要包括：

● 取样点少，适合临床开展，易被患者接受，同时节约成本；

● 用于真正患者的研究，而不是用健康受试者，更加符合临床实际情况，结果也更具有临床意义；

● 可以定量地考察不同生理、病理等因素对药物体内过程的影响，使影响药动学过程的因素明确化；

● 可以考察药物与药物相互作用的影响，从药动学的层次了解不同药物间的相互影响，并把这种关系定量化；

● 不同个体取样时间不必均一化，更加有利于临床实施；

● 可以把药动学参数和治疗效果紧密地联系

起来，有利于开展个体化用药。

鉴于以上优点，群体药动学已经成为新药研究和治疗药物监测的有力工具。

随着群体药动学的发展，其研究方法也不断更新，并且随着复杂程度的加深，出现了越来越多的工具软件。最常用的有 PCNONLIN、PPARM、MODFIT、MKMODEL 和 NONMEM 软件等，同时不断有研究对新软件进行评价。

非线性混合效应模型法（nonlinear mixed effect model，NONMEM）是 1977 年由 Sheiner 正式提出的用于群体药动学分析的数学模型和方法，主要由 3 个模型组成：基础药动学模型、固定效应模型和统计学模型。NONMEM 法是目前 PPK/PPD 最为流行的软件，具有很广泛的适用性，既适用于线性药动学模型，也适用于非线性药动学模型。NONMEM 法集合患者群体的原始数据（时间、浓度、效应），同时考察食物、遗传、合并用药及生理病理等因素对结果的影响，在求得药动学参数的基础上，可以得到个体间和个体内变异结果，并且应用 Bayesian 反馈法可以计算个体的药动学参数。NONMEM 法应用扩展的最小二乘法（extended least square，ELS）原理估算使目标函数最小，解决了一般非线性最小二乘法中难以解决的权重问题，用假设检验方法来判别各因素是否对药动学参数有显著性影响，并定量估算这些固定效应参数。

24.2　调剂的临床药理学基础

24.2.1　时辰药理学

近代时间生物学证实，生物界进行有规律的周期性活动是一种普遍现象，生物节律不仅广泛存在于各种生物的生命活动中，而且在生物的所有层次都有所反映，节律是生命的基本特征之一。以冠心病心肌缺血发作的昼夜节律为例，通过动态心电图监测可以发现，心肌缺血有两个高峰，主峰在上午 6：00～12：00，次峰为下午 18：00～24：00，尤以第 1 主峰为明显，在早晨醒后 4～6h 内心肌缺血次数为全天的 30%～40%，与此相一致，在临床中发现，上午 7～11 时发生心源性猝死与心肌梗死的比例最高。事实上，人体的激素分泌、酶的活性都呈节律性变化，机体对药物的作用，包括吸收、分布、代谢和排泄等也具有昼夜节律性变化的特点。如果能够依据生物节律的规律，科学、合理地选择用药时间，同一药物的相同剂量，其疗效和毒性可能相差几倍，甚至几十倍，对提高药物的治疗效应，最大限度地减少不良反应，促进机体的健康恢复具有重要的意义。

20 世纪 50 年代诞生的时辰药理学（chronopharmacology），正是研究药物与人体生物周期性活动相互关系的科学，近年来更是得到了迅速地发展，它是一门边缘学科，既属于药理学的范畴，也是时间生物学的一个分支。在人体生物节律中，以昼夜节律最为常见，研究也最多。但实际上，许多药物的作用还受到月经周期、季节交替等节律的影响。如环己巴比妥的催眠作用 10 月最强，6 月最弱；苯巴比妥的毒性作用在 1 月份及 10 月份更明显。药物除在体内可受到生物节律的影响外，还可使生物的各种节律发生改变，如左旋多巴可使动物体温的昼夜节律发生改变，这都需要进一步地深入研究。

时辰药理学主要包括时辰药动学（chronopharcokinetics）和时辰药效学（chronopharmacodynamics）两大内容。前者着重阐明药物吸收、分布、代谢与排泄等过程中生物利用度、血药浓度等参数的昼夜节律性变化。后者主要研究机体对药物的效应，包括作用与副作用所呈现的周期性节律变化。

药学人员在调剂过程中可应用时辰药理学的知识，指导患者选择一天中的最佳用药时间，以顺应人体生物节律的变化，增强药物疗效，避免或减少不良反应。同时，还可诱导紊乱的人体生物节律恢复正常，利于疾病的治疗。

24.2.1.1　时辰药动学　人体的血容量、组织供血量、血清蛋白结合率、特别是肝肾功能的昼夜节律变化，可使药物在体内的动力学过程包括吸收、分布、代谢、排泄等呈昼夜节律性改变。时辰药动学主要研究药物在体内过程中的节律性变化和机制，并根据研究结果调整给药时间、给药剂量等，使之与疾病节律相适应，可使药物达到更好的治疗效果。如哮喘患者易夜间发作，多数平喘药物可于临睡前服用，以利于疾病更好地控制。此外，时辰药动学研究还可为开发具有节律性给药特点的新剂型提供依据。

吸收过程在非静脉给药时发生，其时间节律主要表现在吸收速率和吸收程度上。具有吸收过程昼夜节律变化的药物一般会有某些依赖因素，如胃液的 pH 值、胃排空和肠蠕动、药物的脂溶性和水溶性、吸收部位的血流量等。胃液 pH 值通常为 1～3，但一天之中会发生节律性波动，一般以早晨 6：00 最低，夜间 22：00 最高，相应的一些药物制剂的吸收也可受到影响。胃排空速率及小肠蠕动速率夜间小于白天，晚上给药时某些药物吸收率可能会增加。药物吸收速率的昼夜变化还与药物的理化性质有关，脂溶性强的药物在白天活动期吸收较快，水溶性强的药物则无此规律。胃肠、肌肉、肝脏和腹腔等的血流量在白天活动期较高，夜间休息期较低，药物吸收的速度和程度也可发生相应的节律变化。

药物吸收进入血液后，首先是通过各种生理屏障，然后分布到机体内的不同组织。药物在组织中分布的多少取决于该组织的血容量、膜通透性和血浆蛋白结合率等。活动期总血流量和组织器官血流量均较休息期增多，且血脑屏障、细胞膜通透性也较高，药物易于分布，可快速达到分布平衡；夜间睡眠时细胞外液 pH 降低，此时酸性药物在细胞外液中非解离部分增加，易于进入细胞内，可使药物分布容积增加。药物在血浆中一般以游离型和结合型两种形式存在，只有游离型的药物才能被转运并具有药理活性，结合型是药物暂时储存的一种形式。在临床治疗中，血浆蛋白结合率高（80%以上）的药物结合率稍有改变，即可显著影响药效和不良反应。药物血浆蛋白结合率受到温度、饮食、pH、药物理化性质、血浆蛋白含量等影响，而蛋白含量及其结合能力均有昼夜节律性，因此研究药物血浆蛋白结合率的昼夜变化具有重要临床意义。此外，脂溶性强的药物在血流量和膜通透性方面的节律变化明显大于水溶性强的药物。

药物在体内的生物转化很大一部分是通过肝脏代谢完成的，而肝清除率与肝血流量、酶活性等因素有关，因此代谢过程的昼夜节律主要取决于肝血流量和酶活性的昼夜节律变化。一般肝血流量上午 8：00 最高，下午 14：00 最低，而肝内主要代谢酶系 CYP450 中不同亚系活性的昼夜变化各不相同，需要具体药物具体分析。

药物经肾脏排泄的昼夜节律主要与肾排泄速率和肾排泄量有关。一般晚上 19：00～23：00 尿药排泄速率最快，药物在体内存留时间短，而清晨 7：00－11：00 排泄速率最慢，药物的存留时间长，因此相同的药物早晨给药其生物利用度可能大于晚上给药。引起药物经肾脏排泄昼夜变化的主要原因是肾血流量和尿液 pH 的昼夜变化。肾血流量的昼夜节律变化对单纯由滤过方式排泄的药物影响最为明显，肾血流量大时药物排泄快；夜间皮质激素分泌减少，钾离子由细胞外液进入细胞内液，肾小管氢-钠交换增强，钾-钠交换减少，导致尿液 pH 值降低，弱碱性药物如苯丙胺在夜间尿液 pH 值低时尿药排泄速率增高。

虽然药物在体内的吸收、分布、代谢、排泄等过程都有可能会受到生物节律的影响，但药物在体内的过程本身是一个连续变化和相互依赖的过程，某一过程的变化可能会影响另一过程，因此，应从整体把握药物的节律性变化规律。

24.2.1.2 **时辰药效学** 药物对机体的作用包括治疗作用和毒性反应，不仅取决于药物自身的理化性质、剂量等因素，还受到机体生物节律的影响。如药物在体内的过程，各靶组织、靶器官对药物的敏感性，受体对药物的反应性等都因用药时间不同而改变。时辰药效学研究机体对药物的反应，即包括药物的药理效应和药物导致的不良反应呈现周期性变化的规律。如呼吸道对乙酰胆碱和组胺的反应在凌晨 0：00～2：00 之间最高；又如洋地黄在夜间给药，机体敏感性较白天给药高约 40 倍。

现已证实，几乎各类药物的作用都有昼夜节律性差异，根据人体的生物节律合理选择用药时间，有助于提高药物疗效、降低毒副反应。如巴比妥类药物苯巴比妥、戊巴比妥、环己巴比妥、司可巴比妥的毒性作用在生物活动期高，而休息期较低，催眠作用则与此相反；抗精神分裂药物氟哌啶醇、氯丙嗪、丁苯喹嗪的药效和毒性具有不同的昼夜节律，目前认为与中枢神经系统对药物敏感性有明显昼夜节律变化有关；解热镇痛药氨基比林、吲哚美辛、保泰松的药效均为夜间高于白天等。

24.2.1.3 **时辰治疗学** 在研究了药物的时辰药动学和时辰药效学之后，如何在实际用药中引入这些理论成为新的研究方向，由此，时辰药理学和临床实践相结合产生的时辰治疗学（chronotherapy）应运而生。时辰治疗学不同于常规治疗学，它是根据机体的节律性变化，以及药物在体内过程的节律变化，制定出合理的给药剂量和给药时间，以获得最佳疗效和最小毒副作用。

目前，时辰药理学的客观性已经得到证实，但是对于机制的阐明尚有待深入。因此临床上应用时辰治疗学设计给药方案的药物较为有限，下面对几类常用药物的择时应用作简要介绍，在调剂过程中指导患者用药时可供参考：

（1）肾上腺皮质激素的择时应用：人体内激素的分泌具有明显的昼夜节律，分泌峰值在早晨6：00～8：00，谷值在午夜。长期应用肾上腺皮质激素类药物进行替代疗法的患者，采用早晨1次顿服或隔日一次的给药方法，可以减轻对下丘脑-垂体-肾上腺皮质系统的反馈抑制，而减少肾上腺皮质功能下降，甚至皮质萎缩的不良后果。

风湿性关节炎和类风湿关节炎患者常需用糖皮质激素控制机体的免疫反应，这类患者出现的关节肿胀、僵直和握力下降等症状，以早晨最为严重，因为此时人体的免疫反应最强，故激素类药物最好在凌晨4：00～5：00顿服。而对于骨关节炎患者则相反，由于骨关节炎的疼痛是因关节摩擦所致，一般活动后疼痛加重，这类患者下午症状更严重，可采取夜间20：00给药，不仅疗效更明显，而且副反应如胃肠道不适、头疼眩晕等症状明显减少。

（2）降血压药的择时应用：人体的血压在一天之中一般呈“两峰一谷”的状态波动，即上午9：00～11：00、下午16：00～18：00最高，晚上18时起呈缓慢下降趋势，至次日凌晨2：00～3：00为最低。老年高血压患者，这种“两峰一谷”的波动节律更为显著，所以出血性卒中多发生于白天，而缺血性卒中多发生在夜间。一般降压药的作用是在服药后0.5小时出现，2～3小时达高峰。因此，若将高血压患者的服药时间定为上午7：00和下午14：00两次，可使药物作用达峰时间正好与血压自然波动的两个高峰期吻合，产生最好的降压效应。而晚上入睡后，血压会进一步下降，轻度高血压患者切忌在晚上入睡前服药，中、重度患者入睡前也只能服用白天剂量的1/3，否则血压下降过低，对于脑动脉硬化的高血压患者，易诱发脑血栓形成。

具体而言，尼群地平、拉西地平、卡托普利、培哚普利等药物起效快，达峰时间短（分别为30min，2h，15min，1h），而作用持续时间长（分别持续6～8h，12～24h，24h，24h），因此，均以清晨1次顿服为好，若血压控制效果不满意，至下午仍有血压高峰出现，可在下午15：00左右再加服1片。而如氨氯地平、赖诺普利起效时间较长，为6～12小时和7小时，因此睡前给药较好，可在清晨血压高时达到血药浓度峰值，发挥降压作用。

（3）抗心绞痛药物的择时应用：慢性稳定型心绞痛患者发作具有节律性，一天当中0：00～6：00发作次数最少，6：00以后增多，10：00～11：00达发作峰值，尤其对于劳累型心绞痛更为明显。这类患者宜在清晨醒来时立即服用硝酸盐类药物，可产生最佳疗效。普萘洛尔在早晨8：00和中午12：00给药，可以明显降低心率，减少心脏病的发作。

（4）利尿剂的择时应用：氢氯噻嗪早晨7：00服药时副作用相对较小，因早晨服用排K^+最少，排出Na^+/K^+比值升高。而呋塞米于上午10：00服用，利尿作用最强。清晨服用利尿剂还能够减少起夜次数，避免影响夜间睡眠。

（5）抗肿瘤药的择时应用：肿瘤细胞与正常细胞的生长具有不同的生物节律性，肿瘤细胞一般在上午10：00时生长最快，其次是夜间22：00～23：00时，而普通正常细胞则是下午16：00时生长最快，凌晨最慢，因此如果选择在正常细胞不作快速分裂时给予化疗，就能够更有效地杀死肿瘤细胞，并可减少用药剂量，降低不良反应的发生。所以有学者提出“零点化疗”的治疗方法，但是这个方案患者的依从性相对较差，因此也有学者提出肿瘤患者最佳治疗时间应该是上午10：00时，这时进行化疗，效果最好，不良反应最小。肿瘤患者普遍使用免疫增强剂干扰素，在上午用药易出现发热、寒战和头痛等严重的副作用，如改成晚上用药，则副作用几乎不发生，且疗效不变。另外，时辰治疗法同样适用于肿瘤的放射线治疗，可选择适当的放疗时间，使放射线对肿瘤细胞的杀伤力最大，而对正常细胞的杀伤力最低，以提高疗效，降低不良反应。

（6）治疗溃疡病药的择时应用：胃内pH值一般维持在1～3之间，胃酸在清晨5：00至中午11：00最少，下午14：00至次日凌晨1：00分泌最多，相应的胃内pH值上午8：00最高，晚上22：00最低。进食后可刺激胃酸分泌，因此复方氢氧化铝等抗酸药一般于饭后1～2小时服用，中和胃酸效果最好。另外胃酸分泌在夜间也有一高峰，故抗酸药在晚上18：00～22：00时或临睡前加服1次效果更好。西咪替丁、奥美拉唑等治疗胃及十二指肠溃疡药，均在睡前服用疗效最佳。

（7）平喘药的择时应用：哮喘患者的症状一般在夜间加剧，夜间23：00～凌晨5：00最为严重，白天缓解。其原因可能与肾上腺素功能昼夜节律变化有关。因此，平喘药推荐临睡前服用。此外，许多平喘药如肾上腺素、异丙肾上腺素、溴化阿托品、茶碱等的疗效都具有给药时间依赖性。肾上腺素作用最强的时间是清晨4：00及上午9：00，最弱时间为下午16：00及晚上20：00，因此肾上腺能β_2受体激动剂可采取晨低、夜高的给药方法，以充分发挥药效；氨茶碱建议早晨7：00服用，此时药物毒性低，效果好，晚上22：00之后或睡前可加服一次维持夜间血药浓度，延长作用时间，以减轻或避免次晨哮喘发作。

（8）抗贫血药：葡萄糖酸铁、硫酸亚铁等补血剂，晚上8：00服用效果较好，其吸收率高于早晨8：00点服用，且可使疗效增加3～4倍。

（9）调脂药物的择时应用：肝脏胆固醇的合成具有昼夜节律，合成高峰在夜间，因此他汀类药物（包括辛伐他汀、洛伐他汀、氟伐他汀及阿托伐他汀）一般推荐晚间顿服。然而也有部分临床试验结果认为晚间顿服调脂药物降低总胆固醇（TC）和低密度脂蛋白胆固醇（LDL-C）的效果优于清晨，但对甘油三酯（TG）的作用较弱，还需大规模科学试验进一步验证。另外，目前大量研究证实他汀类药物除调脂作用外，还可发挥多种心血管的保护效应，如降低超敏C反应蛋白（hs-CRP）的抗炎作用，研究显示不论早晨或晚间服用辛伐他汀均可明显降低患者血中hs-CRP水平，且两者相比无显著性差异。因此认为，应该根据高血脂症患者的实际情况合理选择服药时间。

药品调剂是药物治疗的重要环节，因此药学人员掌握并在工作中应用时辰药理学的知识，可帮助患者选择最适宜的服药时间，提高疗效，减少不良反应的发生。

24.2.2 遗传药理学与药物基因组学

在临床药物治疗中，我们常常会发现个体间药物反应的差异，影响个体对药物反应的因素有很多，如遗传、环境、食物、机体状况等，其中最重要的因素是遗传。经大量孪生子研究和家系研究以及多年遗传药理学研究发现，个体间、人群间药物反应差异30%～90%由遗传因素决定。遗传药理学（pharmacogenetics）是研究由遗传变异引起的药物反应异常的学科。

遗传药理学主要研究编码药物代谢动力学、药物效应动力学相关蛋白基因的遗传多态性在药物反应中的作用，即编码药物代谢酶、药物转运体以及药物作用靶点基因的遗传变异对药物反应的影响。在临床药物治疗个体化中，遗传药理学的研究旨在阐明个体间药物反应差异的遗传机制，依据个体基因特征确定最佳给药方案和剂量，提高药物治疗作用，减少不良反应，降低患者的就诊次数，节约医疗费用。例如，临床常用抗凝药华法林，主要通过药物代谢酶CYP2C9代谢，理论上，对于CYP2C9的弱代谢者（poor metabolizer，PM）仅需1/7的剂量就可发挥抗凝作用，如果这类患者服用常规剂量，就可能发生严重出血，甚至死亡。

药物基因组学（pharmacogenomics）是1997年在人类基因组计划取得一定成就基础上提出的，它主要研究人类基因在药物反应中的作用，研究范围比遗传药理学广泛，它涉及整个基因组中所有编码与药物代谢、体内转运、效应相关蛋白的基因，不仅研究基因与个体或群体药物反应的关系，而且也研究这些基因与疾病发生、发展的相关性。而遗传药理学则主要集中在研究引起药物反应个体和群体差异变异基因。但是，两者均研究遗传在药物反应中的作用，同为一个学科、相互涵盖、相互补充。

药物基因组学以及遗传药理学两者在未来临床个体化药物治疗、新药研制和开发中都将发挥重要作用，特别是每个患者可基于个体的基因型，确定个体的给药剂量或针对特异治疗靶点而使用不同的药物，在下一个10年，药物基因组学的研究结果可能用于指导血栓性疾病、癌症、哮喘、抑郁、高血压、疼痛和实体器官移植患者的药物治疗。

人体内有许多基因，基因的序列存在一系列的变异。但任何单一基因变异对疾病预测或治疗价值都是有限。相反，单一基因的变异对药物反应的影响则是十分明显。因此，药物效应相关基因的研究比疾病相关基因的研究更具有临床使用价值。药物基因组学将基因的多态性与药物效应个体多样性紧密联系在一起，并使它的研究结果更易于在临床得到应用。

药物基因组学的实施，有赖于广泛、高效的检测。药物基因组学将基因组技术，如基因测序、统计遗传学、基因表达分析等用于药物的研究开发及更合理地应用。基因检测等技术的发展已经给鉴定遗传变异对药物作用的影响提供了前提条件，可用高效的测定手段如凝胶电泳技术、聚合酶链反应、等位基因特异扩增技术、荧光染色高通量基因检测技术等来检测一些与药物作用的靶点或与药物吸收、分布、排泄相关的基因变异。目前，基于SNP的连锁图谱开始构建，人们可利用SNP作为工具对药物反应相关基因进行关联分析，即：检测某个或某些SNP在不同药效反应人群之间分布频率的差异，用以测定与药效相关的基因；基因表达谱的研究，可以探讨与疾病有关的基因和阐明药物的作用机制；差异基因表达（DGE）解析，使用DNA芯片/DNA微阵列技术，于固相上配置数千至数万个基因，与标记探针杂交，探针中各个基因的表达量是已知的，因此与疾病相关的基因群网络、药物作用、毒副作用的机制也可得到清晰的阐明。如果能将所有SNP全部信息载入DNA芯片上，就可制造出“基因组扫描仪”，用来扫描各个个体，并分析它们在基因组成上的差异。随着高通量、高灵敏度和特异性的检测技术的发展，药物基因组学在临床合理用药中的应用显示出广阔的前景。

24.3　注射给药的临床药学基础

注射给药是临床疾病治疗的常规手段，随着医药产业的发展，可供选用的注射剂品种越来越多。注射剂中加入两种或两种以上药物，以及多组输液序贯联用等情况，在住院患者的治疗中普遍应用。但是，注射剂中多种药物混合后有诸多不可预见的结果，加之操作者水平参差不齐，注射方法及环境因素等影响，均会给治疗带来不良后果。因此，正确的用药指导对改善注射剂质量，保障用药安全和提高治疗水平有极为重要的作用。

24.3.1　注射剂的稳定性

24.3.1.1　**注射剂本身的稳定性**　因注射药物直接入血，药物若发生分解变质，不仅会导致疗效降低，而且某些药物的降解还会产生毒性物质，引起药物不良反应和药源性疾病的发生。因此，需要采取有效的保障措施，保证注射药物的稳定性，确保临床用药安全、有效。影响注射剂稳定性的因素主要有：

（1）储存温度：温度是影响药物稳定性的主要外界因素之一。它对药物的各种降解途径（如水解、氧化等）均有影响，一般来说温度越高，药物降解速度会越快。因此，对热敏感的药物如某些生物制剂胰岛素、加压素、催产素等注射剂及血清、疫苗等，需冰箱中低温储存。但需冰箱保存的药品也要分清对温度的具体要求，是冷藏（2～8℃防止液体冻结，如胰岛素），还是冷冻（如肉毒素）。低温保存有时也可能会影响药物剂型的稳定性，例如维生素K_1注射液的说明书中明确规定应避免冻结，如有油滴析出或分层则不宜使用。

注射剂溶解调配后的保存温度同样要注意。如亚胺培南/西司他丁（泰能）粉针溶解调配后室温（25℃）下仅稳定4小时，而冰箱4℃条件下，可稳定24小时。一般推荐注射剂现用现配，如确实有特殊情况需提前调配，则应严格按照药品说明书中的要求保存和使用。

（2）光线：光线是影响药物稳定性的又一个重要因素。注射剂在储存和使用过程中都必须考虑光线的影响。光是一种辐射能，可激发化学反应，加速药物的降解。例如硝普钠对光极为敏感，如果不避光，室内光线条件下半衰期仅为4小时，而用5%葡萄糖调配成0.05%溶液后，在阳光下照射10分钟就分解13.5%，不仅颜色变化，pH下降，而且光降解过程可产生有毒的氢氰酸及普鲁士蓝、NO^{2-}、NO^{3-}等物质。因此，对光敏感的药物，无论是在储藏、调配和输注过程中都应避光。

（3）溶剂选择：因药物本身理化性质及临床治疗的需要，不同药物应选择不同的适宜溶剂，若选择不当，则会使药物与溶剂混合后发生变化，影响治疗。不少药物会与生理盐水（NS）或葡萄糖注射液存在配伍禁忌，配伍后药液变浑浊、产生沉淀、主药含量下降或效价降低明显，如氟喹诺酮类药物氟罗沙星、培氟沙星与生理盐水或其他含氯离子的药物配伍后产生不同程度的浑浊或沉淀；抗肿瘤药羟喜树碱、依托泊苷等不宜用葡萄糖注射液或其他酸性溶液稀释，否则也会出现不同程度沉淀，具体见表 24-1。

表 24-1 不宜与生理盐水或葡萄糖注射液配伍的药物

类别	药物
不宜与 NS 或含氯离子溶液配伍	抗菌药物培氟沙星、氟罗沙星、头孢克定、两性霉素 B、两性霉素 B 脂质体等 抗肿瘤药物雌莫司汀磷酸钠、福莫司汀、洛铂、奥沙利铂、安吖啶等 其他药物丙泊酚、硫酸普拉睾酮钠 中药注射剂丹参酮、刺五加、银杏叶、黄芪、参麦、生脉、哌克昔林、丹红、丹参、β-七叶皂苷钠、复方丹参、葛根素等
不宜与葡萄糖注射液配伍	抗菌药物美洛西林、阿洛西林、哌拉西林、氨苄西林/舒巴坦钠、阿莫西林/克拉维酸钾、乳糖酸红霉素、新生霉素、伊曲康唑等 抗肿瘤药物羟喜树碱、依托泊苷、替尼泊苷、博来霉素、卡莫司汀、顺铂、克拉屈滨、阿法依泊汀、曲妥珠单抗等 中草药注射剂灯盏细辛、鸦胆子油乳等

在输液调配时，若直接用相应溶剂溶解和稀释某些药物时，时常出现输液变浑浊的现象。经调查发现，这些药物宜先用 pH 值相近的注射用水先溶解后再以合适的大量溶剂稀释，此类情况在抗菌药物和抗肿瘤药物输液调配中较为多见。如抗菌药物红霉素乳糖酸盐，如果用 0.9%氯化钠溶液直接溶解，可生成胶状物而不溶，所以应将红霉素乳糖酸盐先溶于注射用水中，再加入至 0.9%氯化钠液中，则可顺利溶解。同样阿奇霉素在调配时也要求先用适量注射用水充分溶解，调配成 100mg/ml 的溶液，再加入 250ml 或 500ml 0.9%氯化钠注射液或 5%葡萄糖注射液中，最终调配成 1～2mg/ml 的溶液静脉滴注给药。另外，有的注射用粉针在调配时需要用特殊的溶剂溶解，例如硫普罗宁（凯西来）调配时应用所附的专用溶剂溶解（5%的碳酸氢钠）后再加入到输液中。血凝酶（立止血）也需要用配备的溶剂溶解，溶解后进一步稀释。因此对这些药物中配备的专用溶剂不要随便丢弃，或擅自用其他溶剂替代。

某些药物制剂中含有有机溶剂，配液时必须特别注意，以防药物因溶解度改变析出沉淀。例如：尼莫地平难溶于水，其注射液中加有 25%的乙醇和 17%的聚乙二醇，因此应缓慢加入充足的溶剂中，且室温不宜太低，配好后应仔细检查有无沉淀析出。氢化可的松在水中溶解度小，其注射液的溶剂为乙醇-水等容混合液，在稀释时也应注意。

注射剂溶解所用溶媒的体积也是保证注射剂稳定性的因素。一般注射剂的说明书中都会标明输液的容积。输液容积的多少与药物输注时间成正相关，而注射剂可输注的时间又与溶解后稳定时间呈正相关，所以容积量应与稳定时间相匹配，否则降解产物将增加。如青霉素应溶解在 100ml 生理盐水中 30 分钟内滴注完毕才不会影响其效价，但如果溶解在 250ml 乃至 500ml 溶液中在 30 分钟内输注完毕，短时间大量的溶液进入体内无疑会给患者带来血液稀释、心肺负荷加重等不良影响。另一方面溶剂用量决定了注射剂的浓度，有些药物使用同一溶剂，配成浓度不同的注射液后，稳定性也存在差异，如奥美拉唑（洛赛克）粉针剂在使用说明书中要求用 100ml 的 5%葡萄糖注射液或 100ml 的注射用生理盐水稀释后使用，临床发现若使用 500ml 5%葡萄糖注射液稀释，则会产生变色现象。再如氨苄西林钠/舒巴坦钠（优力新）说明书中就对不同的溶解浓度做出了不同的使用时间的限制，5%的葡萄糖作溶剂，3mg/ml 时室温可稳定 4 小时，而 15～30mg/ml 时稳定时间仅为 2 小时。因此要重视说明书中关于溶剂用量的要求。

24.3.1.2 **注射剂调配后的稳定性** 有些注射剂不需调配可直接使用，此时只需关注开启后空气对药品稳定性的影响，如胰岛素开启后常温保存1个月。

大多数注射剂需溶解稀释后使用，溶解后药品剂型及浓度发生了变化，尤其是一些吸湿性强的粉针剂，加入输液配伍后放置时间过长，不仅容易分解降效，且易受环境温度、湿度、光线等影响及开放空气的污染，增加输液中的不溶性微粒数及热原量，有的输液还会出现浑浊现象，直接影响治疗。如青霉素和头孢菌素类抗生素，这类药物在干燥状态下相对稳定，遇湿则加速分解，尤其是在水溶液中放置时间越长，分解越多，不仅会使药效降低甚至消失，还会使致敏物质增多，引起输液反应。此外，中药注射剂如丹参酮、鱼腥草及葛根素注射液等也有类似情况。因此，临床输液应尽可能现配现用，以保障药物使用的有效性和安全性。

24.3.1.3 **注射剂的配伍稳定性** 药物配伍是指两种或多种药物共处于同一个剂型中的相容性。当药物不可配伍时，称配伍禁忌。药物配伍禁忌可分为药理学配伍禁忌、化学配伍禁忌和物理学配伍禁忌。正确的药物配伍可以起到积极正确的治疗作用，反之，则会造成不良后果。

(1) 盐析作用：盐析一般是指溶液中加入无机盐类使某种物质溶解度降低而析出的过程。例如，氟罗沙星、培氟沙星、依诺沙星为第三代喹诺酮类药物，是一种大分子化合物，遇强电解质如氯化钠、氯化钾等会发生同离子效应析出沉淀，因而禁与含氯离子的溶液配伍。甘露醇注射液为过饱和溶液，应单独滴注，如加入电解质如氯化钾，甘露醇被盐析产生结晶。

(2) pH影响：常用的输液溶剂有5%或10%葡萄糖注射液、0.9%氯化钠注射液、葡萄糖氯化钠注射液等，其pH值范围依次为3.2～5.5，3.5～5.5，4.5～7 0。对药物而言，在选择溶剂时，应考虑到pH值对其稳定性的影响。

青霉素水溶液稳定的pH值为6.0～6.5，如采用葡萄糖注射液配伍，则可加速青霉素的β-内酰胺环开环水解而使效价降低。该类药物可选用0.9%氯化钠注射液做溶剂。头孢类抗生素的β-内酰胺环较青霉素类稳定，可与葡萄糖注射液配伍，但其与0.9%氯化钠注射液配伍更稳定。奥美拉唑为弱碱性药物，在酸性环境下不稳定，易分解变色，说明书中要求其仅能与的0.9%氯化钠注射液或5%的葡萄糖注射液配伍，且前者稳定性好于后者。除在选择药物溶媒时需考虑pH值的影响外，不同注射液之间的配伍也要考虑到pH的影响，pH值相差较大的两种注射液不宜配伍。例如三磷腺苷二钠注射液在pH值8～11时稳定，遇酸性物质则会产生沉淀，维生素B_6为水溶性盐酸吡多辛，其pH值为3～4，两药混合后可能会因酸碱反应产生沉淀，影响滴注。

(3) 氧化还原反应：有些药物本身是氧化剂，能与具有还原性的药物发生氧化还原反应，而影响药物应有的疗效，甚至可能造成不良后果。例如维生素K为一种弱氧化剂，若与还原剂维生素C配伍，则其结构可被还原，从而失去止血作用。

(4) 钙离子的沉淀反应：钙离子可与磷酸盐、碳酸盐生成沉淀。钙离子除存在于钙盐中，还存在于林格溶液、乳酸钠林格液、肝素钙等药物中。磷酸盐存在于地塞米松、克林霉素磷酸酯、三磷酸腺苷、二磷酸果糖及磷酸氢二钠、磷酸二氢钠（作为药液中的缓冲成分）等药物中；碳酸盐存于部分药物的辅料中。因此，对于含有钙离子的药物，在配伍时要谨慎。例如头孢他啶、头孢孟多注射剂中含有碳酸钠，与氯化钙、葡萄糖酸钙不能配伍，否则会生成沉淀。头孢哌酮钠母核头孢烯4位上有羧酸钠，遇钙离子会产生头孢烯4-羧酸钙析出白色沉淀，与林格注射液、乳酸钠林格注射液等含钙注射液配伍虽可采用两步稀释法，即先用灭菌注射用水溶解后再缓缓加入至林格液中，但稍有不慎即可生成沉淀，不推荐使用。头孢曲松不稳定，与钙离子生成头孢曲松钙沉淀，因而不能与葡萄糖酸钙、林格液、乳酸林格等含钙溶液配伍。

(5) 输液管内的药物配伍：对于药物配伍，我们往往只注意到输液瓶中的变化，而忽略了换药时输液管中的配伍，一旦在输液管中产生配伍禁忌，也会造成严重后果。例如在静滴头孢哌酮/舒巴坦时，通过莫菲管加入氨溴索，输液管中的药物全部变为乳白色。氨溴索不仅与头孢哌酮/舒巴坦存在配伍禁忌，还与头孢曲松、头孢哌酮钠、头孢唑林钠、清开灵存在配伍禁忌，因此临床推荐氨溴索注射液单独使用，若由莫菲管加入，则加入前后应用生理盐水冲洗输液管。使用复方丹参注射液静滴时，如续用乳酸环丙沙星注射液或氧氟沙星注射液时，两者会在输液管中发生反应生成沉淀。在续贯输入头孢哌酮、环丙沙星时两者也会在输液管中生成沉淀。因此在续贯输入有配伍禁忌的输液，应合理安排输液顺序，或在换瓶时使用生理盐水冲洗输液管。

总之，由于临床上新药应用增多，不少药物之间的配伍在配伍禁忌表上无法查到，此外还有不少药物缺乏相关的配伍资料，因此医师、护士和药师要共同做好药物配伍方面的工作，尽量避免药物配伍禁忌的发生。

24.3.2 注射给药应注意的其他事项

24.3.2.1 **不溶性微粒的影响** 注射液中加入药物，其不溶性微粒会增加，且加入药物越多，不溶性微粒数累加越多，不仅超出药品标准，还是引起输液反应的一个重要因素。有研究证明，丹参、复方丹参、清开灵、刺五加、鱼腥草、川芎嗪、黄芪、双黄连（包括粉针剂）、穿琥宁等中草药注射液分别加入相应的注射液后，注射液中的不溶性微粒数均明显增加，超过药典规定限量，且随着配伍放置时间延长、配伍浓度的增加，不溶性微粒数显著增多。西药注射剂也存在上述问题，如氟罗沙星与葡萄糖氯化钠、氯化钠注射液配伍后不溶性微粒数显著增加，大小微粒数均超过药典规定限量。因此，应尽量减少注射液中加入药物的数量，并应现配现用。

24.3.2.2 **热原量的影响** 热原量试验与不溶性微粒检验一样，是个限度检查，其限量也仅指某药单独使用时不超过人或家兔的致热量，若将多种药物混在一起，其热原量也会累加，可能超过人体耐受量。实际应用中少则2～3种，多则6～7种药物加在一起“混滴”，这样势必使一些耐受力较差的患者发生输液反应。研究发现在处理输液反应时，出现发热、寒战者以多种药物“混滴”情况多见。除注射剂本身热原量可累加外，调配环境中空气不洁净，调配输液时操作不规范，以及调配输液的器具上存在的热原也会累加，这些都会影响注射剂的质量。因此，临床用药时，应尽量单独使用，避免多种药物“混滴”或将不明配伍情况的药物混合输注。同时应在调配过程中遵守严格的操作规程，保证注射剂调配质量。

24.3.2.3 **注射剂给药方法选择**

（1）给药途径：每一种注射剂在说明书中都会列出详细的给药途径，包括静脉滴注、静脉推注、肌肉注射、皮下注射、关节腔内注射等。应按照说明书中的要求为患者选择适宜的给药途径，尤其是说明书建议只能采取一种给药途径的注射剂，一定要严格按说明书规定执行，才可发挥药物应有的疗效，保证用药安全。对于要求只能静脉滴注的药物，则不能静脉推注、肌注等，如广谱半合成青霉素呋布西林钠因溶解度小，局部刺激性大，不建议作静脉推注或肌肉注射。此外不宜静推的药物还常见于氨基糖苷类、氟喹诺酮类、林可霉素类、抗真菌类药物及钾盐、万古霉素、去甲万古霉素等。但也有要求只能静脉注射的药物，如抗肿瘤药柔红霉素。

（2）注射给药间隔时间：注射剂常见的给药间隔有每日1次、每日2次，每日3次、每12小时1次、每8小时1次等。根据抗菌药物的抗菌活性与血药浓度或作用时间的相关性，可将抗菌药物分为3种类型，即浓度依赖型、时间依赖型、时间依赖型且抗菌活性持续时间较长即有明显的抗菌药物后效应者。此种分类为抗菌药物给药间隔的确定提供了重要依据，选择适宜的给药间隔有利于充分发挥抗菌药物的疗效。浓度依赖型抗菌药物，主要包括氨基糖苷类、氟喹诺酮类、两性霉素B和甲硝唑等，推荐一日一次给药。时间依赖型抗菌药物，主要包括β-内酰胺类、林可霉素类、红霉素等大部分大环内酯类及利奈唑胺等。这类药物要求在达到一定血药浓度情况下，有一定的维持时间，一般需一日多次给药。时间依赖型且抗菌活性持续时间较长即有明显的抗菌药物后效应的抗菌药物主要包括碳青霉烯类、阿奇霉素、糖肽类、唑类抗真菌药等。这类药物呈时间依赖性，但抗菌药物后效应较长，因此给药间隔可适当延长。另外，对给药间隔要求比较严格的药物，如抗癫痫药物、免疫抑制剂等需严格按时给药，因药物浓度的高低对疾病影响比较大，如不按时给药，则会引起疾病复发。

24.3.2.4 **皮肤过敏试验** 为了避免或减少药物过敏性休克的发生，保证临床用药安全，一些药物（常见于青霉素类抗生素、生物制剂等）在使用前必须做皮肤过敏试验。皮肤过敏试验方法通常有划痕、斑贴、皮内、点（挑）刺等法，临床上常用皮内试验法（皮试），该法准确性较大，灵敏度较高，但试验时也可能发生危险，应特别谨慎。

在应用易引起过敏性休克的药物前，须了解患者及有关家属的药物过敏史，并按规定进行药物皮试。一旦发生过敏性休克，必须就地抢救。常用的抢救药物有肾上腺素、激素、快速升压药物、抗组胺药等。中华人民共和国药典 2010 年版二部《临床用药须知》规定须做皮内试验或过敏试验的药物或诊断用药有：青霉素类、抗毒素及免疫血清、细胞色素 C、门冬酰胺酶、含碘造影剂等（表 24－2）。

表 24－2　皮试药物一览表

药物名称	皮试溶液的调配	皮试方法及结果观察	注意事项
青霉素 G 钠（钾）	皮试液为青霉素 G 钠的生理盐水溶液，浓度为 500U/ml。在室温条件下保存只限当日（24 小时内）应用。冷藏（4℃）者可用 1 周。过期废弃不用	皮内试验：①消毒前臂屈侧关节上 2cm 处皮肤；②抽取皮试液约 0.05ml 作皮内注射（小儿注 0.02～0.03ml）；③20 分钟后，如局部出现中心晕团、周围红斑，直径大于 1cm，或局部红晕或伴有小水泡者为阳性；对于可疑阳性反应者，应在另一前臂用生理盐水做对照试验	极少数患者，可在皮试时发生过敏性休克，常于注射后数秒至 5 分钟内开始，如不及时抢救，可导致患者死亡。故应做好抢救准备，如常备盐酸肾上腺素、氢化可的松、中枢兴奋药和抗过敏药
链霉素	1. 取链霉素 1g（100 万 U）加生理盐水 3.5ml，溶解后即成 4ml（25 万 U/ml）；2. 逐级稀释成 500U/ml	取皮试液 0.1ml（50U）做皮内试验，观察 20 分钟。其判断标准同青霉素	皮试阴性的患者，注射时也可发生过敏反应，故应做好抢救准备
结核菌素（婴儿、儿童及成人均可用）	用生理盐水稀释成 10 单位、100 单位、1000 单位 3 种稀释液	1. 用法：于一侧前臂掌侧皮内注射 0.1ml。注射后 72 小时观察。2. 由 10 单位稀释液开始注射，如呈阴性，以 100 单位注射，如仍呈阴性，再以 1000 单位注射，仍属阴性，方可判为阴性。3. 注射局部有红肿硬块，其纵横直径平均在 5mm 以上者，即为阳性反应	1. 患急性传染病（如麻疹、百日咳、流行性感冒、肺炎等），急性眼结膜炎、急性中耳炎、广泛性皮肤病者暂不使用。2. 注射本品的注射器及针头，不得作任何其他注射之用。3. 除本品外，临床尚有 50U/ml 结核菌素纯蛋白衍化物（PPD）供用
破伤风抗毒素血清	取 0.1ml 血清加 0.9ml 生理盐水即成	取皮试液 0.1ml 在前臂作皮内试验，观察 15 分钟后，若有 1cm 以上的红肿则为阳性。同时应以生理盐水在另一前臂做对照	脱敏注射法：将 10 倍稀释液，按 0.2、0.4、0.8ml 3 次注入，每次间隔 30 分钟，如无反应，再注射其余量
盐酸普鲁卡因	将盐酸普鲁卡因配成 0.25%溶液	取皮试液 0.1ml 作皮内注射，15～20 分钟后观察结果，其判断标准同青霉素	

续表

药物名称	皮试溶液的调配	皮试方法及结果观察	注意事项
细胞色素C	原液	1. 划痕法：用本品1滴，滴于前臂内侧皮肤上划痕，使之少量出血，观察20分钟，如发红10mm以上或肿胀在7mm以上为阳性。2. 皮内法：将本品稀释成0.03mg/ml，皮内注射0.03～0.05ml，20分钟后，发红直径在15mm以上，或肿胀在10mm以上为阳性。3. 点眼法：将浓度为5mg/ml本品1滴，滴于眼结膜上，20分钟后，结膜充血、水肿、痒者为阳性	据报道国外偶可引起过敏反应，国内临床应用虽尚未发现过敏反应，但应提高警惕，尤其是停用后再次用药时更需注意
有机碘造影剂（碘吡啦啥、醋碘苯酸钠、泛影酸钠、泛影葡胺、胆影钠、碘化油等）	30%有机碘溶液	1. 静脉注射法：用30%有机碘溶液1ml注入静脉，密切观察10分钟，观察有无心慌，颊膜水肿、恶心、呕吐、荨麻疹、血压下降及其他不适等反应，如有上述现象，不可注射。 2. 口含试验法：以1～5ml造影剂含于口中，5分钟后观察有无上述反应 3. 皮内注射法：以0.05～0.1ml造影剂注入皮内，10～15分钟后，观察如有1cm大小的反应红斑，即为强阳性 4. 结膜试验法：以1～2滴造影剂滴入一侧眼结膜囊内，1分钟后，观察结膜与巩膜充血情况（与对侧对比），如有显著充血，血管扩张、曲张即为强阳性	过敏试验阴性者，在碘造影过程中仍可出现过敏反应，需注意
门冬酰胺酶	如向药物1000单位的安瓿内加0.9%氯化钠注射液1ml，溶解，再取该溶液0.1ml加于0.9%氯化钠注射液0.9ml即成100U/ml	取皮试液0.1ml（10单位）做皮内注射。结果判断同青霉素皮试。	1. 不同药厂、不同批号的产品其纯度和过敏反应均有差异。2. 有过敏史者应十分小心或不用

24.3.2.5 **药物外渗问题** 静脉输液时药物渗漏是临床工作中经常遇到的问题，一旦发生，不仅增加了患者痛苦，同时也影响治疗、抢救工作。所以，应该认真分析发生静脉输液外渗的原因，采取积极有效的预防措施，及时观察、早预防、早发现、早处置。

当输液致药液外渗时，最好先用注射器连接头皮针将药物回抽，减少药物在局部组织的渗出量，降低渗出液对组织的损害。然后，再根据药物性质及渗出的情况选择不同的处理方法。

外渗药液为普通溶液或辅助治疗的药液时，对组织刺激性小、较易吸收，可采用湿热敷或用95%的酒精、50%的硫酸镁湿敷。当输入血管活性药外渗时，必须立即更换注射部位，外渗处可用25%硫酸镁湿敷加冷敷。

如渗出液为刺激性大的药物时，可用50%的硫酸镁或95%的酒精持续湿敷，也可选用短波紫外线治疗。

当化疗药物外渗时，首先用注射器连接头皮针将药物回抽，以减少化疗药物的渗出量，回抽的血液以3～5ml为宜。再选择性地注入25mg氢化可的松，然后拔掉针头，并用95%的酒精、呋喃西林湿敷或冰敷，避免局部按压，密切观察，如出现组织破坏或溃疡时，应考虑手术切除。

24.4　口服给药的临床药学基础

24.4.1　生物利用度和生物等效性

生物利用度（bioavailability，BA）是指药物吸收进入血循环的速度与程度。它是生物药剂学的一项重要参数，也是评价制剂质量的重要指标和选择给药途径的重要依据之一。吸收速度对于治疗指数低、溶解性差、胃肠道破坏或主动吸收的药物，以及需要迅速产生足够高的血药浓度的药物，如抗菌药物、镇痛药、冠状动脉扩张药、降血糖药等可能是十分重要的。与静脉给药相比，口服给药需要考虑更多的因素，包括胃肠道转运、转运蛋白介导的分泌、药物在胃肠道的化学稳定性及在肠和（或）肝中的首关代谢。所有这些因素可能均会影响到口服药物的生物利用度。当然，患者的生理特征和共患疾病有时也会影响药物的生物利用度。

生物等效性（bioequivalence，BE）是指一种药物的不同制剂在相同实验条件下，给予相同剂量，其吸收速度与程度没有明显的差异。生物等效性是评价药物制剂内在质量一致性最根本的指标，可为药物应用于临床的有效性和安全性提供较体外质量控制更进一步的保证。药学等效性（pharmaceutical equivalence）与生物等效性不同，药学等效性是指同一药物相同剂量制成同一剂型，但非活性成分不一定相同，在含量、纯度、含量均匀度、崩解时间、溶出度方面符合同一规定标准的制剂。药学等效性没有反映药物制剂在体内的情况，这是二者的主要区别。

24.4.2　影响口服药物吸收的药物因素

24.4.2.1　**药物的溶解性和稳定性**　药物的溶解性能直接影响药物从制剂中的溶出速度。对于难溶性或溶出速度很慢的药物来说，从制剂中的溶解释放就成为药物吸收的限速过程。对于溶解性较好、释放较快的药物则有可能造成血药浓度过高或药物作用持续时间较短等现象。药物在胃肠道中的稳定性直接影响消化道内的母体药物量。消化液中的药物有可能因其在胃肠道的不稳定性而发生化学降解或者酶降解以及在肠道下段被细菌菌丛代谢，从而使得母体药量减少，降低生物利用度。

24.4.2.2　**药物的膜通透性**　消化道上皮细胞是药物吸收的屏障，药物的跨膜转运能力即药物的膜通透性直接影响着药物的吸收。药物的转运机制不同时，其影响因素也不同。如被动转运过程中，药物的理化性质决定了其转运速度。大部分分子大小适当、氢键势能小和亲脂性好的分子型药物较易通过生物膜。此外，胃肠道及肝脏内各种转运蛋白的表达在很大程度上影响了药物的膜通透性和首关效应等生物药剂学性质，从而影响药物体内动态过程。

24.4.3　影响口服药物吸收的机体因素

24.4.3.1　**胃排空及肠蠕动功能**　由于大多数药物在小肠有最大的吸收效率，故胃排空的速度能显著影响吸收。不同食物和药物可加快或延缓胃排空。延缓胃排空有利于一些碱性药物在胃中溶解，促进其在肠道的吸收；另一方面，它又使一些药物进入小肠的时间延长，影响吸收的速度。如果药物易在胃内破坏（如左旋多巴、红霉素），延缓胃排空则使其吸收量下降。

肠蠕动的强弱与快慢也影响药物的吸收，肠蠕动增加可促进固体制剂的崩解和溶解，并进一步帮助溶解的药物与肠黏膜表面接触，增加药物吸收；但对于溶解度小或主动转运吸收的药物，肠蠕动加快可缩短药物在肠内停留时间，减少吸收。此外，胃肠内容物也影响药物吸收（表24-3）。

表 24-3 服药与进食时间对药物作用的影响

适宜服药时间	药物	说明
空腹	培哚普利	进食可使培哚普利的生物利用度降低35%，并使该药对血管紧张素转化酶的抑制作用明显降低
	四环素	四环素与食物同服时生物利用度降低46%～57%，可能导致治疗失败，因此，四环素必须空腹时用温开水送服或将服药时间推迟到食用食物尤其是奶制品后2小时
	氨苄西林	进食可使氨苄西林生物利用度降低，达到杀菌浓度的时间可能减少，有发生治疗失败的风险
	伊曲康唑口服液	进食可使该药吸收减少，生物利用度降低
	异烟肼	服用异烟肼同时服用食物可使药物的生物利用度减少12%～43%，并可能导致治疗失败
	乙胺丁醇	进食可使该药吸收减少，生物利用度降低
	他克莫司	他克莫司的生物利用度在与食物同服时减少约33%，并且可能影响临床治疗效果，因此服药时应严格避免进食，以减少食物对药物浓度的影响
	氯磷酸、阿伦磷酸	氯磷酸、阿伦磷酸与食物同服时生物利用度减少，导致治疗失败的风险大大增加
	左旋多巴	左旋多巴与食物同服时生物利用度降低，可能造成药物作用延迟或减弱
	卤泛群	卤泛曲林与食物同服时生物利用度增加190%，血药峰浓度升高超过500%，可能导致该药浓度过高，增加心脏毒性（心律失常甚至心脏停搏），因此，服用该药时严禁与食物同服
	美法仑、苯丁酸氮芥、甲氨蝶呤	抗肿瘤药美法仑、苯丁酸氮芥、甲氨蝶呤的生物利用度可受到进食影响，患者可能由于血药浓度过低导致治疗失败
餐前	氢氧化铝、复方三硅酸镁、复方铝酸铋	可充分附着于胃壁，形成保护屏障
	鞣酸蛋白	可迅速通过胃进入小肠，遇碱性小肠液而分解出鞣酸，起到止泻作用
	甲氧氯普胺、多潘利酮、西沙比利、莫沙必利	有利于促进胃蠕动和食物排空，帮助消化
	甲苯磺丁脲、格列本脲、格列齐特、格列吡嗪、格列喹酮、罗格列酮	进食时药物血药浓度也达峰，有利于血糖的控制

续表

适宜服药时间	药物	说明
	阿伦磷酸钠、丙氨磷酸二钠	利于吸收，同时减少对食管和胃的刺激
餐中或餐后	前列腺素、米索前列醇类似物	合成的前列腺素、米索前列醇类似物与食物合用时，药物的吸收速率明显降低，血浆初始峰浓度降低63%，而总的生物利用度不受影响。由于米索前列醇的系统性不良反应与血浆中药物峰浓度相关，因此，该类药物与食物同服能够减少不良反应发生率，且不影响药物疗效
	曲格列酮	曲格列酮与食物同服或是进食后服用可使药物生物利用度增加59%，可改善胰岛素作用，使疗效增加
	二甲双胍、阿卡波糖、格列苯脲	减少对胃肠道的刺激和不良反应
	硫酸奎尼丁	餐后服用硫酸奎尼丁可使吸收速率降低，减少药物的不良反应
	阿维A	进食可使阿维A生物利用度增加91%，并减少生物利用度的体内差异，因此推荐将该药与食物同服
	红霉素	一般推荐红霉素片与食物同服，因为这样可以减轻胃肠反应，而对于红霉素肠溶片，最好空腹服用，以缩短药物在胃中停留的时间
	伊曲康唑胶囊	伊曲康唑胶囊与食物同服时生物利用度增加31%～163%，并可使临床药效增加，原因是进食后胃酸分泌增加，伊曲康唑作为一种弱碱，在酸性环境中易于溶解，增加吸收
	灰黄霉素	与脂肪餐同服可促进胆汁的分泌，促使微粒型药物粉末的溶解，便于人体吸收，提高血药浓度。空腹服用灰黄霉素有发生治疗失败的风险
	更昔洛韦	更昔洛韦与食物同服时生物利用度增加，具有很大的临床意义
	沙奎那韦	沙奎那韦与食物合用可使其生物利用度增加6～18倍，而空腹服用时可能导致治疗失败
	非甾体抗炎药	大部分非甾体抗炎药在进食的影响下吸收延迟，但吸收总量变化不大，同时进食可减少这类药物的胃肠反应，但当需要药物快速起效时，应该将服药与进食时间分开
	阿苯达唑	阿苯达唑与食物同服时生物利用度增加295%～299%，可使该药的全身性抗寄生虫病作用增强，而当该药仅用于治疗肠道寄生虫病时，则推荐空腹给药
	维生素 B_1/B_2	餐后服用胃排空延迟，药物在小肠停留的时间长，利于吸收
	西咪替丁、雷尼替丁	餐后胃排空延迟，抗酸作用时间延长
	酵母、胰酶、淀粉酶	发挥酶的消化作用，并避免被胃酸破坏
	伊马替尼	进餐时服用或与大量水同服可减少对消化道的刺激
	噻氯匹定	进餐时服用可提高生物利用度并减轻胃肠道不良反应
	熊去氧胆酸	于早、晚进餐时服用，可减少胆汁、胆固醇的分泌，利于胆石中胆固醇的溶解
	奥利司地	进餐时服用，可减少脂肪的吸收率
常用的不受进食影响的药物	西拉普利、依那普利、赖诺普利、阿托伐他汀、氟伐他汀、氧氟沙星、依替磷酸等	

注：空腹：严格意义上的空腹，是指完全不吃任何食物，或是进食前1小时或是进食后2小时。餐前：进食前半小时左右。餐中：指进食同时。餐后：指进食后1小时内。

24.4.3.2 **血流量** 药物通过生物膜后随血流转移，因而维持了膜两侧的浓度梯度差，使药物继续吸收。被动转运的药物，如高脂溶性药物或可自由通过膜孔的分子，其吸收速度主要受血流灌注速度限制。由此可知，胃肠道淤血、水肿时，药物吸收量明显减少。

24.4.3.3 **首关效应** 首关效应（first pass effect）是指口服药物在胃肠道吸收后，经门静脉到达肝脏这一过程中，有些药物在通过胃肠道黏膜及肝脏时被代谢灭活，使进入血液循环的有效药量减少，药效降低。首关效应大的药物，生物利用度相对较低。比如异丙肾上腺素、去甲肾上腺素、睾酮等药物存在强大首关效应，口服给药则几乎全被肝脏代谢，生物利用度接近零，此类药物一般没有口服制剂。

为了提高药物的生物利用度，可采取改变药物的给药途径来避免首关效应。如硝酸甘油口服给药，首关效应代谢90%左右，生物利用度低。因此硝酸甘油一般采用舌下给药，药物直接由舌下黏膜吸收进入血液循环，避免首关效应。有些药物采用经肛门给药，也可避免药物经肝脏代谢产生首关作用，提高生物利用度。此外，首关效应强的药物也不适合作为缓（控）释制剂，因为药物在胃肠道缓慢释出，同时缓慢地通过肝脏，都会增加其首关效应而达不到应有疗效。

24.4.4 口服药物在胃肠道内的相互作用

口服药物联合应用时，由于药物的理化特性，可能会引起合用药物在胃肠道内的直接反应，如吸附、络合、沉淀、中和、灭活等。药物还可通过改变胃肠道蠕动、pH 值环境以及诱导或抑制胃肠道对药物的代谢、排泄，进而影响联合用药的生物利用度。口服药物联合应用时，可能会通过直接作用或间接作用来影响其在胃肠道内的吸收。

24.4.4.1 **直接作用** 消化系统用药中，有很多药物具吸附作用，如止泻药、药用炭、蒙脱石、氢氧化铝、铝碳酸镁、复方制剂三硅酸镁等均可吸附多种药物。其他具吸附性的药物如调节血脂药考来烯胺，为阴离子交换树脂，对酸性分子具有很强的静电引力，易与阿司匹林、洋地黄毒苷、地高辛、甲状腺素等结合成难溶性复合物，妨碍其吸收。因此，药学专业人员在调剂药品时应提示患者服用这些药物时应注意服药间隔时间。

胃黏膜保护剂硫糖铝和抗酸药氢氧化铝、铝碳酸镁等均含高价阳离子（Al^{3+}、Mg^{2+}、Ca^{2+}），可与喹诺酮类、头孢地尼等药物发生络合反应，妨碍其吸收。如含 Al^{3+}、Mg^{2+} 的抗酸剂可通过螯合作用使喹诺酮类药物口服生物利用度降低，而间隔 4 小时服用可避免这种作用。含钙的抗酸药对环丙沙星的影响较显著，而对其他喹诺酮类药物影响有限。

抗酸剂与酸性药物合用，如碳酸氢钠与维生素 C 合用，会产生中和作用，二者疗效均降低。铝碳酸镁与酸性药物合用，其抗酸活性降低。调节菌群的活菌制剂可被合用的抗菌药物灭活，如患者需同时服用双歧杆菌与抗菌药物宜间隔 1～2 小时。其他药物如乙酰半胱氨酸可降低某些抗菌药物（如青霉素、头孢菌素类）的活性，宜间隔 4 小时服用。酸性药（如维生素 C）可降低红霉素的稳定性，宜分开服用。

24.4.4.2 **间接作用** 促胃肠动力药如甲氧氯普胺、多潘立酮，可促进胃排空，使主要在小肠吸收的药物起效快，但吸收可能不完全。缓释制剂由于释药缓慢，加速胃肠运动可使药物吸收减少。抗胆碱药阿托品、山莨菪碱、止泻药地芬诺酯可通过延长合用药物在胃肠内的停留时间，增加某些药物的吸收。如地芬诺酯与呋喃妥因合用，使后者的吸收增加 1 倍。氢氧化铝有延迟胃排空效应，可影响主要在小肠吸收药物的吸收速率，从而延缓药物的起效速度。

胃液 pH 改变会影响一些药物的解离度或溶解度，从而影响其吸收。胃黏膜保护剂硫糖铝、胶体铋需在酸性条件下发挥作用，联合应用抗酸药、H_2受体拮抗剂或质子泵抑制剂可降低前者疗效。临床应用时，抗酸药宜在服用硫糖铝或铋剂之前或之后 1 小时服用。胃内 pH 值的升高可增加弱酸性药物如阿司匹林的解离度，减少其在胃内的吸收。但由于小肠为药物吸收的主要部位，吸收面积大，总体上药物吸收未必下降。有些弱酸性药物在酸性条件下难溶，与抗酸药的合用反而可增加其吸收。胃内 pH 值升高可使喹诺酮类、酮康唑等在碱性环境中溶解性差的药物吸收减少，也可能使一些缓控释制剂受到破坏而使药物溶出增多。

肠道对口服药物可产生首关代谢作用，比如地高辛口服后，部分经肠道细菌转化为无强心作用的双氢地高辛和双氢地高辛苷元，青霉素、红霉素等药物通过抑制肠道细菌的转化作用增加地高辛的吸收，联合应用可能引起地高辛中毒。

24.5　其他途径给药的临床药学基础

为了使药物能在给药后按给药目的到达作用部位与靶器官或靶组织结合，发挥更好的治疗作用，选择适当的给药途径是非常重要的。总的来说，给药途径的选择取决于治疗目的和药物在人体内的吸收和代谢特性。本章在前一部分已经就注射给药和口服给药途径的临床药学基础进行了讨论，在这一部分将对其他途径给药（如黏膜给药和经皮给药）的临床药学基础进行相关讨论。

24.5.1　黏膜给药的用药特点

黏膜给药（mucosal drug delivery）是指使用合适的载体将药物通过人体的一些黏膜部位（如鼻黏膜、口腔黏膜、眼黏膜、直肠黏膜、子宫及阴道黏膜等）进行给药，在用药局部发挥治疗作用或吸收进入血液循环发挥全身治疗作用的给药方式。经黏膜途径给药主要包括口腔给药、鼻腔给药、直肠给药、眼部给药和阴道给药等，药物制剂包括滴眼剂、滴鼻剂、含漱剂、舌下片剂、膜剂、灌肠剂、栓剂、直肠用胶囊栓、吸入剂、喷雾剂、气雾剂等。本节主要讨论黏膜给药系统中的眼部给药、鼻腔给药和直肠给药的相关问题。

黏膜广泛存在于人体的各个腔道内，愈来愈多的药物被发现可通过黏膜吸收，因此通过黏膜给药大大地拓宽了许多药物的给药途径。许多口服生物利用度低、在胃肠道中不稳定、刺激性大和首关效应明显的药物，过去只能采用注射途径给药，而现在通过黏膜给药能较好地被吸收。如胰岛素可通过鼻黏膜、眼黏膜吸收，黄体酮、雌二醇等可通过子宫黏膜和阴道黏膜吸收。

黏膜给药方式因其使用方便，有利于减轻长期注射给药给患者造成的痛苦，可在一定程度上避免肝脏的首关作用，以及通过特定区域黏膜吸收而具有一定的靶向作用等特点，近年来已在药物治疗领域引起人们的广泛关注和重视。

24.5.1.1　**黏膜的结构和生化特点**　目前一般认为黏膜是由脂质双分子层紧密排列，并镶嵌有膜蛋白而构成的一种流动镶嵌式的生物膜结构。在生理条件下，脂质双分子层处于流动状态，膜蛋白有的部分埋藏在脂质双分子层中，有的横穿整个膜。蛋白质分子是两亲性的，极性一端朝向膜的亲水性部分，而非极性一端朝向膜的亲脂性部分。这样可使膜转运时所需的自由能最小。膜蛋白也可以相互聚集，并横跨膜，从而形成一些水溶性通道。

黏膜表面的生化环境在很大程度上受杯状细胞所分泌的黏液的影响。这些分泌物中含有酶和免疫球蛋白，会对药物的黏膜吸收产生酶障碍和扩散障碍。如鼻血管收缩剂、尼古丁、可卡因、亚硝胺、黄体酮等都有可能在黏膜中被代谢，胰岛素在鼻腔中由于亮氨酸氨基酶的存在而缓慢水解，15-羟基前列腺素脱氢酶可使前列腺素E失去活性。直肠用药，可能会由于微生物的存在而引起药物水解、还原，阴道腔内的微生物也能代谢阴道内使用的药物。

24.5.1.2　**药物的黏膜转运**　在黏膜上药物可通过两种通道转运，一种是脂溶性的细胞转运通道，另一种是水溶性的细胞外转运通道。各种不同的黏膜上这两种通道的分布情况是各不相同的，其中鼻黏膜、直肠黏膜、阴道黏膜中对药物转运起主要作用的是脂溶性通道。另外，对于不同极性的药物，其通透性亦各不相同。

药物在黏膜上的透过机制可按照其转运动力分为被动扩散和主动转运。被动扩散是当膜的两侧存在浓度差和电位差时，物质根据其化学势的梯度而移动，这种转运机制不消耗能量，透过速率与两侧的化学势梯度成正比。主动转运中药物随可逆浓度和化学势而移动，这种转运需要有载体参加，常需要消耗能量，当药物浓度较高时会出现转运饱和的现象。

24.5.1.3　**影响药物黏膜吸收的因素**

（1）药物的性质：一般来说，对于水溶性或可解离型药物，分子型的药物比离子型药物容易吸收；小分子药物比大分子药物容易吸收；对于脂溶性药物，既亲水又亲油，而且亲油性较强的化合物更易吸收；挥发性药物比普通药物容易吸收。

（2）生理因素：黏膜的生理环境会影响药物的黏膜吸收，黏膜部位如果出现炎症或破损将会使药物的黏膜吸收速率增加。用药部位的生理解剖特征也会影响药物的吸收，如口腔上皮细胞的角质化将降低药物的吸收速度。过敏性鼻炎和慢性鼻炎均会影响鼻腔的正常生理功能，感冒等疾病能改变药物在鼻腔的清除速率。

（3）剂型因素：药物在黏膜的吸收速率与剂型有关。不同剂型可能产生不同的吸收速率，如鼻腔喷雾剂型和膜控储库型鼻释放系统，但并不一定会影响其生物利用度。

（4）其他因素：其他影响黏膜吸收的因素还有：在黏膜部位的药物起始浓度，浓度愈高，吸收速率愈快；在黏膜部位的药物溶液的体积，体积增加，其在黏膜的透过率亦增加；药物分散介质，如不同基质的软膏其黏膜吸收也各不相同；药物溶液的 pH，通过影响药物的解离状态，而影响药物的黏膜吸收。

24.5.2 眼部结构与用药特点

眼是机体的重要感觉器官之一，也是一个相对独立的器官，治疗眼部疾病时应有整体的治疗观念。全身系统性疾病或远离眼部的局限性病灶，都有可能是造成眼部疾病的因素；同样对眼部疾病的治疗也有可能影响到全身状况。由于存在着血眼屏障（blood - ocular barriers），包括血房水屏障、血视网膜屏障（blood - retinal barrier，BRB）等特殊的组织解剖结构，对于大多数眼部疾病的药物治疗往往采用眼局部给药。然而，由于眼部的泪器、眼睑、角膜、巩膜、结膜等许多保护系统使得全部给药剂量中仅有少部分的药物进入眼组织，其余大部分药物经过鼻泪管系统和鼻黏膜、胃黏膜而吸收进入体内，有的药物在体内吸收后甚至可能会产生全身的毒副作用。

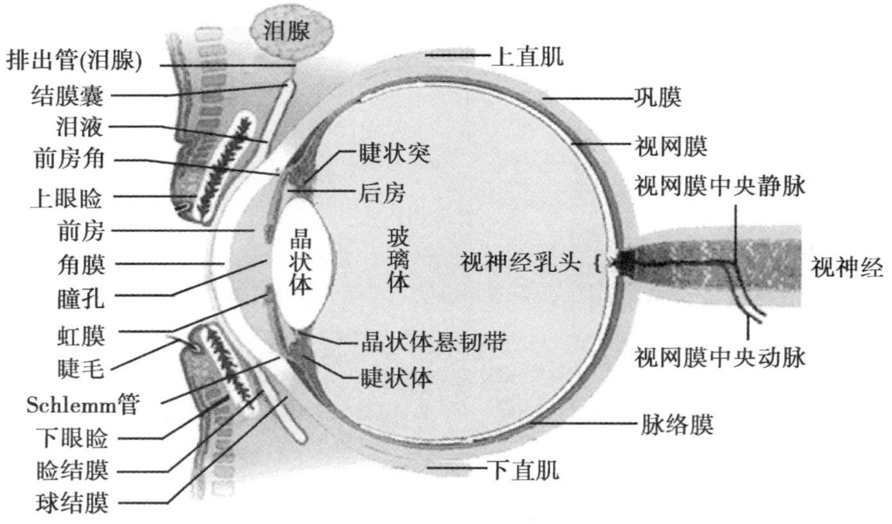

图 24 - 4　眼的结构示意图

24.5.2.1　**眼的解剖和生理**　眼球分眼球壁和眼内容物两部分。内容物有房水、晶状体和玻璃体，并与角膜共同构成眼的屈光装置。眼球壁自外向内为纤维膜、血管膜和视网膜三层。

纤维膜（fibrous tunic）为眼球的最外层，前 1/6 的部分为角膜，后 5/6 的部分为巩膜，两者交界处称为角膜缘。血管膜（vascular tunic）是富含血管和色素细胞的疏松结缔组织，又称色素膜。视网膜（retina）是眼球壁的最内层，具有感光性能。视网膜主要由 4 层细胞组成，自外向内依次为色素上皮细胞、视细胞、双极细胞和节细胞。上皮表面的泪液膜富有糖蛋白和类脂，有保护角膜的作用（图 24 - 4）。

24.5.2.2　**眼部给药的药动学**　在眼部给药方式中，眼结膜囊内局部用药是最常见的一种用药方式。给药后，药液主要经泪液引流，部分药物经结膜、角膜和巩膜吸收，其余部分经泪液消除。一般来说，药物在眼部的吸收分为角膜和非角膜吸收两个途径。

角膜吸收一般是眼局部用药的有效吸收途径；而非角膜吸收则不利于药物进入房水及停留在眼部，但却是药物经眼吸收进入体循环的主要途径。非角膜吸收途径中药物在角膜-结膜缘被局部毛细血管吸收进入大循环，角膜透过性差的药物有明显的非角膜吸收，如庆大霉素、前列腺素等都有明显的非角膜吸收。

药物由眼球表面进入眼球内组织，大部分需先从泪膜转运入角膜。而角膜上皮层和内皮层的细胞之间，均有紧密连接，药物不能经细胞外间隙进入，只能由细胞膜转运。眼部给药后，药物穿过脂溶性的角膜上皮细胞，在角膜被摄取和吸收；然后在角膜上皮细胞的调控下，药物从角膜向房水转运。

在药物的角膜吸收机制中，角膜外层上皮、基质层和内皮层为药物吸收和转运的主要屏障，角膜对药物透过性质与药物的水溶性有关。对于水溶性药物，角膜上皮是主要的屏障，而基质层和内皮层的影响很小；对于脂溶性的药物，药物上皮屏障作用小，而基质层和内皮屏障的作用比较明显。水溶性太大的药物不易透过角膜屏障，脂溶性大的药物比较容易透过角膜，但却不易从角膜向眼的深层组织渗透，所以，在水和脂溶性介质中均有一定溶解度的化合物，最利于在眼角膜的转运。此外，制剂中药物的浓度高，则进入角膜的药量增加；制剂的黏稠度高，则可延长与角膜的接触时间，增强药物的吸收；眼部给药制剂中的表面活性物质，能影响角膜上皮细胞膜屏障作用，增加药物的通透性。同时，眼药的 pH 值和渗透压也很重要，如偏离眼局部生理值太大，可造成眼部刺激和引起反射性地泪液分泌，影响药物的吸收。

药物经角膜途径吸收进入角膜后，在角膜上皮细胞的调控下，从角膜向房水转运，最后分布于周边组织，如睫状体、晶状体、玻璃体、脉络膜和视网膜等处。药物通过结膜和巩膜途径吸收时，主要进入眼色素膜和玻璃体，而不首先进入房水。药物到达眼内后，主要通过房水弥散，分布到眼前段各组织作用部位，少量可经玻璃体弥散到视网膜表面。有些药物可经房水循环路径，进入体循环，再分布到眼内各组织。在角膜中，含有各种酯酶、肽酶、蛋白水解酶和其他酶系，所以药物可在吸收过程或吸收后被代谢（如毛果芸香碱、肾上腺素），肽类药物易被酶破坏而影响吸收；但也有的前体药物可在眼部经酶代谢成活性原型药物。

人眼房水的正常体积约为 0.3ml，而由于多室动力学的特征，药物在眼部的分布容积一般大于 0.3ml。吸收、转运进入眼内的药物可在晶状体和玻璃体中形成药物的储库，也可与房水中的蛋白或眼色素层的色素结合。眼部给药后眼前部组织中（角膜、结膜、巩膜、房水、睫状体）药物的浓度往往比眼后部组织中（晶状体、玻璃体、视网膜）药物浓度高。因此，眼表面给药很难达到治疗眼后部组织疾病的作用，治疗严重的眼后部疾病宜采用结膜下注射、玻璃体内注射和静脉注射。

为避免或减少眼局部给药后产生的全身副作用，可通过减少滴眼液体积控制药物的体内吸收，但减少药物的体内吸收并不意味着体内副作用的减少。许多情况下，体内副作用一般与药物吸收总量关系不大，而是与给药后达到的药物峰浓度关系很大。

24.5.2.3　常用眼部给药剂型及给药方式

（1）滴眼液：滴眼液是最常用的眼药剂型，通常滴入下方结膜囊内。滴眼液每滴约为 30μl～50μl，而结膜囊泪液容量最多为 10μl，所以给药后只有部分眼药能保留在眼结膜囊内。正常状况下，眼睛每分钟约更新 16％的泪液，所以滴眼液给药 4 分钟后，只有约 50％的药液仍留在泪液中，8 分钟后则只剩约 25％。因此，临床使用时在滴入药液后最好能闭眼 5 分钟，同时用手指按压眼内角近鼻端处，可以减少鼻泪管的唧筒排泄作用，同时增加滴眼液中药物与眼睛的接触时间，提高作用部位的治疗效果，并减少药物的全身吸收。在使用两种以上滴眼液时，必须间隔 5～10分钟以上，以免第 2 种滴眼液会将先滴入的药液冲洗掉。

（2）眼膏：为增加眼部用药与眼表结构的接触时间，可选用眼膏。眼膏通常以凡士林、羊毛脂和矿物油作为基质，又称油膏。由于这些基质均为脂溶性的，因此可以明显增加脂溶性药物在眼部的吸收。大多数水溶性药物在眼膏中呈细微的晶粒形式存在，只有与眼睛接触的眼膏表面药物可融入泪液中，限制了这类药物在泪液中达到有效浓度。相对于滴眼液，眼膏的脂性基质在眼表病损如角膜上皮缺损时，可起润滑和衬垫作用，能有效地减缓眼部的刺激症状。

（3）眼周注射：包括球结膜下注射、球筋膜（Tenon 囊）下注射和球后注射，其共同的特点是避开了角膜上皮对药物吸收的屏障作用，一次用药量较大（常为 0.5～1.0ml），可在眼局部达到较高药物浓度，尤其适于低脂溶性药物。眼周注射存在有眶内球外组织结构、甚至眼球损伤的可能性。

（4）眼内注射：这种注射方式可立即将有效浓度的药物输送到眼内作用部位，所需药物的剂量和浓度均很小，且疗效较好，主要适用于眼内疾病。给药方式包括前房内注射、经睫状体扁平部的玻璃体腔内注射，以及施行玻璃体切割术时的灌注给药。

（5）眼部用药的新剂型：为提高滴眼液的生物利用度，延长局部作用时间和减少全身吸收带来的不良反应，常在滴眼液中加入适量的黏性赋形剂，如甲基纤维素、透明质酸钠、聚乙烯乙醇、聚羧乙烯等，制成黏度较大的滴眼剂。由高分子化合物或聚合物制成膜状或微粒状的滴眼剂，可在眼局部持续缓释，使药物浓度长时间内保持在一个较为稳定的治疗水平，大大减少用药量、用药次数和药物的副作用。用生物组织提炼制成的角膜接触镜样的胶原盾（collagen cornea shields），以不同比例整合入药物，或复水时浸吸，配戴后表面滴入药物来载释眼药，达到缓释效果。此外，采用磷酸酯分子形成疏水和亲水的双层脂膜，制成脂质体（liposomes），可根据需要将水溶性或脂溶性药物溶入作为眼药的载体。缓释装置和脂质体不但可以眼表给药，也可眼内给药。这些眼部用药新剂型应用方便，疗效持续，不良反应少，具有广阔前景。

24.5.2.4 *眼部给药的其他特点* 目前，绝大多数的眼部用药主要是局部用药，用来治疗眼部的疾病，但药物在治疗局部的生物利用度均较低，约为1%～10%。而另一方面，有些眼部用药可被吸收进入体内而产生全身的毒副作用，如治疗青光眼的β-受体阻滞剂噻吗洛尔，其体内吸收后可引起心血管和呼吸系统的毒性。

24.5.3 鼻腔结构与用药特点

在鼻腔内使用，经鼻黏膜吸收而发挥局部和全身治疗作用的制剂，称为鼻腔给药系统（nasal drug delivery system，NDDS）。过去，鼻腔给药主要用于局部用药治疗鼻腔、鼻窦疾病。近年来的研究表明，鼻腔黏膜可用于吸收和转运药物，特别是对于生物活性较强、口服易被消化道破坏的激素、疫苗、蛋白质和多肽类药物给药有明显的优势。鼻腔黏膜给药已成为目前全身用药的新途径之一，并已成为取代蛋白质和多肽类药物长期注射的有效方法。目前，已有十几种鼻腔给药制剂上市和应用于临床，如给药后发挥全身作用的鲑鱼降钙素鼻喷雾剂、高浓度去氨加压素鼻腔喷雾剂和胰岛素鼻用制剂等。

24.5.3.1 *鼻腔的结构和生理特征（图 24-5）* 根据结构和功能的不同，鼻黏膜分为三个部分：前庭部、呼吸部和嗅部。鼻腔起源于鼻内孔，鼻腔中各壁上都有鼻黏膜。成人鼻内的总容积是 15ml，鼻腔从前鼻孔到后鼻孔的固有鼻腔表面积约为 160～180cm^2，鼻黏膜上还有众多的纤毛，可增加药物吸收的有效面积。鼻黏膜的一般厚度是 2～4mm，在某些突出部位的鼻黏膜厚达 5mm，鼻上皮细胞下有许多大而多孔的毛细血管和丰富的淋巴网，可以使体液迅速通过血管壁。药物经鼻腔毛细血管吸收后，直接进入体循环，而不经过门-肝系统，可以避免肝脏的首关效应。鼻腔上部的黏膜比鼻腔底部和各鼻窦内黏膜厚，血管密集，是药物吸收的主要区域。

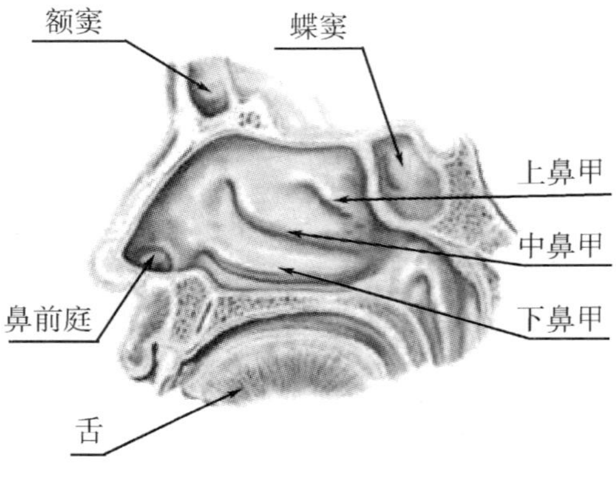

图 24-5 鼻腔结构示意图

24.5.3.2 *鼻腔给药的特点* 鼻腔黏膜及覆盖的微纤毛提供了相对较大的吸收面积；薄而多孔的黏膜富含血管且血流丰富，能使体液迅速通过血管壁，所以药物吸收迅速。药物由鼻腔毛细血管进入体循环，不经门静脉进入肝脏，可避免肝首关作用。鼻腔黏膜水解酶的活性比胃肠道低，使高分子化合物如多肽、激素、疫苗等不被降解，同时也避免了药物对肝脏的损害。鼻腔给药不需要专业设备和护理人员，患者可自行给药，使用方便，不良反应较小，有较好的依从性。

24.5.3.3 **鼻腔给药的药动学** 目前的研究认为，药物的鼻黏膜吸收一般通过两种途径，第一种是细胞旁路（paracellular process）途径，这是一种被动转运过程，主要传输水溶性药物，鼻内吸收与水溶性药物分子量成对数倒数关系，分子量＜1000的药物容易被鼻黏膜吸收。第二种是经细胞途径（transcellular process），即通过脂质路径进行传输，主要传输亲脂性药物，通过主动转运透过细胞膜，如壳聚糖能打开上皮细胞间的紧密连接，促进药物传输。某些药物在鼻黏膜具有特异的主动转运部位，并且这种特定吸收部位对药物的立体结构具有选择性。

目前对一些药物鼻腔给药吸收途径的研究结果表明，由于鼻腔存在丰富的毛细血管和淋巴管，鼻腔上皮与血管和淋巴管紧密相连，给药后药物可能通过鼻黏膜吸收进入黏膜的毛细血管和毛细淋巴管，再进入大的血管和淋巴管而进入血液循环和淋巴循环。也有研究表明，鼻腔给药可作为脑靶向途径之一，能使药物有效地绕过血脑屏障，靶向递送到脑部。某些药物如甾体激素与蛋白质可经嗅神经通路进入脑组织，但此通路起效较慢，最快1～2小时，有的可长达24小时。有些小分子药物如可卡因、利多卡因、多巴胺、头孢氨苄、5-氟尿嘧啶、双氢麦角碱等可通过鼻黏膜上皮吸收入脑，此通路起效较快，几分钟即可起效。其他还有通过三叉神经、视神经等通路进行转运的。

总的来说，鼻内给药后的平均生物利用度较高，药物的吸收速率较肌内注射快，血中药物浓度与静脉注射给药相似；同时，药物的清除速率也较静脉注射和肌内注射快。有的药物在鼻腔给药后血药浓度呈现双峰现象，是因为经鼻腔给入的药物有部分可能经口由消化道吸收进入体内。

进入鼻腔的药物，主要以3种形式消除：①吸收进入全身循环；②被酶水解；③随纤毛运动被清除至咽喉，然后被吞咽进入胃肠道被排除。

24.5.3.4 **影响鼻腔黏膜药物吸收的因素**

（1）鼻腔黏膜的功能状态：鼻黏膜有无感染、变态反应、纤毛运动障碍，鼻道有无阻塞，鼻黏膜的血流状态，鼻腔的温度、湿度等。

（2）药物的理化性质：药物的剂型、pH值、渗透压、浓度、黏滞度、气味以及对鼻腔黏膜有无刺激等。

（3）用药器具及用药方法：用药器具、颗粒大小形状、表面活性剂的种类和浓度、单剂容量、雾化压力和定量刻度，单次计量是否准确、用药是否方便以及使用方法等。不同的使用方法可能造成药物沉积在不同部位。此外，颗粒大小是影响药物在鼻腔沉积的重要因素，＞10μm的颗粒沉积于上呼吸道，＜5μm的颗粒被吸入，＜0.5μm的颗粒被呼出。沉降在鼻前庭的药物可延长在鼻腔存留时间但吸收很少，沉降在鼻甲的药物存留时间短但吸收较多，沉降在鼻道的药物在鼻腔存留的时间和吸收量适中，沉降在嗅裂的药物可较快地进入颅内。

24.5.3.5 **鼻腔用药的局限性**

（1）用药的总量有限：鼻腔有限的容积限制了单次用药的总量，一般一次剂量＜25 mg。与皮下注射和静脉注射相比，要达到相同疗效，鼻腔用药的单次剂量一般较大。因此经鼻腔给药只适合那些所需剂量小、疗效高、起效快的药物。

（2）吸入剂量不够准确：受吸入方法、吸入器具和吸入时鼻腔状态的影响，每次吸入鼻腔的剂量难以精确控制。

（3）药物作用时间短暂：鼻腔给药后部分药物被鼻黏膜吸收，而残存的药物易被鼻纤毛较快清除（清除半衰期约为21分钟），明显减少了药物在鼻腔的停留时间。

（4）药物可被某些酶类水解：虽然鼻黏膜中所含的水解酶类比消化道中少得多，但其中较多的溶菌酶和少量蛋白水解酶可能会降解并减少多肽类制剂的鼻内吸收。

（5）对鼻腔生理功能的影响：近半数的鼻内制剂对鼻腔的生理功能有不同程度的影响，可造成喷嚏、烧灼感、流涕、结痂、鼻腔干燥、鼻痛或面部疼痛、鼻塞、鼻出血、流泪、鼻中隔穿孔、鼻腔外侧壁黏膜或软腭坏死、鼻窦炎等。少数鼻内给药制剂可造成可逆或不可逆的纤毛毒性损伤。

24.5.3.6 **常用鼻腔给药剂型**

（1）滴鼻剂：给药时通常直接滴入鼻内进行局部或全身性治疗，滴鼻剂的制备方法简单，成本低廉，但往往有剂量不精确、药液分布不均匀、吸收不完全、容易被鼻纤毛清除、给药滞留时间短等缺点。

（2）喷雾剂：通过雾化装置，雾化药液，使喷出的细雾状药液均匀分布鼻腔，有利于药物吸收，避免流失，而且剂量精确。鼻腔喷雾剂药物在鼻黏膜的弥散度和分散面积较为广泛。目前采用雾化装置常用的有定量定压气雾器（MDI）、干粉吸入器（DPI）和雾化器。鼻腔喷雾后药物沉积在鼻腔前部，只有小部分被慢慢清除进入咽喉部，这就延长了药物在鼻腔中的滞留时间，有利于吸收和提高生物利用度。

（3）粉末剂：是经鼻给药较常用的剂型，而且有些药物生物利用度高，如胰岛素粉末剂就比液体制剂经鼻给药生物利用度高，并可避免用抛射剂所引起的环保等问题。

（4）凝胶制剂：凝胶能通过增加鼻黏膜对水的通透性而增加黏膜对药物（如胰岛素和降钙素）的吸收。

（5）脂质体制剂：将药物包封于类脂质双分子层中形成具有生物膜通透性的超微结构称为脂质体。将药物包封入脂质体后鼻腔给药，不仅能有效地减少药物对鼻腔的刺激性和毒性，增加药物疗效，并可使药物通过磷脂双分子层缓慢地释放，有助于改善以往气雾剂吸收快及必须频繁给药的缺陷。

24.5.4 直肠结构与用药特点

直肠给药，是指通过肛门将药物置入肠管，以发挥局部治疗作用或使药物通过直肠黏膜吸收入血而发挥全身治疗作用的给药形式。直肠给药最初被用于治疗肠道局部疾患，如治疗细菌性痢疾、溃疡性结肠炎等疾病时，可采用灌肠液灌肠进行治疗。但由于存在患者使用不便、制剂生产成本较高等因素，制约了其发展。近年来的研究逐渐发现直肠给药不仅能起局部作用，而且药物还可以通过直肠的吸收进入体内，用于治疗一些全身疾病，如盐酸克仑特罗栓剂（氨哮素栓）在哮喘发作时使用，就有很好的平喘疗效。由于新的制剂材料的不断出现和生产的自动化，以及不断地临床实践，近年来国内外直肠给药制剂的品种和数量在显著增加，有关的研究报道也日益增多，直肠给药也越来越被临床所重视。近年来的临床验证表明，直肠给药不但对局部病变有显著疗效，而且对全身疾病及危重病亦有肯定的效果。

直肠给药时，药物不会受胃肠道 pH 或酶的破坏而失去活性，可以使胃免受刺激，减少药物的肝脏首关效应，并减少药物对肝的毒副作用。婴儿和儿童采用直肠给药较为有效。

常用的直肠给药剂型主要包括直肠栓剂和直肠保留灌肠液。其中栓剂作为直肠局部用固体制剂，在临床的应用也日趋增多。

24.5.4.1 **直肠的解剖和生理** 人体直肠表面无绒毛，皱褶少，表面积小，只有约 0.02～0.04m^2，而人体内小肠的有效表面积可达 200m^2。直肠分泌液的 pH 值为 7～8，体积仅有 0.5～1.25ml，分泌液的缓冲容量小，健康人的直肠平均温度为 36.9℃。直肠壁由 4 层组织构成，由里向外依次为黏膜层、黏膜下层、肌层和浆膜层，黏膜下层有丰富的静脉丛。与直肠相连的血管有上直肠静脉、中直肠静脉和下直肠静脉（图 24－6）。

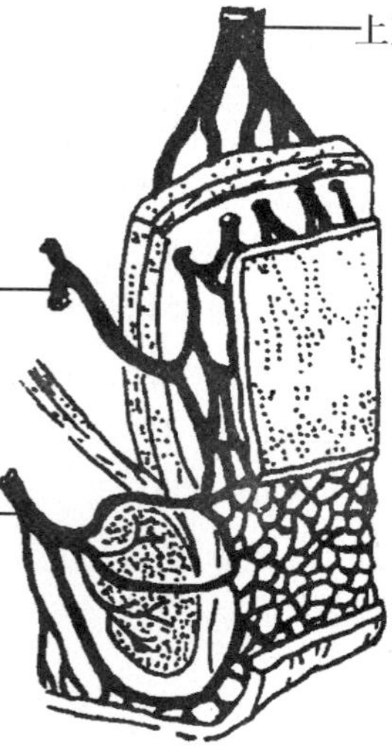

图 24－6 直肠局部血管示意图

24.5.4.2 **直肠给药的吸收** 直肠给药后，药物首先必须从制剂（基质或载体）中释放出来，然后分散或溶解于直肠分泌液中。对于给药后希望发挥局部治疗作用（如起润滑、收敛、抗菌消炎、杀虫、止痒等作用）的直肠给药制剂，应尽量减少药物在直肠的吸收，故一般选择融化或溶解、释药速度慢的基质。如水溶性基质（如甘油明胶）制成的栓剂因腔道的液体量有限，使其溶解速度受限，释药缓慢，较脂溶性基质更有利于发挥局部药效。

发挥全身治疗作用的直肠给药制剂在临床主要起解热镇痛、镇静、兴奋、抗菌消炎、扩张支气管和血管等作用。该类制剂一般要求释药迅速，一般选择油脂性基质，特别是具有表面活性作用的油脂性基质，不但在体温下能很快融化，而且能很好地分散。药物从制剂中释放并分散或溶解于直肠分泌液后，需经直肠黏膜上皮细胞吸收转运至体循环。通常药物在直肠内的吸收主要有两条途径：一条是通过直肠上静脉，经门静脉进入肝脏，进行代谢后再进入大循环；另一条是通过直肠中、下静脉和肛门静脉，经髂内静脉绕过肝脏进入下腔大静脉，而直接进入大循环，能够避免肝脏的首关作用。因此，直肠给药时，药物的吸收与给药部位有关，制剂在直肠中所处的位置将会影响药物在直肠内的吸收。有研究证实，制剂纳入肛门的深度愈靠近直肠下部，栓剂所含药物在吸收时不经肝脏的量亦愈多。给药时，直肠给药制剂纳入直肠后距肛门约 2cm 处时，一般约有 50%～70%的药物不经肝脏而直接进入大循环。为了避免纳入的直肠给药制剂自动进入深部，已有人研制出双层制剂，其前端吸水膨胀可阻止制剂向上移动，从而避免肝首关效应。此外，也有研究指出，直肠淋巴系统也是直肠药物吸收的一条途径，就某种程度而言，淋巴系统对直肠药物的吸收几乎与血液处于相同的地位。

24.5.4.3　**影响直肠吸收的因素**

(1) 结肠内容物：粪便充满直肠时对栓剂中药物的吸收要比无粪便时少，在无粪便存在的情况下，药物有较多的机会接触直肠和结肠的吸收表面，所以如期望得到理想的效果，可在应用栓剂以前先灌肠排便。其他情况如腹泻、结肠梗阻以及组织脱水等均能影响药物从直肠部位吸收的速率和程度。

(2) pH 及直肠液缓冲能力：直肠液基本上是中性而无缓冲能力，给药的形式一般不受直肠环境的影响，而溶解的药物却能决定直肠的 pH。弱酸、弱碱比强酸、强碱、强电离药物更易吸收，分子型药物易透过肠黏膜，而离子型药物则不易透过。

(3) 药物的性质：脂溶性药物比水溶性药物易透过直肠黏膜；未解离药物比解离药物易透过直肠黏膜，未解离的分子愈多则吸收愈快。

(4) 制剂中药物的粒度：以未溶解状态存在于直肠给药制剂中的药物，其粒度大小能影响释放、溶解及吸收。粒径愈小、愈易溶解，吸收亦愈快。

(5) 制剂中基质的影响：制剂纳入直肠后，药物从基质释放得快，则局部浓度大作用强；反之则作用持久而缓慢。但由于基质性质的不同，释放药物的速度也不同。如脂性基质中所含的药物为水溶性并分散在基质中时，则药物能很快释放于分泌液中，出现的局部作用或吸收作用也较快；若所含的药物为脂溶性，则药物需先从油相转入水性分泌液中方能起作用，这种转相与药物在油和水两相中的分配系数有关。如药物的浓度低而且在油脂中的溶解度较大时则难以进入分泌液中，药物的释放受到一定的阻碍，作用亦比较迟缓。水溶性基质中的药物，主要借其亲水性易溶解在分泌液中来释放药物。

(6) 表面活性剂的作用：在制剂中添加表面活性剂能增加药物向分泌液中转移，因而有助于药物的释放。但表面活性剂的浓度不宜过高，否则能在分泌液中形成胶团而使药物的吸收率下降。

24.5.4.4　**影响直肠给药存留时间长短的因素**　给药后药物在直肠中存留时间长短与临床疗效有着密切关系，以下是影响药物在肛门、直肠和结肠中保留时间的有关因素。

(1) 给药的温度：临床研究证实，灌肠给药温度如在 30～31℃，患者会感到下腹冷、腹痛，热敷后腹痛缓解；36～38℃会感到下腹部轻度灼样疼痛；32～35℃时无特殊不适。因此，肛门直肠给药的最佳温度为 32～35℃。过高过低均可因刺激较强而引起排便，使直肠中的药物难以保留。

(2) 给药的体位：人体位的变化对排便反射及结肠运动有一定影响，因结肠走行弯曲，故给药体位应顺应结肠、直肠走向而取。灌药后根据需要可采取膝胸法，右侧卧位、静卧休息 30 分钟，若体位不正确，药物上行较慢或灌药后活动量过大，均易导致药液过早排出。

(3) 给药的用量：直肠内有约 100ml 的粪便即可引起便意感，正常情况下这种感觉可以控制，病理状态下这种感觉控制就比较难，因此肛门、直肠给药应把剂量控制在 50～100ml 内，若病情需要大剂量给药时，可分次或肛门直肠灌注。

(4) 给药部位的深浅：解剖学证实，排便感受器分布在距肛缘 3～4cm 范围内齿线附近，愈往上吸收能力愈强。因此，对于灌肠液，插管深度一般以 15～20cm 为宜，过浅易增加便意感，而使药液排出，且吸收差。对于病变部位偏低的患者，给药时应边退管边注药，齿状线附近给药量应较少为佳。

(5) 饮食的影响：饮食中糖和纤维的增加都可提高肠内不被吸收的负离子数量，引起粪便内液体量增加，有通便效应；其次糖和纤维素可使结肠推进运动加快。脂类食物吸收较差，且具有滑肠作用，因此，在肛门直肠给药期间内应少食或禁食含糖、纤维素较高及油脂类食物。以减少对结肠、直肠运动的影响，使药液存留时间延长，保证其疗效。

(6) 情绪变化的影响：精神过度紧张焦虑，有急排大、小便的感觉，严重情绪紊乱可刺激副交感神经兴奋，使大便分泌的黏液增加，而出现便意频繁，例如临床上精神状态不良的患者常患慢性腹泻。因此，在肛门直肠给药期间应保持良好的精神状态，切忌情绪过度变化。

(7) 药物的影响：医学研究表明，胆碱能药物可增加肠动力；肾上腺素能药物可引起结肠弛缓，继而便意增加；腹泻药大都有促使肠运动增强，减少水分吸收而发生泄泻。而抗胆碱能药物、解痉药等均有抑制肠运动的作用。因此，在肛门直肠给药期间禁用泻药、胆碱能药、肾上腺素能药物，可适当选用解痉药、抗胆碱能药物。

24.5.4.5 **常用直肠给药剂型** 目前，研究中和临床使用的栓剂种类繁多，除了常用的普通栓剂外，尚有速释的中空栓剂和泡腾栓剂；缓释的渗透泵栓剂、微囊栓剂和凝胶栓剂；包含有速释和缓释部分的双层栓剂，或加入渗透促进剂或阻滞剂的多种形式栓剂。

24.5.5 皮肤结构与用药特点

皮肤作为人体的最外层组织，具有保护机体免受外界环境中各种有害因素侵入的屏障功能，也阻止了机体内体液和生理必需成分的损失，同时又具有汗液和皮脂的排泄作用。以往，皮肤用药主要是治疗皮肤局部疾病，近年来大量的研究阐明了药物通过皮肤吸收并产生全身治疗作用的机制，开拓了经皮给药研究的新领域。经皮给药系统（transdermal drug delivery system，TDDS）一般指经皮肤途径给药的制剂，包括外用溶液剂、洗剂、搽剂、软膏剂、硬膏剂、乳膏剂、糊剂、皮肤局部作用贴剂和透皮贴剂等。

24.5.5.1 **皮肤的结构与生理** 皮肤的厚度随部位而不同，一般在0.5～4mm之间，分内外两层，外层称为表皮（epidermis），包括角质层和生长表皮，内层称为真皮（dermis）。在真皮层以下是皮下组织，另外在皮肤各层中，还有许多不同的皮肤附属器（图24-7）。

表皮由各种形态、大小不同的上皮细胞构成，这些细胞从基层发育而成，该层细胞不断地进行分裂、产生新的细胞，并逐渐向外推移分化（图24-8）。

生长表皮又称活性表皮，处于角质层和真皮之间，厚度约50～100μm，系由活细胞组成。类似于其他活体组织，细胞内主要是水性蛋白质溶液，水分含量约占90%。相对角质层，生长表皮结构疏松，药物容易转运，但在某些情况下，生长表皮亦可能成为脂溶性药物的渗透屏障。

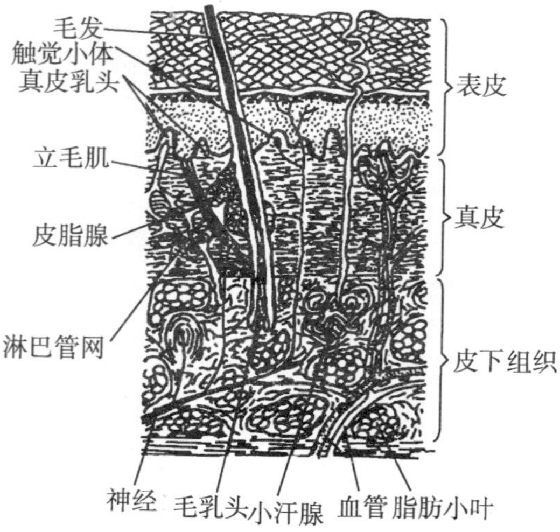

图24-7 皮肤的结构示意图

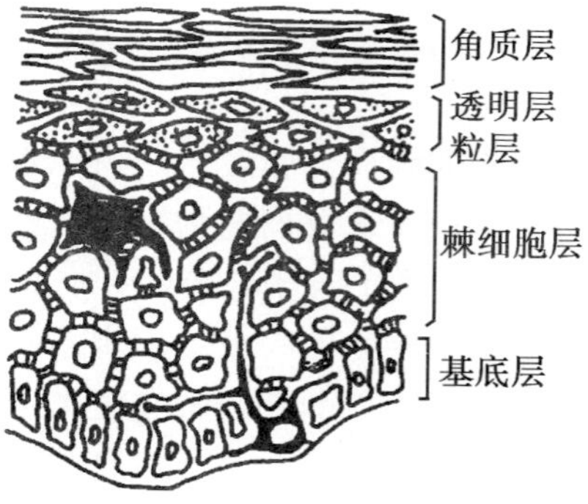

图24-8 表皮的结构图

真皮主要是由少量的脂质与纤维蛋白形成的疏松结缔组织，含水量约30%。真皮层中分布有丰富的毛细血管、毛细淋巴管、毛囊和汗腺，能通过这些系统将药物和其他物质转运至体内循环。

皮下组织是一种脂肪组织，具有血液循环系统、汗腺和毛孔。与真皮组织类似，由于药物在其中能够迅速转移，故一般不成为药物的吸收屏障。

皮肤附属器包括汗腺、毛囊、皮脂腺。虽然皮肤上的毛孔、汗腺和皮脂腺总数以百万计，但与整个皮肤表面积相比，仅占不超过1%，再则由于它们的分泌物的扩散方向与药物的扩散方向相反，故在大多数情况下不会成为主要吸收途径，但大分子药物以及离子型药物可能经由这些途径转运。当药物经由皮肤扩散达到平衡后，经由这些通道的转运就仅占很微小的比例而可忽略。

24.5.5.2 **经皮给药的特点** 经皮给药可避免肝脏的首关效应、胃肠道刺激和药物在胃肠道的降解，药物的吸收不受胃肠道因素影响，可减少因胃肠道生理差异导致的用药个体差异；一次给药可以长时间使药物以恒定速率进入体内，减少给药次数，延长给药间隔；可按需要的速率将药物输入体内，维持恒定的有效血药浓度，避免了口服给药等引起的血药浓度峰谷现象，降低了毒副反应；可以随时中断给药，去掉给药系统后，血药浓度下降，特别适合于婴儿、老人或不宜口服的患者。

24.5.5.3 **经皮给药的药动学**

（1）药物在皮肤内的渗透过程：经皮给药后，药物首先从制剂中释放到皮肤表面，在皮肤表面溶解的药物被分配进入角质层，然后扩散穿过角质层到达活性表皮的界面，药物从角质层分配进入水性的活性表皮。继续扩散通过活性表皮到达真皮，被毛细血管吸收进入体循环。在整个渗透过程中，富含类脂的角质层起主要的屏障作用。当皮肤破损时，药物很容易通过活性表皮被吸收。药物渗透通过皮肤并吸收进入体循环的途径有两条，一条途径是透过角质层和表皮进入真皮被毛细血管吸收进入体循环，即表皮途径；另一条途径是通过皮肤附属器吸收，即通过毛囊、皮脂腺和汗腺。

表皮吸收途径是药物经皮吸收的主要途径。在这条途径中，药物可以穿过角质层细胞到达活性表皮，也可以通过角质层细胞间隙到达活性表皮。由于角质层细胞的扩散阻力大，所以药物分子主要由细胞间隙扩散通过角质层。角质层细胞间质是类脂分子形成的多层脂质双分子层。类脂分子的亲水部分结合水分子形成水性区，而类脂分子的烃链部分形成疏水区。极性药物分子经角质层细胞间的水性区渗透，而非极性药物分子经由疏水区渗透。

皮肤附属器吸收途径是除了表皮途径以外的非主要吸收途径。药物通过皮肤附属器的穿透速率要比表皮途径快，但皮肤附属器在皮肤表面所占的面积只有0.1%左右，因此不是药物经皮吸收的主要途径。当药物渗透开始时，药物首先通过皮肤附属器途径被吸收；当药物通过表皮途径到达血液循环后，药物经皮渗透已达平衡，附属器途径的作用可被忽略。对于一些离子型的药物及水溶性的大分子药物，由于难以透过富含类脂的角质层，表皮途径的渗透速率很慢，附属器途径是其吸收的主要途径。在离子导入治疗时，离子型药物主要通过皮肤附属器透过皮肤而吸收。

（2）皮肤的代谢作用：皮肤内存在着一些代谢酶，主要在活性表皮内，它们能代谢渗透通过皮肤的药物，但这种代谢作用比肝脏的代谢弱得多。药物在皮肤内的代谢作用包括氧化、水解、还原、甲基化和葡萄糖醛酸结合等，代谢速率与酶的活性和药物的浓度有关。

人体皮肤上寄生着许多微生物，它们主要寄生在角质层的浅表处毛囊、皮脂腺口的漏斗部和汗管口等，这些微生物有降解药物的能力。特别在药物以薄层涂于皮肤表面和长期使用透皮贴剂时，药物的降解作用尤为突出。

（3）皮肤的结合作用：在经皮吸收过程中，溶解于角质层中的游离药物可能会在皮肤内蓄积或与角质层结合，而形成药物储库，其主要的蓄积部位是角质层。在皮肤结合的药物与皮肤表面残留的药物不同，这些药物可能在角质层与类脂质或角蛋白结合，也可能在真皮或生长表皮与其他蛋白质结合。结合作用会影响药物扩散的时滞，也影响贮库效应的维持时间，作用的程度取决于药物的性质及其与组织结合的能力。与组织结合力愈强，其时滞和维持时间可能也愈长。

24.5.5.4 **影响药物经皮吸收的因素**

（1）皮肤的水合作用：当角质层的含水量大

于10%时，皮肤即出现一定的水合状态。临床中使用透皮制剂治疗时，若制剂覆盖皮肤时，随着用药时间的延长，由于皮肤内水分和汗液的蒸发，角质层的水合程度升高，含水量可超过50%，药物的渗透性可增加5～10倍，对水溶性药物的促进作用较脂溶性药物更显著。为了利用水合作用效应，可在给药前长时间用温水浸泡皮肤，则皮肤水合作用的速度和程度都将大大提高。

（2）角质层的厚度：药物施用的皮肤部位影响药物的渗透特性，这主要与角质层的厚度有关。一般而言，人体某些部位角质层的厚度依下列顺序减少：足底和手掌＞腹部＞前臂＞背部＞前额＞耳后和阴囊。角质层厚度的不同会影响不同药物的渗透性，而渗透性很强的药物在人体许多部位的渗透性差异不大。角质层厚度的差异也与年龄、性别、生活习惯、职业等多种因素有关，老人和男性的皮肤较儿童、女性的渗透性低。

（3）皮肤条件：使皮肤角质层受损而削弱其屏障功能的任何因素都可能加速药物的渗透，如湿疹、溃疡或烧伤等创面上的渗透会增加数倍至数十倍。用有机溶剂对皮肤预处理（如用乙醇消毒皮肤）亦有类似效果，可能是因角质层中类脂的溶解或被提取后形成渗透通路。某些特殊的皮肤疾病如硬皮病、老年角化病等使皮肤角质层致密，会减少药物的渗透性。随着皮肤温度的升高，药物的渗透速度也升高，渗透系数的增加符合 Arrhenius 方程。

（4）药物的性质：角质层因其紧密排列的角质细胞以及主要由类脂质构成的细胞间隙成为药物经皮渗透的障碍，这些脂质通道具有恒定的大小，只能有限制地通过一些分子量较小且具有一定脂溶性的物质。药物的扩散系数与分子量的平方根或立方根成反比，大分子药物具有较小的扩散系数，渗透速率较小。

药物的脂溶性对于透皮而言是一个很重要的因素。对于角质层的透过来说，药物应有适宜的脂溶性，而脂溶性很强的药物，则皮肤的生长表皮和真皮层也会成为其吸收的主要屏障。

药物的解离状态对吸收也有较大影响，离子型药物因其强亲水性质难以在脂性细胞间隙扩散，一般不易透过角质层，非解离型药物则具有相对较高的渗透性。

24.6 治疗药物监测

24.6.1 药物疗效与血药浓度

大量研究证实，药物疗效、不良反应都与药物的血药浓度密切相关，能否尽快达到并维持有效血浓度是合理用药提高疗效的关键。如苯妥英钠，如果使用适当能满意地控制癫痫大发作，如果使用不当可能导致中毒性脑病。所以通过一定方法和技术监测患者血药浓度对于确保有效安全地治疗至关重要。由于个体间遗传因素（药物代谢酶、药物作用靶点和药物转运体基因的变异）和非遗传因素（年龄、性别、生理、疾病状况、饮食、合并用药等）存在巨大差异，造成了药动学明显的个体差异，所以欲达相同的血药浓度，不同个体使用相同药物所需剂量可相差8～10倍。

由于药物疗效与血药浓度密切相关，调整药物剂量尽快达到有效血浓度可明显地提高疗效。研究已证实，经 TDM 后小儿癫痫的完全控制率可由39.2%提高到78.9%；初治癫痫患儿完全控制率可达83.3%，难治癫痫患儿完全控制率可提高到55.7%。说明一些原来经治无效者并非对药物不敏感，而是其血药浓度过低或过高所致，经调整获得有效血浓度后，仍能有效地控制临床发作。同样，药物的血药浓度与不良反应的发生密切相关。卡马西平血药浓度过高可造成患者不明原因的昏迷。有少数药物毒性反应表现和该药用以治疗疾病的临床表现难以区分时，必须依赖于血药浓度监测帮助确诊。尤其呈零级动力学消除的药物，其有效量与中毒量十分接近，必须监测血药浓度。如苯妥英钠治疗癫痫，本身过量中毒时亦可致微搐；如氯硝西泮、丙戊酸钠中毒可有频繁惊厥；强心苷可用于治疗心衰和某些心律失常，但其中毒也可表现为心衰加重、出现多种心律失常，若仅凭临床表现判断为剂量不足而加大剂量，将会产生严重后果。

24.6.2　治疗药物监测（TDM）的定义

治疗药物监测（therapeutic drug monitoring，TDM），是指在临床进行药物治疗过程中，观察药物疗效的同时，通过测定血液中或其他体液（唾液、脑脊液、胆汁或尿液）中一个或几个时间点的药物及其代谢产物的浓度，以药动学和药效学基础理论为指导，借助先进的分析技术与电子计算机手段，以探讨患者体内药物浓度与疗效及毒性反应的关系，从而确定有效及毒性血药浓度范围。同时以药动学原理和计算方法拟定最佳的给药方案，包括治疗用药的剂量、给药间期及给药途径，以实现给药方案个体化。从而提高药物的疗效，避免或减少不良反应，并为药物过量中毒的诊断和处理提供有价值的实验室依据，将临床用药从传统的经验模式提高到比较科学的水平。

24.6.3　临床需要进行TDM的药物

根据药物的特性和临床情况来确定是否要进行血药浓度监测，药物方面要考虑：

（1）血药浓度与治疗效应、中毒反应的强度和发生率相关，并且必须维持血药浓度在一定范围内的药物；

（2）治疗指数低，毒性反应强的药物（如强心苷类）；

（3）个体间药动学差异较大（药物吸收差或不规则，药物主要以代谢消除而非原型排泄），造成使用同样剂量下个体间药物反应差异较大（如三环类抗抑郁药），用常规剂量或大于常规剂量仍不能控制症状；

（4）具有非线性药动学特征的药物，特别是非线性发生在有效血药浓度范围内或低于最低有效浓度的药物（苯妥英、苯巴比妥）；

（5）血药浓度是效能的最好评价指标（如抗惊厥药，其治疗目标是癫痫不发作）；

（6）通过敏感的、精确的和特异性的药物测定方法，对药物治疗效果可快速作出评价。

而临床情况则需要考虑：

（1）胃肠道、心血管、肝脏、肾脏、甲状腺疾病，可显著改变药物的动力学特性。如胃肠道疾病可以影响口服药物的吸收，肝肾功能不全的患者，体内原型药物及其代谢产物的代谢和消除速度和程度将会受到影响；

（2）使用常用剂量或高剂量时不产生治疗作用或给予常规剂量或低剂量时发生中毒反应，确定是否因依从性差或药物吸收差、代谢改变，还是对药物异常耐受或敏感造成；

（3）当合并用药时，药物相互作用可能影响药物在体内的转运或代谢，从而影响疗效（发生药物代谢性相互作用，药物的血浆蛋白结合率改变）；

（4）怀疑药物中毒，尤其是有些药物的中毒症状与剂量不足的症状相似而临床难以辨别时（如地高辛）；

（5）新生儿、老年人、肝肾功能受损者的药动学和药效学资料不足。

通常需要监测的药物见表24－4。

表24－4　临床通常需要监测的药物

药物	最佳浓度范围	中毒症状	备注
地高辛	0.5～2.0 μg/L ＞2.56μg/L 中毒症状增加 ＞3.84μg/L 中毒	腹泻、呕吐、腹痛、视觉异常、困倦、精神错乱、心律失常	不必常规监测；需要监测时服用药物≥6小时采集血样；当低血钾及血钾水平可能降低时发生在中度反应
锂盐	急性躁狂：0.6～1.0 mmol/L 预防：0.4～0.8 mmol/L 老年患者：0.4～0.7 mmol/L 中毒：老年患者＞1 mmol/L	视力模糊、多尿、多饮、腹泻、呕吐、腹痛、厌食、肌无力、困倦、震颤、精神错乱、共济失调、肾功能损伤（＞1.5 mmol/L）；＞2～3mmol/L，发生严重中毒，出现定向障碍、惊厥、昏迷以及死亡可能性	开始服药4～7天、剂量调整或换用不同厂家产品，晚上服药12小时后采集血样 稳定后，每3月监测一次

续表

药物	最佳浓度范围	中毒症状	备注
苯妥英	10～20 mg/L	眼球震颤、视力模糊、共济失调、困倦（>30 mg/L），构音障碍，昏迷、死亡（>40 mg/L）	剂量调整 1～2 周后采样；个体间中毒水平差异较大，有报道血药浓度>50 mg/L 出现毒性反应
卡马西平	4～12 mg/L	眼球震颤、困倦、复视、共济失调（>9～12 mg/L）	初始治疗 2～4 周或调整剂量后 3～4天采集血样；由于吸收差异较大一般监测谷浓度
茶碱	10～20 mg/L	恶心、呕吐、心律失常、癫痫发作（>30 mg/L）	由于不同厂家产品的生物利用度差异较大，不应该改换品种；快代谢者（主要指儿童、吸烟者）最适合吸收速率慢或每天服用 3 次的品种

24.6.4 临床常用 TDM 的方法

因为临床需要快速获得 TDM 结果，所以分析方法必须简单、快速和可靠，而且专属性要强，相似结构的化合物无干扰。通常 TDM 监测药物大多数治疗指数较窄，所以必须要求方法具有较高准确度和精密度，否则就可能导致结果和剂量调整的错误。TDM 常常在血药浓度相对高（稳态浓度）的情况下采样，一般不需灵敏度很高，但测定游离药物则需非常高的灵敏度，特别是蛋白结合率高的药物（如苯妥英），因其游离药物浓度百分比通常很低。

目前用于 TDM 的分析技术主要有色谱分析法、免疫分析法等。

24.6.4.1 **色谱分析法** 色谱分析法主要有气相色谱（GC）和高效液相色谱（HPLC）。GC 法选择性强、灵敏度高，但要求样品具有挥发性和热稳定性，也可将样品衍生化成具挥发性和热稳定性的物质。HPLC 可用于分离大多数药物（极性、非极性、离子型），具有分辨率高、选择性强、样品用量小等特点。

近年来发展起来的高效液相色谱质谱连用技术（LC/MS）越来越多地应用到了 TDM 之中。LC/MS 联用技术实际上是 MS 仪为检测手段的色谱技术，它集 LC 的高分离能力和 MS 的高灵敏度、极强的定性专属特异性于一体，成为药物研究中其他方法所不能取代的有效工具。目前，药物分析中最为常用的是三重四级杆串联质谱（LC/MS/MS），它分析速度快、选择性高、灵敏度高，适合分析各种复杂基质中的各种化合物，最低检测限为几个 pg 甚至更低，可以实现苛刻的体内浓度分析。

24.6.4.2 **免疫分析法** 免疫分析法包括酶免疫分析法（EIA）、荧光偏振免疫分析法（FPIA）和放射免疫分析法（RIA）。RIA 非常灵敏，但费时费钱，需使用放射性物质和专门的计数器，且其应用范围有限，其放射性废料需保持长时间才失活。因此，目前逐渐被均匀相酶免疫分析技术（EMIT）和 FPIA 所取代。EMIT 原理是测定下列反应的吸收度：酶为葡萄糖-6-磷酸脱氢酶，基质为葡萄糖-6-磷酸和辅酶为烟酰胺腺嘌呤二核苷酸（NAD）之间的反应。基质荧光标记酶免疫分析（SLFIA）原理是测定能发射荧光的酶反应后的荧光强度，这个反应是在酶为β-半乳糖苷酸和基质为β-半乳糖-7-羟基香豆素之间的反应。FPIA 是基于测定偏振荧光的强度，偏振荧光产生于标记药物与特异性抗体的结合，荧光素通常作为荧光标记物。目前 EMIT 和 FPIA 广泛用于常规 TDM 监测中。

24.6.4.3 **其他分析方法** 超临界流体色谱（SFC）和毛细管电泳（CE）在分离技术方面引起更多的关注。CE 不仅具备高效、快速、微量和低耗的特点，而且具有生物样品前处理简单及少污染的优点。可作为 HPLC 和免疫分析技术的补充。省去了生物样品前处理的浸透限制固定相（直接进样），可大大缩短分析时间，提高了分析的准确度。立体选择 HPLC 方法可用于常规测定每个与疗效有关药物对映体的血浆浓度。

在 TDM 中，免疫分析法具有快速、有适宜的灵敏度和专一性，适合于临床常规用药监测。

色谱法快速、灵敏度高、专一性强，更适合用于TDM有关的研究，特别适用于同时监测药物及其代谢产物，当不适合用免疫分析法或无商品试剂盒供应时，色谱法也用于常规药物监测。因为剂量调整是根据分析结果进行，所以要适当选择一种有效的分析方法用于TDM。同时，为得到可靠结果，必须执行优良的操作规范和分析质量控制标准，以确保TDM工作顺利进行。

24.6.5　TDM的工作流程

医师根据患者临床情况和使用药物特点，负责按项目填写测定血药浓度申请单；护士遵照医生医嘱负责采取血样并送至实验室。医学技术专家接到申请单，首先核实患者用药情况及准确采血时间，有时需立即到病房或医生处查看患者病历及护理记录。根据不同待测药物，采用不同仪器测定血药浓度，并具体计算出该患者的药动学参数。报告单上应有血药浓度监测值、有效浓度范围，同时提出分析及具体建议。报告由临床药师向临床医生进行分析、解释，并与临床医生共同制定个体化治疗方案，追踪观察治疗效果，根据病情变化调整治疗方案。

医疗专业人员还可建立患者资料库，采集的新患者资料包括患者一般资料、诊断和治疗记录、详细准确的用药情况、取样情况、血药浓度、药动学参数等全面资料和结果输入电脑资料库。若是复诊患者，只需在电脑资料库里浏览一下上次血药浓度结果及报告单，并追加本次数据。这对长期用药的慢性疾患，如哮喘、癫痫等患者的合理用药，起着至关重要的监测和指导作用。利用这些宝贵资料进行回顾性或前瞻性分析，所获得的用药经验及药动学规律又可反馈于临床，形成良性循环，使TDM工作不断深入。

24.6.6　给药剂量的调整

TDM的核心是个体化给药，通过药物浓度的测定可定量描述药物在人体内的吸收、分布、代谢和消除的药动学过程，计算药动学的有关参数，拟定出个体化给药方案。TDM常用的个体化给药方案制定的方法主要包括以下几种：

稳态一点法，血药浓度达稳态时，采集一次血样进行剂量调整。血样采集可在峰时取或在谷时取，或在稳态血药浓度时取。然后按下式粗略估算出调整剂量。

D1（原剂量）/D2（调整剂量）$= C1max/C2max = C1min/C2min = C1ss/C2ss$

多点法，采集患者使用药物后5个以上的血样，测定其药物浓度，用传统药动学的方法计算出个体参数，然后利用这些参数调整剂量。该方法精确可靠，但采样多、费时、不经济。

贝叶斯估算法，应用群体药动学方法得到患者个体的药动学参数，采用贝叶斯（Bayesian）法估算个体的用药剂量。

24.6.7　药物基因组学理论在TDM中的应用

在个体化治疗中，药物基因组学是基于个体的基因特点，为患者选择最佳的药物，确定最佳给药剂量；而TDM则是通过测定药物及其代谢产物的浓度，确定患者最佳剂量、给药间期及给药途径，两者最终目标均是实现给药方案个体化，从而提高药物疗效，避免或减少不良反应，并为药物过量中毒的诊断和处理提供理论依据。在未来个体化治疗中，TDM与药物基因组学的结合将会实现真正意义的个体治疗，将依据个体基因特点，选择合适的药物和剂量，通过监测药物浓度/代谢产物浓度结合疗效客观、科学评价治疗结果，避免反复调整给药方案延长疗程、减少费用、降低不良反应发生率。

24.6.8　群体药动学理论在TDM中的应用

应用群体药动学方法得到患者个体的药动学参数，从而进行剂量的调整已成为TDM发展的趋势。免疫抑制剂、抗菌药物、抗癫痫药物的群体药动学研究已成为重点。对卡马西平在成年人和儿童中群体药动学的研究表明，成年人与儿童存在显著差异，年龄和体重对儿童的影响明显高于成年人，儿童的清除率与体重和年龄线性相关，而成年人没有发现这一规律。目前对抗肿瘤和抗HIV病毒药物的群体药动学研究成为较为关注的领域。

群体药动学最大的优点在于可以将对药动学产生影响的因素进行定量化分析，把不同影响因素作为固定效应，以方程式的形式把固定效应对药动学参数产生的影响表达出来，固定效应因人而异，因此可以得到不同个体药动学参数的差异，为TDM服务。这些影响因素可以是年龄、身高、体重等生理因素，也可以是不同疾病状态等病理因素。另外，剂型等因素对药物的代谢也将产生很大影响，不同个体也存在很大的个体差异，应用群体药动学可以为患者更换药物剂型提供依据。另外，目前有研究将生理模型与群体药动学模型结合起来，研究不同脏器器官的血流变化的群体药动学，模型建立非常复杂，把群体药动学又向前推进了一步。生理群体药动学模型把生理模型和群体药动学模型结合起来，更加符合药物体内实际，使得 TDM 的发展更加适合临床需要。

遗传多态性导致药物不同药动学特点也是目前群体药动学研究的重点之一，把具有不同种类代谢酶的患者作为不同群体，研究药物的群体药动学特征。Kosaki 等研究不同基因型与去甲基氯巴稳态浓度的相关性，结果表明 CYP3A4 不是该药物的主要影响因素，而 CYP2C19 对药动学有很大影响。

应用群体药动学方法进行 PK－PD 结合的研究是目前 TDM 的发展方向之一。将 PK 和 PD 数据结合起来加以模型化分析，便可由 PD 分析测出在靶部位引起所需治疗作用的药物浓度，而由 PK 分析则可测知为了保证靶部位达到所需药物浓度的剂量方案，对临床用药更具指导意义。

24.7 药物相互作用与配伍禁忌

24.7.1 体外相互作用

24.7.1.1 **定义** 药物在体外的相互作用是指药物在进入人体之前所发生的物理或化学反应导致药效改变，即通常所说的药物（理化）配伍禁忌。有些药品配伍使药物的治疗作用减弱，导致治疗失败；有些药品配伍使副作用或毒性增强，引起严重不良反应；还有些药品配伍使治疗作用过度增强，超出了机体所能耐受的能力，也可引起不良反应，乃至危害患者等。这些配伍均属配伍禁忌。

其中发生物理性配伍禁忌是由于某些药物配合在一起会发生物理变化，即改变了原先药物的溶解度、外观形状等物理性状，给药物的应用造成了困难。发生化学性配伍禁忌是由于某些药物配合在一起会发生化学反应，不但改变了药物的性状，更重要的是使药物减效、失效或毒性增强，甚至引起燃烧或爆炸等。

24.7.1.2 **配伍禁忌的表现及预防** 配伍禁忌在临床有两种表现：一种是输液瓶中出现沉淀、浑浊或变色，这种现象易被察觉，可以杜绝不良反应的发生，这就是常用的药物配伍变化表中的配伍禁忌部分。另一种情况是发生反应时液体的外观无任何变化，这种反应很难被察觉。因此有人提出在药物配伍时应进行含量测定，以保证临床配伍用药安全有效。

体外药物相互作用给临床用药带来的危害已经基本清楚。但临床上由于病情的需要，有时会不可避免地使用具有配伍禁忌的药物，因此在临床给药时避免同时给予配伍禁忌的药物，能够很大程度地减少配伍禁忌的发生，达到理想的治疗效果。为防止这种危害，在输液过程中一般不提倡加入多种药物。如需联合用药，最好经另一输液管道，或第一组药液输完后再加入另一组药物。一些等渗溶液一般不会引起体液和电解质的变化，但当加入大量其他药物时将破坏其等渗性，很可能引起不良反应。因此，含电解质、氨基酸、乳剂的药物，一般不宜加入其他药物，以避免电解质平衡紊乱影响其他药物的分布吸收。为减少体外药物相互作用的发生，临床用药应注意下列几点：

- 两种药物混合时，一次只加一种药物到输液瓶中，待混合均匀后液体外观无异常改变再加入另一种药物。
- 两种浓度不同的药物配伍时，应先加浓度高的药液到输液瓶中，后加浓度低的药物，以减少发生反应的速度。
- 药物混合后至使用的时间间隔越长，发生配伍禁忌的可能性越大。如果配伍禁忌情况不清，可将药液混合后仔细观察 15 分钟，确认无变化时，方可输入。但也有极少数例外，如硫喷妥钠与琥珀胆碱混合后，当即缓慢注射对药效无大影响，放置后则琥珀胆碱水解失效而不能再用。总之，除非了解药物的组成在化学和物理性质上可以配伍时，不应将药物溶液相互混合，不应加到静脉输液中，更不应加入全血中输入。

24.7.1.3　**影响配伍禁忌的因素**　发生配伍禁忌受注射液 pH 值、浓度、溶解度、温度、湿度、离子性质、时间及注射液中辅助材料的影响（参见 24.3.1 注射剂的稳定性）。

24.7.2　体内相互作用

药物的体内相互作用可分为药动学相互作用和药效学相互作用

24.7.2.1　**药动学相互作用**　可发生在吸收、分布、代谢、排泄 4 个阶段，其中代谢性相互作用发生率最高，临床意义也最为重要。一种药物的吸收、分布、代谢、排泄、清除速率等常可受联合应用的其他药物的影响而有所改变，因而使体内药量或血药浓度增减而致药效增加或减少，这就是药物代谢动力学的相互作用，这种相互作用可以是单向的，也可以是双向的，根据发生机制不同可进一步分为几个方面。

(1) 胃肠道吸收的改变：pH 值改变：应用抗酸药，如 H_2 受体阻滞剂、质子泵抑制剂及碱性制酸药，可明显降低胃中 pH 值，增加在酸性环境中易被吸收药物的吸收量。

络合作用和吸收作用：四环素类药物在胃肠道内能与金属离子（如钙、镁、铝及铁）形成难吸收络合物。因此某些食物（如牛奶）或药物（如抗酸药、含镁、铝和钙盐的制品、铁制剂）能显著减少四环素的吸收。

胃的排空：胃动力药可增加胃肠道运动而加速其他药物通过胃肠道，由此引起吸收减少，特别是对那些需要与吸收表面长期接触的药物以及仅在胃肠道特殊部位被吸收的药物影响更大。抗胆碱能药减弱胃肠道运动，既可使其他药物溶解延迟，也可减慢胃排空而减少吸收；又可使一种药物较长时间停留于适宜的吸收区域而增加吸收。

食物的影响：食物可延迟或减少许多药物的吸收。食物通常减慢胃排空，但也可通过与药物的结合，通过减慢药物进入吸收部位或改变药物的溶解速率，改变胃肠道内容物 pH 而影响药物的吸收。

(2) 药物与血浆蛋白结合过程中的相互作用：同时给予两种能与蛋白结合，特别是能与蛋白分子中相同位点结合的药物时，可以发生药物从蛋白结合位点释出的取代作用（竞争性取代）。结合药物（无活性）和非结合药物（有活性）分数间存在着平衡关系。当非结合药物被代谢或排泄时，结合的药物逐渐释放以维持平衡和药理效应。由蛋白取代而发生相互作用危险较大的主要是那些蛋白结合率高（>90%）而表观分布容积小的药物；这种相互作用在合并治疗的最初几天容易发生。当两种药物同时存在时，对血浆蛋白亲和力强的药物，可置换亲和力弱的药物，而使后者游离型药物增多，药效增强，竞争血浆蛋白可引起药物分布容积、$t_{1/2}$、清除速率等一系列的改变，其结果是药物效应和某些不良反应均发生改变。如氯贝丁酯、阿司匹林、吲哚美辛、依他尼酸等与降糖药、口服抗凝药合用可使后者游离型血药浓度升高，药效增强，甚至出现低血糖或出血。

(3) 药物代谢过程中的相互作用：可分为酶诱导和酶抑制两种作用方式。第一种为酶诱导作用：一些药物如苯巴比妥、水合氯醛、格鲁米特（导眠能）、甲丙氯酯、苯妥英钠、扑米酮、卡马西平、保泰松、尼可刹米、灰黄霉素、利福平、螺内酯等可以增加肝脏合成药酶，增加其他药物的代谢，这些药物称为酶诱导剂。酶诱导的结果使受影响的药物作用减弱或缩短。诱导剂通常对特定的 CYP 酶有专属性，有时一种药物除可对其他药物产生诱导作用外，也可诱导自身的生物转化，如乙醇既是 CYP2E1 的诱导剂，又是该酶的底物。诱导作用可在治疗的最初两天内出现，但合成新的酶通常需要 1 周以上时间，此时可产生最大的疗效。诱导作用的起始时间也由药物的半衰期决定。第二种为酶抑制作用：一些药物（酶抑制剂）可以抑制肝脏合成药酶，或与另一种药物竞争某一药酶，可使另一种药物的代谢减少，血药浓度增高，药效和毒性也增大。绝大多数药物在肠道或肝脏中经过细胞色素 P450 代谢，细胞色素 P450 酶系被抑制或被诱导是导致代谢性药物不良反应的主要原因，其中酶抑制作用所致的药物不良反应临床意义远大于酶诱导作用，约占代谢性相互作用的 70%，酶诱导作用引起的约占 23%。

CYP 系统是指存在于肝细胞内质网上的一组同工酶，主要对内源性和外源性化合物进行氧化代谢。常见的 CYP 异构体主要有 1A2、3A4、2C9、2C19、2D6 和 2E1。据估算，CYP3A4 负责 50 %以上药物和激素的氧化代谢，比其他任何一个 CYP 亚族都多。若两药均被同一同工酶代谢，发生竞争抑制时，与同工酶亲和力较小的药物的代谢在很大程度上将被抑制。类似地，多数同工酶也会受药物诱导。同工酶 2D6 和 2C19 为多形性表达，不同的个体其含量有很大不同。例如，1 %亚洲人为 CYP2D6 慢代谢者，而 5 %～10 %北美洲人则有丰富的 CYP2D6。基因的多形性可导致代谢能力的差异。

主要通过 CYP3A4 代谢的药物，如阿托伐他汀、辛伐他汀、环孢素、红霉素、伊曲康唑、酮康唑、胺碘酮、华法林、苯妥英钠、利福平等，合并用药时就可能产生酶诱导或酶抑制作用，部分 CYP450 酶的代表性底物、诱导剂和抑制剂见表 25－5。食物中的葡萄柚汁也是通过 CYP3A4 代谢的，因此与经 CYP3A4 酶代谢药物合用时也应注意药效和毒副作用增加的问题。

表 24－5 部分 CYP450 酶的代表性底物、诱导剂和抑制剂

	CYP450 底物	诱导剂	抑制剂
1A2	咖啡因、阿米替林、氯丙咪嗪、氯氮平、氟哌啶醇、利多卡因、美西律、奈普生、非那西汀、普罗帕酮、茶碱、维拉帕米、R-华法林	苯巴比妥、苯妥英、利福平、奥美拉唑	西咪替丁、异烟肼、氟伏沙明
2A6	香豆素		
2C9/2C19	双氯芬酸、布洛芬、氯沙坦、苯妥英、甲苯磺丁脲、S-华法林、地西泮、美芬妥因、丙咪嗪、奥美拉唑、氯胍	苯巴比妥、利福平	磺胺苯吡唑、氟康唑、酮康唑、氟西汀、氯霉素、甲硝唑
2D6	可待因、卡托普利、右美沙芬、右芬氟拉明、氟西汀、美西律、马普替林、普罗帕酮、曲马多、异喹胍	巴比妥类、利福平	氟西汀、帕罗西汀、苯海拉明、奎尼丁、特比奈芬
2E1	对乙酰氨基酚、乙醇、氯唑沙宗、氟烷	乙醇、异烟肼	二乙二硫氨基甲酸酯
3A4	阿斯咪唑、西沙比利、环磷酰胺、环孢素、硫氮卓酮、氢化可的松、雌二醇、辛伐他汀、伊曲康唑、酮康唑、利多卡因、紫杉醇、普罗帕酮、奎尼丁、特非那丁、他莫昔芬、长春碱、茶碱	卡马西平、地塞米松、苯巴比妥、苯妥因、利福平	酮康唑、伊曲康唑、葡柚汁、氟西汀、氟伏沙明、维拉帕米、红霉素、克拉霉素、Mibefradil

（4）药物排泄过程中的相互作用：药物大多经肾脏排泄，如果两种或多种药物影响到肾小球滤过、肾小管分泌和重吸收过程，都可影响血药浓度。

尿 pH 值影响弱酸类和弱碱类药物的解离作用，从而影响它们的再吸收和排泄。非解离型药物更易从肾小管滤液中弥散入血液。酸性药物在酸性尿中比在碱性尿中存在更多的非解离型药物，而在碱性尿中主要以解离型形式存在。因此，在酸性尿时有更多的酸性药物（如水杨酸盐）会从酸性尿液中弥散返回血液，从而延长或加强药物的活性。这种效应更可能发生在服用大剂量水杨酸盐（治疗关节炎）的患者身上。服用碱性药物（如右苯丙胺）则可见到相反的效应。在一次研究中，尿液 pH 值维持在 5 左右，在 16 小时内右苯丙胺排出用药剂量的 54.5%，而 pH 值维持在 8 左右时则仅排出用药量的 2.9%。

丙磺舒提高青霉素衍生物的血清浓度并延长其活性，其作用主要是阻断这些药物的肾小管分泌。当地高辛与奎尼丁同时应用时，奎尼丁降低了地高辛的肾清除率，地高辛血清浓度显著高于单用地高辛时浓度。曾有服酮洛芬患者死于甲氨蝶呤毒性的报告。这可能是酮洛芬抑制甲氨蝶呤主动分泌所致。大多数患者是死于为治疗恶性肿瘤而接受了大剂量的甲氨蝶呤。然而，患者接受小剂量也应该小心，特别是当用甲氨蝶呤逐渐增量以治疗类风湿关节炎时，而当时患者同时服用非甾体抗炎药时需格外谨慎。

24.7.2.2 **药效学相互作用** 药物作用的发挥，可视为它和机体的效应器官、特定的组织、细胞受体或某种生理活性物质（如酶等）相互作用的结果。如不同性质的药物对“受体”可起激动（兴奋）作用或阻滞（拮抗、抑制）作用。两种药物作用于同一“受体”或同一生化过程中，就可发生相互作用，产生效应的变化。

药效学相互作用是指同时或相继使用两个或两个以上药物时，其中一个药物作用的大小、持续时间甚至性质受另一药物的影响而发生明显改变。药效发生改变的药物称为目标药，引起这种改变的药物称为相互作用药。互相影响的两个药物互为目标药和相互作用药。

（1）药效学相互作用方式：药物药效学相互作用方式多种多样，主要是影响药物与受体作用的各种因素，下面列举几种作用方式：

- 影响药物对靶位的作用：例如突触是药物的主要作用靶位，通过干扰递质摄取过程、抑制灭活酶、阻断受体等过程，发生药物间药效学的相互作用。如三环类抗抑郁药能抑制突触前膜的特殊转运泵系统，倍他尼定与异喹胍等靠此泵转运至神经末梢发挥作用，药效就会受到三环类抗抑郁药的干扰降低。单胺氧化酶抑制剂能抑制去甲肾上腺素在神经组织内的灭活，引起该递质在神经末梢内的大量堆积。氨基糖苷类抗生素和多黏菌素类抗生素对神经肌肉传递有弱的抑制作用，在用过肌肉松弛药后，上述药物通过阻断烟碱受体或减少乙酰胆碱的释放，可能引起肌肉麻痹和呼吸暂停。

- 改变电解质平衡：噻嗪类利尿剂或依他尼酸、呋塞米等在发挥利尿效果时，均会引起钾离子的丢失。这类利尿剂与强心苷合用时容易造成心脏毒性，必须要注意监测和补充钾。

（2）药效学相互作用分类：1992 年，Greco 等就相互作用定义达成 Sarriselkä 协议。根据相加作用（零相互作用）参考模型的不同，将药物的药效学相互作用定性为 3 种情况：即相加、协同和拮抗。

相加是指两种性质相同的药物联合应用所产生的效果相等或接近两药分别应用所产生的效应之和。如阿司匹林与对乙酰氨基酚使用，可使解热镇痛药作用相加；抗高血压药物常采用两种不同作用环节的药物合用，可使降压作用相加，而各药剂量相应减少，又可使药物不良反应降低。相反，链霉素、庆大霉素、卡那霉素或新霉素之间合用，则对听神经和肾脏的毒性反应相加，应避免这种情况。

协同又称增效，即两药联合应用所显示的效应明显超过两者之和，如在普鲁卡因注射液中加入微量肾上腺素，后者可以使用药局部的血管收缩，减少普鲁卡因的吸收，使普鲁卡因的局麻作用延长，毒性降低。青霉素与丙磺舒合用，可以使青霉素的作用增强。

拮抗是指两药联合应用所产生的效应小于单独应用一种药物的效应，当一种药物与特异性受体结合，阻止了激动剂与其受体结合，属于药理性拮抗，如β受体阻滞剂可以拮抗异丙肾上腺素的β受体激动作用。两个激动剂分别作用于生理作用相反的两个特异性受体，属于生理性拮抗，如组胺可以使支气管平滑肌收缩，血管舒张，血压剧烈下降，甚至发生休克；肾上腺素可作用于β肾上腺素受体，使支气管平滑肌松弛，同时也使小动脉和毛细血管收缩，用于抢救过敏性休克。

（3）药效学相互作用示例：丙吡胺加β受体阻滞剂：这是一个药效增强的例子。两药均有负性肌力作用，均可减慢心率和传导，合用时效应过强，可致窦性心动过缓和传导阻滞及致心脏骤停。只有严密监护下方可联合应用，以保安全。

红霉素和阿司匹林：两者均有一定的耳毒性，单用毒性不显著（阿司匹林可偶致耳鸣）。合用则毒性增强，易致耳鸣、听觉减弱等。具有耳毒性的药物尚有氨基糖苷类抗生素和呋塞米等。

氯丙嗪和肾上腺素：氯丙嗪具有α受体阻断作用，可改变肾上腺素的升压作用。使用氯丙嗪过量而致低血压的患者，若误用肾上腺素以升压，则反导致血压剧降。

氯丙嗪和苯海索：较大剂量的氯丙嗪用于精神病治疗常可引起锥体外系反应。苯海索具有抗胆碱作用，可减轻锥体外系反应。但氯丙嗪也有一定的抗胆碱作用。联合应用时可显示较强的外周抗胆碱作用，不利于治疗。本例既是拮抗某一不良反应，同时增加另一个不良反应的例子。

应用降糖药常因引起低血糖而产生心悸、出汗反应。使用普萘洛尔可掩盖这些反应。且由于

β受体阻滞剂可抑制肝糖原的分解输出，而使血糖进一步降低，增加了低血糖的危险性。这是一个使不良反应加剧并掩盖的例子。

李玉珍　赵荣生　胡永芳　张海英

参考文献

[1] 赵香兰．临床药动学基础与应用．郑州：郑州大学出版社，2002：12－106

[2] 蒋学华．临床药动学．北京：高等教育出版社，2007：17－51

[3] 梁文权．生物药剂学与药动学．人民卫生出版社，2004：155－312

[4] 叶美娣．常用中药注射剂与其他针剂的配伍情况．中国药业，2004，13（6）：73

[5] 李立安．静脉输液治疗中应注意的问题及建议．中国医院药学杂志，2007，27（2）：267－270

[6] 吴永佩，焦雅辉．临床静脉用药调配与使用指南．北京：人民卫生出版社，2010，24－28.

[7] 韩敏，刘翎，张爱琴．口服药物的合理使用．首都医药，2005，12（18）：43－46

[8] Lars E. Schmidt. Kim Dalhoff. Food－Drug Interactions. Drugs，2002，62（10）：1481－1502.

[9] 黄林清，张恩娟，张昭．食物对药物吸收代谢的影响．中国药房，2002，13（2）：116－117.

[10] 张志奇，蒋新国，裴元英．时辰药动学．中国临床药学杂志．2001，10（6）：405－408.

[11] 唐振香、陈瑜、王红缨．谈时辰药理学的实用价值．中国药物与临床．2006，6（11）：854－856.

[12] 王方．临床中西医不合理用药并用探讨．中国药房，2000，11（增刊）：72－73.

[13] 谢惠民．合理用药. 2版，北京：人民卫生出版社，1995：499

[14] 潘传福．几种常用的中西药混合服用应注意的配伍禁忌．中国医院药学杂志，2000，20（3）：192.

[15] 贾公孚，谢惠民．药害临床防治大全．北京：人民卫生出版社，2002：121－133.

[16] 孙定人，齐平，靳颖华．药物不良反应．3版，北京：人民卫生出版社，2003：23.

[17] Robert Berkow，薛纯良译．默克诊疗手册．17版，北京：人民卫生出版社，2001：301－303.

[18] Mary Anne Koda－Kimble、王秀兰、张淑文译．临床药物治疗学．8版，北京：人民卫生出版社，2007：39－43.

[19] 刘治军，傅德兴．体内药物相互作用研究进展．药物不良反应杂志，2006，2（8）：35－38.

[20] 高志伟，施孝金，钟明康．细胞色素P450酶与药物相互作用研究进展．中国临床药理学杂志 2006，15（6）：395－398.

[21] 唐靖，彭文兴．细胞色素P450酶和P－gp介导药物相互作用的体外研究方法．Cent ral Sout h Pharmacy. 2007，l1 5（16）：536－538.

[22] 李家泰．临床药理学．2版，北京：人民卫生出版社，1998：254－256.

[23] 陈新谦．新编药物学．16版，北京：人民卫生出版社，2007：21－22.

调剂涉及的计算

25

药学领域中的计算运用很广泛，它不仅包括药师使用的那些传统的计算方法，还包括一些特殊实践操作中的计算。在药房调剂工作中经常涉及的计算包括基于患者个体差异的给药剂量计算、特殊处方和临时用药的调配方案计算等。

25.1 药物浓度和剂量的计算

25.1.1 药物浓度表示法及换算

一定量的溶液里所含溶质的量，叫做这种溶液的浓度。溶液的浓度描述的是溶液中溶质与溶剂的相对含量。人们根据不同的用途规定不同的标准，就有不同的浓度表示方法。因此，同一种溶液，由于表示方法不同，它的浓度值就不同，通常可归纳成两大类：一类是质量浓度，用溶质与溶液的相对量表示，这里指的量可以是质量（克、千克）或物质的量（摩尔），如质量百分比浓度、质量摩尔浓度、ppm 浓度等。另一类是体积浓度，用一定体积溶液中所含溶质的量表示，如物质的量浓度、体积比浓度、克/升浓度等。质量浓度的值不因温度变化而变化，而体积浓度的值随温度的变化而略有变化。因此，在讨论理论问题时，常用质量摩尔浓度；在实验室常用物质的量浓度表示，便于量取和计算溶质的量。有些浓度的表示方法已被淘汰，如当量浓度已废弃不用，克分子浓度已被物质的量浓度代替。还有些浓度正在被新的法定计量单位替代，如质量百分比浓度和 ppm 浓度将被质量分数替代，下面介绍常用的浓度表示方法以及它们之间的换算。

（1）质量摩尔浓度：指溶液中溶质的物质的量 n_B 除以溶剂的质量 m_A，符号为 b_B，单位为 mol/kg，表示为：

$$b_B=\frac{n_B}{m_A}$$

式中 n_B 是溶质 B 的摩尔数；m_A 为溶剂的质量。用质量摩尔浓度 b_B 表示溶液的浓度，优点是其值不受温度的影响，缺点是使用不太方便。

例：将 29.25g 氯化钠溶于 400g 水中，求该氯化钠溶液的质量摩尔浓度？

b_{NaCl} =1000×溶质克数/（溶质摩尔质量×溶剂克数）

=1000×29.25/（58.44×400）

≈1.25（mol/kg）

答：该氯化钠溶液的质量摩尔浓度为 1.25mol/kg。

（2）质量百分比浓度：指用溶质的质量占全部溶液的质量的百分比来表示的浓度，简称百分比浓度。质量百分比浓度是日常生活和生产中常用的浓度，它没有量纲。以后它将被法定计量单位质量分数代替。例如，5g 氯化钠溶于 95g 水配成 100g 溶液，它的质量百分比浓度是 5%。

（3）百万分比浓度（ppm 浓度）：用溶质质量占全部溶液质量的百万分比来表示的浓度，叫做 ppm 浓度，也即百万分比浓度。ppm 是由英文名称（part per million）中各第一个字母组成的。有些溶液极稀，用百分比浓度表示既不方便，又容易发生错误。例如，某溶液的浓度是 0.0005%，改用百万分比浓度（ppm）表示就是 5ppm。百万分比浓度与百分比浓度之间的换算公式为：

百万分比浓度＝百分比浓度×10000

即百分比浓度乘以10000就是百万分比浓度，反之，百万分比浓度被10000除就是百分比浓度。有时还会碰到ppb（part per billion）浓度，即十亿分之一浓度，也就是1‰ppm。

（4）质量分数：指物质B的质量m_B与混合物（或溶液）的质量m之比，用符号W_B表示。表示为：

$$W_B=\frac{m_B}{m}$$

质量分数也可用百分数表示。以往的质量百分比浓度，按中华人民共和国国家标准已改为质量分数。质量分数通常以一个无量纲的小数或分数表示，也可用百分数表示，按国际单位制（SI）规定分数单位的选择为10^{-3}、10^{-6}、10^{-9}。例如市售浓盐酸中HCl的质量分数为37.2%，浓硫酸中H_2SO_4的质量分数为96%。

例：要配制单糖浆，取蔗糖5.525kg，加热溶于水后使成饱和溶液，称得总质量为8.539kg，求其质量分数。

解：　$W_B=5.525/8.539=0.647$

答：该糖浆中蔗糖的质量分数可表示为0.647、64.7%或647×10^{-3}。

（5）体积摩尔浓度：1升溶液中所含溶质的摩尔数，称作体积摩尔浓度，以M表示，即M=溶质的摩尔数/溶液体积，单位是mol/L。例如0.1mol/L的氢氧化钠溶液，NaOH是溶质，水是溶剂，NaOH溶于水形成溶液，就是在1L溶液中含有0.1mol的氢氧化钠。

（6）物质的量浓度：物质的量浓度简称浓度，它的定义为物质B的物质的量n_B除以混合物的体积V，常用符号c_B表示，SI单位是mol/m^3，由于立方米的单位太大，应用起来不方便，习惯用升代替立方米，表示为mol/L，临床上也常常采用mmol/L和μmol/L作为物质的量浓度的单位。表达式为：

$$c_B=\frac{N_B}{V}$$

在使用物质的量浓度时，必须指明物质的基本单元B，如：$c_{H_2SO_4}=0.1$ mol/L，$c_{\frac{1}{2}H_2SO_4}=0.2$ mol/L，$c_{2H_2SO_4}=0.05$mol/L，由此可得出$c_B=\frac{1}{2}c_{\frac{1}{2}B}=2c_{2B}$，即$c_{bB}=\frac{1}{b}c_B$，由此可推出$c_{\frac{b}{a}B}=\frac{a}{b}c_B$（说明：$\frac{b}{a}$基本单元B的量浓度与一个基本单元B的量浓度的$\frac{a}{b}$值相等）。

物质的量浓度代替了旧制的摩尔浓度和当量浓度，它与摩尔浓度最主要的区别在于：摩尔浓度中的基本单元只能是完整的溶质粒子或完整的化学式，而物质的量浓度的基本单元可以是完整的粒子也可以是化学式的特定组合，可以是分数。对于极稀的溶液，物质的量浓度与质量摩尔浓度可近似相等。

据世界卫生组织的建议凡是已知相对分子质量的物质在人体内的含量，均应用物质的量浓度表示。如生理盐水中NaCl的组成量度旧制表示成：0.9%，按照规范应表示成：c（NaCl）=0.154 mol/L，也可表示成154mmol/L。

例：正常人血浆中，每100ml含164.7mg HCO_3^-，计算正常人血浆中HCO_3^-的物质的量浓度。

解：HCO_3^-的摩尔质量是61.0g/mol，则：

$$c(HCO_3^-)=n(HCO_3^-)/V=\frac{164.7/61.0}{0.1}$$

$$=27.0\text{mmol/L}=0.027\text{mol/L}$$

（7）体积百分比浓度：用溶质（液态）的体积占全部溶液体积的百分比来表示的浓度，叫做体积百分比浓度。如60%的乙醇溶液，表示100ml溶液里含有乙醇60ml，也可以说将60ml乙醇溶于水配成100ml乙醇溶液。体积百分比浓度属非法定单位，将被法定计量单位体积分数代替。如果浓度很稀也可用ppm和ppb表示。1ppm=1mg/ml，1ppb=1ng/ml。

（8）体积分数：物质B的体积分数（volume fraction）定义为在相同的温度和压力下物质B的体积V_B与混合物（或溶液）的体积V之比，代替了旧制的体积－体积百分浓度，用符号ϕ_B表示。

$$\phi_B=\frac{V_B}{V}$$

通常以一个无量纲的小数或分数表示，也可用百分数10^{-3}、10^{-6}、10^{-9}表示，例如：消毒用的酒精溶液中乙醇的体积分数为0.75或75%或750×10^{-3}。

例：自生产中回收的54%体积分数的乙醇3.5L，问内含乙醇多少毫升？若通过蒸馏能使体积分数提高到90%，问理论上能得到90%体积分数的乙醇多少毫升？

解：　　$V_B=3500\times54\%$

$=1890$（ml）

可得到 90%体积分数的乙醇：1890/90%＝2100（ml）

答：回收乙醇中实含乙醇 1890ml，蒸馏后理论上能得到 90%体积分数的乙醇 2100ml。

（9）体积比浓度：指用溶质与溶剂的体积比表示的浓度。如 1∶1 的盐酸，即表示 1 体积量的盐酸和 1 体积量的水混合的溶液。

（10）质量体积百分比浓度：指 100ml 溶液中含有溶质的质量的百分比，单位是%（g/ml），现已被质量浓度代替，质量浓度的单位是 g/L，医学上常用 mg/L、μg/L 等表示。例如生理盐水的质量浓度为 9.0g/L，但临床上仍习惯表示成 0.9%（g/ml）。

（11）质量浓度：物质 B 的质量浓度定义为物质 B 的质量 m_B除以混合物（或溶液）的体积 V，用符号 ρ_B表示，表达式为：

$$\rho_B=\frac{m_B}{V}$$

质量浓度的 SI 单位是 kg/m^3，药学上常用 g/L、mg/L、μg/L 等表示。质量浓度单位中表示质量的单位可以改变，而表示体积的单位一般不能改变，均用 L。世界卫生组织提议：在注射液的标签上同时写明质量浓度和物质的量浓度，如静脉注射用的氯化钠注射液 $\rho NaCl=9g/L$，$cNaCl=0.15$ mol/L（临床上常用的 0.9%氯化钠、5%葡萄糖注射液其质量浓度应表示为 9g/L 氯化钠和 50g/L 葡萄糖）。

例：1L 碳酸氢钠注射液中含 50g$NaHCO_3$，计算该注射液的质量浓度。

解：$\rho(NaHCO_3)=m(NaHCO_3)/V=50/1=50$（g/L）

临床上也表示成 5.0%（$g\cdot ml^{-1}$）。

质量浓度是医学上常用的组成量度表示法，当被测物质为未知确切化学结构的化合物或混合物时，一般用质量分数表示（如蛋白质、激素等生物大分子活性物质的含量）。

尽管药物的浓度表示法有上述多种，但《中华人民共和国药典》2005 版二部在凡例中指出：滴定液和试液的浓度以 mol/L 表示。溶液的百分比，除另有规定外，系指溶液 100ml 中含有溶质若干克；乙醇的百分比，系指在 20℃ 时容量的比例。此外，根据需要可采用下列符号：

%（g/g）表示溶液 100g 中含有溶质若干克；

%（ml/ml）表示溶液 100ml 中含有溶质若干毫升；

%（ml/g）表示溶液 100g 中含有溶质若干毫升；

%（g/ml）表示溶液 100ml 中含有溶质若干克。

（12）质量分数 W_B 与物质的量浓度 c_B的换算

进行溶液体积和物质的量浓度之间的换算，必须通过密度 ρ（单位：g/ml）。

根据密度的定义：$\rho=\frac{m}{V}$

式中，m 为溶质的质量，V 为溶液的体积。由此得 $m=\rho V$，再将此式代入质量分数关系式得：

$$W_B=\frac{m_B}{m}=\frac{m_B}{\rho V}$$

由此得出溶液中溶质的量的计算公式，即

$$m_B=\rho V W_B \qquad (25-1)$$

若物质 B 的质量为 m_B，其摩尔质量为 M_B（1mol 基本单元为 B 的物质所具有的质量称为摩尔质量，单位是 g/mol），可求得 B 的物质的量 n_B，即

$$n_B=\frac{m_B}{M_B}$$

则

$$c_B=\frac{n_B}{V}=\frac{m_B/M_B}{V}$$

代入式（25－1）可得到

$$c_B=\frac{\rho W_B}{M_B} \qquad (25-2)$$

例：浓硫酸的密度为 1.84 g/ml，含 H_2SO_4 96%，求浓硫酸的量浓度。

解：H_2SO_4 的摩尔质量＝98.07 g/mol，根据式（25－2）

$$cH_2SO_4=\frac{10\times1.84\times96}{98.07}=18.0\ (mol/L)$$

答：浓硫酸的量浓度为 18.0 mol/L

（13）质量分数 W_B 与质量浓度 ρ_B的换算

因为 $$\rho_B=\frac{m_B}{V}$$

代入式（25－1）可得到

$$\rho_B=\frac{\rho V W_B}{V}=\rho W_B \qquad (25-3)$$

例：今有 HCl 溶液 $\rho HCl=344.8g/L$，其密度 ρ 为 1.149g/ml，求此溶液的质量分数。

解：根据式（25－3）可得

$$W_{HCl}=344.8/1.149=30\%$$

注意密度 ρ 与质量浓度 ρ_B 应用时不要混淆。通常密度 ρ 不必有下标，而质量浓度有下标 B，即 ρ_B。若 B 指明具体物质，如 H_2SO_4，则表示为 ρH_2SO_4。

(14) 质量分数 W_B 与质量摩尔浓度 b_B 的换算

因为 $b_B=\frac{n_B}{m_A}$

式中溶剂质量 m_A 是溶液质量 m 减去溶质质量 m_B，即 $m_A=m-m_B$

则 $$b_B=\frac{n_B}{m_A}=\frac{m_B/M_B}{m-m_B} \quad (25-4)$$

将 $m_B=m\cdot W_B$，代入式 (25-4) 得

$$b_B=\frac{W_B}{M_B(1-W_B)} \quad (25-5)$$

例：已知 $W_{NaOH}=40\%$ 的 NaOH 溶液，求 b_{NaOH}。

解：根据式 (25-4)

$$b_{NaOH}=\frac{W_{NaOH}}{M_{NaOH}(1-W_{NaOH})}=\frac{0.40}{40\times(1-0.40)}\times1000=16.7\ (mol/kg)$$

(15) 物质的量浓度 c_B 与质量浓度 ρ_B 的换算

因为 $m_B=c_BVM_B$ 且 $m_B=\rho_BV$

所以 $$\rho_B=c_BM_B \quad (25-6)$$

例：取 $BaCl_2$ 10.4g 溶于 500ml 水中，试求其质量浓度 (g/L) 和物质的量浓度？

解：$\rho BaCl_2=\frac{m\,BaCl_2}{V}=10.4/0.5=20.8$ (g/L)

根据式 (25-5)

$c\,BaCl_2=20.8/208.24=0.10$ (mol/L)

答：此氯化钡溶液的质量浓度为 20.8g/L，物质的量浓度为 0.10mol/L。

(16) 物质的量浓度 c_B 与质量摩尔浓度 b_B 的换算

将 $m_B=c_BVM_B$ 代入式 (25-4) 得

$b_B=\frac{C_BVM_B}{M_B(m-m_B)}$ 又将 $m=V\rho$ 代入，得

$$b_B=\frac{c_B}{\rho-c_BM_B} \quad (25-7)$$

例：已知浓 HCl 的 ρ 为 1.19 g/ml，b_{HCl} 为 16.5 mol/kg，求 c_{HCl}。

根据式 (25-7)

$c_{HCl}=(16.5\times10^{-3}\times1.19\times10^{3})\div(1+16.5\times10^{-3}\times36.5)=12.3$ (mol/L)

(17) 质量浓度 ρ_B 与质量摩尔浓度 b_B 的换算

将式 (25-3) 代入 (25-5)，得

$$b_B=\frac{\rho_B}{M_B(\rho-\rho_B)} \quad (25-8)$$

例：今有浓盐酸 (密度为 1.19g/ml)，其质量浓度 ρ_{HCl} 为 434g/L，求 b_{HCl}。

解：根据式 (25-8)

$b_{HCl}=(434\times10^{-3})\div[36.5\times(1.19-434\times10^{-3})]=1.57\times10^{-2}$ (mol/g)

25.1.2 药物剂量表示法及换算

药物的剂量是指给药时对机体产生一定反应的药量，通常是指防治疾病的用量。因为药物要有一定的剂量被机体吸收后，才能达到一定的药物浓度，只有达到一定的药物浓度才能出现药物作用。如果剂量过小，在体内不能获得有效浓度，药物就不能发挥其有效作用。但是如果剂量过大，超过一定限度，药物的作用可出现质的变化，对机体可能产生不同程度的毒性。因此要发挥药物的有效作用，同时又要避免其不良反应，就必须严格掌握用药的剂量范围。药物的剂量通常采用下列单位表示及换算。

(1) 克 (g) 或毫克 (mg)：是固体、半固体剂型药物的常用单位，有时剂量很小时，也可用微克 (μg) 表示。1kg＝1000g，1g＝1000mg，1mg＝1000μg。

(2) 升 (L) 或毫升 (ml)：是液体剂型药物的常用单位。1L＝1000ml。

(3) 单位 (U)、国际单位 (IU)：是某些抗生素、激素和维生素的常用剂量单位。

有些药物如维生素、激素、抗生素、抗毒素类生物制品等，它们的化学成分不恒定或至今还不能用理化方法检定其质量规格，往往采用生物实验方法并与标准品加以比较来检定其效价。通过这种生物检定，具有一定生物效能的最小效价单元就叫“单位”(U)；经由国际协商规定出的标准单位，称为“国际单位”(IU)。产生相同效应药品的剂量比较时，所需剂量越小，药物的效价就越高，反之效价就低。

IU (国际单位) 与 U (单位) 之间是没有互相换算的，只有 IU 与重量之间的换算或 U 与重量之间的换算。一个“单位”或一个“国际单位”可以有其相应的重量，但有时也较难确定。单位与重量的换算在不同的药物是各不相同的：

如 1 IU 的青霉素 G=0.6μg 青霉素 G 钠纯结晶粉或 0.625μg 钾盐，80 万 U 青霉素钠应为 0.48g；1mg 杆菌肽=40 单位（U）；1IU 的维生素 E=0.668mg 的维生素 E。

1931 年国际联盟卫生组织的维生素委员会，首先规定了各种维生素的国际单位；如每 1 个国际单位的维生素 A 相当于 0.3μg，若是它的乙酸盐则为 0.344μg 等。但许多维生素现今已改为重量表示，只有维生素 A、E 和 D 仍然沿用国际单位。

1IU 维生素 A = 0.3μg 维生素 A 醇 = 0.344μg 维生素 A 醋酸酯。

1IU 维生素 D=0.025μg 维生素 D3 晶体。

1IU 维生素 E=0.668 mg 维生素 E=1mg DL-α-生育酚醋酸酯。

随着科学研究和工业的发展，抗生素的化学结构也逐步明确，它们的含量可用理化检定方法表示它的有效成分的重量，所以目前也较多地采用重量表示了。值得注意的是，随着制药工艺的提高，药物的纯度也逐年提高，其生物效价亦随之愈来愈高。因此，以效价单位标示的药物本身，乃至相互之间的剂量换算没有等量代换的关系，即使是同一类药物的效价定义也不完全相同。部分抗生素的换算如下：

1mg 青霉素钠=1670IU

1mg 链霉素=1000IU

1mg 红霉素=1000IU

1mg 庆大霉素=1000IU

1mg 多粘菌素 B=10000IU

1mg 博来霉素=1000IU

1mg 杆菌肽=40U

1mg 制霉菌素=3700U

各种激素 1 国际单位折合国际标准制剂的重量为：黄体酮 1mg、绒毛膜促性腺素 0.1mg、垂体激素 0.5mg、催乳激素 0.1mg、胰岛素 45.4μg。

糖皮质激素类药物按其生物效应期分为短效、中效和长效激素。短效激素如可的松、氢化可的松，属天然激素，其抗炎效力弱，作用时间短，不适宜抗风湿病治疗，主要作为肾上腺皮质功能不全的替代治疗。中、长效激素为人工合成激素。中效激素包括：泼尼松、泼尼松龙、甲强的松龙、曲安西龙。抗风湿病治疗主要选用中效激素。长效激素包括：地塞米松、倍他米松等药。长效激素如地塞米松，抗炎效力强，作用时间长，但对下丘脑-垂体-肾上腺轴抑制明显，不适宜长疗程用药，只可作为临时性用药，如抗过敏等。倍他米松也是长效激素，主要用于局部封闭，现常用的是复方倍他米松。

临床使用短效、中效和长效激素时剂量可以相互换算如：可的松 25mg=氢化可的松 20mg=泼尼松 5mg=泼尼松龙 5mg=甲强龙 4mg=曲安西龙 4mg=倍他米松 0.8mg=地塞米松 0.75mg=氯地米松 0.5mg。

25.2 稀释与混合的计算（包括固体和液体）

25.2.1 稀释的计算

当药物制剂被稀释（通过加入溶剂或与低浓度的溶液混合）时，将会涉及一些稀释的计算（包括固体和液体）。

（1）液体稀释的计算：当溶液的量和浓度已知时，通过计算稀释后溶液的量，然后从中减去原溶液的量，这样就知道了需要加入多少稀释剂可以得到所需要的稀释浓度。

例 1：要将 100ml 浓度为 5%的硼酸液稀释至 2%时，需要加入多少 ml 水？

解： $2\%X=5\%\times100$

$X=250$（ml）

则需要加入 250－100=150（ml）水

由于醇水混合时体积会出现明显的缩小，故不能计算出将醇稀释至所需的浓度时要加入水的精确体积。但因为体积的缩小不会影响到组成物质的质量，所以可以计算出将醇稀释至所需的浓度时液体的总体积，加入“适量”水至总体积即可。

例 2：将 500ml 70%的乙醇稀释至浓度为 50%需要加入多少水？

解： $50\%X=70\%\times500$

$X=700$（ml）

因此，在 500ml70%的乙醇中加入足量水至 700ml 即可得到 50%的乙醇溶液。

一般未稀释溶液（浓溶液）的浓度用质量百分比浓度来表示。例如浓盐酸的浓度范围为 36.5%～38.0%，即表示为 100g 浓盐酸溶液中含有氯化氢为36.5～38g。但是一般稀释溶液的浓度由质量体积百分比来表示。例如标准形式的稀盐酸每100ml体积中含有不少于9.5g、不多于10.5g的氯化氢。因此有必要知道浓缩酸溶液的比重，以便于换算出浓酸溶液的体积。

例：配制1000ml浓度为10%（W/V）的稀盐酸，需要比重为1.20、浓度为37%（W/V）的盐酸多少毫升？

解：　　37%X＝10%×1000

X ≈ 270（ml）

由于液体的体积＝相同重量水的体积/液体的比重

270g水的体积为270ml

所以答案为：270÷1.2≈225（ml）

（2）固体稀释的计算：固体稀释的计算与液体稀释的计算类似。

例1：药房有20%的氧化锌软膏，儿科现要100g2.5%的氧化锌软膏，问需要20%的氧化锌软膏多少g？软膏基质（稀释剂）多少g？

解：　　20%X＝2.5%×100

X＝12.5（g）

100－12.5＝87.5（g）

答：需要20%的氧化锌软膏12.5g，软膏基质87.5g。

例2：市售某胶囊每粒内容物中含有12.5mg某药物和37.5mg稀释剂，现有特殊患者需要胶囊为每100mg内容物中含有10mg药物，问需要在每粒胶囊中加入多少稀释剂（通常用研磨好的乳糖）？

解：　12.5/（12.5＋37.5＋X）＝10/100

X＝75（mg）

（3）更换剂型的计算：有时药剂师会发现药房中现有的药物剂型无法满足一些临床的特殊需要，比如当成年人或儿童无法吞咽固体剂型时，就需将片剂或胶囊剂制备成具有同样疗效的液体制剂。

例1：现仅有含量为25mg/粒的吲哚美辛胶囊剂，某一儿科患者需要含量为2mg/ml的吲哚美辛糖浆剂150ml，问要使用多少粒胶囊？

解：　　2×150÷25＝12（粒）

例2：现仅有20mg/片的依那普利片剂，每片重量为120mg，某患者需要40粒胶囊，每粒胶囊含依那普利7.5mg，并加乳糖混匀至200mg，问需要多少片片剂？共需加入多少g乳糖？

解：　　7.5×40÷20＝15（片）

200×40－120×15＝6200（mg）

所以需要15片依那普利片剂，共需加入6200mg乳糖。

25.2.2　不同浓度药物混合的计算

当不同百分比浓度的溶液或固体之间相互混合时，就涉及药物混合的计算。

（1）混合平均值法：混合平均值法是用于计算已知体积和浓度的两种或多种物质之间相互混合后平均质量百分比浓度的一种方法。通过这种方法，每个组分的百分比浓度都用小数表示，乘以它们的相对量，然后用组分的总量除以混合物的总量，将所得结果的小数形式乘以100，从而得出混合物的百分比浓度。当然，无论是以体积还是以质量表达时单位最好一致。

例：200g浓度为10%、50g浓度为20%和100g浓度为5%的三种氧化锌药膏混合后，可以得到百分比浓度为多少的氧化锌药膏？

解：　　0.10×200g＝20g

0.20×50g ＝10g

0.05×100g＝5g

总量：　　350g　35g

35g÷350g×100%＝10%

答：可以得到10%的氧化锌药膏。

（2）混合替代法：当两种或更多的组分混合时，通过混合替代法，可以计算出各组分所占的比例，根据这个比例最终计算出相应组分的量，并以某种特定形式表示出来。

混合物的浓度必须介于各组分的浓度之间，也就是说，混合物的浓度高于浓度最低组分却低于浓度最高组分。高浓度组分的浓度和所需溶液的浓度的差值决定了低浓度组分使用的分数，所需溶液的浓度和低浓度组分的浓度的差值决定了高浓度组分使用的分数。这种相互关系的正确性能够精确地加以证明。

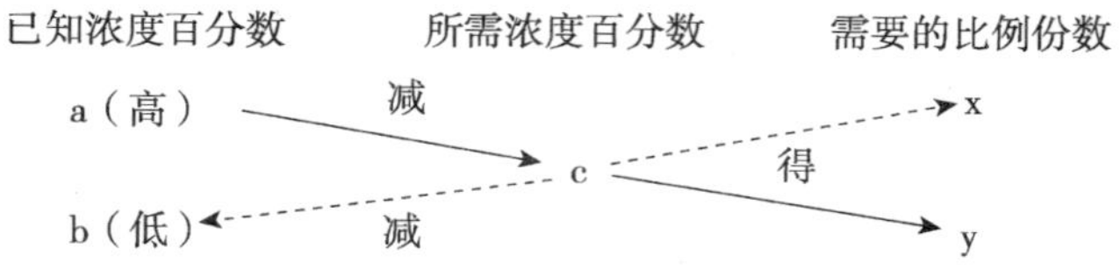

x和y的比率可以按如下方式求出：

$$ax+by=c(x+y)$$

$$x(a-c)=y(c-b)$$

x/y=（c—b）/（a—c）

例 1：95%乙醇和 50%乙醇按多少比例混合可以得到 70%乙醇？

95%		20 份 95%乙醇
	70%	
50%		25 份 50%乙醇

也就是说 4 份 95%乙醇和 5 份 50%乙醇混合可得到 70%乙醇。

例 2：某医院药房分别有含药量为 50%、20%和 5%三种鱼石脂药膏，现临床需要 10%的鱼石脂药膏，问这三种药膏需要按什么比例混合？

两种含药量高于所需百分比浓度的药膏可以分别和含药量低于所需百分比浓度的药膏进行连线：

50%		5份50% 药膏
20%	10%	5 份20% 药膏
5%		10+40=50 份5% 药膏

答：可以用 1 份 50%、1 份 20%、10 份 5%的鱼石脂药膏混合即可得到 10%的药膏。

例 3：配制 4500ml10%的葡萄糖溶液需要 50%和 5%葡萄糖溶液各多少 ml？

50%		5份 50%溶液
	10%	
5%		40份 5%溶液

答：需要 50%葡萄糖溶液：5/45×4500=500（ml）。

需要 5%葡萄糖溶液：40/45×4500=4000（ml）。

有时为了得到所需百分比浓度的药物，需要将适量的百分比浓度的药物与另一指定质量和百分比浓度的药物混合，这时可采取下列两种方法计算：

例 4：将多少克 2.5%氢化可的松乳膏与 360g 0.25%氢化可的松乳膏混合可以得到 1%氢化可的松乳膏？

2.5%		0.75份 2.5% 氢化可的松乳膏
	1%	
0.25%		1.5份 0.25% 氢化可的松乳膏

1.5/360=0.75/X

X=180（g）

还可采取代数的方法计算：2.5%X+0.25%×360=1%（360+X）

1.5X=270

X=180（g）

例 5：将多少 g 白凡士林与 250 克 5%和 750g15%硫磺软膏混合可以得到 10%的硫磺软膏？

15%		5+10 =15份 15%软膏
5%	10%	5 份 5% 软膏
0%		5 份10%白凡士林

（15+5）/X=（250+750）/X

X=250（g）

代数方法计算：250×5%+50×15%=10%（1000+X）

X=250（g）

25.3　等渗溶液、等张溶液的计算

溶剂通过半透膜由低浓度溶液向高浓度溶液的扩散现象称为渗透，阻止渗透现象发生所需施加的额外压力即是渗透压。生物膜，例如人体的细胞膜，一般具有半透膜的性质，制作注射剂、滴眼剂等剂型时必须考虑渗透压，以防溶血现象的发生。

等渗溶液是指渗透压与人血浆渗透压相等的溶液，因为渗透压是溶液的依数性之一，可用人造的理想半透膜以物理化学实验方法求得，因而等渗是个物理化学概念。然而，根据这个概念计算出某些药物如盐酸普鲁卡因、丙二醇、尿素、甘油等的等渗浓度，配制成等渗溶液，结果发生不同程度的溶血，因而提出等张溶液的概念。等张溶液是指与红细胞张力相等的溶液，在等张溶液中既不发生红细胞体积改变，也不发生溶血，所以等张是个生物学概念。

红细胞膜对于许多药物的水溶液来说可视为理想的半透膜，即它只能让溶剂分子出入，而不让溶质分子通过，因此，许多药物的等渗浓度与等张浓度相同或相近。如 0.9%的氯化钠溶液，既是等渗溶液又是等张溶液。但还有些药物如上述盐酸普鲁卡因、甘油、尿素等，红细胞膜就不是理想的半透膜，这些溶质能自由地通过细胞膜，促使细胞膜外水分也进入细胞，使红细胞胀大，甚至破裂而引起溶血。这类药物一般加入适量氯化钠或葡萄糖后即可避免溶血。例如 2.6%的甘油溶液与 0.9%的氯化钠溶液具有相同的渗透压，但是 2.6%的甘油可导致溶血，所以是不等张的，如果制成含 10%甘油、4.6%木糖醇、0.9%氯化钠的复方甘油注射液，实验表明不产生溶血现象，红细胞也不胀大变形。渗透压的计算有下列一些方法，如冰点降低法、氯化钠当量法等，均可用于注射液制备中等渗调节剂用量的计算。

25.3.1 冰点下降法调节等渗溶液

血浆的冰点为－0.52℃，因此任何溶液，只要其冰点降低值为 0.52℃，即与血浆等渗。表 25-1 列出一些药物的 1%水溶液的冰点降低数据，根据这些数据可以计算该药物配成等渗溶液的浓度。

例：用氯化钠配制 1000ml 等渗溶液，问需要多少克氯化钠？

从表 25-1 中查得，1% 氯化钠溶液的冰点降低为 0.58℃，设氯化钠在等渗溶液中的浓度为 X%，则

解：　　1%：X%＝0.58：0.52

$$X = 0.9\%$$

答：配制 1000ml 的等渗氯化钠溶液需 9g 氯化钠。

有时，临床需要一定含量的某注射剂，需要加入氯化钠调节其渗透压，使成等渗溶液，其计算公式为：

$$W = (0.52 - a) / b \qquad (25-9)$$

式中，W：配成等渗溶液所需加入药物的量（%，g/ml）；a：未经调整的药物溶液的冰点下降度数；b：用以调整等渗的药物 1%（g/ml）溶液的冰点下降度数。

例：配制 1%盐酸普鲁卡因溶液 100ml，需要加入多少氯化钠，使成等渗溶液？

按本例要求查表 25-1，得 a＝0.12℃，b＝0.58℃，代入式（25-9）得：

$$W = (0.52 - 0.12) / 0.58 = 0.69\%$$

即 100ml 加入 0.69g 氯化钠，可使 1%的盐酸普鲁卡因溶液成为等渗溶液。

对于成分不明或查不到冰点降低数据的注射液，可通过实验测定冰点降低数据，再依上法计算。

表 25-1　一些药物水溶液的冰点降低值与氯化钠等渗当量

名称	1%（g/ml）水溶液冰点降低（℃）	1g 药物氯化钠等渗当量（E）	等渗浓度溶液的溶血情况		
			浓度（%）	溶血（%）	pH
硼酸	0.28	0.47	1.9	100	4.6
盐酸乙基吗啡	0.19	0.15	6.18	38	4.7
硫酸阿托品	0.08	0.10	8.85	0	5.0
盐酸可卡因	0.09	0.14	6.33	47	4.4
氯霉素	0.06				
依地酸钙钠	0.12	0.21	4.50	0	6.1
盐酸麻黄碱	0.16	0.28	3.2	96	5.9
无水葡萄糖	0.10	0.18	5.05	0	6.0
葡萄糖（含水）	0.091	0.16	5.51	0	5.9
氢溴酸后马托品	0.097	0.17	5.67	92	5.0
盐酸吗啡	0.086	0.15			

续表

名称	1%（g/ml）水溶液冰点降低（℃）	1g药物氯化钠等渗当量（E）	等渗浓度溶液的溶血情况		
			浓度（%）	溶血（%）	pH
碳酸氢钠	0.381	0.65	1.39	0	8.3
氯化钠	0.58		0.9	0	6.7
青霉素G钾		0.16	5.48	0	6.2
硝酸毛果芸香碱	0.133	0.22			
聚山梨酯80	0.01	0.02			
盐酸普鲁卡因	0.12	0.18	5.05	91	5.6
盐酸地卡因	0.109	0.18			

25.3.2　氯化钠等渗当量法调节等渗溶液

药物的氯化钠等渗当量即与1g药物呈等渗效应的氯化钠量。例如盐酸吗啡的氯化钠等渗当量为0.15，即1g的盐酸吗啡在溶液中能产生与0.15g氯化钠相同的渗透压。此法计算公式为：

$$W=0.9-EX \qquad (25-10)$$

式中，W：配成等渗溶液所需加入氯化钠的量（%，g/ml）；E：1g药物的氯化钠等渗当量；X：100ml溶液中药物的克数。

例：盐酸麻黄碱的氯化钠等渗当量为0.28，若配制2%的盐酸麻黄碱溶液1000ml时，欲使其等渗，需加入氯化钠多少克？

解：配制2%的盐酸麻黄碱溶液100ml应加入氯化钠的量为：

$$W=0.9-0.28\times2=0.34\ (g)$$

答：应加入氯化钠0.34×10=3.4（g）

25.3.3　等张溶液的计算

药物的等张浓度，可用溶血法测定。将人的红细胞放入各种不同浓度的氯化钠溶液中（从0.36%到0.45%），则出现不同程度的溶血。同样，将人的红细胞液放入某种药物不同浓度的溶液中，也将出现不同程度的溶血。将两种溶液的溶血情况比较，溶血情况相同者认为它们的渗透压也相同。

根据渗透压的大小与物质的摩尔浓度成正比的原理，可列出下式：

$$p_{NaCl}/i_{NaCl}\times C_{NaCl}=p_D/i_D\times C_D$$

式中，P：渗透压；C：物质的摩尔浓度；D：药物；i：渗透系数。

如果等渗，即 $P_{NaCl}=P_D$，则下式成立：

1.86×100ml溶液中NaCl克数/58.48＝i_D×100ml溶液中药物的克数/药物分子量

式中，1.86：氯化钠的渗透系数；58.48：氯化钠的分子量。根据上式可以算出 i_D 值，则不难算出药物的等张浓度。

例：用溶血法测得无水氯化钙的 i_D 值为2.76，试求出相当于0.9%氯化钠的无水氯化钙的等张浓度。

解：$1.86\times0.9/58.48=2.76X/110.99$

$$X=1.15g$$

答：1.15%（g/ml）即为无水氯化钙的等张浓度。

在新产品试制中，即使所配溶液为等渗溶液，为了用药安全，亦应进行溶血试验，必要时加入等张调节剂，以防止溶血。故明确等张概念，测定等张浓度，对于指导合理用药具有一定的实际意义。

25.4　小儿剂量调整的计算

小儿正处于生长发育阶段，多数内脏及神经系统发育尚未成熟，生理功能不完善。他们一般对药物比较敏感，对药物的吸收也较成人迅速完全，而相应的解毒和排泄的功能又比较差，容易发生药物浓度过高而中毒，所以给小儿用药要特别慎重，一般应按照药品说明书推荐的儿童剂量（每千克体重或每平方米体表面积）按儿童体重或体表面积计算。如药品说明书无儿童剂量，可根据儿童年龄、体重、体表面积及成人剂量换算。以下是小儿用药剂量换算的几种方法。

25.4.1 按年（月）龄计算

一岁以内儿童剂量＝0.01×（月龄＋3）×成人剂量

一岁以上儿童剂量＝0.05×（月龄＋2）×成人剂量

Fried 公式：婴儿剂量＝月龄×成人剂量/150

young 公式：儿童剂量＝年龄×成人剂量/（年龄＋12）

也可按表 25－2 估算：

表 25－2 儿童给药剂量按年（月）龄折算表

年（月）龄	剂量
出生～1 个月	成人剂量的 1/18～1/14
1～6 个月	成人剂量的 1/14～1/7
6 个月～1 岁	成人剂量的 1/7～1/5
1～2 岁	成人剂量的 1/5～1/4
2～4 岁	成人剂量的 1/4～1/3
4～6 岁	成人剂量的 1/3～2/5
6～9 岁	成人剂量的 2/5～1/2
9～14 岁	成人剂量的 1/2～2/3
14～18 岁	成人剂量的 2/3～全量

根据年龄计算儿童剂量虽然方便但不很精确，仅适用于给药剂量不需要十分准确的药物，如止咳化痰药和助消化药等。

25.4.2 按体重计算

儿童剂量：儿童剂量（日或次）＝剂量/kg×体重（kg）

也可根据成人剂量/体重折算：儿童剂量＝成人剂量×儿童体重/70kg

注：用本法计算的儿童体重应视营养状况适当增减。

正常儿童体重的推算方法：

1～6 个月儿童体重（kg）＝3（出生时体重）＋月龄×0.6

7～12 个月儿童体重（kg）＝3（出生时体重）＋月龄×0.5

1 岁以上儿童体重（kg）＝年龄×2＋8

注：视儿童营养状况适当增减。如某些药物要求计算准确或由于营养问题致年龄与体重不符，则需要称出实际体重。

25.4.3 按体表面积计算

由于很多生理过程与体表面积的关系比年龄、体重更为密切，因此按体表面积计算儿童剂量更为合理。尤其适用于对药物剂量要求较为苛刻的药物，如安全范围窄、毒性较大的抗肿瘤药和皮质激素等。

成人的 BSA（按体重 70kg 计）为 1.73m^2，儿童体表面积（body surface area，BSA）的计算方法：

体重低于 30kg 儿童的 BSA（m^2）＝（年龄＋5）×0.07

或：BSA（m^2）＝0.035（m^2/kg）×体重（kg）＋0.1（m^2）

也可按表 25－3 折算：

表 25－3 年龄、体重及体表面积表

年龄	体重（kg）	体表面积（m^2）
出生	3	0.21
1 个月	4	0.24
2 个月	4.5	0.26
3 个月	5	0.27
4 个月	5.5	0.28
5 个月	6	0.31
6 个月	6.5	0.33
7 个月	7	0.35
8 个月	7.5	0.36
9 个月	8	0.38
10 个月	8.5	0.40
11 个月	9	0.42
12 个月	10	0.44
2 岁	12	0.52
3 岁	14	0.59
4 岁	16	0.66
5 岁	18	0.73
6 岁	20	0.80
7 岁	22	0.89
8 岁	24	0.94
9 岁	26	1.00
10 岁	28	1.08
11 岁	30	1.15
12 岁	33	1.19
13 岁	36	1.26
14 岁	40	1.33
16 岁	50	1.5
18 岁	60	1.6
成人	70	1.7

25.5 麻醉性镇痛药的剂量滴定

阿片类镇痛药是一类能缓解疼痛，并改变对疼痛情绪反应的药物。该类药物种类多，可选剂型多，无饱和剂量限制（即无天花板效应），根据半衰期的长短可将阿片类药物分为两大类。半衰期较短的药物作用时间为 3～4 小时；半衰期较长的药物作用时间可达 8～12 小时；作用时间最长者可达 72 小时。应用阿片类药物镇痛宜根据患者疼痛强度、个体需要，选用不同的药物进行个体剂量滴定，尽快达到无痛。

25.5.1 阿片类药物的初始剂量滴定

（1）即释吗啡滴定方案：第 1 天固定剂量，盐酸吗啡 5～10mg，q4h。第 1 天解救剂量，疼痛无缓解或缓解不理想，于两次用药之间给予解救量盐酸吗啡 2.5～5mg，q4h。次日总固定量＝前日总固定量＋前日总解救量。将总固定量分 6 次口服（即为 q4h）。次日解救量为当日总固定量的 10％。依法逐日调整，直到疼痛消失或稳定在 2 级以下即可继续服用或将稳定的每日口服总量分两次量并改服控释吗啡。如疼痛仍有波动，则继续用前法即控释吗啡滴定剂量。

（2）控释吗啡滴定方案：第 1 天，控释吗啡 10～30mg，q12h，次日疼痛若无缓解或很少缓解，则依首次总剂量的 25％～50％ 逐渐增加剂量，直到疼痛消失或降到 2 级以下。

（3）吗啡转换成芬太尼透皮贴剂：滴定吗啡达稳定的日剂量后，其日剂量的 1/2 即为芬太尼透皮贴剂用量（即 μg/h，q72h）。

芬太尼透皮贴剂的初始剂量滴定：用芬太尼透皮贴剂 25μg/h，同时口服即释吗啡 10mg，q4h ×2 次。

用芬太尼透皮贴剂，若次日疼痛无缓解或很少缓解，则仍以即释吗啡片作为常规解救用药。72 小时后计算吗啡 24 小时内总量，用该总量× 1/2，加到首次芬太尼透皮贴剂用量上即得出第二贴剂应用的剂量。

如需减少或停用阿片类药物，则采用逐渐减量法，即先减量 30％。两天后再减少 25％，直到每天剂量相当于口服 30mg 吗啡的药量，继续服用两天后即可停药。

如从吗啡换用芬太尼透皮贴剂治疗，则需在使用芬太尼透皮贴剂时，同时以吗啡原用剂量使用 6～12 小时，方可停用吗啡。

（4）美沙酮：是阿片受体激动剂类止痛药，其半衰期长，个体之间的药动学差异较大，且难以预测不同个体作用强度。此外，美沙酮与其他阿片类药的等效剂量换算尚无标准转换率。美沙酮与吗啡口服用药的等效剂量转换率在 1∶1～20∶1之间。因此，美沙酮的剂量滴定比较困难。建议若从另一种阿片类药转换成美沙酮时，应在计算的剂量基础上适当减量。

（5）其他强效阿片类药：其他可供选择的强阿片类药物包括左吗喃、羟考酮和氢吗啡酮。与吗啡相比较，左吗喃的半衰期较长，羟考酮和氢吗啡酮的半衰期则与吗啡相似，不同药物的等效初始剂量见表 25－4。如果患者已经在使用高剂量吗啡，计算转换成其他强阿片类药物时，应该在计算剂量的基础上减低 50％～70％，以避免因不完全交叉耐受性导致可能的难以预料的不良反应。

25.5.2 阿片类药物个体剂量滴定和维持

阿片类药物合适的剂量是指能够缓解疼痛而无不可控制不良反应的剂量，合理的个体剂量滴定应是按时、按需增加剂量，大约在 5 个半衰期内达到平衡，但剂量的增加与疼痛强度相关。

疼痛强度	考虑剂量增加幅度
7～10	50％～100％
4～6	25％～50％
2～3	25％

如果出现不可控制的不良反应，疼痛强度＜4，考虑将滴定剂量下调 25％或重新评价。

阿片类药物维持剂量的原则：当所需的 24 小时阿片类药物剂量稳定时，考虑将短效阿片类药物更换为缓释阿片类药物，用以控制慢性持续性疼痛。

控释吗啡片 q8h～12h

控释羟考酮片 q8h～12h

芬太尼透皮贴剂 q72h

在应用缓释阿片类药物期间出现突发性疼痛

（疼痛急性发作，与活动、体位相关的疼痛和剂量末期的疼痛）时，使用解救剂量的短效阿片类药物。

解救剂量：每小时可使用10%～20%的24小时口服量。

如果患者不断按需给药，或按时给药的给药间隔末期也不能缓解疼痛时，考虑增加缓释阿片类药物的剂量。

临床上随着疾病的进展等，会出现原来使用的阿片类镇痛药控制疼痛效果变得不理想的情况，这时就需要在阿片类镇痛药之间进行等效剂量换算，如表25-4。药师掌握这类知识，可以协助医生选择最适合的剂量。

表25-4 阿片类药物剂量换算表

药物	非胃肠给药	口服	等效剂量
吗啡	10mg	30mg	非胃肠道：口服=1∶3
可待因	130mg	200mg	非胃肠道：口服=1∶1.2 吗啡（口服）：可待因（口服）=1∶6.5
羟考酮		10mg	吗啡（口服）：羟考酮（口服）=1∶0.5
芬太尼透皮贴剂	25μg/h（透皮吸收）		芬太尼透皮贴剂μg/h，q72h剂量=1/2×口服吗啡mg/d剂量

张　峻

参考文献

[1] 陆彬．药剂学．北京：中国医药科技出版社，2003：244-247.

[2] 吴继洲，皮慧芳，张勇慧等译．药物计量学．北京：中国医药科技出版社，2006：127-134.

[3] 高鸿慈，陈华庭．实用药学计算．北京：化学工业出版社，2006：16-19.

[4] 徐建国，于世英．麻醉药品和精神药品规范化临床应用与管理．北京：人民卫生出版社，2007：45-47.

下篇

调剂服务与管理

26 调剂服务

什么是服务？服务是指为集体或他人做事，并使之从中受益的一种有偿或无偿的活动。服务的特点是以非实物或附加在实物的形式上提供劳动以满足他人某种特殊需要的活动。

无论在医疗机构药房还是在社会药店，药师在为患者提供“有形的”药品的同时，也在为患者提供“无形的”服务，包括专业技术服务和人文服务。随着社会的发展和人民生活水平的不断提高，患者来医院就医或去社会药店购药，不仅希望得到良好的治疗和高质量的药品，同时也期望得到优质的服务，期望得到尊重和关爱。患者会将体验到的服务与他的期望值相比较，得出这家医院、这个药店服务好与不好的结论，并作出今后是否仍旧去这家医院或这个药店就医、购药的决定。因此，服务质量的优劣是医疗机构或社会药店行业竞争力的重要决定因素。

对个人来讲同样是如此。两个药师调配了同样多的处方，付出了同样的劳动，但一个药师被患者认可，受到患者表扬，而另一个药师却不被患者认可。这种不同的评价就是两个药师服务质量的差异。其实两个药师在同样的岗位按同样的流程做了同样的工作，但患者认为这些都是你应该做的。而一位药师可能就是多了一个会意的微笑或一句关爱的提醒，患者马上就认为这个药师的服务太优秀了。由此可见，服务与服务管理是调剂业务中必须重视和研究的问题。

26.1 调剂服务的环境与支持设施

药师为患者提供调剂服务，需要一个良好的环境，它对调剂服务的质量有重要影响。温馨、整洁的调剂环境，能够带给患者良好的感官印象，增加医院药房对患者的亲和力。所以，医院调剂环境要实现功能与审美的统一，使患者感受到舒适与温馨。

药房的调剂环境必须整洁、干净，具有适宜的温湿度及良好的通风照明条件，便于患者取药。考虑到患者候药时生理、心理的特殊情况，不适的候药环境，会对患者产生负面影响，不利于治疗，所以对候药环境的空间设计应主要考虑：空间构建要简洁明朗，取药标识要清晰明确，应设置电子显示屏及必要的语音提示系统，考虑到患者取药的私密性，应有相对独立的药物咨询空间等。除此以外，有条件的还应建立患者教育的设施，如宣传栏、书报架（放置供患者随意取用的合理用药宣传介绍材料）、带触摸屏的查询计算机等（详见第 8 章 调剂室与调剂设备）。

26.2 调剂服务礼仪

调剂服务礼仪是普通社交礼仪在调剂工作中的具体运用，是药师应严格遵守的礼仪规范。调剂服务礼仪的内涵是指药学人员在自己工作岗位上向患者提供服务的标准的、正确的做法，主要包括药学人员的仪容仪态规范、服饰规范、语言规范和行为规范。

26.2.1 调剂服务礼仪的意义

仪表是内在素质的体现，药师的基本素质是真诚、自信、仁爱和专业。人类活动在受自然规律影响和制约的同时，还受社会规律以及由社会规律决定的社会规范的影响和制约。在这些社会规范中，除了道德规范和法律规范以外，还有一个很重要的方面，这就是礼仪规范。礼仪，作为在人类历史发展中逐渐形成并积淀下来的一种文化，始终以某种精神的约束力支配着每个人的行为。礼仪是人类文明进步的重要标志，是适应时代发展、促进个人进步和成功的重要途径。

药师在具有特殊重要性的“窗口行业”工作，因此，加强个人礼仪修养显得尤为必要。良好的礼仪使人感到安全、亲切，使人产生健康愉悦的情绪，进而产生积极的态度和行为，这不仅易于使交往对象产生认同感，获得交往的成功，同时也能大大改善医患关系，提高服务质量。

调剂服务质量受多种因素影响，而服务态度是主要的影响因素。在与患者的接触中，服务礼仪是提高服务质量行之有效的方法。开展服务礼仪教育，能改善药学人员的礼仪素质，促进药学服务质量的提高。

26.2.2 调剂服务礼仪的内容

26.2.2.1 **仪表** 药师的仪表应端庄、整洁。端庄的仪表体现了药师的内在修养，也是对患者的最大尊重。

● 头发：应保持头发清洁，发型修饰得体，男士不得留长发或光头，保持自然色或黑色；女士头发不应过短或过长至披肩发，长发必须盘起。

● 面容：男士不得留胡须；女士不得浓妆艳抹，提倡女士着淡妆，但不使用香味浓烈的化妆品；不得暴露文身及皮肤粘贴彩绘；不得佩戴与职业不相符的夸张性饰品。

● 手部：要保持手部的清洁，养成勤洗手、勤剪指甲的良好习惯，不允许留长指甲及涂抹有色指甲油。

● 表情：应自然从容，略带微笑，让人感到真诚可信、和蔼可亲。在与患者交谈时，药师应该与对方有目光交流，目光应温和，视线接触对方脸部时间不宜过长或过短。紧盯患者的某一部位，上下打量患者都是不恰当、不礼貌的。

● 着装：药师要统一着装，保持整洁，尽量做到衣着庄重，协调美观。工作服不得有残损，洗后需烫平整。男士在工作服内须着衬衫、系领带。衬衫的领子要挺阔，不可有污垢、油渍；系领带时要与衬衫领口吻合。女士内衣不可外露，男士不宜穿短裤。不宜穿拖鞋，不宜赤脚穿凉鞋。男士上班期间要穿长裤、袜子、皮鞋。胸卡是向人表明自己身份的标志，便于接受监督，要求正面向外，别在胸前，胸卡表面要保持干净，避免药液水迹污染。

● 语言：药师的语言直接反映自身的职业素质与修养，和善的语言可以营造良好的沟通氛围，改善患者用药的依从性。语言包括体态语言和口头语言。

体态语言：药师的站姿、坐姿要符合工作场合的要求，站立时应挺直、舒展、眼睛平视前方，手臂自然下垂，不要将双手插在腰间、背在身后或抱在胸前，要给患者大方、严谨、安全之感。坐时，要保持上身端正，肩部放松，不要伏在桌面或斜靠在椅背上。回答患者问话时要注视对方，以示对患者的尊重。

口头语言：药师的语气要温和耐心，集中精神倾听。基本要求：①声音要清晰，音量适度，切忌大声说话；语调要轻柔，语速要适中，避免连珠炮式说话；②称呼要适当，应使用尊称，如“先生”“女士”等；③语言要精炼，要使用敬语，其中尊敬语在门诊调剂服务中体现得尤为重要。服务过程中药师要杜绝粗俗冷淡的语言，如蔑视、烦躁、否定、斗气、争吵等；④态度要和善、委婉，要充分尊重患者的人格和习惯，决不能讲有损患者自尊心的话。这就要注意语言的措辞，主要表现在经常使用的谦恭语和委婉语等方面。如告诉患者“我说明白了吗?”要比说“你听明白了吗?”效果好得多。如果患者提出意见，一时又难以准确地答复，便可说，“我一定把您的意见转告主任”，或“您的意见我们会认真考虑，多谢您的关心”。又如患者提出的要求一时难以满足时，我们应该说：“您提出的要求是可以理解的，让我来想想办法。”这样的话更易于让患者接受。在药学服务过程中，应以“假如我是一个患者”的情感去同情、关心、体谅患者。药师的语言美，不只是医德问题，而且直接关系到患者的用药安全与健康。因此，药师一定要重视语言在药学服务中的作用，不但要善于使用美好语言，避免伤害性语言，还要讲究与患者的沟通技巧。

表 26-1　常用的服务礼貌用语与忌语

服务礼貌用语	服务忌语
您好	有我什么事呀！出了问题找大夫
请	我有什么办法，政策又不是我定的
请您稍候/请您等一会儿 /让您久等了	有意见，找领导去
对不起	喊什么喊，没看见我忙着呢
抱歉，实在抱歉 /请不要着急，慢慢说，有事我们会尽力为您解决	我和你讲了，你也听不懂，就别问了
请问，有什么需要帮忙吗？我说明白了吗？	不是告诉你了吗，怎么还问
不用客气，这是我应该做的	我就是这态度，你能怎么着
请您按时吃药，有疑问随时和我们联系/祝您早日康复！	肯定是你听错了，记错了
您的药齐了，请慢走	

26.2.2.2　**电话**　药师要正确接打电话，应该做到亲切文明、简捷准确。打电话时，虽然相互看不见，但是闻其声可知其人。因此，通话时一定要客气礼貌，宜使用“您好”开头，“请”字在其中，“谢谢”、“不客气”结尾。话语要清晰，音量要适中，语速要恰当，通过声音在对方心里树立良好的形象。接听电话应迅速，清楚地报明单位并使用文明用语，如：“某某医院药房，您好！……”接听过程要做到专心聆听，耐心回答，如需查找资料时，应告知患者稍作等待，查到资料回话时应先说：“对不起，让您久等了”等礼貌性用语，若无法立即查到，应留下对方联络方式，并将对方所提问题进行记录，待查到后再与其联系。接听电话时，要做到语气温和、语调愉悦、音量适中，结束通话时要使用礼貌性结束语。

26.2.2.3　**问候**　见到师长或上级应主动问候，问候时须使用尊称。同事间上班第一次见面时应互致问候，如“早晨好”，“你好”等。患者来到窗口或柜台前 1.5～2 米左右时应向患者致意，用体态语言表达出“愿意为您服务”的意愿。接过患者处方的同时，应问候对方“您好”。

26.2.2.4　**其他**　除了上述这些礼仪服务的内容外，药师还应该注意其他方面的服务礼仪。

- 敲门：进入别人的房间或办公室应该敲门，表示一种询问“我可以进来吗”，或者表示一种通知“我要进来了”。
- 握手：遇到患者一般不要主动握手；如患者主动伸出手来时应略微欠身，轻轻握握手指，不可用力，时间应短，站的距离不要太近。

26.3　患者心理与调剂服务

26.3.1　患者心理学与用药依从性

正常人在患病后，由于病痛、社会活动受限、日常生活不能自理等原因，心理状态会发生明显的改变。患者的心理及其变化直接影响其求医、遵医行为，影响用药依从性，影响康复。

26.3.1.1　**患者角色**　所谓角色（role）是指社会期待的用以表现人的身份、地位的行为模式。角色意识（role consciousness）是人们将社会要求的特定行为模式内化成自己主观自觉的一种心理品质。

患者角色是指与医疗卫生系统发生关系的那些有病行为、求医行为和治疗行为的社会人群。一个人患病以后就进入患者角色，也就有了患者身份。尽管职业、地位、信仰、生活习惯及文化程度各异，所患疾病和病情不同，但患者角色都是相同的。医务工作者及患者家属总是期望患者完全按照患者角色行事，但患者的实际角色与期望的角色往往不相吻合。在疾病发生、发展、治疗、痊愈过程中，都可能发生一些与患者角色不相符的心理和行为。

角色行为缺如：即未进入角色。疾病早期，

即使已被医生诊断为患者，但有些患者否认有病，不愿意承认自己是患者，典型的表现是讳疾忌医。

角色行为冲突：患者由于对某种需要的迫切追求，或某种动机的强烈程度超过求医治病的动机，产生心理冲突，如焦虑不安。

角色行为减退：患者由于更强烈的情感需要，不顾病体状况，从事不应承担的活动而冲击患者角色。

角色行为强化：受依赖性加强和自信心减弱的影响，有些患者怀疑自我能力，对承担原来的社会角色恐惧不安，或自我感觉病情严重程度超过实际情况。

角色行为异常：患者受病痛折磨感到悲观、失望及不良心境导致行为异常。如对医务人员采取攻击性行为、坚持无效的治疗方案等。

26.3.1.2 **患者的心理反应** 不同的患者心理反应不同，对疾病的态度、表现也各有差异。

（1）焦虑：焦虑是一个人感受到威胁时产生的情绪体验。几乎所有的患者都存在程度不同的焦虑，其中 60%左右的患者存在焦虑的阳性体征。患者的焦虑可以分为期待性焦虑、分离性焦虑和阉割性焦虑 3 类。期待性焦虑常见于尚未明确诊断或初次住院的患者，不了解自己疾病性质和预后的患者；分离性焦虑在依赖性较强的老年人和儿童尤为多见；阉割性焦虑是一种针对自我完整性的破坏或威胁所造成的心理反应，多发生于截肢手术等造成肢体不完整的创伤性疾病的患者。

（2）抑郁：抑郁是一种由现实丧失或预期丧失而引起的消极情绪。患病时，因器官组织或社会功能的损害，健康受到影响，使抑郁情绪油然而生。

（3）孤独感：在医院陌生的环境中接触陌生的人，容易使患者产生孤独感。住院后，由于社会交往受到限制，患者的“亲和需要”不能满足，与亲友、医务人员的接触交谈时间不多，孤独感就自然而然产生，而且在夜深人静时更加突出。

（4）被动依赖心理：部分患者会出现顺从、被动、依赖、自我中心、情感脆弱和行为退化，甚至带有幼稚色彩的心理特征，希望获得周围人群的支持、关心、照顾、同情等。

（5）主观感觉异常：患者往往对自身躯体的感受性提高，尤其是呼吸、血压、心跳、胃肠蠕动、体位及姿势等感觉异常敏感，可以产生时间知觉异常和空间知觉异常，甚至出现异常的味觉等。

26.3.1.3 **患者的心理原因** 患者心理是多因素作用的结果。疾病种类、病情、药物、就医环境、医务人员的态度、家庭和社会因素、病友情绪等在患者心理的形成过程中产生各自的作用。

有些疾病本身影响脑的功能而造成心理障碍，躯体疾病是病因，精神障碍是后果。疾病本身的轻重缓急、疼痛程度直接影响到疾病引起的心理反应。

药物在治疗疾病过程中出现的一些中枢神经不良反应对患者的心理产生巨大的影响，如镇静催眠药引起的记忆力减退、抗胆碱能药物引起的意识障碍、利血平引起的情绪改变、抗癫痫药物引起的共济失调、异烟肼引起的幻觉和妄想等。

就医环境和医务人员的服务态度也对患者心理产生影响。安静、整洁、畅通的就医环境可以缓解患者的焦虑不安，使患者对疾病的治疗增强信心。医务人员得体、善解人意的服务，可以让患者产生安全感，提高对医务人员的信任。

亲人和朋友及时的关怀和帮助，非常有助于患者增强抗击病痛的信心；同时，疾病造成的升职、提拔机会的丢失，经济收入的降低，可以导致患者心理的恶化。

“同病相怜”的播散效应也应该引起我们的重视。同一病区内某一药物不良反应的“泛化”就是病友情绪的一种播散效应。

26.3.2 取药患者的心理特点

患者心理很大程度上影响用药的依从性。综合分析造成不依从性的原因，以下几点是常见的由患者心理引起的不依从性。

焦虑：由于疾病对患者造成的精神压力，大部分患者存在程度不等的焦虑状态。处于焦虑状态的患者，往往难以记住用药方案，造成用药依从性降低。

对医生的不信任：这种情况多发生在需要长期治疗的慢性疾病的患者身上。由于对疾病和治疗有了一些了解，他们对医生制定的用药方案不能马上控制疾病感到不满，从而产生不信任，用药依从性低；他们经常更换医生、更换医嘱、更换治疗药物、擅自改变用药剂量、擅自停药。

急于求成：为了能短时间内治愈疾病，有些患者擅自增加药物剂量、增加服药次数，甚至增加治疗药物品种。

追求新药、贵药：受到社会上一些错误观点的影响，一些患者认为只有新药、贵药才是好药，盲目追求新药、贵药，擅自停用治疗方案中的廉价治疗药物。

信奉西药或中成药：受周围环境的影响，有些患者存在对西药或中成药的错误认识，拒绝使用治疗方案中的西药或中成药。

恐惧不良反应：随着民众医疗卫生知识的增加，这种情况有所好转，但恐惧不良反应仍然是目前影响患者治疗依从性的主要原因之一。这些患者在阅读了药物说明书中“不良反应”信息后，认为自己服药后就会产生这些不良反应，拒绝使用这个药物；有些患者则擅自降低剂量，认为降低剂量可以避免不良反应。

羞于咨询：一些患者存在对医务人员的敬畏心理，在就诊和配药时处于一种紧张状态，对医生、药师的交代总是点头，即使听不懂，也不敢询问；用药时，凭自己的错误理解服药，导致不依从性，尤其是药物剂量和服药次数。

26.3.3　用药依从性的概念

用药依从性（Drug compliance），也称顺从性、顺应性，是指患者对医护工作者用药指示（医嘱）的执行程度。完全遵照指示用药的称之为依从性（Compliance），否则该患者被认为不依从性（Non-compliance）。依从性根据程度不同可以分为3类：完全依从性、部分依从性（超过或不足剂量用药、增加或减少用药次数等）和完全不依从性。

依从性直接影响药物治疗疾病的有效性，是保证药物治疗安全、有效、经济的基础；若患者不服从治疗，不能按医嘱规定用药，不但不能达到预期的治疗目的和效果，而且会出现一些严重的不良反应（尤其是擅自增加药物剂量时），造成治疗失败和医疗卫生资源的浪费。

26.3.4　影响用药依从性的因素

用药依从性是一个全球性的问题。日本某研究机构曾经对15 748名门诊患者进行调查，发现3553名患者存在部分依从性或完全不依从性，占22.56%。进一步的研究显示：忘记服药的占51.9%，自认为疾病好转而停药的占14.3%，不按规定剂量、给药间隔服药的占12.8%，因害怕药物不良反应而擅自改变用药医嘱的占8.1%，服用困难的占1.4%，认为疗效不好的占0.9%，其他原因的占6.5%，原因不明的占4.1%。国内学者的研究证实，Ⅱ型糖尿病患者对医嘱的依从性只有18.8%～34.1%。因此，在医疗资源相对紧张的我国，提高患者用药依从性已成为医学、药学以及公共卫生学研究的焦点。影响患者用药依从性的因素包括：

（1）年龄：患者的用药依从性在不同国家、种族之间的差异性相对比较小，但在不同年龄的人群中差异比较大。通常老年人和儿童的依从性低，中青年依从性高，具体表现如下：

老年人：由于随着年龄增长而记忆力的下降，老年人通常会记不得是否已经服药，所以往往造成漏服或重复服药。

中青年：由于工作和生活的不规律造成了用药的不依从性，特别是一些从事特殊职业者，如驾驶员、地质勘探人员、经常出差的人员等。

未成年人：未成年人的用药依从性取决于家长。一些粗心的家长往往忘记按时给孩子服药；一些孩子因为不喜欢药物的苦涩而背着家长把药吐掉，或因为药味甘甜而偷偷多服药物。

（2）患者心理因素：患者心理因素对用药依从性的影响在本章26.3.2中有论述。

（3）疾病类型：不同疾病之间存在患者用药依从性的差异。一般来说，感冒、过敏性皮炎等急性病和“小病”的患者依从性比较高，而一些需要长期用药的慢性疾病患者用药依从性比较低，尤其是抑郁症、双向情感障碍、精神分裂症等精神性疾病，如果没有患者家属的监护，完全不依从性的情况非常高，这也是导致这些精神性疾病治愈率低、复发率高的主要原因。

（4）患者的其他个体因素

- 受教育程度：由于受患者心理的影响，受教育程度对用药依从性的影响并不确定。受教育程度通过影响患者对疾病的认识、治疗方案的理解，从而影响用药依从性；患者不清楚该用什么药（What）、怎样用（How）、什么时间用（When）及服药时需注意什么（What），由此导致治疗的不依从性。
- 自我诊断：现代的网络为患者提供了获取

疾病基本诊疗信息的渠道，患者根据网络信息进行“自我诊断”、“自我治疗”的现象越来越普遍，许多人在病情稍有好转时，就根据“自我诊断”而擅自停药或减少剂量，导致抗药性的产生，影响治疗效果；有些人则因为错误的“自我诊断”而导致错误的“自我治疗”，延误病情，甚至引起严重的药物不良反应。

● 经济状况：家庭经济状况不佳的患者，因为担心治疗药物的费用给家庭生活增加负担，经常会擅自降低剂量、擅自用价格低的药物替换治疗方案中的药物，甚至擅自停药放弃治疗。

（5）用药方案：患者在经过各种检查、检验后，医生明确诊断，并与患者一起制订治疗方案，其中用药方案是最重要的一部分。研究表明，用药方案从以下四方面影响药物治疗的依从性：

● 治疗方案的复杂性：有足够的证据证明患者的依从性与治疗方案的复杂性（如是否住院治疗、用药的品种数、用药的次数、给药方法的复杂性、剂量和治疗持续的时间）呈负相关。

● 多种药物联合应用：联合用药的品种越多，患者的依从性越低。因为联合用药时患者往往会混淆各类药物不同的服用时间、剂量、方法。

● 治疗时间的长短：治疗时间越长，用药依从性越差。另外，依从性也会随着不良反应的加重而下降。

● 药物剂型：内服剂型的依从性高于外用剂型。而内服剂型中，片剂的依从性最高，其次为胶囊剂、糖浆剂、颗粒剂、丸剂。在外用制剂中，软膏剂（包括乳膏）最受患者欢迎。

（6）用药指导：长期以来，药师把工作目标定在向患者提供安全、有效、准确、无误的药品上，而不注重药物相关信息的提供，缺乏对患者的合理用药指导。国外调查结果显示，有55%的患者不知道怎样正确用药，80%的患者从未被告知使用药物治疗时可能出现不良反应。因此，用通俗的语言对患者进行用药指导，准确地向患者提供重要的药品信息，可以有效地提高患者用药的依从性。

26.3.5 用药依从性的测量方法

用药依从性的定量指标还没有统一的标准，用药依从性可否用理论百分率来表示还值得探索。目前，常用下面的公式计算用药依从性：

依从性（%）＝〔（NDP－NME）÷NDP〕×100%

其中NDP指处方或医嘱规定的给药次数、剂量；NME指患者服药的失误次数、剂量。

通常计算所得的依从性大于90%，我们就认为达到了理想的依从性。

26.3.6 提高用药依从性的措施

治疗过程是医患共同参与、配合下进行的一个过程，所以要提高患者的用药依从性，除了医院硬件环境改善外，更重要的是医生、药师和患者的共同努力。

26.3.6.1 **改善就医环境，优化就诊流程** 医院的就医环境是患者进入医院后的第一个感觉。安静、整洁、有序、温馨的就医环境能松弛患者的紧张状态，改善患者的焦虑不安，增加患者的安全感和对医院、医生的信任感。医院就诊流程应尽可能减少中间环节，减少患者来回奔波，使患者在良好的就医环境下顺利地完成就诊全过程。

26.3.6.2 **简化治疗方案，告知注意事项** 一般来说，医生和患者在用药过程中的关注点是不同的。患者最关注药物的不良反应，但它却只排在医生用药关注点的第10位；对于医生，最关注的是药物的疗效，其次是药物的相互作用和配伍禁忌。基于这个原因，医生应主动与患者讨论用药方案，向患者解释选择药物的目的，宣教对不良反应的科学认识，解除患者心中的疑虑，使患者真心接受治疗方案，配合医生完成治疗过程。

由于用药方案的复杂性与患者用药依从性呈负相关性，因此，简化用药方案是提高患者用药依从性的有效方法。医生应充分考虑治疗用药的必要性合理选择药物，将临床联合用药的复杂性降到最低程度。同时，医生在制订治疗方案时，应与患者协商，充分告知患者治疗方案中药物的治疗目的、可能出现的不良反应、用药的注意事项等内容，告知按医嘱治疗的重要性。

26.3.6.3 **改善服务态度，提高服务质量** 医疗服务的目的包括疾病的治疗、预防与保健，通过医疗服务改善公众的生活质量。药学服务的目标也不仅是解决药物相关的问题，同时应包括通过科普教育、用药咨询和监测，提高人们的健康水平。医院药师在提供药学服务过程中的语言、行为、态度对患者的治疗有一定的影响，尤其对用药依从性有直接的影响，因此，医院药师应在不断提高自身业务素质的基础上，努力提高心理素质和心理承受力，提供得体、规范的优质药学服务，提高患者的用药依从性。

● 个人形象：药师面对患者及其家属，要给他们留下工作认真、仔细、严谨、务实、负责的职业形象，必须特别注意自己的谈吐举止、仪表风度，追求内涵和外表的统一。药剂人员应注意衣着，女性药师可以适度化妆，但应该体现庄重，给人一种值得信赖的印象，使患者产生信任感，情绪放松，消除沟通障碍，准确传达和获取用药信息，确保药物的正确使用。

● 语言表达：语言是人类最主要的交流工具，不同的语序、语音、语调可产生完全不同的效果。药师与患者交流时，要说话和气、文雅、亲切、富有人情味、同情心和感染力，同时语气应果断，切忌含糊不清；万万不可在患者面前流露对医生的不信任，这样会严重影响患者用药的依从性。药师应经常换位思考，站在对方的角度考虑问题，尽量满足患者的心理需求。

● 动作神态：一个动作或眼神均能表达一个意思，这称为非语言沟通。药师在调配处方时应严谨认真，数量要准确，发药时要认真核对，递药时应动作轻柔，要真诚面对每一个患者，面带微笑，语调清晰、和蔼。

26.3.6.4　规范标签内容，减少信息歧义　详见第 10 章 药品包装与药袋、药签。

26.3.6.5　开展科普教育，提供咨询服务　科普教育是提高公众健康意识最有效的办法，也是提高患者用药依从性最有效的手段。中篇 12 章已详细论述用药咨询和科普教育的方式、方法。

在提供咨询服务时，我们应注意咨询氛围的营造。我们应学会倾听患者的问题、意见和抱怨，鼓励患者提问，让他们把疑虑告诉医务人员，使医务人员有的放矢地进行解释、引导。药物咨询窗口既要标识鲜明，便于患者寻找，又要位置相对幽静，便于患者与药师交谈；既要位于视觉无碍的地点，又要相对独立；既要适当地用鲜花、装饰画进行装点，又不能显得杂乱；既要为药师配备专业书籍和工具，又不能让患者感觉是照本宣科。

同时，医院应尽可能拓宽患者咨询的平台，运用现代的通讯技术和网络技术，为患者提供远程咨询服务。

26.4　患者交流与沟通

26.4.1　概述

人际沟通是指两个人之间或多个人之间面对面的语言或非语言的信息交流（information communication）和感情交流（feeling communication)，是个体间无媒介的直接双向沟通和交流。其基本形式可用下图表示：

信息源——发送者——接受者——感知

社会心理学家认为，在人际沟通过程中，人既是行为者，也是反应者。人们获得刺激（或接受信息）后引起反应。但是这种反应不是对外界环境刺激的机械性或物理性反应，而是通过象征或符号对环境做出反应的。人们接受交流符号后，首先感觉到符号的存在，然后通过大脑感知、分析、理解符号的意义而作出反应，其反应公式是刺激——理解——反应。在交流的过程中，不仅是单纯的信息交流，还要传达彼此间的感情，说明需要，表达思想。

人际沟通是一门学问，同时也是一门艺术。随着现代社会经济的飞速发展，人们对物质生活和精神生活的追求越来越高，人与人之间的交流、合作的频率不断加快，交际和沟通的范围不断扩大。沟通能力在现代生活中越来越显示出其重要作用，因此也越来越受到人们的重视。美国普林斯顿大学曾对 1 万份人事档案进行分析，结果显示：智能、专业技术、经验只占成功因素的 25%，其余 75%决定于良好的人际沟通。

人际沟通符号包括语言和非语言两种符号。语言交流符号包括说话与文字两种类型。其中口头语言是人际交流的重要工具。语言是思维的存在形式，思维是语言的思想内容，思维清晰，语言就清晰；思维混乱，语言就混乱。人们运用语言交往是否成功，取决人思维是否清晰、正确。

非语言交流符号包括交际中的身体姿势、目光、面部表情等，它可加强、扩大语言性信息。例如在日常交往中，微笑、点头均表示友好。所以，在人际沟通中，这两种符号的作用及与之相适应的沟通技巧都是不可忽视的。研究证明，在沟通时，词语占7%，语气语调占38%，体态（肢体）语言占55%。可见，非语言交流符号（体态语言）在良好有效的沟通中占有更重要的地位。

药师从事的调剂服务是一个既具有专业性、技术性，又具有管理性、法律性、事务性、经济性综合一体的活动过程，也是药师、医师、护士、患者（或其家属）等相互沟通的过程。药师是医院药学服务的主体，药学服务不仅要求药师具有良好的教育背景、扎实的专业知识、丰富的实践经验以及信息方面的支持，还要求药师具备良好的交流沟通能力，调剂服务是患者就医的最后环节，也是患者或家属最容易与药师发生冲突的环节。据调查，在患者投诉中，约55%是对药师的服务态度不满意，30%是反映药品质量或药品数量的问题，包括不良反应和药品价格在内的其他问题大约占15%。所以，提高药患沟通的技巧，是新时期新的医疗服务模式下改善药学服务的需要。

药房调剂服务质量的优劣直接影响到患者接受药物治疗的安全性和有效性，影响到患者接受治疗的心态，影响到药师在患者心目中的地位，影响到患者对医院整体服务的信任和评价。在以患者为中心的药学服务模式下，药师不仅要为患者提供安全、有效、经济的药品，更要把为患者全方位服务的意识融入到调剂服务中，贯穿于从审方、调配、发药的整个过程。这包括药师要遵循“四查十对”原则，发对药、发好药，向患者交代用法用量、注意事项、不良反应等，对患者提出的问题给予正确解答，还包括给予患者适度的人文关怀，与患者或家属进行有效沟通。由此可见有效沟通的重要意义在于：第一，有效沟通有利于提高医疗服务质量，充分发挥药师的专业特长，提供高质量的药学服务，让患者认识到药师在医疗服务中的作用。其次，有效沟通有利于增加患者对药师的信任感，产生积极、乐观的正性情绪，增强患者战胜疾病的信心，提高患者用药的依从性。此外，良好的沟通还有利于促进构建和谐的医、药、护、患关系，减少患者对医务人员的不满情绪，提高患者对药学服务的满意度。

26.4.2 调剂服务中沟通的目的

达成一致，使双方利益最大化。沟通前的医患双方各自都是独立的主体，存在着不确定性，包括陌生、疑虑、矛盾，甚至激烈的冲突等，通过沟通，使矛盾和疑问化解，两者利益趋于一致。

沟通使患者从中获益，获得正确的用药指导，有利于疾病的治疗，提高患者用药的依从性，使患者用药更加安全、有效。同时，沟通使药师对患者的疾病和用药情况更为了解，药师获得了患者的信息、问题和行为特点，药师能够帮其所需，让自己的知识和技能更好地服务于患者。

沟通即是通过药师的科学、专业、严谨、耐心的问答，解除患者的疑虑、恐惧、顾忌，形成心理的良性循环的过程。伴随沟通的深入，使药师与患者的距离缩短，和患者的情感加深，人际关系发生良性的改变，医患双方的看法、评价和利益趋于一致。良好的沟通可提高患者对医院和药师的认知度，提高患者对调剂服务的满意度。

26.4.3 调剂服务中沟通的原则

理解患者，表达尊重，寻求解决。患者是带着身体的病痛来到医院就诊的，总是希望医院不惜一切代价治好他的病。整个就医过程或多或少地带有一定的情绪，较易激动。大多数患者在医生面前不敢抱怨，而到药房取药服务的最后环节，稍不顺心，就可能采取对立态度，把整个就医过程中的不满情绪全部发泄到药师身上，甚至与药师发生冲突。另外患者由于金钱、时间的付出，通常希望得到优质的服务，一旦患者期望值达不到，就可能对服务产生不满，甚至大发脾气。如遇交费、取药等候时间过长；遇到错误处方需要医生纠正；遇到药费收错需要更正时。因此药师应具备良好的心理素质，良好的沟通能力，面对脆弱的患者，在接方的第一时间向患者表达出一种善意和尊重，让他感觉到你是愿意帮助自己的，你是站在我的立场上共同面对疾病的。在沟通过程中，要试着去适应患者的思维模式，并体会他的看法，也就是说，不只是“替他着想”，更要能够揣摩他的思路，体会他的世界，感受他的感觉，认可他的情绪，理解他的心情，让患者感受到我们真诚的服务，最终满意而归。

遇到纠纷时要明晰事实，探寻需求，表达尊重，寻求理解。药师要准确、精炼地把信息传递给患者。药师在与患者沟通中，语言要力求简洁、准确，表达应合乎情理，真实自然。一旦患者情绪有所失控，药师要认可患者的态度，稳定患者的情绪，了解患者的需求，无论我们是否同意患者的意见和观点，都要学会尊重对方，给患者说出意见的权利。遇事要沉着冷静，思路清晰，既不要包揽，也不要推卸责任，同时，在职场中，药师要具备心理承受能力，把自己的委屈放在一边，调整好自己的心态，用真诚地服务影响患者，让患者心理恢复平衡。为避免与患者发生冲突，药师最好能够把患者的过激行为化解在萌芽之中。

26.4.4 调剂服务沟通技巧

26.4.4.1 **尊重理解，平等信任** 尊重是实现与他人和谐沟通的最基本条件，是人类最需要满足的一种心理需求，良好的药-患沟通必须建立在平等、信任、相互尊重的基础上。坚持尊重原则，重视他人，以真诚友善的态度待人，动之以情，晓之以理，让患者首先感到药师对他的人格尊重，对他罹患疾病的同情和理解，充分满足患者自尊的需求。

对患者的“理解”，是使患者迅速恢复健康的一剂“良药”，更是每一位药师应具备一种心理位置互换的技巧。俗话说：“将心比心”，只有设身处地为患者着想，才能接受患者的态度和情感，谅解和领会他们的言行和处境，避开矛盾、化解矛盾，在给予患者理解和尊重的同时，赢得来自患者的尊重与信任，形成一种医患交流的良性互动。孔子所说“己所不欲，勿施于人”，其中就包含角色转换的意思。从自己所希望的，想到对方所需要的；从自己不希望的，想到对方所不需要的。利用“角色互换”的方法，充分理解患者的处境和心情。“假如我是患者，我会怎样”，尽管这种心理角色的互换是瞬息短暂的，也有助于药师采取沉着冷静的方式面对患者，用“春风化雨”的话语和行动去浇灭患者心头的怒火。正所谓“良言一句三冬暖”，药师对患者的理解，能够化解矛盾，融化患者心中的坚冰，从而取得事半功倍的沟通效果。这种换位思考，“角色转换”的思维技巧，在医患交流中具有举足轻重的作用。

26.4.4.2 **热情自信，态度真诚** 自信是一种精神面貌，是一种进取的姿态。在与患者的交流中，药师应成为沟通的主体，充满自信，展现出一种人格的魅力，同时要真挚热忱，语言坦诚，给予患者可以信任的力量。比如说，许多患者不了解取药的程序，往往拿着处方直奔药房，而忘了中间“交费”的环节。当药师接到患者递进来的未交费处方时，要向患者耐心诚恳地解释：“您好，请您先去门诊大厅交费后再来取药。”“不是先划价吗？收费处知道收多少钱吗？”患者满脸不信与疑惑。“现在是计算机计价，药价已输入计算机，所以直接交费，不用划价了。”药师进一步向患者阐明，打消患者的疑虑，同时用手势为患者指示收费处的方向。

在这里，药师有意运用易于接受的语言和方式来引领患者，因而会得到患者的积极配合，有利于事情解决，问题也会迎刃而解。再比如说，当患者排了很长时间队来到窗口，药师却发现处方有误，或许是医生医嘱上剂量、用法有误，或许是收费处计价有误，都需要患者再返回予以更正时，药师就需要向患者耐心解释清楚，并且诚恳地向患者道歉。尽管错误不是药师造成的，但当药师真诚地向患者道声“对不起”，并说明原因时，患者会很乐于接受，回去更改。所以，真诚的语言，能敲开感情的大门，能瓦解不信任的防线，能架起沟通的桥梁。尽管是向患者道歉，但是在患者的眼中，药师形象不但没有大打折扣，反而更加高大了。药师真诚的语言，是一把打开患者心锁的钥匙，它使医患双方的心自然而然地贴近了。

26.4.4.3 **语言通俗，保护隐私** 药师在与患者交流中，使用文明规范且通俗易懂的大众用语。要避免过多地使用专业术语，要使用患者能够听得懂或能够理解的语言，否则交流效果会事倍功半，甚至还会闹出笑话。我们应该用通俗易懂的语言来解释或回答患者的问题，避免过于专业，否则患者听不明白，甚至影响治疗。

在与特殊患者接触中，如做人工流产、性病患者或其他有人体隐私部位疾患的患者沟通中，要注意保护患者的隐私，避免大声交谈，最好不要让周围其他人听到，让患者没有顾虑地和药师交流。因此凡是涉及患者的隐私，我们应设法避开公众，避开患者“敏感”的词句。像回答做药物流产的患者，应避开“人流”二字，婉转地告诉她请回到就诊的地方，或回妇科病房等 。作为药师，要提高这种意识，避免给患者带来心理压力，甚至造成伤害。

26.4.4.4 **认真倾听，微笑服务** 倾听是接收口头及非语言信息、确定其含义和对此作出反应的过程。在有效沟通中起着重要的作用。懂得倾听，不仅是关爱、理解，更是调节双方关系的润滑剂，每个人在烦恼和喜悦后都有一份渴望，那就是对人倾诉，他希望倾听者能给予理解与赞同。在调剂服务过程中，面对患者各式各样的问题以及各种的抱怨、牢骚、疑虑等，应学会认真地倾听。

倾听是一个复杂的活动，需要开放性和敏感性。在许多方面，倾听的机会都被丢失了。最常见的方面是说话，如果你过多说话，你就不会去倾听。为了最大化地收集信息，应给予你的谈话对象100％地关注。关心患者所说内容的合理性，但是也应该注意患者是如何说的。它能揭示患者对问题的真实感受。对患者的观点表示尊重。

认真地倾听能使说话者感到亲切和被重视，让患者有一种被尊重的感受，心理上得到满足，有利于缩短药师与患者的心理距离，有助于增进相互理解。当患者表达意见时，药师首先要做到“三心”：耐心、专心、虚心。要理解患者的立场和感情，要站在患者的立场上听，让患者把话讲完，如果你是以口头的方式回应，你应该用大致与对方一样的力度说话或用柔和的语气随声附和，或轻轻地点头示意表示认真倾听，激发患者进一步沟通的意愿。同时要注意，在倾听过程中不要轻易打断患者谈话内容或强行改变话题，可适时回应谈话内容，把话题引向预定方向，以达到有效沟通的目的。

微笑在药学服务中也是极其重要的沟通技巧，微笑是一个人良好心境的表现，说明他的内心平和、心情愉快，药师只有在工作中真正感受到药学服务带给自己的成就感和自豪感时，那种微笑才是发自内心的，才是最真诚、最亲切的。“微笑是没有国际的语言。”一个微笑可以化解患者的焦虑，一句安慰可以鼓舞患者的情绪。药师自然真诚地微笑，表达着对患者的安慰和鼓励，有助于增强医患之间的情感共鸣。减轻患者病痛带来的恐惧和焦虑，让患者感到轻松，愿意倾诉内心的疑虑或说出内心的不满。

26.4.4.5 **如何与老年人沟通** 老年人是一个特殊群体，生理和心理方面都比较脆弱。生理特点是整体机能减退，对内外界各种刺激反应迟钝，动作迟缓。心理特点是心理调节功能减退，对外界压力承受能力减退，特别是长期受到疾病的困扰，心情烦躁。对待这一群体，药师应向尊敬自己的长辈一样尊敬老年患者，对他们使用敬语，比如“老先生”、“老同志”等称呼，给老年人一种可亲可信的感觉，拉近与他们的距离。交流时态度要和善，语速要慢，说话的声音要大一些，以便患者能听清说话的内容；语句要简明扼要，以便患者能很快地听明白。

26.4.4.6 **非语言沟通** 语言是最便捷的、应用最广泛、收效最快的符号。但却非唯一的符号。非语言（副语言）系统却占有最大的比重，非语言系统可分为3类：有声的辅助语言，如哈欠、咳嗽、叹息、情绪。无声的动作，如微笑、点头、手势、面部表情、目光接触、触摸。无声的姿势，如站、坐、依靠、距离。非语言沟通是指人类通过除语言以外的其他符号与他人交流信息。肢体语言包括面部表情、眼神、手势、空间距离、身体姿势等。非语言沟通是语言沟通的重要补充，具有较强的表现力和吸引力，可跨越语言不通的障碍，有时会比语言更富有感染力。中国古人云：“听其言，观其行。”就是指在人际交往中，除了要注重有声的语言表达外，更要关注无声的语言表达。为了与患者沟通更融洽，我们需要更细致地观察对方的体态语言，需要清楚表达自己的想法和意图，需要更准确地运用自身的肢体语言。

● 声音的魅力：说话的声音是非语言交流的一种方式。包括，音调：声音的高低；音量：声音的大小；频率：说话的速度；质量：说话的音色。在这四者中，也许第四个因素“质量”，即音色，是与生俱来的，那么前3个因素都是可以控制和改善的。借助扩音器的传达，药师的声音应恰到好处，吐字要清晰，表达要准确，这样才能使患者正确领会。因此，药师要有意通过培养和训练，使自己声音增加魅力，以影响和感染患者。

● 面部表情：面部表情是最丰富的资源，是人的脸部各器官共同作用的结果，通过眼睛、眉毛、嘴和面部表情肌的不同变化，反映出人瞬间变化的情绪与情感。药师在与患者信息交流中，要正面引导患者的情绪和培养良好的心理状态，减少负面信息的传递，要流露出热情或平和的表情，使患者感到亲切，使患者从自己的脸上，读懂真诚、友好和关心。而对患者冷淡或面无表情，都会给患者带来心理压力。

眼神是运用眼睛的神态和神采来表达感情、传递信息的一种无声语言。当药师迎视患者的眼睛，目光接触之中，心灵也会相通。所谓“只能意会，不能言传”，指的就是这种十分重要的非语言交流技巧。药师在与患者信息交流时，眼神要与患者平视，神情自若，要注视患者双眼与嘴之间的三角区，表达平等、尊重、轻松、理性的情绪。在与患者目光接触时，药师应具备一种保护性的姿态，用自信、柔和的目光注视患者，并用眼神告诉他们：“放心吧！我会为您的治疗提供良好的服务的。”患者就会充分信任药师，发自内心地与药师交流。

● 身体语言：指身体各部位的姿态与动作，身体姿态是人表达情绪与情感的一种方式，人在不同的情绪状态下，身体姿态会有不同的变化。比如微微欠身表示谦恭有礼，身体后仰表示若无其事。因此药师在接处方时，身体向前微倾，这样会让患者有一种被主动接纳和被尊重的感觉，让患者切实感受到药师服务的主动和热情。在核发药物时，药师要重视自己的坐姿，注意自己的仪表，着装整齐，佩戴胸卡，举止文雅，增加与患者的亲和力。

26.5　调剂服务的语言艺术

语言是医务人员与患者交流的最基本的方式，讲究语言艺术不仅能提高我们的服务水平，也是减少医疗纠纷的重要举措；所谓语言艺术，就是通过艺术加工，让语言充分融入美的因素，使听者愉悦。医疗活动中的语言美绝不能简单地理解为能说会道、言辞华丽，美的实质是医务工作者对事业的崇尚和对患者关爱的真情实感。

26.5.1　服务语言的特点

语言是人类最重要的交流和思维工具，是沟通的平台，是人与人之间心灵的桥梁，是人们进行交际相互表达思想感情最重要的载体。语言作为社会的交际工具，它既是文化的载体，又是文化的组成部分，是体现一个人的文化修养和素质的外在表现。语言也像绘画和音乐一样，有着基本技巧或技法。

在以患者为中心的服务理念下，作为医务工作者，不仅要有高尚的医德及精湛的医药学专业知识和技能，还必须要掌握深厚的语言艺术，在医疗活动中，语言是打开患者心灵的窗户，是建立良好医患关系的纽带，融入恰如其分的语言艺术，更能博得患者的好感和信任，消除陌生感，为提高医疗服务质量奠定了基础。语言的正确使用会让我们的职场增添无穷的色彩，会让医疗人际关系变得圆润和谐。我国健康教育家洪绍光教授认为，语言艺术是医生最重要的法宝，在医疗活动中有时要比药物和手术刀更管用，“疗效”更显著。医务人员一句得体入耳的话会使患者精神抖擞，病情立即好转，相反一句失宜逆耳的话会使患者卧床不起，直至不治而亡。所以语言艺术在医患之间的交流，医患关系的建立，患者的康复都有立竿见影的效果。药师在医院药学服务中，特别是调剂服务中，要面对患者，与患者进行交流，因此，学好和运用好语言艺术同样重要。

常言道“良言一句三冬暖，恶语伤人六月寒”，掌握患者服务的语言艺术意义深远。良好的语言艺术是造就和谐的药患关系的前提。药学人员在不断提高专业水平和业务能力的同时，也必须提高语言艺术的修养，提高语言表达的能力技巧。

26.5.2　服务礼貌语言

“言为心声，语为人镜”，文明礼貌的语言是滋润人际关系的雨露，是维持双方良好关系的纽带。在医务职场中，医务工作者的言谈举止直接反映出自身的修养和职业素质。

26.5.3　服务语言的应用

26.5.3.1　***语言亲切，态度和蔼***　药师在调剂服务中，使用什么样的语言至关重要。热情的态度和美好的语言，会给患者留下良好的印象。患者到医院就诊，不单需要治疗生理上的疾病，更需要得到情感上的关注和抚慰。当患者带着病痛到医院就诊时，常常带有求助性，希望医生能尽快帮助其解除痛苦，因此一般患者精神负担较重，情绪不稳定，脾气也急躁，无助的心渴求得到医务人员的理解、安慰与帮助。此时药师在为患者提供服务时，要同情患者的疾苦，态度和蔼，严肃认真，语言亲切可信，交代解释细致耐心。要善于运用语言艺术，在患者面前多一句安慰和鼓励的话，都会给患者带来希望，树立信心，稳定情绪。

说话时的语调能够很清楚地反映人的情绪和情感。患者作为特殊群体，对医务人员的言谈举止最为关注和敏感，反应也最为强烈。因此，药师要想更好地与患者交流，必须注意自己说话时的语调和语气。要尽量运用恰当的语调和语气，使患者能够正确理解，乐于接受。比如说，医生的处方有误，药师希望患者去更改，而患者合作与否就在于药师的态度能否让患者接受。体现在药师说话的语调和语气上，一种情况是，药师说："药费收错了，去找收费处!"（指责和命令的语气，语调上扬）。另一种情况是，药师发现有误后，向患者解释并道歉："真对不起，收费处把您的药费收错了，去收费处更改一下好吗?"（道歉，委婉的语气，语调平仄）。这两种情况下，药师采用不同的语调和语气与患者交流，结果必然相反。前者患者认为错误不在自己，觉得受到药师的责备十分委屈，肯定会火冒三丈，与药师发生冲突；后者患者明白了药师道歉的原因，也清楚了是谁的过失，自然会乐于与药师合作，使问题得到解决。药师在与患者的交流中，就要掌握这一技巧，运用恰当的语气和语调，正确表达思想，获得最佳的沟通效果。

26.5.3.2 **清晰明了，因人而异** 语意清晰是指语言表达要合乎规范，能让患者听清楚 、听明白，避免使用模棱两可、似是而非的语言。语言要准确，言能达意，明晰朴实，同时语意表达应口语化，药师在患者面前，要学会科学普及，要将晦涩难懂的专业知识变成通俗易懂的大众语言，让患者一听就懂。药师在窗口发药时，要向患者耐心清晰地解释使用药品的注意事项，最常见的餐前、餐后 、餐中、晨服、晚餐后或睡前服用等，都要一一向患者或其家属交代清楚。如"多潘立酮请饭前服用"、"糖适平请饭前半小时服用"、"这是降脂药请晚餐后半小时服用"、"这两个药外包装很相似请特别注意区分开"等。

不同的服务对象有着不同的生理特点和心理需求，如职业、年龄、性别、接受教育的程度、所患疾病不同的患者，要区别对待，因人而异地使用不同的艺术语言。如老年人，多患有慢性病，处于特殊的生理状态，对尊重和关爱有强烈的欲求，因此药师服务中要使用敬称，语意清楚，简明扼要，条理性强。语速要慢，要耐心、温和、委婉，避免生冷刺激。对待残疾人，要多给予帮助和关爱，如聋哑人应通过书面语言进行交流，字迹清晰，词语准确。上肢活动不方便的患者，药师应主动帮助患者装好药品，交到患者手中。对待患有神经系统疾病如抑郁症或精神障碍者，由于这些患者易多愁善感，内心比较敏感和脆弱，表情冷漠或多疑，情绪易波动，因此药师语调应温和、委婉，词语应关切，应通过亲切的目光，友善的表情来调整患者的情绪。对待患有传染病的患者，避免使用让患者感到嫌弃的话语，要通过亲切和蔼的语言，来缓解患者自卑、孤独甚至恐惧的心理。

26.5.3.3 **用文字表达语言** 除了上述发药时要口头交代用法用量 、注意事项等，在发给患者的药品包装上还应贴上标识，如每日 X 次，每次 X 片，需冰箱冷藏的药品贴上"冰箱冷藏，避免冻结"的提示标签。指导患者正确地使用药品及储藏药品，保证药品的安全性、有效性。

26.5.3.4 **用语言构造医患交流的和谐气氛** 要求药师们有一定的文化底蕴，把服务语言和专业知识融为一体，便于患者正确接受。慎用敏感语言，如"你的病很严重吧!""这个药挺厉害的"等。不做没把握口头承诺。有些患者前来咨询或电话咨询有关药物情况，如果我们不清楚，就不要随便答复患者，避免引起矛盾。可以让相关人员解决，或让患者留下电话，再答复。禁用歧视、侮辱性的语言讽刺、嘲笑患者。

26.5.4 服务忌语

26.5.4.1 **慎言守密** 慎言守密是药学道德规范对医药人员在职业活动中言行的特殊要求。这对从事医院药学的工作者尤为重要，有利于帮助患者治疗疾病树立良好的心理因素，对促进更快康复有重要意义。患者为了尽快治好疾病，往往把不想对外言明的内心或躯体的秘密告诉药师，对此，医药人员要为患者严守秘密，保护患者隐私权，绝不能把秘密作为日常谈话的笑料，广为传播扩散，而影响治疗或家庭的不和。比如对人工流产患者（性病或艾滋病），就不能用："您是人工流产患者（性病、艾滋病），""您的病是 XXX，"，而应使用"您好"，您使用的药物是 XXX。

26.5.4.2 *服务忌语* 在窗口服务中，提倡使用文明用语，禁用"服务忌语"。避免使用引起患者理解障碍的语言，避免使用易引起患者误解的语言。对待不同文化层次、不同职业、不同年龄、不同性别的患者要一视同仁，不能表现出歧视的态度。禁用"跟你说了你也不懂"，或说"是你没听清"等类似的服务忌语。

26.5.5 掌握服务语言艺术的途径

26.5.5.1 加强思想道德教育，树立爱岗敬业，无私奉献精神，提高全心全意为患者服务的意识，把救死扶伤、防病治病的需要作为一切工作的出发点，主动热情地为患者提供有关药学方面的各种服务。只有发自内心地为患者排忧解难、解除痛苦，才能提高语言的魅力，才能把服务做到位。

26.5.5.2 不断提高自身业务能力，提高服务语言的艺术修养。只有过硬的专业技能，才能向患者准确地传递药品信息，包括书面 、口头和特殊剂型使用的实际演示。

26.5.5.3 注意日常工作的实践积累，并将他们加以总结、深化、细化，把扎实的药学知识和丰富的语言结合起来，升华为药学服务语言。把专业术语演绎成通俗易懂的语言传递给患者，以利于他们迅速接受。

26.5.5.4 加强服务语言的艺术培训，完善职业服务规范。药师要定期参加服务技能培训，更新服务观念，跟上时代的步伐。

26.5.5.5 学会分享。既分享成功的案例，也分享失误的案例，比如表扬信要公开宣读，给予受到表扬的同志适当奖励，树立良好的道德风尚。对引起纠纷或差错事故，在科里或在组内进行讨论，分析案例原因，制定改进措施，使大家从中吸取教训，杜绝类似的错误再次发生，做到不"二"错。

26.5.5.6 提倡"一切以患者为中心"的服务理念，加强科室文化建设，提高全员素质，使全体员工在药学调剂服务中充分运用语言和非语言沟通技巧，为患者提供高质量的药学服务。

26.6 调剂服务质量

26.6.1 服务质量概述

服务就是为他人的利益或为某种事业而工作，服务质量即是这种工作完成的优劣程度，也可以理解为能够满足被服务者需求的程度。医院药房提供的主要是药学服务，其客户群是临床医师、护士、患者及其家属，是以药学专业技术为服务手段的。调剂服务质量是由患者感知质量与患者预期质量的差值构成的，是在患者感知服务的基础上进行评估的。患者的感知是从实践的基础上和比较的过程中获得的，而口碑、个人需要和个人经历影响患者的预期质量。患者将接受服务的感知与预期质量相比，当感知质量超过预期质量时，患者欣喜甚至惊讶；反之，患者失望、不满意甚至愤怒；当感知质量与预期质量相符时，患者感到满意或比较满意（图 26－1）。

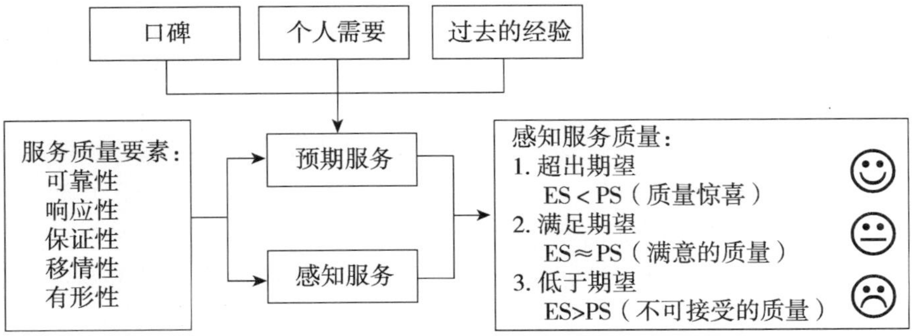

图 26－1 服务质量的构成与患者评价

调剂服务质量主要体现在药品调剂活动的过程中，包含 3 个特性，即专业技术性、管理性、法律性。

26.6.1.1 **专业技术性** 药品调剂是药师为患者提供的具有高度专业技术性的服务活动，卫生部《处方管理办法》第三十三条中指出：药师应当按照操作规程调剂处方药品：认真审核处方，准确调配药品，正确书写药袋或粘贴标签，注明患者姓名和药品名称、用法、用量、包装；向患者交付药品时，按照药品说明书或者处方用法，进行详细的用药交代与指导，包括每种药品的用法、用量、注意事项等，也包括发药时对患者的用药提示、药品标示、提供药物咨询等，其目的就是要保证患者的用药安全、有效。

26.6.1.2 **管理性** 目前，我国的药学服务水平还不高，对药师提供的药学服务缺乏明确的考核与评价标准。为规范药师的药学服务行为，提高药学服务的质量，促进药学服务的发展，必须在现有水平下根据自己的实际情况对药师及其服务进行监督和管理，量化考核药学服务的工作，规范药学服务行为，对药学服务进行科学的管理，充分发挥药学人员的积极性，不断促进医院药学事业的发展。

26.6.1.3 **法律性** 调剂活动与处方一样，具有法律上的责任。因此，在调剂服务过程中，调剂人员必须遵守调剂相关的法律法规，如：《药品管理法》、《处方管理办法》、《医疗机构药事管理暂行规定》等，确保药物质量与患者的用药安全有效。例如，《处方管理办法》第十一条规定：医师取得麻醉药品和第一类精神药品处方权后，方可在本机构开具麻醉药品和第一类精神药品处方。而在日常审方工作中，经常会碰到不具备麻醉药品和第一类精神药品处方权的医师开此类药品，这就要求调剂人员必须认真审核处方，以确保调剂活动的法律性。

26.6.2 调剂服务质量的构成

26.6.2.1 **服务质量的构成** 图 26-1 给出了一般意义上服务质量的构成，按顾客需要的相对重要性排序依次为：可靠性、响应性、保证性、移情性和有形性。

(1) 可靠性：可靠性是指服务提供者可靠地、准确地履行服务承诺，完成服务合约的能力，是一切服务活动中最为重要的质量指标，是评价服务质量最为关注的标准。例如，取药患者应该在完全相同的流程中及时、准确地得到处方中的药物，并得到药师可靠的、有效的用药指导。可靠性主要体现在专业的药学服务质量上。

(2) 响应性：响应性是指服务提供者迅速满足顾客需求的愿望和能力，任何顾客都不愿在接受服务前等待，尤其是没有原因的等待。对顾客需求的冷漠也会招致不满，而响应性就是积极对待顾客需求的态度和能力，即使一时不能满足顾客需求，积极响应的态度也会给顾客感知带来良好的影响。例如，在急诊药房取药的患者需要马上服用药物，如果候药区有饮水设施或者药师看到患者需求而为患者递上一杯水，将给患者留下良好服务的回忆。

(3) 保证性：保证性是指员工表达出的自信与可信的知识、礼节和能力。保证性包括如下特征：完成服务的能力，对顾客的礼貌和尊敬，与顾客有效地沟通，将顾客最关心的事放在心上的态度。

(4) 移情性：即设身处地为顾客着想和对顾客给予特别地关注。移情性包括如下特征：接近顾客的能力，敏感性和努力理解顾客的需求。例如老年患者表达出需要详细了解药物的作用的想法，药师应该尽可能满足患者需求，递上一张药品说明书。而考虑到大多数老年患者都有老花眼，药师又为其递上老花镜。这就是想患者所想，帮患者所需。

(5) 有形性：系指有形的设施、设备、人员的仪表等。有形的环境条件是满足其他服务质量的保障，是对顾客细致照顾和关心的有形的表现。因此在药房的建设或改造中需要设身处地为患者着想，满足患者候药取药的环境需求。

26.6.2.2 **调剂服务质量的构成** 药品调剂系指自接受处方到交付药品的全过程。是具有专业性、技术性、管理性、法律性综合一体的活动过程，也是药师、医师、护士、患者（或其家属）等相互沟通的过程。医院药品调剂是医院药学工作的重要组成部分，调剂工作质量的好坏直接关系到患者的健康和安全。

调剂服务质量一般由专业技术服务质量和人文服务质量构成。

(1) 专业技术服务质量：调剂过程中所提供的专业技术服务质量主要包括药品质量、处方质量和调剂业务质量。药品质量直接关系到药物的疗效和患者的安危，是保障调剂服务质量的前提和核心。由于我国药品生产企业众多，企业间、批次间药品质量差异大，因此，药房在为患者提供专业的药学服务以外，还必须承担药品质量保障的责任。例如：药师或助理药师每天需监控冰箱和药品储存间的温度、干/湿度，以保障药品的储存质量。药师为患者交代药品的用法、用量时，也要注意交代药品储存注意事项，需冰箱冷藏的药品要在药品外包装上粘贴冰箱保存的特殊标示，以确保药品质量。处方质量直接关系到患者的用药安全，而医师处方中可能存在的问题，对患者的安全用药有着不可忽视的影响。表 26－2 是一项 998 例药师审方并干预的记录结果，从中可以看出药师在审方中所发挥的重要作用。这其中用法用量错误、给药途径错误、未注明药物过敏史、超剂量用药、不适宜人群用药和溶媒错误都可能造成严重的用药安全问题，甚至给患者带来不可挽回的损害。

表 26－2　998 例审方并干预记录结果

序号	错误类型	数量	比例（%）
1	药品规格错误	426	42.8
2	用法、用量错误或未写用法用量	173	17.3
3	药品名称错误或药品名称填写不全	99	9.9
4	未注明过敏史	230	23.0
5	超量用药	11	1.1
6	自然项目填写不全（主要是未填写临床诊断）	17	1.7
7	药品数量、剂型、规格不全	10	1.0
8	不适宜人群用药	10	1.0
9	用药途径错误	8	0.8
10	处方更改处，未盖章签字	5	0.5
11	溶媒用错	5	0.5
12	未按处方管理办法规定使用专用处方	4	0.4

专业技术服务质量的一个重要组成部分是调剂业务质量。调剂工作要从传统的单纯药品供应模式向药品供应与知识技术服务型结合模式转变，就要突出药学技术和知识服务。药师不仅要保证提供给患者准确、质量合格的药品，而且要保证患者安全、有效、经济地使用药品。药师在调剂过程中要严格执行“四查十对”，详细检查处方的各项内容是否完整，检查药物的剂型、规格、剂量是否正确、有无超量及配伍禁忌。如有不符合规定的与医师联系更正，如有严重处方错误应拒绝调配并及时登记和报告；在调配时认真、仔细、反复核对，实行双人复核制，复核正确后方可发给患者；发药时药师应向患者及家属提供咨询服务和指导合理用药，细心交代用法、用量，同时要根据药物的特性和患者的病情对患者进行特别交代，从而使药物发挥最大疗效，减少药物不良反应，以利于患者疾病的康复。

（2）人文服务质量：人文服务即人性化服务，是依照人类普遍的共同本质，以提供劳动的形式满足他人人性关怀的需要。调剂服务的整个过程都要以患者为中心，尊重和关爱患者，满足患者的需要。因此，在调剂过程中，调剂工作人员的专业水平、职业道德等这些行为素质的高低，直接影响到调剂工作的质量，影响到患者的生命和健康；药师在调剂服务过程中要体现对患者的尊重，要注意自己形象和行为举止，包括仪表仪态、语言表达、服务态度等，要考虑患者的需求，满足不同患者的需要，对文化层次不同的患者和特殊人群提供不同的服务。

● 服务态度：药师的工作是一种复杂且有关服务对象生命安危的风险劳动，药师每天要面对大量的调配处方工作，来自工作和患者方面的压力从某种程度上会影响药师的情绪，药师在药学服务中会表现出急躁、嗓门大或不耐烦等，容易引起患者不满甚至造成投诉。有的药师把不良情绪带到工作中来，接待患者时面无表情、态度冷淡，对患者的提问爱答不理、怠慢患者等，让患者在医疗过程中得不到舒心的服务，患者的不满就会随时表现出来。因此，药师在工作中，要学会调整好自己的心态，要有一份充盈饱满的自信，耐心和热心地去面对窗口的患者。

● 服务意识：作为调剂服务的药师，服务水平与医院的对外形象紧密相关，因此药师要注重自己的服务态度，注意自己的礼貌行为，养成良好的职业习惯。患者到医院来就诊是对医院的信任，我们每一位工作人员都应该做到对他们热情有礼。有的药师在工作时不注意自己的言行举止，如发药时接打手机、吃零食、和同事大声说笑等，都会在患者心中留下不好的印象。如果药品在这样的情况下发出去，患者很容易对我们产生不信任感，“药有没有拿错”的疑问会在患者脑海中回旋。因此，药师在自己的工作岗位上，一定要注意自己的行为举止。

● 责任意识：强烈的责任心是服务的前提，责任心的“心”字，早被中国古代哲学家喻指思想、精神和灵魂。作为以救死扶伤为宗旨的药师，所从事的是具有特殊重要性的窗口行业，对患者的极端负责任是一种职业道德，是必须自我内省、点滴养成的意识。没有责任意识就好比一个人没有灵魂一样，是没有生命力的。

● 特殊服务：在完成好调剂服务的过程中，还要针对一些患者的特殊需求提供一些“人性化”的特殊服务，如对配药较多者提供纸盒、纸箱及绳子；送年龄较大、配药较多的患者到医院大门口；老年患者需要阅读说明书时，为其提供老花镜；对马上需要服药治疗的患者提供饮水；对储存条件有困难的患者，为患者寄存需冰箱冷藏药品等。

● 人文环境：良好的服务环境是服务质量的重要体现，一个嘈杂拥挤的环境，混乱不清的标示和窗口不可能为患者提供优质舒适的服务。因此，在患者候药区营造温馨、明快、舒适的人文环境是药房调剂服务的重要工作内容。

26.6.3 调剂服务质量标准

服务质量的优劣只有被服务者的身心体验才能得出，一般来说难以有客观准确的评价指标。调剂服务质量同样如此，尽管国家卫生行政管理部门推出一些评价指标，行业的学术组织也有一些规范可供参考，但到目前为止并没有一部规范的、可供操作的调剂服务质量标准。

调剂服务质量可由核心服务质量、延伸服务质量和超值服务质量三部分组成。患者感知质量可通过经科学设计的患者满意度调查问卷得出，而核心服务质量与延伸服务质量可建立客观评价标准。另外，由于门诊药房、社会药店与住院药房的服务对象不同，服务质量标准也略有不同。门诊药房和社会药店的性质有许多相似之处，都是药师直接面对患者，直接为患者提供药学服务，服务质量标准应该是相似的。以下为门诊药房、社会药店以及住院药房服务质量标准的构成。

26.6.3.1 核心服务质量标准的构成

● 人员：药师与辅助人员的构成应符合国家法律法规的要求。

● 设备与设施：应具备方便患者候药、取药、咨询的环境和其他设备设施。应采用敞开式或大窗口的服务形式，开放窗口数应与患者人数相适应，以减少候药时间，保证充足的发药交代时间。

● 服务流程：应有合理、顺畅的服务流程，清晰的、易于识别的流程标识，保证患者对取药流程的认知并沿流程运行。

● 能力与素质：药师与药学辅助人员须具备适合岗位要求的能力与素质，能够正确识别、理解和审核医生处方，准确、迅速地调配药品，需要时能够将医生的用药意图正确地告诉患者并回答患者咨询，消除患者疑虑，保证或提高患者的用药依从性。能够对出院患者进行全面的用药指导。

● 管理：具备完善的管理制度，包括药品管理、人员和事件的管理以及现场管理。药品管理应保证供应链畅通，保证药品质量；人员和事件管理应保证在发生各种事件或不测时，能够依据制度和条例从容应对、迅速处置；现场管理应保证药房（药店）药品摆放有科学的规律、井然有序、易于查找，不易发生药品调配错误。

26.6.3.2 延伸服务质量标准的构成

● 用药宣教：有宣传合理用药知识的设施、材料，并方便患者得到，使患者易于理解和接受。

● 特殊服务设施：例如专门为老年人或残疾

人服务的窗口，为老年人准备的老花镜等。

● 社区延伸药学服务：定期或不定期深入社区，为社区居民提供药学咨询服务，宣传合理用药知识，为居民整理家庭小药箱等。

● 病房延伸药学服务：能够定期深入病房进行调剂查房，向医护人员宣传新药和药事法规，提出并讨论近期临床用药中的问题，征求对药学服务的意见和建议，检查病房储备药品和麻醉药品管理情况等。

26.6.3.3　***超值服务质量***　超值服务一般不在调剂服务质量评价指标内，是药房调剂服务的创新指标。即使在仅仅一般化地达到其他服务质量标准的情况下，超值服务也能极大影响患者的感知质量，使患者感到满意或十分满意，极大地提高药房和药学服务的声誉。以下举例说明：

● 地处回民居住区域的医院药房整理收集了所有含猪内脏成分的中成药，遇到回民患者开具了此类药品时主动告知患者，使患者感到十分贴心。

● 在实行了实名制就诊卡后，遇有当天生日的患者来到药房取药时，药师送上一句温馨的问候："今天是您的生日，祝您生日快乐！祝您早日康复！"患者会感到惊讶，也会对这次取药经历留下难以磨灭的印象。

● 开展用药跟踪或远程用药服务：有特殊用药需求的患者，药师可递上药师名片，方便患者咨询；必要时留下患者联系方式，对患者用药情况进行跟踪，保证患者的用药依从，帮助患者克服药物不良反应，提高药物治疗效果。利用手机等现代通讯方式为患者提供用药提醒服务和其他资讯服务也是重要的药学服务手段。这些服务举措无疑会极大地提高药学服务质量，提高患者的满意度。

26.6.4　调剂服务质量的管理

任何组织与活动都需要管理。当管理与质量有关时，则为质量管理。质量管理是在质量方面指挥和控制组织的协调活动，通常包括制定质量方针、目标以及质量策划、质量控制、质量保证和质量改进等活动。调剂服务质量的管理是近年来医院调剂工作领域提出的新课题，涵盖了药品质量、调剂流程、服务态度、专业技术、延伸服务等诸多方面的质量目标制定、协调实施、检查控制和持续改进等管理活动。

26.6.4.1　***调剂服务质量管理体系***　实现质量管理的方针目标，有效地开展各项质量管理活动，必须建立相应的管理体系，这个体系就叫质量管理体系。

调剂服务质量管理体系即为药学服务部门内部建立的、为保证药品质量和药学服务所必需的、系统的质量活动。它根据药学服务部门的自身特点选用若干体系要素加以组合，在各个环节使用全过程的质量管理活动，并予制度化、标准化，成为科室或部门内部质量工作的要求和活动程序。调剂服务质量管理体系，并非是静止的，而是需要不断改进发展的。其发展的基本步骤同样遵循PDCA管理法则，即：Plan（计划）、Do（实施）、Check（查核）、Action（总结处理）。它的基本原理是：任何工作都必须有个设想，根据这个设想提出计划、确定目标，然后按计划目标和规定去执行、检查和总结，最后通过工作循环不断提高工作水平。

计划：是指建立调剂服务质量的目标及行动方案；实施：又称执行，是指依照计划推行；查核：指确认是否依计划的进度在实行，是否达成预定的调剂服务质量；总结处理：一方面总结成熟的经验，纳入标准制度和规定，供所有调剂人员执行。另一方面，把本轮PDCA循环尚未解决的问题，纳入下一轮循环中去解决。

调剂服务质量管理体系包含下述要素：

（1）人员：所有参与调剂工作的药师和药学辅助人员都是调剂服务质量管理的参与者。调剂是多人协调配合、共同完成的复杂技术劳动，每个人都必须有质量主人翁的意识，否则造成的质量恶果是难以预料的。一家医疗机构的眼科药房搬家，其他部门的药师也来帮忙。其中一位药师未加思索地把已写明过期失效纸箱中的药品又摆上了药架，导致第二天多瓶失效药品被发出。

（2）组织结构：可靠而有效的组织结构是调剂服务质量管理体系的重要内容。一般应由药学部（药剂科）主管副主任、调剂部主任和各药房组长组成调剂服务质量管理小组，各药房应设质量管理员（可兼任药品质量管理员）协助药房组长开展调剂服务质量管理活动。

（3）制度：应建立保障调剂服务质量的各项规章制度，并保证各项制度能落到实处。如：药房调剂服务规范、调剂岗位操作规程、调剂差错管理制度、药品调配差错预防规范、药品召回制度、退药管理办法、药品不良反应报告规程、调剂人员礼仪行为规范等。

（4）监测、评估与反馈：有效地监测、评估与反馈能有效地控制调剂服务质量，保证服务质量的一致性，是落实各项制度和措施、持续改进调剂服务质量的重要环节。

（5）教育与培训：现代管理理论认为，任何组织要达到既定的目标，都不能缺少对组织成员的教育与培训。调剂服务质量管理同样如此，尤其重要的是，从事调剂服务工作的大多是年轻药师，他（她）们尤其需要接受教育与培训，以增强服务意识和质量观念。

26.6.4.2 调剂服务质量管理的具体内容 调剂服务质量具体可分为人文服务质量、专业技术服务质量和流程管理三个方面。

（1）人文服务质量：无论是医院药房还是社会药店，药师的调剂工作都是直接面对患者和临床医务人员的技术性服务工作，都是直接与人打交道的工作。因此以服务态度为核心的人文服务质量是整个调剂服务质量管理体系的重要内容。

● 服务态度：以患者为中心，一切从患者利益出发，是一名职业药师所应该具备的最基本的工作态度。药师应该尊重患者，以饱满的工作热情，优质的服务态度，对待每一位前来就诊的患者。

● 言语举止：药师为患者服务时，语言亲切，举止恰当，表达清晰明了。在交代用法用量时，尽量使用患者易懂的语言，如“1/2 片”可改述为“半片”；“3ml”可尽量表述为有刻度的量杯 3 个小格或半杯等语言。同时，由于药师工作的特殊性，在与患者的沟通中，要注意保证患者隐私，慎用敏感语言，禁用歧视、侮辱性的语言。

● 仪表仪态：仪表仪态是人的外在形象，但却能体现出内在素质。药师的着装和仪表仪态应体现职业的特点，应表现出自然、可亲、可信和严谨、负责的职业风范。

（2）专业技术服务质量：药师为患者提供的有价值的服务最终是体现在药师的知识和技能上。因此，专业技术服务质量是调剂服务质量管理体系的核心。

为保障患者的合理用药，药师在发药过程中，对每一张处方要严格审查，努力做到“四查十对”，确保准确无误调配。发药时详细交代服用方法，对于特殊药品应该交代注意事项，如特殊储存条件的药物；滴眼剂、喷雾剂的使用方法；妊娠期妇女或儿童药品等。使患者对药师有信任感，从而提高患者的依从性。目前，我国各医疗单位的药剂科除完成必要的药事工作外还不同程度地向患者、医生、护士提供药学信息服务，如建立临床药学室和信息资料室、开展药物咨询和患者教育、编写《药讯》等。为确保药师专业服务质量足以应付不断更新的药学知识，药师必须不断全面提高自身业务素质，注重继续教育，不断积累新知识、新技术，充分发挥药师在药学服务中的积极作用。

我国 2009 年的新医改方案提出要实现医院药品的零差价，并增收药事服务费。这一政策的出台给调剂的专业技术服务质量提出了一个个严峻的问题。我们能否提供高效高质的调剂服务，让患者支付的药事服务费“物有所值”？我们能否紧跟时代步伐，利用现代化科技手段和技术装备药房，以提高工作效率保证患者用药安全？我们如何进一步减少患者的等待时间，并利用调剂向患者传授更多用药知识？这些都是专业技术服务质量领域中需要关注的重要内容。

（3）流程管理：调剂工作的重点是保证药品质量和提供优质的药学服务。严格执行部门的规章制度和操作流程是保障调剂安全的根本和基石。药师应重视收方、审方、取药、核对、发药等各个环节的流程质量，严格的流程控制，让流程细化、制度化，就能最大限度地消灭安全隐患，杜绝用药差错的发生。对患者取药流程的优化能提高效率，为患者提供更加优质的服务。例如在计算机网络和信息技术的支持下采用预发药流程，能够大大缩短患者排队候药时间，同时给药师发药交代留出充足时间。加强药师工作流程的培训和学习，可以让药师形成良好的职业行为规范，保障患者合理用药。

除此之外，还应加强药品质量管理，做好药品的质量和效期检查，保证患者安全用药。做好账务管理，定期进行盘点。

（4）患者期望与药师的超值服务

● 患者期望：患者就医问药是一种特殊的消费形式过程。患者到药房取药购药，主要有两个方面的期望：一是希望得到安全、有效、经济的药品。二是期望在取药购药的过程中得到优质的服务。药学人员应该利用药学专业知识和工具，满足患者的需求，向患者提供与药物使用相关的服务，同时关心患者的心理、行为、经济、生活方式、职业等影响药物治疗的各种社会因素，使患者得到合理的药物治疗，达到身心全面康复的目的。

● 超值服务：世界营销专家布吉尼曾提出一个著名的学说叫“3A 原则”，1A 为接受对方（accept），2A 为重视对方（appreciate），3A 为赞美对方（admire），其基本出发点是顾客第一，顾客永远是正确的，企业因顾客而兴亡，医院也因患者而生存。患者满意就是对医院的最高评价，也是医院医疗服务质量的准则和标志。但医院与企业不同，患者与产品不同，患者不是有毛病需要修理的机器，让患者满意，不能像企业那样，只是简单地将医疗质量作为产品属性来看待，而忽视了患者对医疗服务的体验与感受。即不能单纯将医疗质量理解为医疗效果的优劣，还应包括相关服务给患者带来的感受。近年来，“患者满意率”已正式载入医疗服务质量范畴，而且作为医疗质量代名词被社会广泛认可。

● 药师的超值服务：并不是意味着给患者药品打折、优惠。虽然这也会让患者高兴，但是成熟的医疗机构不能靠这些去取悦患者。那么什么才是超值服务呢？超值，实际上就是患者经过原来期望值与实际得到值之间的比较而获得的内心体验，要靠药师专业的知识技能和周到热情的服务来实现。例如，一位从未使用过粉末气雾剂的农村老大爷，药师打开说明书，一边讲解一边手把手耐心地指导老人正确使用，直到老人完全理解掌握。这样的服务是老人完全没有想到的，离开药房前老人再三说“谢谢！谢谢！”又如：某患者姓庹（Tuō），对于这位罕见姓氏的患者，药师正确地叫出了他的姓名。这位患者激动地说：“从来没有一个陌生人叫对过我的名字，感谢您们！”，并送来亲手书写的书法作品以表达谢意。对于这名患者而言，他认为在取药的过程中得到了药师超值的服务。对于取药较多又未带口袋的患者提供合适的包装；替患者保存特殊储存条件的药品；给老年人提供老花镜等便民措施，把“想患者所想，急患者所急，帮患者所需”一一落到实处，都会让患者有超值服务的体验。

26.6.4.3　***服务质量测量与控制***　调剂服务质量可分为人文和专业两个方面，因此其测量和控制也可以从这两方面着手。

（1）人文方面：服务质量的人文方面测评方法可以根据客户（患者、医生、员工之间）满意度调查进行。根据自身特点以及需要测量服务质量的侧重点，设计不同的满意度调查内容。调查内容可以涵盖药师的服务态度、语言举止以及仪表仪态等方面，也可以包括患者对流程的满意度，如：取药等候时间、等候环境、外部标识、服务设施、药师咨询、药师效率等方面。

（2）专业方面：服务质量的专业方面测评一方面可以通过药师个体的考核完成。科室内部可根据自身条件选择每年或每季度进行服务质量专业考核，内容可以包括药师的基础知识、基本理论和基本技能以及在工作中的合理用药、审核处方等。另一方面，对医疗机构整体的专业服务质量可以参考 WHO 合理用药核心评测指标。评测指标主要目的是确定一组数量有限的客观评测方法，使之能够描述一个国家、一个地区和个别医疗单位用药的状况。在这项核心指标中，对初级医疗保健的合理用药，按处方指标、患者关怀指标、医疗单位指标这三个方面的效能进行测评。这些指标中，多项是与药学调剂人员的工作直接挂钩，测评结果直接受到调剂服务质量好坏的影响。因此用药核心指标的许多测评标准可以用于测量药学人员的服务质量。此指标与方法已经过许多发展中国家广泛评价和现场使用。但是，在不同的医疗环境下使用的方法学以及某些指标和建议方法的长远效用问题，还有待于进一步完善。

处方指标：每次就诊平均用药品种数；
以通用名处方药物百分率；
抗生素使用百分率；
注射剂使用百分率；
基本药物或处方集药物占处方用药的百分率。

患者关怀指标：平均调配时间；
平均发药交代时间；
按处方实际调配药物的百分率；
药物标示完整百分率；
患者了解正确用药方法的百分率。

医疗单位指标：备有基本药物目录或处方集；
备有重点药物；
内部差错率；
已发生差错率。

表 26-3 提出测量和控制调剂服务质量的内容和要点。

表 26-3 调剂服务质量的测量

质量内容	描述	可采用的测量方法
业务构成	能为患者提供的服务内容	各项记录，现场考察
服务流程	取药流程、内部流程、SOP、落实情况	各项记录，员工考核
人员	资质、素质、教育与培训	人事档案，培训记录
药品	基本药物、品种满足、周转情况、处方集	质量档案，各项记录
窗口服务	仪表仪态、语言、态度	现场考察，患者问卷
知识技能	审方干预、用药安全、发药交代	WHO 合理用药核心指标评估，各项记录，现场考察
延伸服务	用药咨询、患者教育、科普讲座、药讯	各项记录，现场考察和评估

26.6.4.4 ***患者抱怨与投诉的处理*** 医疗机构通过全面质量管理提高服务质量减少失误，预防各种药品相关的医疗事故，确保患者合理用药。但是，一方面由于管理水平不高、少数医务工作者服务不规范、医患之间缺乏有效地沟通；另一方面，患者作为特殊的消费群体，法律意识和自我保护意识不断增强，造成了医患矛盾日趋紧张的局面。纠纷与投诉在一定意义上属于危机事件，需要及时处理。正确妥善地处理患者的投诉，可以改善我们的服务，增进患者对我们的信任。反之，不但无益于患者的药物治疗，无益于改进我们的服务，同时对患者的失信和伤害会产生爆炸链式的反应，使我们失去一个大大的顾客群。如果矛盾激化，甚至会引发法律纠纷。因此，如何正确处理患者抱怨与投诉是药师必须要掌握的一门技能。

(1) 患者抱怨与投诉原因分析：詹姆斯 .A. 菲茨西蒙斯等的研究证明，在不满的患者中只有4%抱怨；在不抱怨的患者中，有 25%相当不满；抱怨的患者比不抱怨的患者更有可能再次光顾；如果问题得到解决，抱怨的患者中将有 60%会继续光顾；如果尽快解决，比例上升到 95%；不满意的患者会把他的经历告诉 10～20 人；抱怨得到解决的患者会向 5 人讲述他的经历。一项国内的调查证明，患者的抱怨和投诉中有 55%是对药师的服务态度不满，30%因药品质量或数量问题引起，15%属不良反应和药品价格等问题，患者要求退药也占有相当比例，但用药错误引起的仅占小部分。

● 患者因素：预期服务质量与感知服务之间差距较大；未得到承诺的服务；不恰当的服务需求（有限的服务与无限的需求）等。如患者用药基本常识参差不齐，对药品的疗效寄予过高的期望，对药品的不良反应过于恐惧；部分患者有重医轻药的思想；患者不能理解一些相关的医疗卫生法规，如不允许退换药品等；患者自我保护意识不断增强，社会、媒体的误导作用，对医生诊疗缺乏信任等。

● 药学人员因素：少数药师态度不认真，业务能力不精，缺乏沟通技巧，“以患者为中心”的服务理念没有形成，态度生硬；发药速度慢，差错率高，用法用量标记错误；专业知识不扎实，无法解答患者提出的专业问题；药师数量配备不到位，无法按要求完成工作质量。

● 药品因素：药物不良反应，因药物不良反应引发的医疗投诉占很大比例，其中既有严重的过敏性休克，也有普通的皮疹。药品质量的安全性、有效性、稳定性、均一性出现问题；药品数量不足；单位药物包装较大；药品价格过高或不同医疗机构药价有差异；药品品种不全，缺乏基本用药品种等。

● 医疗机构因素：患者有较高期望值而管理者未认识；有较高的服务质量规范而实际落实不好；所提供的服务与对外宣传沟通之间存在落差。如取药流程不合理，有些患者感到对自身开药不利、就医手续繁琐等，用投诉来发泄自己的不满；取药环境差，包括噪音大、空间小、温度不适宜等；药房、收费处、诊疗室等科室位置指示不清；缺少药品收费及医保报销种类的公式，让患者对药费花销透明度不满。

(2) 处理患者抱怨和投诉的办法

“首诉负责制”原则：卫生部于 2009 年 8 月 6 日在其官方网站发布《医院投诉管理办法》，规定医院对患者投诉实行“首诉负责制”。投诉人可以到任何部门投诉。接待人应先做好解释疏导工作和投诉记录，并及时将投诉意见转至投诉管理部门。同时，医院要在15个工作日内向投诉人反馈处理情况。和首诊负责制度一样，任何药师接到了患者的投诉都不得拒绝，如自己无法解决，应先安抚患者，并第一时间通知相关负责人，不能相互推诿。

● 完善渠道：让患者知道怎么投诉和到哪里去抱怨，例如可以在药房取药大厅显著位置公示投诉管理部门及其联系方式。这样可以在第一时间了解到患者不满的内容，方便将投诉分类，用适当的方法及时化解。

● 专人负责：由于调剂药师在工作时间内要面对大量的患者，很难花很多时间处理矛盾。因此药剂科应该安排专人负责解决患者的投诉，避免影响其他药师的正常工作。

● 及时补台：在其他药师出现差错，受到患者的投诉或抱怨时，其他药师应该及时为其补台，不要寻找借口或抱怨其他部门，避免纠纷扩大化。

● 良好心态：在处理患者的抱怨时，要有一个良好的心态，服务不周时向患者表示歉意。如果接待患者时能够以一种良好的心态来打动患者，在后面的问题处理过程中，就会比较顺利和富有成效。患者的抱怨或投诉在某种程度上反映了医院服务的不健全，所以应该把患者的投诉和抱怨看成是医疗机构提高质量的良药。综上所述，处理患者抱怨和投诉要贯彻四要四不要原则：

四要：要尊重并礼貌地对待患者，耐心倾听患者诉说；
要体恤、同情患者，有理也要让三分；
要有权威性；
要表达诚心和善意，宽松处理纠纷。

四不要：不要在现场就地处理；
不要脱离主题和现场环境谈问题；
不要情感用事和轻易下判断；
不要推诿责任，更不随意承诺。

（3）处理患者投诉和抱怨的步骤

● 理解患者诉求：首先必须理解患者诉求，如：认真地对待我、尊重我；赔偿或补偿我；让侵犯了我权益的人得到惩处和惩罚；给我道歉，消除问题不让它再发生；听取我的意见等。只有明白了患者要求什么，我们才能有的放矢地给予解决。

● 正确处理患者投诉：有以下几个步骤：①耐心倾听，热情接待，稳定患者情绪。要让投诉者畅所欲言，以温和、谦逊的态度耐心倾听，认真记录。在个人人格气质、心理行为、着装举止、语言艺术上最大限度地给以亲切感、信任感。无论有无过失，都不要急于反驳和辩解，即使被对方质问，被对方不尊重，在不了解事情原委的情况下，也要慎言对待。②迅速回应。首先调查核实事情发生的背景与经过，然后及时反馈分析事情的前因后果，有针对性地采取对策。通过与患者及家属沟通，讲清事情的来龙去脉，反馈调查结果，属于药师过错时要诚心地赔礼道歉。③从系统中找问题。对照工作程序、制度、职责和质量标准，找出问题的焦点。如果是个人操作不规范，则要对当事人酌情进行教育或培训。如果是管理上存在漏洞，领导首先要自查、自省、勇于自我批评和承担责任。如果是工作流程的问题，应该尽快优化流程，减少因流程给药师带来风险的可能性。

● 服务补救：解决了患者纠纷与投诉并不是事情的完结。聪明的管理者应该将此次投诉的经过与处理过程进行小组或科室共享，做到“不二错”。如改善服务环境，优化服务流程；处理被投诉员工（证明责任归属以后）；完善服务规范；加强沟通，移情思考；对抱怨或投诉的患者做好跟踪服务等。

26.6.4.5　调剂服务质量管理制度与考核

“没有规矩不成方圆”，要保障并持续改善调剂服务质量就必须建立各项规章制度。什么是制度？从广义上说制度是社会的博弈规则，或更严格地说，制度是要求大家共同遵守的办事规程或行动准则，是人类设计的制约人们相互行为的约束条件（诺斯），人们依靠制度来衡量并约束自己的行为。从社会学的角度讲，制度分为三种类型，即正式规则、非正式规则和这些规则的执行机制。我们这里所说的制度就是一种服务质量管理的执行机制。

（1）制订质量管理制度：同以上划分一样，调剂服务质量管理制度也可分为三个方面，即：人文服务质量管理制度、专业技术服务质量管理制度和药品质量管理制度。表26－4列出一些调剂服务质量管理必须制定的制度。

表 26-4 调剂服务质量管理（基本）制度

人文服务质量管理制度	专业技术服务质量管理制度	药品质量管理制度
药房调剂服务规范	调剂岗位操作规程（SOP）	药品质量管理制度
调剂人员礼仪行为规范	处方管理制度	药品质量管理小组工作职责
患者投诉管理规程	抗生素使用指导原则	药品质量管理员工作职责
	麻、精药品使用管理制度	退药管理办法
	处方审查与评价制度	药品召回制度
	药品调配差错预防规范	
	药品不良反应报告规程	
	调剂差错管理制度	

必须指出，制订制度宜“细”不宜“粗”，宜“实”不宜“虚”。我们都有这样的经验，有不少所谓“好”的制度，由于“虚”和“粗”，变得无法落实执行，结果变成一纸空文。举个例子，为了加强安全、防范意外，很多药房和办公室的门口都贴有一张告示：“下班前请注意检查门窗、水电，关闭空调和计算机。”但这样的告示几乎不会有效。如果把这张告示换成值班表，最晚下班的人需要逐项填写检查记录，并签名以示负责，这项措施就落到了实处，成为一项行之有效的管理制度。

（2）质量管理的考核：考核是对调剂服务质量进行管理的重要手段。质量管理考核一般可分为两个层面，即医院对药学部（药剂科）的考核以及药学部（药剂科）对班组的考核。由于班组与个人两者的工作目标是统一的，管理的内容是彼此衔接的，科室在完成医院质量考核的同时，也应该对每一位药师（员工）进行考核。对药师的服务质量考核采用定量的方法比较困难，一般可采用评分法。首先科学地设计一个可全面反映药师调剂服务质量的评分表，按项目重要性赋予单项固定分值。一般情况下由班组长对药师进行考核；需要时也可采用 360°评价的方法，即由上级、下级与同事同时进行综合评价的方法进行考核，以期得到更加客观、准确的考核结果。对各药房班组的考核也可按类似的方法进行。应该考虑到，任何管理都要付出成本，质量改进也需要在时间上体现，故考核周期不宜太过频繁，一般以每季度或每半年进行一次为宜。

26.7 调剂服务创新

26.7.1 概述

早在上世纪初（1912 年），德国经济学家熊彼特就指出，资本主义发展的根本原因不是资本和劳动力，而是创新。创新是人类生存发展的不竭动力。具体到调剂服务领域同样是如此。传统的调剂业务强调以药品为中心，药师重视药品质量，关注影响药品质量的相关因素，而忽略患者因素，忽视服务的因素和对患者的人文关怀。在 20 世纪末，尤其是进入 21 世纪以后，科学技术的发展和人类社会的进步促使人们更加关注自身的价值和发展，现代管理科学、服务创新以及流程和设计也逐步取代产品技术、生产工艺等成为企业发展和进步更加重要的元素。正如 Joe Peppard 和 Philip Rowland 在谈到流程创新时所说：“过去商战中的赢家往往是产品的发明者，而进入 21 世纪后，更多的竞争优势是来自于新的流程而不是生产技术，相反，生产或工程技术渐渐成为一种艺术的形式。新产品很容易被制造，过去占第一位的新的产品技术已经退居第二位，而过去占第二位的流程技术现在则是第一位的了。”同样的情形也发生在医疗领域，现代科学管理、流程再造、服务创新成为比新的医疗技术更为重要的竞争手段。

实际上，创新并不意味着推倒重来，创新离不开继承，而是一种扬弃和提高；创新是 70%的继承加30%的创造，是在原来的基础上的改进、改良和改善。什么是服务创新？服务创新是创造和开发人类自身价值，提高和完善生存质量，改善社会生态环境的创造性活动。对调剂业务来说，服务创新包括服务模式创新、服务流程创新以及服务领域创新。

26.7.2　调剂服务创新模式

创新首先需要打破旧的观念和思维模式，以新的观念和科学的思维方式去发现问题、分析现状，同时寻找解决问题的思路，确定改进的措施和方法并贯彻实施，实施后的效果要进行总结和反馈。这样一种循环和一般意义上技术的科研是完全一样的。因此，调剂服务创新可以借鉴科研的思维模式和方法，建立一种科研导向型的服务创新模式（图26-2）。

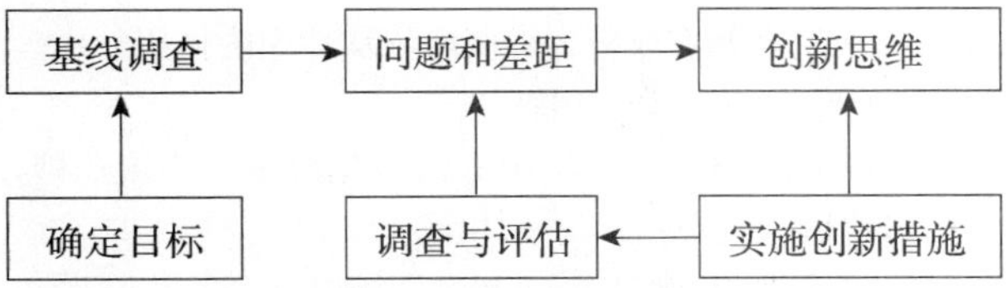

图26-2　科研导向型服务创新模式

以患者为中心是科研导向性的服务创新模式的出发点和归宿。因此我们无论想些什么、做些什么，都必须围绕为患者服务，以提高患者满意度为目标。而不能考虑通过所谓“创新”来方便我们自己，以牺牲服务来减轻自己的工作量。

26.7.3　调剂服务创新实践

26.7.3.1　**调剂服务中的流程创新**　什么是流程创新？流程创新是在深刻理解原有作业流程的基础上，以突破性的思维摆脱常规、传统和习惯的束缚，重新设计新的作业流程，或对旧的流程进行系统性的重组，以提高效率、改进服务。流程创新的主要方法有：清除（Eliminate）、简化（Simplify）、合并（Integrate）与自动化（Automate）。以医院门诊患者取药流程为例，过去门诊患者取药需要排3个队，首先患者需要持处方到药房划价窗口排队划价，然后去排队缴费，最后到取药窗口取药。通过流程创新，可以将原来的3个队简化为2个队。方法是将划价和缴费简化为一个队，患者在收费处划价，同时完成缴费。在医院建立了HIS系统和医生工作站以后，患者可以持卡就诊和结算。这样，患者不需要去收费处划价缴费了，在诊室就诊并开具处方后，可直接刷卡，在医生工作站完成划价缴费全过程，进一步减少了排队，方便了患者。美国退伍军人医院将传统的调剂流程完全颠倒了过来。在那里，患者拿着医生处方，不是先划价交费，而是必须先排队咨询药师。在一间药师咨询室里，药师审核处方，与患者谈话，回答患者疑问，交代用药事项，消除患者用药顾虑。然后，患者才去药房取药。这样的流程好处是显而易见的，患者取药前就已经对自己所要应用的药物有了较全面的了解，增强了药物治疗的信心和用药的顺应性，同时也会大大减少退药情况的发生。“流程”对于组织将注意力集中在“顾客”身上是非常重要的概念，这些流程创新的方式对医院提高运营效率、改善患者满意度具有十分重要的意义。

26.7.3.2　**药品物流供应中的流程创新**　将相关流程进行合理地重组能够极大地增加提供给顾客的价值，有效地提高组织的整体效果和效率。新的生产率、更高的服务质量意味着变革流程，意味着通过以完全不同的方式做事甚至完全不再做某些事来实现彻底地改进。例如，在医院药学工作中，药品物流供应是十分重要的工作，但却不是医院药学的核心业务。这部分工作可以通过清除、简化、合并、自动化的方式进行流程再造，将大部分物流业务交给专业化的药品商业公司或物流公司去做，医院药库只掌握供货渠道、采购计划、药品质量、资金运转等药品物流供应的核心业务，将注意力和更多的人力资源转移到直接为患者服务的临床药学工作中去，从而实现彻底地变革。更深层次的变革甚至延伸到药房的药品调配工作中。一些发达国家大型医疗机构将药房的药品调配工作也交给专业的药品物流公司。医生工作站开出用药医嘱，经药师审核后直接发送给药品物流公司，物流公司接受医嘱，用单剂量包药机和注射剂单剂量发药机进行调配，并直接送达医院各个病区，经药师复核交护士给药。这样一种崭新的流程完全颠覆了医院药房的概念，医院药师不再从事简单的药品调配工作，而成为真正的临床药师或药物治疗师。

26.7.3.3　**调剂服务领域创新**　药师如何在医院药学服务中体现自身的价值？关键的因素是自身的知识和技能是否能为患者所用，患者用了你的知识，你的价值才能体现。药师作为医师的事业伙伴，应该尽量延伸自己的服务领域和深度，要能够提供为临床、为患者所需的药学服务。就像海港的码头，近海的浅水码头只能停靠小轮船，通过修筑堤岸将码头延伸到深水区，就能够停靠万吨巨轮。21世纪以来，医院药学事业飞速发展，PIVAS、临床营养支持、利用信息技术的远程药学服务等，不断开创出一个个新的服务领域。在更多的领域内，如门诊注射药房（OUIVA）、慢病管理药学服务、疼痛药学服务等正等待我们不断去开拓，医院药师的作用有着无限的发展空间。

王育琴，徐翔，闻满华，程红勤，孟莉，张乃文，张晓乐

参考文献

[1] 李大魁，袁锁中，汤光等．优良药房工作规范．中国药学会医院药学专业委员会，2005，3－16.

[2] 王晓燕．医务职场生涯中的语言与身姿语．医院院长论坛，2007，(5)：23－26.

[3] 金正昆．涉外礼仪教程．北京：中国人民大学出版社，1999，66－71.

[4] 赵瑛，何莉．人际交往与沟通．北京：中国人民大学出版社，3，32－33.

[5] 惠亚爱，贾凝，丁海防等．沟通技巧．北京：人民邮电出版社，2008，30－31，168－172.

[6] 杭付云，罗霞．医患沟通的语言艺术．郧阳师范高等专科学校学报，2005，25（6）：71－73.

[7] 吕兆丰，王晓燕，张建等．医务职场中的语言与身姿语．北京：中国书店，2009，135－137.

[8] 苗乃勇，任爱香．医疗服务语言在临床工作中的重要性．中国现代药物应用，2008，2（15）：121－122.

[9]“百万药师关爱工程”系列教材编委会编著．药学服务与咨询．北京：北京科学技术出版社，2005，10：25－26.

[10] 蔡正莉．2型糖尿病患者社会心理因素对门诊药物治疗依从性调查．中国误诊学杂志，2006，6（15）：3063－3064.

[11] 杨国柱，倪介平．糖尿病病人治疗依从性258例分析．辽宁实用糖尿病杂志，2002，10（4）：26－27.

[12] 庞允．药师在改善患者用药依从性中的作用．中国药业，2007，16（5）：40－1.

[13] 胡晋红，蔡溱．药学服务的量化管理．中国药师，2002，5（7）：427－431.

[14] 处方管理办法．中华人民共和国卫生部令第53号．

药品供应与调剂管理 27

药房是医疗机构药学部门的重要组成部分，是为患者提供药学服务的重要环节，它所提供的服务与人民群众生命安危及患者的生活质量密切相关。药品是用于预防、治疗、诊断疾病的一种特殊商品，是医疗业务工作中必不可少的物质保证和重要手段。药品供应与管理是药房工作的核心内容之一，药师应熟悉《中华人民共和国药品管理法》（以下简称《药品管理法》），做到依法用药，依法管药。因此加强药房药品管理，可以减少药品传递过程中的差错，减少药品的损失，保证药品质量，为患者提供安全有效的用药服务。

27.1 药房药品管理

27.1.1 医院药品的遴选准入

医疗机构药房中的所有药品均应经过医疗机构药事管理与药物治疗学委员会审批后方可准入。药事管理与药物治疗学委员会（组）监督、指导本机构科学管理药品和合理用药。药事管理与药物治疗学委员会（组）的重要职责之一是建立新药引进评审制度，制定本机构新药引进规则，建立评审专家库组成评委，负责对新药引进的评审工作；审核本机构拟购入药品的品种、规格、剂型等，审核申报配制新制剂及新药上市后临床观察的申请。医院药品遴选准入一般应按以下流程进行：

- 厂商填报“新药申请表”（见表 27 - 1）；
- 药剂科（药学部门）在指定接待日接受厂商的“新药申请表”，进行形式审查。符合申请条件的发给受理单和序列号；
- 药剂科（药学部门）将“新药申请表”发给厂商填报的主要临床使用科室，由临床科室讨论研究后填写意见。临床是否引进的意见需核心组全体成员签字。
- 药剂科（药学部门）汇总临床返回的“新药申请表”，报药事管理委员会。
- 药事管理委员会在纪委监督下随机从专家库中抽取专家，召开新药遴选引进会议。经审议后，经与会专家 2/3 以上表决通过的新药可以引进医院。

药剂科（药学部门）在将新药申请材料报送药事管理与药物治疗学委员会前可按预先制定好的新药遴选标准对临床科室同意的新药进行打分和初评，并将初评结果报送药事管理与药物治疗学委员会供参考。新药遴选的过程应在纪委监督下进行。引进的新药由药剂科（药学部门）安排在适合的药房供临床使用，并对其使用情况进行动态监控和评价。

27.1.2 药房药品的管理

27.1.2.1 ***药房药品品种确定原则*** 各药房常规备药品种类确定原则：各药房必须以经过医院药事管理与药物治疗学委员审批通过的医院药品目录作为各药房常规备货品种的范围，否则任何人不得私自确定常规备货的品种。在医院药品目录范围内，各药房结合所服务的患者人群特点选择常规备货品种。

（1）住院药房：以抢救药品、危重症患者使用的各类药品中的高级别品种及常见病、多发病用药品种作为常规备货品种。

（2）门诊药房：以慢性疾病长期用药的品种、抢救用药及常见病多发病用药品种作为常规备货品种。门诊药房不得常规配备卫生部 2009 年 38 号文件中所列的特殊使用的抗菌药物品种。注射剂品种不超过总品种数的 5%。

（3）急诊药房：一般应根据抢救用药目录和急诊救治的疾病种类配备药品。

（4）传染科药房：以配备传染性疾病治疗相关的药品为主。

（5）其他专科药房：专科药房以专科用药为主进行配备，可适当配备抢救药品。

表 27-1 新药申请表

＊＊＊医院新药申请表

商品名：__________通用名：__________主要成分：____________________

所属目录：医保甲□ 医保乙□ 自费□　　　　批准文号：________________

新药类别：__________医保目录编号：西药□__________中药□______________

剂型：_____规格：______包装：______零售价：______供货价：__________

扣率%：__________生产厂：________________经销商：____________________

我院同类品种名称：________________________相关临床科室：__________

医药代表姓名：__________ 联系电话：________________交表时间：__________

主要用途或适应证：____

用法、用量及疗程：____

____

本品的主要特点、与我院同类品种性能、价格比较：________________________

____

____

临床科室讨论意见：____

建议淘汰品种意见：____

临床科室主任签字：____________

药剂科药事管理组意见：____________

医院药事管理委员会意见：____________

年　月　日

27.1.2.2 ***药品效期管理原则*** 药房应有专人负责对药品有效期进行严格管理和查对，每周领药上架时，核对药品批号，效期近的摆放在前面，效期远的摆放在后面。建立登记本，规定每月对所有药品进行逐一盘查，对有效期在 6 个月内的药品进行登记。药房负责人填写近期药品明细表及处理意见，根据药品使用情况调拨其他药房使用或退回药库处理。最后将汇总信息上报药剂科。同时对一些滞销药品及时与库房及医生取得联系，加快其流通，以防积压过期造成不必要的浪费。

27.1.2.3 ***特殊药品的管理*** 特殊药品管理主要指麻醉药品、第一类精神药品和高危药品的管理。麻醉药品、第一类精神药品的管理详见本章 27.2 节，高危药品管理详见本章 27.4 节。

27.1.3 调剂工作的现场管理

27.1.3.1 ***现场管理的概念*** 所谓现场管理就是指用科学的管理制度、标准和方法对生产（工作）现场各要素，包括人（操作、管理人员）、机（设施、设备、工具）、料（原材料）、法（操作、检查方法）、环（环境）、信（信息）等进行合理有效地计划、组织、协调、控制和监测，使其处于良好的结合状态，达到优质、高效、低耗、均衡、安全、文明生产的目的。现场管理是生产第一线的综合管理，是生产管理的重要内容。现场管理有以下几个重要目标：

- 整洁- neatness
- 秩序- order
- 美观- decoration
- 效率- efficiency

· 成果- expenses

· 士气- morale

良好的现场管理不但可以提高工作效率、减少调剂差错，而且有助于药师减轻工作疲劳，创造愉悦和谐的工作环境。药房调剂工作要做到优良的现场管理，首先要有科学合理的平面布局、优化便捷的取药流程和明显易读的内外标识；其次，要建立严谨、有效的工作制度和规范；最后，良好的工作氛围与和谐的人际关系是工作士气与成果保持的重要保障。现场管理的核心要素是人，因此药房小组的团队建设与人员培训也是调剂现场管理不可忽视的重要环节。

27.1.3.2　*药房药品摆放原则*　药房药品摆放以取用方便、整齐清洁、标识明确、有利于药品储存为原则。包装相似、药名相似的药品应分开放置，以免混淆。药品分类、分区摆放有以下几种方式：

（1）按照药品的给药途径分区摆放，分为注射剂药品区域、外用药品区域和口服药品区域；

（2）按药理作用分类摆放与按专科用药分类摆放相结合；

（3）按药品名称拼音首字分类排序摆放药品。在分类、分区摆放的基础上，可建立坐标定位，如库位码，以方便药品的查找、调配，也利于药品库存的清点和管理。

（4）工作量大的药房可按物动量原则安排药品货位，即使用频率高的药品摆放在最易取用的位置，使用频率低的存放在角落处。

27.1.3.3　*药房药品保管原则*　药学部门应制定药品保管制度，定期对储存药品质量进行抽检。药房二级库应具备冷藏、防冻、防潮、避光、通风、防火、防虫、防鼠等适宜的仓储条件，保证药品质量。

化学药品、中成药和中药饮片应分别储存。易燃、易爆、强腐蚀性等危险性药品必须另设仓库，单独存放，并采取必要的安全措施。对麻醉药品、精神药品、医疗用毒性药品、放射性药品必须按国家相关规定进行管理，并监督使用。

（1）定期对库存药品进行养护，防止变质失效。过期、失效、淘汰、霉烂、虫蛀、变质的药品不得出库，并按有关规定及时处理。

（2）各种药品在包装上均注明储存方法，应密切注意。

（3）需密封储存的药品，不能用纸袋或一般纸盒储存，否则易变质。

（4）受热易变形、变质的药品，需低温保存的药品，最好放置在 2～10℃储存。每天由专人检查冰箱内温度，防止因温度过低而导致的药品冰冻或温度过高而导致药品变质。有条件的医院可建立冰箱温控和自动报警系统，在冰箱温度超出设定范围时可通过电话向相关人员报警，以便及时排除故障，保证储存药品的质量稳定。

（5）需避光储存的药品，大剂量时应装在避光容器内。并置于阴暗处或不见光的柜子中，小剂量时应仍置于原瓶中，注射剂应放在避光的纸盒内。

（6）发药时做到先进先出，近期先用，不得发出过期失效、潮解、霉变、污染的药品，确保患者安全用药。

（7）每天由领药岗位药师对照药库拨入药品的清单，核对领入药品的数量和批号，同时检查药品的外观质量，如发现有质量问题的药品，放入不合格药品存放区域，做好记录并及时退回药库或报损；合格的药品根据储藏要求、按照先进先出原则分类放入药架。

27.1.4　药品的经济管理

在医药科学日益发展、医疗技术不断提高的情况下，药品在医疗服务过程中占医院各种物资消耗的比重最大，药品的储备和周转是医院资金运动的重要组成部分，加强药房药品经济管理具有非常重要的意义。药剂科（药学部门）需建立药品经济管理制度，并有严格的检查措施保障制度的落实。

27.1.4.1　*药品经济管理原则*　做好药品的经济管理工作，必须保证账物相符。药品的经济管理的指标包括金额管理与数量管理。金额管理指标是指药品购入金额减药品销售金额等于药品库存金额。数量管理指标是药品购入的数量减药品销售的数量等于药品库存数量。药品数量管理比药品金额管理更严格、更准确。药品金额管理适用于财务对医院药品的总体管理与控制；药品数量管理适用于药房内部对药品的管理，账物相符是药品数量管理的核心。药品的账物符合率越接近 100%，说明药品的经济管理越好。计算机网络系统的引入，给医院药房药品经济管理带来了极大的便捷。

影响药房账物相符率的原因主要有：计算机系统设计存在漏洞、药品损耗及药品过期、处方调配正确率、计算机操作的错误等。

27.1.4.2 **药品经济管理目标** 对药品实行经济管理，通常采用账物相符率作为管理目标。贵重药品及特殊管理的药品账物相符率应达到100%；普通药品考虑到破损等情况，其账物相符率应控制在100±0.2%以下。制定药品经济管理目标，要求管理者根据外部环境的变化和检查的结果及时调整目标，随着目标管理工作的深入，要求不断提高，实现动态管理。

27.1.4.3 **药品请领与供应** 医院药房的药品通过由供货商→药库→药房→发药窗口组成的供应链，完成药品请领的过程。

(1) 药房与药库之间的药品请领模式：药品请领分为三级请领和二级请领。三级请领是指各发药窗口为一个单独的调剂小组、存有常用量药品作为第三级库存，同时药房还设有二级药品库为三级库补充药品。请领药品的流程为各调剂小组向药房二级库请领药品，药房二级库向药库（一级库）请领药品。

二级请领模式是指发药窗口不存药品即不设三级库，各窗口共享相当于三级请领模式下药房二级库的药品，由药房向药库（一级库）请领，再由药库向供货商采购的模式。

药品三级请领模式可用"n+1"来表示。N代表若干个三级药品库，1代表药房二级库房。三级药库和二级药库均为独立账，可以看出该模式管理有层次，账务职责清晰，不易出现药品不明情况的亏损。但这种模式也有其弊端：小组储药量小，各个小组之间的联系不够紧密，账务管理过于繁琐，盘点难度大，较难做实库存管理。例如，在只有一个小组上班（如夜班）时容易出现某种药品断货的情况，小组之间药品互借的账务必须通过二级药库来完成。各小组药品货位摆放不统一，如调剂人员临时有变动，不利于尽快熟悉药品货位（图27-1）。

药品二级请领模式可用"0+1"来表示，即三级库存量为0。各小组的日常工作方式并未改变，只是账务合一、药品共享。药房的三级库与二级库合二为一，共用一个大库。二级请领的优势在于账务清楚，降低了盘点难度，利于实现实库存管理，同时药品货位是唯一的，便于查找和调配。二级请领模式的主要问题是工作人员调配药品时行走的路程较多，因为每个药品只有一个货位（图27-2）。

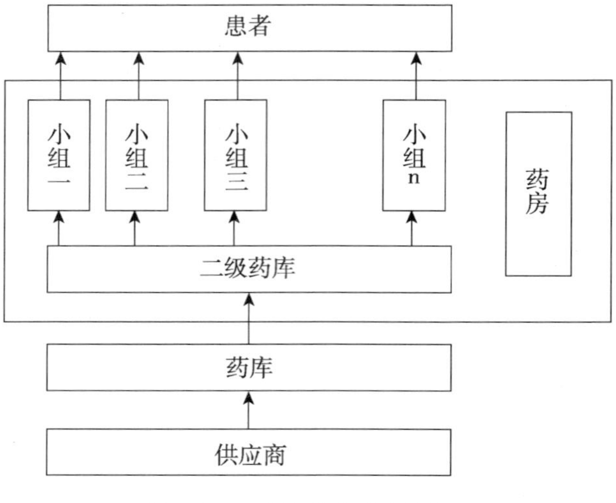

图27-1 药房药品管理模式1

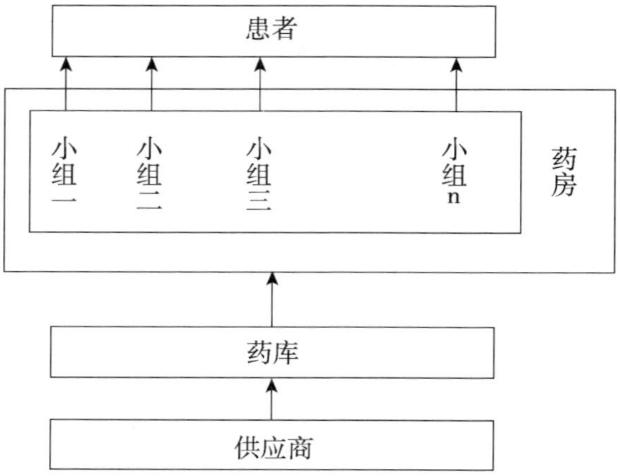

图27.2 药房药品管理模式2

(2) 药品请领凭据：请领计划生成可分为人工制表和计算机生成。人工制表做计划，通常由管理人员凭经验补库，工作量大，且容易遗漏。计算机生成计划，可以随机截取上一阶段药品消耗量和库存量，根据消耗和库存量实时生成计划，可随季节变化或流行病学等客观情况随时调整相应药物，品种不容易遗漏。由于计算机联网，可以通过网上传输，这种方式大大提高了工作效率。

27.1.4.4 **药品经济管理周期** 药品实施分级、分类管理，并按不同管理级别另行实施每日、每周和每月盘点制度。贵重药品和特殊管理的药品（如毒性药品、麻醉药品和精神药品等）应做到每日盘点。应科学安排盘点时间，盘点前以满足临床用药需求为前提，尽量减少领取药品的数量，尽量使药品库存量减少，降低药品盘点的难度。

27.1.4.5 **生产厂商赠药的管理** 生产厂商赠药是指生产厂商赠送给特定患者（患者群）或特定医疗机构的药品。生产厂商赠药的管理原则如下：捐赠方与受赠方应签署协议，根据捐赠方意愿，明确捐助目的、受赠范围，以及药品种类、规格、数量等。如果捐助目标为指定患者或患者群，则应按照协议规定发放给特定患者或患者群，不得收取费用；如果是捐助医疗机构的药品，则受赠方可按协议发放或销售受赠药品给符合适应证的人群。厂家赠药应由专人进行管理，按照药品存储要求进行专门存放，接收、发放、回收等全程专账管理，每月盘点，做到100%账物相符。

27.2 毒性药品、麻醉药品和精神药品的调剂管理

依据《药品管理法》第三十五条，国家对麻醉药物、精神药物、医疗用毒性药物、放射性药物，实行特殊管理。

27.2.1 医疗用毒性药品

1988年12月27日，国务院发布第23号令《医疗用毒性药物管理办法》。医疗用毒性药物（以下简称毒性药物，toxic drug），系指毒性剧烈、治疗剂量与中毒剂量相近，使用不当会致人中毒或死亡的药物。毒性药物的管理品种，由卫生部会同国家医药管理局、国家中医药管理局确定。《医疗用毒性药物管理办法》规定了39个品种，包括中药毒性药物（28种）和西药毒性药物（11种）。

（1）毒性中药种类：砒石（红砒、白砒）、砒霜、水银、生马前子、生川乌、生草乌、生白附子、生附子、生半夏、生南星、生巴豆、斑蝥、青娘虫、红娘虫、生甘遂、生狼毒、生藤黄、生千金子、生天仙子、闹阳花、雪上一枝蒿、红升丹、白降丹、蟾酥、洋金花、红粉、轻粉、雄黄。

（2）西药毒性药物种类：去乙酰毛花苷、阿托品、洋地黄毒苷、氢溴酸后马托品、三氧化二砷、毛果芸香碱、升汞、水杨酸毒扁豆碱、亚砷酸钾、氢溴酸东莨菪碱、士的宁、A型肉毒毒素（2008年新增）。

27.2.2 麻醉药品和精神药品

麻醉药品是指具有依赖性，不合理使用或者滥用可以产生身体依赖性和精神依赖性（即成瘾性）的药品、药用原植物或者物质，包括天然、半合成、合成的阿片类、可卡因、大麻类等。

精神药品是指作用于中枢神经系统使之兴奋或者抑制，具有依赖性，不合理使用或者滥用可以产生药品依赖性的药品或者物质，包括兴奋剂、致幻剂、镇静催眠剂等。精神药品分为第一类精神药品和第二类精神药品。

国家食品药品监管局、公安部、卫生部联合公布了《麻醉药品品种目录（2007年版）》和《精神药品品种目录（2007年版）》。两目录于2008年1月1日起施行。其中麻醉药品共123种，精神药品共132种。

麻醉药品目录中，我国生产和使用的麻醉药品有芬太尼、可卡因、美沙酮、福尔可定等25种。精神药品目录中，一类精神药品有53种，我国生产和使用的有氯胺酮、三唑仑等7种。二类精神药品有79种，我国生产和使用的有咖啡因、阿普唑仑、曲马多等33种。

27.2.3 医疗机构毒性药品、麻醉药品、精神药品的管理制度

27.2.3.1 **管理组织** “毒、麻、精、放药品”管理组织应由主管院长、医务处、药学部门、护理部、保卫科、核医学科部门负责人组成。管理组织职责如下：

- 贯彻落实关于“毒、麻、精、放药品”管理文件，指派专职人员负责毒品、麻醉药品、第一类精神药品及放射药品的日常管理工作。
- 依据《中华人民共和国药品管理法》、《麻醉药品和精神药品管理条例》、《处方管理办法》、等法律、法规和规章的规定和要求，结合本院情况，主持制定本医院“毒、麻、精、放药品”管理制度，包括：采购、验收、储存、保管、发放、调配、使用、报残损、销毁、丢失及被盗案件报告、安全检查、值班巡查等制度。
- 定期组织专项检查，做好检查记录，并及时纠正存在问题和隐患。

●定期组织全体医务人员开展有关“毒、麻、精、放药品”法律、法规、制度、专业知识的培训。

27.2.3.2 **人员管理制度**

（1）人员资质管理

●药库管理人员：取得药学专业技术职务任职资格的人员方可从事毒、麻醉药品库房管理工作。

●药品调剂人员：取得药学专业技术职务任职资格，并经培训、考核合格，取得麻醉药品、第一类精神药品处方调配资格后，在药剂科办理药师签名和签章式样留样手续。手续办理完毕方可从事麻醉药品及第一类精神药品的调剂和管理工作。

●医生资质：主治及以上的执业医师，经医院培训、考核合格后，取得麻醉药品、第一类精神药品处方权。在医务处办理医师签名和签章式样留样手续。

●护士资质：病区麻醉和一类精神药品由高年资护士管理，住院药房每月进行抽查，并做好记录。

●使用放射性药品的人员资质：取得核医学技师及医疗机构执业医师专业技术职务任职资格的人员方可从事核医学放射性药品的使用和管理工作。

（2）对管理人员的要求

●“毒、麻、精、放”药品的管理人员应当掌握与药品相关的法律、法规、规定。

●必须履行职责熟练掌握“毒、麻、精、放药品”各项管理制度和操作规程。

●配备工作责任心强、业务熟悉的药学专业技术人员负责麻醉药品、第一类精神药品的采购、储存保管、调配使用及管理工作，人员保持相对稳定。

●定期接受“毒、麻、精、放药品”有关法律、法规、规定、专业知识、职业道德的教育和培训。

27.2.3.3 **麻醉、第一类精神药品的储存、保管制度**

（1）药房、病区必须将麻醉、一类精神药品储存在具有报警装置的专用保险柜内。由双人开启。

（2）病区麻醉、一类精神药品专用保险柜的钥匙由专人管理，随身携带，实行24小时内两班交接制，并记录。

（3）对麻醉、一类精神药品建立专用账册，专人负责。

27.2.3.4 **麻醉、第一类精神药品的领发制度**

（1）药库与药房之间领发流程：药房请领麻醉药品时，需由药房麻醉药品专管员提出申请，药库麻醉药品专管员进行审核，根据出库单双人调配并双人签字，同时填写麻醉、第一类精神药品货位卡（放于保险柜内）及麻醉、第一类精神药品出库登记表。药品货位卡的内容包括：品名、规格、单位、日期、批号、前存量、收入量、消耗量、结存量、领药人、发药人。登记表内容包括：日期、凭证号、领用部门、品名、剂型、规格、单位、数量、批号、有效期、生产单位、发药人、复核人、和领用人签字，做到账、物、批号相符。

调配后的麻醉、第一类精神药品应由药库双人押运，连同出库单及麻醉、第一类精神药品出库登记表立即发送到药房。由药房麻醉药品专管员当面验收，无误后，在出库单验收人处及麻醉、第一类精神药品出库登记表领用人处签字。

（2）病区麻醉药基数的领发流程

●病区根据所在病区患者的需求，在院内配置保险柜的条件下，由病区主任和护士长共同商定，向住院药房提供病区麻醉药基数的领取处方。

●领取处方写明所需药品的名称、规格、剂型、数量、日期、加盖病区章，并由病区主任及护士长签字。

●首次领取由病区护士长亲自到住院药房办理取药手续。

●住院药房接到备药处方经审核药品的名称、规格、剂型、数量及处方内容无误后，由麻醉药专管人员，在麻醉药账册上登记，并填写在《住院各病区麻醉药汇总表》上，作为每月上报卫生局住院药房取药、消耗、现存的依据。

●麻醉药账册登记为一式两份，一份留存药房，另一份由各病区保存，并由药房专管人员、病区护士长签字。

●如病区变动，扩大或取消，所备病区麻醉药品及时增加或退还，办理手续和首次领药相同。

27.2.3.5 **麻醉药品、精神药品调配制度**

（1）处方形式审查：麻醉药品和第一类精神药品处方为淡红色，处方右上角标注“麻”、“精一”，医师处方以“√”标注区分；第二类精神药品处方为白色，处方右上角标注“精二”。麻醉药品、精神药品处方一律手写，不可用计算机打印。

审核处方前记、正文和后记，不得有缺项、漏项，字迹应清晰可辨。

（2）处方适宜性审核

● 病情、诊断应与所开药品相符。开具门（急）诊患者的麻醉药品、第一类精神药品注射剂处方为一次常用量；其他剂型处方不得超过3日用量；缓控释制剂处方不得超过7日用量。哌甲酯用于治疗儿童多动症时，每张处方不得超过15日常用量。

● 第二类精神药品处方一般不得超过7日用量；对于某些特殊情况，处方用量可适当延长，但医师应当注明理由。

● 为门诊癌痛、慢性中、重度慢性疼痛患者开具的麻醉药品、第一类精神药品注射剂，每张处方不得超过3日常用量；缓控释制剂，每张处方不得超过15日常用量；其他剂型，每张处方不得超过7日常用量。

● 盐酸哌替啶处方为一次常用量，药品仅限于院内使用，注射剂用后，空安瓿交回药房。

● 住院患者的麻醉药品和第一类精神药品处方应逐日开具，每张处方为一日常用量。

（3）调配登记：药剂科应对麻醉药品、第一类精神药品处方进行登记，登记内容包括：患者姓名、发药日期、用药数量等，卡片头要有药品通用名、剂型、剂量规格、剂量单位、收支结存及经手人。发药后，调配、发药药师要双签名备案。专用账册保存期限为3年。

（4）处方保存：药师应对麻醉药品、第一类精神药品处方，按照年月日逐日编制顺序号。麻醉药品、第一类精神药品处方保存期限为3年，第二类精神药品处方保存期限为2年。

（5）处方领用：临床科室需要麻醉处方时，向后勤部门申请领取。

● 领取时有后勤部门人员登记处方编号，并由领取护士长签字，注明XXXXXXX—XXXXXXX编号，发给临床科室。

● 临床科室使用麻醉处方时，由专册登记使用药品日期、患者姓名、性别、剂量、数量、处方号、药品批号、医生及执行护士。

● 如发生麻醉处方损坏，或处方内容不合格无法使用时，此处方标识“废”字样，不再使用，统一由护士长保存。

● 临床科室麻醉药处方要做到张张有去向，张张有登记。

27.2.3.6 麻醉药品和精神药品使用制度 依据2007年5月1日颁布实施的《处方管理办法》，对麻醉药品和精神药品应本着充分使用、严格管理、杜绝流弊的原则进行使用和管理。

（1）应按照医嘱使用麻醉药品和精神药品，不得擅自更改使用剂量。

（2）注射剂和贴剂使用后，应将空安瓿及废贴剂交回药房。

（3）当患者使用此类药品发生不良反应时，具体办法遵循药剂科《办理退药操作规程》。

（4）当患者死亡时，依据卫生部有关规定，剩余药品要无偿交予药剂科。

（5）在使用麻醉药品和一类精神药品注射剂过程中，若出现空安瓿丢失现象时，应由当事人（当班护士）书写事件发生全过程说明、科护士长签字，并报护理部审批。此说明附于处方背面，作为再次领取麻醉药品和一类精神药品注射剂时的空安瓿处理。

（6）在使用麻醉药品和一类精神药品注射剂过程中，若出现由于操作失误而导致的药品无法使用（玻璃安瓿破碎）等现象，当事人再次取药时，医生应在处方注明“药品破碎”字样，并将破碎安瓿拿回药房。该处方在药房以新编号进行登记。

27.2.3.7 门诊毒麻药品和精神药品病历管理制度

（1）设专人管理门诊使用毒麻药药品和第一类精神药品患者的病历和网上登记。

（2）为门诊长期使用毒麻药药品和第一类精神药品的患者建立门诊病历（特设“实名专用号段”病历），并设专用登记本记录备查。

（3）门诊专用病历使用收回后，立即检查病历中患者身份证复印件和患者知情同意书是否齐全，同时进行网上登记，并在病历首页和病历袋正面加盖专用章。

（4）每月底到门诊药房，取回当月全部毒麻药药品和第一类精神药品处方，登录网上进行严格地核对，对接近有效期的患者进行延期操作。对于行动不便患者的家属代取药连续3个月患者，管理人员应电话通知家属，到街道办事处开具患者生存情况的有效证明才能取药，同时要登记家属代取药的时间。

(5) 当患者要求转往其他医院就诊取药时，管理人应在网上进行转院操作，同时将本院加盖在病历上使用的毒麻药品和第一类精神药品专用章作废。

(6) 严禁任何人涂改、伪造、隐匿、销毁、抢夺门诊专用病历资料。

(7) 挂号室应及时将当天使用后的专用病历收回，并及时归档。

(8) 如患者及家属需要复印门诊病历，需先到门诊办公室办理必要的申请手续。

27.2.3.8 **第二类精神药品的管理**

(1) 第二类精神药品系指食品药品监管局、公安部、卫生部联合公布的《麻醉药品和精神药品品种目录》中的第二类精神药品品种。

(2) 第二类精神药品的采购：必须从药品监督管理部门批准的具有第二类精神药品经营资质的企业购买；其余同“普通药品采购”。

(3) 第二类精神药品处方为白色专用处方。处方保存2年。

(4) 药房每月对第二类精神药品的消耗量进行统计，统计结果报西药库。报表内容包括药品名称、规格、上期结存、本期结存、本月消耗。

(5) 二类精神药品单张处方规定为一周常用量。超过规定用量的特殊情况，必须由处方医生注明理由并签字后，方可调配。对于不合理处方应拒绝调配。

(6) 对过期、损坏的二类精神药品按照“麻醉药品、精神药品报残损制度”办理。

27.2.3.9 **麻醉药品和一类精神药品的报损和销毁** 库房或药房的麻醉药品专管员发现药品有以下情形需报残损处理：药品名称或生产批号模糊不清；药品原包装安瓿、片剂、贴剂有破损、残缺；已过期的麻醉药品、精神药品。

报残损时需由专管员填写麻醉药品和一类精神药品报残单，内容包括药品的名称、规格、剂型、批号、数量、报损理由。并由专管员及组长双人签字。药房麻醉药品专管员将报残单及原药盒或药袋、药品的残留物一同交到药库，与药库麻醉药品专管员当面清点交接后，装封，并注明装封人及日期。存放于药库保险柜内，等待统一销毁。

需销毁的麻醉药品和一类精神药品应按下述程序办理：

- 药库专管员填写麻醉药品、一类精神药品销毁登记表。并由相关人员签字，加盖医院公章。
- 将盖章后的销毁登记表传真至区（县）卫生局医政科，并与区（县）卫生局医政科联系申请销毁。
- 待区（县）县卫生局审核批准后，确定销毁日期。
- 由区（县）卫生局、医院保卫科监督销毁。

27.2.3.10 **毒性药品管理制度**

(1) 毒性药品的储存、保管

- 毒性药品储存在具有报警装置的专用保险柜内。由双人开启。
- 对进出专库的毒性药品建立专用账册，专人负责，专柜加锁。

(2) 毒性药品的领发：领用部门由提出申请，药库审核后，填写出库单，凭出库单调配，发药人、复核人签字，由药库双人押运到药房，领用部门管账人员当面验收无误后，在领用人处签字，存放于保险柜内。

(3) 毒性药品的报残、销毁制度：参照麻醉药品报残、销毁制度。

(4) 毒性药品的使用管理制度

- 配制称量时，须第二人核对无误，并应详细记录每次配制所用原料和品种数，经手人要签字备查。所有用具、容器要处理干净，以防污染其他药品。标示量应准确无误，包装材料应明显标记，与一般药品相区别。
- 毒性药品应建立专用登记本，每次使用时需及时登记。每次使用量与存量核对一次。专用登记本应放在毒药柜内保存。
- 每次处方剂量不得超过常用剂量，毒药总量不得超过一日极量。如有特殊情况须超过此剂量者，应由医生再行签字，方可配发。

27.3　抗菌药品的调剂管理

27.3.1　概述

抗菌药物（antibacterial drugs）是指对病原菌具有抑制或杀灭作用，主要用于防治细菌感染性疾病的一类药物。随着现代科学技术的发展，新型抗菌药物不断问世，给抗菌药物治疗提供了新的武器。但由于多种因素的影响，抗菌药物的使用仍存在着很多问题，尤其是抗菌药物耐药率增高，使感染性疾病的治疗面临着极大的挑战。合理使用抗菌药物，防止医院内感染已成为现代医院管理的一项重要内容。合理应用抗菌药物，能有效控制感染，减少抗菌药物的毒副作用，避免产生耐药菌株和正常菌群失调，防止药物浪费。抗菌药物合理应用，直接关系到医疗质量，也反映了医院的整体医疗水平。

27.3.2　抗菌药品合理使用指导原则

我国卫生部于2004年8月公布了《抗菌药物临床应用指导原则》（以下简称《指导原则》），就细菌性感染的抗菌药物治疗原则、预防应用抗菌药物原则进行了阐述并提出了要求。此后根据2008年度全国抗菌药物临床应用监测与细菌耐药监测结果，卫生部下发了《卫生部办公厅关于抗菌药物临床应用管理有关问题的通知》（卫办医政发〔2009〕38号）。这两个文件是我国临床使用抗菌药物的现行指导文件。

2011年4月，卫生部又制定了《抗菌药物临床应用管理办法（征求意见稿）》（以下简称《办法》），旨在加强对抗菌药物的临床应用管理。与以往管理措施不同，《办法》除继续强调抗菌药物合理应用的技术手段外，特别采取了一系列严格和具体的行政管理措施。如规定医疗机构负责人是本机构抗菌药物临床应用管理的第一责任人、要求二级以上医疗机构在药事管理与药物治疗学委员会下设立抗菌药物管理工作组、规定了医疗机构的抗菌药物品种数等。同时对医师使用限制和控制使用抗菌药物的权限以及违反规定的惩戒措施也做出了具体的规定。这些措施对医疗机构合理应用抗菌药物将起到有力的推动作用。

27.3.2.1　**抗菌药物治疗性应用基本原则**

（1）经验诊断经验治疗原则：根据患者的症状、体征、血、尿常规初步诊断为细菌感染性疾病者，医生可经验选择抗菌药物，对患者实施治疗。

（2）病原诊断、病原治疗原则：对住院患者在经验诊断经验治疗的同时，留取标本，做细菌培养，尽早明确病原菌和药敏结果，根据病原检验报告及药敏结果，调整给药方案，进行病原治疗。

（3）抗菌药物给药疗程：患者体温、症状消退后72～96小时，即可停药。

（4）抗菌药物联合用药原则：能单一，不联合用药；最多2种抗菌药物联合使用。3种以上仅适用于结核病情况。

27.3.2.2　**抗菌药物预防性应用基本原则**

（1）内科及儿科预防用药原则：预防一段时间内发生感染，而不是长期。预防一种或两种特定病原菌，而不是任何细菌。原发病可治愈可缓解前提下，预防有效。否则尽量不用或少用。

下列情况下不宜常规预防应用抗菌药物：普通感冒、麻疹、水痘等病毒感染；昏迷、休克、中毒、心力衰竭、肿瘤、应用肾上腺皮质激素者。

（2）外科手术预防用药：外科手术分类及预防用药原则

● 清洁手术：手术野为人体无菌部位，无炎症、损伤，故无需预防用抗菌药物。下列情况下除外：手术范围大、时间长、污染机会增加；手术涉及重要器官，如头颅、心脏、眼内等；异物植入手术：人工心膜植入、永久起搏器、人工关节；高龄或免疫缺陷者等高危人群。

● 清洁-污染手术：手术部位存在大量人体寄生菌群，易污染手术野，需预防用抗菌药物。如：上、下呼吸道手术，上、下消化道手术，泌尿生殖道手术、经口咽部的大手术、经阴道子宫切除术、经直肠前列腺术、开放性骨折或创伤手术等。

● 污染手术：需预防用抗菌药物。如：胃肠道、尿路、胆道、开放性创伤手术等。

术前手术部位已存在细菌感染：按治疗性应

用抗菌药物，不属预防应用范畴。如：腹腔脏器穿孔性腹膜炎、脓肿切除术、气性坏疽截肢术等。

给药方法

● 清洁手术：术前 0.5～2 小时内给药，或麻醉开始时给药。手术时间超过 3 小时，或失血量＞1500ml，可给予第 2 剂。总预防用药时间不超过 24 小时，个别情况可延长至 48 小时。手术时间＜2 小时的清洁手术，术前用药一次即可。

● 清洁-污染手术：总预防用药时间不超过 24 小时，个别情况可延长至 48 小时。

● 污染手术：可酌情延长。

术前已形成感染：按治疗性应用而定。

27.3.2.3 **抗菌药物在特殊病理、生理状况患者中应用的基本原则**

（1）肾功能减退患者抗菌药物的应用

● 首选经肝胆系统排泄，或经肾脏和肝胆系统同时排出的药物。使用这类药物治疗时，可用常用治疗量或剂量略减。

● 次选主要经肾排泄，但药物本身并无肾毒性，或仅有轻度肾毒性的药物，但剂量需适当调整；经肾脏排泄，但无肾毒性或肾毒性小的药物。

● 必须选择肾毒性抗菌药物时，需进行血药浓度监测，调整给药方案达到个体化给药。可以用肌酐清除率指标，调整给药方案。

（2）肝功能减退患者抗菌药物的应用

● 首选不经肝脏代谢，以原型经肾脏排泄的药物，肝功能减退者不需调整剂量。

● 次选主要经肝、肾两个途径清除或由肝脏清除的药物，但药物本身的毒性不大，使用时应减量。

● 应避免使用导致肝脏毒性反应发生的药物。

（3）老年患者抗菌药物应用

● 由于肾脏等器官生理功能减退，老年人接受肾排泄药物时，应按轻度肾功能减退减量给药，可用正常剂量的 2/3～1/2。

● 老年患者宜选用毒性低并具有杀菌作用的抗菌药物，如青霉素类、头孢菌素类。不宜选用氨基糖苷类、万古霉素类毒性大的药物。有明确指征必需使用时，应监测血药浓度、监测肝、肾功能，调整给药剂量。

（4）新生儿患者抗菌药物的应用

● 由于新生儿的重要器官发育尚未成熟、肝酶分泌不足或缺乏、肾清除功能较差、生长发育随日龄增加而迅速变化，故新生儿应按日龄调整给药剂量。

● 避免用肾毒性大的药物，如氨基糖苷类、万古霉素类。

● 避免用氯霉素肝代谢的药物。必需应用时，监测血药浓度、调整剂量。

● 避免用四环素类、喹诺酮类、磺胺类、呋喃类。

● 青霉素类、头孢菌素类应减量。

（5）小儿患者抗菌药物应用

● 避免用氨基糖苷类，必需使用时监测血药浓度、调整剂量、个体化给药。

● 万古霉素和去甲万古霉素在明确指征的前提下，监测血药浓度，个体化给药。

● 禁用四环素类。

● 18 岁以下避免使用喹诺酮类。

● 按体表面积或公斤体重折算给药。

（6）妊娠期患者抗菌药物的应用：妊娠期患者使用抗菌药物时，应按妊娠期用药危险等级选择药物。FDA（美国食品药品监督管理局）按照药物在妊娠期应用的危险性，将药物分为 A、B、C、D、X 类（见附录）。

A 类：无危险性。

B 类：有明确指征时慎用（动物无危险，人无资料）。

C 类：确有指征时，充分权衡利弊决定是否选用（动物有危险，人无资料）。

D 类：避免应用。确有指征，受益大于风险时，严密观察下慎用（已证实对人类有危险）。

X 类：禁用（对人类致畸，危险大于受益）。

（7）哺乳期患者抗菌药物的应用

● 通常母乳中药物含量不高，不超过哺乳期患者每日药量的 1%；少数药物乳汁中分泌量较高，如氟喹诺酮类、四环素类、大环内酯类、氯霉素、磺胺类、甲硝唑等。

● 青霉素类、头孢菌素类和氨基糖苷类乳汁中含量较低。

● 哺乳期患者避免使用氨基糖苷类、喹诺酮类、四环素类、氯霉素、磺胺药。

27.3.2.4 **抗菌药物分级使用原则** 按照《指导原则》要求，根据抗菌药物特点、临床疗效、细菌耐药、不良反应以及当地社会经济状况、药品价格等因素，将抗菌药物分为非限制使用、限制使用与特殊使用3类进行分级管理。

（1）分级原则

●非限制使用：经临床长期应用证明安全、有效，对细菌耐药性影响较小，价格相对较低的抗菌药物。

●限制使用：与非限制使用抗菌药物相比较，这类药物在疗效、安全性、对细菌耐药性影响、药品价格等某方面存在局限性，不宜作为非限制药物使用。

●特殊使用：不良反应明显，不宜随意使用或临床需要倍加保护以免细菌过快产生耐药而导致严重后果的抗菌药物；新上市的抗菌药物；其疗效或安全性任何一方面的临床资料尚较少，或并不优于现用药物者；药品价格昂贵。

（2）分级管理办法：临床选用抗菌药物应遵循《指导原则》，根据感染部位、严重程度、致病菌种类以及细菌耐药情况、患者病理生理特点、药物价格等因素加以综合分析考虑，参照"各类细菌性感染的治疗原则及病原治疗"，一般对轻度与局部感染患者应首先选用非限制使用抗菌药物进行治疗；严重感染、免疫功能低下者合并感染或病原菌只对限制使用抗菌药物敏感时，可选用限制使用抗菌药物治疗；特殊使用抗菌药物的选用应从严控制。

临床医师可根据诊断和患者病情开具非限制使用抗菌药物处方；患者需要应用限制使用抗菌药物治疗时，应经具有主治医师以上专业技术职务任职资格的医师同意，并签名；患者病情需要应用特殊使用抗菌药物，应具有严格临床用药指征或确凿依据，经抗感染专家或有关专家会诊同意，处方需经具有高级专业技术职务任职资格医师签名。

（3）作为"特殊使用"类别管理的药物：根据抗菌药物临床应用监测情况，以下药物作为"特殊使用"类别管理。医疗机构可根据本机构具体情况增加"特殊使用"类别抗菌药物品种。

●第四代头孢菌素类：头孢吡肟、头孢匹罗、头孢噻利等；

●碳青霉烯类抗菌药物：亚胺培南/西司他丁、美罗培南、帕尼培南/倍他米隆、比阿培南等；

●多肽类与其他抗菌药物：万古霉素、去甲万古霉素、替考拉宁、利奈唑胺等；

●抗真菌药物：卡泊芬净，米卡芬净，伊曲康唑（口服液、注射剂），伏立康唑（口服剂、注射剂），两性霉素B含脂制剂等。

（4）"特殊使用"抗菌药物须经由医疗机构药事管理与药物治疗学委员会认定、具有抗感染临床经验的感染或相关专业专家会诊同意，由具有高级专业技术职务任职资格的医师开具处方后方可使用。医师在临床使用"特殊使用"抗菌药物时要严格掌握适应证，药师要严格审核处方。

（5）紧急情况的处理：紧急情况下未经会诊同意或需越级使用的，处方量不得超过1日用量，并做好相关病历记录。

27.3.2.5　严格控制氟喹诺酮类药物临床应用　氟喹诺酮类药物在我国临床应用普遍，使用量大，细菌耐药率高，医疗机构要进一步加强氟喹诺酮类药物临床应用管理，严格掌握临床应用指征，控制临床应用品种数量。氟喹诺酮类药物的经验性治疗可用于肠道感染、社区获得性呼吸道感染和社区获得性泌尿系统感染，其他感染性疾病治疗要在病情和条件许可的情况下，逐步实现参照致病菌药敏试验结果或本地区细菌耐药监测结果选用该类药物。应严格控制氟喹诺酮类药物作为外科围手术期预防用药。对已有严重不良反应报告的氟喹诺酮类药物要慎重遴选，使用中密切关注安全性问题。

27.3.2.6　加强对抗菌药物临床应用的指导和监管　医疗机构应按照细菌耐药监测结果，建立抗菌药物临床应用预警机制，采取以下干预措施：

（1）对细菌耐药率超过30%的抗菌药物，应将预警信息及时通报有关临床科。

（2）对细菌耐药率超过40%的抗菌药物，应该慎重经验用药。

（3）对细菌耐药率超过50%的抗菌药物，应该参照药敏试验结果用药。

（4）对细菌耐药率超过75%的抗菌药物，应该暂停该类抗菌药物的临床应用，根据细菌耐药监测结果再决定是否恢复临床应用。

27.3.2.7　抗菌药物处方审核　《处方管理办法》第三十五条对药师如何审核处方用药的合理性提出了指导意见。本节就抗菌药物处方审核要点归纳如下：

（1）审核过敏试验：对必须做皮试的抗菌药物，注意处方医师是否注明了过敏试验及结果的判定，如注射用青霉素钠、注射用头孢唑啉钠、注射用阿莫西林钠等，如未注明皮试（一）或皮试（免），绝对不允许用药。

（2）审核医师处方权限：审核处方医师是否根据临床诊断及患者的病情来选择适合级别的抗菌药物进行治疗：一般对轻度与局部感染患者应首先选用非限制使用抗菌药物进行治疗；对严重感染、免疫功能低下合并感染患者或病原菌只对限制使用抗菌药物敏感患者，才能选用限制使用抗菌药物进行治疗，其处方应经具有主治医师以上专业技术职称任职资格的医师同意并签名；如需要应用特殊使用抗菌药物进行治疗时，患者病情应具有严格临床用药指征或确凿依据，经抗感染专家或有关专家会诊同意，其处方经具有高级专业技术职称任职资格医师同意并签名；紧急情况下，处方医师可以越级使用高于权限的抗菌药物，但仅限于1天用量。

（3）审核注射剂溶媒

● 青霉素类：除苯唑西林等异噁唑类药物有耐酸性质，在葡萄糖中稳定，可以用葡萄糖做溶媒外，其他青霉素类抗菌药物在近中性（pH6～7）条件下较稳定，其酸性或碱性增强均可加速其分解，所以宜用注射用水或生理盐水做溶媒。

● 氟喹诺酮类：如甲磺酸培氟沙星与含氯离子的注射液联用易产生沉淀，故不能用含氯离子的注射液做溶媒，宜选用5%葡萄糖注射液。

● 大环内酯类：如乳酸红霉素在葡萄糖注射液中效价明显下降，在生理盐水中产生盐析形成沉淀，故应先用注射用水完全溶解后，再加入到生理盐水中，且药物浓度不宜超过0.1%～0.5%。

● 氨基糖苷类：如阿米卡星在近中性溶液中稳定，静脉滴注时不宜选用酸性或碱性溶液进行稀释，宜以生理盐水作为溶媒。

（4）审核与临床诊断的一致性：审核处方医师是否根据抗菌药物适应证及患者的病情来选择合适的药物进行治疗，如给上呼吸道感染的患者开氨基糖苷类抗菌药物、给妊娠期妇女和8岁以下患儿开四环素类抗菌药物、给18岁以下未成年患者开氟喹诺酮类抗菌药物、给新生儿及2月龄以下患儿开磺胺类抗菌药物，均为选药不合理。

（5）审核给药剂量：给药剂量过大会造成抗菌药物的浪费，给药剂量过小达不到治疗效果，因此应按各种抗菌药物的治疗剂量范围给药，如治疗重症感染（如败血症、感染性心内膜炎等）和抗菌药物不易到达部位的感染（如中枢神经系统感染等）时应选用抗菌药物的较大剂量（治疗剂量范围高限）；而治疗单纯性下尿路感染时，由于多数抗菌药物尿药浓度远高于血药浓度，则可应用抗菌药物的较小剂量（治疗剂量范围低限）如左氧氟沙用于治疗单纯性下尿路感染时，1天只需0.2g；而用于治疗肺部感染时，1天需要0.4g。

（6）审核剂型与给药途径

● 口服与静脉或肌肉注射给药：轻症感染可接受口服给药者，应选用口服生物利用度较高的抗菌药物，也可肌肉注射，不必采用静脉注射。重症感染、全身性感染患者初始治疗应予以静脉滴注，以确保药效；病情好转能口服时应及早转为口服。

● 局部与全身给药：治疗全身性感染或脏器感染时应尽量避免局部应用抗菌药物，如皮肤黏膜局部应用抗菌药物后，在感染部位不能达到有效浓度，反易引起过敏反应或导致耐药菌产生。局部应用抗菌药物只限于少数情况，如全身给药后在感染部位难以达到治疗浓度时，可加用局部给药作为辅助治疗，如治疗中枢神经系统感染时某些抗菌药物可同时鞘内给药。某些皮肤表层及口腔、阴道等黏膜表面的感染可采用局部应用或外用抗菌药物，但应尽量避免将主要供全身应用的抗菌药物作为局部用药。局部用药宜采用刺激性小、不易吸收、不易导致耐药性和不易致过敏反应的抗菌药物，如青霉素类、头孢菌素类等易产生过敏反应的抗菌药物不可局部应用；氨基糖苷类等耳毒性强的抗菌药物不可局部滴耳。

（7）审核给药次数：青霉素类、头孢菌素类、红霉素、克林霉素等消除半衰期短的抗菌药物，应1天多次给药。如门诊使用β内酰胺类抗菌药物每天1次（iv），属于不合理的给药方案。因为β内酰胺类药物属于时间依赖性抗菌药物，T药物的血药浓度高于MIC持续时间应大于给药期间的40%～50%时疗效才明显。除头孢曲松钠（半衰期约8小时）外，一般需把1天的总剂量间隔6～8小时给予，口服每日用药总量应分成3～4次给药或静滴每日用药总量应至少分成2次给药。但这种输注次数对门诊患者依从性较差，建议处方医师应采取先静脉滴注1次抗菌药物，然后改为口服剂型相同的抗菌药物，这一方法最适合门诊用药患者。

（8）审核是否重复给药：每一种抗菌药物都有固定的抗菌谱。对于一种病原菌，处方医师可以选用多种抗菌药物，如厌氧菌感染可选用氨苄西林/舒巴坦、克林霉素、阿莫西林/克拉维酸、甲硝唑等。一般作用机制相同或作用方式相同的药物不宜联用，如处方中同时出现甲硝唑与克林霉素，因其均对厌氧菌引起的感染有效，不必同时使用。

（9）审核相互作用和配伍禁忌

● 繁殖期杀菌剂与速效抑菌剂联用：因为繁殖期杀菌剂可与细菌细胞壁黏肽合成中的转肽酶结合，抑制氨基酸的交叉连接，影响细胞壁黏肽的合成；而速效抑菌剂能促进细菌细胞壁黏肽对氨基酸的提取，从而加速细菌细胞壁的合成，与前者的作用正好相反，此外，前者对繁殖旺盛的细菌作用最强，对静止期的细菌抗菌作用甚微或无作用。而后者能迅速抑制细菌蛋白质的合成，使细菌由繁殖期进入静止期，从而减弱前者的抗菌作用，故应避免两者联用。若必须联用，可先用杀菌剂，间隔一段时间后，再使用抑菌剂。

● 林可霉素、克林霉素与红霉素、阿奇霉素等大环内酯类联用：联用并不能增强抗菌作用，这是由于二者的作用部位均在细菌细胞核糖体的50－S亚基上，联用后发生竞争性结合，影响了抗菌作用，如阿奇霉素与克林霉素不宜联用。如果考虑到患者存在厌氧菌感染，建议将克林霉素换成甲硝唑。

● 抗菌药物与微生态制剂联用：大多数微生态制剂对抗菌药物敏感，因此在使用时应注意避免同时使用，若必须联用，应间隔 2～3 小时服药，以免影响微生态制剂的发挥，最好能选耐抗菌药物的微生态制剂，如整肠生（地衣芽胞杆菌 BL20386 株）。据文献报道，其与抗菌药物联用时，可选用其菌株耐药类的抗菌药物，不宜使用敏感类抗菌药物。

● 氟喹诺酮类与抗酸剂及含多价金属阳离子的药物联用：氟喹诺酮类抗菌药物与抗酸剂及含 Al^{3+}、Mg^{2+}、Fe^{2+}、Zn^{2+}、Ca^{2+} 等多价金属阳离子的药物发生络合作用，减少氟喹诺酮类的吸收和生物利用度，降低抗菌活性。因此，应避免氟喹诺酮类抗菌药物与抗酸剂及含多价金属阳离子的药物联用，如不能避免，应在应用上述金属阳离子前 2 小时或服药 3～6 小时后给予氟喹诺酮类抗菌药物，可使络合作用大为减轻，但对硫糖铝无效。

● 林可霉素、克林霉素、四环素、磺胺甲噁唑与茶碱联用：林可霉素、克林霉素可抑制 P450 酶活性，降低茶碱的清除率，增高其血药浓度，当与茶碱联用时，应适当减量茶碱；四环素为 P450 酶抑制剂，可抑制茶碱的代谢，使其药理作用和毒性作用均增强，有急性心肌梗死伴低血压患者，禁忌联用茶碱；磺胺甲噁唑的蛋白结合率高，当与茶碱联用时，使茶碱从蛋白结合部位置换出来，即游离型茶碱浓度增加，有发生中毒的可能，因此宜慎用或不宜配伍。

27.4 高危药物的调剂管理

27.4.1 高危药物定义

药理作用显著且迅速，若使用不当会对患者造成严重伤害或死亡的药物称为高危药物（high-risk medication/high-alert medication）。这类药物的特点是一旦发生使用差错，后果非常严重，如导致患者死亡或严重器官损伤。

2003 年美国用药安全研究所（Institute for Safe Medication Practices，ISMP）第一次公布了高危药物目录，并在 2007、2008 年进行了更新。其确定的前 5 种高危药物分别是：胰岛素、阿片类麻醉药、注射用浓氯化钾或磷酸钾、静脉用抗凝药、高浓度氯化钠注射液（>0.9%）。

27.4.2 高危药物分类（ISMP，2008）

高危药物分类分别见表 27－2 和表 27－3。

表 27－2 十九类高危药物

序号	英文名称	中文名称
1	Adrenergic agonists，iv	肾上腺素能激动剂，静脉注射
2	Adrenergic antagonists，iv	肾上腺素能拮抗剂，静脉注射
3	Anesthetic agents，general，inhaled&iv	麻醉类，吸入和静脉注射
4	Antiarrhythmic，iv	抗心律失常药物，静脉注射

续表

序号	英文名称	中文名称
5	Antithrombotic agents, including warfarin, Low-molecular-weight heparin, iv Unfractionated heparin, factor xa inhibitor, Direct thrombin inhibitors, Thrombolytics, and glycoprotein Ⅱb Ⅲa inhibitors	抗血栓药，包括华法林 低分子量肝素，静脉注射 未分级肝素，xa因子抑制剂 直接凝血酶抑制剂 溶栓剂，糖蛋白Ⅱb Ⅲa抑制剂
6	Cardioplegic solution	心脏停搏液
7	Chemotherapeutic agents parenteral & oral	化疗药，非口服和口服
8	Dextrose, hypertonic, 20% or greater	20%或以上高渗葡萄糖
9	Dialysis solution, peritoneal & hemodialysis	渗透液，腹膜和血液透析
10	Epidural or intrathecal medications	硬膜外或者鞘内注射液
11	Hypoglycemic, oral	降糖药，口服
12	Inotropic medications, iv	改变心肌力药物，静脉注射
13	Liposome forms of drugs	药物形成的脂质体
14	Moderate sedation agents, iv	中度镇静药物，静脉注射
15	Moderate sedation agents, oral, for children	中度镇静药物，儿童口服
16	Narcotics opiates, iv Transdermal & oral including liquid Concentrates immediate-&sustained-release	吗啡类镇痛药物，透皮和口服、静脉
17	Neuromuscular blocking agents	神经肌肉阻断剂类
18	Radiocontrast agents, iv	造影剂，静脉注射
19	Total parenteral nutrition solutions	肠外营养液

表 27-3 十三类特殊药物

序号	英文名称	中文名称
1	Colchicine injection	秋水仙素注射液
2	Epoprostenol	依前列醇
3	Insulin, subcutaneous & iv	胰岛素，皮下注射和静脉注射
4	Magnesium sulfate injection	硫酸镁注射液
5	Methotrexate, oral, non-oncologic use	甲氨蝶呤，口服，非肿瘤应用
6	Opium tincture	阿片酊
7	Oxytocin, iv	缩宫素（催产素），静脉
8	Nitroprusside sodium for injection	注射用硝普钠
9	Potassium chloride for injection concentrate	注射用高浓度氯化钾
10	Potassium phosphates injection	磷酸钾注射液
11	Promethazine	异丙嗪
12	sodium chloride injection hypertonic more than 0.9% concentrate	浓度超过0.9%的高渗透压氯化钠注射液
13	Sterile water for injection, inhalation, and irrigation in containers of 10 or more	注射、吸入和冲洗使用的消毒液

27.4.3　高危药物管理

由于高危药品使用不当或调配错误易对患者造成严重危害，所以应制定以防止调配差错为目的的管理措施。如：

（1）高危险药物应设置专门的存放药架，不得与其他药物混合存放。

（2）高危险药物存放药架应标识醒目，设置专用警示标示（图 27－3）提醒药学人员注意。

（3）高危险药物使用前要进行充分安全性论证，有确切适应证时才能使用。

（4）调配高危险药物使用专用药袋（图 27－4），发放要实行双人复核，确保发放准确无误。

（5）使用专用标识，提示医生和护士正确、安全使用高危药品。如为避免将长春新碱注入鞘内，药师可将印有“药师提示：此药仅用于静脉注射”的标识贴在每一瓶药品上，以避免误用（图 27－5）。

（6）汇总药名相似、包装相似的药品，编制手册或图谱，供药师和护士学习，避免调配错误和使用错误。

（7）定期和临床医护人员沟通，加强高危险药物的不良反应监测，并定期总结汇总，及时反馈给临床医护人员。

图 27－3　高危药品警示标志

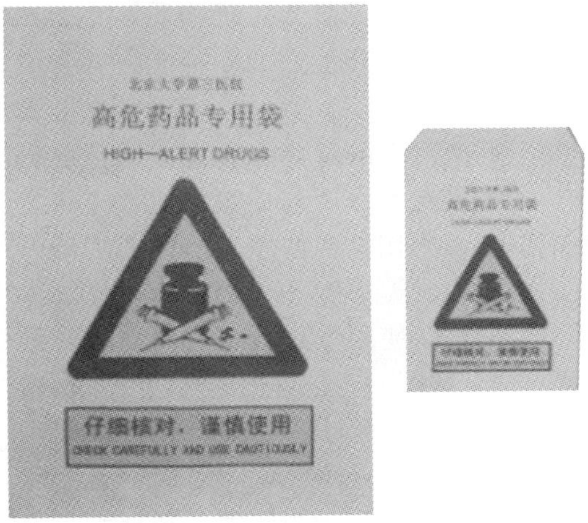

图 27－4　高危药物专用药袋

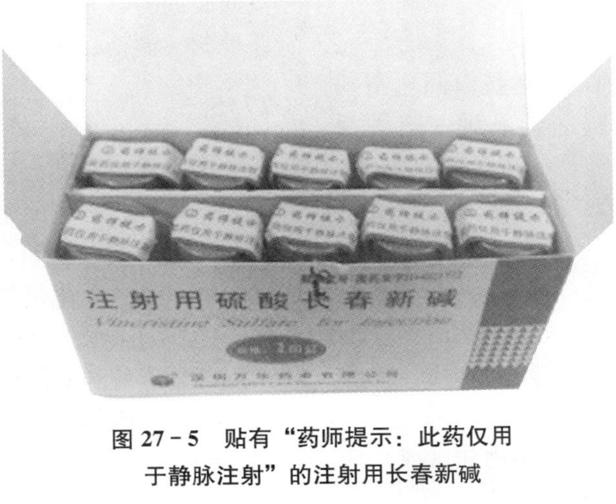

图 27－5　贴有“药师提示：此药仅用于静脉注射”的注射用长春新碱

27.5 含运动兴奋剂药品的调剂管理

27.5.1 运动兴奋剂的定义

兴奋剂在英语中称“Dope”，原意为“供赛马使用的一种鸦片麻醉混合剂”。由于运动员为提高成绩而最早服用的药物大多属于兴奋剂药物，尽管后来运动员被禁用的其他类型药物并不都具有兴奋性（如利尿剂），甚至有的还具有抑制性（如β受体阻断剂），国际上对运动员禁用药物仍习惯沿用兴奋剂的称谓。因此，如今通常所说的兴奋剂不再是单指那些起兴奋作用的药物，而实际上是对运动员禁用药物的统称。国际奥委会规定：竞赛运动员应用任何形式的药物或以非正常量或通过不正常途径摄入生理物质，企图以人为和不正当的方式提高他们的竞赛能力即为使用兴奋剂。

使用兴奋剂会对人的身体和心理健康造成直接危害，其中许多有害作用会在数年或数十年之后才会表现出来，比如长期使用麻醉剂药物导致成瘾；长期使用合成类固醇类药物会使人暴躁易怒、身体虚弱；长期使用生长激素会导致人体肢体和器官的变态生长；使用促红细胞生成素（EPO）会使运动员由于心脏痉挛而死亡；使用激素类药物都会导致内分泌失调，对内脏器官尤其是肝脏和肾脏等造成严重的伤害，甚至引起癌症；使用血液回输方法可引起急性失血、过敏等反应以及超负荷的血液循环引起的心力衰竭等。

27.5.2 国际奥委会规定的兴奋剂药物分类与目录

第一部分为兴奋剂品种，包括蛋白同化制剂品种、肽类激素品种、麻醉药物品种、刺激剂（含精神药物）品种、药物类易制毒化学品品种、医疗用毒性药物品种等；第二部分为对运动员进行兴奋剂检查的有关规定，包括运动员禁用方法、运动员兴奋剂检查项目、运动员兴奋剂检查样本中某些特殊物质的浓度上限、运动员治疗用药豁免、追踪调查、特殊项目禁用的物质、特定物质。

运动禁药包括：使用禁用的药物和（或）使用某些禁用的方法。相关药品按禁用范围分为4部分9类物质：

（1）所有场合禁用的物质和方法

禁用物质：蛋白同化制剂、肽类激素和相关物质、β2-受体激动剂、激素拮抗剂与调节剂、利尿剂和其他掩蔽剂。

禁用的方法：禁用以下方法提高输氧能力，如使用血液兴奋剂，包括自体、同源或异源血液或使用任何来源制成的血红细胞制品；人为提高氧气的摄入、运输或释放，包括但不仅限于使用全氟化合物、乙丙昔罗及经修饰的血红蛋白制剂（如以血红蛋白为主剂的血液替代品、微囊血红蛋白制剂）。非治疗目的而使用能提高运动能力的细胞基因、遗传构件或调控基因表达。化学和物理篡改：禁止改变兴奋剂检查所收集样品的完整性和合法性，篡改或企图篡改样品，包括但不仅限于：导管插入术、置换和（或）变更尿样；非医学用途的静脉注射。

（2）赛内禁用物质：刺激剂、麻醉剂、大麻（酚）类、糖皮质类固醇。

（3）特殊项目禁用物质：酒精、β-受体阻滞剂。

（4）特定物质：禁用药物清单中的特定物质，因属于通用医药产品而引起非故意触犯反兴奋剂条例或不大可能被成功地滥用为兴奋剂。只要运动员能证明并非为提高运动成绩而使用，可从轻处罚。如：所有吸入型β-受体激动剂（沙丁胺醇浓度大于1μg/ml时，克伦特罗除外）；所有皮质类固醇、大麻、麻黄碱类、丙磺舒、甲基安非他明、酒精、所有β-受体阻滞剂。

27.5.3 我国兴奋剂目录

参照国际奥委会规定的兴奋剂药物分类，我国2008年的《兴奋剂目录》禁用物质分为7类216种：

（1）蛋白同化制剂品种（74种）；

（2）肽类激素品种（7种）；

（3）麻醉药品品种（11种）；

（4）刺激剂（含精神药品）品种（59种）；

（5）药品类易制毒化学品品种（2种）；

（6）医疗用毒性药品品种（1种）；

（7）其他品种（62种）。

我国广泛使用的中药中，也多有含禁用成分的药品。据最新统计，含有兴奋剂目录所列物质的中药、化药有1297个，其中含麻黄碱成分的中药、化药制剂有590多个，含士的宁成分的中药品种有174个，含普拉睾酮成分的中药品种有533个。

27.5.4　含运动兴奋剂药品的调剂管理

27.5.4.1　**含兴奋剂药物的标识**　药物生产企业应当按照《2007年兴奋剂目录公告》，凡含兴奋剂目录所列物质的药物，应当在药物标签或者说明书上注明“运动员慎用”字样。

“运动员慎用”是针对体育运动过程中可能影响运动员的运动能力、违反兴奋剂管理规定、导致不良体育事件等含兴奋剂药品的安全警示，一般标注在药品说明书或者标签的注意事项内。运动员患病就医或使用药品时，医务人员和运动员都必须充分了解药品的安全警示，规范合理地使用药品。

27.5.4.2　**治疗性用药特许**　治疗用药豁免是指运动员因治疗目的确需使用兴奋剂目录中规定的禁用物质或方法时，按规定提出申请，获得批准后予以使用。这对运动员的健康而言，是一种人性化的制度。运动员只有按照符合规定的程序开具需使用某种禁用物质或禁用方法的书面医疗证明，才可以请求治疗用药豁免。

治疗用药豁免的审批包括简易程序和标准程序。简易程序是指治疗用药豁免委员会收到运动员提交的符合规定的申请资料后，立即审核批准，运动员即可使用。适用于运动员在赛内或赛外通过吸入方法使用福莫特罗、沙丁胺醇、沙美特罗和特布他林，赛内非系统性使用糖皮质类固醇（如关节内、关节周围、腱周围、硬膜、皮下注射及吸入）。此外，运动员申请使用兴奋剂目录中其他禁用物质时，适用标准程序，即运动员申请赛内用药，应当在比赛开始之日的21天前；申请赛外用药，应当在使用前提交申请。

禁用清单提示个别局部用药，如肾上腺素与局麻药合用或局部使用（如鼻、眼等）不禁用；糖皮质类固醇治疗皮肤（包括电离子透入疗法/超声波疗法）、耳、鼻、眼、口腔、牙齿和肛门疾患的局部用药制剂不禁用，也不需要任何治疗用药豁免。

27.5.4.3　**含兴奋剂药品的调剂**

（1）合理的医疗需要是运动员使用含兴奋剂药品的唯一理由：医师在为运动员选择药品时，应当首先选择不含兴奋剂目录所列禁用物质的药品；只有当医生认为，使用不在禁用清单之列的替代药物将得不到满意的疗效或对运动员的身体健康造成明显损害时，才可考虑使用含兴奋剂药品。要结合运动员的伤病情况、赛内或赛外状态，按规定获得特许治疗性用药。运动员有义务确保自己所接受的任何治疗没有违反反兴奋剂规则。

（2）认真告知用药风险：药师应了解并掌握禁用清单的分类和物质成分，对于运动员合理用药是非常必要的。治疗用药要明确成分，要了解哪些常用的感冒药含有麻黄碱类成分，哪些降血压药含有利尿剂成分，哪些中药制剂含有天然的违禁成分等，并向运动员说明药品性质和使用后果，避免疏忽或错误用药。

（3）建立患者身份证系统：在医疗机构信息管理系统（HIS）中，应增加识别职业身份的功能，以便在医疗诊治中能准确识别运动员身份。

（4）规范发药流程：药师在调剂处方时要加强对处方的审核，发现处方中有含兴奋剂药品且患者为运动员时，须进一步核对并确认无误后，方可调剂该类药品，并提供详细的用药指导。

27.6　生物制品和疫苗的管理

27.6.1　概述

生物制品系指以微生物、细胞、动物或人源组织和体液等为原料，应用现代生物技术或传统技术而制成的制品，用于多种人类疾病的预防、治疗和诊断。人用生物制品包括：疫苗（含类毒素）、抗毒素及抗血清、血液制品、细胞因子、酶、体内及体外诊断制品，以及其他生物活性制剂，如毒素、抗原、变态反应原、单克隆抗体、抗原抗体复合物、免疫调节剂及微生态制剂等。

27.6.2 生物制品的分类

根据生物制品的用途可将其分为预防用生物制品、治疗用生物制品和诊断用生物制品3大类。

(1) 预防用生物制品：用于预防疾病的生物制品包括疫苗、类毒素和γ-球蛋白。

● 疫苗：按材料来源疫苗可分为细菌类疫苗、病毒类疫苗和联合疫苗3种。

细菌类疫苗是由细菌、螺旋体或其衍生物制成的减毒活疫苗、灭活疫苗、重组DNA疫苗、亚单位疫苗等，如卡介苗、伤寒Vi多糖疫苗、破伤风疫苗（类毒素）等。

病毒类疫苗是由病毒、衣原体、立克次氏体或其衍生物制成的减毒活疫苗、灭活疫苗、重组DNA疫苗、亚单位疫苗等。如麻疹减毒活疫苗、重组（CHO细胞）乙型肝炎疫苗等。

联合疫苗是由2种或2种以上疫苗抗原原液配制成的具有多种免疫原性的灭活疫苗或活疫苗，如百日咳、白喉、破伤风联合疫苗，麻疹、流行性腮腺炎、风疹联合疫苗等。

按管理层次又可将疫苗分4类：

第一类为卫生部统一规定的儿童计划免疫用疫苗，包括冻干皮内注射卡介苗、口服脊髓灰质炎活疫苗、吸附百白破混合制剂及白喉、破伤风二联类毒素、冻干麻疹活疫苗等。

第二类为卫生部纳入儿童计划免疫管理的疫苗，如乙型肝炎活疫苗。

第三类为各省、自治区、直辖市纳入或拟纳入儿童计划免疫管理的疫苗，如流行性乙型脑炎疫苗、A群流行性脑脊髓膜炎多糖疫苗、风疹疫苗、流行性腮腺炎疫苗等。

第四类为逐步扩大使用的疫苗，如水痘疫苗、轮状病毒疫苗、甲肝疫苗、出血热疫苗、伤寒疫苗、流行性感冒疫苗等。

第一、二类疫苗免疫接种程序由卫生部制定并颁布实施；第三、四类疫苗免疫接种程序由省级卫生行政部门批准后在省级疾病预防控制机构的监督下使用，并报卫生部备案。

● 类毒素：一些细菌在培养过程中产生的毒性物质称为外毒素，外毒素经化学法处理后，失去毒力作用，而保留抗原性，这种类似毒素而无毒力作用的物质称为类毒素，如白喉类毒素、破伤风类毒素。接种人体可产生相应抗体，以预防疾病。

疫苗和类毒素都具有抗原性，接种人体后，刺激体内免疫系统，产生体液免疫或细胞免疫，以防止相应病原体的感染，所以又称为自动免疫生物制品

● γ-球蛋白：γ-球蛋白是血液成分之一，含有各种抗体。给献血人员接种某些疫苗或类毒素，从而产生高效价抗体，用其制备的γ-球蛋白称特异γ-球蛋白，如破伤风、狂犬病、乙型肝炎特异γ-球蛋白。有人认为γ-球蛋白是“补品”而当做保健品用，这是不对的。

由于其中含有相应抗体，给人注射后可不感染相应疾病，属于被动免疫生物制品。用于被动免疫的制剂的优点是注射后能立即起效，但免疫持续时间短，一般为1～4周，因此不宜用于大面积预防接种，仅用于紧急预防。如麻疹易感儿童在接触麻疹患者后及时注射丙种球蛋白，能起到预防发病或减轻症状的作用。

(2) 治疗用生物制品：用于治疗的生物制品包括各种血液制剂、细胞因子和微生态制剂等。

● 血液制品：血液制品是由健康人的血浆或特异免疫人血浆分离、提纯或由重组DNA技术制成的血浆蛋白组分或血细胞组分的制品。血液制品主要有：白蛋白类制剂；免疫球蛋白制剂，包括肌注、静注免疫球蛋白和特异性免疫球蛋白等；人凝血因子制剂，包括凝血因子Ⅷ、凝血酶原复合物、纤维蛋白原等。

白蛋白有增加循环血容量和维持血浆渗透压的作用，是临床应用最广泛的血液制品。

免疫球蛋白是人体免疫系统受抗原刺激后，由B细胞分化为浆细胞，合成并分泌一种与相应抗原能发生特异性结合的球蛋白，能够用于原发性和继发性免疫球蛋白的缺乏症、自身性免疫性疾病的治疗以及某些特定的病毒或细菌性传染病的预防和治疗。

凝血因子是一类能够作用于血液凝固的基本环节，从而加速血液凝固和促进出血停止的有效制剂。

● 细胞因子：细胞因子是由细胞分泌的具有生物活性的小分子蛋白质。可产生细胞因子的细胞主要有活化免疫细胞和非免疫细胞，如骨髓或胸腺中的基质细胞、血管内皮细胞、成纤维细胞等。目前已有十多个基因重组细胞因子药物在国际、国内临床上使用，如干扰素、白细胞介素、

造血生长因子、促生长因子等类制品。细胞因子具有调节细胞生理功能、介导炎症反应、参与免疫应答和组织修复等多种生物学效应。

● 胰岛素：按起效快慢和维持作用时间，胰岛素制剂可分为3类：短效（速效）胰岛素，不含任何延迟其吸收的物质，可供皮下注射、肌内注射以及必要时静脉注射或放在液体中滴注；

中效胰岛素，为动物或人低精蛋白锌胰岛素，称为同种异性胰岛素，简称NPH，其鱼精蛋白与胰岛素含量相匹配，只可供皮下注射，不可静脉给药；

长效胰岛素为精蛋白锌胰岛素，简称PZI，其内含有多余的鱼精蛋白，若与正规胰岛素混合，会与多余的鱼精蛋白结合，形成新的精蛋白锌胰岛素而使长效作用的部分增多，只供皮下注射，不可静脉给药。

从种属来源来看，有猪、牛和人胰岛素，前两者系从动物胰腺提取而得，人胰岛素有两种合成方法，一是将猪胰岛素经化学修饰转变为人胰岛素，另一方法是采用重组基因工程合成。人胰岛素比动物来源的胰岛素更少引起免疫反应，故应用普遍。

除传统注射剂以外，目前胰岛素新开发了胰岛素笔、胰岛素笔芯、特充装置、胰岛素连续皮下注入装置（CSII）以及喷射注射器系统等。吸入性胰岛素目前在国外已有上市，但在国内尚未见应用于临床。

● 微生态制剂：微生态制剂是根据微生态学的原理，利用人体内正常生理性细菌或对人体有促进作用的无毒微生物等活性物质制备而成的生物制品。国内能使用该类制剂的细菌种类主要有：双歧杆菌、嗜酸乳杆菌、嗜热链球菌、蜡样芽胞杆菌、地衣芽胞杆菌等。其作用机制主要是：调整体内正常菌群的失调，参与体内生物屏障的作用；作为非特异免疫调节因子，刺激宿主免疫细胞；合成多种维生素和酶，促进机体消化吸收功能；产生细菌素、过氧化氢等抗菌物质。微生态制剂可以恢复人体内微生态平衡，达到防止疾病、增进健康的目的。

（3）诊断用生物制品：大都用于检测相应抗原、抗体或机体免疫状态，属于免疫学方法诊断。随着免疫学技术的发展，诊断用生物制品的种类不断增多，不仅用于传染病，也用于其他疾病。

● 按照来源分类：诊断血清，包括细菌类、病毒立克次氏体类、抗毒素类、肿瘤类、激素类、血型及HLA、免疫球蛋白诊断血清、转铁蛋白、红细胞溶血素、生化制剂等。

诊断抗原，包括细菌类、病毒立克次氏体类、毒素类、梅毒诊断抗原、鼠疫噬菌体等。

此外还有红细胞类、荧光抗体、酶联免疫的酶标记制剂、放射性核标记的放射免疫制剂、妊娠诊断制剂（激素类）、诊断用单克隆抗体。

● 按照用途分类：体内试验诊断制剂类：常用的有布鲁斯氏菌素、结核菌素和锡克试验毒素（白喉）3种，皮内注射0.1ml，观察反应，判断是否患过相应疾病或免疫接种成功否。

一般传染病的诊断制剂类：包括各种诊断菌液、病毒液和诊断血清。

诊断肿瘤用制剂：如甲胎蛋白血清、癌胚抗原诊断试剂盒等。

测定免疫水平的诊断制剂：测定人体内所含的5种免疫球蛋白（IgG、IgA、IgM、IgD、IgE），以Ig单价诊断血清与患者血清作定量测定，用于疾病诊断、治疗以及机体免疫功能的测定，亦是临床诊断某些疾病的重要指标。

激素用诊断制剂：如妊娠诊断制剂。

27.6.3　生物制品的保存

生物制品多用微生物或其代谢产物所制成，从化学成分上看，多具蛋白特性，而且有的制品本身就是活的微生物。因此，生物制品一般都怕热、怕光，有些怕冻，保存条件直接会影响到制品质量。一般来说，温度愈高，保存时间愈短。最适宜的保存条件是2～10℃干燥阴暗处。除小儿麻痹等活疫苗及干燥制品不怕冻结外，其他制品一般不能在0℃以下保存，否则会因冻结而造成蛋白变性，融化后会发生大量溶菌或出现摇不散的絮状沉淀而影响免疫效果，甚至会加重接种后的反应。

各种生物制品对热的稳定性又根据其性质和质量不同而有区别，一般活菌苗、活疫苗最怕热，如麻疹疫苗及液体结核疫苗，在室温中放置，效力明显下降，因此必须在2～10℃保存；霍乱、哮喘等死菌苗，一般可在室温保存；精制抗毒素、吸附精制类毒素、斑疹伤寒疫苗等虽较稳定，但最好也保存在2～10℃暗处，以免保存温度过高，影响质量。

27.6.4 生物制品的调剂

27.6.4.1 **调配注意事项**

(1) 注射动物血清制品之前，必须做过敏试验，阴性者方可注射，阳性者必须进行脱敏后才可注射。反复注射的间隔超过5天者，必须做过敏试验后，方可注射。

(2) 详细询问病史，有过敏史（如哮喘、荨麻疹、花粉症）患者，易发生过敏性休克，有晕针史及癔病、癫痫患者，易发生晕厥，要特别注意。

(3) 安瓿有裂纹、标签不清、药液变色、有振摇不散的异物、絮状物或经冻结者，均不可用。

27.6.4.2 **生物制品的不良反应** 生物制品在使用时，常常发生各种反应，特别是各种血清、类毒素、疫苗等。这与制品的菌种毒种、型别、抗原浓度、所用培养基、灭活或减毒过程、佐剂、保护剂、受者个体差异、年龄、性别、接种史、传染病史等因素有关。

生物制品使用后发生的反应，可分为一般反应及异常反应两类。一般反应有局部（如红、肿、热、痛等）和全身反应（如发热、头痛、寒战、恶心、呕吐、腹痛、腹泻等）；异常反应有晕厥、过敏性休克、血清病（多发生在注射后7～14天，表现为皮疹、肌肉关节痛、全身淋巴结肿大）等。

27.7 患者退药的处理原则

在门诊患者的药物治疗过程中，因各种原因要求退药，是医院门（急）诊药房经常遇到，而又非常难以解决的问题。卫生部“医疗机构药事管理（暂行）条例”规定：“药品属于特殊商品，一旦售出，不退不换。”但在日常调剂工作中这条规定并不能有效地执行。由于宏观环境的影响和缺乏可操作执行的法规，由退药而引发的医患纠纷也越来越普遍。北京地区16家医院对2006年1月至2006年6月的门诊患者退药情况进行了调查。结果显示退药问题在这些医院中还是很常见的，有少数医院比例在0.5%左右，即每两百张处方中就有一张退药处方。相当一部分医院其退药处方数也占到了总处方数的0.2%的比例，比例较高的医院，常常也是一些门诊量较大的医院。退药原因占绝大多数的为药物不良反应，其次是医生处方不当，第三位的是转院、住院及治疗方案改变。

27.7.1 患者退药原因分析

27.7.1.1 **患者方面** 患者的退药原因，主要表现在药物不良反应、依从性和经济性3个方面，其中最重要原因是药物不良反应，药物不良反应造成退药占退药原因的绝大多数。由于药物不良反应是药物的自然属性，对医生和患者来说都是难以预测的，所以将损失归于任何一方都是不公正的。目前国内还没有一个明确的规定损失由谁承担，目前倾向性的意见是由第三方，即保险或者是基金组织来负担这部分费用，国家亟需建立一个严重药物不良反应赔偿和救助机制。另一方面，患者可能怀疑医生的诊断，认为药不对症或是药量太大或者医生有利己的动机，造成患者的用药不依从。解决这个问题，需要医患之间有一个很好地沟通，建立起一个彼此信赖的医患关系。造成患者退药的另一个原因是患者出于报销的原因和药价方面的考虑。这就需要医生的询问及医院宣传，提示患者就诊时就以上问题主动说明。

27.7.1.2 **医生方面** 退药问题严重的医院，往往是门（急）诊量大的医院。调查表明，内科和急诊科是退药问题严重的科室，这也是因为这两个科室就诊的人次最多，医生接触患者的时间有限，工作强度大。医生往往忽略了询问患者既往病史、过敏史，是否多科就诊，家中储备药品等，药品就可能开多或有患者过敏、禁用或慎用、家里已有同类药品等问题，从而造成患者要求退药。个别医生不规范的处方行为也是造成患者退药的重要原因。

27.7.1.3 **药师方面** 在门诊患者退药问题上，药师方面的主要原因是发药交代不够充分，尤其是没有告知患者可能发生的药物不良反应和应对的措施，患者对发生的药物不良反应没有心理准备，造成退药行为。药品质量问题也是患者退药的因素之一，但所占比例较小。

27.7.2　解决患者退药问题的思路

在制定门诊患者退药制度之前，必须明确两个原则，第一，患者退回的药品能否继续使用？第二，药物不良反应能否作为患者退药的正当理由？回答第一个问题不妨回顾一下美国强生公司的泰诺感冒胶囊事件。1982 年 9 月，美国芝加哥地区接连发生 7 例服用泰诺感冒胶囊致患者死亡的事件，强生公司迅速会同警方对事件展开调查，初步结果证明，这是有人恶意在泰诺感冒胶囊中放入了氰化钾。而出售这些危害药品的药店都有过患者购药后退回药品的情况。强生公司的危机公关十分有效，公司召回了市场上所有的药品，首先改变了产品包装，接着又将胶囊改为刻痕片，挽回了公司信誉，克服了这场危机。这个案例从一个角度说明，患者退回的药品可能存在严重的安全隐患，因此，将患者退回的药品继续使用是不安全的，也是对其他患者不负责任的。第二个问题涉及药物不良反应的属性，药物不良反应是药物的自然属性，“是药三分毒”，患者接受药物治疗，相应的也必须承担药物可能带来不良反应的风险。因此，一般情况下，患者不能以药品不良反应为由要求退药。

明确了上述两个问题我们就可以建立一个相对完善的门诊患者退药制度，该制度应该明确退药过程中的责任和损失承担关系，以减少退药比例，保障患者合法权益，维护和谐的医患关系。

27.7.3　门诊患者退药处理原则

根据卫生部《医疗机构药事管理规定》第二十八条规定：“为保障患者用药安全，除药品质量原因外，药品一经发出，不得退换”。临床医生应根据患者病情、药品的性质以及国家医保政策，正确施治，合理用药。

27.7.3.1　根据临床医疗工作实际情况，对符合下列条件之一的，可予退药。

（1）经药剂科门诊药房负责人确认，药品存在明显的质量问题。

（2）确属医生处方用药不当（如禁忌证、超医保用量、重复用药、药物过敏史、肝肾功能障碍或说明书以外用药且未告知等），患者不宜继续使用该药。

27.7.3.2　药品是一种特殊商品，为保证药品质量和患者用药安全，凡属下列情况，原则上应不予退药：

（1）无原始凭据的；

（2）用药后发生了药品说明书中已载明的药物不良反应，或以药品说明书中不良反应（有药物过敏史或肝、肾功能障碍除外）为由要求退药的。

对符合退药规定的处方，医生视情节须承担全部或部分经济损失，有利于规范医生的处方行为，对促进合理用药，杜绝大处方具有一定的意义。

为了保证用药安全，患者退回的药品，不应再继续使用。

孙路路　栗　芳　张晓乐

参考文献

[1] 中华人民共和国卫生部．医疗机构药事管理规定．2011.1.30.

[2] 国家食品药品监督管理局．药品召回管理办法. http://www. sda. gov. cn/WS01/CL0053/26913. html. 2007. 12. 10.

[3] 李根运，闰刚．我院门诊西药房管理模式的回顾与分析．中国卫生质量管理，2005，4（12）：48－50.

[4] 余香山．药品调剂及其相关问题探讨．咸宁学院学报（医学版），2004，18（1）：63－64.

[5] 汪东海，吴娟．综合药房管理模式的实践与思考．中国药房，2005，16（21）：1624－1625.

[6] 刘丽萍，贺承山．我院药品调剂质量管理规范的建立和实施．中国药房，2004，15（1）：23.

[7] 国家食品药品监督管理局．麻醉药品和精神药品管理条例（国务院令第 442 号）. http：//www. sda. gov. cn/. 2005. 08. 03.

[8] ISMP. ISMP's List of High－Alert Medications. www. ismp. org.

[9] 陈雪梅，司徒冰．住院患者抗菌药物应用调查分析与管理对策．中华医院感染学杂志，2008，18（8）：1140－114.

[10] 袁玉华，包家明．临床抗菌药物管理模式探讨. 浙江预防医学，2002，14（9）：57.

[11] www. patientsafetyfirst. nhs. uk. Preventing harm from high risk medicines. 2006.

调剂安全与用药差错管理 28

调剂安全，广义来说是用药安全，是一枚硬币的两面。一面是药品不良反应，一面是用药错误（表28－1）。因此，只有依靠医护人员对药物不良反应和用药错误两种类型事件的报告，分析和评价这些事件，制定并执行有效措施，才能减少和（或）预防其再次发生。

用药差错（Medication Errors）是医疗差错（Medical Errors）中的主要因素。对于用药差错没有国际统一的定义，在药物治疗中，由于疏忽或不能控制的因素引起的非常规的行为，以及由此导致不能达到预期结果或者产生伤害的行为均被认为是差错。美国国家协调工作效力质量机构（Quality Interagency Coordination Task Force，QuIC）2000年对差错（Error）的定义为：差错是计划行动失效，这一计划行动因故意或利用错误的方法去达到某种目的而完成，差错包括在医疗业务、产品、操作和制度中发生的所有问题。

表28－1　药品不良反应（ADR）与用药错误（ME）的异同

	药品不良反应（ADR）	用药错误（ME）
性质	药品自然属性	与人的用药行为密切相关
危害程度	轻—严重	轻—严重
隐匿程度	低	高
发生频率	较高	低/未知
责任关联	较低	高
文化关联	低	高
制度保障	有	无（国内）
报告系统	较完善	尚未建立（国内）

28.1　用药差错概念及其分类

28.1.1　用药差错概念和涵义

用药过程是一个十分复杂的过程，通常需要经历10至15个步骤，例如诊断、选药、处方、转抄医嘱、审核处方、调配、核对、发药、保存、计算剂量、稀释配制、按时用药、观察效果、监测体内浓度、监测不良反应、调整用药方案等，每一个步骤都有可能产生差错。用药差错通常包括5个方面涵义：

28.1.1.1　**用错患者**（wrong patient errors）指将药物用错患者。这类错误容易发生在药师发药和护士给药的环节中，药师和护士通常在短时间内处理多个患者的发药和给药工作，流程的遗漏和个人疏忽都可能导致用错患者。

28.1.1.2　**用错药物**（wrong drug errors）指给患者用了与他治疗无关的或对于患者不适宜的药物。这类错误最常发生在医生开医嘱时，由于不了解药物特性或患者其他相关疾病特点可能导致医生开错药物，其中禁忌证用药对患者可能产生严重的危害。药师调配时看错药名，或护士对医嘱理解错误，也可能产生用错药的后果。

28.1.1.3　**用错剂量**（wrong dose errors）指用药剂量过大造成中毒或剂量过小延误治疗时机。这类错误可发生于医生、药师、护士和患者的所有环节，计算错误、书写差错、转抄医嘱错误、理解错误等都是常见原因。

28.1.1.4　**用错给药途径**（wrong route errors）指口服、注射、外用等给药部位或方法错误。医、药、护及患者都可能错误理解给药途径，医务人员不了解新药的剂型特点也是常见原因。

28.1.1.5　**用错时间**（wrong time errors）指错误的用药时间、间隔和疗程。处方医生没有清楚地交代、药师没有给予必要的书面及口头指导、护士不重视严格的给药时间、患者不了解按疗程治疗的重要性等，均可导致用药时间错误。不按照正确的时间和疗程用药也是患者最常犯的错误之一，患者通常容易忘记服药，或者自认为症状减轻就停止用药，往往会导致不能达到药物应有的疗效。

28.1.2　用药差错的分类

28.1.2.1　**按药物治疗环节分类**　通常按药物治疗环节分为处方/医嘱开具差错、处方转录差错、处方调剂差错、给药差错。

28.1.2.2　**按技术类型分类**　美国卫生系统药师协会（ASHP）防止医院用药差错指导原则中按差错发生的技术类型进行分类，如处方差错、遗漏、给药时限差错、越权、剂量差错、剂型差错、制备差错、服用差错、药品失效、监测差错、依从性差错和其他差错等。最可能造成患者伤害的包括服药方式不当，例如错误地粉碎药片，给药途径不当（混淆静脉注射和肌内注射）、或给予错误的药品等。

28.1.2.3　**按用药差错的严重程度分类**　美国用药差错报告系统依据差错引起后果的严重程度将其分为9类：A类：客观环境或条件可能引发差错（差错未发生）；B类：发生差错但未发给患者；C类：差错发给患者但未造成伤害；D类：需要监测差错对患者的后果，并根据后果判断是否需要采取措施预防和减少伤害；E类：差错造成患者暂时性伤害，需要采取治疗或预防措施；F类：差错对患者的伤害可导致或延长患者住院；G类：差错导致患者永久性伤害；H类：差错导致患者生命垂危；I类：差错导致患者死亡。

美国卫生系统药师协会（American Society of Health-System Pharmacists，ASHP）将用药差错分为12类：①处方差错：选药不正确，给药方法不当，处方书写错误或字迹不清楚等；②遗漏用药次数；③用药时间不正确；④未经处方权医师授权而给患者用药；⑤剂量过大或过小，特殊患者未作剂量调整；⑥剂型错误；⑦配制注射剂的稀释液种类或用量不恰当；⑧给药程序、器具、途径、部位、速度等技术性错误；⑨使用过期或保存不当的变质药品；⑩未实施有效监测，如血药浓度监测或不良反应监测等；⑪不依从医嘱用药，随意增减或终止用药等；⑫其他。

28.2　调剂相关的用药差错

28.2.1　审方疏漏

审查处方是药师对于合理用药把关的第一道任务，也是《处方管理办法》赋予药师的专业职责。医师可能由于知识不足、对新药了解不够、对患者问诊不仔细而选错药物，也可能因为匆忙开具处方而书写错误，药师通过审方应发现并纠正医师的错误处方，避免将错误处方的药物发给患者。药师审方容易发生的疏漏常见于：

（1）应做皮试的药物没有标注“皮试阴性”，如青霉素类、链霉素、破伤风抗毒素、糜蛋白酶、复方泛影葡胺、普鲁卡因等药物必须做皮内敏感试验，发药前必须确认处方上标有“皮试阴性”，否则应拒绝发药；

（2）儿童使用不宜用于儿童的药物，如喹诺酮类；

（3）孕妇使用可能导致流产或致畸的药物，如沙利度胺、维A酸、麦角类、四环素类、氨基糖苷类、磺胺类、喹诺酮类、激素类、利巴韦林等；

（4）老人用药剂量过大；

（5）注射剂溶媒不恰当；

（6）两种药含有相同成分，可能导致重复用药；

（7）两种药具有不良的相互作用；

（8）用法错误，如青霉素，每日一次。

承担审方责任的药师必须具备丰富的经验，掌握药物正确的用法和禁忌证，熟悉特殊患者的用药特点，了解药物配伍和药动学特性，才能凭经验审查发现处方错误。有条件的单位应安装合理用药软件，利用计算机自动审查处方，并对计算机提示的处方错误进行判断，提取有效的审方信息。

28.2.2 处方调剂错误

处方调剂错误是指处方没有错误，但调配了错误的药品。这类差错较常发生，分为内部差错和外部差错两类。内部差错可能由负责核对的药师发现而及时纠正，因此，要求设定双人核对制度。如果没有双人核对，或者核对的人也没有发现差错，将错误的药品发给了患者，就构成了外部差错，也俗称出门差错。外部差错将可能导致患者用药错误，不仅影响药剂科和医院形象，还可能造成患者身体伤害等严重后果。

内部差错几乎每天都会发生，但经过另外一人核对后，大多数都能发现和纠正。从理论上看，假如一个人犯错误的机会是1%，设置了另一个独立岗位的人对他进行审核，那么两个人同时犯错误的机会就变成了万分之一。所以必须强调双人核对，即使是独立值班的岗位，也要强化自身进行再次核对和确认，力求最大限度降低出门差错。

调剂差错不仅指A药发成了B药，也可能是规格错误或剂型错误。应在药品存放药架上科学摆放，保证充足的空间分类放置，将包装外观相似或药名相似的药品分开摆放，剂型或规格容易混淆的也要分开摆放，必要时需要在药架上加贴醒目的提示标签。尤其是高危药品，在存放药架上一定要有醒目标识。

合理配备调剂工作人员，并经常对药品调剂人员进行培训，是预防调剂差错的关键。药房工作通常是超负荷地繁忙，要保证充足的人员，适当轮休，避免疲劳作业，还要满足双人核对的要求而配备核对人员。调剂人员还应接受预防差错的培训，了解用药差错的危害，掌握外观相似及药名相似药品的区别方法，经常性地研讨防范调剂差错的有效机制，使人人都牢固树立零差错的意识和掌握应有的技能。

为避免调剂差错，应对调剂室环境提出以下相应的要求：①充足的空间保证药品分类存放，不得混放和叠放；②光线明亮，便于药师看清楚处方和药品；③调剂间与发药间相对隔开，避免外界嘈杂的声音对药师造成干扰。

自动化和智能化的调剂设备是降低处方调剂错误的有效措施，详见第19章。

28.2.3 处方（医嘱）信息缺失与辨识错误

处方是医师为某一特定患者医疗、预防或检查疾病而开写的取药申请和凭据，是医疗服务和药学服务之间的重要书面文件，是医师和药师之间一种信息传递方式。在处方信息传递的过程中，信息缺失和错误都将可能造成严重的用药错误。美国时代周刊报道：1999年因用药错误导致7000人死亡，其中因医生难以辨识的字迹造成医生-药师之间错误的信息传达是重要原因之一。2006年7月，美国国家科学院医学研究所（IOM）的一份报告称：一些完全可避免的药物处理失误，每年造成150多万美国人身体受到伤害，其中许多医疗事故都是因字迹不清的缩写词、剂量说明和处方书写不当造成。处方错误的后果很严重，预计美国医疗行业每年要花费100～150亿美元处理因药物反应而引起的医疗事故。除对患者健康带来的威胁外，每发生一起医疗事故，医疗成本就会上升8000美元。因此，医生手写处方必须要求字迹清晰可辨，药师审读处方不能凭经验猜测。计算机处方系统完全解决了处方字迹难辨的问题，应该推广普及。

患者信息和药品信息两个方面都是药师在调剂时需要考虑的因素，患者信息方面，性别、年龄、疾病情况、肝肾功能、既往用药史、药物过敏史、生活嗜好等，可以帮助药师考虑审定剂量、审查重复用药、避免相互作用和不良反应的发生。如调剂喹诺酮类药，药师需考虑患者不能是18岁以下儿童，也不能是妊娠和哺乳期妇女，对65岁以上老人，还需提示减慢输注速度。药品信息方面，药师需要了解禁忌证和注意事项，如哮喘患者不宜用β-阻滞剂类降压药，以避免诱发哮喘发作。因此，处方信息必须充实、完善，以提供给药师帮助患者正确使用药物。值得指出的是，一方面，目前国内医疗机构的信息系统一般还不能给药师提供足够的患者信息，另一方面，药师的审方能力和审方水平还亟待提高。两方面的加强才能保证患者用药安全。

随着医院信息化建设的完善，患者信息和药品信息可以更有效地通过信息系统联网实现，如药师可以联网查询患者的相关情况和检查指标，用药注意事项等药品信息也可实现合理用药软件在线提示。有条件的单位还已实现了为患者打印用药方法和注意事项提示标签的工作，保证了药师调剂和指导患者正确用药的信息畅通。

28.2.4 药品使用错误

药品使用错误是指错误的药品已经用在了患者身上，或正确的药品以错误的方法给患者使用，严重情况下可能引起患者伤害，必须采取积极的补救措施。

（1）处方（医嘱）错误：处方（医嘱）错误常发生在医生繁忙、问诊不详细的情况下，如忽视患者的过敏史或禁忌证，一位消化科医师为腹泻的27岁女患者开具了莫西沙星片，医师并不清楚这位患者已妊娠2个月。又如医师在开阿莫西林胶囊处方时，没有查看病历中青霉素过敏的记载，也没有询问患者是否有药物过敏，更不了解阿莫西林胶囊药品说明书上明确要求“用前必须做青霉素钠皮肤试验，阳性反应者禁用”，结果可能导致患者发生严重过敏反应而死亡。

常见的处方（医嘱）错误表现在：①药名写错，特别是读音相似的药名写错，这种错误更容易发生在通用名开方，医师对冗长的通用名难以记忆及书写准确；②剂量写错；③用法写错，特别是采用字母简写用法时；④注射剂溶媒选择错误；⑤禁忌证用药。处方（医嘱）错误有时与处方（医嘱）信息缺失与辨识错误不好区分。

药师对处方（医嘱）错误有审查和要求其纠正的责任，发现问题应及时与医师联系，否则应拒绝发药。

（2）护士执行错误：门诊患者的注射用药和住院患者的所有药品都要通过护士给患者使用，护士是执行医嘱的最后一道防线，也是用药差错管理的关键环节之一。

护士在执行医嘱的过程中可能发生的错误表现在：①给错患者，如住院患者的床号写错，导致用药张冠李戴；②配制输液时加错药品或选错溶媒；③用药时间错误，特别是不严格按照给药时间间隔用药；④没有发现药师发药错误，继续用给患者；⑤将治疗室存放的过期药品给患者使用等。

为预防护士执行医嘱的用药错误，应加强执行医嘱的双人核对制度，并规范和减少病区基数药品的存放，对患者使用剩余的药品及时处理或退回药房，尽量采取即时到药房请领的发药方式。建立静脉用药调配中心和使用预配型输液（ready to use）能减少输液配制错误的发生。

（3）患者不依从：患者遵从医嘱是正确用药的最终环节，不依从用药的情况主要表现在：

- 药师没有告知用药方法，或只是口头告知，患者难以记住；
- 患者看不懂或错误理解药品说明书上的专业术语；
- 不了解用药疗程，中断疗程或症状缓解后过早停药，或慢性病用完药后没有再去找医师复查；
- 出现不良反应后自行停药；
- 因为经济负担原因自行停掉价格高的药品；
- 不掌握一些特殊用法药品的用药技术，如吸入剂、栓剂、舌下含服剂、透皮贴剂等；
- 没有按照规定储存条件保存药品，导致药品变质和失效等。

药师有责任帮助患者了解用药目的和正确用药的方法，药师应采用通俗易懂的方法告知患者如何用药，如加贴服药标签、加贴特殊存放条件标签（冰箱2～8℃保存）、提供正确用药方法的用药说明等。设置用药咨询处，由资深药师辅导患者用药并进行相关的用药咨询。

（4）其他：患者听信药品广告的夸大宣传，不经医师或药师的指导用药，是导致用药错误的常见因素，患者通常不了解药品成分和功效，既可发生不对症用药，延误病情，也可引起用药剂量不适宜或重复用药造成身体伤害。

患者工作特点和生活习惯可能影响药物的选择，这一点医师和药师都应引起注意，避免不良事件的发生。例如有不少药物服用后可能导致头晕或嗜睡，应避免服药后操作机械或驾驶车辆；饮酒或饮用葡萄柚汁可能改变药物体内代谢，导致药物失效或毒性增强。患者由于患有多种疾病而使用其他药物，可能发生药物相互作用，而有些相互作用对于患者是非常危险的，例如心律失常、出血、低血糖休克等。

另外，使用不合格的药品也是用药错误不可忽视的重要原因。我国目前还不能完全杜绝假药和劣药的市场流通、一些药品制备工艺或包装不佳、保存过程中可能出现变质、患者家里保存药品可能超过有效期、非法诊所和药店的泛滥等，都是患者使用不合格药品的来源。

28.3 用药差错报告制度与用药差错报告系统

用药差错从表面上来看常常发生于个人疏忽，可追溯到缺少教育指导或缺乏训练，但同时更是由于系统结构失衡、组织协调较差引起，例如超负荷的工作引起疲劳，操作程序复杂，医疗过程主要依赖操作者个人的知识、技术和记忆，使医务人员本身就工作在一个极易产生差错的环境中，出差错是必然的。然而用药差错通常只是影响某个时间或某个单独的个体，因此一般被视为独立事件，远远不及航空工业及核工业的事故那样受到业界以及公众的关注。由于责任与保密的问题，虽然用药差错发生频率很高，但人们却很难看见。我们大都习惯于责备和惩罚犯错误的个人，而不是立足于去调查分析和分享引发差错的系统和本质原因，这种传统的处理差错的办法被证明只能起到反面作用，必然导致隐瞒错误，不能以此警戒其他医务人员，结果是同样的错误和危害还可能继续发生。美国医学研究所（Institute of Medicine，IOM）曾报告称："美国每年估计有 9.8 万人死于以用药差错为主的医疗差错（medical errors），超过工伤事故、车祸、乳腺癌和艾滋病的死亡人数。用药差错的原因不能简单归咎于医务人员的草率，而是当今快节奏社会和广大用药人群用药过程的复杂性所致。绝大多数医务人员都有做好工作的愿望，但差错问题仍然不可避免，既往偏重于处罚出错者的办法不仅于事无补，更会促使人们习惯于隐瞒问题、逃避责任。应把建立新的安全用药系统放在首位，依靠政府和医务界共同努力来解决。"世界各国已相继加大投资和管理力度，着力于收集与分析差错及事故案例，研究和探讨用药差错的防范措施。

28.3.1 用药差错报告制度

与不良反应报告制度的建立一样，要减少用药错误，加强用药安全，必须建立一个良好的差错报告制度。用药安全只有依靠医护人员对药物不良反应和用药错误两种类型事件的报告，分析和评价这些事件，制定并执行有效措施，才能减少和（或）预防其再次发生。

产生用药差错的客观原因可能是医务人员不充分了解药物相关知识、缺乏患者的病程资料、不遵守医疗规范、记忆错误、转达失误、错误识别患者身份、剂量算错并遗漏核对、输液泵故障、缺乏监测、药物储存不当、配制错误、流程标准化不够等。应从以下 6 个方面寻找原因：

（1）沟通失误：处方或医嘱书写字迹潦草可导致辨认错误，药名读音相似（sound-alike）使处方者和给药者理解不同，写错剂量或剂量单位，使用缩写引起误解等。

（2）产品的缺陷：药品标签和包装缺陷导致的用药差错占全部差错报告的 20%左右，外观相似（look-alike）的包装极易误导药师和护士拿错药品，药品标签的浓度表示方法不当是剂量错误的原因之一，同种药物不同规格之间也常常引起用药剂量差错。使用输液泵给患者静脉给药时，可能由于设定程序错误而导致输液浓度和速度发生偏差。

（3）工作流程和环境的缺陷：药师未执行双人核对制度、护士临时稀释药品、药品摆放货位凌乱、新手值班、工作过于繁忙、常有电话打扰等。计算机医嘱系统缺陷如缺乏自动审方，不能适时提示用药禁忌等。

（4）剂量计算错误：儿童用量需要严格计算，对于静脉用药的浓度和化疗药给药剂量也必须认真对待，还必须掌握同类药品例如激素或麻醉性镇痛药的等效剂量，由于计算错误引发的伤害事件在儿科较为严重。

（5）给药错误：如给错患者、错过正常的给药时间、用口服或外用剂型注射给药等，有时还错将滴鼻剂、滴耳剂用于滴眼。

（6）患者教育欠缺：通常医生或药师没有足够的时间和耐心教会患者如何用药，他们对使用方法和时间、出现不良反应的对策、用药疗程以及药品储存条件等问题没有充分了解，有的患者会因为经济拮据而自行中断用药，还可能自行购买使用假药劣药及过期药品。

针对以上原因，建立用药差错报告制度、定期发布用药安全信息、改进药品质量缺陷、规范处方行为、加强医药护人员的有效沟通、改善调剂工作规范和流程、提倡药师进行服药指导、鼓励患者参与药物治疗和学习正确的用药技术等，已被公认为是促进预防用药差错的有效措施。

在国家层面还没有建立用药差错报告制度的情况下，可以首先从医疗机构内部建立相应的差错报告制度。例如医疗机构较多发生用药错误的部门药学部（药剂科）、护理部就可以建立组织内部差错报告制度。将个体发现或发生的差错隐患及事故自愿报告，收集积累第一手资料。制度应鼓励个人自愿报告，并承诺对报告人或当事人的信息保密和不进行惩罚。各部门应定期分析用药差错报告的案例，查找导致差错的原因和影响因素，并及时发布改进和预防措施，有利于克服隐患，减少差错发生。

28.3.2　用药差错报告系统

28.3.2.1　***用药差错报告系统的建立***　目前，世界上有很多国家已经建立了有效的用药差错报告系统。例如美国，医务人员可以向 FDA、美国国家药典委员会和 ISMP（Institute for Safe Medication Practices，用药安全研究所）报告用药差错。ISMP 位于费城郊区，是全美唯一一家致力于防止用药失误及药品安全使用的非政府、非盈利的研究机构。该组织专门致力于用药差错事件的收集、整理、分析和研究，并公正、及时和精确地提供用药安全信息。该研究所有着悠久的历史，其防止用药失误的研究起源于 1975 年。30 多年前，ISMP 开始了一个由医疗保健业者自愿自发参与的错误报告项目，用于学习研究在全美发生的用药失误，理解它们发生的原因，并与医疗机构团体分享其中的经验教训。ISMP 同时也负责审查所有由医疗机构向宾夕法尼亚州患者安全权威机构提交的用药失误报告。每年，由美国药典（简称 USP）与 ISMP 合作的国家用药失误项目（简称 MERP）都能够收到来自医疗保健业者提供的数百份用药失误报告。此外，由 ISMP 独自拥有的补充机构 Med - E. R. R. S.（用药失误识别与修正策略）直接并机密地与制药行业共同合作，以防止关于药品名称、标签、包装和设计的混淆和误解。ISMP 首创性地建立了非惩罚性的研究方法及以系统为基础的解决办法，分为知识、分析、教育、合作和交流 5 个重点领域。

此外，ISMP 现已经过医疗保健质量与研究机构的鉴定成为一家患者安全机构（简称 PSO）。因为批准成为一家患者安全机构（PSO）就相当于同时对其所报告的信息授予了特权与机密性，因此，当临床医生与医疗机构向 ISMP 提出用药错误报告或向 ISMP 进行其他方面的咨询时，ISMP 的患者安全机构（PSO）身份将给予其更高的保护性。除此之外，ISMP 也可以与其他患者安全机构（PSO）共同合作以提供专家分析和失误数据。

ISMP 还为医疗保健业者和消费者出版了针对医院、社区、护士和消费者四种版本的 ISMP 用药安全警示时事通讯（ISMP Medication Safety Alert Newsletters），该刊物目前已拥有近三百万读者，时常开展教育性项目，包括针对时下药品使用问题的电话会，提供海报、录像、患者手册、书籍及其他信息资源，开发有价值的用药安全工具，如高危药品清单及具潜在危险的缩写，以及为医疗保健系统提供具保密性的咨询服务，以提前对用药系统进行评估或对与用药相关的严重医疗事件做出分析。ISMP 与很多不同的合作伙伴有着广泛持续的合作——医疗保健业者、立法及注册机关、医疗机构、消费者、医疗专业组织、注册及认证机构、雇主及保险公司，以及制药行业。

除美国以外，加拿大、西班牙、澳大利亚、巴西、智利、丹麦、沙特阿拉伯等也成立了各国的 ISMP。英国国家患者安全机构（National patient safety agency，NPSG）和中国香港用药事件报告程序（Medication incident reporting programme，MIRP）也发挥着类似的作用。

28.3.2.2　***用药差错报告系统的特点与工作内容***　各国的用药差错报告系统都有一些共同的特点。首先是倡导以患者为中心的文化，鼓励医务人员报告用药差错事件；其次系统认为报告应该是自愿的、非惩罚性的、保密的和独立的。美国和加拿大的用药差错报告系统要求具名报告，同时为报告人保密。系统具有过滤作用，一切从系统公开出去的信息全部掩盖了报告者的身份和地点。具名报告是为了当需要对报告材料进行详细的分析时可以联系报告人，以便得到进一步的信息。报告系统要求得到制度与法规的保障，以便切实保护报告人的利益。用药差错报告系统的主要特点有：

（1）信任：用药差错报告系统必须赢得报告者的信任，并且证明该系统可以消除报告者的顾虑。这个系统需要一种文化，在这种文化中，报告人应感到有安全的保障，不必担心发生差错后被不公平地评判或处罚。

（2）保密：系统必须对报告者的身份、差错涉及的人员以及事件的地点保密，以保护报告者的利益，避免受到不当的困扰。

（3）简单明了：接到报告的人必须注意报告的格式和长度；对事件的叙述性描述应当把重点放在事件的细节，应当简要而真实，不非难，不责备。

（4）可信并有效：系统必须对报告做出积极、快速、有效地反馈，应让报告者知道，他们的报告提醒了更多的医务人员，正被用于改善制度和流程。

（5）奖励：对报告者来说，最大的回馈是他们所报告的事件引起了有效的行动，加强了患者和工作人员的安全。

（6）责任与义务：强调报告的责任。系统必须建立机制，辅导新员工关于差错报告流程的知识。另外，应当通过在所有的职位描述和绩效评估中提出对于报告的明确义务，向全体员工强调报告隐患和差错的重要性。

用药差错报告应包括：①差错的事实；②如何发现的；③确认差错发生的过程细节；④经调查确认导致差错发生的原因；⑤事后对患者的处理；⑥对杜绝再次发生该类差错的建议；⑦有关资料存档。

用药差错报告系统收集、整理、研究用药错误和不良事件报告，分析严重事件和有意义的可能导致失误的事件，提供安全用药实践的推荐意见和策略，对于严重事件进行根源分析、调查、评估、研究与分享，同时和药厂协作，进行产品变革，改善药品的使用安全性，许多国家的用药差错报告还通过出版物和网络播散和分享信息，推动安全实践的实施。

中国药学会医院药学专业委员会在2005年发布的《优良药房工作规范》中倡导建立用药差错报告系统，并制定了用药差错报告表（见附件）。

28.4 用药差错研究与实践进展

在用药安全领域，用药差错和药品不良反应是一枚硬币的两面，从目前情况看，医务人员对用药安全还缺乏足够的认知。一项调查研究在问及患者使用了医生处方中的药品发生了不良反应是否属于医疗事故时，社会公众有67%认为属于医疗事故，而医务人员中也有34%认为属于医疗事故。对药物不良反应的认知尚且如此，对用药差错的认知就更可以想象了。

在我国，目前还没有国家性的用药差错报告制度和专门从事该领域研究和管理的部门，因此更缺乏关于用药差错的系统研究和统计数据，中文期刊报道的有关文章以翻译和综述国外文章为主。关于国内用药差错及防范的文章只零星探讨介绍病房护理用药和药剂科调剂的个体经验，这些个案显然还不足以引起业界的重视。但是，近年来，对医疗事故的回顾分析文章也讨论到用药失误所导致的医疗纠纷。更多的文献报道以护理方面的用药差错讨论为主，侧重于护士执行医嘱错误环节。药师开始发表文章讨论分析调剂差错原因和预防措施，随着静脉用药调配中心的建设，药师开始研究输液安全，更多地关注到输液医嘱审核和发药流程的改进。这些研究与讨论虽然还只在局部开展，但是已将防范用药差错提高到了医疗安全的重要位置，并已引起广大医务人员的重视。

世界各国已相继加大投资和管理力度，着力于收集与分析用药差错及事故案例，研究和探讨减少差错、提高患者用药安全的措施。国际上研究用药差错以美国药典委员会（USP）的用药差错报告系统（USP Medication Errors Reporting Program，MERP）和美国食品药品管理局（Food and Drug Administration，FDA）的药物不良事件报告系统（Med Watch）作为典范，美国ISMP专门对于以上两个系统的数据资料进行分析研究。ISMP与USP及FDA合作进行差错报告分析，通过每半月一次发布用药安全警报（ISMP Medication Safety Alert），分析并通报差错发生的经过及环境影响因素，专业指导医务人员如何防范和减少类似差错的发生，同时向有关管理部门倡议修订产品及相关技术操作规范，以上三方面的工作努力被公认为全世界可以借鉴的标准。ISMP近年来还吸引了其他国家如加拿大、西班牙、澳大利亚等国的相关组织参加合作，使其成为全球公认的相关技术权威部门。

同时，建立跨单位、跨地区以至全国性、全球性的用药差错报告系统已经引起重视。2006年，由美国、加拿大的ISMP和英国NPSG共同发起成立了国际用药安全网络（International Medication Safety Network，IMSN）。该组织建立了自己的网站，每年召开一次会议，交流用药安全领域的研究进展，沟通信息，协调立场，促进各国加强用药安全的实践。目前，已有越来越多国家的用药安全机构或研究组织加入了该网络。2009年我国由北京大学第三医院和中国药学会科技开发中心共同组团参加了该组织在丹麦哥本哈根召开的第四届年会，成为该组织的准成员。

在用药安全实践方面，各国研究人员和药师不断探索出许多重要实践经验，主要有以下几个方面。

28.4.1 建立无惩罚的差错分享文化

药物差错在任何时候都是客观存在的，其发生原因既有操作者个人因素，也包含了管理体系的某些弊端与疏漏。用药差错报告系统属于医疗体系内部或同行业人士共享资源，旨在从个案经验中提炼出系统性问题所在，进而提出相应的预防差错建议，以期规范行业行为与技术，警示同道共同防范，最终有利于保护医务工作人员，使患者用药安全得以保证。

为鼓励医务人员报告和分享差错经验，对填写用药差错报表者应作以下承诺：①报告系统不收集发现或发生用药差错的个人姓名、出生日期、工作单位名称等，对报告者的个人信息保密；②报告内容不作为纠纷和处罚的依据；③定期对自愿报告者和提出合理化改进措施者进行相应的表彰和奖励。

28.4.2 定期发布用药安全信息

可由相关专业学会组织临床医学和药学专家对差错报告的内容和危险因素进行研讨，评价差错事件与潜在伤害之间的因果关系，然后将信息向医务人员或公众进行专业指导性的宣传和培训。美国ISMP通过每半月一期的Medication Safety Alert向医务人员发布，FDA则将ISMP的部分内容以Patient Safety News的影像资料向公众提供消息和宣教资料。

我国目前官方和学术机构发布的用药安全信息主要是药品质量公报和药品不良反应警示，还没有专门的收集用药差错报告的制度和针对用药差错的信息发布渠道，随着公众安全用药意识的提高，有望在这方面得到完善。可喜的是，在不少医疗机构内部，特别是由药师自愿开始营造了差错分享的氛围。

28.4.3 促进产品改进

提请药品监督管理部门敦促生产厂家对产品方面容易导致用药差错的缺陷限期进行改进。美国FDA曾多次要求药厂对外观相似的药品改换包装，以免药师或护士取药时拿错。可在以下几个方面进行产品改进：外观相似（Look-alike）药品；药名相似（Sound-alike）药品；药品说明书；规格、包装、标签等。

28.4.4 规范处方行为

推广实施电子处方，可以减少医生笔误或转抄错误。在处方中尽量不提倡使用药名缩写、用法简称符号等，避免处方者与发药者之间的理解误差。

28.4.5 加强医、药、护人员的有效沟通

药师对医生处方进行专业审核，护士对药品进行再次核对，碰到疑问不能猜测，必须立即打电话确认。有条件的单位应引进计算机医嘱与合理用药软件系统，自动筛查处方差错。

28.4.6 改善调剂工作规范和流程

调剂室是医院最繁忙的工作岗位之一，通常大型医院每日药师的平均配方或发药处方数量超过400张，这样对于防止差错发生并且教会患者用药方法从时间上来说是远远不够的，应该从工作规范上来限定药师的服务量，目前国内有的地区提倡药师每日每窗口配方和发药量不超过400张处方，以便药师有充足的时间来进行核对和将药品一一交代给患者，也保证了患者能够向药师询问服药方法和进行简短的沟通。

实行配方和发药的双人核对制度十分必要，对于处方量少或其他独立值班的药房，一个人完成配方、核对和发药时，也必须自己再次核对，确认无差错后才能发给患者，要避免因疏忽而拿

错药。

此外，还应规范药品质量管理流程，确保规范的药品储备和货架存放，避免使用不熟悉货位的人员补充药品货位，制定药师值班和轮休替补、新员工上岗前培训等制度，并根据工作量的增减进行流程优化和持续改进。

28.4.7 提倡药师进行服药指导，鼓励患者参与药物治疗

药师有责任辅导患者了解用药目的、用法、时间、疗程、保存条件、注意事项、应对不良反应措施、疗效监测的方法等，使患者增加用药依从性，正确地完成药物治疗。药师在发药时应确认患者已掌握了正确的用药方法，防止发生用药剂量、时间、途径、疗程等错误。除了提示患者在用药前仔细阅读药品说明书，了解用药相关的注意事项外，药师应将服药方法用标签的形式标明，对特别的注意事项最好有口头交代，有条件的要提供书面提示，以防止患者用错药。

患者了解用药目的和用药方法，有助于正确用药，医学专业术语对于普通患者来说常常是生僻难懂的，药师在进行患者辅导时要用通俗易懂的语言，例如每次服药量是 1 片或 1 支，不能以 100mg 或 100 毫克表示。还需要确认患者是否已经完全理解了用药方法。

鼓励患者在用药后一旦发生不良反应，应及时与医师或药师联系，采取相应的观察、停药、换药或救治措施，患者可通过药师报告药品不良反应，并将发生的不良反应记录于病历中，在以后的治疗中避免使用不适当的药品。确保患者用药依从性是合理用药的关键，在高血压、糖尿病、哮喘等慢性病的治疗中，患者积极主动地学习用药方法，被证明能有效地提高治疗效果，提高患者的生活质量，这也是药师进行临床药学服务的最终目标。

教育患者从合法的渠道购买药品，避免使用假冒伪劣产品，也不要轻信非专业媒体的药品或保健食品广告，一定要在医生和药师的指导下用药，才能保证安全有效。

28.5 调剂工作中的风险管理

28.5.1 概述

将企业风险管理的理论引入调剂工作中是近年来调剂工作现代化的一大进步，无论实践中有何实质性的进展，用现代管理理论控制调剂风险必将大大减少调剂差错，给患者用药安全提供更有效的保障。

风险管理最早起源于美国，至今仍是一门新兴的管理学科。由于受到 1930—1933 年的世界性经济危机的影响，当时美国约有 40%左右的银行和企业破产，经济倒退了约 20 年。美国企业为应对经营上的危机，开始重视风险的控制和管理，风险管理开始萌芽。1938 年以后，美国企业开始采用科学的方法对风险进行管理，并逐步积累了丰富的经验。到 20 世纪 50 年代风险管理逐渐发展成为一门学科，风险管理一词才形成。近 20 年来，美国、英国、法国、德国、日本等国家先后建立起全国性和地区性的风险管理协会。1986 年 10 月，风险管理国际学术讨论会在新加坡召开，风险管理的理念开始在亚洲国家中传播开来。

风险管理（risk management）是指如何在一个肯定有风险的环境里把风险减至最低的管理过程。当中包括了对风险的量度、评估和应变策略。中国对于风险管理的研究开始于 20 世纪 80 年代。一些学者将风险管理和安全系统工程理论引入中国，但中国大部分企业缺乏对风险管理的认识，还没有建立起专门的风险管理机构。作为一门学科，风险管理学在中国仍旧处于起步阶段。医疗卫生是一个高风险的行业，药品调剂工作更是医疗工作中高风险的环节，无论处方调配、发药还是静脉药物混合调配，任何流程、环节的疏失、差错都会给患者的健康带来损失，甚至危及患者生命。因此在调剂工作中引入风险管理的理念、方法和措施对预防调剂差错具有十分重要的意义。

任何管理措施都要付出成本，风险管理也不例外。因此风险管理的一个重要原则就是用最小的成本达到有效控制风险的目的。

28.5.2 限制性与强制性措施在防范用药差错中的应用

限制性与强制性的措施在防范用药差错中占有最重要的地位。例如为了防止处方错误，在电子处方系统中给药物的剂量设定上下限，防止超剂量用药；将患者年龄、性别和其他病生理信息与药物关联，防止婴幼儿、孕期妇女和老人用药禁忌，确保上述人群的用要安全等。为避免仅供静脉注射的药物注入脊髓腔，英国 NPSG（National patient safety agency）设计研发了专用的限制性注射装置，以防止药物被错误地注入脊髓。

28.5.3 自动识别技术在防范用药差错中的应用

用药错误主要有两个原因，一是配药错误，包括错误的药物、错误的剂量，二是将正确的药物发给了错误的患者。这些差错在很大程度上都归因于一个简单的事实，就是那些提供有效而安全的医疗服务所需要的知识和信息已经超出了人脑所能储存的容量。因此，在药房调剂业务和病房护士给药的各个环节中充分采用条形码和无线射频等自动识别技术，以避免对记忆的依赖，这样的措施能够大大减少用药错误。美国威斯康星医科大学实施条形码扫描技术以改善不断发生的用药差错，保证用药过程的 5 个正确：正确的药物、正确的剂量、正确的给药途径、正确的给药时间和正确的患者。实施该系统前错误底线是 9.90%，实施 AcuScan Rx 2 系统后错误率降到了 1.21%，共降低了 87%。该新技术减少了 100% 的剂量差错、100%的剂型差错、92%的剂量遗漏差错和 77%的投药时间差错。

美国医疗保健质量委员会在如何设计 21 世纪美国医疗保健系统的报告中指出：未来美国的医疗质量要想取得实质性的进步，信息技术必须扮演核心的角色，发挥关键性作用；有越来越多的证据证明自动监测系统可以减少医生在开处方和确定给药剂量方面的错误；同时有相当多的证据证明自动提示与自动识别系统有助于改善临床操作规范的执行情况。

28.5.4 防范用药差错有效性策略层级

美国 ISMP 主席 Mike. Cohen 和加拿大 ISMP 主席 David. U 提出防范用药差错有效性策略层级，即根据防范用药差错的有效性将下述策略或措施分成了 7 个层级，越靠上端的层级越有效：

（1）限制/强制性措施和系统规定参数；

（2）自动化/计算机化与自动识别技术；

（3）简化/标准化；

（4）提示，清单，双核对；

（5）规范和制度；

（6）教育/培训；

（7）信息。

由此可见，限制性和强制性的措施是最为有效的。举个其他领域的例子可能更易说明问题：接近中小学门前的马路旁往往树立着警示牌“前方学校，注意慢行”，或划有斑马线以提醒司机减速避让横过马路的学生。但这种措施一般不很有效。设想如果在学校门前两端的道路上安装减速带，这种限制性的措施会有效得多。自动化和信息化的技术（包括自动识别技术）可以大大减少人为错误，在防范用药差错有效性策略层级中位列第二层级，在防止用药错误中占有重要地位。简化和标准化即对流程进行优化，将复杂的流程和工作环节简化，以减少繁冗的流程和环节造成的失误和错误；同时制定有效的 SOP（标准操作规程），对工作人员的各项操作进行规范，降低犯错误的几率。第四层级以下的策略和措施有效性较差，但在综合性的风险管理措施中也是必要的手段，应该给予一定的重视。

常　明　张晓乐

参考文献

[1] Institute of Medicine. To error is human: building a safer health system. Washington. DC: Nature Academy Press. 1999.

[2] The Quality Interagency Coordination Task Force (QuIC). Doing what counts for patient safety: Federal actions to reduce medical errors and their impact (report to the president). February 2000.

[3] American Society of Health-System Pharmacists. ASHP guidelines on preventing medication errors in hospital. AM J Hosp Pharm, 50: 305, 1993.

[4] The United States Pharmacopeia Convention, Inc. USP Medication Errors Reporting Program.

[5] Brennan TA, Leape LL, Laird N, et al. Incidence of adverse events and negligence in hospitalized patients. Results of the Harvard Medical Practice Study I. N Engl Med. 1991; 324: 370－376.

[6] 1983—1993 年美国由于用药差错导致死亡人数增加. 国外医学社会医学分册. 1998, (3): 146.

[7] American Society of Health-System Pharmacists. ASHP statement on reporting medical errors. Am J Health-Syst Pharm. 2000; 57: 1531－2.

[8] ISMP. ISMP Medication Safety Alert.

[9] 胡晋红，俞卓慧. 美国实施条形码扫描技术促进医院用药安全. 药学服务与研究，上海：200433Pharm Care & Res. 2003 Jun.

调剂工作的绩效管理 29

绩效（Performance）是指组织和其子系统（部门、流程、工作团队和员工个人）的工作表现和业务成果。绩效管理（Performance Management）就是管理者通过一定的制度和对各级部门和员工进行绩效计划制定、绩效辅导实施、绩效考核评价、绩效反馈面谈、绩效目标提升等方法，确保企业及其子系统的工作表现和业务成果能够与组织的战略目标保持一致，并促进组织战略目标实现的过程。绩效管理强调组织目标和个人目标的一致性，强调组织和个人同步成长，形成“多赢”局面；绩效管理要体现“以人为本”的思想，在绩效管理的各个环节中都需要管理者和员工的共同参与。

调剂工作绩效管理的核心机制是，对班组或个人设定合理目标，建立有效的激励约束机制，使员工向着组织期望的方向努力从而提高个人和组织绩效；通过定期有效的绩效评估肯定成绩指出不足，对组织目标达成有贡献的行为和结果进行奖励，对不符合组织发展目标的行为和结果进行一定的约束。通过这样的激励机制促使员工提高能力素质，改进工作方法从而达到更高的个人和组织绩效水平。

29.1 调剂工作绩效管理的意义

29.1.1 绩效管理的定义

随着社会的进步，竞争无处不在，不只是企业，医疗机构也面临着前所未有的挑战，来自方方面面的竞争迫使医疗机构在选择自己的竞争战略时要格外注意保持自己的竞争优势。2002 年出台的《三级综合医院评审标准（试行）》中明确提出了“医院绩效与评价”的内容。药学部（药剂科）作为医院的重要组成部分，应该通过绩效管理保证其工作能够有效促进医院的发展。药学部（药剂科）通过实施人力资源项目，建立绩效管理平台，完善业务流程体系和管理体系，建立有助于保留、吸引和激励人才的机制，其总体目标是实现人力资源的科学管理，持续加强科室团队建设，建立文化氛围及提升核心竞争力。绩效管理是人力资源管理的核心，是药学部（药剂科）人力资源管理体系建设项目中的一个重要部分，能帮助管理者提升管理水平，其形式就是通过员工与管理者之间就绩效问题所进行的一种双向沟通过程。1994 年，阿姆斯拉尼（MichaclArmsrany）提出，绩效管理是通过其员工与管理者之间达成的目标、标准和所需能力的协议，在双方相互理解的基础上使组织、群体和个人取得较好工作结果的一种管理过程。从绩效管理循环模型中可以看出，绩效管理获得良性循环，以下三个方面是非常重要的环节，一是目标管理环节，二是绩效考核环节，三是激励控制环节。这个过程是一个持续动态的过程，管理者与员工在沟通的基础上，帮助员工制定绩效考核目标，对员工的实际能力进行定位，帮助员工不断实现绩效目标。

29.1.2 调剂工作绩效管理的意义

世界银行经济学家曾指出：公立医院出现的效率低下、患者不满、资源浪费、人才流失等问题往往由公立医院的特性所引发，其特点是不能根据医院的绩效进行赏罚，缺乏改变医院行为的有效措施，结果造成了医院缺乏改善运行绩效的动力和手段的制度环境。可见，在医院施行绩效管理十分必要，而药学部门是医院重要的组成部分，因此也不例外。

调剂绩效管理是提高核心竞争力的需要。从人力资源管理角度看，绩效指的是经过评价的工作行为、方式及其结果。其包括两个方面的含义：第一，绩效包括了工作行为方式以及工作行为的结果。第二，绩效必须是经过评价的工作行为、方式及其结果。绩效管理的目标应该是有效地调动员工的积极性，充分挖掘员工的创造潜能，提高员工的绩效水平，并通过员工的个人目标与科室战略目标结合在一起，来提高组织的绩效。因此绩效管理指的是管理者用来确保员工的工作能力和工作产出与组织目标保持一致的手段及过程。提高集体核心竞争力，人是建设所必需的载体，而且只有这些人具备与时俱进的理念和相应的专业知识、技能；具备与所承担任务相匹配的经验和沟通能力（协调能力）；以及能够保证整体工作正常运转的组织结构、制度、经验以及科室文化，才能形成具有完整优势的综合能力，即集体的核心竞争力，使之真正成为一支能够为患者和临床提供优质服务的专业化队伍。

绩效管理具有激励和凝聚的功能。员工的贡献受到肯定将会产生强烈的荣誉感和责任心，一方面表现在更加自觉主动地工作上，另一方面必将增强对科室的认同感和归属感。美国心理学家马斯洛提出了人的需要层次理论，认为人在满足基本的物质需要（生理和安全需要）后，将会上升到高级的精神需要（爱与归属、尊重和自我实现需要）。人人都希望在工作中不断成长，并希望通过工作来满足自己的某些高级的精神要求或实现自己的梦想，如果这项工作确实为他带来了希望，他一定会为之努力。通过考核找出员工的长处和短处，长处继续保持和发扬，其短处就是下一步培训的空间；上级可根据员工在完成绩效目标中遇到的困难，为员工考虑培训发展计划，使其能力得到提高、技能更加完善。

29.2 调剂工作绩效管理的实践

29.2.1 药房调剂工作绩效管理内容

绩效管理在对员工制定考核指标之前，对相关工作小组应先制定相应管理内容及考核指标。药学部（药剂科）对各药房进行综合考评，内容包括数量指标、客户满意（质量）指标、流程优化指标和成长性指标四方面。各项指标所占的比例可根据不同班组的实际情况以及前一年本小组的达标情况进行调整。

- 数量指标：即小组实际完成工作的数量与指标的对比。如小组每月完成金额数、处方数、领单数、不良反应报告数、差错百分率等，与上年同期对比，可将增减百分率作为考核指标。
- 客户满意（人文服务质量）指标：即小组在工作过程中所表现出来的热情、主动性。如患者满意率、部门之间（小组）满意率、门诊部、医务处满意率、医护人员满意率、表扬信、批评信等。
- 流程优化（专业技术服务质量）指标：小组账务管理情况、定期盘点的准确性、对不合理处方的干预情况、药品效期管理、药品质量监测、工作差错等。
- 成长性指标：药物咨询情况、论文指标、完成继续教育情况、参加各种院内外授课任务、公益活动等。

29.2.2 调剂人员的绩效管理内容

医院调剂绩效管理制定的核心考核指标，是进行药师考核工作的基础，也是保证考核结果准确、合理的重要因素。多数调剂药师创造绩效的能力有三种存在形态，即：工作量、工作态度、工作能力，这也就形成了调剂绩效管理的核心指标。例如：能力考核评分参照能力考核表，该项权重占年度考核成绩 10%；态度考核评分参照 KPI（Key Performance Indicator，关键绩效指标）打分标准，该项权重占年度考核成绩 20%；全年工作量考核成绩项权重占 70%。在处理绩效考核结果时，应权衡这三者之间的比例，不同部门权重比例可以调整。

- 工作量：即调剂药师在工作过程中，完成绩效指标的数量和质量。如：在一定考核时间内干预不合理用药情况；调配、发药的数量及金额、不良反应报告数。考核内容多是调剂药师的基本工作内容，因此此项内容的考核标准比较容易量化。

● 工作态度：即药师在工作过程中所表现出来的热情、主动性。在为患者服务过程中表现出的责任心、主观能动性、职业道德水准等。例如药师必须严格遵守各项规范与纪律，遵守职业道德；工作令客户（包括：患者、医护、同事间）满意；发挥主人翁精神团结协作。具体说来，药师在必须细心全面地审方后方可调配。在完成调配药品的同时，按标识相关要求粘贴了药品标签，标签粘贴的位置合理。发药时核对患者姓名，并有明确回应后发药。发药时应说药名，主动交代用法用量、储存条件、注意事项等，并使用文明用语。发药完毕，签全名并应清晰易于辨认。每天准时上岗，上班时，保持环境整洁，抽屉物品放置整齐，退回未发放药品。熟练运用自己的药学知识，协助患者或家属解决问题。每季度做好差错记录分析及反馈。服从工作安排，完成领导分配工作，主管药师除完成药师规定外，还需要帮助下级药师成长，协助组长解决疑难问题和突发事件。完成带实习、带教任务，收集典型案例，定期对干预不合理用药情况分析汇报，对外出学习总结分析。以上各项都可以列入对主管药师考核内容。

● 工作能力：能力不等于行为，更不等于绩效。能力是潜在的，只有在行为过程中发挥出来并且创造出绩效才是真正的能力。否则能力可能被闲置或用错地方，也可能是无效的能力。调剂药师有创造哪方面绩效的能力？这种能力强到何种程度？简单地说就是两名调剂药师，当工作态度和工作量相似的情况下，所创造出的工作效率以及工作质量的差异。这种绩效考核指标我们称为工作能力考核指标。例如两名门诊药师，每月均完成了 8000 张处方的发药工作，并干预不合理处方 200 张，A 员工当月发药的差错数为 3 件，干预错误处方多为收费处的收费差错。而 B 员工当月发药的正确率为 100%，干预不合理处方数多为医生的处方差错，包括数例可能造成患者严重后果的差错（如应为 5mg 甲羟孕酮，医生误写为 250mg 甲羟孕酮；应为氯化钾 5ml 溶于 500ml 生理盐水中，误写成氯化钾 5 支溶于 500ml 生理盐水中）。同时，B 员工还将本月的干预不合理处方情况进行了总结分析。可见，在工作量相同的情况下，B 员工的工作质量远远高于 A 员工。他不但有能力完成定额的工作，而且有完成工作的行为，创造了绩效，更加胜任发药药师的岗位。综合来说，调剂药师是否具有发现问题和解决问题的能力，如审方、干预不合理用药的能力？是否具有准确调配药品的能力？准确率为 100%还是只有 95%；调剂药师在准确调配药品的基础上，是否具有文字总结的能力？是否具有把自己的总结转化成学术论文的能力？是否具有与患者以及与临床沟通的能力？是否具有协调内部关系的能力？是否具有学习与研究能力，如差错分析、处方分析与评价能力、不良反应评价和报告等？这些都可以列入药师的工作能力考核指标。

29.3　绩效管理实施方法

医院虽然不像企业一样以经济效益最大化为目标，但在医院管理、经营理念等很多方面都与企业类似，所以在绩效管理上可以借鉴企业管理的理论方法体系。

29.3.1　制订绩效计划

制订绩效计划时应确定各阶段项目实施里程碑，明确各阶段项目的主要任务，以及各阶段预期获得的工作成果。可以建立多个阶段成果的验收点，这些验收点通常就是项目实施的各个里程碑和实施阶段的完成点，绩效管理领导小组将根据这里定义的完成日期来评价实施进度和整个考核的完成程度，确保该计划是一项 SMART 的计划。SMART 是 5 个英文单词首字母的缩写：

S 代表具体（Specific），指绩效管理要切中特定的工作指标，标准明细化、具体化，不能笼统。由于调剂人员具体岗位、分工等条件不同，绩效目标要明确地、具体地体现出管理者对于每一位药师工作的绩效要求，只有这样才能更好地激发每一位员工实现考核目标。

M 代表可度量（Measurable），指绩效指标是数量化或者行为化的，验证这些绩效指标的数据或者信息是可以获得的。例如调剂人员每月的处方数量、干预不合理处方情况、不良反应申报例数，每年授课情况、论文发表数量等，考核的标准尽量可以量化。

A 代表可实现（Attainable），指绩效指标在付出努力的情况下可以实现，避免设立过高或过低的目标。为了激发调剂人员的工作潜力，目标设定应该具有一定挑战性，让一些优秀的调剂人员通过不断努力而达到目标，从而提升自己的药学能力。但是，指标不能不切实际定得过高，让大部分药师经过努力也无法达成指标而产生挫折感。

R 代表现实性（Realistic），指绩效指标是实实在在的，可以证明和观察，向药师提出一个切实可行的工作方向和目标，以激发其更好地实现管理者的期望。

T 代表有时限（Time bound），注重完成绩效指标的特定期限。制定绩效考核目标往往会根据管理者的预期分阶段、分目标地实施，逐步提升药学药剂师的各项技能和专业素质，因此每一个分目标都应该受到时间的限制。

在制订绩效管理的具体内容时，应根据自身医院药剂科的特色，有针对性地制订。如某三甲医院，在制定绩效考核计划时，侧重药师的任务导向，通过月度工作报告进行员工日常业务的考核，通过辅导报告进行态度能力的考核，管理者和员工都清楚明确考核内容和考核标准。本科室管理层通过绩效管理这种管理手段，对员工的绩效进行全面的考核，检验员工工作完成情况，为确定员工的薪酬、福利提供依据，同时为员工的成长提供参考。主要包括发现员工工作存在的问题，发掘员工的潜力，使员工朝更高的绩效目标迈进。通过绩效管理，最大限度地调动每名员工的积极性、主动性和创造性，激发其使命感、责任感和主人翁意识，共同为科室建设尽心尽力。

29.3.2 实施与检查督促

绩效管理层与下属药师一起做好全面的绩效考核管理规划与设计，通过培训让员工明白什么是绩效管理，使员工愿意参与和执行。首先要做好职业辅导，帮助下属员工进行职业生涯规划，把员工自身发展的需求变为不断提高绩效的动力。其次，做好培训，保证培训达到预期效果。管理者与员工保持持续不断地沟通，记录员工的绩效表现，形成必要的文档记录。最终绩效评估将根据不同的工作岗位、工作职责，做到量化、细化，并与每个员工的个人利益挂钩，多劳多得，奖勤罚懒。

应定期考察和评价个人工作业绩以保证绩效考核制度顺利实施。通过系统的方法来评定和测量调剂药师的工作行为和工作成果，将绩效的结果反馈给被评估对象，起到督促作用。绩效管理的目的是通过提高每一名药师的绩效水平来促进医疗机构整体绩效水平的提高。所以，为使大多数药师在规定时间内完成考核标准，主管部门应定期开展检查督促工作，并按类别进行管理，给予药师的高绩效行为表扬与激励，对药师的低绩效行为进行归纳与总结。准确地界定员工绩效差距，并反馈给员工，以期得到改进与提高。

29.3.3 绩效评估

绩效评估分自我评估与组织评估，可以先由被考核的药师根据科室制定的考核标准对自己的工作进行自我评估，对特殊加分或减分项目可注释理由。之后，组织可参考员工的自评结果再按照考核标准对考核对象进行重新评估打分，评估结果可以将自我评估与组织评估结果按一定比例相结合，得出最终结果。

绩效评估的周期可根据自身条件制定，对应的考核分值仅供参考，最终等级的确定需要根据强制分配比例把员工的考核得分进行排队划分。常见的多按照月、季度、年划分。

绩效评估标准可以从高到低分为若干个等级，例如依次可分为：卓越、优秀、良好、需改进、不合格等。

卓越：该项工作绩效大大超越常规标准要求，在规定的时间或提前完成任务，并且完成任务的数量、质量显著超出规定的标准，得到来自患者、医护、同事的高度评价，给医院或科室带来预期外的较大收益。

优秀：该项工作绩效超出常规标准要求，严格按照规定的时间要求完成任务，在数量、质量上明显超出规定的标准或预期目标。

良好：该项工作绩效达到常规标准要求，基本上达到规定的时间、数量、质量等工作标准，没有各方不满意，达到医院或科室预期目标。

需改进：该项工作绩效基本达到常规标准要求，偶有小的疏漏，有时在时间、数量、质量上达不到规定的工作标准，偶尔有患者投诉或同事之间的抱怨，并没有给医院或科室造成较大的不良影响。

不合格：该项工作绩效显著低于正常工作标准的要求，工作中出现较大的失误，或在时间、数量、质量上与规定的工作标准相距甚远，经常突击完成任务，经常有投诉发生，给医院或科室造成较大的损失或不良影响。

当选择卓越、不合格时必须有具体的事例说明。

29.3.4　反馈与绩效计划调整

在向员工进行反馈过程中要注意方式、方法，使反馈在融洽的气氛中进行，在愉快告别中结束，真正起到帮助员工提高的目的，而不要演变成批斗会、辩论场。通常一个员工的绩效表现有正反两个方面，有表现优秀值得鼓励的地方，也有不足需加以改进之处，所以反馈也应该从正反两个方面着手，既要鼓励员工发扬优点，也要鞭策员工改进不足。

正面反馈，有三点要特别注意：①真诚，真诚是面谈的心理基础，不可过于谦逊，更不可夸大其词。只有这样，员工才会把你的表扬当成激励；②具体，在表扬员工和激励员工的时候，一定要具体，要对员工所做的某件事有针对性地具体地提出你的表扬，而不是笼统地说员工表现很好就完事；③建设性，正面的反馈要让员工知道他的表现达到或超过了主管的期望，让员工知道他的表现得到了主管的认可，使之在以后的工作中不断发扬，继续做出更优秀的表现。同时，要给员工提出一些建设性的改进意见，以帮助员工获得更大提高和改进。

反面反馈，要注意以下几点：①具体描述员工存在的不足，对事而不对人，描述而不作判断，不能因为某一点不足，就做出该员工不合格之类的感性判断。②要客观、准确、不指责性地描述员工行为所带来的后果。只要客观准确地描述了员工的行为所带来的后果，员工自然就会意识到问题的所在。所以，不要对员工过多指责，否则只能僵化你与员工之间的关系。③从员工的角度，以聆听的态度听取员工本人的看法。听员工怎么看待问题，而不是一直喋喋不休地教导。④与员工探讨下一步的改进措施。共同商定未来工作中如何加以改进，并形成书面内容，经双方签字认可。

绩效计划调整，绩效反馈既是上一个绩效考评周期的结束，同时也是下一个绩效考评周期的开始。因此，要根据上一考核周期的考评结果对考核内容进行调整。对于药师都能轻松完成的指标可以不再考核或降低分值，如前一年考核的权重是药师调配的速度，而药师的速度已经大幅提高，全员完成指标，那今年可以不必再考核，或降低分值。对于普遍完成不了的指标或降低难度，或找到推进员工完成指标的方法。如前一年的考核指标是药师平均每月干预不合理处方 150 例，干预成功率 80％以上，每月填写不良反应报表 2 份以上。而一年中，95％的员工平均每月干预不合理处方都能达到 150 例，但只有 50％的员工干预成功率达到 80％，仅有 20％的员工每月填写不良反应报表 2 份以上，那么就证明当初的考核标准每月干预不合理处方 150 例比较合适，干预成功率达到 80％有一定的难度，应找到干预失败的原因，对员工加以帮助，帮其达标。而对于每月填写 2 份不良反应这项指标，证明当初的考核标准过高，今年的考核指标可以降低标准。对于超水平完成的药师可以增加奖励，并分享经验。同时，在调整绩效内容和标准时，需要主管与员工共同制定。主管不参与会导致绩效指标的方向性偏差，员工不参与会导致绩效目标的不明确。另外，在确定绩效指标的时候一定要紧紧围绕关键指标内容，同时考虑员工所处的内外部环境变化。

29.3.5　奖惩措施

奖惩措施一般包括非经济性奖惩和经济性奖惩两部分。非经济性奖惩包括工作环境、工作氛围、个人发展空间与机会、能力提高、带薪休假以及职业安全等；经济性奖惩包括基本工资、绩效工资、补贴工资、年度奖励等。在建立医疗机构的经济性奖惩系统时，一般应遵循以下原则：①为了提高医疗机构的竞争能力，在确定薪酬支付结构和水平时，必须参照整个劳动力市场的薪酬水平。②要根据不同岗位的责任、技术劳动的复杂和承担风险的程度、工作量大小等不同情况，将管理要素、技术要素、责任要素一并纳入分配因素确定岗位工资，按岗定酬。③向关键岗位和优秀人才倾斜，充分体现一流人才一流服务一流业绩一流报酬的薪酬分配思想。④在薪酬分配中要遵循成本补偿、效率优先与兼顾公平相结合，短期利益与长远利益相结合、工资增长与劳动生产率增长相协调以及货币工资与实际工资相符等原则。可以简单地说，医疗机构奖惩措施建设要体现竞争性、激励性、经济性和合法性。

附表：

表 29－1 药师调剂工作质量考核评分表

姓名： 班组：

项　目		月　份											
		1	2	3	4	5	6	7	8	9	10	11	12
人文服务质量考核	尊重患者												
	仪表仪态												
	语言与沟通												
	态度热情												
	帮助患者												
	团结协作												
	热心公益												
	患者反馈												
专业技术服务质量考核	处方审核												
	处方调配												
	发药交代												
	差错和 ADR 发现与上报												
	药品管理												
	患者教育												
	学习进取												
	合理化建议												
月总分													
年度总分													

注：根据工作质量权重，赋予每个单项固定分值（1～10 分）对药师进行考核评分。

表 29－2 班组长工作考核评分表

姓名： 班组：

项　目		月　份											
		1	2	3	4	5	6	7	8	9	10	11	12
基础考核	院基础考核												
	科基础考核												
	优质服务												
	带教考核												
	满意度												
	药学服务												
业务考核	业务学习												
	学习主讲												
	院报投稿												
	发表论文												

续表

姓名：　　　　　　　　　　　　　　　　　　　　班组：

项　目		月　份											
		1	2	3	4	5	6	7	8	9	10	11	12
综合考核	计划实施												
	协调互助												
	表扬批评												
	创新工作												
	公益活动												
	组织投稿												
月总分													
年度总分													

注：根据工作质量权重，赋予每个单项固定分值（1～10 分）对班组长进行考核评分。

表 29－3　药房调剂工作质量检查表

班组：　　　　　　　　　　　年　月　日

类别	序号	检查项目	检查结果	赋予分值	检查得分	备注
数量指标	1	处方/医嘱/领单				
	2	发出金额				
	3	人均处方数				
	4	不良反应报告数				
	5	差错记录数量				
	6	与上年同期对比				
客户满意指标	1	主动热情的状态				
	2	患者满意率				
	3	部门之间满意率				
	4	行政处室满意率				
	5	医护人员满意率				
	6	表扬与批评				
流程优化指标	1	账务管理情况				
	2	定期盘点的准确性				
	3	不合理处方的干预				
	4	药品效期管理				
	5	药品质量监控				
	6	用药差错管理				
成长性指标	1	药物咨询情况				
	2	论文完成情况				
	3	继续教育情况				
	4	院内外授课情况				
	5	参加公益活动				

表 29-4 与工作标准相比的方法一评价量表法（示例）

内容	权重（%）	优秀	良好	中等	差	分值
绩效： 完成部门目标情况 对组织绩效的贡献情况 对未来组织发展的贡献	40 20 10 10	在促进组织长远目标的前提下，超额完成本部门目标	能够基本完成部门目标	不能够完成部门目标，尤其是一些基本目标实现不了	无法完成部门目标，尤其是主要目标和基本目标	
行为： 遵守组织规章情况 行为效率情况 部门合作情况 对外拓展方面 内部员工教育情况 团队建设情况	40 10 10 5 5 5 5	能够及时有效地对外部公众需求和上级领导要求做出有效应对，同时不增加额外人员和其他成本方面的支出	能够基本适应外部公众需求和领导要求，基本上达到及时有效完成相关工作，但需适当增加投入	只能勉强完成基本工作，很难对外部环境需求有响应；在相应环境要求时，总是增加投入，或是牺牲正常工作为前提，处于被动应付状态中	根本无法明确环境要求，不能正确判断事情的轻重缓急，无法正确配置各种资源，对日常工作都处于忙乱应付中	
态度： 主动承担责任情况 积极性 进取心情况 主动开拓工作情况	20 8 4 4 4	主动承担责任，恪尽职守，对相关事务全力负责，在出现突发事件的情况下从不推诿	能够有效履行规定的相应责任，基本上接受组织安排的新任务	不能有效履行责任，缺乏大局观，在突发事件中不主动，甚至有推诿现象	经常不能履行责任，斤斤计较，推卸责任，逃避任务	

表 29-5 与工作标准相比的方法一核查表法（示例）

被评估者：	职位：	所在组织：	日期：
说明：请在能最恰当描述药师一行左边做一个记号 1. 这个雇员 a 看起来总是很有礼貌 b 表现出创造性和独立性 c 与小组中的其他人合作很好 2. 这个雇员 a 迅速并及时地完成任务 b 关注细节 c 在有压力的情况下表现良好 d 在没有管理的指导下表现很好 3. 这个雇员 a 对管理者很忠诚 b 直率可靠 c 愿意承担责任			

王育琴 张乃文 张晓乐

参考文献

[1] 刘淑珍，江赛珍. 浅谈 PDCA 循环管理在护理质量管理中的应用. 中华现代护理学杂志，2009. 8：15.

[2] 张锡宝，韩尔阳. 患者期望与实际医疗消费对医疗满意度的影响. 中华医院管理杂志，2004. 9（20）：453－455.

[3] 徐定南. 完善沟通渠道是构筑和谐医患关系的根本之举. 中华现代医院管理杂志，2007，5（1）：78－81.

[4] 唐镜波，张宗久，孙静. 国际合理用药与 WHO 公报汇编. 中国科学技术出版社，74－80.

[5] 刘秀明，范筱萌. 将顾客投诉看作一种财富——积极有效处理患者投诉的案例研究，中国医院，2007，7：4－6.

[6] 刘龙秀. 门（急）诊患者医疗投诉原因分析与防范. 中国全科医学，2007，10（21）：1843－1845.

[7] 张静茹，王燕，苑景春. 有效利用患者投诉信息，不断提高药学服务质量. 中国药房，2006，17（9）：666－667.

[8] 杨益峰，杨立英. 我院医疗投诉中有关药事纷争情况分析. 中国药业，2009，18（2）：50－51.

[9] 董玉香. 门诊患者投诉原因的分析. 中华医院管理杂志，2003，19（2）：121－122.

[10] 赵辉. 客户世界，2009，05.

[11] 袁桔华. 浅谈护士长处理患者投诉的方法. 武警医学，2004，15（12）：948－949.

[12] 刘学元. 建立基于行为绩效的岗位胜任力提升系统. 中华英才 TOP CHINA.

[13] 盛运华，赵宏中. 绩效管理作用及绩效考核体系研究. 武汉理工大学学报，2002，24（2）：92－95.

[14] 邢佳，沈坚. 中国人力资源管理问题报告. 北京：中国发展出版社，2004，299.

[15] 三级综合医院评审标准（试行）. 京卫医【2002】，第 89 号，2002.

[16] 张健，陆晓彤，卜书红等. 建立绩效管理平台，提高人力资源效率. 药学服务与研究，2008，8（1）：1－4.

[17] 罗国容. 浅议高校中层干部绩效管理. 中国高等医学教育，2007，（6）：41－43.

[18] 庄一强，刘兵. 医院面临的形势与发展思路，中华医院管理杂志，2001，17（9）：537－539.

[19] 王育琴，王欣，林晓兰. 医院药剂科绩效评估的实践与思考. 中国医院，2004，8（12）：26－29.

[20] 蔡志明，陈春涛，王光明. 绩效、绩效评估与绩效管理——基于对建立医院绩效评价体系有借鉴作用的述评. 中国医院，2005，9（3）：67－72.

[21] 中医医院管理评价指南（试行）. 国中医药发[2005]，第 19 号，2005.

30 调剂学展望

人类社会进入21世纪，科学技术和社会经济以更加迅猛的速度发展，尤其是以中国为代表的发展中国家更加呈现出一种崛起的态势。社会经济的发展使更多人口摆脱了贫困，从而对医疗卫生服务提出了更高的要求。1980年我国改革开放初期卫生总费用为143.2亿元，而2007年达到了11289.5亿元，27年间增长了79倍；同期人均卫生总费用则从14.51元增加到854.4元，增长了59倍（卫生部官方网站）。以上数据即使扣除物价因素，其增长幅度也是惊人的。面对这样一种急速增长的医疗卫生需求，国家需要加大投入，医疗卫生事业需要加速发展。2009年，国家新医改方案出台，对医疗卫生事业的发展提出了新的目标和要求。尤其是国家基本药物制度的实施和药品供应保障体系的建立，弱化或消除了医院与药品的经济联系，这将改变调剂学的服务理念和服务范围。调剂不再限于提供药品，而更多的是提供知识和技术服务，药房工作将由单纯供应型向技术服务型转变。这不仅要求药师从事药品调剂和药品管理，更重要的是应用其专业优势，以患者为中心，以优质的药学服务确保患者用药的安全性、有效性、经济性及适当性，使药品调剂服务为整个医疗服务增值，成为医疗服务链条中不可或缺的重要一环。

30.1 现代科学技术推动调剂学发展

近20年来，现代科学技术以无比迅猛的速度向前发展，日新月异地改变着世界的面貌，人类生活的方方面面正在发生着深刻的变革。但无需讳言，在我国医疗卫生领域，尤其是医院药学领域，现代科学技术的应用与其他领域相比还有很大差距。国家投入的不足以及医疗卫生事业的公益性质或许是一个重要原因。调剂学的发展进步离不开现代科学技术的推动，特别是以计算机和互联网为代表的信息技术，以及人工智能和自动识别技术、现代物流系统等对调剂学的发展有着直接和重要的意义。

信息技术是指利用电子计算机和现代通讯手段获取、传递、存储、处理、显示信息和分配信息的技术。在现代调剂学的领域内，处方/医嘱传输、患者信息获取、处方点评、合理用药指导、患者教育、用药咨询等，哪一样不以信息技术为依托？因此，如何方便、快捷、有效地获取、传递、处理和利用信息，成为现代调剂学最为关注的问题。调剂学要发展进步，必须充分利用信息技术。例如利用无线通讯技术（手机/网络）可以为患者提供用药即时提醒等远程药学服务；以无线网络和PDA构成的移动药师知识库为合理用药咨询服务提供了强大的后台支持；医疗机构利用计算机网络和自助调剂药柜可以建立无人值守药房，与药店的终端服务器相连并可实时视频咨询的自助调剂药柜还可设在街头，方便患者及时、安全地购买OTC药。所有这些都为调剂学的发展开拓了新的领域，提出了新的课题。

人工智能（artificial intelligence）被认为是21世纪三大尖端技术（基因工程、纳米科学、人工智能）之一。它是研究如何让计算机去完成以往需要人的智能才能胜任的工作，也就是研究如何应用计算机的软硬件来模拟人类某些智能行为的技术。主要包括计算机实现智能的原理，制造类似于人脑智能的计算机，使计算机能实现更高层次的应用。我们对于这一技术本身无疑是十分陌生的，但人工智能的应用却与医药科学有着密切的联系，例如机器学习、专家系统（计算机疾病诊断系统）、图像识别等，已经在医药学领域有着广泛的应用。人工智能对推动调剂学的发展也有着深刻的意义。Norbert Wiener 从 20 世纪 50 年代开始研究人工智能反馈理论，他将收集到的房间温度与希望的温度比较，并做出反应将加热器开大或关小，从而控制环境温度。Wiener 指出，所有的智能活动都是反馈机制的结果，而反馈机制是有可能用机器模拟的。可以想象，这种反馈、模拟和学习的过程在我们调剂的实践中不是普遍存在吗？例如静脉用药调配中心对医嘱的输液分组，我们就可以在计算机中建立一个自我学习的系统，让药师的智能变为机器的智能，并逐步为机器智能所替代。可以想见，今后开发的合理用药系统都应该是一种智能系统，能够不断把使用者的智能变为系统本身的智能，以实现系统的自我更新，使其变得越来越完善，越来越科学，越来越先进。

自动识别技术（auto identification）是对字符、影像、条码、声音等进行机器自动识别，并提供给后台的计算机处理系统来完成相关后续处理的一种技术。它是一种高度自动化的信息或者数据采集技术，在包括我们日常生活在内的很多领域已经得到十分广泛的应用，但该技术在调剂学领域的应用还不多。可喜的是，一些医疗机构的药学部门已经开始尝试把该技术用于处方（医嘱）识别、药品包装识别、药房（药库）保安防盗识别等方面，优化了流程，提高了工作效率，降低了差错，发挥了很好的效益。今后，自动识别技术将在防止用药错误方面得到广泛应用，例如带有条形码（Bar Code）的患者腕带，带有射频（RFID）芯片的摆药筐、药杯、药盒等，都将发挥重要作用，防止人为错误，加强患者的用药安全。

当前，医院药学和调剂工作的转型将带来极大的变革，医院药学将围绕以患者为中心，以药剂学和药物治疗学为基础，以临床药学为重点，以合理用药为目标，着力突出自己的核心业务；同时，逐步放弃一些原本传统的、可做可不做，或可以交给别人去做的工作。在这个过程中，现代物流管理和电子商务将发挥重要的助推剂和催化剂的作用。

过去采用单据、凭证为载体，通过手工记录、电话沟通、人工计算、邮寄或传真等方法，对物流信息进行采集、记录、处理、传递和反馈，不仅极易出现差错、信息滞后，也使得管理者对物品流动过程中的各个环节难以统筹协调，无法实现系统优化和实时监控。从而造成效率低下和人力、运力、资金、场地的大量浪费。现代物流管理是指将信息、运输、库存、仓库、物流搬运以及包装等物流活动进行科学的综合管理，以尽可能低的成本为顾客提供最好的服务。而电子商务的介入使药品物流系统更加便捷、顺畅、可控。现代物流的发展给医院药学工作的转型带来了契机。当前，国内一些地区的医疗机构正在尝试将药库的采购、保管、配发药品的工作交给药品经营公司或专门的药品物流公司，这无疑是一个良好的开端。美国、澳大利亚、日本等发达国家早已在这方面积累了成功的经验。这些国家的一些医疗机构不但把药库的工作外包，而且住院药房的医嘱调配业务都由药品物流公司来做，新药遴选（淘汰）、处方（医嘱）审核、药品核发等调剂的核心业务则由医院的药师承担。这种新的社会分工发挥了药品物流公司的专业优势，优化了人力资源结构，强化了药师的职能，是一种社会的进步，值得我们去探索和实践。

30.2 现代管理理论促进调剂学发展

在当代一切领域的社会生产活动中，如果没有科学的管理，就不可能得到持续地发展和进步。因此，调剂学的发展和进步除了需要现代科学技术的推动，还需要社会科学尤其是现代管理理论的支撑。

例如，原本在社会学和政治学领域开始的生命质量研究大大促进了医学模式的转型。当代医学模式已经从一维（生理）过渡到二维（生理-心理）和三维（生理-心理-社会）模式，人类从过去的躯体健康观过渡到更加关注生命质量（quality of life）。生命质量研究对现代医学的目的、理论和实践都产生了决定性的影响，而对医院药学和调剂工作，其影响也是深刻的。药师应树立药物治疗的最终目的是改善患者生命质量的观念，药学人员为患者调配处方、进行治疗药物监测以及合理用药和药物信息咨询等服务，其目的不光是为患者治愈疾病，解除痛苦，而且要分析预测药物治疗的安全性、经济性和愈后结果。如一些药物治疗方案，由于疗效、药物不良反应和经济性等的不同，应让患者知情并参与选择，以最大限度地恢复患者的健康，使患者保持良好的身体机能、精神状态和社会适应性，生活的健康幸福。因此，评价药物治疗结果的指标不只是一些观测数据，还应包括患者的主观感受，增加药物治疗近期或远期对患者生命质量可能产生的影响等指标。调剂服务要强调对患者的人文关怀，树立综合评价患者整体功能的观念，通过完美的服务改善患者的生命质量。

又例如，著名的霍桑实验主持者梅奥提出了“社会人”的假设。假设中内含的管理策略提示我们，第一，管理人员不应只注意完成生产任务，而应把注意的重点放在关心人和满足人的需要上。其次，管理人员不能只注意指挥、监督、计划、控制和组织等，而更应重视职工之间关系的培养和形成。霍桑实验还认为，工作效率的提高和降低主要取决于职工的“士气”，而士气取决于家庭和社会生活，以及组织中人与人之间的关系。这些著名的现代管理学成果为我们的管理实践提供了有益的启示和科学的理论。在这些现代科学管理理论指导下，我们可以为促进员工职业潜能的发挥制定科学的绩效目标，为组织中知识的积累和扩散创造良好的氛围，打造出一支有“士气”，有高度凝聚力的团队。这样，学科健康的、可持续的发展就有了坚实可靠的管理基础。

传统的医院药学服务是以物为中心的，是以供应保障临床药品使用为主要任务的“物本型”药学服务。医院药师的注意力和工作目标集中在药品的有效管理上，很少关注患者的疾病，关注疾病与药物的关系，当然就更加缺少对患者的人文关怀。近 30 年来，随着经济的发展和科学技术水平的提高，我国已经从一个物质匮乏型社会转变为物质相对充裕型社会，国民在解除温饱之忧以后，开始关注健康和生命质量。医院药学服务必须顺应这一转变，将注意力从以药品为中心转移到以患者为中心上来，创新服务模式，为患者提供优良的“人本型”药学服务。在这样一种转变中，知识和技术的含量大大增加，管理的理念和手段必须随之改变。而知识管理是一种新的管理思想，其显著的特征是强调运用集体智慧、重视精神激励，追求知识共享与持续创新，是知识经济时代的基本管理理论。医院药学部门是由具有丰富医药学专业知识的人集合起来的，复杂的、知识高度密集型的组织，这样的组织尤其要通过以知识为核心的管理来提高运营效率和服务质量，来获得竞争优势和持续发展的动力。所以，知识管理对医院药学服务领域具有重要的、现实的意义。

除上述外，还有很多管理学的课题需要我们去学习、去实践。例如，在调剂服务中，如何通过服务管理提高患者满意度？如何通过流程管理优化流程、提高效率？如何合理组织人力资源、通过绩效管理调动员工积极性？如何管理团队，提高团队士气做好服务工作？如何通过技术创新减少调剂差错，提高服务质量？如何创建、孕育优秀组织文化，凝聚团队和人才？所有这些，都是医院药学和调剂工作需要面对和解决的重要课题。

由此不难看出，管理学是一门交叉性的综合性学科，管理过程的动态性、复杂性和管理对象的多样性决定了管理所要借助的知识、方法和手段要多样化，决定了它既是一门科学又是一种艺术。调剂学的发展进步必须借助现代管理学的推动。

30.3 医疗卫生体制改革对调剂工作的影响

2009 年 4 月 7 日，国务院发布了《医药卫生体制改革近期重点实施方案（2009—2011 年）》。《实施方案》明确提出在 2009—2011 年重点抓好 5 项改革：加快推进基本医疗保障制度建设、初步建立国家基本药物制度、健全基层医疗卫生服务体系、促进基本公共卫生服务逐步均等化、推进公立医院改革试点。《实施方案》同时指出，逐步将公立医院补偿由服务收费、药品加成收入和财政补助3个渠道改为服务收费和财政补助两个渠道。医院由此减少的收入或形成的亏损通过增设药事服务费、调整部分技术服务收费标准和增加政府投入等途径解决。

《实施方案》的出台给医院药师提出了严肃的问题，使许多医院药学工作者困惑和彷徨，药品加成收入没有了，医院药师的价值何在？医药分开的最终结果是门诊药房社会化，医院药师何去何从？这些无疑给医院药学工作提出了严峻的挑战，也使广大医院药师感到了危机。但如果从积极的方面看问题，危机既是威胁也是机遇。医改促使医院药学工作必须由传统的药品供应型向知识和技术服务型加速转化，医改促进医院药师必须通过知识和技术服务体现自己的劳动价值。

30.3.1 实施基本药物政策给药师施展身手的广阔空间

1975年，世界卫生组织（WHO）提出了基本药物的概念，其目的是解决贫困国家和发展中国家药品供应的问题，使之能够按照国家卫生需求，以有限的资金、合理的价格购买和使用质量可靠、疗效确切的基本药物。2002年，WHO对基本药物作了完整描述：基本药物是用以满足人群中主要健康医疗需求的药物。基本药物的遴选主要考虑公共卫生相关状况、药物有效性和安全性的证据以及药物间相互比较的成本/效果。基本药物在一个运转正常的健康系统中应以足够的数量、适合的剂型及个人和社区都能负担得起的价格得到供应，且质量可靠、信息充分。基本药物政策是国家药物政策的重要组成部分，也是社会药学研究的焦点和关注的核心。

我们知道，随着现代科学技术的发展，药学科学已分为两个主要领域：一是以药物为导向，以研究和生产药物为目标的药学（drug oriented pharmacy），主要以化学、生物学、医学和工程技术等自然科学为基础。它的主要任务是研究、发明和生产为疾病预防、治疗和检查诊断所需要的安全、有效、经济的药物。二是以患者和社会为导向，以研究药物的适当提供和合理使用为目标的药学（patient and social-oriented pharmacy），它的任务是研究药物的使用，监督和组织协调药物、患者和社会之间的关系。从以上的划分中，医院药学、临床药学、社会药学显然都属于以患者和社会为导向、以研究人与药物之间关系的药学。基本药物政策实施的关键在于药品使用环节，因此必须从医疗机构、医务人员和公众3个方面入手，充分发挥药师在安全用药、合理用药方面的骨干与核心作用，以基本药物为主线，在公众中普及合理用药知识，包括如何科学选药、购药和正确用药。不仅要保证取得满意的疗效，还要能防范药品不良反应，提高公众在安全用药中的参与性。同时培训社会药店的从业人员，提高他们在消费者购药时的咨询和指导能力。还要宣传倡导用药安全文化，着力解决药品消费信息不对称的问题，大力在市民中普及医药卫生知识，广泛深入地开展以提高公众安全用药意识的宣传教育活动，切实提高公众的药品安全意识。所有这些工作的落实都需要药师发挥执行者、宣教者和监督者的作用，给药师发挥自己知识技术所长提供了广阔的空间。药师面临的问题不是无事可做，而是有没有较高的素质和足够的能力去做。

31.3.2 收取药事服务费有助于体现药师知识技术的价值

长久以来，医院药学工作主要扮演着药品调剂供应的角色，有限的药学服务内容通常体现在药房调剂服务上。药房从属于医院，多数患者为保证处方的正确识别和调配皆选择通过医院药房获得药物，这就决定了医院药学的简单供应型服务模式。从经济层面来讲，医院药房服务几乎不存在市场竞争，医院必须通过药品销售加成获得运营和发展的资金；而理念层面上，医院药学以管理、调剂药品为中心，是一种“物本型”的服务模式。可以想象，这样的模式使药师的工作被动地停留于药品本身，不利于发挥药师知识和技术的价值。而事实上，无论是药品还是药学服务，其最终目的是使患者受益。供应型药学服务在我国医疗卫生体系建设初期协助终结了“缺医少药”的时代；但我们需要看到，伴随社会经济的发展和医疗水平的提高，患者的需求日益成熟，尚未从根本上转型的供应型药学服务模式，不仅使大部分患者忽视医院药学工作的知识和技术价值，更使“医生-药师”这一确保用药安全的必要制约机制失衡。新医改方案决定逐步取消药品加成，同时增加药事服务费，这无疑有助于体现药师知识技术的价值。

无论以何种方式收取药事服务费，药房始终

是医院药师工作的主阵地，为患者提供高效优质的调剂服务依然是不变的主题。我们应随时关注现代科学技术，创新服务模式和优化工作流程，利用现代技术装备药房，为患者在医院就诊的最后一步画上完美的句号。如何利用医院信息系统（HIS），将电子处方与药房调剂完美对接？如何利用自动摆药机、自动识别技术等实现调配的高效和零差错？如何进一步减少患者的等待时间，并利用调剂工作向患者传授更多用药知识？如何减少药品库存、提高药品周转率、减少管理成本等都是调剂工作需要持续改进的课题。医院药师必须通过这些服务使药品“增值”，使患者更满意，使药事服务费“费有所值”。

30.3.3 设立药事服务费有助于提高药师的责任意识

近年来涉及药师职责缺失的医疗纠纷诉讼案屡见不鲜，我国日渐完善的法律体系规定了药师在确保安全合理用药时的责任，这就标志着在法律框架内药师必须履行其确保患者用药安全的义务。而我们却有相当多的药师在审方和调配时不考虑处方和医嘱的合理性与合法性；相当多的药师认为只要不发错药就是保证用药安全了；相当多的药师认为，如果自己没发错药而出现药疗事故应由医生负主要责任。造成上述状况的原因十分复杂，但传统药品供应型工作模式和药师劳动价值体现方式是一个重要的因素。药师需要寻求更加有效的工作途径与方法，在审方、调配、指导患者用药等一系列环节行使自己的权力，担负自己的职责，与医生一起负责任地完成对患者的药物治疗。从国际上来看，世界卫生组织（WHO）和国际药学联合会（FIP）一直非常关注用药安全和药师的作用，分别于 1988 和 1993 年两次召开“药师在医疗保健中的作用”国际研讨会，研究药师的责任和各国不合理应用卫生资源的现状，提出了“药学服务”（pharmaceutical care，PC）的理念。认为药师已不再只是药品的供应和调剂者，无论在医院药房或社会药房，药师都是医疗卫生保健队伍中的一员。药师和医生是对等的，两者之间应是互相辅助、合作的关系。但是，在现行机制下，药学工作者的地位和作用被弱化，他们既没有足够的审方权，也没有相应的经费支持其向患者提供用药咨询服务。这导致开展临床药学工作难度加大，也为患者用药安全埋下了隐患。而取消药品加成和收取药事服务费强化了药师的责任，药师必须负责任地行使自己的职责，保证患者用药安全、有效。从另一方面讲，药师也只有认识到了自己的责任，才能有学习的动力，才能不断地充实自己，提高自己的素质和能力。从这个角度说，药品加成的取消和药事服务费的收取对医院药学工作来说是一个极大的“利好”。由药品差价向药事服务费转变，对医院药学工作而言，不仅是收费方式的改变，更标志着医院药学工作方式向“以患者为中心”转型；医院销售零差价药品、收取药事服务费，为患者带来的不仅是用药经济负担的减轻，还有更专业、更全面、以人为本的药学服务。医院药师必须更新理念、拓宽视野、提高素质、加强能力，尽快适应这一转变。

30.4 未来药师的职业价值

人的职业价值取决于社会对其判断和定位，但另一方面，人对职业的自我认识即职业价值观也发挥着相当大的作用。所谓职业价值观，是指人们所具有的关于工作动机、工作目的和工作价值的基本看法和态度。由于个体的职业价值观在一定意义上受工作环境的核心价值和主导文化的影响，在以往的医疗卫生领域中，简单药品调配供应型服务模式和重医轻药的传统观念降低了药师对自己职业价值的判断，影响到他们对工作的热爱和职业的选择。另外，人的职业价值取决于其肩负责任的大小，在上述环境影响下，有些药师倾向于放弃自己的责任，使得行业和社会对药师的职业价值缺乏正确的定位。可喜的是，由于广大药师坚持不懈地努力，社会正在重新定位药师在药品使用过程中的作用，药师的职业价值受到了重视并逐步提高。

WHO 在 1997 年指出，从推动合理用药的政治模式来看，药品不仅是防治疾病的物质和具有内在价值的可上市成果，也是实现政府愿望的工具。因此，药物合理使用的问题已从单纯的技术问题演变成为具有一定政治内涵的问题。这一结论具有十分重要的意义。我们过去的药物政策在指导方针上明显重生产供应，轻合理使用，因此药物使用环节的工作得不到重视和发展。通过近年来的实践，我们已经认识到，国家卫生政策和药物战略是保持社会安定和谐，实现政府意愿的重要指针。基于这样一种认识，药品质量和用药安全的问题受到国家和全社会的高度重视，医院药学和调剂学已经不再是从药物研发到药物使用整个药学工作的龙尾，而成为带动整个药学事业发展的龙头。这给包括调剂学在内的医院药学工作带来了发展的机遇，也给广大药师实现自己的职业价值带来了前进的动力。

今天，随着经济和社会的发展，无论是从行业内部还是从政府层面，整个社会已经越来越认识到药师的工作是人民用药安全的重要保证，调剂工作和医院药学更多地进入到整体的医疗模式中，是整个医疗服务链条中不可或缺的重要一环。在这新形势下，药师树立的新价值观应该是“我专业，我快乐，我有价值。因为我能响应新工作模式的需要，能给患者带来增值服务”。这样的价值观是建立在以患者为中心的新的服务模式基础上的，是建立在与医生、护士、患者以及企业之间的良好合作上的。未来的药师应该成为“药物治疗师”、“用药咨询师”，真正成为药物合理使用的专家和顾问。为实现未来药师的职业价值，我们应从以下几个方面做起：

- 提升工作自身价值，调动药师内在潜力；
- 改善整体职业声望，提升药师社会评价；
- 激励不断自我学习，提高药师专业素养；
- 确定行业评价标准，树立药师良好形象；

当前，新医改方案和国家药物政策向广大药师明确了其确保合理用药的职能，药学工作者正在通过多种现代化管理手段，尝试向患者“供应”更有针对性的药学服务。同时，国家各种管理条例和标准的制定，使药房调剂、静脉输液调配、医院制剂制备等药学服务工作有据可依。医院药学的工作重点正逐渐由“以药品为中心”向“以患者为中心”转移。在医院药学和临床药学不断深入发展的基础上，北京、上海、广州等地的一些医疗机构和社会药房已开始追赶国际先进水平。一些现代化调剂设备开始装备医院药房和社会药房，如住院药房的自动摆药系统和门诊药房的整盒发药系统，这些设备的使用极大地提高了调剂工作的质量和效率，解放了药师“手和脚”，同时促使药师更多地用“心和脑”去为患者服务。同时，信息技术、自动识别技术和现代物流管理也将彻底改变医院药品供应系统的面貌。还有一些医疗机构药学部门充分利用现代传播手段，开设了自己的网站，开展面向社会公众的网络药学服务。在可以预见的将来，基因药物的出现将彻底改变药师调剂工作的面貌。通过基因测定的患者可以期望药师为其定制化地调配出适合其基因类型的治疗药物，从而彻底治愈疾病。药师的职业价值将得到更加完美的体现。

在我国经济和社会持续、健康发展的推动下，在医疗卫生体制改革的大潮流中，调剂学将不断有所发展，药师在不断拓展自己的业务领域，也因此产生了一些新的学术观念。调剂工作必将成为整个医疗服务链条中十分重要的一环，调剂学的地位和重要性将被重新认识和定位。

展望未来，调剂学和调剂工作正面临着前所未有的机遇，有着极为广阔的发展空间。

张晓乐

附　　录

1　国家基本药物目录

（基层医疗卫生机构配备使用部分）
2009版化学药品和生物制品部分

一、抗微生物药

（一）青霉素类

1. 青霉素 Benzylpenicillin（注射剂）
2. 苯唑西林 Oxacillin（注射剂）
3. 氨苄西林 Ampicillin（注射剂）
4. 哌拉西林 Piperacillin（注射剂）
5. 阿莫西林 Amoxicillin（口服常释剂型）
6. 阿莫西林克拉维酸钾 Amoxicillin and Clavulanate. Potassium（口服常释剂型）

（二）头孢菌素类

7. 头孢唑林 Cefazolin（注射剂）
8. 头孢氨苄 Cefalexin（口服常释剂型、颗粒剂）
9. 头孢呋辛 Cefuroxime（口服常释剂型、注射剂）(注释1)
10. 头孢曲松 Ceftriaxone（注射剂）

（三）氨基糖苷类

11. 阿米卡星 Amikacin（注射剂）
12. 庆大霉素 Gentamycin（注射剂）

（四）大环内酯类

13. 红霉素 Erythromycin（口服常释剂型、注射剂）
14. 阿奇霉素 Azithromycin（口服常释剂型、颗粒剂）

（五）其他抗生素

15. 克林霉素 Clindamycin（口服常释剂型、注射剂）
16. 磷霉素 Fosfomycin（注射剂）

（六）磺胺类

17. 复方磺胺甲噁唑 Compound Sul-fam- ethoxazole（口服常释剂型）

（七）喹诺酮类

18. 诺氟沙星 Norfloxacin（口服常释剂型）
19. 环丙沙星 Ciprofloxacin（口服常释剂型、注射剂）
20. 左氧氟沙星 Levofloxacin（口服常释剂型、注射剂）

（八）硝基呋喃类

21. 呋喃妥因 Nitrofurantoin（口服常释剂型）

（九）抗结核病药

22. 异烟肼 Isoniazid（口服常释剂型、注射剂）
23. 利福平 Rifampicin（口服常释剂型）
24. 吡嗪酰胺 Pyrazinamide（口服常释剂型）
25. 乙胺丁醇 Ethambutol（口服常释剂型）
26. 链霉素 Streptomycin（注射剂）
27. 对氨基水杨酸钠 Sodium Amin-osalicylate（口服常释剂型、注射剂）

（十）抗麻风病药

28. 氨苯砜 Dapsone（口服常释剂型）

（十一）抗真菌药

29. 氟康唑 Fluconazole（口服常释剂型）
30. 制霉素 Nysfungin（口服常释剂型）

（十二）抗病毒药

31. 阿昔洛韦 Aciclovir（口服常释剂型）
32. 利巴韦林 Ribavirin（口服常释剂型、颗粒剂、注射剂）
33. 抗艾滋病用药(注释2)

二、抗寄生虫病药

（一）抗疟药

34. 氯喹 Chloroquine（口服常释剂型、注射剂）
35. 伯氨喹 Primaquine（口服常释剂型）
36. 青蒿素类药物(注释3)

（二）抗阿米巴病药及抗滴虫病药

37. 甲硝唑 Metronidazole（口服常释剂型、注射剂）

（三）抗利什曼原虫病药

38. 葡萄糖酸锑钠 Sodium Stibo-gluconate（注射剂）

（四）抗血吸虫病药

39. 吡喹酮 Praziquantel（口服常释剂型）

（五）驱肠虫药

40. 阿苯达唑 Albendazole（口服常释剂型）

三、麻醉药

（一）局部麻醉药

41. 利多卡因 Lidocaine（注射剂）
42. 丁哌卡因 Bupivacaine（注射剂）
43. 普鲁卡因 Procaine（注射剂）

（二）全身麻醉药

44. 氯胺酮 Ketamine（注射剂）

四、镇痛、解热、抗炎、抗风湿、抗痛风药

（一）镇痛药

45. 芬太尼 Fentanyl（注射剂）
46. 哌替啶 Pethidine（注射剂）

（二）解热镇痛、抗炎、抗风湿药

47. 对乙酰氨基酚 Paracetamol（口服常释剂型、颗粒剂）
48. 阿司匹林 Aspirin（口服常释剂型）
49. 布洛芬 Ibuprofen（口服常释剂型）
50. 双氯芬酸 Diclofenac（口服常释剂型、口服缓释剂型）
51. 吲哚美辛 Indometacin（栓剂）

（三）抗痛风药

52. 别嘌醇 Allopurinol（口服常释剂型）
53. 秋水仙碱 Colchicine（口服常释剂型）

五、神经系统用药

（一）抗帕金森病药

54. 金刚烷胺 Amantadine（口服常释剂型）
55. 苯海索 Benzhexol（口服常释剂型）

（二）抗重症肌无力药

56. 新斯的明 Neostigmine（注射剂）

（三）抗癫痫药

57. 卡马西平 Carbamazepine（口服常释剂型）
58. 丙戊酸钠 Sodium Valproate（口服常释剂型）
59. 苯妥英钠 Phenytoin Sodium（口服常释剂型、注射剂）
60. 苯巴比妥 Phenobarbital（口服常释剂型、注射剂）

（四）脑血管病用药及降颅压药

61. 尼莫地平 Nimodipine（口服常释剂型）
62. 麦角胺咖啡因 Ergotamine and Caffeine（口服常释剂型）
63. 甘露醇 Mannitol（注射剂）

（五）镇静催眠药

64. 地西泮 Diazepam（口服常释剂型、注射剂）

（六）其他

65. 胞磷胆碱 Citicoline（注射剂）
66. 尼可刹米 Nikethamide（注射剂）
67. 洛贝林 Lobeline（注射剂）

六、治疗精神障碍药

（一）抗精神病药

68. 奋乃静 Perphenazine（口服常释剂型、注射剂）
69. 氯丙嗪 Chlorpromazine（口服常释剂型、注射剂）
70. 氟哌啶醇 Haloperidol（口服常释剂型、注射剂）

（二）抗焦虑药

71. 艾司唑仑 Estazolam（口服常释剂型）

（三）抗抑郁药

72. 阿米替林 Amitriptyline（口服常释剂型）
73. 多塞平 Doxepin（口服常释剂型）

七、心血管系统用药

（一）抗心绞痛药

74. 硝酸甘油 Nitroglycerin（口服常释剂型、注射剂）
75. 硝酸异山梨酯 Isosorbide Dini-trate（口服常释剂型、注射剂）
76. 硝苯地平 Nifedipine（口服常释剂型）

（二）抗心律失常药

77. 美西律 Mexiletine（口服常释剂型）
78. 普罗帕酮 Propafenone（口服常释剂型、注射剂）
79. 普鲁卡因胺 Procainamide（注射剂）
80. 普萘洛尔 Propranolol（口服常释剂型）
81. 阿替洛尔 Atenolol（口服常释剂型）
82. 美托洛尔 Metoprolol（口服常释剂型、注射剂）
83. 胺碘酮 Amiodarone（口服常释剂型、注射剂）
84. 维拉帕米 Verapamil（口服常释剂型、注射剂）

（三）抗心力衰竭药

85. 地高辛 Digoxin（口服常释剂型、注射剂）
86. 去乙酰毛花苷 Deslanoside（注射剂）

（四）抗高血压药

87. 卡托普利 Captopril（口服常释剂型）
88. 依那普利 Enalapril（口服常释剂型）
89. 硝普钠 Sodium Nitroprusside（注射剂）
90. 硫酸镁 Magnesium Sulfate（注射剂）

91. 尼群地平 Nitrendipine（口服常释剂型）
92. 吲达帕胺 Indapamide（口服常释剂型、口服缓释剂型）
93. 酚妥拉明 Phentolamine（注射剂）
94. 复方利血平 Compound Reser-pine（口服常释剂型）
95. 复方利血平氨苯蝶啶 Compound Hypotensive（口服常释剂型）
（五）抗休克药
96. 肾上腺素 Adrenaline（注射剂）
97. 去甲肾上腺素 Noradrenaline（注射剂）
98. 异丙肾上腺素 Isoprenaline（注射剂）
99. 间羟胺 Metaraminol（注射剂）
100. 多巴胺 Dopamine（注射剂）
101. 多巴酚丁胺 Dobutamine（注射剂）
（六）调脂及抗动脉粥样硬化药
102. 辛伐他汀 Simvastatin（口服常释剂型）

八、呼吸系统用药

（一）祛痰药
103. 溴己新 Bromhexine（口服常释剂型）
104. 氨溴索 Ambroxol（口服常释剂型、口服溶液剂）
（二）镇咳药
105. 喷托维林 Pentoxyverine（口服常释剂型）
106. 复方甘草 Compound Liquorice（口服常释剂型、口服溶液剂）
（三）平喘药
107. 沙丁胺醇 Salbutamol（气雾剂、雾化溶液剂）
108. 氨茶碱 Aminophylline（口服常释剂型、口服缓释剂型、注射剂）
109. 茶碱 Theophylline（口服常释剂型、口服缓释剂型）

九、消化系统用药

（一）抗酸药及抗溃疡病药
110. 复方氢氧化铝 Compound Alu-min-ium Hydroxide（口服常释剂型）
111. 雷尼替丁 Ranitidine（口服常释剂型、注射剂）
112. 法莫替丁 Famotidine（口服常释剂型、注射剂）
113. 奥美拉唑 Omeprazole（口服常释剂型）
114. 枸橼酸铋钾 Bismuth Potass-ium Citrate（口服常释剂型）
（二）助消化药
115. 乳酶生 Lactasin（口服常释剂型）
（三）胃肠解痉药及胃动力药
116. 颠茄 Belladonna（口服常释剂型、酊剂）
117. 山莨菪碱 Anisodamine（口服常释剂型、注射剂）
118. 阿托品 Atropine（口服常释剂型、注射剂）
119. 多潘立酮 Domperidone（口服常释剂型）
120. 甲氧氯普胺 Metoclopramide（口服常释剂型、注射剂）
（四）泻药及止泻药
121. 开塞露（灌肠剂）
122. 酚酞 Phenolphthalein（口服常释剂型）
123. 蒙脱石 Smectite（口服散剂）
（五）肝胆疾病用药
124. 熊去氧胆酸 Ursodeoxycholic Acid（口服常释剂型）
125. 联苯双酯 Bifendate（口服常释剂型、滴丸剂）
（六）其他
126. 小檗碱（黄连素）Berberine（口服常释剂型）

十、泌尿系统用药

（一）利尿药
127. 呋塞米 Furosemide（口服常释剂型、注射剂）
128. 氢氯噻嗪 Hydrochlorothiazide（口服常释剂型）
129. 螺内酯 Spironolactone（口服常释剂型）
130. 氨苯蝶啶 Triamterene（口服常释剂型）
（二）良性前列腺增生用药
131. 特拉唑嗪 Terazosin（口服常释剂型）

十一、血液系统用药

（一）抗贫血药
132. 硫酸亚铁 Ferrous Sulfate（口服常释剂型、口服缓释剂型）
133. 右旋糖酐铁 Iron Dextran（注射剂）
134. 维生素 B_{12} VitaminB_{12}（注射剂）
135. 叶酸 Folic Acid（口服常释剂型）
（二）抗血小板药
*（48）阿司匹林 Aspirin（口服常释剂型）
136. 双嘧达莫 Dipyridamole（口服常释剂型）
（三）促凝血药
137. 凝血酶 Thrombin（外用冻干粉）

138. 维生素 K_1 VitaminK_1（注射剂）
139. 氨甲苯酸 Aminomethylben-zoic Acid（口服常释剂型）

（四）抗凝血药及溶栓药

140. 肝素 Heparin（注射剂）

（五）血容量扩充剂

141. 右旋糖酐（40，70）Dextran（40，70）（注射剂）

十二、激素及影响内分泌药

（一）下丘脑垂体激素及其类似物

142. 绒促性素 Chorionic Gonado-trophin（注射剂）

（二）肾上腺皮质激素类药

143. 氢化可的松 Hydrocortisone（口服常释剂型、注射剂）
144. 泼尼松 Prednisone（口服常释剂型）
145. 地塞米松 Dexamethasone（口服常释剂型、注射剂）

（三）胰岛素及口服降血糖药

胰岛素

146. 胰岛素 Insulin（注射剂）[注释4]

口服降血糖药

147. 二甲双胍 Metformin（口服常释剂型）
148. 格列本脲 Glibenclamide（口服常释剂型）
149. 格列吡嗪 Glipizide（口服常释剂型）

（四）甲状腺激素及抗甲状腺药

150. 甲状腺片 ThyroidTablets（口服常释剂型）
151. 甲巯咪唑 Thiamazole（口服常释剂型）
152. 丙硫氧嘧啶 Propylthiouracil（口服常释剂型）

（五）雄激素及同化激素

153. 丙酸睾酮 Testosterone Pro-pionate（注射剂）
154. 甲睾酮 Methyltestosterone（口服常释剂型）

（六）雌激素及孕激素

155. 黄体酮 Progesterone（注射剂）
156. 甲羟孕酮 Medroxyprogeste-rone（口服常释剂型）

十三、抗变态反应药

157. 氯苯那敏 Chlorphenamine（口服常释剂型）
158. 苯海拉明 Diphenhydramine（口服常释剂型、注射剂）
159. 赛庚啶 Cyproheptadine（口服常释剂型）
160. 异丙嗪 Promethazine（口服常释剂型、注射剂）

十四、免疫系统用药

161. 雷公藤多苷 Tripterygium Glyco-sides（口服常释剂型）
162. 硫唑嘌呤 Azathioprine（口服常释剂型）

十五、维生素、矿物质类药

（一）维生素

163. 维生素 B_1 VitaminB_1（注射剂）
164. 维生素 B_2 VitaminB_2（口服常释剂型）
165. 维生素 B_6 VitaminB_6（注射剂）
166. 维生素 C VitaminC（注射剂）
167. 维生素 D_2 VitaminD_2（口服常释剂型、注射剂）

（二）矿物质

168. 葡萄糖酸钙 Calcium Gluconate（口服常释剂型、注射剂）

（三）肠外营养药

169. 复方氨基酸 18AA Compound Am-ino Acid 18AA（注射剂）

十六、调节水、电解质及酸碱平衡药

（一）水、电解质平衡调节药

170. 口服补液盐 Oral Rehydration Salts（口服散剂）
171. 氯化钠 Sodium Chloride（注射剂）
172. 葡萄糖氯化钠 Glucose and Sodium Chloride（注射剂）
173. 复方氯化钠 Compound Sodium-Chloride（注射剂）
174. 氯化钾 Potassium Chloride（口服常释剂型、口服缓释剂型、颗粒剂、注射剂）

（二）酸碱平衡调节药

175. 乳酸钠林格 Sodium Lactate Ringer's（注射剂）
176. 碳酸氢钠 Sodium Bicarbonate（口服常释剂型、注射剂）

（三）其他

177. 葡萄糖 Glucose（注射剂）

十七、解毒药

（一）氰化物中毒解毒药

178. 硫代硫酸钠 Sodium Thiosulfate（注射剂）

（二）有机磷酸酯类中毒解毒药

179. 氯解磷定 Pralidoxime Chlo-ride（注射剂）

（三）亚硝酸盐中毒解毒药

180. 亚甲蓝 Methylthioninium Chlo-ride（注射剂）

（四）阿片类中毒解毒药

181. 纳洛酮 Naloxone（注射剂）

（五）鼠药解毒药

182. 乙酰胺 Acetamide（注射剂）

十八、生物制品

183. 破伤风抗毒素 Tetanus Anti-toxin（注射剂）

184. 抗狂犬病血清 Rabies Anti-serum（注射剂）

185. 抗蛇毒血清 Snake Antivenin（注射剂）(注释5)

186. 国家免疫规划用疫苗(注释6)

十九、诊断用药

187. 泛影葡胺 Meglumine Diatri-zoate（注射剂）

188. 硫酸钡 Barium Sulfate（干混悬剂）(注释7)

二十、皮肤科用药

（一）抗感染药

*(13) 红霉素 Erythromycin（外用软膏剂型）

*(31) 阿昔洛韦 Aciclovir（外用软膏剂型）

189. 咪康唑 Miconazole（外用软膏剂型）

（二）角质溶解药

190. 尿素 Urea（外用软膏剂型）

191. 鱼石脂 Ichthammol（外用软膏剂型）

192. 水杨酸 Salicylic Acid（外用软膏剂型）

（三）肾上腺皮质激素类药

*(143) 氢化可的松 Hydrocortisone（外用软膏剂型）

（四）其他

193. 维A酸 Tretinoin（外用软膏剂型、凝胶剂）

二十一、眼科用药

（一）抗感染药

194. 氯霉素 Chloramphenicol（滴眼剂）

*(20) 左氧氟沙星 Levofloxacin（滴眼剂）

*(31) 阿昔洛韦 Aciclovir（滴眼剂）

*(13) 红霉素 Erythromycin（眼膏剂）

（二）青光眼用药

195. 毛果芸香碱 Pilocarpine（注射剂、滴眼剂）

196. 噻吗洛尔 Timolol（滴眼剂）

197. 乙酰唑胺 Acetazolamide（口服常释剂型）

（三）其他

*(118) 阿托品 Atropine（滴眼剂、眼膏剂）

198. 可的松 Cortisone（滴眼剂、眼膏剂）

二十二、耳鼻喉科用药

199. 麻黄碱 Ephedrine（滴鼻剂）

200. 氧氟沙星 Ofloxacin（滴耳剂）

201. 地芬尼多 Difenidol（口服常释剂型）

二十三、妇产科用药

（一）子宫收缩药

202. 缩宫素 Oxytocin（注射剂）

203. 麦角新碱 Ergometrine（注射剂）

204. 垂体后叶注射液 Posterior Pitui-tary Injec-tion（注射剂）

（二）其他

*(189) 咪康唑 Miconazole（栓剂）

*(37) 甲硝唑 Metronidazole（阴道泡腾片剂、栓剂）

二十四、计划生育用药

205. 避孕药(注释8)

除标有“注释”的药品外，化学药品与生物制品按药品品种编号，不同剂型同一化学成分或处方的编一个号，重复出现时标注“*”药品编号的先后次序无特别的涵义。

注释1：目录第9号“头孢呋辛”包括头孢呋辛酯。

注释2：目录第33号“抗艾滋病用药”是指国家免费治疗艾滋病的药品。

注释3：目录第36号“青蒿素类药物”是指卫生部办公厅印发的《抗疟药使用原则和用药方案（修订稿）》中所列的以青蒿素类药物为基础的复方制剂、联合用药的药物和青蒿素类药物注射剂。

注释4：目录第146号“胰岛素”是指动物源胰岛素，包括短效、中效、长效及预混胰岛素。

注释5：目录第185号“抗蛇毒血清”包括抗蝮蛇毒血清、抗五步蛇毒血清、抗银环蛇毒血清、抗眼镜蛇毒血清。

注释6：目录第186号“国家免疫规划用疫苗”是指纳入国家免疫规划的疫苗。

注释7：目录第188号“硫酸钡”包括Ⅰ型、Ⅱ型。

注释8：目录第205号“避孕药”是指纳入中华人民共和国人口和计划生育委员会印发的《计划生育避孕药具政府采购目录》中的避孕药。

2 医疗用毒性药品、麻醉药品和精神药品目录

麻醉药品、精神药品、医疗用毒性药品、放射性药品属于特殊管理药品的范畴。

1 医疗用毒性药品

医疗用毒性药品系指毒性剧烈、治疗剂量与中毒剂量相近，使用不当会致人中毒或死亡的药品。

毒性中药品种（包括原药材和饮片）主要有：砒石（红砒、白砒）、砒霜、水银、生马前子、生川乌、生草乌、生白附子、生附子、生半夏、生南星、生巴豆、斑蝥、青娘虫、红娘虫、生甘遂、生狼毒、生藤黄、生千金子、生天仙子、闹羊花、雪上一枝蒿、白降丹、蟾酥、洋金花、红粉、轻粉、雄黄。

毒药化学药品种（仅指原料药，不包括制剂）主要有：去乙酰毛花苷 C、阿托品、洋地黄毒苷、氢溴酸后马托品、三氧化二砷、毛果芸香碱、升汞、水杨酸毒扁豆碱、亚砷酸钾、氢溴酸东莨菪碱、士的宁、A 型肉毒素。毒药化学药品种（制剂）亚砷酸注射液。

毒性药品的收购、经营，由各级医药管理部门指定的药品经营单位负责；配方用药由国营药店、医疗单位负责。其他任何单位或者个人均不得从事毒性药品的收购、经营和配方业务。

2 麻醉药品

麻醉药品是指连续使用后易产生生理依赖性、能成瘾癖的药品；麻醉药品包括：阿片类、可卡因类、大麻类、合成麻醉药类及卫生部指定的其他易成瘾癖的药品、药用原植物及其制剂。

我国生产及使用的麻醉药品品种详见附表2-1。

附表 2-1 我国生产及使用的麻醉药品品种目录△

阿法罗定	Alphaprodine
可卡因	Cocaine
罂粟秆浓缩物	Concentrate of Poppy Straw
二氢埃托啡	Dihydroetorphine
地芬诺酯	Diphenoxylate
芬太尼	Fentanyl
氢可酮	Hydrocodone
美沙酮	Methadone
吗啡	Morphine
阿片	Opium
羟考酮	Oxycodone
哌替啶	Pethidine
罂粟壳	Poppy Shell
瑞芬太尼	Remifentanil
舒芬太尼	Sufentanil
蒂巴因	Thebaine
布桂嗪	Bucinnazine
可待因	Codeine
复方樟脑酊	Compound Camphor Tincture
右丙氧芬	Dextropropoxyphene
双氢可待因	Dihydrocodeine
乙基吗啡	Ethylmorphine
福尔可定	Pholcodine
阿橘片	Compound Platycodon Tablets
吗啡阿托品注射液	Morphine and Atropine Sulfate Injection

①上述品种包括其可能存在的盐和单方制剂；②上述品种包括其可能存在的化学异构体及酯、醚；③△：本目录根据 2007 版《麻醉品种目录》中摘选其中有 * 的麻醉药品，均为我国生产及使用的品种

3 精神药品

精神药品是指直接作用于中枢神经系统，使之兴奋或抑制，连续使用能产生依赖性的药品。依据精神药品使人体产生的依赖性和危害人体健康的程序，分为第一类和第二类，各类精神药品的品种由国务院药品监督管理部门会同国务院公安部门、国务院卫生部门制定、调整并公布。我国生产及使用的精神药品品种目录见附表 2-2。

附表 2-2 我国生产及使用的精神药品品种目录△

第一类	
丁丙诺啡	Buprenorphine
γ-羟丁酸	γ-hydroxybutyrate (GHB)
氯胺酮	Ketamine
马吲哚	Mazindol
哌甲酯	Methylphenidate
司可巴比妥	Secobarbital
三唑仑	Triazolam
第二类	
异戊巴比妥	Amobarbital
布托啡诺及其注射剂	Butorphanol and its injection
咖啡因	Caffeine
安钠咖	Caffeine Sodium Benzoate (CNB)
去甲伪麻黄碱	Cathine
地佐辛及其注射剂	Dezocine and its injection
芬氟拉明	Fenfluramine
格鲁米特	Glutethimide
喷他佐辛	Pentazocine
戊巴比妥	Pentobarbital
阿普唑仑	Alprazolam
巴比妥	Barbital
溴西泮	Bromazepam
氯氮	Chlordiazepoxide

续表

第二类	
氯硝西泮	Clonazepam
地西泮	Diazepam
艾司唑仑	Estazolam
氯氟乙酯	Ethyl Loflazepate
氟西泮	Flurazepam
劳拉西泮	Lorazepam
甲丙氨酯	Meprobamate
咪达唑仑	Midazolam
纳布啡及其注射剂	Nalbuphine and its Injection
硝西泮	Nitrazepam
奥沙西泮	Oxazepam
氨酚氢可酮片	Paracetamol and Hydrocodone Bitartrate Tablets
匹莫林	Pemoline
苯巴比妥	Phenobarbital
替马西泮	Temazepam
曲马多	Tramadol
唑吡坦	Zolpidem
扎来普隆	Zaleplon
麦角胺咖啡因片	Ergotamine and Caffeine Tablets

①上述品种包括其可能存在的盐和单方制剂（除非另有规定）；②上述品种包括其可能存在的化学异构体及酯、醚（除非另有规定）；③△：本目录根据 2007 版《精神药品品种目录》中摘选其有*的精神药品，均为我国生产及使用的品种

3　药物对妊娠的危险性等级检索表

本药物危害等级标准是美国食品药物管理局（FDA）颁布的。大部分药物的危害性级别均由制药厂按上述标准拟定。某些药物标有两个不同的危害性级别，是因为其危害性可因其用药持续时间不同所致。分级标准如下：

A级：在有对照组的研究中，在妊娠3个月的妇女未见到对胎儿危害的迹象（并且也没有对其后6个月的危害性的证据），可能对胎儿的影响甚微。

B级：在动物繁殖性研究中（并未进行孕妇的对照研究），未见到对胎儿的影响。在动物繁殖性研究中表现有副作用，这些副作用并未在妊娠3个月的妇女得到证实（也没有对其后6个月的危害性的证据）。

C级：在动物的研究证明它有对胎儿的副作用（致畸或杀死胚胎），但并未在对照组的妇女进行研究，或没有在妇女和动物并行地进行研究。本类药物只有在权衡了对孕妇的好处大于对胎儿的危害之后，方可应用。

D级：有对胎儿的危害性的明确证据，尽管有危害性，但孕妇用药后有绝对的好处（例如孕妇受到死亡的威胁或患有严重的疾病，因此需用它，如应用其他药物虽然安全但无效）。

X级：在动物或人的研究表明它可使胎儿异常。或根据经验认为在人，或在人及在动物，是有危害性的。孕妇应用这类药物显然是无益的。本类药物禁用于妊娠或将妊娠患者。

药物通用名	英文名	用药方式	妊娠期分级
A			
阿巴卡韦	Abacavir	口服给药	C
阿苯达唑	albendazole	口服给药	C
阿达木单抗	Adalimumab	肠道外给药	B
阿达帕林	Adapalene	局部/皮肤外用	C
阿德福韦酯	Adefovir Dipivoxil	口服给药	C
阿地白介素	Aldesleukin	肠道外给药	C
阿伐斯汀	Acrivastine	口服给药	B
阿芬太尼	Alfentanil	肠道外给药	C；D-如在临近分娩时长期大量使用
阿夫唑嗪	Alfuzosin	口服给药	B
阿加曲班	Argatroban	肠道外给药	B
阿卡波糖	Acarbose	口服给药	B
阿坎酸	Acamprosate	口服给药	C
阿立哌唑	Aripiprazole	口服给药	C
阿氯米松	alclometasone	局部/皮肤外用	C
阿仑膦酸	Alendronic Acid	口服给药	C
阿伦珠单抗	alemtuzumab	肠道外给药	C

续表

药物通用名	英文名	用药方式	妊娠期分级
A			
阿卡米星	Amikacin	肠道外给药	D
阿米洛利	Amiloride	口服给药	B；D-如用于妊娠高血压患者
阿米替林	Amitriptyline	口服给药	C
		肠道外给药	C
阿莫沙平	Amoxapine	口服给药	C
阿莫西林	Amoxycillin	口服给药	B
阿那格雷	Anagrelide	口服给药	C
阿那曲唑	Anastrozole	口服给药	D
阿普唑仑	Alprazolam	口服给药	D
阿奇霉素	Azithromycin	口服给药	B
阿曲库铵	Atracuriun	肠道外给药	C
阿瑞匹坦	Aprepitant	口服给药	B
阿司咪唑	Astemizole	口服给药	C
阿司帕坦	Aspartame	口服给药	B；C-如用于苯丙酮尿症患者
阿司匹林	spirin	口服给药	C；D-如在妊娠晚期大量使用
阿糖胞苷	Cytarabine	肠道外给药	D
阿糖苷酶	Aglucerase	肠道外给药	C
阿糖腺苷	Vidarabine	眼部给药	C
阿替洛尔	Aenolol	口服给药	D
阿替普酶	Alteplase	肠道外给药	C
阿托伐醌	Atovaquone	口服给药	C
阿托伐他汀	Atorvastatin	口服给药	X
阿托品	Atropine	眼部给药	C
		口服给药	C
		肠道外给药	C
阿维A	Acitretin	口服给药	X
阿维A酯	Etretinate	口服给药	X
阿昔单抗	Abciximab	肠道外给药	C
阿昔洛韦	Aciclovir	口服给药	B
		肠道外给药	B
		局部/皮肤外用	B
阿扎那韦	Atazanavir	口服给药	B
阿扎他定	Azatadine	口服给药	B
埃索美拉唑	Esomeprazole	口服给药	B

续表

药物通用名	英文名	用药方式	妊娠期分级
A			
艾司洛尔	Esmolol	肠道外给药	C
艾司西酞普兰	Escitalopram	口服给药	C
艾司唑仑	Estazolam	口服给药	X
安非拉酮	Amfepramone	口服给药	B
安非他酮	Bupropion	口服给药	C
安普尼定	Apraclonidine	眼部给药	C
安他唑啉	Antazoline	眼部给药	C
安西奈德	Amcinonide	局部/皮肤外用	C
氨苯蝶啶	Triamterene	口服给药	C；D-如用于妊娠性高血压患者
氨苯砜	Dapsone	口服给药	C
氨苯磺胺	Sulfanilamide	阴道给药	C；D-如在邻近分娩时使用
氨苄西林	Ampicillin	口服给药	B
氨茶碱	Aminophylline	口服给药	C
		肠道外给药	C
		直肠给药	C
氨基己酸	Aminocaproic Acid	口服给药	C
		肠道外给药	C
氨甲环酸	Tranexamic acid	口服给药	B
		肠道外给药	B
氨力农	Amrinone	肠道外给药	C
氨磷汀	Amifostine	肠道外给药	C
氨鲁米特	Aminoglutathimide	口服给药	D
氨氯地平	Amlodipine	口服给药	C
安普那韦	Amprenavir	口服给药	C
氨曲南	Aztreonam	肠道外给药	B
胺碘酮	Amiodarone	口服给药	D
		肠道外给药	D
昂丹司琼	Ondansetron	口服给药	B
		肠道外给药	B
奥布卡因	Oxybuprocaine	眼部给药	C
奥氮平	Olanzapine	口服给药	C
奥芬那君	Orphenadrine	口服给药	C
		肠道外给药	C
奥卡西平	Oxcarbazepine	口服给药	C

续表

药物通用名	英文名	用药方式	妊娠期分级
A			
奥利司他	Orlistat	口服给药	B
奥洛他定	Olopatatadine	眼部给药	C
奥玛珠单抗	Omeprazole	肠道外给药	C
奥美沙坦酯	Olmesartan medoxomil	口服给药	C；D-如在妊娠中、晚期用药
奥匹哌嗪	Opipramol	口服给药	C
奥曲肽	Octreotide	肠道外给药	B
奥塞米韦	oseltamivir	口服给药	C
奥沙拉秦	Olsalazine	口服给药	C
奥沙利铂	Oxaliplatin	肠道外给药	D
奥沙普秦	Oxaprozin	口服给药	C；D-如在妊娠晚期或临近分娩时用药
奥沙西泮	Oxaepam	口服给药	D
奥昔布宁	Oxybutynin	口服给药	B
B			
巴氨西林	Bacampicillin	口服给药	B
巴利昔单抗	Basiliximab	肠道外给药	B
巴龙霉素	Paromomycin	口服给药	C
巴氯芬	Baclofen	口服给药	C
		肠道外给药	C
白蛋白	Albumin	肠道外给药	C
白陶土	Kaolin	口服给药	B
白消安	busulfan	口服给药	D
保泰松	Phenylbutazone	口服给药	C；D-如在妊娠晚期或邻近分娩时用药
贝卡普勒明	Becaplermin	局部/皮肤外用	C
贝那普利	Benazepril	口服给药	C；D-如在妊娠中、晚期用药
倍氯米松	Beclomethasone	吸入	C
		鼻腔给药	C
倍他洛尔	Betaxolol	眼部给药	C
		口服给药	C；D-如在妊娠中、晚期用药
倍他米松	Betamethasone	口服给药	C；D-如在妊娠早期用药
		肠道外给药	C；D-如在妊娠早期用药
		局部/皮肤外用	C；D-如在妊娠早期用药
苯巴比妥	Phenobarbital	肠道外给药	D
苯丙醇胺	Phenylpropanolamine	口服给药	C
苯丁酸氮芥	Chlorambucil	口服给药	D

续表

药物通用名	英文名	用药方式	妊娠期分级
B			
苯海拉明	Diphenhydramine	口服给药	B
		肠道外给药	B
苯海索	Trihexyphenidy	口服给药	C
苯磺顺阿曲库铵	Cisatracurium Besylate	肠道外给药	B
苯甲曲秦	phendimetrazine	口服给药	C
苯托沙敏	Phenyltoloxamine	口服给药	C
苯妥英	Phenytoin	口服给药	D
		肠道外给药	D
苯乙肼	Phenelzine	口服给药	C
苯佐卡因	Benzocaine	口腔咽喉给药	C
苯唑西林	Oxacillin	口服给药	B
比卡鲁胺	Bicalutamide	口服给药	X
比马前列素	Bimatoprost	眼部给药	C
比哌立登	Biperiden	口服给药	C
		肠道外给药	C
比沙可啶	Bisacodyl	口服给药	B
		肠道外给药	B
比索洛尔	Bisoprolol	口服给药	C；D 如在妊娠中、晚期用药
吡多辛	Pyridoxine	口服给药	A
		肠道外给药	A
吡格列酮	Pioglitazone	口服给药	C
吡喹酮	Priziquantel	口服给药	B
吡罗昔康	Piroxicam	口服给药	C；D 如在妊娠晚期或邻近分娩时用药
吡美莫司	Pimecrolimus	局部/皮肤外用	C
比嗪酰胺	Pyrazinamide	口服给药	C
苄氟噻嗪	Bndroflumethiazide	口服给药	C；D-如用于妊娠高血压患者
苄青霉素	Bnzylpenicillin	肠道外给药	B
苄星青霉素	Benzathine Benzylpenicillin	肠道外给药	B
表柔比星	Epirubicin	肠道外给药	D
别嘌醇	Allopurinol	口服给药	C
		肠道外给药	C
丙吡胺	Disopyramide	口服给药	C
		肠道外给药	C
丙泊酚	Propofol	肠道外给药	B

续表

药物通用名	英文名	用药方式	妊娠期分级
B			
丙环定	Procyclidine	口服给药	C
丙磺舒	Pobenecid	口服给药	C
丙卡巴肼	Procarbazine	口服给药	D
丙硫氧嘧啶	Popylthiouracil	口服给药	D
丙氯拉嗪	Prochlorperazine	口服给药	C
		肠道外给药	C
		直肠给药	C
丙美卡因	Proxymetacaine	眼部给药	C
丙咪嗪	Imipramine	口服给药	C
		肠道外给药	C
丙嗪	Pomazine	口服给药	C
丙戊酸	Valproic Acid	口服给药	D
		肠道外给药	D
波生坦	Tracleer	口服给药	X
波希鼠李皮	Cascara	口服给药	C
伯氨喹	Pmaquine	口服给药	C
泊利噻嗪	Polythiazide	口服给药	C；D-如用于妊娠高血压患者
博来霉素	Beomycin	肠道外给药	D
布比卡因	Bupivacaine	肠道外给药	C
布地奈德	Budesonid	吸入	B
		鼻腔给药	B
		口服给药	C
		直肠给药	C
布康唑	Butoconazole	阴道给药	C
布可利嗪	Butoconazole	口服给药	C
布林佐胺	Brinzolamide	眼部给药	C
布洛芬	Ibuprofen	口服给药	B；D如在妊娠晚期或临近分娩时用药
布美他尼	Bumetanide	口服给药	C
		肠道外给药	C
布他比妥	Butalbital	口服给药	C；D-如在临近分娩时长期、大量使用
布替林	Butriptyline	口服给药	C
布托啡诺	Butorphanol	鼻腔给药	C；D-如在临近分娩时长期、大量使用
		肠道外给药	C；D-如在临近分娩时长期、大量使用

续表

药物通用名	英文名	用药方式	妊娠期分级
C			
茶苯海明	Dimenhydrinate	眼部给药	B
茶碱	Theophylline	口服给药	C
		肠道外给药	C
长春碱	Vinblastine	肠道外给药	D
长春瑞滨	Vinorelbine	肠道外给药	D
长春新碱	Vincristine	肠道外给药	D
雌二醇	Estradiol	口腔咽喉给药	X
		口服给药	X
		经皮给药	X
		阴道给药	X
雌莫司汀	Estramustine	口服给药	X
雌酮	Estrone	肠道外给药	X
促红素	Erythropoietin	肠道外给药	C
促卵泡素 α	Follotyopin Alfe	肠道外给药	X
促卵泡素 β	Follotyopin Beta	肠道外给药	X
促皮质素	Corticotrophin	肠道外给药	C
醋丁洛尔	Acebutolol	口服给药	B；D-如在妊娠中、晚期用药
醋磺己脲	Acetohexamide	口服给药	C
醋甲唑胺	Methazolamide	口服给药	C
醋酸吡布特罗	Methazolamide	吸入	C
醋酸奋乃静	Thiopropazate	口服给药	C
醋酸钙	Calcium Acetate	肠道外给药	C
醋竹桃霉素	Troleandomycin	口服给药	C
D			
达促红素 α	Darbepoetin Alfa	肠道外给药	C
达肝素钠	Dalteparin Sodium	肠道外给药	B
达卡巴嗪	Dacarbazine	肠道外给药	C
达纳肝素钠	Danaparoid sodium	肠道外给药	B
达那唑	Danazol	口服给药	X
达托霉素	Daptomycin	肠道外给药	B
大观霉素	Spectinomycin	肠道外给药	B
丹曲林	Dantrolene	口服给药	C
		肠道外给药	C
单硝酸异山梨酯	Isosorbide Mononitrate	口服给药	C

续表

药物通用名	英文名	用药方式	妊娠期分级
D			
胆骨化醇	Colecalciferol	口服给药	A；D-如剂量超过美国的每日推荐剂量
胆碱水杨酸镁	Choline Magnesium Trisalicyate	口服给药	C；D-如在妊娠晚期或临近分娩时用药
氮草斯汀	Azelastine	眼部给药	C
氮芥	Chlormethine	肠道外给药	D
地尔硫草	Diltiazem	口服给药	C
		肠道外给药	C
地芬诺酯	Diphenoxylate	口服给药	C
地氟烷	Desflurane	吸入	B
地高辛	Digoxin	口服给药	C
地红霉素	Dirithromycin	口服给药	C
地拉韦啶	Delavirdine	口服给药	C
地氯雷他定	Desloratadine	口服给药	C
地美环素	Demeclocycline	口服给药	D
地诺前列酮	Dinoprostone	阴道给药	C
地匹福林	Dipivefrine	眼部给药	B
地塞米松	Dexamethasone	眼部给药	C
		口服给药	C；D-如在妊娠早期用药
		肠道外给药	C；D-如在妊娠早期用药
地索奈德	Dexamethasone	局部/皮肤外用	C
地西卢定	Desirudin	肠道外给药	C
地西泮	Diazepam	口服给药	D
		肠道外给药	D
		直肠给药	D
地昔帕明	Desipramine	口服给药	C
碘	Iodine	口服给药	D
碘达胺	Iodamide	肠道外给药	D
碘甘油	Iodine Glycerine	口服给药	X
碘苷	Idoxuridine	眼部给药	C
碘化钾	Potassium Iodine	口服给药	D
碘化钠	Sodium Iodid	口服给药	X；D-如作为祛痰药使用
碘塞罗宁	Liothyronine	口服给药	A
丁苯那嗪	Tetrabenazine	口服给药	C
丁丙诺啡	Buprenornhine	肠道外给药	C
丁卡因	Tetracaine	眼部给药	C

续表

药物通用名	英文名	用药方式	妊娠期分级
D			
丁螺环酮	Buspirone	口服给药	B
东莨菪碱	Hyoscine	口服给药	C
		肠道外给药	C
		经皮给药	C
毒扁豆碱	Physostigmine	眼部给药	C
		肠道外给药	C
度他雄胺	Dutasteride	口服给药	X
对乙酰氨基酚	Paracetamol	口服给药	B
多巴胺	Dopamine	肠道外给药	C
多巴酚丁胺	Dobutamine	肠道外给药	B
多库酯钠	Docusate Sodium	口服给药	C
多拉司琼	Dolasetron	口服给药	B
		肠道外给药	B
多奈哌齐	Donepezil	口服给药	C
多粘菌素 B	Polymyxin B	局部/皮肤外用	B
多柔比星	Doxorubicin	肠道外给药	D
多赛平	Doxepin	口服给药	C
多沙普仑	Doxapram	肠道外给药	B
多沙唑嗪	Doxazosin	口服给药	C
多西环素	Doxycycline	口服给药	D
多西拉敏	Doxylamine	口服给药	A
多西他赛	Docetaxel	肠道外给药	D
多佐胺	Dorzolamide	眼部给药	C
E			
鹅脱氧胆酸	Chenodesoxycholic Acid	口服给药	X
厄贝沙坦	Irbesartan	口服给药	C；D-如在妊娠中、晚期用药
厄洛替尼	Erlotini	口服给药	D
厄他培南	Ertapenem	肠道外给药	B
恩夫韦地	Enfuvirtide	肠道外给药	B
恩氟烷	Enflurane	吸入	B
恩他卡朋	Entacapone	口服给药	C
二苯西平	Dibenzepin	口服给药	C
二氮嗪	Diazoxide	口服给药	C
		肠道外给药	C

续表

药物通用名	英文名	用药方式	妊娠期分级
E			
二氟尼柳	Diflunisal	口服给药	C；D-如在妊娠晚期或在邻近分娩时用药
二甲双胍	Metformin	口服给药	B
二甲茚定	Dimetindene	口服给药	B
二羟丙茶碱	Diprophylline	口服给药	C
F			
伐地那非	Vardenafil	口服给药	B
伐地昔布	Valdecoxib	口服给药	C
伐昔洛韦	Valaciclovir	口服给药	B
法莫替丁	Famotidine	口服给药	B
番泻叶苷 A 和 B	Sennosides A &B	口服给药	C
泛酸	Pntothenic acid	口服给药	A；C-如剂量超过美国的每日推荐摄入量
泛昔洛韦	Famciclovir	口服给药	B
放线菌素 D	Dactinomycin D	肠道外给药	C
非格司亭	Filgrastim	肠道外给药	C
非洛地平	Felodipine	口服给药	C
非那吡啶	Phenazopyridine	口服给药	B
非那西汀	Phenacetin	口服给药	B
非那雄胺	Finasteride	口服给药	X
非尼拉敏	Pheniramine	口服给药	C
非诺贝特	Fenofibrate	口服给药	C
非诺洛芬	Fenoprofen	口服给药	B；D-如在妊娠晚期或邻近分娩时用药
非诺特罗	Fenoterol	肠道外给药	B
非索非那定	Fexofenadine	口服给药	C
芬氟拉明	Fenfluramine	口服给药	C
芬太尼	Fentanyl	口含	C；D-如在邻近分娩时长期、大量使用
		肠道外给药	C；D
		经皮给药	C；D
芬特明	Phentermine	口服给药	C
酚苄明	Phenoxybenzamine	口服给药	C
		肠道外给药	C
酚酞	Phenolphthalein	口服给药	C
酚妥拉明	Phentolamine	肠道外给药	C

续表

药物通用名	英文名	用药方式	妊娠期分级
F			
奋乃静	Perphenazine	口服给药	C
呋喃妥因	Nitrofurantoin	口服给药	B
呋喃唑酮	Furazolidone	口服给药	C
呋塞米	Furosemide	口服给药	C；D-如用于妊娠高血压患者
		肠道外给药	C；D-如用于妊娠高血压患者
伏立康唑	Voriconazole	口服给药	D
		肠道外给药	D
氟胞嘧啶	Flucytosine	口服给药	C
氟比洛芬	Flurbiprofene	眼部给药	C；D-如在妊娠晚期或邻近分娩时用药
		口服给药	B；D-如在妊娠晚期或邻近分娩时用药
氟达拉滨	Fludarabine	肠道外给药	D
氟伐他汀	Fluvastatin	口服给药	X
氟奋乃静	Fluphenazine	口服给药	C
		肠道外给药	C
氟伏沙明	Fluvoxamine	口服给药	C
氟甲睾酮	Fluoxymesterone	口服给药	X
氟卡尼	Flecainide	口服给药	C
		肠道外给药	C
氟康唑	Fluconazole	口服给药	C
		肠道外给药	C
氟可龙	Fluocortolone	局部/皮肤外用	C
氟马西尼	Flumazenil	肠道外给药	C
氟米龙	Fluorometholone	眼部给药	C
氟尼缩松	Flunisolide	吸入	C
		鼻腔给药	C
氟尿苷	Floxuridine	肠道外给药	D
氟尿嘧啶	Fluorouracil	肠道外给药	D
		局部/皮肤外用	X
氟哌啶醇	Haloperidol	口服给药	C
		肠道外给药	C
氟哌利多	Droperidol	肠道外给药	CC
氟哌噻吨	Flupentixol	口服给药	C
		肠道外给药	C
氟氢可的松	Fludrocortisone	口服给药	C

续表

药物通用名	英文名	用药方式	妊娠期分级
F			
氟轻松	Fluocinolone Acetonide	局部/皮肤外用	C
氟他胺	Flutamide	口服给药	D
氟替卡松	Fluticasone	吸入	C
		鼻腔给药	C
		局部/皮肤外用	C
氟西泮	Flurazepam	口服给药	X
氟西汀	Fluoxetine	口服给药	C
氟硝西泮	Flunitrazepam	口服给药	D
福莫特罗	Formoterol	吸入	C
福辛普利	Fosinopril	口服给药	C；D-如在妊娠中、晚期用药
G			
钆喷酸	Gadopentetic Acid	肠道外给药	C
甘精胰岛素	Insulin Glargine	肠道外给药	C
甘露醇	Mannitol	肠道外给药	C
杆菌肽	Bacitracin	眼部给药	C
		肠道外给药	C
		局部/皮肤外用	C
α干扰素	Interferon-alpha	肠道外给药	C
β干扰素	Interferon-Bete	肠道外给药	C
γ干扰素	Interferon-Gamma	肠道外给药	C
肝素	Heparin	肠道外给药	C
高血糖素	Glucagon	肠道外给药	B
睾酮	Testosterone	口服给药	X
		肠道外给药	X
		局部/皮肤外用	X
		经皮给药	X
戈那瑞林	Gonadorelin	肠道外给药	B
戈舍瑞林	Goserelin	肠道外给药	X
格拉司琼	Granisetron	口服给药	B
		肠道外给药	B
格列本脲	Glibenclamide	口服给药	C
格列吡嗪	Glipizide	口服给药	C
格列美脲	Glimepiride	口服给药	C
格帕沙星	Grepafloxacin	口服给药	C

续表

药物通用名	英文名	用药方式	妊娠期分级
G			
更昔洛韦	Ganciclovir	眼球内给药	C
		口服给药	C
		肠道外给药	C
骨化二醇	Calcifediol	口服给药	C；D-如剂量超过美国的每日推荐摄入量
骨化三醇	Calcitriol	口服给药	C；D-如剂量超过美国的每日推荐摄入量
		肠道外给药	C；D-如剂量超过美国的每日推荐摄入量
胍法辛	Guanfacine	口服给药	B
胍乙啶	Guanethidine	口服给药	C
鬼臼毒素	Podophyllotoxin	局部/皮肤外用	C
鬼臼属	Podophyllum	局部/皮肤外用	C
桂利嗪	Cinnarizine	口服给药	C
过氧苯甲酰	Benzoyl Peroxide	局部/皮肤外用	C
H			
核黄素	Riboflavin	口服给药	A；C-如剂量超过美国的每日推荐摄入量
红霉素	Erythromycin	口服给药	B
		肠道外给药	B
		局部/皮肤外用	B
红细胞生成素	Erythropoietin	肠道外给药	C
后马托品	Homatropine	眼部给药	C
琥珀雌三醇	Estriol Succinate	口服给药	X
华法林	Warfarin	口服给药	X
环孢素	Ciclosporin	口服给药	C
		肠道外给药	C
环苯扎林	Cyclobenzaprine	口服给药	B
环吡酮	Ciclopirox	局部/皮肤外用	B
环丙沙星	Ciprofloxacin	眼部给药	C
		口服给药	C
		耳部给药	C
		肠道外给药	C
环磷酰胺	Cyclophosphamide	口服给药	D
		肠道外给药	D
环喷脱酯	Cyclopentolate	眼部给药	C
环丝氨酸	Cycloserine	口服给药	C
环戊噻嗪	Cyclopenthiazide	口服给药	C；D-如用于妊娠高血压患者

续表

药物通用名	英文名	用药方式	妊娠期分级
H			
黄酮哌酯	Flavoxate	口服给药	B
磺胺苯酰	Sulfabenzamide	阴道给药	C；D-如在临近分娩时使用
磺胺醋酰	Sulfacetamide	眼部给药	C
		局部/皮肤外用	C
磺胺甲噁唑	Sulfamethoxazole	口服给药	C；D-如在临近分娩时使用
磺胺甲二唑	Sulfamethizole	口服给药	C；D-如在临近分娩时使用
磺胺美曲	Sulfametrole	口服给药	C；D-如在临近分娩时使用
磺胺嘧啶	Sulfadiazine	口服给药	C；D-如在临近分娩时使用
磺胺异噁唑	Sulfafurazole	口服给药	C；D-如在临近分娩时使用
黄达肝素钠	Fondaparinux Sodium	肠道外给药	B
灰黄霉素	Griseofulvin	口服给药	C
J			
吉非贝齐	Gemfibrozil	口服给药	C
吉非替尼	Gefitinib	口服给药	D
吉西他滨	Gemcitabine	肠道外给药	D
已二烯雌酚	Dienoestrol	局部/皮肤外用	X
己酸羟孕酮	Hydroxyprogesterone Caproate	肠道外给药	D
己酮可可碱	Pentoxifylline	口服给药	C
己烯雌酚	Diethylstilbestrol	口服给药	X
加巴喷丁	Gabapentin	口服给药	C
加兰他敏	Galanthamine	口服给药	B
加尼瑞克	Ganirelix	肠道外给药	X
加替沙星	Gatifloxacin	眼部给药	C
甲氨蝶呤	Methotrexate	口服给药	X
		肠道外给药	X
甲苯达唑	Mebendazole	口服给药	C
甲苯磺丁脲	Tolbutamide	口服给药	C
甲丙氨酯	Meprobamate	口服给药	D
甲地嗪	Methdilazine	口服给药	C
甲地孕酮	Megestrol	口服给药	X
甲酚那敏	Methdilazine	口服给药	C；D
甲氟喹	Mefloquine	口服给药	C
甲睾酮	Methyltestosterone	口服给药	X
甲磺酸苯扎托品	Benzatropine Mesylate	口服给药	C
		肠道外给药	C

续表

药物通用名	英文名	用药方式	妊娠期分级
J			
甲磺酸钠粘菌素	Colostomethate Sodium	肠道外给药	C
甲基多巴	Methyldopa	口服给药	B
		肠道外给药	B
甲氯酚钠敏	Meclofenamic Acid	口服给药	B；D-如用在妊娠晚期或临近分娩时使用
甲氯噻嗪	Methyclothiazide	口服给药	B；D-如用于妊娠高血压患者
甲哌卡因	Mepivacaine	肠道外给药	C
甲波尼龙	Mepivacaine	口服给药	C
		肠道外给药	C
甲羟孕酮	Medroxyprogesterone	肠道外给药	X
甲巯咪唑	Thiamazole	口服给药	D
甲炔诺酮	Norgestrel	口服给药	X
甲硝唑	Metronidazole	口服给药	B
		肠道外给药	B
		局部/皮肤外用	B
甲氧苄啶	Trimethoprim	口服给药	C
甲氧氯普胺	Metoclopramide	口服给药	B
		肠道外给药	B
甲氧沙林	Methoxsalen	口服给药	C
		局部/皮肤外用	C
甲状腺素	Thyroxine	口服给药	A
间羟胺	Metaraminol	肠道外给药	C
降钙素	Calcitonin	鼻腔给药	C
		肠道外给药	C
金刚烷胺	Amantadine	口服给药	C
金硫丁二钠	Sodium Aurothiomalate	口服给药	C
金霉素	Aureomycin	眼部给药	D
金诺芬	Auranofin	口服给药	C
肼屈嗪	Hydralazime	口服给药	C
		肠道外给药	C
枸橼酸钾	Potassium Citrate	口服给药	A
聚苯乙烯磺酸钙	Calcium Polystyrene Sulfonate	口服给药	C
		直肠给药	C
聚苯乙烯硫酸钠	Sodlum Polystyrene Sulfonate	口服给药	C
		直肠给药	C
聚维酮碘	Povidone iodine	局部/皮肤外用	D
卷曲霉素	Capreomycin	肠道外给药	C

续表

药物通用名	英文名	用药方式	妊娠期分级
K			
咖啡因	Caffeine	口服给药	B
卡巴胆碱	Carbachol	眼部给药	C
卡巴沙明	Carbinoxamine	口服给药	C
卡巴胂	Carbarsone	口服给药	D
卡比多巴	Carbidopa	口服给药	C
卡比马唑	Carbimazole	口服给药	D
卡泊芬净	Caspofungin	肠道外给药	C
卡泊三醇	Calcipotriol	局部/皮肤外用	C
卡铂	Carboplatin	肠道外给药	D
卡立普多	Carisoprodol	口服给药	C
卡马西平	Carbamazepine	口服给药	D
卡麦角林	Cabergoline	口服给药	B
卡那司汀	Carmutine	口服给药	D
		肠道外给药	D
卡尼汀	Carnitine	口服给药	B
		肠道外给药	B
卡培他滨	Capecitabine	口服给药	D
卡前列腺素	Carboprost	肠道外给药	C
卡替洛尔	Carteolol	口服给药	C；D-如在妊娠中、晚期用药
卡托普利	Captopril	口服给药	C；D-如在妊娠中、晚期用药
卡维地洛	Carvedilol	口服给药	C；D-如在妊娠中、晚期用药
坎地沙坦	Candesartan	口服给药	C；D-如在妊娠中、晚期用药
抗坏血酸	Ascorbic acid	口服给药	A；C-如剂量超过美国的每日推荐摄入量
抗凝血酶Ⅲ	Antithrombin Ⅲ	肠道外给药	B
抗凝血抑制复合物	Anti-inhibitor coagulate complex	肠道外给药	C
考来替泊	Colestipol	口服给药	B
考来烯胺	Cholestyramine	口服给药	C
可待因	Codeine	口服给药	C；D-如在临近分娩时长期、大量使用
		肠道外给药	C；D-如在临近分娩时长期、大量使用
可的松	Cortisone	口服给药	C；D-如在妊娠早期用药
		肠道外给药	C；D-如在妊娠早期用药
可乐定	Clonidine	硬膜外给药	C
		口服给药	C
		肠道外给药	C
		经皮给药	C

续表

药物通用名	英文名	用药方式	妊娠期分级
K			
克拉霉素	Clarithromycin	口服给药	C
		肠道外给药	C
克拉屈滨	Cladribine	肠道外给药	D
克拉维酸	Clavulanic acid	口服给药	B
克利溴胺	Clidinium bromide	口服给药	C
克林霉素	Clindamycin	口服给药	B
		肠道外给药	B
		局部/皮肤外用	B
		阴道给药	B
克罗米通	Crotamiton	局部/皮肤外用	C
克霉唑	Clotrimazole	局部/皮肤外用	B
		阴道给药	B
奎尼丁	Quinidine	口服给药	C
		肠道外给药	C
奎宁	Quinine	口服给药	C
喹硫平	Quetiapine	口服给药	C
喹那普利	Quinapril	口服给药	C；D-如在妊娠中、晚期
L			
拉贝洛尔	Labetalol	口服给药	C；D-如在妊娠中、晚期用药
		肠道外给药	C；D-如在妊娠中、晚期用药
拉布立酶	Rasburicase	肠道外给药	C
拉米夫定	Lamivudine	口服给药	C
拉莫三嗪	Lamotrigine	口服给药	C
拉太咪尔	Glatirmer acetate	肠道外给药	B
拉坦前列素	Latanoprost	眼部给药	C
来氟米特	Leflunomide	口服给药	X
来匹卢定	Lepirudin	肠道外给药	B
来曲唑	Letrozole	口服给药	D
赖氨酸加压素	Lysinevasopressi	鼻腔给药	C
赖脯胰岛素	Lnsulin lispro	肠道外给药	B
赖诺普利	Lysinopril	口服给药	C；D-如在妊娠中、晚期用药
兰索拉唑	Lansoprazole	口服给药	B
莨菪碱	Hyoscyamine	口服给药	C
劳拉西泮	Lorazepam	口服给药	D
		肠道外给药	D

续表

药物通用名	英文名	用药方式	妊娠期分级
L			
雷贝拉唑	Rabeprazole	口服给药	B
雷洛昔芬	Raloxifene	口服给药	X
雷米普利	Ramipril	口服给药	C；D-如在妊娠中、晚期给药
雷尼替丁	Ranitidine	口服给药	B
		肠道外给药	B
锂	Lithium	口服给药	D
利巴韦林	Ribavirin	吸入	X
		口服给药	X
		肠道外给药	X
利多卡因	Lidocaine	肠道外给药	B；作为局麻药或抗心律失常药使用时
		局部/皮肤外用	B
利福布汀	Rifabutin	口服给药	B
利福喷汀	Rifapentine	口服给药	C
利福平	Rifampicin	口服给药	C
		肠道外给药	C
利鲁唑	Riluzole	口服给药	C
利美索龙	Rimexolone	眼部给药	C
利奈孕酮	Lynestrenol	口服给药	D
利奈唑胺	Linezolid	口服给药	C
		肠道外给药	C
利培酮	Risperidone	口服给药	C
利塞膦酸	Risedronic acid	口服给药	C
利斯的明	Rivastigmine	口服给药	B
利托君	Ritodrine	口服给药	B
		肠道外给药	B
利托那韦	Ritonavir	口服给药	B
利妥昔单抗	Rituximab	肠道外给药	C
利血平	Reserpine	口服给药	C
利扎曲坦	Rizatriptan	口服给药	C
链激酶	Streptokinase	肠道外给药	C
链霉素	Streptomycin	肠道外给药	D
α链球菌 DNA 酶	Domase alfa	肠道外给药	B
两性霉素	Amphotericin	肠道外给药	B
		局部/皮肤外用	B

续表

药物通用名	英文名	用药方式	妊娠期分级
L			
亮丙瑞林	Leuprorelin	肠道外给药	X
林旦	Lindane	局部/皮肤外用	C
林可霉素	Lincomycin	口服给药	B
		肠道外给药	B
磷霉素	Fosfomycin	口服给药	B
膦甲酸钠	Foscarnetsodium	肠道外给药	C
硫胺	Thiamine	口服给药	A；C-如剂量超过美国的每日推荐摄入量
硫利达嗪	Thioridazine	口服给药	C
硫鸟嘌呤	Tioguanine	口服给药	D
硫喷妥钠	Sodium thiopenta	肠道外给药	C
		局部/皮肤外用	C
硫普罗宁	Tiopronin	口服给药	C
硫酸镁	Magnesium sulfate	肠道外给药	B
硫酸哌嗪雌酮	Piperazine estrone sulfate	口服给药	X
		阴部给药	X
硫酸鱼精蛋白	Protamine sulfate	肠道外给药	C
硫糖铝	Sucralfate	口服给药	B
硫唑嘌呤	Azathioprine	口服给药	D
		肠道外给药	D
柳氮磺吡啶	Sulfasalazine	口服给药	B；D-如在临近分娩时使用
		直肠给药	B；D-如在临近分娩时使用
六甲蜜胺	Altretamine	口服给药	D
六氯酚	Hexachlorophene	局部/皮肤外用	C
氯䓬酸钾	Dipotassium clorazepate	口服给药	D
氯胺酮	Ketamine	肠道外给药	B
氯贝胆碱	Bethanechol chloride	口服给药	C
		局部/皮肤外用	C
氯贝丁酯	Clofibrate	口服给药	C
氯倍他索	Clobetasol	局部/皮肤外用	C
氯苯那敏	Chlorphenamine	口服给药	B
氯吡格雷	Clopidogrel	口服给药	B
氯丙嗪	Chlorpromazine	口服给药	C
		肠道外给药	C
氯氮䓬	Chlordiazepoxide	口服给药	D
		肠道外给药	D

续表

药物通用名	英文名	用药方式	妊娠期分级
L			
氯氮平	Clozapine	口服给药	B
氯法齐明	Clofazimine	口服给药	C
氯胍	Proguanil	口服给药	B
氯化铵	Ammonium chloride	口服给药	B
氯化钙	Calcium chloride	肠道外给药	C
氯化琥珀胆碱	Succinylcholine chloride	肠道外给药	C
氯化钾	Potassium chloride	口服给药	A
氯化筒箭毒碱	Tubocurarine chloride	肠道外给药	C
氯环力嗪	Chlorcylizine	口服给药	C
氯磺丙脲	Chlorpropamide	口服给药	C
氯己定	Chlorhexidine	口腔咽喉给药	B
		牙周植入	C
氯喹	Chloroquine	口服给药	C
		肠道外给药	C
氯雷他定	Loratadine	口服给药	B
氯马斯汀	Clemastine	口服给药	B
氯霉素	Chloramphenicol	眼部给药	C
		耳部给药	C
		肠道外给药	C
氯米芬	Clomiphene	口服给药	X
氯米帕明	Anafranil	口服给药	C
氯普噻吨	Chlorprothixene	口服给药	C
氯噻嗪	Chlorothiazide	口服给药	C；D-如用于妊娠高血压患者
氯噻酮	Chlortalidone	口服给药	C；D-如用于妊娠高血压患者
氯沙坦	Losartan	口服给药	C；D-如用于高血压患者
氯替泼诺	Loteprednol etabonate	眼部给药	C
氯烯雌醚	Chlorotrianisene	口服给药	X
氯硝西泮	Clonazepam	口服给药	D
		肠道外给药	D
氯乙酰胆碱	Acetylcholine chloride	眼部给药	C
氯唑沙宗	Chlorozoxazone	口服给药	C
氯唑西林	Cloxacillin	口服给药	B
罗非昔布	Rofecoxib	口服给药	C；D-如用于妊娠晚期或临近分娩时用药
罗格列酮	Rosiglitazone	口服给药	C
罗库溴铵	Rocuronium	肠道外给药	C

续表

药物通用名	英文名	用药方式	妊娠期分级
L			
罗匹尼罗	Rofecoxib	口服给药	C
螺内酯	Spironolactone	口服给药	C；D-如用于妊娠高血压患者
螺旋霉素	Spiramycin	口服给药	C
		肠道外给药	C
		直肠给药	C
洛度沙胺	Lodoxamide	眼部给药	B
洛伐他汀	Lovastatin	口服给药	X
罗拉卡比	Loracarbef	口服给药	B
洛美沙星	Lomefloxacin	眼部给药	C
		口服给药	C；禁用于妊娠早期
洛莫司汀	Lomustine	口服给药	D
洛哌丁胺	Loperamide	口服给药	B
洛匹那韦	Lopinavir	口服给药	C
洛沙平	Loxapine	口服给药	C
M			
麻黄碱	Ephedrine	口服给药	C
马拉硫磷	Malathion	局部、皮肤外用	B
马普替林	Maprotiline	口服给药	B
马吲哚	Mazhaidol	口服给药	C
吗啡	Morphine	口服给药	C；D-如在临近分娩时长期、大量使用
		肠道外给药	C；D-如在临近分娩时长期、大量使用
吗茚酮	Molindone	口服给药	C
麦角胺	Ergotamine	口含	X
		口服给药	X
		直肠给药	X
麦角骨化醇	Ergocalciferol	口服给药	A；D-如剂量超过美国的每日推荐摄入量
		肠道外给药	A；D-如剂量超过美国的每日推荐摄入量
麦角新碱	Ergometrine	肠道外给药	X
麦考酚酸	Mycophenolic acid	口服给药	D
		肠道外给药	D
毛果芸香碱	Pilocarpine	眼部给药	C
		口服给药	C
毛花苷丙	Lanatoside C	口服给药	C
美雌醇	Mestranol	口服给药	X

续表

药物通用名	英文名	用药方式	妊娠期分级
M			
美法仑	Melphalan	口服给药	D
		肠道外给药	D
美格司他	Miglustat	口服给药	X
美金刚	Memantine	口服给药	B
美克洛嗪	Meclozine	口服给药	B
美洛培南	Meropenem	肠道外给药	B
美洛西林	Mezlocillin	肠道外给药	B
美洛昔康	Meloxicam	口服给药	C；D-如在妊娠晚期或在临近分娩时使用
美沙拉秦	Mesalazine	口服给药	B
		直肠给药	B
美沙酮	Methadone	口服给药	C；D-如在临近分娩时长期、大量使用
		肠道外给药	C；D-如在临近分娩时长期、大量使用
美司钠	Mesna	肠道外给药	B
美索巴莫	Methocarbamol	口服给药	C
美索比妥	Methohexital	肠道外给药	B
		直肠给药	B
美索达嗪	Mesoridazine	口服给药	C
美托拉宗	Metolazone	口服给药	B；D-如用于妊娠高血压患者
美托洛尔	Metoprolol	口服给药	C；D-如在妊娠中、晚期给药
		肠道外给药	C；D-如在妊娠中、晚期给药
美西律	Mexiletine	口服给药	C
门冬酰胺酶	Asparaginase	肠道外给药	C
门冬胰岛素	Insulin aspart	肠道外给药	B
孟鲁司特	Montelukast	口服给药	B
咪达唑仑	Midazolam	口服给药	D
		肠道外给药	D
咪康唑	Miconazole	局部/皮肤外用	C
		阴道给药	C
咪喹莫特	Imiquimod	局部/皮肤外用	B
米氮平	Mirtazapine	口服给药	C
米多君	Midodrine	口服给药	C
米非司酮	Mifepristone	口服给药	X
米力农	Milrinone	肠道外给药	C
米诺地尔	Minoxidil	口服给药	C
米诺环素	Minocycline	牙科给药	D
		口服给药	D
		肠道外给药	D

续表

药物通用名	英文名	用药方式	妊娠期分级
M			
米索前列醇	Misoprostol	口服给药	X
米托蒽醌	Mitoxantrone	肠道外给药	D
免疫球蛋白	Imunoglobulin	肠道外给药	C
莫达非尼	Modafinil	口服给药	C
摩洛克隆 CD3	Muromonab CD3	肠道外给药	C
莫米松	Mometasone	鼻腔给药	C
		局部/皮肤外用	C
莫匹罗星	Mupirocin	鼻腔给药	B
		眼部给药	B
		局部/皮肤外用	B
莫西沙星	Moxifloxacin	眼部给药	C
		口服给药	C
		肠道外给药	C
莫西普利	Moexipril	眼部给药	C；D-如在妊娠中、晚期用药
N			
那法瑞林	Nafarelin	鼻腔给药	X
那格列奈	Nateglinide	口服给药	C
那拉曲坦	Naratriptan	口服给药	C
那曲肝素钙	Nadroparin calcium	肠道外给药	B
那他霉素	Natamycin	眼部给药	C
那布咖	Natamycin	肠道外给药	B；D
纳多洛尔	Nadolol	口服给药	C；D
纳洛酮	Naloxone	肠道外给药	B
奈多罗米	Nedocromil	吸入	B
		眼部给药	B
奈非那韦	Nelfinavir	口服给药	B
奈替米星	Netilmicin	肠道外给药	D
奈韦拉平	Nevirapine	口服给药	B
萘丁美酮	Nabumetone	口服给药	C；D
萘啶酸	Nalidixic acid	口服给药	C
萘夫西林	Nafcillin	肠道外给药	B
萘普生	Naproxen	口服给药	B；D-如在妊娠晚期或邻近分娩时用药
尼古丁	Nicotine	口服给药	C
		经皮给药	D

续表

药物通用名	英文名	用药方式	妊娠期分级
N			
尼卡地平	Nicardipine	口服给药	C
尼鲁米特	Nilutamide	口服给药	C
尼莫地平	Nimodipine	口服给药	C
		肠道外给药	C
尼扎替丁	Nizatidine	口服给药	B
尿促卵泡素	Urofollitropin	肠道外给药	X
尿促性素	Menotropin	肠道外给药	X
尿激酶	Urokinase	肠道外给药	B
凝血因子Ⅸ	Blood coagulation factor Ⅸ	肠道外给药	C
凝血因子Ⅷ	Blood coagulation factor Ⅷ	肠道外给药	C
凝血因子ⅩⅢ	Blood coagulation factor ⅩⅢ	肠道外给药	C
诺氟沙星	Norfloxacin	眼部给药	C 妊娠期妇女慎用，尤其是妊娠早期
		口服给药	C 妊娠期妇女慎用，尤其是妊娠早期
诺龙	Nandrolone	肠道外给药	X
P			
帕里珠单抗	Palivizumab	肠道外给药	C
帕罗西汀	Paroxetine	口服给药	D
帕米膦酸	Pamidronic acid	肠道外给药	D
哌甲酯	Methylphenidate	口服给药	C
哌拉西林	Piperacillin	肠道外给药	B
哌立度酯	Piperidolate	口服给药	C
哌嗪	Piperazine	口服给药	B
哌替啶	Pethidine	口服给药	B；D
		肠道外给药	B；D
哌唑嗪	Prazosin	口服给药	C
泮库溴铵	Pancuronium bromide	肠道外给药	C
泮托拉唑	Pantoprazole	口服给药	B
		肠道外给药	B
培哚普利	Perindoprilat	口服给药	C；D-如在妊娠中、晚期用药
培干扰素 α-2a	Peginterferon alfa-2a	肠道外给药	C
培干扰素 α-2b	Peginterferon alfa-2b	肠道外给药	C
培高利特	Pergolide	口服给药	B

续表

药物通用名	英文名	用药方式	妊娠期分级
P			
培美曲赛	Pemetrexed	肠道外给药	D
喷布洛尔	Penbutolol	口服给药	C；D-如在妊娠中、晚期用药
喷他脒	Pentamidine	吸入	C
		肠道外给药	C
喷他佐辛	Pentazocine	口服给药	C；D-如在临近分娩时长期、大量使用
		肠道外给药	C；D-如在临近分娩时长期、大量使用
		直肠给药	C；D-如在临近分娩时长期、大量使用
喷昔洛韦	Penciclovir	局部/皮肤外用	B
硼替佐米	Bortezomib	肠道外给药	D
匹莫林	Pemoline	口服给药	B
匹莫齐特	Pimozide	口服给药	C
泼尼松	Prednisone	口服给药	C；D-如在妊娠早期用药
泼尼松龙	Prednisolone	眼部给药	C
		口服给药	C；D-如在妊娠早期用药
		肠道外给药	C；D-如在妊娠早期用药
扑米酮	Primidone	口服给药	D
扑灭司林	Permethrin	局部/皮肤外用	B
葡萄糖酸钾	Potassium gluconate	口服给药	A
葡萄糖酸钙	Calcium gluconate	肠道外给药	C
普伐他丁	Pravastadin	口服给药	X
普拉克索	Pramipexole	口服给药	C
普鲁卡因胺	Procainamide	口服给药	C
		肠道外给药	C
普鲁卡因青霉素	Procaine benzylpenicillin	肠道外给药	B
普罗布考	Probucol	口服给药	B
普罗帕酮	Propafenone	口服给药	C
普罗瑞林	Protielin	肠道外给药	C
普萘洛尔	Propranolol	口服给药	C；D-如在妊娠中、晚期用药
		肠道外给药	C；D-如在妊娠中、晚期用药
Q			
齐多夫定	Zidovudine	口服给药	C
齐拉西酮	Ziprasidone	口服给药	C
前列地尔	Alprostadil	肠道外给药	X
		口服给药	C

续表

药物通用名	英文名	用药方式	妊娠期分级
Q			
羟保泰松	Oxyphenbutazone	口服给药	C；D-如在妊娠晚期或邻近分娩时用药
羟钴素	Hydroxocobalamin	肠道外给药	C；D-如剂量超过美国的每日推荐摄入量
羟基脲	Hydroxycarbamide	口服给药	D
羟甲烯龙	Oxymetholone	口服给药	X
羟甲唑啉	Oxymetazoline	鼻腔给药	C
		眼部给药	C
羟氯喹	Hydroxychloroquine	口服给药	C
羟嗪	Hydroxyzine	口服给药	C
青霉胺	Penicillamine	口服给药	D
青霉素 V	Penicillin v	口服给药	B
氢氟噻嗪	Hydroflumethiazide	口服给药	C；D-如用于妊娠高血压患者
氢化可的松	Hydrocortisone	眼部给药	C；D-如在妊娠早期用药
		口服给药	C；D-如在妊娠早期用药
		耳部给药	C；D-如在妊娠早期用药
		肠道外给药	C；D-如在妊娠早期用药
		局部/皮肤外用	C；D-如在妊娠早期用药
氢可酮	Hydrocodone	口服给药	C；D-如在临近分娩时长期、大量使用
氢氯噻嗪	Hydrochlorothiazide	口服给药	B；D
氢吗啡酮	Hydromorphone	肠道外给药	C
氢溴酸依来曲坦	Eletriptan hydrobromide	口服给药	C
氰钴胺	Cyanocobalamine	鼻腔给药	C
庆大霉素	Gentamicin	眼部给药	C
		耳部给药	C
		肠道外给药	C
		局部/皮肤外用	C
γ球蛋白	Gamma globulin	肠道外给药	C
秋水仙碱	Colchicine	口服给药	D
		肠道外给药	D
巯嘌呤	Mercaptopurine	口服给药	C
曲安西龙	Triamcinolone	吸入	C
		鼻腔给药	C；D-如在妊娠早期用药
		口服给药	C；D-如在妊娠早期用药
		局部/皮肤外用	C
曲吡那敏	Tripelennamine	口服给药	B
曲伐沙星	Trovafloxacin	口服给药	C

续表

药物通用名	英文名	用药方式	妊娠期分级
Q			
曲伏前列泰	Tripelennamine	眼部给药	C
曲氟尿苷	Trifluridine	眼部给药	C
曲马多	Tramadol	口服给药	C
		肠道外给药	C
曲米帕明	Trimipramine	口服给药	C
曲普利啶	Triprolidine	口服给药	C
曲普瑞林	Triptorelin	肠道外给药	X
曲妥珠单抗	Trastuzumab	肠道外给药	B
曲唑酮	Trazodone	口服给药	C
去氨加压素	Desmopressin	鼻腔给药	B
		口服给药	B
		肠道外给药	B
去甲肾上腺素	Norepinephrine	肠道外给药	C
去甲替林	Nortriptyline	口服给药	C
去羟肌苷	Didanosine	口服给药	B
去羟米松	Desoximetasone	局部/皮肤外用	C
去铁胺	Deferoxamine	肠道外给药	C
去氧肾上腺素	Phenyl ephrine	口服给药	C
去乙酰毛花苷	Deslanoside	口服给药	C
炔雌醇	Ethynyl estradiol	口服给药	X
炔诺酮	Norethisterone	口服给药	X
炔孕酮	Ethisterone	口服给药	D
群多普利	Trandolapril	口服给药	C；D
R			
人免疫球蛋白	Human Normal Immunoglobulin	肠道外给药	C
壬二酸	Azelaic acid	局部/皮肤外用	B
绒促性素	Chorionic Gonadotrophin	肠道外给药	X
柔红霉素	Daunorubicin	肠道外给药	D
鞣酸加压素	Vasopressin Tannate	肠道外给药	B
乳果糖	Lactulose	口服给药	B
乳酸钙	Calcium lactate	口服给药	C
瑞肝素钠	Reviparin Sodium	肠道外给药	B
瑞格列奈	Repaglinide	口服给药	C
瑞舒伐他汀	Rosuvastatin	口服给药	X

续表

药物通用名	英文名	用药方式	妊娠期分级
S			
塞来昔布	Celecoxib	口服给药	C；D-如在妊娠晚期或临近分娩时使用
塞替派	Thiotepa	肠道外给药	D
塞利洛尔	Celiprolol	口服给药	B；D-如在妊娠中、晚期用药
赛康唑	Tioconazole	阴道给药	C
噻氯匹定	Ticlopidine	口服给药	B
噻吗洛尔	Timolol	眼部给药	C
		口服给药	C；D-如在妊娠中、晚期用药
噻托溴铵	Tiotropium bromide	吸入	C
赛庚啶	Cyproheptadine	口服给药	B
赛克利嗪	Cyclizine	口服给药	B
三氟拉嗪	Trifluoperazine	口服给药	C
三甲曲沙	Trimetrexate	肠道外给药	D
三氯噻嗪	Trichlormethiazide	口服给药	C；D-如用于妊娠高血压患者
三唑仑	Triazolam	口服给药	X
色甘酸	Cromoglicic acid	吸入	B
沙丁胺醇	Salbutamol	吸入	C
		口服给药	C
		肠道外给药	C
格沙司汀	Sargramostim	肠道外给药	C
沙奎那韦	Saquinavir	口服给药	B
沙利度胺	Thalidomide	口服给药	X
沙美特罗	Salmeterol	吸入	C
舍曲林	Sertraline	口服给药	C
肾上腺素	Adrenaline	鼻腔给药	C
		眼部给药	C
		肠道外给药	C
生长激素	Growth hormone	肠道外给药	B
生长抑素	Somatostatin	肠道外给药	B
舒芬太尼	Sufentanil	肠道外给药	C；D-如在临近分娩时长期、大量使用
舒林酸	Sulindac	口服给药	C；D-如在妊娠晚期或临近分娩时用药
舒马普坦	Sumatriptan	鼻腔给药	C
		口服给药	C
		肠道外给药	C
鼠李蒽酚	Casanthranol	口服给药	C
双硫仑	Disulfiram	口服给药	C
双氯非那胺	Diclofenamide	口服给药	C

续表

药物通用名	英文名	用药方式	妊娠期分级
S			
双氯芬酸	Diclofenac	眼部给药	C；D-如在妊娠晚期或临近分娩时用药
		口服给药	B；D-如在妊娠晚期或临近分娩时用药
		肠道外给药	B；D-如在妊娠晚期或临近分娩时用药
		局部/皮肤外用	C
双氯西林	Dicloxacillin	口服给药	B
双嘧达莫	Dipyridamole	口服给药	B
双氢麦角碱	Dipyridamole	口服给药	X
双氢速甾醇	Dihydrotachysterol	口服给药	A；D-如剂量超过美国的每日推荐摄入量
双水杨酯	Salsalate	口服给药	C；D-如用于妊娠晚期
水合氯醛	Chloral hydrate	口服给药	C
		直肠给药	C
水杨酸铋	Bismuth subsalicylate	口服给药	C
顺铂	Cisplatin	肠道外给药	D
司来吉兰	Elegiline	口服给药	C
司帕沙星	Sparfloxacin	口服给药	C；禁用于妊娠早期
司他夫定	Stavudine	口服给药	C
司坦唑醇	Stanozolol	口服给药	X
思维拉姆	Srvelamer	口服给药	C
四环素	Tetracycline	眼部给药	D
		口服给药	D
		局部/皮肤外用	B
羧苄西林	Carbenicillin	口服给药	B
缩宫素	Oxytocin	肠道外给药	X
索他洛尔	Sotalol	口服给药	B；D-如在妊娠中、晚期用药
		肠道外给药	B；D-如在妊娠中、晚期用药
T			
他达拉非	Tadalafil	口服给药	B
他克林	Tacrine	口服给药	C
他克莫司	Tacrolimus	口服给药	C
		肠道外给药	C
		局部/皮肤外用	C
他莫昔芬	Nolvadex	口服给药	D
他扎罗汀	Tazarotene	局部/皮肤外用	X
泰利霉素	Telithromycin	口服给药	C

续表

药物通用名	英文名	用药方式	妊娠期分级
T			
坦洛新	Tamsulosin	口服给药	B
碳酸钙	Calcium carbonate	口服给药	C
碳酸氢钠	Sodium bicarbonate	口服给药	C
特比萘芬	Terbinafine	口服给药	B
		局部/皮肤外用	B
特布他林	Terbutaline	吸入	B
		口服给药	B
		肠道外给药	B
特非那定	Seldane	口服给药	C
特康唑	Terconazole	阴道给药	C
特拉唑嗪	Terazosin	口服给药	C
特立帕肽	Teriparatide	肠道外给药	C
替奥噻吨	Tiotixene	口服给药	C
替加色罗	Tegaserod	口服给药	B
替卡西林	Ticarcillin	肠道外给药	B
替氯膦酸	Tiludronic acid	口服给药	C
替马西泮	Temazepam	口服给药	X
替米沙坦	Telmisartan	口服给药	C；D-如在妊娠中、晚期用药
替莫唑胺	Temozolomide	口服给药	D
替尼泊苷	Teniposide	肠道外给药	D
替特普酶	Teniposide	肠道外给药	C
萜品醇	Terpineol	口服给药	D
亭扎肝素钠	Tinzaparin sodium	肠道外给药	B
酮康唑	Ketoconazole	口服给药	C
		局部/皮肤外用	C
酮咯酸	Ketorolac	眼部给药	C
		口服给药	C；D-如在妊娠晚期或临近分娩时用药
		肠道外给药	C；D-如在妊娠晚期或临近分娩时用药
酮洛芬	Ketoprofen	口服给药	B；D-如在妊娠晚期或临近分娩时用药
酮替芬	Ketotifen	眼部给药	C
头孢氨苄	Cefalexin	口服给药	B
头孢吡肟	Cefepime	肠道外给药	B
头孢丙烯	Cefprozil	口服给药	B
头孢泊肟	Cefpodoxime	口服给药	B
头孢布烯	Ceftibuten	口服给药	B

续表

药物通用名	英文名	用药方式	妊娠期分级
T			
头孢地尼	Cefdinir	口服给药	B
头孢呋辛	Cefuroxime	口服给药	B
		肠道外给药	B
头孢克洛	Cefaclor	口服给药	B
头孢克肟	Cefixime	口服给药	B
头孢拉定	Cefradine	口服给药	B
		肠道外给药	B
头孢雷特	Ceforanide	肠道外给药	B
头孢美唑	Cefmetazole	肠道外给药	B
头孢孟多	Cefamandole	肠道外给药	B
头孢尼西	Cefonicid	肠道外给药	B
头孢哌酮	Cefoperazone	肠道外给药	B
头孢匹林	Cefapirin	肠道外给药	B
头孢羟氨苄	Cefadroxil	口服给药	B
头孢曲泰	Cefadroxil	口服给药	B
头孢曲松	Ceftriaxone	肠道外给药	B
头孢噻吩	Cefoxitin	肠道外给药	B
头孢噻肟	Cefotaxime	肠道外给药	B
头孢他啶	Ceftazidime	肠道外给药	B
头孢替坦	Cefotetan	肠道外给药	B
头孢唑仑	Cefotetan	口服给药	B
头孢西丁	Cefoxitin	肠道外给药	B
头孢唑林	Cefazolin	肠道外给药	B
头孢唑肟	Ceftizoxime	肠道外给药	B
土霉素	Oxytetracycline	口服给药	D
吐根	Ipecac	口服给药	C
托吡卡胺	Tropicamide	眼部给药	C
托吡酯	Topiramate	口服给药	C
托卡朋	Tolcapone	口服给药	C
托拉塞米	Torasemide	口服给药	B
		肠道外给药	B
托美丁	Tolmetin	口服给药	C；D-如在妊娠晚期或临近分娩时用药
托莫西汀	Strattera	口服给药	C
托瑞米芬	Toremifene	口服给药	D
托特罗定	Tolterodine	口服给药	C

续表

药物通用名	英文名	用药方式	妊娠期分级
T			
托西溴苄铵	Bretylium tosilate	肠道外给药	C
妥布霉素	Tobramycin	吸入	D
		眼部给药	B
		肠道外给药	D
妥卡尼	Tocainide	口服给药	C
妥拉磺脲	Tolazamide	口服给药	C
妥拉唑林	Tolazoline	肠道外给药	C
托泊替康	Hycamtin	肠道外给药	D
W			
万古霉素	Vancomycin	口服给药	B
		肠道外给药	C
维A酸	Retinoic acid	口服给药	D；禁用于妊娠早期
		局部/皮肤外用	C
维库溴铵	Vecuronium bromide	肠道外给药	C
维拉帕米	Verapamil	口服给药	C
		肠道外给药	C
维生素D	Vitamin d	口服给药	A；D-如剂量超过美国的每日推荐摄入量
维生素E	Vitamine e	口服给药	A；C-如剂量超过美国的每日推荐摄入量
维替泊芬	Verteporfin	肠道外给药	C
伪麻黄碱	Pseudoephedrine	口服给药	C
文拉法辛	Venlafaxine	口服给药	C
乌洛托品	Methenamine	口服给药	C
乌诺前列酮	Unoprostone	眼部给药	C
戊巴比妥	Pentobarbital	肠道外给药	D
戊四硝酯	Pentaerythrityl tetranitrate	口服给药	C
X			
西地那非	Sildenafil	口服给药	B
西多福韦	Cidofovir	肠道外给药	C
西甲硅油	Simethicone	口服给药	C
西拉普利	Cilazapril	口服给药	C；D-如在妊娠中、晚期用药
西立伐他丁钠	Cerivastatin sodium	口服给药	X
西罗莫司	Sirolimus	肠道外给药	C
西洛他唑	Cilostazol	口服给药	C
西咪替丁	Cimetidine	口服给药	B
		肠道外给药	B

续表

药物通用名	英文名	用药方式	妊娠期分级
X			
西诺沙星	Cinoxacin	口服给药	C
西曲瑞克	Cetrorelix	肠道外给药	X
西沙必利	Cisapride	口服给药	C
西司他丁	Cilastatin	肠道外给药	C
西酞普兰	Citalopram	口服给药	C
西替利嗪	Cetirizine	口服给药	B
西妥昔单抗	Cetuximab	肠道外给药	C
烯丙吗啡	Nalorphine	肠道外给药	D
腺苷	Adenoside	肠道外给药	C
香豆素	Coumarin	口服给药	X
硝苯地平	Nifedipine	口服给药	C
硝普钠	Sodium nitroprusside	肠道外给药	C
硝酸甘油	Nitroglycerin	经舌给药	C
		经皮给药	C
硝酸异山梨酯	Isosorbide dinitrate	口含	C
		口服给药	C
		肠道外给药	C
		经皮给药	C
缬更昔洛韦	Valganciclovir	口服给药	C
缬沙坦	Valsartan	口服给药	C；D-如在妊娠中、晚期用药
辛伐他汀	Simvastatin	口服给药	X
新霉素	Neomycin	口服给药	C
新斯的明	Neostigmine	口服给药	C
		肠道外给药	C
A 型肉毒毒素	Botulinum toxin A	肠道外给药	C
胸腺法新	Thymalfasin	肠道外给药	C
熊去氧胆酸	Ursodeoxycholic Acid	口服给药	B
溴苯那敏	Brompheniramine	口服给药	C
溴吡斯的明	Pyridostigmine bromide	口服给药	C
		肠道外给药	C
溴丙胺太林	Propantheline bromide	口服给药	C
溴美喷酯	Mepenzolate bromide	口服给药	C
溴莫尼定	Brimonidine	眼部给药	B
溴隐亭	Bromocriptine	口服给药	B
血管加压素	Vasopressin	肠道外给药	B

续表

药物通用名	英文名	用药方式	妊娠期分级
Y			
亚胺培南	Imipenem	肠道外给药	C
亚叶酸钙	Calcium folinate	口服给药	C
		肠道外给药	C
烟醇	Nicotinicalcohol	口服给药	C
烟酰胺	Niacinamide	口服给药	A；C-如剂量超过美国的每日推荐摄入量
盐酸阿洛司琼	Alosetron hydrochloride	口服给药	B
盐酸吡布特罗	Pirbuterolhydrochloride	吸入	C
盐酸奈法唑酮	Nefazodone hydrochloride	口服给药	C
盐酸曲恩汀	Trientine hydrochloride	口服给药	C
盐酸瑞芬太尼	Remifentanil hydrochloride	肠道外给药	C
盐酸罂粟碱	Papaverine hydrochloride	口服给药	C
洋地黄毒苷	Digitoxin	口服给药	C
氧氟沙星	Ofloxacin	眼部给药	C；妊娠期妇女慎用，尤其是妊娠早期
		口服给药	C；妊娠期妇女慎用，尤其是妊娠早期
		耳部给药	C；妊娠期妇女慎用，尤其是妊娠早期
		肠道外给药	C；妊娠期妇女慎用，尤其是妊娠早期
氧烯洛尔	Oxprenolol	口服给药	C；D-如在妊娠中、晚期用药
氧雄龙	Oxandrolone	口服给药	X
叶酸	Folicacid	口服给药	A；C-如剂量超过美国的每日推荐摄入量
伊班膦酸	Folic acid	口服给药	C
伊达比星	Idarubicin	肠道外给药	D
伊拉地平	Isradipine	口服给药	C
伊立替康	Irinotecan	肠道外给药	D
伊洛前列素	Iloprost	吸入	C
伊马替尼	Imatinib	口服给药	D
伊米苷酶	Imiglucerase	肠道外给药	C
伊曲康唑	Itraconazole	口服给药	C
		肠道外给药	C
伊维菌素	Ivermectin	口服给药	C
依发韦仑	Efavirenz	口服给药	D
依法珠单抗	Efalizumab	肠道外给药	C
依酚氯铵	Edrophonium chloride	肠道外给药	C
依美斯汀	Emedastine	口服给药	B
依那普利	Enalapril	口服给药	C；D-如在妊娠中、晚期用药
依诺肝素	Enoxaparin	肠道外给药	B

续表

药物通用名	英文名	用药方式	妊娠期分级
Y			
依诺沙星	Enoxacin	口服给药	C
依匹斯汀	Epinastine	眼部给药	C
依前列醇	Epoprostenol	肠道外给药	B
伊索庚嗪	Ivermectin	口服给药	C
依他尼酸	Etacrynic acid	口服给药	B；D-如用于妊娠高血压患者
		肠道外给药	B；D-如用于妊娠高血压患者
依他凝血素 α	Eptacog alfa	口服给药	C
依他西普	Etanercept	肠道外给药	B
伊替巴肽	Eptifibatide	肠道外给药	B
依替膦酸	Etidronic acid	口服给药	B
		肠道外给药	C
依托泊苷	Etoposide	肠道外给药	D
依托度酸	Etodolac	口服给药	C；D-如在妊娠晚期或临近分娩时用药
依托咪酯	Etomidate	肠道外给药	C
依西美坦	Exemestane	口服给药	D
依折麦布	Ezetimibe	口服给药	C
胰岛素	Insulin	肠道外给药	B
胰脂肪酶	Pancreatic	口服给药	C
乙胺丁醇	Ethambutol	口服给药	B
乙胺嘧啶	Pyrimethamine	口服给药	C
乙琥胺	Ethosuximide	口服给药	C
乙硫异烟胺	Ethionamide	口服给药	C
乙酰半胱氨酸	Acetylcysteine	吸入	B
		口服给药	B
		肠道外给药	B
乙酰唑胺	Acetazolamide	口服给药	C
		肠道外给药	C
异丙碘胺	Isopropamid iodide	口服给药	C
异丙嗪	Promethazine	口服给药	C
		肠道外给药	C
异丙肾上腺素	Isoprenaline	肠道外给药	C
异丙托溴铵	Ipratropium bromide	吸入	B
异环磷酰胺	Ifosfamide	肠道外给药	D
异克舒令	Isoxsuprine	口服给药	C
异美汀	Isometheptene	口服给药	C

续表

药物通用名	英文名	用药方式	妊娠期分级
Y			
异炔诺酮	Norethynodrel	口服给药	X
异维A酸	Isotretinoin	口服给药	X
异戊巴比妥	Amobarbital	口服给药	D
异烟肼	Isoniazid	口服给药	C
		肠道外给药	C
抑肽酶	Aprotinin	肠道外给药	B
益康唑	Econazole	局部/皮肤外用	C；不宜使用，尤其是妊娠早期
		阴道给药	C；不宜使用，尤其是妊娠早期
吲哚洛尔	Pindolol	口服给药	B；D如在妊娠中、晚期用药
吲达帕胺	Indapamide	口服给药	B；D-如用于妊娠高血压患者
吲哚美辛	Indomethacin	眼部给药	B；D-如持续使用超过48小时，或者在妊娠34周以后用药
		口服给药	B；D-如持续使用超过48小时，或者在妊娠34周以后用药
		肠道外给药	B；D-如持续使用超过48小时，或者在妊娠34周以后用药
		直肠给药	B；D-如持续使用超过48小时，或者在妊娠34周以后用药
茚地那韦	Indinavir	口服给药	C
英利昔单抗	Infliximab	肠道外给药	B
荧光素	Fluorescein	眼部给药	C
		肠道外给药	C
右芬氟拉明	Dexfenfluramine	口服给药	C
右氯苯那敏	Dexchlorpheniramine	口服给药	B
右美沙芬	Dextromethorphan	口服给药	C
右美托咪定	Dexmedetomidine	肠道外给药	C
右溴苯那敏	Dexbrompheniramine	口服给药	C
右旋糖酐	Dextran	肠道外给药	C
右旋糖酐铁	Iron dextran	肠道外给药	C
愈创甘油醚	Gualfenesin	口服给药	C
孕酮	Progesterone	口服给药	B
Z			
扎鲁司特	Zafirlukast	口服给药	B
扎那米韦	Zanamivir	吸入	C
扎西他滨	Zalcitabine	口服给药	C
樟脑	Camphor	局部/皮肤外用	C

续表

药物通用名	英文名	用药方式	妊娠期分级
Z			
植物甲萘醌	Phytonadione；	口服给药	C
		肠道外给药	C
制霉菌素	Mycostatin	口腔咽喉给药	C
		口服给药	C
		局部/皮肤外用	C
		阴道给药	A
珠氯噻醇	Zuclopenthixol	口服给药	C
		肠道外给药	C
紫杉醇	Paclitaxel	肠道外给药	D
左布比卡因	Levobupivacaine	肠道外给药	B
左布诺洛尔	Levobunolol	眼部给药	C
左甲状腺素钠	Levothyroxine sodium	口服给药	A
左卡巴斯汀	Levocabastine	眼部给药	C
左炔诺孕酮	Levonorgestrel	口服给药	X
		皮下给药	X
左西替利嗪	Levocetirizine	口服给药	B
左旋多巴	Levodopa	口服给药	C
左旋咪唑	Levamisole	口服给药	C
左氧氟沙星	Levofloxacin	眼部给药	C；禁用，尤其是妊娠早期
		口服给药	C；禁用，尤其是妊娠早期
		肠道外给药	C；禁用，尤其是妊娠早期
左乙拉西坦	Levetiracetam	口服给药	C
佐米曲普坦	Zolmitriptan	口服给药	C
唑吡坦	Zolpidem	口服给药	B
唑来膦酸	Zoledronic acid	肠道外给药	D

4 哺乳期妇女禁用或慎用的药物

类别	药物
抗感染药物	链霉素、硫酸巴龙霉素、卡那霉素、氯霉素、林可霉素、红霉素、琥乙红霉素、四环素、米诺环素、多西环素、盐酸林可霉素、万古霉素、去甲万古霉素、喹诺酮类抗菌药、磺胺嘧啶、柳氮磺吡啶、磺胺甲噁唑、磺胺异噁唑、呋喃妥因、特比萘芬、伊曲康唑、两性霉素 B、氯法齐明、利巴韦林、膦甲酸钠、去羟肌苷、阿巴卡韦、依非韦伦、齐多夫定、甲苯咪唑、阿苯达唑、噻苯唑、替硝唑、乙胺嘧啶、伯氨喹、喷他脒、吡喹酮、盐酸左旋咪唑
主要作用于精神和神经系统药物	左旋多巴、金刚烷胺、卡马西平、苯巴比妥、苯妥英钠、磷苯妥英钠、唑吡坦、碳酸锂、甲喹酮、地西泮、硝西泮、奥沙西泮、氟硝西泮、三唑仑、水合氯醛、扎来普隆、扑米酮、利培酮、奥氮平、氟哌利多、甲丙氨酯、盐酸氯丙嗪、氟哌啶醇、氯普噻吨、舒必利、氟伏沙明、齐拉西酮、赖氨酸阿司匹林、对乙酰氨基酚、贝诺酯、双水杨酯、可待因、尼美舒利、双氯芬酸钠/米索前列醇、萘普生、吲哚美辛、舒林酸、芬布芬、金诺芬、洛索洛芬、吡罗昔康、美罗昔康、氯诺昔康、萘丁美酮、依托度酸、塞来昔布、奥沙普嗪、青霉胺、秋水仙碱、别嘌醇、麦角胺、羟考酮、丁丙诺啡、吗啡、戊四氮、贝美格、士的宁、吡拉西坦、他克林、氟西汀、帕罗西汀、西酞普兰、舍曲林、氟扶沙明、草酸 S-西酞普兰、文拉法辛、盐酸多奈哌齐、托卡朋、麦角胺
主要作用于循环系统药物	伊布曲特、地尔硫䓬、卡维地洛、比索洛尔、阿罗洛尔、丁咯地尔、氟桂利嗪、马尼地平、阿托伐他汀、洛伐他汀、普伐他汀、非诺贝特、辛伐他汀、匹伐他汀、氯贝丁酯、阿昔莫司、依那普利、贝那普利、赖诺普利、雷米普利、培哚普利、福辛普利、西拉普利、佐芬普利、厄贝沙坦、替米沙坦、奥美沙坦酯、坎地沙坦西酯、依普罗沙坦、特拉唑嗪、盐酸乌拉地尔、盐酸肼屈嗪、二氮嗪、盐酸米多君、前列地尔
主要作用于呼吸系统药物	厄多司坦、喷托维林、氯哌斯汀、右美沙芬、倍氯米松
主要作用于消化系统药物	西咪替丁、雷尼替丁、法莫替丁、尼扎替丁、罗沙替丁乙酸酯、雷尼替丁枸橼酸铋、泮托拉唑、埃索美拉唑、雷贝拉唑钠、胶体酒石酸铋、米索前列醇、罗沙前列醇、恩前列素、甘珀酸钠、马来酸曲美布汀、瑞巴派特、复方铝酸铋、匹维溴铵、雷莫司琼、托烷司琼、多拉司琼、西沙必利、依托必利、酚酞、欧车前亲水胶、地芬诺酯、次水杨酸铋、复方樟脑酊、马洛替酯、硫普罗宁、熊去氧胆酸、奥利司他、乌司他丁、柳氮磺吡啶、醋酸兰瑞肽、甲磺酸萘莫司他、生长抑素、奥曲肽
主要作用于泌尿和生殖系统药物	环噻嗪、苄噻嗪、泊利噻嗪、贝美噻嗪、乙酰唑胺、醋甲唑胺、黄酮哌酯
主要作用于血液和造血系统药物	双香豆素乙酯、茴茚二酮、苯茚二酮、依诺肝素、达肝素、降纤酶、去纤酶、非格司亭、莫拉司亭、培非格司亭、西洛他唑、伊洛前列素、阿法达贝泊汀
主要作用于内分泌和代谢系统药物	甲磺酸溴隐亭、兰瑞肽、西曲瑞克、曲安奈德、雌二醇、戊酸雌二醇、炔雌醇、雌三醇、尼尔雌醇、已烯雌酚、亮丙瑞林、炔诺酮、甲地孕酮、左炔诺孕酮、孕三烯酮、氯地孕酮、羟孕酮、米非司酮、卡前列素、卡前列甲酯、甲苯磺丁脲、格列本脲、苯乙双胍、二甲双胍、罗格列酮、吡格列酮、瑞格列奈、那格列奈、降钙素、卡比马唑、甲硫氧嘧啶、碘化钾、阿仑膦酸钠、伊班膦酸钠、利塞膦酸钠
抗变态反应药及免疫调节药物	苯海拉明、左西替利嗪、依巴斯汀、司他斯汀、曲普利啶、青霉胺、环孢素、他克莫司、吗替麦考酚酯、硫唑嘌呤、咪唑立宾、匹多莫德、来那度胺、抗人淋巴细胞免疫球蛋白、来氟米特、雷公藤多苷、干扰素

续表

类别	药物
皮肤与软组织用药	鬼臼毒素、林旦、萘苯海明、异维A酸、他扎罗汀
抗肿瘤药物	氮芥、苯丁酸氮芥、硝卡芥、美法仑、氧氮芥、环磷酰胺、异环磷酰胺、六甲蜜胺、甘磷酰芥、嘧啶亚硝脲、雌莫司汀、卡莫司汀、洛莫司汀、尼莫司汀、福莫司汀、白消安、噻替派、甲氨蝶呤、硫唑嘌呤、氟尿嘧啶、氟尿苷、卡莫氟、替加氟、去氧氟尿苷、氟尿脱氧核苷、阿糖胞苷、丝裂霉素、平阳霉素、柔红霉素、吡柔比星、多柔比星、阿柔比星、伊达比星、吉西他滨、长春地辛、长春瑞滨、卡培他滨、依托泊苷、替尼泊苷、羟喜树碱、拓扑替康、伊立替康、紫杉醇、多西他赛、高三尖衫酯碱、顺铂、卡铂、奥沙利铂、他莫昔芬、托瑞米芬、福美坦、依西美坦、氨鲁米特、来曲唑、阿那曲唑、甲羟孕酮、甲地孕酮、亮丙瑞林、戈舍瑞林、戈那瑞林、阿拉瑞林、曲普瑞林、丙卡巴肼、达卡巴嗪、米托蒽醌、羟基脲、来曲唑、阿那曲唑、利妥昔单抗、曲妥珠单抗、群司珠单抗、泊特佐米单抗、替莫唑胺、雷替曲塞、门冬酰胺酶、靛玉红、喜树碱
生物制品	森林脑炎灭活疫苗、流行性出血热灭活疫苗、斑疹伤寒疫苗、霍乱疫苗、伤寒菌苗、伤寒副伤寒甲菌苗、伤寒Ⅵ多糖菌苗、钩端螺旋体菌苗、冻干鼠疫活菌苗、冻干人用布氏菌病活菌苗
维生素、营养与调节水、电解质和酸碱平衡药物	葡萄糖酸锌
对比剂	碘泛酸、碘阿芬酸、碘普罗胺

依据《中华人民共和国药典临床用药须知》2005年版整理，仅供参考。

5 用药错误报告表

差错发生日期	年 月 日 时 分	发现差错日期	年 月 日 时 分
差错内容	□品种 □规格 □数量 □剂量 □剂型 □给药途径 □给药时间 □疗程 □禁忌证 □配伍 □其他______		
差错药品是否发给患者	□是 □否 其他______	患者是否使用了差错药品（包括错误的药名、剂量、剂型、给药途径等）	□是 □否 其他______
差错类别	□ A类：客观环境或条件可能引发差错（差错隐患） □ B类：发生差错但未发给患者 □ C类：差错发给患者但未使用或已使用但未造成伤害 □ D类：患者已使用，需要监测差错对患者的后果，并根据后果判断是否需要采取措施预防和减少伤害 □ E类：差错造成患者暂时性伤害，需要采取预防措施 □ F类：差错对患者的伤害可导致或延长患者住院 □ G类：差错导致患者永久性伤害 □ H类：差错导致患者生命垂危 □ I类：差错导致患者死亡 □ 其他：		
患者伤害情况	□死亡（直接死因）： 死亡时间： 年 月 日 □抢救（措施）： □残疾（部位、程度）： □暂时伤害（部位、程度）： （恢复过程）：□住院治疗 □门诊随访治疗 □自行恢复 □无明显伤害		
引发差错的因素	□选错药 □处方辨认不清 □缩写 □药名相似 □外观相似 □分装 □稀释 □标签 □其他______		
发生差错的场所	□门诊 □病房 □护士站 □药房 □患者家中 □其他______		
引起差错的工作人员职位	□初级药师 □中级药师 □高级药师 □护士 □医师 □其他__________		
其他与差错相关的工作人员	□初级药师 □中级药师 □高级药师 □护士 □医师 □其他__________		
发现差错的人员	□初级药师 □中级药师 □高级药师 □护士 □医师 □患者或家属 □其他________		
差错是如何发现或避免的：			

患者姓名		患者年龄	岁		性别：	□男 □女	
诊断		患者联系方式	手机号：				
差错相关药品	商品名		通用名		生产厂家		
	剂型		剂量/浓度		包装类型		包装容器大小

是否能够提供药品标签、处方复印件等资料： □是 □否 其他______
差错发生的经过：请简述事件经过、后果、相关人员职位、工作环境（如药品条形码、工作人员换班、缺少24小时制药房、药品存放条件等）
对预防类似差错发生的建议：

报告人		联系电话		传真	
e-mail		邮编		联系地址	

填报说明

用药差错在任何时候都是客观存在的，其发生原因有操作者个人因素，也无疑蕴涵着管理体系的某些漏洞。用药差错报告系统属于本学科专业人士共享资源，旨在从个案经验中提炼出系统性问题所在，进而提出相应的预防差错建议，以期规范行业、警示同道、受益患者。系统的建立与完善有赖于全体药师以及医护人员的通力合作，也将为大家提供一个交流与分享安全用药信息的平台。

填写报表者可信赖以下承诺：

- 自愿报告。报告内容不作为纠纷和处罚的依据；
- 个人信息保密。

用药差错报告系统收集下述情况的差错和差错倾向：

- 处方、抄写医嘱、调剂、发药、购买、用药过程等；
- 药名、有效成分、剂量、浓度、剂型、给药方法、给药时间、给药间隔、疗程等；
- 药品命名、包装容器、包装外观、包装大小、储存条件等；
- 过期药品；
- 用药指导、标签等。

报告方式：

- 电子邮箱：
- 传真报告：
- 电话报告：

6　肝功能不全患者需慎用的药物

损害类别	影响药物
代谢性药肝	氯丙嗪、三环类抗抑郁药、抗癫痫药、抗风湿药、抗甲状腺药、免疫抑制药、口服避孕药、甲睾酮和其他蛋白同化激素、巴比妥类、甲基多巴
急性实质性药肝	
剂量依赖性肝细胞坏死	对乙酰氨基酚
非剂量依赖性肝细胞坏死	异烟肼、对氨水杨酸、氟烷、三环类抗抑郁药、单胺氧化酶抑制剂、抗癫痫药、肌松药、抗溃疡药、青霉素衍生物、抗真菌药、利尿药、美托洛尔、钙通道阻滞药、奎尼丁、鹅去氧胆酸、可卡因
药物引起的脂肪肝	
以胆汁淤积性损害为主	异烟肼、甲氨蝶呤、苯妥英钠、苯巴比妥、糖皮质激素、四环素、水杨酸类、丙戊酸钠
肝肉芽肿浸润	异烟肼、硝基呋喃类、青霉素衍生物、磺胺类、抗癫痫药、阿司匹林、金盐、别嘌醇、保泰松、雷尼替丁、氯磺丙脲、氯丙嗪、奎尼丁、地尔硫䓬、丙吡胺、肼屈嗪
慢性实质性药肝	
活动性慢性肝炎	甲基多巴、呋喃妥因、丹曲林、异烟肼、氯美辛、对乙酰氨基酚
慢性胆汁淤积	氯丙嗪、丙米嗪、甲苯磺丁脲、红霉素、噻苯达唑、丙戊酸钠、非诺洛芬
肝纤维化和肝硬化	甲氨蝶呤、烟酸、维生素 A
肝磷脂和酒精性肝炎样	胺碘酮
药物引起的胆管病变（硬化性胆管炎）	氟尿嘧啶
药物引起的肝血管病变	
布卡综合征	口服避孕药、达卡巴嗪
静脉栓塞性疾病	硫唑嘌呤、噻苯达唑、硫鸟嘌呤、环磷酰胺、环孢素、多柔比星、丝裂霉素、卡莫司汀、雌激素
肝窦状隙损害，包括扩张、紫癜肝、周边窦状隙纤维化、非硬化性门静脉高压、小节再生性增生、肝动脉和门静脉血栓	硫唑嘌呤、口服避孕药、雄激素、同化激素、维生素 A、甲氨蝶呤、巯嘌呤
肝脏肿瘤	
良性肿瘤	口服避孕药、雄激素和蛋白同化激素
病灶性小节增生	口服避孕药
肝细胞癌	口服避孕药、雄激素和蛋白同化激素
ALT 和 AST 升高	四环素、林可霉素、克林霉素、两性霉素 B、氨苄西林、羧苄西林、苯唑西林、氯唑西林、美洛西林、多黏菌素、头孢呋辛、头孢美唑、头孢曲松、头孢哌酮、头孢他啶、拉氧头孢、头孢地嗪、亚胺培南/西司他丁钠、红霉素酯化物、依托红霉素、氟康唑、伊曲康唑、灰黄霉素、酮康唑、阿昔洛韦、伐昔洛韦、泛昔洛韦、异烟肼、利福平、乙胺丁醇、辛伐他汀、普伐他汀、洛伐他汀、氟伐他汀、阿托伐他汀、来氟米特、吗替麦考酚酯、咪唑立宾、匹莫林、莫雷西嗪、西咪替丁、罗沙替丁、尼扎替丁、奥美拉唑、兰索拉唑、雷贝拉唑、肝素钙、依诺肝素、达肝素钠、那屈肝素钙、降纤酶、东菱精纯抗栓酶、氯丙嗪、氟哌啶醇、氯普噻吨、奥氮平
血清-谷氨酰转移酶（γ-GT）升高	苯妥英钠、苯巴比妥、乙醇

7 肾病患者需慎用的药物

损害类别	影响药物
肾小球功能障碍	非甾体抗炎药、硝普钠、四环素类抗生素、普萘洛尔、可乐定、利血平、米诺地尔、甲基多巴、哌唑嗪、尼卡地平、卡托普利、硝苯地平、两性霉素 B、环孢素
肾小管功能障碍	巯嘌呤、锂制剂、格列本脲、四环素类、两性霉素 B、秋水仙碱、利福平、长春新碱等
肾小球肾炎及肾病综合征	金制剂、锂制剂、铋制剂、青霉胺、丙磺舒、卡托普利、非甾体抗炎药、氯磺丙脲、利福平、甲巯咪唑、华法林、可乐定、干扰素、磺胺类
急性肾衰竭	
泌尿系统阻塞	镇静催眠药、阿片制药、抗抑郁药、溴苄胺、甲基麦角丁胺、麦角衍生物、甲基多巴、解热镇痛药、吗啡及海洛因等镇痛剂、抗凝药、磺胺类、甲氨蝶呤、巴比妥类、乙醇、利福平、琥珀胆碱、巯嘌呤及对比剂等
血管阻塞	氨基己酸、噻嗪类利尿药、磺胺类、糖皮质激素、青霉素、肼屈嗪、普鲁卡因胺、奎尼丁、丙硫氧嘧啶等
肾间质及肾小管损害	头孢噻吩及青霉素类、四环素类、氨基糖苷类抗生素、利福平、磺胺类、非那宗、环孢素、多黏菌素 B、四氯化碳、四氯乙烯、对比剂、右旋糖酐-40
肾前尿毒症	锂盐、强利尿药、四环素类
急性肾小管坏死	氨基糖苷类抗生素、鱼精蛋白、地尔硫䓬、氢化可的松、卡托普利（低钾及血容量降低可加重毒性）、顺铂、卡莫司汀、洛莫司汀、甲氨蝶呤、门冬酰胺酶、丝裂霉素、普卡霉素及重金属盐类。能增大上述各药毒性的有呋塞米、甲氧氟烷、两性霉素 B、克林霉素、头孢菌素类及对比剂
渗透性肾病	甘露醇、右旋糖酐-40、甘油及大量葡萄糖
肾小管损害	头孢菌素、丝裂霉素、口服避孕药、甲硝唑（儿童）、磺胺类、噻嗪类利尿药、别嘌醇、卡马西平、格列本脲、苯妥英钠、奎尼丁、青霉胺、链激酶、苯丙胺、吡罗昔康及生物制品等
急性肾小球肾炎	利福平、肼屈嗪、青霉胺、依那普利等
间质性肾炎	头孢菌素、青霉素类、庆大霉素、对氨水杨酸、利福平、异烟肼、乙胺丁醇、多黏菌素 B、黏菌素、呋喃妥因、多西环素、磺胺类、氢氯噻嗪、呋塞米、阿米洛利、丙磺舒、吡罗昔康、布洛芬、吲哚美辛、托美丁、舒林酸、阿司匹林、甲氯芬那酸、非那西丁、非诺洛芬及保泰松、西咪替丁、硫唑嘌呤、环孢素、干扰素、别嘌醇、卡托普利、普萘洛尔、甲基多巴、苯丙胺、苯妥英钠、苯巴比妥、苯茚二酮等
肾结石	维生素 D、维生素 A 及过量抗酸药（如磷酸钙及三硅酸镁等）、乙酰唑胺、非甾体抗炎药、替尼酸、大量维生素 C（4～6 g/d）、磺胺类、丙磺舒及甲氨蝶呤
尿潴留	吗啡、阿片、哌替啶、可待因、罗通定、吲哚美辛、肾上腺素、麻黄碱、阿托品、山莨菪碱、东莨菪碱、溴丙胺太林、樟柳碱、喷托维林、异丙嗪、苯海拉明、氯苯那敏、赛庚定、羟嗪、黄酮哌酯、溴丙胺太林、苯丙醇胺、氯丁替诺、氯丙嗪、奋乃静、氟哌啶醇、多塞平、丙米嗪、氯米帕明、苯海索、普罗吩胺、比哌立登、氯美扎酮、丙吡胺、阿普林定、普萘洛尔、拉贝洛尔、尼群地平、硝苯地平、硝酸甘油、氟桂利嗪、氨茶碱、呋塞米、可乐定、甲基多巴、胍那苄、林可霉素、头孢唑林、诺氟沙星、吡哌酸、异烟肼、西咪替丁、曲克芦丁、镇静催眠药、烟碱、氨甲苯酸等

续表

损害类别	影响药物
血尿	头孢菌素、多肽抗生素、吡哌酸、诺氟沙星、麦迪霉素、甲硝唑、氨基糖苷类、多黏菌素、青霉素类、磺胺类、抗结核药、西咪替丁、雷尼替丁、卡托普利、环磷酰胺、环孢素、解热镇痛药、抗凝药、乙双吗啉、阿普唑仑、甲苯达唑等
尿失禁	氟哌啶醇、氯丙嗪、甲基多巴、哌唑嗪
影响肾功能试验	甲氧苄啶、西咪替丁
引起肾损害的常用药物	抗菌药物（如青霉素类、磺胺类、利福平、氨基糖苷类、四环素类、两性霉素 B、万古霉素、多黏菌素、氟喹诺酮类等）、抗肿瘤药（如环磷酰胺、长春新碱、氟尿嘧啶、喜树碱、巯嘌呤、顺铂、洛莫司汀、丝裂霉素、链佐星、柔红霉素、普卡霉素、博来霉素等）、生物制品、非甾体抗炎药、钙通道阻滞药、维生素 A 和维生素 D、右旋糖酐- 40、甘油、环孢素等

8　肝、肾功能不全时药物的血浆半衰期和剂量调整

类别	药物	血浆半衰期（小时）			肾衰竭者，不同肾小球滤过率（ml）时剂量的调期（表内数字为正常人剂量的%）			肝功能低下时剂量的调整
		正常人	肾衰竭者	肝病患者	每分钟＞50	每分钟10～50	每分钟＜10	
抗菌药物	阿米卡星	2～3	86	—	同卡那霉素			—
	庆大霉素	3	60	—	75%～100%	35%～75%	25%～35%	—
	卡那霉素	3	84	—	75%	35%～50%	25%	—
	新霉素	2	12～24	—	—	每8～12小时1次	每12～36小时1次	—
	链霉素	2.5	110	—	每24小时1次	每24～48小时1次	每48～96小时1次	—
	妥布霉素	2.5	70	—	同庆大霉素			—
	头孢克洛	0.6～1	1.5～3.5	—	—	50%～100%	25%～33%	—
	头孢孟多	0.5～1.8	15～24	—	—	25%～50%	10%～25%	—
	头孢西丁	0.6～1	8～33	—	每8小时1次	每8～12小时1次	每24～48小时1次	—
	头孢羟氨苄	1～1.4	10～25	—	每8小时1次	每12～24小时1次	每24～48小时1次	—
	头孢米星	0.75～1.5	—	—	—	—	每12～24小时1次	—
	头孢噻啶	1.5	10～23	—	避免应用	同左	同左	—
	头孢噻吩	0.5～0.9	3～18	—	—	—	每8～12小时1次	严重者慎用
	头孢匹林	0.5	2.5	—	—	—	每6～12小时1次	严重者稍减量
	头孢拉定	0.5	2.5	—	—	50%	25%	—
	氯霉素	2～4	3.5～7	12	—	—	—	减量
	克林霉素	2～4	3.5～5	7～14	—	—	—	中度及重度者需减量
	多黏菌素E	1.6～8	10～20	—	75%～100%	50%～75%	23%～30%	—
	红霉素	1.5～3	4～6	—	—	—	中度及重度患者需减量	
	林可霉素	4～6.4	10	11.8	每6小时1次	每6～12小时1次	每12～24小时1次	中度及重度患者需减量
	氨苄西林	0.8～1.5	6～20	1.9	—	每12～24小时1次	每24～48小时1次	—
	羧苄西林	1	10～20	1.9	每8～12小时1次	每12～24小时1次	每24～48小时1次	—
	邻氯西林	0.5	0.8	—	—	—	—	—
	双氯西林	0.7	1	—	—	—	—	—
	乙氧萘西林	0.6	1.2	1.7	—	—	严重者需减量	
	苯唑西林	0.4	1	稍延长	—	—	—	严重者需稍减
	青霉素	0.5	6～20	—	—	每12小时1次	每12～18小时1次	—
	多黏菌素B	4.5～6	36	—	75%～100%	50%～75%	25%～30%	—
	多西环素	15～24	25	—	—	—	—	稍减量

续表

类别	药物	血浆半衰期（小时）			肾衰竭者，不同肾小球滤过率（ml）时剂量的调期（表内数字为正常人剂量的%）			肝功能低下时剂量的调整
		正常人	肾衰竭者	肝病患者	每分钟>50	每分钟10～50	每分钟<10	
	米诺环素	12～15	14～30	—	—	—	—	稍减量
	四环素	6～15	7～75	—	不用	不用	不用	—
	万古霉素	4～8	200～240	—	每24～72小时1次	每72～240小时1次	每240小时1次	—
	灰黄霉素	10～22	—	—	—	—	—	严重者需减量
	咪康唑	20～24	24	—	—	—	—	严重者需减量
	孟德立酸	3～6	—	—	—	—	不用	—
	甲硝唑	16～14	8～15	—	—	每8～12小时1次	每12～24小时1次	严重者需减量
	萘啶酸	1～2.5	21	—	—	—	不用	严重者需减量
	呋喃妥因	0.3	1	—	—	不用	不用	慎用
	磺胺甲噁唑	9～11	10～50	—	每12小时1次	每18小时1次	每18～24小时1次	严重者需减量
	磺胺异噁唑	4.5～7	6～12	—	—	每8～12小时1次	每12～24小时1次	严重者需减量
	甲氧苄啶	8～16	24～46	—	—	每8～12小时1次	每12～24小时1次	—
抗结核药	乙胺丁醇	3.3	>10	—	—	50%每24小时1次或100%每36小时1次	25%每24小时1次或100%每18小时1次	—
	异烟肼	1.4	2.3	6.7	—		66%～100%	中度及严重者需减量
	利福平	2.3	3.1～5	延长	—	—	—	有蓄积性
抗病毒药	金刚烷胺	12～36	>24	—	有蓄积性	同左	同左	—
镇痛药	对乙酰氨基酚	2	—	—	每4小时1次	每4小时1次	每4小时1次	不用
	阿司匹林	2～19	—	—	每4小时1次	每4～6小时1次	不用	不用
	可待因	3.4	—	—	每3～4小时1次	每3～4小时1次	每3～4小时1次	稍减量
	吗啡	2.3	—	—	每3～4小时1次	每3～4小时1次	每3～4小时1次	稍减量
	哌替啶	3	—	7	每3～4小时1次	每3～4小时1次	每3～4小时1次	稍减量
	美沙酮	13～55	—	—	每6小时1次	每8小时1次	每8～12小时1次	稍减量
	喷他佐辛	2	—	—	每4小时1次	每4小时1次	每4小时1次	稍减量
镇静催眠药	水合氯醛	7～14	—	—	每24小时1次	不用	不用	减量
	氯氮草	5～30	—	63	每6～8小时1次	每6～8小时1次	每6～8小时1次	减量
	地西泮	29～90	—	105～164	每8小时1次	每8小时1次	每8小时1次	减量
	氟西泮	47～100	—	—	每24小时1次	每24小时1次	每24小时1次	减量
	格鲁米特	5～22	—	—	每24小时1次	不用	不用	减量
	己巴比妥	3.7	—	5～13	每8小时1次	每8小时1次	每8小时1次	减量
	甲丙氨酯	6～17	—	32	每6小时1次	每9～12小时1次	每12～18小时1次	稍缓慢
	甲喹酮	10～43	—	—	每24小时1次	不用	不用	减量
	奥沙西泮	6～25	—	—	每8小时1次	每8小时1次	不用	—
	戊巴比妥	18～48	—	—	每8～24小时1次	每8～24小时1次	每8～24小时1次	减量

续表

类别	药物	血浆半衰期（小时）			肾衰竭者，不同肾小球滤过率（ml）时剂量的调期（表内数字为正常人剂量的%）			肝功能低下时剂量的调整
		正常人	肾衰竭者	肝病患者	每分钟＞50	每分钟 10～50	每分钟＜10	
抗高血压药	硫喷妥钠	3.8	—	—	—	—	稍减量	减量
	可乐定	7～12	24	—	减量	减量	减量	可能减量
	胍乙啶	120～140	—	—	—	减量	减量	可能减量
	肼屈嗪	2～3	延长	—	减量	减量	减量	减量
	甲基多巴	2～3	6	—	—	—	—	不用
	米诺地尔	4.2	42	—	—	—	—	可能减量
	哌唑嗪	2.5～4	—	—	—	—	—	可能减量
	利血平	46～165	—	—	—	—	—	可能减量
利尿药	氯噻酮	51	100	—	—	无效	无效	—
	依地尼酸	1	延长	—	不用	不用	不用	可能减量
	呋塞米	0.5～1	延长	—	—	—	—	可能减量
	氢氯噻嗪	2.5	24	—	—	可能无效	可能无效	—
	汞利尿药	2～3	16	—	不用	不用	不用	—
	螺内酯	16	延长	—	减量	不用	不用	—
	氨苯蝶啶	2	—	—	—	不用	不用	减量
抗心律失常药及强心苷药	溴苄铵	4～17	31.5	—	每 8 小时 1 次	每 24～48 小时 1 次	不用	—
	洋地黄毒苷	168～192	200	—	—	—	—	—
	地高辛	30～40	87～100	—	—	减少 50%	减少 50%～75%	—
	丙吡胺	4.8～8.2	43	—	每 6 小时 1 次	每 12～24 小时 1 次	每 24～48 小时 1 次	—
	利多卡因	1.3～2.3	1.3～2.5	5	—	—	—	负荷量照旧，滴入速率减慢一半
	普鲁卡因胺	2.2～4	9～16	—	每 3～6 小时 1 次	每 6～12 小时 1 次	每 12～24 小时 1 次	—
	普萘洛尔	4	2～3.2	延长	—	—	—	明显减量
	奎尼丁	3～16	3～16	—	—	—	—	—
	维拉帕米	—7	—	—	慎用	慎用	慎用	
抗痛风及抗炎药	别嘌醇	0.7	延长	—	一日 300mg	一日 200mg	一日 100mg	
	秋水仙碱	0.3	0.7	0.2	—	不得长期应用		—
	非诺洛芬	1.5～2.9	—	—	—	—	—	—
	布洛芬	2	—	—	—	—	—	—
	吲哚美辛	2～11	2	—	—	—	—	—
	萘普生	12～15	—	—	—	—	不用	—
	青霉胺	—	—	—	—	不用	不用	—
	保泰松	40～140	27～96	40～190	—	—	—	—
	泼尼松	2.5～3.5	—	3.5	—	—	不用	—
	丙磺舒	3～17	—	—	—	不用	不用	—
	舒林酸	1.5～3.0	—	—	—	—	从半量开始	—

续表

类别	药物	血浆半衰期（小时）			肾衰竭者，不同肾小球滤过率（ml）时剂量的调期（表内数字为正常人剂量的%）			肝功能低下时剂量的调整
		正常人	肾衰竭者	肝病患者	每分钟>50	每分钟 10～50	每分钟<10	
免疫抑制药及抗肿瘤药	多柔比星	1	—	延长	—	—	稍减量	胆红素<2～3 时减量 20%～30%
	巯嘌呤	1	稍延长	稍延长	—	—	稍减量	可能引起肝毒性
	博来霉素	2	延长	—	—	可能减量	减量	—
	白消安	长	—	—	—	—	—	—
	顺铂	0.4～0.8	延长	—	—	减量	减量	—
	环磷酰胺	3～10	延长	延长	—	—	可能减量	稍减量
	阿糖胞苷	0.1	—	—	—	—	可能减量	—
	氟尿嘧啶	0.1	—	稍延长	—	—	—	稍减量
	美法仑	2	—	—	—	—	一或稍减量	—
	甲氨蝶呤	2.3	延长	—	—	—	减量	慎用
	长春碱	0.1	—	可能延长	—	—	一或稍减量	稍减量
	长春新碱	0.1	—	可能延长	—	—	一或稍减量	稍减量
作用于神经与精神系统药物	新斯的明	0.9～1.3	3	—	—	—	减量 50%	—
	吡斯的明	1.5～4.3	5.1～10.3	—	—	—	减量 50%	—
	卡马西平	19～55	—	—	—	—	—	—
	乙琥胺	53～66	—	—	—	—	稍减量	—
	氟哌啶醇	10～36	—	—	—	—	—	一或稍减量
	左旋多巴	0.8～1.6	—	—	—	—	—	—
	锂盐	14～28	延长	—	一或稍减	不用	不用	—
	苯巴比妥	60～150	—	—	—	—	稍减量	慎用
	氯丙嗪	11～42	—	—	—	—	一或稍减	稍减，慎用
	苯妥英钠	10～30	6～11	—	—	—	—	严重时减量
	阿米替林	12～56	—	—	—	—	—	稍减，慎用
	三甲双酮	6	—	—	—	不用	不用	—
	丙戊酸	10～15	—	—	—	—	稍减量	稍减量
抗糖尿病药	氯磺丙脲	25～42	延长	—	稍减量	不用	不用	慎用
	胰岛素	0.08～0.25	延长	—	减量	减量	减量	根据血糖高低决定剂量
	甲苯磺丁脲	4～8	3～9	3～7	—	—	—	—
其他	西咪替丁	1.4～2.4	3～10	—	每 6 小时 300mg	每 8 小时 300mg	每 12 小时 300mg	—
	苯海拉明	3～8	—	—	—	—	一或稍减	—
	肝素	1～2	一或稍延长	1.3	—	—	—	—
	丙胺太林	2.2～3.7	—	—	—	—	一或稍减	—
	丙硫氧嘧啶	1～2	—	—	—	—	—	—
	茶碱	3～12	—	10～59	—	—	—	减少 50%
	华法林	15～87	21～43	17～29	—	—	—	—

肾功能不全者也可按肌酐清除率调整剂量，每分钟≥50ml 者无需调整剂量，每分钟≥30ml 者，视具体药物调整剂量，每分钟≤10ml 者，应禁用

9 常用药物的皮肤敏感试验

有些药品如抗生素中β-内酰胺类的青霉素、头孢菌素；氨基糖苷类抗生素的链霉素、庆大霉素，维生素、有机碘造影剂、局麻药、免疫调节剂、生物药品（酶、抗毒素、类毒素、血清、菌苗、疫苗）等药品在给药后极易引起过敏反应，甚至出现过敏性休克。为安全起见，需在注射给药前进行皮肤敏感试验，皮试后观察15～20分钟，以确定阳性或阴性反应。

对青霉素、头孢菌素、破伤风抗毒素等易致过敏反应的药品，注意提示患者在用药前（或治疗结束后再次应用时）进行皮肤敏感试验，在明确药品敏感试验结果为阴性后，再调配药品；对尚未进行皮试者、结果阳性或结果未明确者拒绝调配药品，同时注意提示有家族过敏史或既往有药品过敏史者在应用时提高警惕性，于注射后休息和观察30分钟，或采用脱敏方法给药。

鉴于头孢菌素类抗生素可引起过敏性反应或过敏性休克，同时与青霉素类抗生素存在有交叉过敏性，概率在3%～15%，但目前头孢菌素应用前是否做皮肤试验的临床意义尚有极大争议，《中华人民共和国药典临床用药须知》（2005年版）等相关著作尚无定论。国外文献证实：若患者以前发生过青霉素过敏性休克者，应禁用头孢菌素，若过敏反应轻微，必要时可在严密监护下，给予头孢菌素类抗生素。但近年来有多例报道，头孢菌素可致过敏性休克甚至死亡，为慎重起见和对患者的安全用药负责，建议在应用前做皮肤试验，并提示应用所注射的药品品种进行皮试。另外，具体到药物是否需要做药物皮肤敏感试验，请参照药品说明书和官方的药物治疗指南。鉴于各药品生产企业的产品标准不同而对皮肤试验的要求不一，在用药前宜仔细阅读药品说明书。《中华人民共和国药典临床用药须知》（2005年版）中必须做皮肤敏感试验的药物情况，见附表4-1。

此外，在部分权威性较高的二次文献中，对部分常用药品也记载应做皮肤敏感试验，在此也列附表4-2提示。

附表9-1 常用药物皮肤敏感试验的药液浓度和给药方法与剂量

药物名称	皮试药液浓度（ml）	给药方法与剂量
细胞色素C注射剂	0.03 mg（皮内注射），注射液原液（划痕）5 mg（滴眼）	皮内注射0.03～0.05 ml，划痕1滴；滴眼1滴
降纤酶注射剂	0.1 BU	皮内注射0.1 ml
门冬酰胺酶注射剂	20 U	皮内注射0.02 ml
青霉素钾注射剂	500 U	皮内注射0.1 ml
青霉素钠注射剂	500 U	皮内注射0.1 ml；划痕1滴
青霉素V钾片	500 U	皮内注射0.1 ml
普鲁卡因青霉素注射剂-青霉素	500 U	皮内注射0.1 ml
普鲁卡因青霉素注射剂-普鲁卡因	2.5 mg	皮内注射0.1 ml
苄星青霉素注射剂	500 U	皮内注射0.1 ml
抑肽酶注射剂	2 500 kU	静脉注射1 ml
胸腺素注射剂	25μg	皮内注射0.1 ml
白喉抗毒素注射剂	稀释20倍	皮内注射0.1 ml
破伤风抗毒素注射剂	75 U（稀释20倍）	皮内注射0.1 ml

续表

药物名称	皮试药液浓度（ml）	给药方法与剂量
多价气性坏疽抗毒素注射剂	250 U（稀释 20 倍）	皮内注射 0.1 ml
抗蛇毒血清注射剂	稀释 20 倍	皮内注射 0.1 ml
抗炭疽血清注射剂	稀释 20 倍	皮内注射 0.1 ml
抗狂犬病血清注射剂	20 U（稀释 20 倍）	皮内注射 0.1 ml
肉毒抗毒素注射剂	稀释 10 倍	皮内注射 0.05 ml
玻璃酸酶注射剂	150 U	皮内注射 0.02 ml
α-糜蛋白酶注射剂	500μg	皮内注射 0.1 ml
鱼肝油酸钠注射剂	1 mg	皮内注射 0.1～0.2 ml

苯唑西林钠、氯唑西林钠、氨苄西林钠、阿莫西林、羧苄西林钠、哌拉西林钠、磺苄西林钠注射剂和青霉胺片剂等皮试药液浓度和给药剂量同青霉素

附表 9-2 部分提示应做皮肤敏感试验药物的药液浓度和给药方法与剂量

药物名称	皮试药液浓度（ml）	给药方法与剂量
链霉素注射剂	1 mg	皮内注射 0.1 ml
头孢菌素类注射剂	300μg 或 500μg	皮内注射 0.1ml
庆大霉素注射剂	400 U	皮内注射 20～40 U；儿童 5～10 U
甲氧西林钠注射剂	250μg	皮内注射 0.1 ml
氯唑西林钠注射剂	250μg	皮内注射 0.1 ml
苯唑西林钠注射剂	500μg	皮内注射 0.1 ml
萘夫西林钠注射剂	250μg	皮内注射 0.1 ml
氨氯西林钠注射剂	250μg	皮内注射 0.1 ml
氟氯西林钠注射剂	500μg	皮内注射 0.1 ml
磷酸组胺注射剂	0.1 mg	皮内注射 0.1 ml
右旋糖酐注射剂	原液	皮内注射 0.1 ml
维生素 B1 注射剂	5 mg	皮内注射 0.1 ml
普鲁卡因注射剂	2.5 mg	皮内注射 0.1 ml
促皮质素注射剂	1 U	皮内注射 0.1 ml
绒促性素注射剂	500 U	皮内注射 0.1 ml
胰蛋白酶	0.5 mg	皮内注射 0.1 ml
胸腺 5 肽	0.1 mg	皮内注射 0.1 ml
胸腺素 α1	1.6 mg	皮内注射 0.05～0.1 ml
胸腺素生成素	0.1 mg	皮内注射 0.1 ml（0.01 mg）
甘露聚糖肽	2.5 mg	皮内注射 0.1 ml
蕲蛇酶	0.75 U	皮内注射 0.1 ml
鲑降钙素注射剂	10 U	皮内注射 0.1 ml
天花粉蛋白	0.5μg	皮内注射 0.1 ml
有机碘造影剂	30%溶液	静脉注射 1 ml；皮内注射 0.1 ml

①凡头孢菌素规格（每瓶）为 0.5 g、0.75 g、1 g 的先依次应用 0.9%氯化钠注射液 10、15、20 ml 稀释原药后，抽取 0.1 ml，再用 0.9%氯化钠注射液稀释至 10 ml，抽取 0.1 ml 做皮试。规格为 1.5 g、2 g 的依次用 0.9%氯化钠注射液 15 ml、20 ml 稀释原药后，抽取 0.05 ml，再用 0.9%氯化钠注射液稀释至 10 ml，抽取 0.05 ml 做皮试。②若皮试为阳性反应，可采取脱敏治疗给药；* 有机碘造影在应用中仍可出现过敏反应，尚需注意

10　部分需监测药物的药动学参数

药品名称	口服生物利用度（%）	达峰时间（小时）	血浆蛋白结合率（%）	表观分布容积（L/kg）	消除半衰期（小时）	消除途径	达稳态时间（日）	清除率（ml/kg）	有效浓度范围（mg/L）	潜在中毒浓度（mg/L）	剂量（mg/kg）
卡马西平	75～85	4～8	75～80	0.8～2.2	25～65	肝 99%	7～14	成人一日 11～26 儿童一日 28	4～12	＞12	成人一日 7～19，分次 儿童一日 10～20，分次
乙琥胺	～100	成人 2～4 儿童 3～7	＜10	0.65	成人 50～60 儿童 30～36	肝 70% 肾 30%	成人 8～12 儿童 6～10	成人一日 10～13 儿童一日 16	40～100	＞150	成人一日 15～30 儿童一日 15～40
苯巴比妥	80～90	2～18	20～45	成人 0.7 儿童 0.9	成人 50～144 儿童 40～70	肝 80% 肾 20%	成人 14～21 儿童 10～18	成人一日 3.2 儿童一日 8.2	10～40	＞40	成人一日 1～5，分次 儿童一日 3～6，分次
苯妥英	95	4～12	85～95	0.5～0.8	7～42	肝＞95% 肾＜5%	成人 5～14 儿童 2～5		10～20	＞25	负荷量一日 15，维持量一日 5（成人）
扑米酮	92	成人 2.7～5.2 儿童 4～6	0～20	0.64～0.72	10	肝、肾	2～4	一日 31（单用）	6～15	＞18	成人一日 7.5～20，分次 儿童一日 5～25，分次
丙戊酸	～100	空腹 0.5～1.5 食后 2～8	85～95	0.1～0.4	成人 12～15 老年 14～17 新生儿 30～40	肝	2～2.5	成人每小时 7～8	50～100	未定	成人一日 5～45，分次 儿童一日 15～60，分次

续表

药品名称	口服生物利用度（%）	达峰时间（小时）	血浆蛋白结合率（%）	表观分布容积（L/kg）	消除半衰期（小时）	消除途径	达稳态时间（日）	清除率（ml/kg）	有效浓度范围（mg/L）	潜在中毒浓度（mg/L）	剂量（mg/kg）
丙吡胺	90	1～3	35～95	3～5.7	4～10	肝～25% 肾脏～50%	成人 25～30 小时	一日 1.5～4	2～4	>7	负荷量一次 300mg， 维持量一日 400～800mg
奎尼丁	44～98	1～3	80～88	2～3	成人 6～8 儿童 2.5～6.7	肝主要 肾少量	2	一日 4.70	3～6	>5	一日 14～30，分次
普萘洛尔	30	1～1.5	93	2.0～4.6	2～3	肝 95%	10～30 小时	每分钟 12	0.05～0.1	未定	负荷量一次 300mg， 维持量一日 400～800mg
利多卡因	35	不规则	66	1	1～2 （心力衰竭 1.9～6）	肝	5～10 小时	一日 0.54～1.44	1.5～5	>5.0	负荷量一次 100～150 mg 维持量每分 0.9～1.8mg
普鲁卡因胺	75～95	1～1.5	15～20	1.75～2.5	2～3	肝、肾	11～20 小时	每小时（8.6±1.9）	2～10	>16	负荷量一次 10～15 维持量 35～50mg
地高辛	60～80	2～6	20～25	6～10	32～48	肾	成人 7～11	成人 188ml/(min * 1.73m²)	0.5～2μg/L	>2.4μg/L	负荷量一次 8～125μg/kg 维持量一日 3～5μg/kg
庆大霉素	几不吸收	即刻（注）	0～30	0.2～0.25	成人 2～3 （肾衰竭 40～50） 儿童 5～11.5	肾	2.5～15 小时（>30 岁）	1.33±0.6119	峰 4～10 谷 1～2	峰>12 谷>2	负荷量一次 1.0～2.5 维持量一日 3.0～5.0

续表

药品名称	口服生物利用度（%）	达峰时间（小时）	血浆蛋白结合率（%）	表观分布容积（L/kg）	消除半衰期（小时）	消除途径	达稳态时间（日）	清除率（ml/kg）	有效浓度范围（mg/L）	潜在中毒浓度（mg/L）	剂量（mg/kg）
妥布霉素	几不吸收	即刻（注）	低	0.26	1.9～2.2	肾	约10小时	每小时 (75.65±16.88)	峰4～10 谷1～2	峰>12 谷>2	一日5～7
万古霉素	几不吸收	即刻（注）	55	0.43～1.25	成人4～11 儿童2～3	肝	3～5	老年人：每分钟（61.05±10.30）ml 成人：每分钟(87.35±9.45) ml	峰25～40 谷5～10	峰>50 谷>20	成人一日10～30，分次 儿童一日10～40，分次
阿米替林	56～70	8～12	90	5.4～8.6	9～25	肝	4～10	5.3～26	0.15～0.25	>0.5	成人一日75～300mg 老年一日20～100mg
碳酸锂	97	0.5～3	0	0.4～1.4	20～24（肾衰竭40～50）	肾	2～7	15～30	急性治疗0.8～1.2mmol/L 维持治疗1.4～0.8 mmol/L	>1.4mmol/L	成人一日0.9～1.5g分次
茶碱	～100	2～3	60	0.3～0.7	成人4～10.9 儿童2.6～4.8 新生儿>24	肝	3～8	每分钟 (0.67±0.13)	<15	>15	视制剂不同而定
环孢素	20～30	3～4	90	3.5～4	10～30	肝94% 肾6%		每分钟5～7ml	骨髓移植：100～200ng/ml 肝移植200～300ng/ml 肾移植100～200ng/ml		视移植后时间及移植种类而定
他克莫司	10～20	0.7～6	98.8	16.1	4～41	肝	3	成年每小时2.43L 肝移植：每小时4.1L	10～20ng/ml		视移植后时间及移植种类而定

11　药品使用提示标签

药师在调配药品时，必须在药品的外包装上标记出使用药品的信息，包括剂量、给药次数等。药品使用提示标签是为了提醒患者在药品使用和保存方面应特别重视的问题，内容简单明了，作为医嘱和药品说明书关于用药的重要信息的强化和补充。

根据用药的实际情况，遴选下列 34 个药品使用提示标签，其中黑体字作为提示标签用语，非黑体字作为标签含义、适用范围的解释，见附表 11－1。

标签［1］～［19］和［29］～［31］可以作为单独的标签用语；标签［21］～［28］是可以和用法与用量一起作为标签使用；标签［32］～［34］是提示药品保管与储存。

药品的使用提示标签序号，见附表 11－2。

附表 11－1　药品使用提示标签用语与说明

［1］	提示用语：可致困倦限含有抗组胺药的儿童制剂。
［2］	提示用语：可导致困倦或其他症状（如视物模糊、精神不集中、眩晕、恶心），服用期间不要操作机器、高空作业或驾驶，同时禁止饮酒 有些药品仅在服药的前几天感觉困倦，有些药品仅在大剂量时引起困倦，应该告诉患者症状消失后再进行以上操作。
［3］	提示用语：可能导致困倦，服用期间不要操作机器、高空作业或驾驶，同时禁止饮酒或含乙醇饮料 用于含单胺氧化酶抑制药的药品。
［4］	提示用语：不要饮酒 服用某些药品时同时饮酒，会增强某些药品的作用和不良反应。
［5］	提示用语：不要同时服用抗酸药 用于肠溶衣制剂或受抗酸药显著影响吸收、影响药效的药品。
［6］	提示用语：不要同时服用含铁、铝、钙、镁、锌等金属离子的药品 这些药品易与铁、铝、钙、镁、锌等离子螯合，减少吸收。应间隔 2～3 小时服用。
［7］	提示用语：不要与牛奶同服的药品 牛奶可影响部分药品的吸收，应间隔 2～3 小时服用。
［8］	提示用语：应遵医嘱，不要随便停药 适用于长期服用或突然停药会造成严重后果的药品。
［9］	提示用语：遵照医嘱，完成处方的疗程 用于需要完成一定疗程的药品，如抗感染药、糖皮质激素等。
［10］	提示用语：请按照打印说明用药 某些特殊药品应该给患者治疗卡片说明用药方法，如抗凝药、锂剂和糖皮质激素类等。
［11］	提示用语：用药后，避免阳光直射 有些药品可致易感患者的光敏反应，尤其在高强度的紫外灯和阳光下。
［12］	提示用语：用药期间不要服用含阿司匹林的药品 阿司匹林可降低某些药品的疗效。
［13］	提示用语：用水溶解或与水混匀后服用 用于服前需用水溶解的药品（可溶性片剂）或用前需用水混匀（粉剂，颗粒剂）的药品。
［14］	提示用语：可能引起尿液变色 用于可使尿液变色的药品，包括酚酞致粉红碱性尿，氨苯蝶啶使尿液见光呈蓝色，左旋多巴使尿液变深红色，利福平使尿液呈红色。

续表

[15]	提示用语：药品易燃，远离火焰 含易燃的药品要远离明火。
[16]	提示用语：舌下含化，不要转移包装，注意密封 提醒患者不要将硝酸甘油片从包装中取出放入塑料袋或其他不合适的器皿内。
[17]	提示用语：24 小时内服用药品不要超过限量
[18]	提示用语：一日内或一周内服用药品不要超过限量
[19]	提示用语：可导致困倦并持续较长时间，服用期间不要操作机器、高空作业或驾驶，同时禁止饮酒 用于镇静、催眠且具有后效应的药品。
[20]	提示用语：餐后或与食物同服 避免对胃肠道的刺激、与食物同服吸收更好、增强疗效或减少不良反应的药品。
[21]	提示用语：餐前 0.5～1 小时服用 可促进药品的吸收、发挥疗效、保护胃黏膜、健胃、助消化的药品。
[22]	提示用语：空腹或餐前 1 小时服用 有些药品的吸收可被胃内食物和胃酸破坏，减少吸收。
[23]	提示用语：咀嚼或含服 用于需要吮吸或咀嚼的制剂。
[24]	提示用语：需整片吞咽，不要咀嚼或掰碎 用于包肠溶衣或缓、控释的药品，以及异味刺激或损伤口腔黏膜的药品。
[25]	提示用语：舌下含化 用于舌下含化的药品。将药品放于舌下含化，不要吞咽或饮水。有时将药品放在齿龈和颊部之间。
[26]	提示用语：大量饮水 需大量水稀释的制剂、促进排泄或需水化治疗的药品。应注意"大量"指的是至少 150 ml。
[27]	提示用语：稀薄涂敷 用于外用制剂。
[28]	提示用语：不宜随意服用，每次或每日剂量须严格限定 用于解热镇痛药、解痉药等或标示必要时服用的药品。
[29]	提示用语：不要与其他含对乙酰氨基酚的制剂同时服用 用于所有含对乙酰氨基酚的药品的外包装上。
[30]	提示用语：含阿司匹林和对乙酰氨基酚。不要服用其他含相同成分的复方制剂 用于含阿司匹林和对乙酰氨基酚的所有药品的外包装。
[31]	提示用语：含阿司匹林 用于药品名称中没有阿司匹林字样的含阿司匹林的药品。
[32]	提示用语：避光保存
[33]	提示用语：冷处保存（2～10℃）
[34]	提示用语：防潮，密封保存

附表 11-2 部分药品的使用提示标签

药品名称	推荐药品使用注意提示标签	药品名称	推荐药品使用注意提示标签
阿苯达唑	[9]	苯巴比妥	[2][8]
阿伐斯汀	[2]	苯海索	[2]
阿呋唑嗪	[2]	苯噻啶	[2]
阿呋唑嗪缓释剂	[2][20][24]	苯扎贝特	[20]
阿卡波糖	[2][20]	苯扎贝特缓释片	[20][24]
阿洛西林缓释片	[9][24]	比沙可啶肠溶片	[5][24]
阿米替林	[2]	比索洛尔	[2][8]
阿米替林缓释剂	[2][24]	吡拉西坦	[2]
阿莫西林	[9]	吡美莫司乳膏	[27]
阿莫西林干混悬剂	[9][13][32]	吡嗪酰胺	[8][20]
阿莫西林咀嚼片	[9][23]	别嘌醇	[2][8][26]
阿普唑仑	[2]	丙吡胺缓释片	[24]
阿奇霉素	[2][6][9][22]	丙硫异烟胺	[8][20]
阿奇霉素混悬液	[2][6][9][22]	丙戊酸钠	[8]
阿司匹林肠溶片	[5][24][31][34]	丙戊酸钠肠溶片	[5][8][24]
阿司匹林分散片	[13][20][31][34]	丙戊酸钠缓释片	[8][24]
阿司匹林缓释片	[24][31][34]	布地奈德吸入剂	[8][10]
阿司匹林泡腾片	[13][20][31][34]	布洛芬	[2][20][32]
阿司匹林栓剂	[31][32][34]	布洛芬缓释片	[2][24]
阿替洛尔	[8][21]	布洛芬颗粒剂	[2][13][20]
阿替洛尔缓释片	[8][21][24]	茶碱	[20][32]
阿托伐他汀	[2]	茶碱缓释片	[20][24][32]
阿昔洛韦	[9]	雌二醇	[10]
阿昔莫司	[20]	雌莫司汀	[5][22]
埃索美拉唑	[21][24]	醋酸氢化可的松	[10][20]
氨苯蝶啶	[14][20]	单硝酸异山梨酯缓释片	[24]
氨苯砜	[8]	地蒽酚软膏	[27]
氨苄西林	[9][22]	地尔硫 缓释片	[24]
氨茶碱片	[32][34]	地塞米松	[10][20]
胺碘酮	[11]	地西泮	[2][19]
奥氮平	[2]	丁螺环酮	[2]
奥卡西平	[3][8]	丁酸氢化可的松外用制剂	[27]
奥美拉唑	[2][5]	度洛西汀	[2]
奥美拉唑肠溶片	[2][5][24]	对氨基水杨酸钠片	[32]
奥沙拉秦	[20]	对乙酰氨基酚	[29]

续表

药品名称	推荐药品使用注意提示标签	药品名称	推荐药品使用注意提示标签
奥沙西泮	[2]	多塞平	[2]
奥司他韦	[2][9]	多沙唑嗪缓释片	[2][24]
奥昔布宁	[2][24]	多沙唑嗪控释片	[2][24]
巴氯芬	[2][8]	多西环素	[6][9][11]
倍他米松	[10]	厄洛替尼	[20]
倍他米松外用制剂	[27]	二甲双胍	[20]
倍他司汀	[20]	二甲双胍缓释片	[20][24]
二氯尼特	[9]	甲氧氯普胺	[2][24][32]
二硝酸异山梨酯缓释片	[24]	降钙素鼻喷雾剂	[33]
伐昔洛韦	[2][9]	金刚烷胺	[2]
泛昔洛韦	[9]	金诺芬	[20]
非洛地平缓释片	[24]	卡巴克洛片	[32]
非诺贝特	[2][20]	卡马西平	[2][8]
非索非那定	[2]	卡马西平缓释片	[2][8][24]
芬太尼贴剂	[2]	卡马西平混悬液	[2][8]
奋乃静	[2]	卡马西平咀嚼片	[2][8][20][23]
伏立康唑	[2][9][11][22]	卡培他滨	[2][20]
氟比洛芬	[20]	卡维地洛	[8]
氟比洛芬缓释片	[20][24]	可乐定	[2][8]
氟伐他汀	[2]	克拉霉素	[2][9]
氟伐他汀缓释片	[2][24]	克拉霉素缓释片	[2][9][24]
氟奋乃静	[2]	克林霉素	[9]
氟伏沙明	[2]	喹硫平	[2]
氟康唑	[9]	拉贝洛尔	[2][8]
氟氯西林	[9][22]	拉莫三嗪	[2][8][11]
氟哌啶醇	[2]	兰索拉唑肠溶片	[5][24]
氟西泮	[19]	劳拉西泮	[2][19]
氟西汀	[2]	乐卡地平	[2][21]
复方甘草片	[34]	雷米普利	[2]
格列齐特缓释片	[21][24]	利巴韦林	[2][5][9][20]
更昔洛韦	[20][24]	利福平	[8][14][21][32]
枸橼酸铋雷尼替丁	[2][21]	利奈唑胺	[9]
鬼臼毒素酊剂	[15]	利培酮	[2]
桂利嗪	[2]	利血平	[2]
红霉素肠溶片	[5][9][24]	硫酸亚铁片	[34]

续表

药品名称	推荐药品使用注意提示标签	药品名称	推荐药品使用注意提示标签
红霉素颗粒剂	[9][13]	硫糖铝	[5][22][34]
华法林	[10]	硫唑嘌呤	[20]
环孢素	[2][10]	柳氮磺吡啶肠溶片	[5][14][20][24][26]
环丙沙星	[2][7][9][11]	氯苯那敏	[2]
环磷酰胺	[22][26]	氯丙嗪	[2][11]
环丝氨酸	[2][8]	氯氮平	[2][10]
黄酮哌酯	[2][20]	氯法齐明	[2][8][14][20]
磺胺嘧啶	[9][26]	氯化铵片	[34]
吉非贝齐	[21]	氯化钾片	[34]
甲氨蝶呤	[2][26]	氯喹	[2][5]
甲氟喹	[2][20][24][26]	氯雷他定	[2]
甲基多巴	[2][8]	氯马斯汀	[2]
甲泼尼龙	[10]	氯米帕明	[2]
甲泼尼龙注射剂	[10]	氯米帕明缓释剂	[2][24]
甲硝唑片	[2][4][9][20]	氯硝西泮	[2][8]
螺内酯	[20]	曲马多缓释片	[2][24][32]
吗啡缓释片	[2]	曲唑酮	[2]
吗氯贝胺	[3][10][20]	噻吗洛尔	[8][20]
美洛昔康	[20]	赛庚啶	[2]
美司坦	[5][21][24]	三氟拉嗪	[2]
美托洛尔	[8][20]	色甘酸钠吸入剂	[8]
美托洛尔缓释片	[8][20][24]	沙美特罗吸入剂	[8]
美西律	[2][20][26]	舍曲林	[2]
孟鲁司特咀嚼片	[2][22][23]	舒必利	[2]
咪康唑	[9][20]	舒马普坦	[2][10]
咪唑斯汀缓释片	[2][24]	双氯芬酸	[2][21][24]
米非司酮	[10][22]	双氯芬酸肠溶/控释片	[2][5][21][24]
米诺环素	[6][9]	双氯芬酸分散片	[2][13][21]
米诺环素缓释片	[6][9][24]	双嘧达莫	[21]
米索前列醇	[2][20]	双嘧达莫缓释片	[2][24]
莫西沙星	[2][6][9][11]	双歧三联活菌胶囊	[33]
奈多罗米钠	[8]	水杨酸溶液	[15]
奈非那韦	[20]	司可巴比妥	[19]
萘丁美酮	[2][20]	司来吉兰	[3]
萘丁美酮分散片	[2][13][20]	司他夫定	[9]

续表

药品名称	推荐药品使用 注意提示标签	药品名称	推荐药品使用 注意提示标签
萘普生	[2][20]	四环素	[7][9][22]
萘普生肠溶片	[2][5][24]	索拉非尼	[22]
尼卡地平缓释片	[24]	索他洛尔	[8]
诺氟沙星	[2][7][9][11][22][26]	他克莫司	[2][11][22]
帕罗西汀	[2][20]	他克莫司软膏	[11][27]
哌甲酯缓释片	[24]	坦洛新缓释片	[20][24]
哌替啶	[2]	碳酸钙咀嚼片	[23]
哌唑嗪	[2]	碳酸钙颗粒剂、泡腾剂	[13][34]
泮托拉唑肠溶片	[2][21][24]	碳酸锂	[2][10]
培哚普利	[2][21]	碳酸锂缓释片	[2][10][24]
泼尼松龙	[10]	特拉唑嗪	[2]
葡萄糖酸钙含片	[23]	替硝唑	[2][4][9][20]
普伐他汀	[2][20]	酮康唑	[2][5][9][20]
普罗帕酮	[2][20]	酮替芬	[2][20]
普萘洛尔	[8][32]	头孢氨苄	[9]
普萘洛尔缓释片	[8][24][34]	头孢呋辛	[4][9][20][24]
齐多夫定口服溶液	[2][9]	头孢呋辛粉剂	[4][9][13][20]
羟氯喹	[2][5][20]	头孢呋辛缓释片	[4][9][20][24]
羟嗪	[2]	头孢克洛	[4][9][22]
青霉胺	[6][20]	头孢克洛缓释片	[9][20][24]
氢化可的松外用制剂	[27]	头孢克肟	[4][9][22]
		头孢拉定	[9][22]
氢化可的松注射剂	[10]	头孢羟氨苄	[9]
曲马多	[2][32]	托吡酯	[2][8]
托特罗定	[2][11]	亚硝酸异戊酯吸入剂	[33]
万古霉素	[9]	氧氟沙星	[2][6][9][11]
维A酸	[11][20]	伊马替尼	[20][26]
维拉帕米缓释片	[2][24]	伊曲康唑胶囊	[5][9][20][24]
维生素 B_1 片	[32][34]	依西美坦	[20]
维生素 B_2 片	[32][34]	胰岛素	[33]
维生素 B_6 片	[32][34]	胰酶	[5][21][24][34]
维生素C片	[32][34]	乙胺丁醇	[2][8][20]
维生素K	[32]	乙醇溶液	[15]
伪麻黄碱	[2]	乙酰唑胺	[2]
文拉法辛缓释胶囊	[2][24]	乙酰唑胺缓释剂	[2][24]

续表

药品名称	推荐药品使用注意提示标签	药品名称	推荐药品使用注意提示标签
文拉法辛胶囊	[2]	异丙嗪	[2]
西咪替丁	[2][20]	异维A酸凝胶	[11][27]
西酞普兰	[2]	异烟肼	[2][3][8][21][32]
西替利嗪	[2]	益康唑乳膏	[27]
硝苯地平缓释片	[24]	吲达帕胺缓释片	[2][24]
硝酸甘油	[16]	吲哚美辛	[2][20]
硝酸甘油缓释片	[24]	茚地那韦	[22][26]
硝西泮	[19]	扎鲁司特	[22]
辛伐他汀	[2][20]	左氧氟沙星	[2][6][9][11]
熊去氧胆酸	[2][20]		

索　引